高职高专护理专业"十四五"互联网+新形态精品规划教材

内科护理学

主　编　尚庆娟　何勇勇　梁丽丽

副主编　陈少蕾　丁　洁　秦抗洪　余　霞

　　　　吴绪红　左效艳　吕　敏　吴小红

编　委　（按姓氏笔画排序）

丁　洁　岳阳职业技术学院

左效艳　中国人民解放军联勤保障部队第960医院

石海燕　铜川职业技术学院

吕　敏　枣庄科技职业学院

李子刚　宝鸡三和职业学院

吴小红　海南医学院第二附属医院

吴绪红　重庆三峡医学高等专科学校附属人民医院

何勇勇　宣城职业技术学院

余　霞　榆林职业技术学院

陈少蕾　山东中医药高等专科学校

尚庆娟　山东中医药高等专科学校

胥　莉　山东第一医科大学附属中心医院

贺政龙　山东中医药大学附属医院

秦抗洪　皖西卫生职业学院

梁丽丽　仙桃职业学院

曾琛琛　阜阳卫生学校

西安交通大学出版社
XI'AN JIAOTONG UNIVERSITY PRESS

内容提要

内科护理学是护理专业核心课程。本教材内容科学严谨,力求纸质教材与数字资源深度融合,方便学生自学以及教师混合式教学的开展。纸质教材方面,疾病设置案例导学,章中设置知识链接,融入素质拓展,正文中优化考点提示,章末设置目标检测题,便于把握重、难点。数字资源方面,包括各章思维导图、各节课件与重点疾病视频,视频包括护理理论知识与护理技术操作等,凸显职业教育教学特色。

本教材既可供高职高专护理、助产专业学生使用,也可供全国护士执业资格考试考生、临床护理工作者参考使用。

图书在版编目(CIP)数据

内科护理学 / 尚庆娟,何勇勇,梁丽丽主编.
西安:西安交通大学出版社,2024.7. -- ISBN 978-7
-5693-3824-9
Ⅰ. R473.5
中国国家版本馆 CIP 数据核字第 2024NV9354 号

书　名	内科护理学
主　编	尚庆娟　何勇勇　梁丽丽
责任编辑	郭泉泉
责任校对	赵文娟

出版发行	西安交通大学出版社
	(西安市兴庆南路 1 号　邮政编码 710048)
网　址	http://www.xjtupress.com
电　话	(029)82668357　82667874(市场营销中心)
	(029)82668315(总编办)
传　真	(029)82668280
印　刷	陕西思维印务有限公司

开　本	889mm×1194mm　1/16	印张 28.5	字数 821 千字
版次印次	2024 年 7 月第 1 版	2024 年 7 月第 1 次印刷	
书　号	ISBN 978-7-5693-3824-9		
定　价	95.00 元		

如发现印装质量问题,请与本社市场营销中心联系。
订购热线:(029)82665248　(029)82667874
投稿热线:(029)82668805

PREFACE
◀◀◀◀ 前 言

内科护理学作为一门奠基性的临床专业课，对护理专业人才培养发挥了举足轻重的作用。为深入贯彻落实中国共产党第二十次全国代表大会重大决策部署以及教育部办公厅发布的《关于加快推进现代职业教育体系建设改革重点任务的通知》等文件要求，编写团队在西安交通大学出版社的大力支持下，进行了本教材的编写。本教材力求结构体例规范、编写风格一致、内容科学严谨、全面落实立德树人根本任务、凸显职业教育类型特色。

本教材编写着力于以下几个方面。

第一，坚持"三基""五性"原则。"三基"即基本知识、基本理论、基本技能；"五性"即思想性、科学性、先进性、启发性、适用性。

第二，落实立德树人、思政教育。本教材增加了"素质拓展"模块。设计"素质拓展"模块时，融入党的二十大精神，激发学生不忘初心、以人为本，争做新时代的好青年，树立全心全意为人民服务的理念，培养学生勇于担当、守正创新、无私奉献的时代精神。

第三，强调整体优化。本教材内容涵盖呼吸、循环、消化、泌尿、血液、内分泌及代谢、风湿、神经等各系统、各专科疾病患者的护理。编写本教材时，既注重与其他教材的协调，避免重复，又重视便于学生的学习，力求内容的优化与完整。

第四，坚持传承与创新。本教材对个别疾病名称进行了更新，以便更好地与临床常见疾病及护士执业资格考试接轨。

第五，推进融合创新。在立体化配套方面，本教材为方便线上线下混合式教学模式的开展，进行了如下探索。①纸质教材方面，采用案例引导模式，在章前设置"思维导图"，在相关疾病的节前设置"案例导学"，"案例导学"以护理程序为临床思维方法，体现整体护理理念；在章中设置"知识链接"，拓宽学生的知识面，同时设置"考点提示"，与护士执业资格考试密切联系；在章末设置"目标检测"，便于学生总结、回顾本章的重、难点内容。②数字资源方面，可获取的数字资源包括各章的思维导图、各节的课件与重点疾病的视频。视频资料包括重点疾病的讲解与护理技术操作等。本教材对纸质教材与数字资源进行了深度融合，重点突出，方便学生自学以及教师混合式教学的开展。

本教材既可供高职高专护理、助产专业学生使用，也可供全国护士执业资格考试考生、临床护理工作者参考使用。

在编写本教材的过程中，编写团队参考、借鉴了大量文献资料，同时得到了相关院校的大力支持，在此一并表示衷心感谢！本教材全体编者以高度负责的态度参与了工作，但因时间仓促与水平限制，内容不当之处在所难免，故恳切希望各院校师生、临床护理工作者在使用中提出宝贵意见与建议。

尚庆娟

2024 年 4 月

CONTENTS
◀◀◀◀◀ 目 录

第一章 绪 论

思维导图　课件

💡 **学习目标**

素质目标：具有高尚的职业道德，尊重患者，关爱生命；形成严谨求实、精益求精的科学态度。

知识目标：掌握内科护士的角色、作用和要求；熟悉内科护理学的内容和学习方法；了解内科护理学的概念、性质及发展趋势。

能力目标：能够理解内科护理学的学习方法，并能够以护理程序为临床思维方法，形成整体护理理念。

第一节　内科护理学概述

一、内科护理学的内容与结构

在临床分科中，内科相对于外科而言，主要用非手术方法治疗患者，亦即内科的诊疗手段一般不具有创伤性，或仅有轻微创伤。内科护理学知识体系整体性强，根据培养通科护理人才的需要，涵盖了呼吸、循环、消化、泌尿、血液、内分泌与代谢、风湿、神经等各系统、各专科患者的护理。

教材的编写结构：以每个系统或专科疾病患者的护理为一章；每章第一节为简要地复习该系统的结构功能与疾病的关系；第二节列出该系统或专科疾病带有共性的常见症状、体征以及相关护理；第三节起阐述各种具体的疾病，每种疾病的编写内容主要包括病因与发病机制、临床表现、辅助检查、诊断要点、治疗要点、护理诊断/问题、护理措施、健康教育等；部分章的最后一节介绍了该系统或专科常用的诊疗技术及护理。

教材编写力求反映医学教育改革的发展趋势，体现高职高专护理的特点，贯穿以学生为中心的理念，注重学生的临床思维能力与专业技能的提高，实现立德树人的育人目标。教材编写重视纸质教材与数字资源的深度融合，建设立体化融合教材，以形式更为多样、内容更为丰富的教学资源，辅助学生线上自学与实践训练，方便教师开展混合式教学。

二、内科护理学的专业特色

内科护理学以整体护理理念为指导，以护理程序为框架，体现了护理学的专业特色，以期培养学生大爱无疆、关爱患者的职业素养，不断提高学生的护理临床思维能力与工作能力。

1. 整体护理理念　整体护理理念是与生物－心理－社会医学模式相适应的护理理念。本教材包括疾病的基本理论、基本知识及基本技能，将整体护理理念融入教材内容，从护理措施到健康教育，均强调人文关怀，关注患者的生理、心理、社会等各层面对健康问题的反应与对护理的需求。

2. 护理程序　护理程序是体现整体护理理念的临床思维和工作方法。应用护理程序去思考患者的问题，作出护理评估、护理诊断，制订相应的护理计划，实施并记录护理过程，进而进行护理评价，这一过程既有利于促使护士不断提高业务能力，积极、主动地开展护理工作，又有利于培养护士的临床思维能力,使其向患者提供连续的整体护理,从而提高护理质量和患者满意度。

护理程序包括护理评估、护理诊断、护理目标、护理措施、护理评价5个部分。本教材采用简略的格式编写,在护理程序方面只包括护理诊断/问题、护理措施,力求做到内容简洁。护理诊断是护理程序中重要的一环,是护理评估得出的结论,也是护理措施的指向。因为北美护理诊断协会(NANDA)对护理诊断有比较严谨的定义和诊断依据,所以本教材主要使用了 NANDA 的护理诊断。在学习过程中,护理专业学生要把护理程序内化为自己的思维习惯,再外化为工作方法。在护理学专业实践中,应用护理程序已成为各国护理界的共识。

三、内科护理中护士的角色和作用

内科护理的服务对象包括婴幼儿、青少年及中老年人。内科护士既是患者的护理者,还是患者的协作者、教育者、代言者、管理者和研究者。

1. 护理者　护理患者是护士最基本的职责。每一名注册护士作为护理专业的从业人员,用科学的理论与知识指导临床实践,从整体护理理念出发,对患者作出全面的护理评估,以满足患者在生理、心理、社会、文化、精神等方面的需求为目标,制订切实可行的护理计划并加以实施。护士应掌握过硬的基本理论、基本知识与基本技能,能胜任对患者病情进行观察和判断的工作,并能对患者做好生活护理、心理护理和健康指导。

2. 协作者　在临床实践中,护士需要与医生、营养师、康复治疗师、心理治疗师等多学科团队通力合作,才能为患者提供全面、高质量的服务。

3. 教育者　护士作为健康教育者的作用越来越得到重视。随着健康观念的转变,人们对卫生服务的需求从治疗疾病向预防疾病扩展,在对慢性病的健康管理中,健康教育是提高患者对疾病认知的主要手段。健康教育的方式可以是集中讲座、个性化的出院指导,也应贯穿在日常护理工作中。除了健康教育,高年资护士对低年资护士也承担着教育者的责任。

4. 代言者　护士应尊重和维护服务对象的知情权,帮助其了解有关的合法权益,在需要时协助他们与专业人员进行沟通,对诊疗方案作出知情的选择或参与决策的过程。同时,护理界应积极参与医疗改革,为提高医疗服务质量,提出建设性的意见和建议。

5. 管理者　护理工作包含对服务对象的管理,护士应合理有效地利用时间,节省各种资源,管理好工作环境,督导下级护士的工作等。在管理岗位的护士,更应该学习管理学的理论与技巧,营造有利于护理实践的工作环境,从而促进护理团队的成长。

6. 研究者　护理学是一门实践性与科学性都很强的学科。护理学学科通过专业教育进行人才培养,通过科学研究进行知识创新,科学研究是本学科发展的基础。护士应注重临床实践经验的归纳与总结,用科学的方法对实践中的问题进行研究和分析,总结出有说服力的结果和观点,用新知识丰富护理学知识体系,进一步指导护理实践。

四、内科护理学的学习与实践

内科护理学是一门最基本、最核心、最综合的奠基性临床护理专业课程,对其的学习可分为课程学习和毕业实习2个阶段。通过课程学习,树立整体护理理念,以护理程序为临床思维方法,努力掌握内科常见病、多发病的基本理论、基本知识与基本技能,是对护理专业学生的基本要求,也能够为今后在专业实践中进一步深造打下坚实的基础。

通过开展案例教学、组织小组讨论、进行临床情景模拟训练、观看录像等,对内科患者进行护理评估、作出护理诊断、制订护理计划等综合性实践性训练,培养学生分析问题、解决问题的能力,并通过数字化课程教学资源库,包括思维导图,视频,课件,重、难点讲解,相关护理技术操作视频等进行强化提升,全面助力学生的自主学习,为混合式教学奠定基础。

第二节　内科护理学的发展趋势

一、内科护理学和相关学科的发展

近年来,分子生物学、生物信息学、大数据、互联网＋、云计算、人工智能等技术的交叉应用,使疾病的诊断、治疗与护理跨入更加精确化、个体化的时代。基础医学迅速发展,如免疫学的发展,揭示了免疫紊乱在恶性肿瘤、肾小球疾病、风湿病等很多疾病中的作用。药理学的发展,如单克隆抗体靶向药物的研制以及纳米技术的应用,使药物在恶性肿瘤的治疗中更具有选择性。

在检查与诊断方面,内镜技术的发展为疾病的诊断和治疗带来了革命性变化,通过直接观察和拍摄病变部位的外观变化、直接采集脱落细胞和活组织进行病理学检查及微创治疗,有效促进了消化道疾病、呼吸道疾病、泌尿道疾病、腹腔疾病、胸腔疾病等的早诊断、早治疗。

在治疗技术方面,机械通气辅助技术(如俯卧位通气)有助于改善患者的通气;血液净化设备和技术的不断改进、基因靶向治疗的不断应用、单克隆抗体和细胞因子的临床应用,使呼吸衰竭患者、肾衰竭患者,以及血液病患者的生活质量得到显著改善;经导管介入治疗已成为冠状动脉粥样硬化性心脏病(简称冠心病)血运重建的主要方式。

疾病的研究进展促进了内科护理学的发展,而内科护理学的发展又促进了临床诊疗技术的进步。例如,对疾病病因与发病机制的研究成为临床护理患者和对健康人群进行健康指导的理论依据;血液净化治疗中大量临床观察及护理资料的积累,为血液净化技术的改进提供了依据。

二、内科护理专业实践和相关领域的发展

随着社会发展与人民生活水平的提高,以及病因与疾病谱的变化、医学模式与护理理念的转变、医疗系统服务模式等的改革,内科护理专业实践领域也在不断发展。

1.病因与疾病谱的变化　随着人口老龄化的加剧和人民群众生活方式的转变,心脑血管疾病、糖尿病、恶性肿瘤等的发病率有逐年增高的趋势。

2.医学模式与护理理念的转变　生物－心理－社会医学模式是目前采用的医学模式,该医学模式在关注生物学因素的同时,还重视心理和社会因素在人类健康和疾病中的重要作用。在护理理念方面,以整体的人的健康为中心的整体护理理念取代了原有的以疾病为中心的护理理念。

3.医疗系统服务模式的改革　以循证医学证据和指南为指导的临床路径管理,由医生、护士和其他专业人员一起,对患者的诊疗与护理作出标准化、有适当顺序性的计划,对于规范医疗行为、降低医疗成本、提高服务质量有十分重要的意义。

内科疾病中以慢性病居多,患者出院后治疗与护理的延续性显得尤为重要。我们需要建立起各级医疗机构、养老机构无缝对接的保健网络,加强家庭病床、养老机构、社区医疗护理服务功能,从而保证患者的延续性护理。

4.内科护理专业实践领域的发展　随着医疗系统服务模式的改革,护理专业实践场所正从医院扩展到社区和家庭,这是内科护理的一个重要的发展趋势。

(尚庆娟)

笔记

目标检测

参考答案

1. 护理程序不包括(　　)。

A. 护理评估 　　　　　　B. 护理诊断 　　　　　　C. 护理目标

D. 护理措施 　　　　　　E. 辅助检查

2. 护士最基本的职责是(　　)。

A. 护理患者 　　　　　　B. 护理科研 　　　　　　C. 健康教育

D. 护理管理 　　　　　　E. 协助医生

3. 下列不属于护士职责的是(　　)。

A. 护理者 　　　　　　B. 协作者 　　　　　　C. 教育者

D. 代言者 　　　　　　E. 监护者

第二章 呼吸系统疾病患者的护理

思维导图

学习目标

素质目标:具有高尚的职业道德,尊重患者,关爱生命;形成严谨求实、精益求精的科学态度。

知识目标:掌握呼吸系统疾病患者的常见症状、体征及护理,急性上呼吸道感染、急性气管-支气管炎、支气管扩张、支气管哮喘、慢性阻塞性肺疾病、慢性肺源性心脏病、肺炎、肺结核、呼吸衰竭、急性呼吸窘迫综合征患者的临床表现、护理诊断/问题、护理措施及健康教育;熟悉呼吸系统的解剖结构及生理功能,呼吸系统疾病的病因和治疗要点;了解呼吸系统疾病的发病机制、辅助检查。

能力目标:学会深呼吸与有效咳嗽、胸部叩击、体位引流、呼吸功能锻炼、血气分析标本采集的方法;能够做结核菌素试验,并判断结果,可进行支气管镜检查、胸腔穿刺术的配合与护理;能够运用护理程序对患者实施整体护理。

第一节 呼吸系统概述

呼吸系统是机体与外界直接进行气体交换的场所,每天约有10000L空气进出,接触 课件空气中大量的病原体、过敏原及烟、雾、灰尘等理化有毒物质,另外,还受到经血液循环带来的有害物质的侵害。因此,呼吸系统疾病的发病率较高。2023年《中国统计年鉴》显示,呼吸系统疾病在我国城市人口的主要疾病死亡率构成中居第4位,仅次于心脏病、恶性肿瘤和脑血管病;在我国农村人口的主要疾病死亡率构成中居第4位,仅次于心脏病、脑血管病和恶性肿瘤。严重甲型H1N1流感、人感染H7N9禽流感以及新型冠状病毒感染等突发急性传染病疫情造成的影响,使得呼吸系统疾病的防治和研究更加重要和迫切。无创呼吸机、体外膜氧合器(extracorporeal membrane oxygenation,ECMO)应用于呼吸系统疾病的治疗中,提高了患者的治愈率,降低了死亡率。由此可见,学好呼吸系统疾病的相关护理具有重要的意义。

一、呼吸系统的主要结构

呼吸系统主要包括呼吸道和肺。呼吸道以环状软骨为界,分为上、下呼吸道(图2-1)。

1. 上呼吸道 从鼻腔开始到环状软骨称为上呼吸道,包括鼻、咽、喉。除作为气体通道外,上呼吸道还有湿化、加温和净化空气的作用。上呼吸道可将空气加温至37℃左右,并达到95%的相对湿度,使进入肺部的气体适合人体的生理需求。咽是呼吸道与消化道的共同通路,吞咽时,会厌软骨将喉关闭,对防止食物及口腔分泌物误入呼吸道起重要作用。喉由甲状软骨和环状软骨(内含声带)等构成,环甲膜连接甲状软骨和环状软骨,是喉梗阻时进行环甲膜穿刺的部位。

2. 下呼吸道 环状软骨以下的气管、支气管至终末呼吸性细支气管末端为下呼吸道。气管在第4胸椎水平分叉为左、右主支气管。右主支气管与气管的夹角比左侧陡直,管径也大,因此气管插管、误吸物易进入右侧支气管。气管切开一般在第2~4软骨环处进行。主支气管向下逐渐分支为肺叶支气管(2级)、肺段支气管(3级)……肺泡囊(23级),其中直至终末细支气管(16级)之前(包括始末细支气管)均属传导气道,呼吸性细支气管(17级)直到肺泡囊(23级)均为气体交换场所。临床上将吸气状态下内径<2mm的细支气管称为小气道。因为小气道管腔纤细、管壁菲薄、无软骨支撑而易扭曲陷闭,所以在发生炎症时,小气道容易因痉挛和黏液阻塞而导致通气障碍。

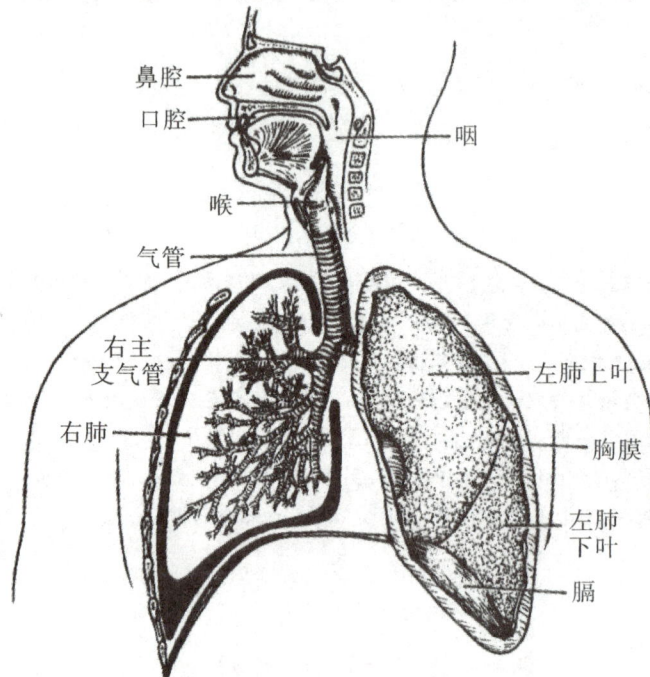

图 2-1 呼吸系统全貌

3.呼吸道的组织结构 气管和支气管壁的组织结构相似,主要由黏膜、黏膜下层和外膜构成。

(1)黏膜:表层几乎全部由纤毛柱状上皮细胞构成,在细胞顶端有指向管腔的纤毛,纤毛以同一频率向咽侧摆动,起清除呼吸道内的分泌物和异物的作用。在纤毛柱状上皮细胞间的杯状细胞分泌黏液,黏液分泌不足或分泌过量均会影响纤毛运动能力。纤毛运动能力减弱,可导致呼吸道防御功能下降。

(2)黏膜下层:为疏松结缔组织层,含有黏液腺和黏液浆液腺。黏液腺的分泌除由直接刺激引起外,还可由迷走神经反射诱发。当患慢性炎症时,杯状细胞和黏液腺增生肥大,使黏膜下层增厚、黏液分泌增多、黏稠度增加。

(3)外膜:由软骨、结缔组织和平滑肌构成。在气管与主支气管处,平滑肌仅存在于"C"形软骨缺口部,随着支气管分支越来越细,软骨逐渐减少,而平滑肌增多,至细支气管时,软骨完全消失。气道平滑肌的舒缩受神经因素和体液因素影响,是决定气道阻力的重要因素。

4.终末呼吸单位 终末细支气管及其远端称为终末呼吸单位,内含三级呼吸性细支气管,管壁肺泡数逐级增多,再接肺泡囊和肺泡。正常人肺泡的表面积可达100m²。肺泡内表面有一层上皮细胞,其由I型细胞、II型细胞组成。I型细胞覆盖肺泡总面积的95%。它与邻近的毛细血管内皮细胞紧密相贴,合称肺泡-毛细血管膜,是肺泡与毛细血管间进行气体交换的场所。II型细胞可产生表面活性物质,降低肺泡的表面张力,防止其萎陷。肺间质是指肺泡上皮和血管内皮之间、终末气道上皮以外的支撑组织,包括血管和淋巴组织。许多疾病可累及肺间质,最终形成永久性的肺纤维化。

5.肺的血液供应 肺有双重血液供应,即肺循环和支气管循环。

(1)肺循环:右心室—肺动脉及其分支—肺泡毛细血管网进行气体交换—肺静脉—左心房,是肺的功能血液循环。肺循环的特点为高容量、低阻力、低压力,缺氧能使肺动脉收缩,形成肺动脉高压,是发生慢性肺源性心脏病的重要机制之一。

（2）支气管循环：支气管动脉营养肺和支气管，多起自胸主动脉，也可起自肋间动脉、锁骨上动脉或乳内动脉；支气管静脉与动脉伴行，收纳各级支气管的静脉血，最后经上腔静脉回至右心房。支气管动脉在支气管扩张等疾病时可形成动 - 静脉分流，曲张的静脉破裂可引起大咯血。

6. 胸膜及胸膜腔　胸膜可分为脏胸膜和壁胸膜。脏胸膜覆盖在肺的表面，壁胸膜覆盖在胸壁内面。壁胸膜分布有感觉神经末梢，发生病变或受刺激后可引起胸部疼痛；脏胸膜无痛觉神经。胸膜腔在正常情况下为脏胸膜和壁胸膜构成的密闭的潜在腔隙，仅有少量体液起润滑作用。胸膜腔内压是指胸膜腔内的压力，正常人为负压。正常成人平静呼气末，胸膜腔内压较大气压低 3 ~ 5mmHg；平静吸气末，胸膜腔内压较大气压低 5 ~ 10mmHg。

二、呼吸系统的生理功能

1. 肺的呼吸功能　呼吸是指机体与外环境之间的气体交换，由外呼吸、气体在血液中的运输及内呼吸 3 个同时进行又相互影响的环节组成。外呼吸（即肺呼吸）是整个呼吸过程中最关键的一步，一般将外呼吸简称为呼吸，其包括肺通气与肺换气。

（1）肺通气：指肺与外环境的气体交换。临床常用以下指标来衡量。

1）每分通气量：静息状态下，每分钟进入或排出肺的气体总量，称每分通气量（minute ventilation，MV 或 V_E），MV = 潮气量（V_T）× 呼吸频率（f）。正常成人潮气量为 400 ~ 500mL，呼吸频率为 16 ~ 20 次/分。

2）解剖无效腔量和肺泡通气量：每次吸入的气体有一部分留在口、鼻和气道中，这部分进入气道，但不参与气体交换的气量，称为解剖无效腔量（anatomical dead space volume，V_D）。生理无效腔量为解剖无效腔量和肺泡无效腔量之和。在通气/血流值正常的情况下，肺泡无效腔量极小，可忽略不计，故生理无效腔主要由解剖无效腔构成，正常成年人平静呼吸时的解剖无效腔量约为 150mL（2mL/kg），气管切开后的解剖无效腔量减少 1/2，通气负荷减轻。

肺泡通气量（alveolar ventilation，V_A）指每分钟进入肺泡进行气体交换的气量［$V_A = (V_T - V_D) \times f$］。它是维持动脉正常氧分压（$PaO_2$）和二氧化碳分压（$PaCO_2$）的基本条件。浅而快的呼吸对肺泡通气是不利的，而深而慢的呼吸虽可以增加肺泡通气量，但同时也会增加呼吸做功。

（2）肺换气：指肺泡与血液之间的气体交换过程。正常的肺换气功能有赖于空气通过肺泡膜的有效弥散、充足的肺泡通气量和肺血流以及两者之间恰当的比例。气体交换的动力是气体在肺泡与血液之间的分压差。肺换气功能障碍是造成低氧血症的常见原因。肺弥散量指气体在 1mmHg 分压差下，每分钟经呼吸膜弥散的容量，它可反映肺换气的效率，其正常值约为 27mL/（min·mmHg）。常以 1 次呼吸法测定肺一氧化碳弥散量（diffusion capacity of carbon monoxide of lung，D_{LCO}）。D_{LCO} 受体表面积、体位、PaO_2 等因素的影响。

2. 呼吸系统的防御功能　为防止各种微生物、变应原、毒素和粉尘等有害颗粒的侵入，肺与呼吸道共同构成了以下防御机制。①物理防御机制：使致病因子沉积、滞留和发挥气道黏液 - 纤毛的清除作用。②生物防御机制：主要为上呼吸道的正常菌群。③神经防御机制：主要是由有害因子刺激鼻黏膜产生的咳嗽反射、喷嚏和支气管收缩等完成，以清除致病物质。④气道 - 肺泡免疫系统防御机制：通过细胞免疫和体液免疫发挥免疫防御机制。肺泡中有大量的巨噬细胞，它在清除肺泡、肺间质及细支气管的颗粒中起重要作用。致病因子过强或防御功能降低均会导致疾病的发生。

3. 呼吸的调节　机体可通过呼吸中枢、神经反射和化学反射完成对呼吸的调节，为机体提供充足的 O_2、排出多余的 CO_2，稳定内环境的酸碱平衡。基本呼吸节律产生于延髓，而呼吸调整中枢位于脑桥，发挥限制吸气、促使吸气向呼气转换的作用。大脑皮质在一定限度内可随意控制呼吸。呼吸的神经反射调节主要包括肺牵张反射、呼吸肌本体反射及肺毛细血管旁感受器（又称 J 感受器）引起的呼吸反射。呼吸的化学性调节主要指动脉血或脑脊液中 O_2、CO_2 和 [H^+] 对呼吸的调节作用。缺氧对呼吸的兴奋作用是通过外周化学感受器(尤其是颈动脉体)来实现的。CO_2 对中枢和外周化学感受器都有作用,正常情况下,中枢化学感受器通过感受 CO_2 的变化进行呼吸调节。[H^+] 浓度对呼吸的影响主要是通过刺激外周化学感受器所引起,当 [H^+] 浓度增高时,可使呼吸加深、加快;反之,则使呼吸运动受抑制。

第二节　呼吸系统疾病患者常见症状及体征的护理

课件

案例导学

李某,男,28 岁,淋雨后出现寒战、发热、咳嗽、咳黄色脓痰,3 天后出现右下胸痛、呼吸困难。

身体评估:体温 39.1℃,脉搏 107 次/分,呼吸 28 次/分,血压 110/70mmHg,右下肺部语音震颤增强,闻及湿啰音。X 线胸片示右下肺部有片状高密度阴影,边界模糊。诊断为肺炎。

请思考:

1. 该患者目前存在哪些护理问题?

2. 如何对该患者进行护理?

呼吸系统疾病常见的症状及体征有咳嗽、咳痰、肺源性呼吸困难、咯血及胸痛等。

一、咳嗽与咳痰

咳嗽(cough)是延髓咳嗽中枢受刺激后引发的在短暂吸气后的爆发性呼气运动,是一种反射性防御动作,可以清除呼吸道分泌物或异物,是呼吸系统疾病最常见的症状。咳嗽本质是一种保护性反射,但剧烈的咳嗽可引起咯血以及自发性气胸,可影响回心血量,进而影响工作与休息等。咳痰(expectoration)是通过咳嗽动作将气管、支气管内的分泌物或肺泡内的渗出液排出的过程。咳嗽可伴或不伴咳痰。无痰或痰量甚少的咳嗽,称为干性咳嗽(dry cough);伴有咳痰的咳嗽,称湿性咳嗽(wet cough)。

【护理评估】

1. **健康史**　引起咳嗽和咳痰的病因很多,常见致病因素包括以下几点。①感染因素:如上呼吸道感染、支气管炎、支气管扩张症、肺炎、肺结核等。②理化因素:肺癌生长压迫支气管;误吸;各种刺激性气体、粉尘的刺激。③过敏因素:过敏体质者吸入致敏物后可引发相关疾病,如过敏性鼻炎、支气管哮喘等。④其他:如胃食管反流病导致咳嗽、服用 β 受体阻断药或血管紧张素转化酶抑制药后咳嗽、习惯性及心理性咳嗽等。

2. **身体状况**

(1)评估咳嗽、咳痰的特点。

1)咳嗽:评估咳嗽出现及持续时间、性质、程度、规律、音色、伴随症状等。刺激性或干性咳嗽常见于急性或慢性咽喉炎、喉癌、支气管异物、支气管肿瘤、胸膜疾病、原发性肺动脉高压等。湿性咳嗽常见于慢性支气管炎、支气管扩张症、肺炎、肺脓肿等。发作性咳嗽常见于百日咳、咳嗽变异性哮喘等。长期慢性咳嗽多见于慢性支气管炎、慢性阻塞性肺疾病、支气管扩张症、肺脓肿、肺结核等。夜间咳嗽常见于左心衰竭、咳嗽变异性哮喘。咳嗽时伴声音嘶哑多见于声带炎症或肿瘤压迫喉返神经。鸡鸣样咳嗽表现为连续阵发性剧咳伴高调吸气回声,多见于百日咳、会厌、喉部疾病、气管受压。咳嗽呈金属音常由肿瘤等直接压迫气管所致。部分患者服用血管紧张素转换酶抑制药等后也可出现干咳。

2）咳痰：评估痰液的颜色、性质、量、气味、有无肉眼可见的异物，能否有效咳痰等。黏液性痰多见于急性支气管炎、慢性支气管炎、支气管哮喘、大叶性肺炎初期、肺结核等。浆液性痰多见于肺水肿、肺泡细胞癌等。脓性痰多见于细菌性下呼吸道感染，如肺炎、支气管扩张症、肺脓肿等。痰呈红色或红棕色常见于肺结核、肺癌、肺梗死等出血时；铁锈色痰多见于典型肺炎球菌肺炎；红褐色或巧克力色痰多见于阿米巴肺脓肿；粉红色泡沫样痰为急性肺水肿的表现；砖红色胶冻样痰或带血液者常见于克雷伯菌肺炎；白色黏液泡沫样痰常见于慢性支气管炎；黄绿色或翠绿色痰提示铜绿假单胞菌感染；金黄色痰提示金黄色葡萄球菌感染；痰白黏稠且呈拉丝状提示有真菌感染；痰有恶臭味提示厌氧菌感染。

☞ **考点提示**：咳嗽性质，痰液颜色、性质、量、气味。

（2）伴随症状：有无发热、胸痛、呼吸困难、咯血、神志改变等表现。

（3）身体评估：重点评估以下内容。①生命体征及意识状态，尤其是体温、呼吸节律、呼吸频率、血氧饱和度等；②营养状态，有无食欲减退、营养不良；③体位与活动，有无强迫体位，如端坐呼吸等；④皮肤、黏膜，有无脱水、多汗及发绀；⑤肺部听诊，有无肺泡呼吸音改变、异常呼吸音及干啰音、湿啰音等。

3. 辅助检查　X 线胸片、计算机体层成像（CT）检查有助于确定病变部位；痰液病原体检查等有助于明确病因；动脉血气分析有助于判断有无 PaO_2 的下降和 $PaCO_2$ 的升高。

4. 心理和社会支持状况　长期反复的咳嗽是否引起了患者的焦虑、抑郁等不良情绪反应，是否严重影响患者的日常工作、生活和睡眠；家属是否因对疾病认识不足及照顾能力有限而焦虑、恐慌。

【护理诊断/问题】

清理呼吸道无效　与呼吸道分泌物过多、黏稠，或患者疲乏、胸痛、意识障碍导致咳嗽无效有关。

【护理措施】

1. 环境　为患者提供安静、整洁、舒适的病房。病室注意通风，保持室内空气新鲜、洁净，避免有刺激性等不良气味；维持合适的室温（18～20℃）和湿度（50%～60%），以充分发挥呼吸道的自然防御功能。

2. 饮食护理　咳嗽者能量消耗增加，应给予高蛋白、高维生素、足够热量的饮食，避免油腻、辛辣刺激的食物。每天主动饮水 1.5～2L，足够的水分可保证呼吸道黏膜的湿润和病变黏膜的修复，有利于痰液稀释和排出。

3. 病情观察　密切观察咳嗽、咳痰情况，详细记录痰液的颜色、性质、量。正确收集痰标本，及时送检。

4. 促进有效排痰

（1）指导深呼吸和有效咳嗽：深呼吸和有效咳嗽有助于呼吸道远端分泌物的排出，适用于神志清醒、一般状况良好、能够配合的患者。指导患者掌握有效咳嗽的正确方法。①患者尽量取舒适和放松的体位（坐位身体前倾是最佳的咳嗽体位），先进行 5 或 6 次深而慢的腹式呼吸，可将手放在腹部连续呵气 3 次，感觉腹肌收缩，然后深吸气，屏气 3～5 秒后发出急剧的 2 或 3 次短促有力的咳嗽，帮助痰液咳出；也可让患者取俯卧屈膝位，借助膈肌、腹肌的收缩，增加腹压，咳出痰液。②经常变换体位有利于痰液咳出。③对胸痛剧烈、不敢咳嗽的患者，咳嗽时应防止加重疼痛，如胸部有伤口，则可用双手或枕头轻压伤口两侧，使伤口两侧的皮肤及软组织向伤口处皱起，以避免咳嗽时因胸廓扩展牵拉伤口而引起疼痛。疼痛剧烈时，可遵医嘱给予止痛药，30 分钟后进行有效咳嗽。

（2）呼吸道湿化：主要作用是湿化呼吸道、稀释痰液，适于痰液黏稠不易咳出者。呼吸道湿化包括湿化治疗和雾化治疗2种方法。湿化治疗是通过湿化装置,将水或溶液蒸发成水蒸气或小水泡,以提高吸入气体的湿度,达到湿润气道黏膜、稀释痰液的目的。雾化吸入又称气溶胶吸入疗法,是指使用特制的气溶胶发生装置,使药物和水分形成气溶胶的液体或固体微粒,吸入后沉积于呼吸道和肺内,达到治疗疾病、改善症状的目的。注意事项如下。①防止感染:按规定对吸入装置和病房环境进行消毒,严格执行无菌操作,加强口腔护理,避免呼吸道交叉感染。②避免湿化不足或湿化过度:湿化不足会导致呼吸道黏液栓形成,引起气道阻力增加、低通气及呼吸道陷闭。过度湿化可引起呼吸道黏膜水肿,使呼吸道狭窄、阻力增加,甚至诱发支气管痉挛。治疗时要观察患者反应,湿化时间不宜过长,一般以 10~20 分钟为宜。当患者出现频繁咳嗽或痰液稀薄,需要频繁排痰或吸引时,常提示湿化过度。③控制湿化温度:一般应控制湿化温度在 35~37℃。在蒸汽湿化过程中,应避免温度过高或过低。温度过高可引起呼吸道灼伤,损害呼吸道黏膜纤毛运动;温度过低可诱发哮喘、寒战反应。④防止窒息:干结的分泌物湿化后膨胀易阻塞支气管,治疗后帮助患者翻身、拍背,及时排痰,尤其是体弱、无力咳嗽者。

(3)胸部叩击:胸部叩击适于久病体弱、长期卧床、排痰无力者。叩击禁用于骨折及肿瘤的区域、严重胸壁疼痛、肺栓塞、不稳定型心绞痛(UAP)及有明显出血倾向的患者。叩击时,患者取侧卧位或坐位,叩击者手指弯曲并拢,掌侧呈杯状,以手腕的力量叩击被引流的肺叶。从肺底自下而上、由外向内、迅速而有节律地叩击胸壁,振动气道,对每一肺叶叩击 1~3 分钟,120~180 次/分,若叩击时发出一种空而深的拍击音,则表明手法正确。叩击需持续一段时间,直到患者需要改变体位或想要咳嗽。叩击的注意事项具体如下。①评估:叩击前听诊肺部有无呼吸音异常及干啰音、湿啰音,明确痰液滞留的位置。②叩击前准备:用单层薄布覆盖叩击部位,以防止直接叩击引起皮肤发红,但覆盖物不宜太厚,以免降低叩击效果。③叩击要点:叩击时避免乳房、心脏及骨突出的部位(如脊椎、肩胛骨、胸骨)及衣服拉链、纽扣处等;叩击力量适中,以患者不感到疼痛为宜;病变部位叩击时间以 3~5 分钟为宜,应安排在餐后 2 小时至下一餐前 30 分钟完成,以避免引发呕吐;叩击时,应密切注意患者的反应。④叩击后护理:协助患者排痰并做好口腔护理,去除痰液异味;询问患者的感受,观察痰液情况,复查生命体征和肺部呼吸音、啰音的变化。

(4)体位引流:指根据病变部位采取特殊体位,使患者受累肺段的支气管尽可能垂直于地面,利用重力作用使肺、支气管内分泌物排出体外,又称重力引流,适用于肺脓肿、支气管扩张等有大量痰液排出不畅时。具体方法详见本章第八节"支气管扩张症"。

(5)机械吸痰:适用于无力咳出黏稠痰液、意识不清或建立人工气道的患者。可经患者的口腔、鼻腔、气管插管或气管切开处进行负压吸痰。注意事项:吸痰时,成人负压调至 40~53.3kPa,每次吸引时间少于 15 秒,两次吸痰间隔时间大于 3 分钟;吸痰动作要迅速、轻柔,将不适感降至最低;在吸痰前后适当提高吸入氧的浓度,避免吸痰引起低氧血症;严格执行无菌操作,避免呼吸道交叉感染。

☞考点提示:保持呼吸道通畅的护理措施。

5. 用药护理 遵医嘱给予抗生素、止咳药物、祛痰药物,观察药物的疗效和不良反应。排痰困难者和痰液较多者慎用可待因等强镇咳药,以防抑制咳嗽反射,影响痰液排出。

二、肺源性呼吸困难

呼吸困难(dyspnea)是指患者主观感觉空气不足、呼吸不畅,客观表现为呼吸用力,呼吸频率、深度及节律异常。临床上呼吸困难主要由呼吸、循环系统疾病引起。肺源性呼吸困难是由于呼吸系统疾病引起通气、换气功能障碍,发生缺氧和(或)二氧化碳潴留所致呼吸困难。

【护理评估】

1. 健康史 肺源性呼吸困难最常见于慢性阻塞性肺部疾病(chronic obstructive pulmonary disease,

COPD），其次为支气管哮喘，喉、气管与支气管的炎症、水肿、肿瘤或异物所致狭窄或梗阻，以及肺炎、肺脓肿、肺淤血、肺水肿、肺不张、肺栓塞等疾病，还见于胸廓疾病，如气胸、大量胸腔积液、严重胸廓畸形等。

肺源性呼吸困难的主要诱因为活动、体位、饮食、接触史等。

2. 身体状况

（1）评估呼吸困难的特点：临床上肺源性呼吸困难可分为以下 3 种类型。

1）吸气性呼吸困难：吸气时呼吸困难显著，重者出现"三凹征"，即胸骨上窝、锁骨上窝和肋间隙凹陷，常伴干咳及高调吸气性哮鸣，多见于喉、气管和大支气管的狭窄与阻塞。

2）呼气性呼吸困难：呼气费力，呼气时间延长，常伴有呼气期哮鸣音，其发生与支气管痉挛、狭窄和肺组织弹性减弱，影响肺通气功能有关，多见于支气管哮喘、COPD 等小气道病变。

3）混合性呼吸困难：吸气与呼气均感费力，呼吸频率增快、变浅，常伴有呼吸音减弱或消失，是由肺部病变广泛、呼吸面积减少，影响换气功能所致，常见于重症肺炎、重症肺结核、弥漫性肺间质疾病、大面积肺栓塞、大量胸腔积液和气胸等。

☞**考点提示**：肺源性呼吸困难的类型与常见疾病。

（2）身体状况：具体如下。①生命体征及意识状态：患者是否有注意力不集中、烦躁不安、神志恍惚、谵妄或昏迷。②面容及表情：患者是否有鼻翼翕动、张口呼吸或点头呼吸；是否有缺氧引起的发绀。③呼吸频率及节律：是否有呼吸的频率、深度和节律的异常：轻度呼吸衰竭时呼吸可深而快，严重时呼吸浅而慢；中枢神经性呼吸困难常出现慢而深的呼吸、潮式呼吸或间歇呼吸。④胸部体征：注意是否有桶状胸、双肺肺泡呼吸音减弱或消失，有无干、湿啰音等。

3. 辅助检查 动脉血气分析可了解低氧血症和二氧化碳潴留的程度；肺功能测定可了解肺功能的基本状态，明确肺功能障碍的程度和类型。

4. 心理和社会支持状况 患者呼吸困难，活动受限，是否引起患者紧张、抑郁、焦虑或恐惧。家属是否因对疾病认识不足及照顾能力有限而焦虑、恐慌。

【护理诊断/问题】

1. 气体交换受损 与呼吸道痉挛、呼吸面积减少、换气功能障碍有关。

2. 活动耐力下降 与呼吸功能受损导致机体缺氧有关。

【护理措施】

1. 环境与休息 提供安静、温度和湿度适宜、空气洁净的环境。哮喘患者室内避免湿度过高；避免有过敏原，如尘螨、刺激性气体、花粉、羽绒被服等。严重时患者采取身体前倾坐位或半卧位，可使用高枕头、靠背架或床边桌等支撑物，以患者自觉舒适为原则。避免因衣服过紧或盖被过厚而加重胸部压迫感。搬运患者时禁止背运，因背运时可压迫胸腹部，影响呼吸。

文丘里面罩吸氧

2. 保持呼吸道通畅 根据病情选择排痰方法，如有效深呼吸、咳嗽与咳痰、吸入疗法、胸部叩击、机械吸痰、体位引流、药物解痉与祛痰等，以清除呼吸道内的异常分泌物及舒张呼吸道，必要时可行气管插管或气管切开等措施。

3. 氧疗的护理 根据呼吸困难类型、严重程度的不同，进行合理氧疗或机械通气，以缓解症状。正确的氧疗实施应有明确的应用指征、准确的给氧流量，实施过程中密切观察氧疗的效果及不良反应，记录吸氧方式、浓度及时间，并根据病情变化及疗效评价动态调整氧疗方案。临床上常用的给氧装置包括鼻导管、面罩（普通面罩、储氧面罩和文丘里面罩）、经鼻高流量氧疗（high flow nasal cannula，HFNC）装置等。对严重缺氧，无二氧化碳潴留者，可早期给予高流量（4～6L/min）、高浓度（37%～45%）的吸氧，以尽快纠正缺氧；如果既有缺氧，又有二氧化碳潴留，则给予持续低流量（1～2L/min）、低浓度(25%～29%)吸氧,因为此时潴留的二氧化碳无刺激呼吸中枢兴奋的作用,靠缺氧反射性刺激呼吸中枢,如果高流量、高浓度给氧纠正缺氧后,呼吸中枢减少了刺激,兴奋性降低,会加重二氧化碳潴留和中枢麻醉。吸入高浓度氧或纯氧时,要严格控制吸氧时间(吸氧浓度≥60%,吸氧时间不超过24小时;吸氧浓度100%,吸氧时间≤6小时)。氧疗过程中注意做好氧中毒、鼻面部压力性损伤等并发症的预防及处理。氧疗有效的指标:患者呼吸困难减轻、呼吸频率减慢、发绀减轻、心率减慢、活动耐力增加。

☞**考点提示**:吸氧的浓度、原因与氧疗有效的指标。

4. 病情观察 动态观察患者呼吸状况,判断呼吸困难类型。若有条件,则可监测血氧饱和度、动脉血气变化,以及时发现和解决患者的异常情况。

5. 呼吸训练 指导慢性阻塞性肺气肿患者进行缓慢缩唇呼吸、腹式呼吸等,训练呼吸肌。方法如下。

(1)缩唇呼吸:缩唇呼吸的技巧是通过缩唇形成的微弱阻力来延长呼气时间,增加呼吸道压力,延缓呼吸道塌陷。患者闭嘴,经鼻吸气,然后通过缩唇(吹口哨样)缓慢呼气,同时收缩腹部(图2-2)。吸气与呼气时间比为1:2或1:3,使气体能完全呼出。缩唇大小程度与呼气流量,以能使距口唇15～20cm处、与口唇等高点水平的蜡烛火焰随气流倾斜又不至于熄灭为宜。

图2-2 缩唇呼吸

(2)腹式呼吸:患者可取立位、平卧位或半卧位,两手分别放于前胸部和上腹部。用鼻缓慢吸气时,膈肌最大程度下降,腹肌松弛,腹部凸出,手感到腹部向上抬起。呼气时用口呼出,腹肌收缩,膈肌松弛,膈肌随腹腔内压增加而上抬,推动肺部气体排出,手感到腹部下降(图2-3)。另外,可以在腹部放置小枕头、书等,以锻炼腹式呼吸。如果吸气时物体上升,则证明是腹式呼吸。

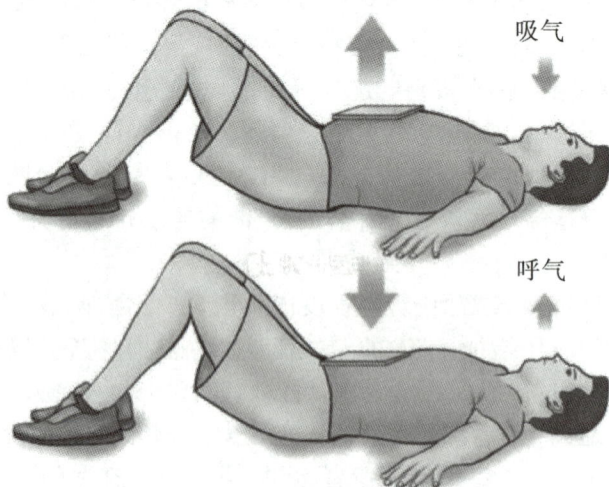

图2-3 腹式呼吸

缩唇呼吸和腹式呼吸可以联合练习,可每天训练 3 或 4 次,每次重复 8~10 次。缩唇呼吸和腹式呼吸需要增加能量消耗,因此只能在疾病恢复期或出院前进行训练。

👁 **考点提示**:呼吸锻炼的要点。

6. 饮食指导 宜给予高热量、高蛋白、高维生素、高纤维素、清淡、易消化的饮食;避免进食过多产气的饮食,如汽水、啤酒、豆类、马铃薯、红薯等,防止因腹胀、膈肌抬高而加重呼吸困难;无心功能不全者应充足饮水,保持大便通畅,防止因便秘时用力而导致肺大疱破裂。

7. 用药护理 遵医嘱应用支气管舒张剂、呼吸兴奋剂等,观察药物疗效和不良反应。

8. 心理护理 呼吸困难可引起患者烦躁不安、恐惧,而不良情绪反应可进一步加重呼吸困难。因此,医护人员应陪伴在患者身边,安慰患者,使其保持情绪稳定,增强安全感。

9. 制订个体化运动方案 缓解期合理安排休息和活动量,调整日常生活方式,根据病情制订个体化运动方案,运动方式包括有氧训练、抗阻训练、柔韧性训练或多种方式结合。常见的有氧训练包括快走、慢跑、游泳及骑脚踏车等;抗阻训练是通过重复举一定重量的负荷来锻炼局部肌肉群力量的运动方式,原则是每次进行 3~5 组大肌群训练,每组动作重复 8~12 次,间隔 30 秒;抗阻训练通常包括器械训练(如哑铃、弹力带、各种抗阻训练器械等)和徒手训练(如深蹲、俯卧撑等);柔韧性训练建议在每次运动结束后进行,主要为牵伸全身大关节,每个动作持续 15~30 秒,重复 2 或 3 遍。训练应循序渐进,逐渐增加时间及强度,逐步提高患者的运动耐力。

三、咯血

咯血(hemoptysis)是指喉及喉以下的呼吸道和肺组织出血,血液经口排出。

【护理评估】

1. 健康史 咯血大多数是由呼吸和循环系统疾病所致。我国呼吸系统疾病所致咯血,最常见的是肺结核,其他常见原因有支气管扩张、支气管肺癌、肺炎、慢性支气管炎、肺脓肿等。其他系统引起咯血的有风湿性心瓣膜病二尖瓣狭窄、急性肺水肿、肺梗死、血液病、系统性红斑狼疮等。感染、劳累、吸入刺激性气体是咯血常见的诱因。

2. 身体状况

(1)评估咯血量:咯血量的多少与病因和病变范围有关,但与疾病严重程度不完全一致。根据咯血量的不同,临床上将咯血分为痰中带血、少量咯血(<100mL/d)、中等量咯血(100~500mL/d)、大量咯血(>500mL/d,或 1 次 >100mL)。

👁 **考点提示**:咯血量的多少分类。

(2)伴随症状:大咯血常伴有呛咳、脉速、出冷汗、呼吸急促、面色苍白、紧张不安和恐惧感。大咯血因血液滞留在支气管或失血,可出现各种并发症,具体如下。①窒息:如大咯血过程中出现咯血量减少、气促、胸闷、烦躁不安、紧张,则为窒息先兆;如出现张口瞠目的恐惧表情、双手乱抓或手指喉头(示意空气吸不进来)、大汗淋漓、颜面青紫、意识丧失,则为窒息的表现。窒息易发生于急性大咯血,极度衰弱无力咳嗽,应用镇静、镇咳药物及精神极度紧张的患者。②肺不张:表现为咯血后出现呼吸困难、胸闷、气促、发绀、局部呼吸音减弱或消失。③继发肺部感染:表现为咯血后发热,体温持续不退,咳嗽加剧,肺部干、湿啰音。④失血性休克:表现为大咯血后出现脉搏显著加快、血压下降、四肢湿冷、烦躁不安、尿少等。

3. 辅助检查 肺部 X 线胸片或 CT 检查、纤维支气管镜及组织活检、痰液找病原体或脱落细胞检查等有助于明确咯血的原因。

4. 心理和社会支持状况 诊断不明的反复咯血或大咯血可引起患者对病情的预后担心,患者及其家属常表现出烦躁不安、焦虑和恐惧。应评估患者及其家属是否有防止患者大咯血引起窒息、出现窒息急救的知识。

【护理诊断/问题】

1. **有窒息的危险** 与大咯血致呼吸道血液滞留有关。

2. **恐惧** 与突然大咯血或反复咯血不止有关。

【护理措施】

1. **一般护理** ①休息与体位:保持病室安静、舒适,患者卧床休息,避免不必要的交谈,以减少肺活动。少量咯血以静卧休息为主;大量咯血时应绝对卧床休息,应协助患者取患侧卧位,以防止因血液流入健侧而影响通气。②饮食:大量咯血者暂禁食,少量咯血者宜进食少量温、凉的流质饮食,避免刺激性食物或饮料,如辛辣食物、浓茶、咖啡、酒等;多饮水,多食富含纤维的食物,以保持大便通畅。避免用力大便,以防因腹压增加、回心血量增多、肺循环压力增高而诱发咯血。③消除恐惧和紧张情绪:医护人员陪伴在患者身旁,安慰患者,告知咯血的原因、治疗方法和效果,使之有安全感,消除恐惧,以免因极度紧张而导致声门紧闭或支气管平滑肌收缩;告知患者放松心情有利于止血。

> ☞**考点提示**:咯血患者的体位与饮食。

2. **对症护理** 鼓励患者轻轻咳出积在气管内的血液;及时帮助患者去除污物,擦净血迹,及时用清水漱口或进行口腔护理,保持口腔清洁,去除口腔异味,防止因口咽部异味刺激引起剧烈咳嗽而诱发再度咯血。对高度紧张者或剧烈咳嗽者,可遵医嘱酌情给予镇静药或镇咳药,缓解紧张情绪。对年老体弱、肺功能不全者,在应用镇静药和镇咳药后,应注意观察呼吸中枢和咳嗽反射受抑制的情况,以早期发现因呼吸抑制导致的呼吸衰竭和不能咯出血块导致的窒息。

3. **病情观察** 记录咯血量,定期监测生命体征及尿量,密切观察患者有无窒息或窒息先兆、肺不张、继发感染、失血性休克的表现。

4. **用药护理** 遵医嘱应用止血药物,注意观察有无药物的不良反应。垂体后叶素可收缩小动脉,减少肺血流量,从而减轻咯血,但也能引起子宫、肠道平滑肌收缩和冠状动脉收缩,故冠心病、高血压及孕妇忌用。静脉滴注时速度勿过快,以免引起恶心、便意、心悸、面色苍白等不良反应。补充血容量时,速度不宜过快、量不宜过多,以免增加肺循环压力,再次引起血管破裂而咯血。

> ☞**考点提示**:垂体后叶素的不良反应。

5. **窒息的抢救** 对大咯血的患者,在其病床旁备好吸引器、氧气、气管切开包、止血药物、呼吸兴奋剂、升压药物等设备和药品。发现患者窒息时,立即将患者置于头低足高45°俯卧位,将其头部偏向一侧,轻拍背部或刺激患者咽喉部,以利于血块排出,必要时用吸痰管进行负压吸引,然后给予高流量吸氧。当患者呼吸功能不良时,可给予呼吸兴奋剂;无效时,配合医师行气管插管或气管切开,以解除呼吸道阻塞。

> ☞**考点提示**:窒息的抢救配合。

四、胸痛

胸痛是各种刺激因素,如缺氧、炎症、肌张力改变、肿瘤浸润、组织坏死以及物理、化学因子等,刺激胸部的感觉神经后产生痛觉冲动,痛觉冲动传至大脑皮质的痛觉中枢后引起胸部疼痛。

【护理评估】

1. **健康史** 胸痛主要由胸部疾病、少数由其他部位的病变引起。呼吸系统疾病常见于胸膜炎、自发性气胸、肺炎、支气管肺癌、胸膜肿瘤等;胸壁疾病,如带状疱疹、肋间神经炎、肋软骨炎及胸壁外伤等;心脏与大血管疾病,如心绞痛、急性心肌梗死、主动脉夹层、肺梗死等;纵隔疾病及其他疾病,如食管炎、纵隔肿瘤、膈下脓肿等。

2.**身体状况** 评估胸痛的特点。胸膜炎引起的胸痛为尖锐刺痛或撕裂痛,且在深呼吸和咳嗽时加重,屏气时减轻,可触到胸膜摩擦感或听到胸膜摩擦音。自发性气胸引起的胸痛为突发的剧烈疼痛或撕裂样疼痛,伴干咳,叩之呈过清音或鼓音,呼吸音减弱或消失。肺癌引起的胸痛多为胸部闷痛或隐痛,进行性加重。肺炎、肺结核引起的胸痛的胸痛伴有咳嗽、咳痰或呼吸困难,肺部可闻及干、湿啰音。食管炎引起的胸痛多在吞咽时加剧。心绞痛和心肌梗死患者一般在劳累或情绪激动后发生胸痛,于胸骨后中、上段或心前区,呈压榨样痛或闷痛。心绞痛一般持续数分钟或十余分钟,休息或含服硝酸甘油后缓解;心肌梗死引起的胸痛则呈持续性疼痛,休息或含服硝酸甘油不缓解。

3.**辅助检查** 胸部X线片或CT、血常规、心电图、心肌酶学检查等可协助病因诊断。

4.**心理和社会支持状况** 疼痛发作时患者是否有烦躁、焦虑不安,诊断未明确之前是否有恐惧。家属是否因对疾病认识不足及照顾能力有限而出现焦虑、恐慌。

考点提示:胸痛的特点。

【护理诊断/问题】

疼痛:胸痛 与病变累及壁胸膜、胸壁组织或心肌缺血、缺氧有关。

【护理措施】

1.**一般护理** 胸痛的患者患侧卧位休息,可减少肺和胸廓的运动而减轻胸痛。协助患者采取舒适的体位,一般胸膜和肺部病变,患侧卧位能减轻疼痛。向患者及其家属介绍病情、治疗方法和治疗效果,消除患者及其家属的紧张、恐惧心理。

2.**缓解疼痛** ①指导患者减轻疼痛的方法,如欣赏音乐、看电视、进行局部按摩、进行穴位按压等,以分散对疼痛的注意力。②制动止痛:对胸部活动引起疼痛加剧者,可限制疼痛部位的呼吸活动,如用15cm宽的胶布,在患者深呼气末固定疼痛部位,前后均超过中线;在咳嗽、深呼吸、活动时,用手按压疼痛部位以制动。③药物止痛:因疼痛剧烈或持续而影响休息时,可遵医嘱用肋间神经封闭疗法止痛,也可适当应用镇痛药物或镇静药物。④对心血管疾病引起胸痛的患者,嘱其绝对卧床休息,给予吸氧;对心绞痛者,给予硝酸甘油含服止痛。

3.**病情观察** 注意观察胸痛的部位、性质、时间、加重和缓解因素,分析胸痛的原因,注意观察生命体征是否正常,以及有无发绀、呼吸困难、咳嗽、心悸等。

4.**用药护理** 严格遵医嘱给予止痛药物,注意其疗效和不良反应。不滥用止痛药物,防止延误病情,防止产生依赖性或成瘾性。

第三节 急性呼吸道感染

课件

一、急性上呼吸道感染

案例导学

患者,男,19岁,因"发热、咽痛、咳嗽1天"入院。患者昨天因气温骤降受凉,昨晚开始畏寒,相继出现发热;今晨出现咽痒痛、干咳、鼻塞、流少许清涕。发病以来精神差、乏力。

身体评估:体温39.8℃,咽部充血,扁桃体不肿大,左颌下可触及一直径约1cm的肿大淋巴结,活动、触痛。

血常规:白细胞计数 $4.8 \times 10^9/L$,中性粒细胞占比56%,淋巴细胞占比41%。

请思考:

1.该患者主要的护理诊断/问题有哪些?

2.如何对该患者进行健康教育?

急性上呼吸道感染(acute upper respiratory tract infection)是鼻腔、咽或喉部急性炎症的总称,有时可引起严重的并发症。

本病全年皆可发病,但冬春季节多发;不同年龄、性别、职业和地区都可发病;具有一定的传染性,可通过含有病毒的飞沫或被污染的手和用具传播,多为散发,但可在气候突变时流行。因引起上呼吸道感染的病毒类型较多,人体感染后只产生较弱而短暂的免疫力,且无交叉免疫,同时在健康人群中有人携带病毒,故一个人1年内可多次发病。

【病因与发病机制】

1.病因 70%~80%的急性上呼吸道感染由病毒引起。常见的病毒包括流感病毒(甲、乙、丙型)、副流感病毒、呼吸道合胞病毒、腺病毒、鼻病毒、埃可病毒、柯萨奇病毒、风疹病毒等。细菌感染只占20%~30%,可直接或继发于病毒感染之后发生,以溶血性链球菌为最多见,其次为流感嗜血杆菌、肺炎链球菌和葡萄球菌等,偶见革兰氏阴性杆菌。

☞考点提示:上呼吸道感染的主要病因。

2.诱因 各种可导致全身或呼吸道局部防御功能降低的原因,如受凉、淋雨、过度紧张或疲劳等,均可诱发本病。

3.发病机制 当机体或呼吸道局部防御能力降低时,原先存在于上呼吸道或外界侵入的病毒和细菌迅速繁殖,引起本病。年老体弱者、儿童和有慢性呼吸道疾病者易患本病。

【临床表现】

1.症状和体征 根据病因和临床表现不同,可分为5个类型。

(1)普通感冒:又称急性鼻炎,俗称"伤风",好发于冬春季节,以鼻咽部卡他性炎症为主要表现,起病较急。初期出现咽痒、咽干或咽痛,或伴有鼻塞、打喷嚏、流清水样鼻涕,鼻涕2~3天后变稠。有咽鼓管炎者听力减退,伴有味觉迟钝、流泪、声嘶和少量黏液痰。全身症状较轻或无症状,可仅有低热、轻度畏寒、头痛、不适感等。可见鼻腔黏膜充血、水肿、有分泌物,咽部轻度充血等体征。如无并发症,则经5~7天后可痊愈。

(2)急性病毒性咽喉炎:多发于冬春季节,由腺病毒、鼻病毒、流感病毒、呼吸道合胞病毒等引起。其主要表现为咽部发痒、不适和灼热感,咽痛短暂且轻,可伴有发热、乏力等;咽部、喉部充血、水肿,颌下淋巴结肿大和触痛等;如合并喉炎时,常表现为声音嘶哑、说话困难、咳嗽时咽喉疼痛、可闻及喉部喘息声。

(3)急性疱疹性咽峡炎:好发于夏季,主要由柯萨奇病毒 A 引起,多见于儿童,表现为明显咽痛、发热,病程1周左右。体检可见咽充血,软腭、腭垂(悬雍垂)、咽和扁桃体表面有灰白色疱疹及浅表溃疡,周围有红晕。

(4)急性咽结膜炎:好发于夏季,主要由腺病毒、柯萨奇病毒等引起。儿童多见,游泳传播为主。病程4~6天,表现为咽痛、畏光、流泪、发热和咽、结膜明显充血。

(5)急性咽-扁桃体炎:病原体多为溶血性链球菌,其次为流感嗜血杆菌、肺炎链球菌、葡萄球菌等。起病急,咽痛明显,伴畏寒、发热,体温超过39℃。可见咽部明显充血,扁桃体肿大、充血,表面有黄色点状渗出物,颌下淋巴结肿大伴压痛。

2. **并发症** 本病如未得到及时治疗,则可并发急性鼻窦炎、中耳炎、气管 - 支气管炎等,部分患者可继发溶血性链球菌感染,引起风湿热、肾小球肾炎等,少数患者可继发病毒性心肌炎。

☞ **考点提示**:上呼吸道感染的分型、主要临床表现与并发症。

【辅助检查】

1. **血常规** 病毒感染者,白细胞计数正常或偏低,淋巴细胞占比升高。细菌感染者,可见白细胞计数和中性粒细胞计数增多,可有核左移现象。

2. **病原学检查** 病毒分离、病毒抗原的血清学检查等,有利于判断病毒类型。细菌培养可判断细菌类型和药物敏感试验。

【诊断要点】

根据鼻咽部的症状、体征和流行情况,血常规以及胸部 X 线检查排除支气管和肺部病变后,可作出临床诊断。病毒分离、血清学检查和细菌培养等,可明确病因诊断。

【治疗要点】

目前尚无特异抗病毒药物,无并发症者注意保暖,多饮水,一般无须特殊治疗;症状明显者以对症治疗和中医治疗为主。

1. **对症治疗** 发热、头痛、全身肌肉酸痛可给予解热镇痛药;鼻塞可用 1% 麻黄碱滴鼻;频繁喷嚏、流涕给予抗过敏药物;干咳明显可使用镇咳药。

2. **抗感染治疗** 并发细菌感染时,可根据病原菌和药敏试验选用抗菌药物,一般以抗革兰氏阳性菌为主,常用青霉素类、头孢菌素、大环内酯类或氟喹诺酮类及磺胺类抗菌药物。广谱抗病毒药利巴韦林对流感病毒、呼吸道合胞病毒等均有较强的抑制作用;奥司他韦对甲型 H1N1 流感病毒有抑制作用。

3. **中医治疗** 可选用具有清热解毒和抗病毒作用的中药,正柴胡饮、小柴胡冲剂和板蓝根等在临床中应用广泛。

【护理诊断/问题】

1. **体温过高** 与病毒和(或)细菌感染有关。

2. **知识缺乏**:缺乏疾病预防和保健知识。

3. **舒适度减弱:鼻塞、流涕、咽痛、头痛** 与病毒、细菌感染有关。

【护理措施】

1. **一般护理**

(1)休息:患者以休息为主,症状严重者应卧床休息。

(2)防止交叉感染:注意隔离患者,戴口罩,勤洗手,减少探视,避免交叉感染。患者咳嗽或打喷嚏时应避免对着他人,最好用餐巾纸掩住口鼻。患者使用的餐具、痰盂等用具应按规定消毒,或用一次性器具。

(3)饮食护理:给予清淡、高热量、丰富维生素、易消化的食物,鼓励患者每天保持足够的饮水量,避免刺激性食物,戒烟、酒。

(4)口腔护理:进食后漱口或给予口腔护理,防止口腔感染。

2. **对症护理** 高热者给予降温,一般用物理降温,必要时遵医嘱用药物降温,采用降温措施 30 分钟后,应观察降温效果并记录;出汗后,及时用温水擦身,更换衣物、床单,但要注意防止受凉。

3. **病情观察** 密切观察患者的体温、脉搏、呼吸等变化,警惕并发症发生,如果出现心率、脉搏增

笔记

快与体温升高不相称,则应警惕病毒性心肌炎的可能,并及时通知医生。

4.用药护理 遵医嘱对发热、头痛者选用解热镇痛药,如对乙酰氨基酚(扑热息痛);鼻塞、咽痛者,口服银翘片等;鼻塞严重时,可用1%麻黄碱滴鼻液滴鼻。注意观察药物的不良反应。

【健康教育】

1.避免诱发因素 告知患者及其家属避免上呼吸道感染的常见诱因,如注意保暖、防止受凉、防止过度疲劳;保持室内空气新鲜、阳光充足;在高发季节少去人群密集的公共场所,防止交叉感染;戒烟。

2.增强免疫力 注意劳逸结合,加强体育活动。

3.识别并发症 及时发现并发症,如出现耳鸣、耳痛、外耳道流脓等中耳炎症状,或恢复期出现胸闷、心悸等心肌炎症状;眼睑水肿等肾炎症状、关节痛等风湿症状者,应及时就诊。

二、急性气管-支气管炎

案例导学

患者,女,31岁,因咳嗽3天入院。患者3天前因受凉而出现畏寒、发热、咽喉部痒感等不适,自服"氨咖黄敏胶囊"后畏寒、发热停止。但近3天干咳,偶有痰中带血丝,无脓痰;有时睡梦中被咳醒。无气促、胸痛。

身体评估:体温37.1℃,咽部充血,扁桃体不肿大,双肺呼吸音粗,未闻及明显的啰音。

血常规:白细胞计数7.8×10^9/L,中性粒细胞占比76%,淋巴细胞占比21%。X线胸片示双肺纹理稍粗。

请思考:

1.该患者最可能的诊断是什么?

2.该患者有哪些常见护理诊断?对其应怎样护理?

3.如何对该患者进行健康教育?

急性气管-支气管炎(acute tracheo-bronchitis)是指感染、物理、化学、过敏等因素引起的气管-支气管黏膜的急性炎症,临床主要表现为咳嗽和咳痰,多为上呼吸道急性感染迁延而来,常发生于寒冷季节或气候突变时。

【病因】

1.感染 病毒或细菌感染是本病最常见的病因。患者既可由病毒、细菌直接感染所致,或由急性上呼吸道病毒、细菌感染迁延而来,也可在病毒感染后继发细菌感染。近年来,支原体、衣原体感染引起的急性气管-支气管炎有所上升。

2.理化因素 过冷空气、粉尘、刺激性气体或烟雾(如氨气、氯气、二氧化硫、二氧化氮等)可刺激气管-支气管黏膜而引起本病。

3.过敏反应 花粉、有机粉尘、真菌孢子等的吸入以及对细菌蛋白质过敏等均可引起气管-支气管的变态反应。寄生虫(如钩虫、蛔虫的幼虫)移行至肺,也可致病。

【临床表现】

1.症状 起病较急,常先有鼻塞、流涕、咽痛、声音嘶哑等急性上呼吸道感染症状,继之出现干咳或伴少量黏痰,2~3天后可转为黏液脓性或脓性痰,痰量增多,咳嗽加剧,甚至痰中带血。可有深呼吸和咳嗽时感胸骨后疼痛。伴支气管痉挛时,可有气促、胸闷。全身症状较轻,可有低或中度发热伴乏力等,多在3~5天后消退。咳嗽、咳痰可持续2~3周,吸烟者则更长。少数可演变为慢性支气管炎。

2.体征 胸部听诊呼吸音正常或增粗,并可有散在干、湿啰音。咳嗽后啰音部位、性质改变或消失。支气管痉挛时可闻及哮鸣音。

☞ **考点提示**：急性支气管炎的临床表现。

【辅助检查】

病毒感染时，血常规白细胞计数多正常；细菌感染较重时，白细胞计数和中性粒细胞计数增多。痰涂片或培养可发现致病菌。X线胸片检查多无异常，或仅有肺纹理增粗、紊乱。

【诊断要点】

根据病史，咳嗽、咳痰等呼吸道症状，胸部X线检查肺无实质性病变，可作出临床诊断。痰涂片和培养有助于病因诊断。

【治疗要点】

1. **对症治疗** ①止咳、祛痰：剧烈干咳者，可选用喷托维林、氢溴酸右美沙芬等止咳药，有痰患者则不宜给予可待因等强力镇咳药；痰液不易咳出者，可用溴己新、复方氯化铵合剂或盐酸氨溴索，也可给予雾化治疗，以帮助祛痰，还可选用兼有镇咳和祛痰作用的复方甘草合剂。②平喘：给予氨茶碱、β_2受体激动剂和糖皮质激素等药物。

2. **抗菌治疗** 有细菌感染时，应用抗菌药物控制气管-支气管内的炎症，一般选用抗革兰氏阳性菌为主的抗生素，如青霉素、头孢菌素、大环内酯类、喹诺酮类抗生素，或根据细菌培养和药敏试验结果选择药物。

【护理诊断/问题】

1. **清理呼吸道无效** 与呼吸道感染、痰液黏稠有关。
2. **气体交换受损** 与过敏引起支气管痉挛有关。

【护理措施】

清理呼吸道无效的护理和气体交换受损的护理详见本章第二节的相关内容。

【健康教育】

同"急性上呼吸道感染"。

第四节 肺部感染性疾病

🔍 **案例导学**

课件

患者，男，23岁，因"畏寒发热，咳嗽、咳痰1天"入院。患者入院前2天参加运动会后冲凉水澡，当天晚上开始出现畏寒，继而出现高热，当时体温高达40.8℃，全身酸痛不适，在当地诊所按"上呼吸道感染"治疗，上述症状稍减轻；昨天开始咳嗽，咳铁锈色痰，右侧胸痛。发病以来食欲差、精神差、口干、尿黄少。

身体评估：体温39.8℃，脉搏96次/分，呼吸26次/分，高热面容，呼吸急促，口唇周围有数个绿豆大小的水泡，右下肺叩诊呈实音，语颤增强，呼吸音粗，可闻及少量细湿啰音。

血常规：白细胞计数16.2×10^9/L，中性粒细胞占比88%。X线胸片示右下肺呈一均匀密度增高阴影。

请思考：

1. 该患者主要的护理诊断有哪些？
2. 如何对该患者进行健康教育？

一、概述

肺炎（pneumonia）是指终末气道、肺泡和肺间质的炎症。肺炎最常见的病因为感染,细菌性肺炎最常见。由于病原体变迁、社会人口老龄化、医院获得性肺炎发病率增高、不合理应用抗生素引起细菌耐药性增加等,虽然新的强效抗生素不断投入应用,但其发病率和病死率仍很高。

【病因与发病机制】

肺炎最常见的病因为各种病原体感染,各种病原体中以细菌最常见;此外,还有理化因素、过敏等也是肺炎的病因。感染最常见的诱因有着凉、淋雨、劳累等,吸烟、长期应用免疫抑制剂和糖皮质激素、有 COPD 和糖尿病等慢性病史、HIV 感染等。部分可由上呼吸道感染蔓延而来。不适当地应用抗生素可引起正常菌群失调,同时影响免疫功能,引生相关肺炎。

正常呼吸道因有支气管内黏液-纤毛运载系统及肺泡巨噬细胞等细胞防御的完整性等,使气管隆凸以下的呼吸道保持无菌。是否发生肺炎取决于病原体和宿主 2 个因素。如果病原体数量多、毒力强和（或）宿主呼吸道局部或全身免疫防御系统损害,则可发生肺炎。病原体可通过下列途径引起肺炎:①空气吸入;②血行播散;③邻近感染部位蔓延;④上呼吸道细菌误吸,病原体抵达下呼吸道后滋生繁殖,引起肺泡毛细血管充血、水肿,肺泡内纤维蛋白渗出及细胞浸润。

【分类】

1. 按病因分类 病因学分类对于肺炎的治疗有决定性意义。

（1）细菌性肺炎:如肺炎链球菌、金黄色葡萄球菌、甲型溶血性链球菌等革兰氏阳性球菌,肺炎克雷伯菌、流感嗜血杆菌、铜绿假单胞菌等革兰氏阴性杆菌,棒状杆菌、梭形杆菌等厌氧杆菌所致肺炎。

（2）非典型病原体所致肺炎:如支原体、军团菌和衣原体等所致肺炎。

（3）病毒性肺炎:如冠状病毒、腺病毒、呼吸道合胞病毒、流感病毒、SARS 病毒等所致肺炎。

（4）真菌性肺炎:如白念珠菌、曲霉、放线菌等所致肺炎。

（5）其他病原体所致肺炎:如立克次体、弓形虫、原虫（如卡氏肺囊虫）、寄生虫（如肺包虫、肺吸虫）等所致肺炎。

（6）理化因素所致的肺炎:如放射性损伤引起的放射性肺炎;胃酸吸入引起的化学性肺炎;吸入刺激性气体、液体等化学物质,亦可引起化学性肺炎;过敏原引起机体的变态反应或异常免疫反应时,可引起过敏性肺炎。

2. 按患病环境分类 该分类方法有利于指导经验治疗。

（1）社区获得性肺炎（community acquired pneumonia,CAP）:也称院外肺炎,是指在医院外罹患的感染性肺实质炎症,包括有明确潜伏期的病原体感染,而在入院后平均潜伏期内发病的肺炎。致病菌中肺炎链球菌为最主要的病原体,非典型病原体（如肺炎支原体和衣原体）所占比例在增加,病毒感染较前普遍。分离出的肺炎链球菌和肺炎衣原体对大环内酯类药物的耐药率较高。

（2）医院获得性肺炎（hospital acquired pneumonia,HAP）:也称医院内肺炎,是指患者在入院时既不存在、也不处于潜伏期,而是在住院 48 小时后发生的肺炎,也包括出院后 48 小时内发生的肺炎。其中以呼吸机相关肺炎最为多见,治疗和预防较困难。误吸口咽部定植菌是 HAP 最主要的发病机制。常见病原体为肺炎链球菌、流感嗜血杆菌、金黄色葡萄球菌、铜绿假单胞菌、大肠杆菌、肺炎克雷伯菌等。除了医院,在老年护理院和慢性病护理院生活的人群肺炎易感性亦高,临床特征和病因学分布介于 CAP 和 HAP 之间,可按 HAP 处理。

☞**考点提示**:社区获得性肺炎与医院获得性肺炎的定义、最常见病因。

3.按解剖结构分类

（1）大叶性肺炎：病原体先在肺泡引起炎症，经肺泡间孔（Cohn孔）向其他肺泡扩散，致使病变累及部分肺段或整个肺段、肺叶，又称肺泡性肺炎。其主要表现为肺实质炎症，通常不累及支气管。其致病菌多为肺炎链球菌。

（2）小叶性肺炎：指病变起于支气管或细支气管，继而累及终末细支气管和肺泡，又称支气管性肺炎。X线检查显示病灶可融合成片状或大片状，密度深浅不一，且不受肺叶和肺段限制，区别于大叶性肺炎。其病原体有肺炎链球菌、葡萄球菌、病毒、肺炎支原体等。

（3）间质性肺炎：以肺间质炎症为主，包括支气管壁、支气管周围间质组织及肺泡壁。因病变在肺间质，呼吸道症状较轻，故异常体征较少。本病可由细菌、支原体、衣原体、病毒或卡氏肺囊虫等引起。

【临床表现】

1.常见症状 发热、咳嗽、咳痰，痰多为脓性或脓血；有呼吸困难与缺氧的表现；严重者可出现神志和血压改变，如烦躁、嗜睡、表情淡漠、血压下降，甚至休克。

2.体征 可有鼻翼翕动，胸部"三凹征"；可有呼吸频率、节律异常；胸部叩诊呈实音或浊音；肺泡呼吸音减弱或消失、异常支气管呼吸音、干啰音、湿啰音、胸膜摩擦音等。

【辅助检查】

1.血液检查 细菌性肺炎可见血白细胞计数和中性粒细胞计数增多，并有核左移，或细胞内见中毒颗粒。年老体弱、酗酒、免疫功能低下者白细胞计数可不增高，但中性粒细胞占比仍高。病毒性肺炎和其他类型肺炎，白细胞计数可无明显变化。C反应蛋白（C－reactive protein，CRP）含量一般会有不同程度的升高。降钙素原（procalcitonin，PCT）浓度对于细菌性肺炎有一定参考价值，正常值 $<0.1ng/mL$。

2.X线检查 有无肺纹理增粗、炎性浸润影等。

3.痰培养 有无细菌生长，药敏试验结果如何。

4.血气分析 是否有 PaO_2 降低和（或）$PaCO_2$ 升高。

【诊断要点】

1.肺炎的诊断

（1）症状和体征：一般急性起病，典型表现为突然畏寒、发热，或先有短暂上呼吸道感染史，咳嗽、咳痰或伴胸闷、胸痛，口唇发绀、鼻翼翕动。胸部病变区叩诊呈浊音或实音；听诊肺泡呼吸音减弱，或管样呼吸音，可闻及湿啰音。

知识链接

异常支气管呼吸音与湿啰音

异常支气管呼吸音：在正常肺泡呼吸音区域听到支气管呼吸音，即为异常支气管呼吸音，又称管状呼吸音，见于大叶性肺炎实变、肺纤维化、肺不张、肺内巨大空洞并与支气管相通等。总之，肺组织实变（声音传导良好）及肺空洞（声音产生共鸣）是产生异常支气管呼吸音的病理基础。

湿啰音的产生机制：①气流通过呼吸道内稀薄分泌物，形成的水泡破裂所产生的声音；②因病变而关闭的中小支气管或肺泡因间质渗液而黏合力增强，或由于炎症使肺泡弹性减退，以至于呼气时相互黏合、萎陷而呈闭合状态。吸气时突然开放，产生爆裂样声音。听诊特点：①为呼吸音以外的附加音；②呈一连串不连续的水泡破裂音；③多出现于吸气时，或在吸气终末更清楚，少数可出现于呼气早期；④部位固定（由于重力关系，多在肺底听到）；⑤性质不易改变；⑥中、小水泡音可同时存在；⑦咳嗽后可减轻或消失。

（2）胸部 X 线检查：以肺泡浸润为主，呈肺叶、段分布的炎性浸润影，或呈片状或条索状影，密度不均匀，沿支气管分布；另外，也可见两肺弥漫性浸润影，伴空洞或大疱者。病变吸收与年龄、免疫状态和病原体有关，如超过 1 个月未完全吸收，则多与伴有慢性支气管炎、肺气肿等基础疾病有关。

（3）实验室检查：具体如下。①血常规：细菌性肺炎可见血白细胞计数和中性粒细胞计数增多，并有核左移或细胞内见中毒颗粒；年老体弱、酗酒、免疫功能低下者白细胞计数可不增高，但中性粒细胞比例仍高。②病原学检查：痰涂片革兰氏染色有助于初步诊断，但易受咽喉部定植菌污染；为避免上呼吸道污染，应在漱口后取深部咳出的痰液送检，或经纤维支气管镜取标本检查、痰细菌培养，诊断敏感性较高；必要时做血液、胸腔积液细菌培养，以明确诊断。③血清学检查：测定特异性 IgM 抗体滴度，如急性期和恢复期之间抗体滴度有 4 倍增高，则可诊断，例如支原体、衣原体、嗜肺军团菌和病毒感染等，多为回顾性诊断。

2.评估严重程度 如果肺炎诊断成立，则评估病情的严重程度对于预测预后和决定护理级别至关重要。肺炎的严重性取决于 3 个主要因素：局部炎症程度、肺部炎症的播散和全身炎症反应程度。此外，患者有以下危险因素会增加肺炎的严重程度和死亡危险：年龄 >65 岁；存在基础疾病或相关因素，如 COPD、糖尿病、慢性心脏病、肾衰竭、慢性肝病、1 年内住过院、疑有误吸、神志异常、脾切除术状态、长期酗酒或营养不良、长期应用免疫抑制剂等。

目前还没有普遍认同的重症肺炎的诊断标准。中华医学会呼吸病学分会的《中国成人社区获得性肺炎诊断和治疗指南（2016 版）》中对重症肺炎的诊断标准进行了规定，具体包括：①需要气管插管，行机械通气治疗；②脓毒症休克经积极液体复苏后仍需要血管活性药物治疗。次要标准：①呼吸频率≥30 次/分；②氧合指数（PaO_2/FiO_2）≤250mmHg；③多肺叶浸润；④意识障碍和（或）定向障碍；⑤血尿素氮（blood urea nitrogen，BUN）≥7.14mmol/L；⑥收缩压 <90mmHg，需要积极的液体复苏。符合 1 项主要标准，或至少 3 项次要标准者，可诊断为重症肺炎，需要密切观察，积极救治，有条件时收入 ICU 治疗。

3.确定病原体 痰标本做涂片镜检和细菌培养可帮助确定致病菌；同时做血液和胸腔积液细菌培养，可帮助确定病原菌。

【治疗要点】

1.抗感染治疗 根据病原体进行抗感染治疗是肺炎治疗的最主要环节。选用抗生素应遵循抗菌药物治疗原则，即对病原体给予针对性治疗。对于下呼吸道感染而言，如 PCT <0.25ng/mL，则一般不考虑使用抗生素，而 PCT >0.5ng/mL 提示有使用抗生素的指征。用药疗程一般 5~7 天，对于有基础疾病者，疗程可延长至 10~14 天。抗生素治疗后 48~72 小时应对病情进行评价，治疗有效表现为体温下降、症状改善、白细胞计数逐渐降低或恢复正常、PCT 和 CRP 等出现下降，而 X 线胸片病灶吸收较迟。如患者治疗 72 小时后症状无改善或出现恶化，则要考虑原因并调整治疗方案。此外，亦可根据本地区肺炎病原体的流行病学资料，按社区获得性肺炎或医院获得性肺炎进行经验性治疗。中医药辨证治疗也是重要方法之一，尤其是针对病毒性肺炎更突出了祖国医学的优势。

2.对症和支持治疗 包括祛痰、降温、吸氧、维持水和电解质平衡、改善营养等治疗。

3.预防并及时处理并发症 肺炎链球菌肺炎、葡萄球菌肺炎、革兰氏阴性杆菌肺炎等出现严重脓毒血症可并发脓毒症休克，应及时给予抗休克治疗；若并发肺脓肿、呼吸衰竭等，则应给予相应治疗。

素质拓展

传承精华,守正创新

　　2019 年新型冠状病毒感染是一场人类共同的灾难,在抗击新型冠状病毒感染疫情的中国方案中,中医药早期介入、全程参与、分类救治,发挥了巨大的作用,例如,湖北省确诊病例中医药使用率和总有效率超过 90%。相关专家筛选金花清感颗粒、连花清瘟胶囊/颗粒、血必净注射液和清肺排毒汤、化湿败毒方、宣肺败毒方等"三药三方"为代表的针对不同类型新型冠状病毒感染的治疗中成药和方药,有效降低了发病率、转重率、病亡率,促进了核酸转阴,提高了治愈率,加快了恢复期康复。

【护理诊断/问题】

1.体温过高　与肺部感染有关。

2.清理呼吸道无效　与胸痛,气管及支气管分泌物增多、黏稠,疲乏有关。

3.潜在并发症:脓毒症休克。

4.气体交换受损　与肺实质炎症,呼吸面积减少有关。

5.疼痛:胸痛　与肺部炎症累及壁胸膜有关。

【护理措施】

1.休息　发热患者应卧床休息,以减少氧耗量,缓解头痛、肌肉酸痛等症状。

2.饮食护理　补充水分,给予能提供足够热量、蛋白质和维生素的流质或半流质饮食,以补充高热引起的营养物质消耗。对心、肾功能正常者,鼓励其多饮水。对轻症者无须静脉补液;对食欲差或不能进食者、失水明显者可遵医嘱静脉补液,补充因发热而丢失较多的水和盐,加快毒素排泄和热量散发。对心脏病或老年人应注意补液速度,避免因补液过快而导致急性肺水肿。做好口腔护理,鼓励患者经常漱口,口唇疱疹者可局部涂抗病毒软膏,以防止继发感染。

3.高热护理　高热时,可采用酒精擦浴等措施降温,也可使用冰袋、冰帽等。降温应循序渐进,以防止发生虚脱。对儿童要预防惊厥,不宜用阿司匹林或其他解热药,以免大汗、脱水和干扰热型观察。患者出汗时,及时协助擦汗、更换衣服,避免受凉。必要时,遵医嘱使用退热药或静脉补液,补充因发热而丢失的水分和电解质,加快毒素排泄和热量散发。对心脏病患者和(或)老年人应注意补液速度,避免因补液过快而导致急性肺水肿。

4.协助排痰的护理　详见本章第二节的相关内容。

5.病情观察　①监测并记录生命体征:重点观察热型,协助医生明确诊断,体温不升或高热为病情严重的表现,重症肺炎不一定有高热;有无心率加快、脉搏细速、血压下降、脉压变小、肢端皮肤湿冷等休克的表现;有无呼吸困难、皮肤和黏膜发绀等缺氧表现,必要时进行心电、血氧饱和度等监护。②精神和意识状态:有无精神萎靡、表情淡漠、神志模糊或烦躁不安等病情严重的表现。③出、入量:有无尿量减少,疑有休克时,应测每小时尿量及尿比重。④实验室检查:有无血气分析等指标的改变。

6.脓毒症休克抢救配合　患者以休克为主要表现,而肺炎表现不典型,称为中毒性肺炎或休克性肺炎。一旦发现休克,就应立即通知医生,并备好物品,积极配合抢救。

　　(1)体位:患者取仰卧中凹位,抬高头、胸约 20°,抬高下肢约 30°,有利于呼吸和静脉血回流。

　　(2)吸氧:给予中、高流量吸氧,维持 $PaO_2 > 60mmHg$,改善缺氧状况。

　　(3)补充血容量:快速建立 2 条静脉通道,遵医嘱给予平衡液或右旋糖酐,以维持有效血容量,降低血液黏滞度,防止发生弥散性血管内凝血。随时监测患者的一般情况、血压、尿量、尿比重、血细胞比容等。监测中心静脉压,作为调整补液速度的指标,中心静脉压一般正常为 5~12cmH$_2$O。当中心

静脉压 <5cmH_2O 时,可放心输液,达到 10cmH_2O 时,输液不宜过快,以免诱发急性心力衰竭。下列证据提示血容量已补足:口唇红润、肢端温暖、收缩压 >90mmHg、尿量 >30mL/h 以上。如血容量已补足,尿量 <20mL/h,尿比重 <1.018,则应及时报告医生,注意有无急性肾损伤。

(4)用药护理:①遵医嘱输入多巴胺、间羟胺等血管活性药物,根据血压调整滴速,以维持收缩压在 90~100mmHg 为宜,保证重要器官的血液供应,改善微循环。输注过程中注意防止液体溢出血管外,引起局部组织坏死和影响疗效;②有明显酸中毒时,可应用 5% 碳酸氢钠静脉滴注,因其配伍禁忌较多,宜单独输入;③联合使用广谱抗菌药物控制感染时,应注意药物疗效和不良反应。

☞**考点提示**:脓毒症休克的抢救。

7. 用药护理　遵医嘱使用抗生素,观察疗效和不良反应。应用青霉素类和头孢类防止过敏;喹诺酮类药可影响骨骼发育,因此儿童不宜应用,偶见皮疹、恶心,极少数患者可诱发精神症状;氨基糖苷类抗生素有肾、耳毒性,对老年人或肾功能减退者,应特别注意观察是否有尿量减少或尿蛋白,是否有耳鸣、头昏、唇舌发麻等不良反应。

【健康教育】

向患者及其家属讲解肺炎的病因和诱因。嘱患者注意休息,劳逸结合,防止过度疲劳;适当参加体育锻炼,以增强体质;避免受凉、淋雨、吸烟、酗酒;有皮肤痈、疖、伤口感染、毛囊炎、蜂窝织炎时,应及时治疗,尤其是免疫功能低下者(如糖尿病、血液病、HIV 感染、肝硬化、营养不良患者等)和 COPD、支气管扩张者;慢性病、长期卧床、年老体弱者,应注意经常改变体位、翻身、拍背,咳出呼吸道痰液,可接种流感疫苗、肺炎疫苗等。

二、肺炎链球菌肺炎

肺炎链球菌肺炎(streptococcus pneumonia)或称肺炎球菌肺炎(pneumococcal pneumonia),由肺炎链球菌引起,约占医院外获得性肺炎的半数以上。临床起病急骤,以寒战、高热、咳嗽、咳铁锈色痰和胸痛为特征。本病以冬季与初春为高发季节,常与呼吸道病毒感染并行,男性较多见,多为无基础疾病的青壮年及老年人。

【病因与发病机制】

肺炎链球菌是上呼吸道寄居的正常菌群。当机体免疫功能降低或受损时,如受凉、劳累、应用免疫抑制药物及其他因素使免疫力下降时,有毒力的肺炎链球菌可进入下呼吸道并致病。肺炎链球菌是革兰氏阳性球菌,其毒力大小与具有荚膜多糖有关。根据荚膜多糖的抗原特性,可将肺炎链球菌分为 86 个血清型。成人致病菌多属 1~9 型及 12 型,以第 3 型毒力最强。肺炎链球菌经阳光直射 1 小时,或加热至 52℃10 分钟即可杀灭,对苯酚(石炭酸)等消毒剂也较敏感,但在干燥痰中可存活数月。

肺炎链球菌肺炎

细菌在肺泡内繁殖滋长,引起肺泡壁水肿,白细胞和红细胞渗出,渗出液含有细菌,经 Cohn 孔向肺的中央部分蔓延,累及整个肺叶或肺段而致肺炎,叶间分界清楚;易累及胸膜而致渗出性胸膜炎。老年人和婴幼儿可由支气管播散形成支气管肺炎。其典型病理改变为充血期、红色肝变期、灰色肝变期和消散期。目前因早期使用抗生素治疗,典型病理分期已很少见。病变消散后,肺组织结构无损坏,不留纤维瘢痕。极少数患者由于机体反应性差,纤维蛋白不能完全吸收,称为机化性肺炎。

【临床表现】

由于年龄、病程、免疫功能、对抗生素治疗的反应不同,其临床表现可多样。

1. 症状　发病前常有淋雨、受凉、醉酒、疲劳、病毒感染和生活在拥挤环境等诱因,数天前可有上呼吸道感染的前驱症状。临床以急性起病、寒战、高热、全身肌肉酸痛为特征。体温可在数小时内达39～40℃,呈稽留热。全身肌肉酸痛,患侧胸痛明显,深呼吸或咳嗽时加剧,患者常取患侧卧位。开始痰少,可带血丝,24～48小时后可呈铁锈色,与肺泡内浆液渗出和红细胞、白细胞渗出有关。

2.体征 患者呈急性病容,面颊绯红,口角和鼻周有单纯疱疹,严重者可有发绀、鼻翼翕动、心动过速、心律不齐。早期肺部无明显异常体征。肺实变时,触觉语颤增强,叩诊呈浊音或实音,听诊可闻及支气管呼吸音及胸膜摩擦音。

本病自然病程为1～2周。发病5～10天后,体温可自行骤降或逐渐消退;使用有效抗菌药物后,体温于1～3天内恢复正常。同时,其他症状与体征亦随之渐渐消失。

3.并发症 目前,并发症已少见。感染严重时,可伴脓毒症休克,尤其是老年人,表现为心动过速、血压降低、意识模糊、烦躁、四肢厥冷、发绀、多汗等,而高热、胸痛、咳嗽等症状并不明显。并发胸膜炎时,多为浆液纤维蛋白性渗出液;呼吸音减低和语颤降低多提示有胸腔积液,偶可发生脓胸、肺脓肿、脑膜炎和关节炎等。

☞**考点提示:**肺炎链球菌肺炎的典型症状与体征。

【辅助检查】

1.实验室检查 血常规见白细胞计数增多[(10～30)×10^9/L],中性粒细胞占比升高(＞80%),伴核左移,细胞内可见中毒颗粒。痰涂片做革兰氏染色及荚膜染色镜检,如有革兰氏阳性、带荚膜的双球菌或链球菌,则可作出初步病原诊断。痰培养24～48小时可确定病原体。血培养应在抗生素治疗前采样。聚合酶链反应(polymerase chain reaction,PCR)检测和荧光标记抗体检测可提高病原学诊断水平。

2.X线检查 可见受累肺叶或肺段呈斑片状或大片状实变阴影,好发于右肺上叶、双肺下叶,在病变区可见多发性蜂窝状小脓肿,叶间裂下移。消散期,因炎性浸润逐渐吸收,可因片状区域吸收较快而呈"假空洞"征。一般起病3～4周后才完全消散。

【诊断要点】

根据寒战、高热、咳嗽、咳铁锈色痰、胸痛、鼻唇疱疹等典型症状和肺实变体征,结合胸部X线检查,可作出初步诊断。病原菌检测是本病确诊的主要依据。

【治疗要点】

1.抗菌药物 一旦确诊,即用抗生素治疗,不必等待细菌培养结果。抗菌药物标准疗程一般为5～7天,或在热退后3天停药,或由静脉用药改为口服,维持数天。首选青霉素G,用药剂量和途径视病情、有无并发症而定。成年轻症者,每天240万U,分3次肌内注射;稍重者,青霉素G每天240万～480万U,分3或4次静脉滴注;重症或并发脑膜炎者,每天1000万～3000万U,分4次静脉滴注,每次剂量应在1小时内滴完。对青霉素过敏或感染耐青霉素菌株者,可用头孢菌素类抗生素,如头孢噻肟或头孢曲松等,或喹诺酮类药物,如左氧氟沙星、加替沙星、莫西沙星、吉米沙星等;多重耐药菌株感染者可用万古霉素、替考拉宁或利奈唑胺。

2.支持疗法与对症治疗 卧床休息,避免疲劳、醉酒等使病情加重的因素;补充足够热量、蛋白质和维生素的食物,多饮水;密切观察病情变化,注意防治休克。对剧烈胸痛者,给予少量镇痛药,如可卡因15mg。对有明显麻痹性肠梗阻或胃扩张者,应暂时禁食、禁饮和胃肠减压。对烦躁不安、谵妄、失眠者,给予地西泮5mg肌内注射或水合氯醛1～1.5g保留灌肠,禁用抑制呼吸的镇静药。

3.并发症治疗 高热常在抗菌药物治疗后24小时内消退,或数天内逐渐下降。如体温3天后不降或降而复升时,应考虑肺炎链球菌的肺外感染或其他疾病存在的可能性,如脓胸、心包炎、关节炎等,并给予相应治疗;有脓毒症休克者按抗休克治疗。

☞**考点提示**:肺炎链球菌肺炎首选治疗方法与疗程。

三、葡萄球菌肺炎

葡萄球菌肺炎(staphylococcal pneumonia)是由葡萄球菌引起的急性肺化脓性炎症,病情较重,若治疗不当,则病死率较高。肺脓肿、气胸和脓气胸并发率高,常见于糖尿病、血液病、酒精中毒、肝病、营养不良、艾滋病等免疫功能低下者;儿童在患流感或麻疹后易并发;皮肤感染灶(如痈、疖、伤口感染、毛囊炎、蜂窝织炎等)中的葡萄球菌经血液循环到肺部,可引起多处肺炎、化脓和组织坏死。多数患者起病急骤,有高热、寒战、胸痛、咳脓痰等表现,可早期出现循环衰竭。若治疗不及时或治疗不当,则病死率较高。

【病因与发病机制】

葡萄球菌为革兰氏阳性球菌,其中金黄色葡萄球菌(简称金葡菌)的致病力最强,是化脓性感染的主要原因。葡萄球菌的致病物质主要是毒素和酶,如凝固酶、溶血毒素、杀白细胞素、肠毒素等,具有溶血、坏死、杀白细胞和致血管痉挛等作用。医院获得性肺炎中葡萄球菌感染比例高;耐甲氧西林金葡菌(methicillin – resistant staphylococcus aureus,MRSA)感染的肺炎治疗更困难,病死率高。

【临床表现】

1. 症状 起病急骤,有寒战、高热等表现,体温可达 $39 \sim 40℃$,胸痛、咳嗽、咳痰,痰液多,呈脓性、脓血性或粉红色乳样,无臭味;毒血症症状明显,全身肌肉、关节酸痛,体质衰弱,精神萎靡,严重者早期可出现周围循环衰竭。院内感染者一般起病隐匿,体温逐渐上升,咳少量脓痰。

2. 体征 肺部体征早期不明显,与临床严重的中毒症状、呼吸道症状不相称;其后可出现肺部散在湿啰音;病变较大或融合时可有肺实变体征。

☞**考点提示**:葡萄球菌肺炎的临床特点。

【辅助检查】

血常规检查示白细胞计数增多,中性粒细胞占比增加及核左移,有中毒颗粒。最好在使用抗生素前采集血、痰、胸腔积液标本进行涂片、培养和药物敏感试验,以明确诊断和指导治疗。胸部 X 线检查表现为肺部多发性片状阴影,常伴有空洞和液平面;病灶存在易变性,表现为一处片状影消失,而在另一处出现新病灶,或很小的单一病灶发展为大片状阴影。

【诊断要点】

根据全身毒血症症状,咳脓痰,白细胞计数增多、中性粒细胞占比增加、核左移并有 X 线表现,可作出初步诊断。细菌学检查是确诊依据。

【治疗要点】

治疗原则是早期清除原发病灶,进行强有力的抗感染治疗,加强支持疗法,预防并发症。本病抗生素治疗总疗程较其他肺炎长,常采取早期、联合、足量、静脉给药,不宜频繁更换抗生素。因金葡菌对青霉素多耐药,故首选耐青霉素酶的半合成青霉素或头孢菌素,如苯唑西林钠、头孢呋辛钠等,联合氨基糖苷类,如阿米卡星等,可增强疗效;MRSA 感染宜用万古霉素静脉滴注。患者宜卧床休息,饮食充足。

四、革兰氏阴性杆菌肺炎

革兰氏阴性杆菌肺炎较为常见。革兰氏阴性杆菌肺炎常见于克雷伯菌(又称肺炎杆菌)、铜绿假单胞菌、流感嗜血杆菌等感染,它们是医院内获得性肺炎的常见致病菌。其中克雷伯菌是院内获得性肺炎的主要致病菌,且耐药株不断增加,病情危险、病死率高,是防治中的难点。革兰氏阴性杆菌肺炎的共同点是肺实变或病变融合,易形成多发性脓肿,双侧肺下叶均可受累。

【临床表现】

1. 肺炎杆菌肺炎　多见于中年以上、长期酗酒、久病体弱的男性人群,尤其多见于慢性呼吸系统疾病、糖尿病、恶性肿瘤、免疫功能低下或全身衰竭的住院患者。起病急骤,有寒战、高热、咳嗽、咳痰、胸痛、呼吸困难等表现。典型痰液为黏稠脓性、痰量多、带血,呈砖红色、胶冻状,无臭味。临床描述为无核小葡萄干性胶冻样痰,量大,有时可发生咯血。胸部 X 线的典型表现为肺叶实变,尤其是右上叶实变伴叶间隙下坠,常伴有脓肿形成。

2. 铜绿假单胞菌肺炎　易感人群为有基础疾病或免疫功能低下者,包括 COPD、多脏器功能衰竭、白血病、糖尿病、住监护室、接受人工气道或机械通气的患者。患者中毒症状明显,常有发热,伴有菌血症;咳嗽、咳痰,咳出大量脓性痰,少数患者咳典型的翠绿色脓性痰。病变范围广泛或剧烈炎症反应易导致呼吸衰竭。

3. 流感嗜血杆菌肺炎　好发于 6 个月至 5 岁的婴幼儿和有基础疾病的成人。起病前,常有上呼吸道感染症状。婴幼儿发病多急骤,有寒战、高热、咽痛、咳脓痰、呼吸急促、发绀等表现,迅速出现呼吸衰竭和周围循环衰竭,常并发菌血症,易并发脑膜炎为其特点。发生于慢性肺部疾病者,起病缓慢,有发热、咳嗽加剧、咳脓痰或痰中带血,严重者可出现气急、呼吸衰竭。免疫功能低下者起病急,临床表现与肺炎链球菌肺炎相似。

【诊断要点】

根据基础病因和患病环境,结合痰液、支气管分泌物和血液的病原学检查,以及胸部 X 线表现,多能明确诊断。

【治疗要点】

在营养支持、补充水分、痰液引流的基础上,早期合理使用抗生素是治愈的关键。一经诊断,就应立即根据药物敏感试验给予有效抗生素治疗。采用剂量大、疗程长的联合用药,静脉滴注为主。常见治疗方式有以下几种。①肺炎杆菌肺炎:头孢菌素类和氨基糖苷类是目前治疗肺炎杆菌肺炎的首选药物。②铜绿假单胞菌肺炎:有效抗菌药物为 β－内酰胺类、氨基糖苷类和喹诺酮类。因铜绿假单胞菌对两类药有交叉耐药的菌株较少,故联合用药可选择第 3 代头孢菌素加阿米卡星。③流感嗜血杆菌肺炎:近年来,产 β－内酰胺酶的耐药菌株日趋增多,可选择第二代、第三代头孢菌素,如头孢克洛或头孢曲松等,或氨苄西林及 β－内酰胺酶抑制剂的复合制剂。新型大环内酯类抗生素,如阿奇霉素、克拉霉素等也有效。

五、肺炎支原体肺炎

肺炎支原体肺炎(mycoplasmal pneumonia)是由肺炎支原体引起的肺部的急性炎症病变,常同时伴有咽炎、支气管炎。全年均可发病,多见于秋冬季节,可散发或呈地区性流行,好发于学龄儿童及青少年。肺炎支原体是介于细菌与病毒之间、兼性厌氧、能独立生活的最小微生物,经口、鼻分泌物在空气中传播,健康人经吸入而感染。发病前 2～3 天至病愈数周,可在呼吸道分泌物中发现肺炎支原体,其致病性可能是由患者对支原体或其代谢产物的过敏反应所致。

【临床表现】

肺炎支原体感染起病缓慢,起初有数天至 1 周的无症状期,继而出现乏力、头痛、咽痛、肌肉酸痛,咳嗽明显,多为发作性干咳,夜间为重,可咳出黏液或血丝痰,持久的阵发性剧咳为支原体肺炎较为典型的表现。由于持续咳嗽,患者可有胸痛。发热可持续2~3周,体温通常在37.8~38.5℃,并伴有畏寒,体温正常后仍可有咳嗽。部分患者也可以不发热。可伴有鼻咽部和耳部的疼痛,也可伴有气促或呼吸困难。咽部和鼓膜可以见到充血,颈部淋巴结可肿大。有10%~20%患者可出现斑丘疹或多形红斑等。胸部体征不明显,与肺部病变程度不相符。可闻及鼾音、笛音及湿啰音。很少出现肺实变体征,亦有在整个病程中无任何阳性体征者。

☞**考点提示:**肺炎支原体肺炎的典型表现。

【辅助检查】

X线检查显示肺部有多种形态的浸润影,呈节段性分布,以肺下野为多见,有的从肺门附近向外伸展。病变常经3~4周后自行消散。部分患者可出现少量胸腔积液。

血白细胞总数正常或略增高,以中性粒细胞为主。起病2周后,约2/3的患者冷凝集试验阳性,滴度≥1:32,如果滴度逐步升高,则更有诊断价值。如血清支原体IgM抗体≥1:64,或恢复期抗体滴度有4倍增高,则可进一步确诊。直接检测呼吸道标本中肺炎支原体抗原,可用于临床早期快速诊断。单克隆抗体免疫印迹法、核酸杂交技术及PCR技术等具有高效、特异而敏感等优点。

☞**考点提示:**肺炎支原体肺炎的确诊方法。

【治疗要点】

本病有自限性,部分案例不经治疗可自愈。治疗的首选药物为大环内酯类抗生素,如红霉素、罗红霉素和阿奇霉素。对大环内酯不敏感者,可选用呼吸氟喹诺酮类,如左氧氟沙星、莫西沙星等。四环素类也可用于肺炎支原体肺炎的治疗。疗程一般为2~3周。因肺炎支原体无细胞壁,故青霉素或头孢菌素类等抗生素无效。对剧烈呛咳者,应适当给予镇咳药。若合并细菌感染,则可根据病原学检查结果选用有针对性的抗生素进行治疗。

☞**考点提示:**肺炎支原体肺炎的首选治疗与疗程。

六、其他肺炎

病毒性肺炎

病毒性肺炎(virus pneumonia)是由病毒侵入呼吸道上皮及肺泡上皮细胞引起的肺间质及实质性炎症。免疫功能正常或抑制的个体均可罹患本病。本病大多发生于冬春季节,呈暴发或散发流行。病毒是成人社区获得性肺炎除细菌外的第2大常见病原体,大多可自愈。近年来,新的变异病毒(如SARS冠状病毒、H5N1病毒、H1N1病毒、H7N9病毒等)不断出现,产生暴发流行,死亡率较高,成为公共卫生防御的重要疾病之一。

引起成人肺炎的常见病毒有甲、乙型流感病毒,腺病毒,副流感病毒,呼吸道合胞病毒和冠状病毒等。病毒性肺炎为吸入性感染,病毒可通过飞沫和直接接触而传染。

【临床表现】

本病好发于病毒性疾病流行季节,症状通常较轻,与支原体肺炎的症状相似,但起病较急,发热、头痛、全身酸痛、倦怠等全身症状较突出,常在急性流感症状尚未消退时即出现咳嗽、少痰或白色黏液痰。小儿或老年人易发生重症肺炎,表现为呼吸困难、发绀、嗜睡、精神萎靡,甚至发生休克、心力衰竭和呼吸衰竭或急性呼吸窘迫综合征等并发症。本病常无显著的胸部体征。

【辅助检查】

血常规检查示白细胞计数正常、稍高或偏低。痰涂片见白细胞,以单核细胞为主;痰培养常无致病细菌生长。胸部 X 线见肺纹理增多,小片状或广泛浸润,严重时见两肺弥漫性结节性浸润。

病毒培养较困难,不易常规开展,若肺炎患者的痰涂片仅发现散在细菌及大量有核细胞,或找不到致病菌,则应怀疑有病毒性肺炎的可能。用血清监测病毒的特异性 IgM 抗体,有助于早期诊断。急性期和恢复期的双份血清抗体滴度增高 4 倍或以上有确诊意义。PCR 检测病毒核酸对新发变异病毒或少见病毒有确诊价值。

【治疗要点】

本病主要以对症治疗为主,应鼓励患者卧床休息、注意保暖、维持室内空气流通、做好消毒隔离、避免交叉感染。提供含有足够蛋白质、维生素的软食,少食多餐。多饮水,必要时给予输液和吸氧。指导患者有效咳嗽、清除分泌物、保持呼吸道通畅。可辅助用中医药治疗。

目前已经证实较为有效的病毒抑制药物有以下几种。①利巴韦林,具有广谱抗病毒活性,包括呼吸道合胞病毒、腺病毒、副流感病毒和流感病毒。口服,0.8 ~ 1g/d,分 3 或 4 次服用;静脉滴注或肌内注射,每天 10 ~ 15mg/kg,分 2 次;亦可用雾化吸入,每次 10 ~ 30mg,加蒸馏水 30mL,每天 2 次,连续5 ~ 7 天。②阿昔洛韦,具有广谱、强效和起效快的特点,适用于疱疹病毒、水痘病毒感染,尤其对免疫缺陷或应用免疫抑制者应尽早应用,每次 5mg/kg,静脉滴注,每天 3 次,连续给药 7 天。③更昔洛韦,可抑制 DNA 合成,用于巨细胞病毒感染,7.5 ~ 15mg/(kg·d),连用 10 ~ 15 天。④奥司他韦,为神经氨酸酶抑制剂,对甲、乙型流感病毒均有很好的作用,耐药发生率低,150mg/d,分 2 次,连用 5 天。⑤阿糖腺苷,具有广泛的抗病毒作用,多用于治疗免疫缺陷患者的疱疹病毒与水痘病毒感染,5 ~ 15mg/(kg·d),静脉滴注,每 10 ~ 14 天为 1 个疗程。⑥金刚烷胺,有阻止某些病毒进入人体细胞及退热的作用,适用于流感病毒等感染,成人每次 100mg,早晚各 1 次,连用 3 ~ 5 天。原则上不宜应用抗生素预防继发性细菌感染,一旦明确已合并细菌感染,就应及时选用敏感的抗生素。

糖皮质激素对病毒性肺炎的疗效仍有争论,例如,其对传染性非典型肺炎的治疗,国内报道有效,而最近欧洲等地区对 H1N1 肺炎的观察证明无效,还导致病死率升高、机械通气和住院时间延长、二重感染发生率升高。因此,不同的病毒性肺炎对激素的反应可能存在差异,应酌情使用。

肺真菌病

肺真菌病是最常见的深部真菌病。引起肺真菌病的真菌目前以念珠菌、曲霉、隐球菌最为常见。健康人对真菌具有高度的抵抗力,当机体免疫力下降时,通过呼吸道吸入或寄生于口腔及体内其他部位的真菌导致肺真菌病的机会增加。在各类肺真菌病中,侵袭性肺真菌病(invasive pulmonary fungal disease,IPFD)病情最严重、病死率最高。

肺真菌病近年来日趋增多,临床所见的肺真菌病多继发于长期使用抗生素、糖皮质激素、免疫抑制剂、细胞毒药物,或因长期留置导管、插管等诱发。其症状、体征、X 线检查均无特征性变化,微生物学检查或组织病理学诊断具有确诊价值。临床上常表现为持续发热,经积极抗生素治疗无效。本病具有肺部感染的临床表现,如咳嗽、咳痰(黏液痰或呈乳白色、棕黄色痰,也可有血痰)、胸痛、呼吸困难、消瘦、乏力及肺部啰音等。念珠菌感染常使用氟康唑、伊曲康唑、伏立康唑、卡泊芬净治疗;对侵袭性肺曲霉病两性霉素 B 或其脂质体为传统治疗。目前常用伏立康唑、伊曲康唑、卡泊芬净或米卡芬净。两性霉素对多数肺真菌病有效,但毒性反应大,应溶于 5% 葡萄糖溶液中静脉滴注,注意避光和控制滴速,观察有无畏寒、发热、心律失常和肝、肾功能损害等不良反应。对肺真菌病应重在预防,合理应用抗生素、糖皮质激素,改善营养状态,加强口、鼻腔的清洁护理,是减少肺真菌病的主要措施。

第五节　慢性支气管炎和慢性阻塞性肺疾病

课件

案例导学

患者,男,69岁,反复咳嗽、咳痰30余年,活动后气促6年,加重1周入院。患者30余年前开始,每年冬春季出现咳嗽、咳痰,当时以白色黏液痰为主,量不多。以后咳嗽、咳痰逐年加重,偶有黏液脓痰。约6年前开始,活动后出现气促,当时休息后能缓解。以后上述症状逐年明显,且受凉后加剧。1周前,因气温下降,咳嗽加重,痰量明显增多,尤以睡前和早晨起床时为剧,痰量每天约150mL,为黏液脓痰;稍活动即出现气促、心悸,生活不能自理。发病以来无咯血。自此次加重以来,睡眠差,无发热,大小便正常。吸烟40余年。

身体评估:体温36.9℃,脉搏97次/分,呼吸28次/分,血压126/78mmHg。端坐位,口唇、颜面发绀;桶状胸,双肺叩诊呈过清音,呼吸音低,可闻及散在的哮鸣音,双中下肺可闻及细湿啰音,心率96次/分,律齐。

X线胸片:肋间隙增宽,膈低平,两肺透亮度增加,双下肺纹理增粗、紊乱,心影偏小。

请思考:

1. 该患者有哪些主要护理诊断?

2. 对该患者进行健康教育的内容有哪些?

一、慢性支气管炎

慢性支气管炎(chronic bronchitis),简称慢支,是指气管、支气管黏膜及其周围组织的慢性、非特异性炎症。临床上以咳嗽、咳痰为主要症状,或有喘息,每年发病持续3个月,连续2年或2年以上。长期发作可发展为阻塞性肺气肿和肺源性心脏病。

考点提示:慢性支气管炎的概念。

【病因】

1. **吸烟**　为最重要的环境发病因素,吸烟者慢性支气管炎的发病率比不吸烟者高2～8倍。主要原因为:吸烟可损伤呼吸道上皮细胞和纤毛运动,使呼吸道净化能力下降;促使支气管黏液腺和杯状细胞增生肥大,黏液分泌增多;刺激副交感神经,使支气管平滑肌收缩,呼吸道阻力增加;使氧自由基产生增多,诱导中性粒细胞释放蛋白酶,破坏肺弹力纤维,诱发肺气肿形成等。

2. **职业粉尘和化学物质**　接触职业粉尘及化学物质,如烟雾、变应原、工业废气及室内空气污染等,浓度过高或接触时间过长,均可能促使慢性支气管炎发病。

3. **空气污染**　大量有害气体(如二氧化硫、二氧化碳、氯气等)可损伤呼吸道黏膜上皮,使纤毛清除功能下降,黏液分泌增加,为细菌感染增加条件。

4. **感染**　反复感染是慢性支气管炎发生、发展的重要因素之一。病原体主要有流感病毒、鼻病毒和呼吸道合胞病毒等病毒,肺炎链球菌、流感嗜血杆菌、卡他莫拉菌及葡萄球菌等细菌,支原体也是感染因素之一。长期、反复感染可破坏呼吸道正常的防御功能,损伤细支气管和肺泡。

5. **其他因素**　免疫功能紊乱、呼吸道高反应性、自主神经功能失调、年龄增大等机体因素和气候等环境因素均与慢性支气管炎的发生、发展有关。寒冷空气可以刺激腺体,使黏液分泌增加、纤毛运动减弱、黏膜血管收缩、局部血液循环发生障碍,容易继发感染。

考点提示:慢性支气管炎最主要的环境因素。

【病理】

支气管上皮细胞变性、坏死、脱落,后期出现鳞状上皮化生,纤毛变短、粘连、倒伏、脱失;各级支气管管壁均有多种炎症细胞浸润,以中性粒细胞、淋巴细胞为主,黏膜充血、水肿;杯状细胞和黏液腺肥大增生、分泌旺盛,大量黏液潴留;病情继续发展,炎症由支气管壁向其周围组织扩散,黏膜下层平滑肌束可断裂萎缩,黏膜下和支气管周围纤维组织增生;支气管壁的损伤 - 修复过程反复发生,进而引起支气管结构重塑,胶原含量增加,瘢痕形成;进一步发展成阻塞性肺气肿时可见肺泡腔扩大、肺泡弹性纤维断裂。

【临床表现】

1. *症状* 本病起病缓慢,病程长,一般在冬春寒冷季节发作或加重,反复急性发作,病情逐渐加重。

(1)慢性咳嗽、咳痰:一般晨间起床时咳嗽、咳痰明显,白天较轻,睡眠时有阵咳或排痰。痰多为白色黏液或浆液性泡沫样痰,偶可带血丝。急性发作伴有细菌感染时,痰量增多,呈脓性。

(2)喘息或气急:喘息明显者可能伴发支气管哮喘。若伴肺气肿时可表现为活动后气促。

2. *体征* 早期可无异常,部分患者可闻及散在的湿啰音和(或)干啰音,咳嗽后可减少或消失。如伴发哮喘,则可闻及广泛哮鸣音并伴呼气相延长。

3. *并发症* 如阻塞性肺气肿、支气管肺炎、支气管扩张症等。

☞ **考点提示**:慢性支气管炎的主要临床表现。

【辅助检查】

1. *X 线检查* 早期可无异常。反复发作者表现为肺纹理增粗、紊乱,呈网状或条索状、斑点状阴影,以双下肺明显。

2. *血常规* 并发细菌感染时,血白细胞总数和/或中性粒细胞增多。

3. *痰液检查* 痰培养可见致病;涂片可发现革兰氏阳性菌或革兰氏阴性菌。

【诊断要点】

如患者每年咳嗽、咳痰达 3 个月以上,连续 2 年或以上,并排除其他已知原因的慢性咳嗽,即可诊断为慢性支气管炎。

【治疗要点】

1. *急性加重期的治疗*
(1)控制感染:多依据患者所在地常见病原菌经验型选用抗生素,一般口服,病情严重时静脉给药。如左氧氟沙星,0.4g/d,每天 1 次,口服;罗红霉素,0.3g/d,分 1 或 2 次口服;阿莫西林,2～4g/d,分 2～4 次口服;头孢呋辛,1g/d,分 2 次口服;复方磺胺甲噁唑片等。如果能培养出致病菌,则可按药敏试验选用抗生素。

(2)祛痰、镇咳、平喘:具体如下。①祛痰:咳嗽伴痰难咳出者,可用溴己新(每次 8～16mg,每天 3 次)、复方氯化铵合剂或盐酸氨溴索(沐舒坦)等祛痰药;在临床上常应用兼有镇咳和祛痰作用的复方甘草制剂,也可用雾化吸入法祛痰。②镇咳:以干咳为主者可选用喷托维林、氢溴酸右美沙芬等止咳药,不宜给予可待因等强力镇咳药。③平喘:喘息型患者,选用支气管舒张药,如茶碱类(每次 0.1g,每天 3 次)、β_2 受体激动剂等。

2. *缓解期的治疗* 加强锻炼,提高机体抵抗力;改善环境,避免诱发因素如戒烟、避免有害气体和其他有害颗粒的吸入;预防呼吸道感染,反复感染者,可试用免疫调节剂或中医中药,如流感疫苗、肺炎疫苗、胸腺素等。

【护理诊断/问题】

1. *清理呼吸道无效* 与呼吸道分泌物增多且黏稠、支气管痉挛、无效咳嗽有关。

2.体温过高　与慢性支气管炎并发感染有关。

3.潜在并发症:阻塞性肺气肿、支气管扩张症。

【护理措施】

1.咳嗽、咳痰的护理　详见本章第二节的相关内容。

2.预防呼吸道感染　感染是慢性支气管炎急性发作的重要诱因。指导患者防寒保暖,增强体质,预防感冒,避免与呼吸道感染患者接触,在呼吸道传染病流行期间,尽量避免去人群密集的公共场所,防止上呼吸道感染。

3.戒烟　吸烟是引起和加速慢性支气管炎进展的重要因素。如不及时治疗和去除诱因,则将按慢性支气管炎 – 阻塞性肺气肿 – 肺源性心脏病的规律发展。

【健康教育】

1.疾病预防指导　增强体质、预防感冒、戒烟均是防治慢性支气管炎的重要措施,根据自身情况选择参加合适的体育锻炼,如做健身操、打太极拳、进行跑步等,可增加耐寒训练,如冷水洗脸、冬泳等。注意劳逸结合,保证充足睡眠。

2.疾病知识指导　指导患者及其家属了解本病的相关知识,积极配合治疗,减少急性发作。平时多饮水,饮食清淡、富有营养、易消化。保持室内适宜的温、湿度,通风良好。寒冷季节外出时适当增加衣物,防止受寒。

二、慢性阻塞性肺疾病

慢性阻塞性肺疾病(chronic obstructive pulmonary disease,COPD)简称慢阻肺,主要特征是持续存在的呼吸系统症状和气流受限,通常与显著暴露于有害颗粒或气体引起的呼吸道和(或)肺泡异常有关。肺功能检查对确定气流受限有重要意义。在吸入支气管扩张剂后,第 1 秒用力呼气容积(forced expiratory volume in one second,FEV_1)占用力肺活量(forced vital capacity,FVC)的百分比(FEV_1/FVC)<70%表明存在持续气流受限。

COPD 与慢性支气管炎、阻塞性肺气肿密切相关。阻塞性肺气肿(obstructive pulmonary emphysema),简称肺气肿,肺部终末细支气管远端气腔出现异常持久的扩张,并伴有肺泡和细支气管的破坏,而无明显的肺纤维化。其临床主要表现为呼气性呼吸困难,中老年多见,多由慢性支气管炎发展而来,进一步发展为肺源性心脏病。

当慢性支气管炎和(或)阻塞性肺气肿患者肺功能检查出现气流受限并且不能完全可逆时,则诊断为 COPD。如患者只有慢性支气管炎和(或)阻塞性肺气肿,而无持续气流受限,则不能诊断为COPD。一些已知病因或具有特征性病理表现的疾病也可导致气流受限,如支气管扩张症、肺结核纤维化病变、严重的间质性肺疾病、弥漫性泛细支气管炎及闭塞性细支气管炎等,均不属于 COPD。支气管哮喘也具有气流受限,但因支气管哮喘是一种特殊的呼吸道炎症性疾病,其气流受限具有可逆性,故不属于 COPD。

☞**考点提示:**慢性阻塞性肺疾病的定义、相关疾病。

【病因与发病机制】

本病的病因与慢性支气管炎的病因相似,可能是多种环境因素和机体自身因素长期相互作用的结果。本病的发病机制包括以下几个方面。

1.炎症机制　气道、肺实质及肺血管的慢性炎症是慢性阻塞性肺疾病的特征性改变,中性粒细胞、巨噬细胞、T 淋巴细胞等均参与慢性阻塞性肺疾病的发病过程。

2. 蛋白酶－抗蛋白酶失衡　蛋白酶对组织有损伤和破坏作用；抗蛋白酶对弹性蛋白酶等多种蛋白酶有抑制功能，其中 α_1 － 抗胰蛋白酶（α_1 - antitrypsin，AAT）是活性最强的一种。在正常情况下，弹性蛋白酶与其抑制因子处于平衡状态。蛋白酶增多或抗蛋白酶不足均可导致组织结构破坏并引发肺气肿。吸入有害气体、有害物质等均可导致蛋白酶产生增多或活性增强，而抗蛋白酶产生减少或灭活加速；同时氧化应激、吸烟等也可降低抗蛋白酶的活性。极少数人先天性 AAT 缺乏。

3. 氧化应激机制　肺气肿患者氧化应激增加。氧化物主要有超氧阴离子、羟基（—OH）、次氯酸、H_2O_2 和 NO 等。氧化物可直接作用并破坏许多生化大分子，如蛋白质、脂质、核酸等，导致细胞功能障碍或细胞凋亡，还可破坏细胞外基质，引起蛋白酶－抗蛋白酶失衡，促进炎症反应。

4. 其他机制　自主神经功能失调、营养不良、气温变化等都有可能参与慢性阻塞性肺疾病的发生。

上述机制共同作用，可产生 2 种重要病变：①小气道病变，包括小气道炎症、小气道纤维组织形成、小气道管腔黏液栓等，可使小气道阻力明显升高；②肺气肿病变，使肺泡对小气道的正常拉力减小，小气道较易塌陷，同时肺气肿使肺泡弹性回缩力明显降低。这种小气道病变与肺气肿病变共同作用，造成慢性阻塞性肺疾病特征性的持续性气流受限。

【病理】

肺气肿的病理改变主要表现为肺过度膨胀，弹性减退，表面可见多个大小不一的大疱。镜检见肺泡壁变薄，胞腔扩大、破坏或形成大疱，血液供应减少，弹力纤维网破坏。按累及肺小叶的部位，将阻塞性肺气肿分为小叶中央型、全小叶型及混合型 3 类。以小叶中央型为多见。小叶中央型是由于终末细支气管或一级呼吸性细支气管炎症导致管腔狭窄，其远端的二级呼吸性细支气管呈囊状扩张，其特点是囊状扩张的呼吸性细支气管位于二级小叶的中央区（图 2－4）。全小叶型是呼吸性细支气管狭窄，引起所属终末肺组织，即肺泡管、肺泡囊及肺泡的扩张，其特点是气肿囊腔较小，遍布于肺小叶内。有时两型存在一个肺内称混合型肺气肿，多在小叶中央型基础上并发小叶周边区肺组织膨胀。

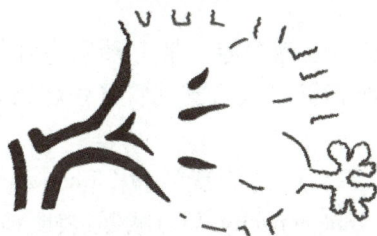

图 2－4　小叶中央型肺气肿

【临床表现】

1. 症状　在原有慢性支气管炎的咳嗽、咳痰或伴喘息的基础上，出现逐渐加重的呼气性呼吸困难。早期仅在体力劳动或上楼等活动时出现，随着病情发展逐渐加重，日常活动甚至休息时也可感到呼吸困难。呼气性呼吸困难是 COPD 的标志性症状。

2. 体征　早期无明显体征，随着病情进展，可出现以下体征：视诊有桶状胸，呼吸浅快，呼吸运动减弱；触诊语颤减弱；肺部叩诊呈过清音，心浊音界缩小，肺下界和肝浊音界下降；听诊呼吸音减弱、呼气延长，部分患者可闻及湿啰音或干啰音；严重时，可出现颈肩部辅助呼吸肌参与呼吸运动、口唇发绀、缩唇呼吸，甚至端坐呼吸、呼吸衰竭。

慢性阻塞性肺疾病的临床表现与辅助检查

知识链接

叩诊音

①清音:是正常肺部的叩诊音。②过清音:介于鼓音与清音之间,是属于鼓音范畴的一种变音,音调较清音低,音响较清音强,为一种类乐性音,是正常成人不会出现的一种病态叩击音。临床上常见于肺组织含气量增多、弹性减弱时,如肺气肿。正常儿童可叩出相对过清音。③鼓音:如同击鼓声,是一种和谐的乐音,音响比清音更强,振动持续时间也较长,在叩击含有大量气体的空腔脏器时出现。正常情况下,可见于胃泡区和腹部,病理情况下可见于肺内空洞、气胸、气腹等。④浊音:为一种音调较高、音响较弱、振动持续时间较短的非乐性叩诊音,如叩击心或肝被肺段边缘所覆盖的部分所产生的音响。⑤实音:为一种音调较浊音更高、音响更弱、振动持续时间更短的一种非乐性音,如叩击心和肝等实质脏器所产生的音响,在病理状态下可见于大量胸腔积液或肺实变等。

3.慢性阻塞性肺疾病患者气流受限严重程度的 GOLD 分级 见表 2 - 1。

表 2 - 1 慢性阻塞性肺疾病患者气流受限严重程度的 GOLD 分级

肺功能分级	患者肺功能 FEV_1 占预计值的百分比/%
1 级:轻度	$FEV_1 \geqslant 80\%$ 预计值
2 级:中度	$50\% \leqslant FEV_1 < 80\%$ 预计值
3 级:重度	$30\% \leqslant FEV_1 < 50\%$ 预计值
4 级:极重度	$FEV_1 < 30\%$ 预计值

4.并发症 COPD 可并发慢性呼吸衰竭、自发性气胸、慢性肺源性心脏病等。

【辅助检查】

1.肺功能检查 是判断气流受限的主要客观指标,对 COPD 诊断、严重程度评价、疾病进展、预后及治疗反应等有重要意义。

(1)FEV_1/FVC:为评价气流受限的敏感指标。第 1 秒用力呼气容积占预计值百分比($FEV_1\%$ 预计值),是评估 COPD 严重程度的敏感指标。吸入支气管舒张药物后 $FEV_1/FVC < 70\%$,可确定为不能完全可逆的气流受限。

(2)肺总量(total lung capacity,TLC)、功能残气量(functional residual capacity,FRC)和残气量(residual volume,RV)增高,肺活量(vital capacity,VC)减低,表明肺过度充气,有参考价值。

(3)D_{LCO} 及其与肺泡通气量比值下降,可供诊断参考。

2.影像学检查 可出现肺气肿改变,即胸廓前后径增大、肋间隙增宽、肋骨平行、膈低平、两肺透亮度增加、肺血管纹理减少或有肺大疱征象。X 线检查对 COPD 诊断特异性不高,但对明确自发性气胸、肺炎等常见并发症十分有用。高分辨率 CT 对辨别小叶中央型或全小叶型肺气肿以及确定肺大疱的大小和数量有较高的敏感性和特异性。

3.动脉血气分析 早期无异常,随病情进展可出现低氧血症、高碳酸血症、酸碱平衡失调等,主要用于判断呼吸衰竭的类型。

考点提示:肺功能检查是判断气流受限的主要客观指标。

【诊断要点】

1.诊断依据 根据吸烟史、临床症状、体征及肺功能检查、X 线检查等综合分析确定。不完全可逆的气流受限是诊断 COPD 的必备条件。

2.COPD 病程分期 ①急性加重期:指在疾病过程中,短期内咳嗽、咳痰、气促或伴喘息加重,痰量增多,呈脓性或黏液脓性,可伴发热等症状。②稳定期:指患者咳嗽、咳痰、气促等症状稳定或症状较轻。

【治疗要点】

1. 急性加重期治疗

(1)根据病情严重程度决定门诊或住院治疗。

(2)支气管舒张药的使用同稳定期。对有严重喘息症状者可给予较大剂量雾化吸入治疗,如沙丁胺醇 $1000\mu g$ 加异丙托溴铵 $250\sim500\mu g$,通过小型雾化器给患者吸入治疗,以缓解症状;对发生低氧血症者可用鼻导管或通过文丘里面罩持续低流量吸氧。

(3)根据病原菌种类及药物敏感试验结果,选用抗生素积极治疗,如给予 β 内酰胺类或 β 内酰胺酶抑制剂,第二代或第三代头孢菌素、大环内酯类或喹诺酮类药物。如出现持续呼吸道阻塞,则可使用糖皮质激素。如口服泼尼松龙 $30\sim40mg/d$,也可静脉给予甲泼尼 $40\sim80mg/d$,连续 $5\sim7$ 天。对并发较重的呼吸衰竭的患者可使用机械通气进行治疗。

(4)合理补充液体和电解质,以保持机体水、电解质平衡。注意补充营养,根据患者的胃肠功能状况调节饮食,保证热量和蛋白质、维生素等营养素的摄入,必要时,可以选用肠外营养治疗。积极排痰治疗,最有效的措施是保持机体有足够液体,使痰液变稀薄;采取其他措施,如刺激咳嗽、叩击胸部、体位引流等方法。积极处理伴随疾病(如冠心病、糖尿病等)及并发症(如自发性气胸、上消化道出血、肾功能不全等)。

☞**考点提示**:长期家庭氧疗的相关知识。

2. 稳定期治疗

(1)患者教育与管理:最重要的是劝导患者戒烟,这是减慢肺功能损害最有效的措施。

(2)支气管舒张药:给予支气管扩张药是现有控制症状的主要措施,可依据患者病情的严重程度、用药后患者的反应等因素选用。联合应用不同药理机制的支气管扩张药可增加支气管扩张效果。常选用: β_2 受体激动剂,如沙丁胺醇气雾剂,每次 $100\sim200\mu g$(1 或 2 喷),每 24 小时 ≤12 喷;抗胆碱药,如异丙托溴铵气雾剂,每次 $40\sim80\mu g$(2~4 喷),每天 3 或 4 次;茶碱类药,如茶碱缓(控)释片,每次 $0.2g$,每天 2 次,或氨茶碱每次 $0.1g$,每天 3 次。

(3)祛痰药:对痰不易咳出者可选用盐酸氨溴索 $30mg$,每天 3 次;N-乙酰半胱氨酸每次 $0.6g$,每天 2 次;羧甲司坦每次 $0.5g$,每天 3 次。

(4)长期家庭氧疗:对 COPD 慢性呼吸衰竭者可提高生活质量和生存率,一般用鼻导管吸氧,持续低流量吸氧 $1\sim2L/min$,吸氧时间 $>15h/d$。长期家庭氧疗的指征:①$PaO_2<55mmHg$ 或 $SaO_2\leq88\%$,有或没有高碳酸血症。②PaO_2 $55\sim60mmHg$ 或 $SaO_2<89\%$,并有肺动脉高压、右心衰竭或红细胞增多症(血细胞比容 >0.55)。

(5)糖皮质激素:对重度或极重度患者、反复加重的患者,长期吸入糖皮质激素和长效 β_2 肾上腺素能受体激动剂联合制剂(如沙美特罗加氟替卡松、福莫特罗加布地奈德),可增加运动耐受量、减少急性加重发作频率、提高生活质量。

3. 外科治疗

外科方法仅适用于少数有特殊指征的患者,手术方式包括肺大疱切除术和肺减容手术。肺移植术为终末期慢性阻塞性肺疾病患者提供了一种新的治疗选择。

【护理诊断/问题】

1. 气体交换受损 与呼吸道阻塞、通气不足、呼吸肌疲劳、分泌物过多和肺泡呼吸面积减少有关。

2. 清理呼吸道无效 与分泌物增多、黏稠,呼吸道湿度减低及无效咳嗽有关。

3. 活动耐力下降 与疲劳、呼吸困难、氧供与氧耗失衡有关。

4.营养失调:低于机体需要量 与食欲降低、摄入减少、腹胀、呼吸困难、痰液增多有关。

☞**考点提示:**慢性阻塞性肺疾病常见的护理诊断/问题。

【护理措施】

1.**一般护理** 休息与活动:嘱患者取舒适的体位,严重患者宜采取高枕卧位,或半卧位,或端坐位,身体前倾,以便于辅助呼吸肌参与呼吸。视病情安排适当的活动量,活动以不感到疲劳、不加重症状为宜。室内保持合适的温、湿度,冬季注意保暖,避免直接吸入冷空气。

2.**病情观察** 观察咳嗽、咳痰,呼吸困难的程度,监测动脉血气分析和水、电解质、酸碱平衡情况。

3.**用药护理** 遵医嘱应用抗生素、支气管舒张药和祛痰药,注意观察疗效及不良反应。①止咳药:喷托维林是非麻醉性中枢镇咳药,不良反应有口干、恶心、腹胀、头痛等。②祛痰药:溴己新偶见恶心、转氨酶增高,消化性溃疡者慎用;盐酸氨溴索是润滑性祛痰药,不良反应较轻。

4.**呼吸功能锻炼** 指导患者进行缩唇呼吸、腹式呼吸、吸气阻力器等呼吸锻炼,以加强胸、膈呼吸肌肌力和耐力,改善呼吸功能。

5.**气体交换受损的护理** 详见本章第二节的相关内容。

6.**清理呼吸道无效的护理** 详见本章第二节的相关内容。

【健康教育】

1.**疾病预防指导** 同"慢性支气管炎"患者的护理。

2.**饮食指导** 呼吸功的增加可使热量和蛋白质消耗增多,导致营养不良,应给予包含足够热量和蛋白质的饮食。餐后避免平卧,以利于消化。避免进食产气食物,如汽水、啤酒、豆类、马铃薯和胡萝卜等;避免进食易引起便秘的食物,如油煎食物、干果、坚果等。

3.**康复锻炼** 使患者理解康复锻炼的意义,充分发挥患者进行康复的主观能动性,制订个体化的锻炼计划,选择空气新鲜、安静的环境,进行步行、慢跑等体育锻炼及呼吸训练。在潮湿、大风、严寒气候时,避免室外活动。教会患者及其家属依据呼吸困难与活动之间的关系判断呼吸困难的严重程度,以便合理安排工作和生活。

4.**家庭氧疗** 护士应指导患者及其家属做到以下几点:①了解氧疗的目的、必要性,长期家庭氧疗的方法及注意事项;②加强"四防"(防火、防热、防油、防震),注意安全,供氧装置周围严禁烟火,防止氧气燃烧爆炸;③对氧疗装置定期进行更换、清洁、消毒;④注意观察氧疗效果。

☞**考点提示:**慢性阻塞性肺疾病的饮食护理与家庭氧疗的健康指导。

第六节 慢性肺源性心脏病

🔍 **案例导学**

课件

患者,男,72岁,吸烟40余年,反复咳嗽、咳痰30余年,心悸、气促5年,加重3天入院。患者30余年前开始,经常因受凉而出现咳嗽、咳痰,以后逐年加重,偶有黏液脓痰。约5年前开始,活动后出现心悸、气促,当时休息能缓解,逐年明显,且受凉后加剧,近3年来,常有午后双踝关节部位肿胀,平卧休息后可消退。3天前,轻微日常活动(如小便等)即出现心悸、气促;双下肢凹陷性水肿,晨起床时减轻。此次加重以来,睡眠差,无发热,大便稀溏,夜尿量增多。吸烟40余年。

身体评估:体温36.4℃,脉搏110次/分,呼吸30次/分,血压130/78mmHg。端坐位,口唇、颜面发绀;桶状胸,双肺叩诊呈过清音,呼吸音低,可闻及散在的哮鸣音,双中下肺可闻及少量的细湿啰音,剑突下搏动明显,心率110次/分,房颤律,肺动脉瓣区第二心音亢进,三尖瓣区可闻及3/6级杂音,柔和,不传导;双下肢重度凹陷性水肿。

辅助检查:X线胸片显示肋间隙增宽,膈低平,两肺透亮度增加,双下肺纹理增粗、紊乱;心影偏小,右下肺动脉干横径16mm,肺动脉段明显突出。

请思考:

1. 该患者最可能的临床诊断是什么?

2. 该患者有哪些主要护理诊断? 对其应怎样护理?

3. 对该患者进行健康教育的内容有哪些?

慢性肺源性心脏病(chronic pulmonary heart disease),简称慢性肺心病,是指支气管–肺组织、胸廓或肺血管的慢性病变致肺血管阻力增加,肺动脉压力增高,继而右心室结构和(或)功能改变的疾病。慢性肺心病是呼吸系统的常见病,《中国心血管健康与疾病报告2020》显示,我国慢性肺心病患者有500万,慢性肺心病的患病率北方高于南方,农村高于城市,吸烟者比不吸烟者患病率明显增高,男女无明显差异。冬春季节和气候骤变时,易出现急性发作。

【病因与发病机制】

1. 病因 按原发病的不同部位,病因主要分为以下3类。

(1)支气管、肺疾病:慢性阻塞性肺疾病是慢性肺心病最常见的病因,占80%~90%,其次为支气管哮喘、支气管扩张、重症肺结核、间质性肺疾病等。

(2)胸廓运动障碍性疾病:较少见,严重胸廓或脊椎畸形及神经肌肉疾病(如脊髓灰质炎等)均可引起胸廓活动受限、肺受压支气管扭曲或变形、呼吸道引流不畅,进而导致肺部反复感染,并发肺气肿或纤维化,最终引起慢性肺心病。

(3)肺血管疾病:慢性血栓栓塞性肺动脉高压、肺小动脉炎以及原因不明的原发性肺动脉高压等可引起肺血管阻力增加、肺动脉高压和右心室负荷加重,形成慢性肺心病。

另外,原发性肺泡通气不足及先天性口咽畸形、睡眠呼吸暂停低通气综合征等均可引起肺动脉高压而发展成慢性肺心病。

2. 发病机制 肺功能和结构的不可逆改变,反复发生的呼吸道感染和低氧血症,导致一系列体液因子和肺血管的变化,使肺血管阻力增加,肺动脉血管的结构重塑,产生肺动脉高压,引起心脏结构和功能的变化。

(1)肺动脉高压的形成:具体如下。

1)肺血管阻力增高的功能性因素:肺血管收缩是导致低氧性肺动脉高压的关键因素。缺氧、二氧化碳潴留和呼吸性酸中毒可导致肺血管收缩、痉挛,其中缺氧是形成肺动脉高压的最重要因素。缺氧时,收缩血管的活性物质增多,使血管收缩、血管阻力增加,与此同时,肺血管平滑肌细胞膜对 Ca^{2+} 的通透性增加,使肺血管平滑肌收缩。高碳酸血症时,H^+ 产生增多,使血管对缺氧的收缩敏感性增强,致肺动脉压增高。

2)肺血管阻力增加的解剖学因素:肺血管解剖结构的变化,形成肺循环血流动力学障碍。其主要原因包括以下几点。①肺血管炎症:长期反复发作的慢性阻塞性肺疾病及支气管周围炎,累及邻近肺小动脉,引起血管炎,管壁增厚,管腔狭窄或纤维化,甚至完全闭塞,血管阻力增加,产生肺动脉高压。②肺血管受压和破坏:肺气肿加重,肺泡内压增高,一方面压迫肺泡毛细血管,另一方面致肺泡壁破坏,造成毛细血管网的毁损,使肺毛细血管床减少,血流阻力增加。③肺血管重塑:慢性缺氧使肺血管收缩,管壁张力增高,肺内产生多种生长因子,直接刺激管壁平滑肌细胞、内膜弹力纤维、胶原纤维增生,造成动脉管腔狭窄。④血栓形成:多发性肺微小动脉原位血栓形成,引起血管阻力增加,加重肺动脉高压。

3)血液黏稠度增加和血容量增多:慢性缺氧产生继发性红细胞增多,血液黏稠度增加,血流阻力

慢性肺源性心脏病的定义、病因与发病机制

随之增高,甚至形成肺微动脉血栓;缺氧可使醛固酮分泌增加,引起水、钠潴留;缺氧还可使肾小动脉收缩,肾血流量减少加重水钠潴留,血容量增多。血液黏稠度增加和血容量增多,使肺动脉压升高。

（2）心脏病变和心力衰竭：肺循环阻力增加时,因右心发挥代偿作用而引起右心室肥厚。随着病情的进展,肺动脉压持续升高,超过右心室的代偿能力,因右心失代偿而致右心衰竭。

（3）其他重要器官的损害：缺氧和高碳酸血症还可导致重要器官（如脑、肝、肾、胃肠及内分泌系统、血液系统）的病理改变,引起多器官的功能损害。

☞考点提示：慢性肺心病常见的病因与发病机制。

【临床表现】

本病病程缓慢,临床上除原有肺、胸疾病的各种症状和体征外,主要是逐步出现肺、心功能衰竭以及其他器官损害的表现。按其功能可分为代偿期与失代偿期。

1.肺、心功能代偿期

（1）症状：主要是原有肺部疾病的表现,如咳嗽、咳痰、气促,活动后可有心悸、呼吸困难、乏力和活动耐力下降,少有胸痛或咯血。急性感染可使上述症状加重。

（2）体征：可有不同程度的发绀和肺气肿体征,偶有干、湿啰音,心音遥远。肺动脉瓣区第二心音亢进提示肺动脉高压。可闻及收缩期杂音和剑突下心脏搏动,提示右心室肥大。部分患者因肺气肿使胸膜腔内压升高,阻碍腔静脉回流,出现颈静脉充盈。

2.肺、心功能失代偿期

（1）呼吸衰竭：具体如下。

1）症状：呼吸困难加重,夜间为甚,常有头痛、失眠、食欲下降、白天嗜睡、夜晚烦躁不安,重者出现表情淡漠、神志恍惚、谵妄等肺性脑病的表现。

2）体征：明显发绀、球结膜充血、水肿,严重时出现颅内压升高的表现,如视网膜血管扩张和视盘水肿,腱反射减弱或消失,出现病理反射。发生高碳酸血症后,可出现周围血管扩张的表现,如皮肤潮红、多汗等。

（2）右心衰竭：具体如下。

1）症状：明显气促、心悸、食欲不振、腹胀、恶心等。

2）体征：发绀更明显,颈静脉怒张,心率增快,可出现心律失常,剑突下可闻及收缩期杂音,甚至出现舒张期杂音。肝大并有压痛,肝颈静脉回流征阳性,下肢水肿,重者可有腹水。少数患者可同时出现肺水肿,呈全心衰竭表现。

3.并发症 如肺性脑病、酸碱失衡及电解质紊乱、心律失常、休克、消化道出血和弥散性血管内凝血等。

☞考点提示：慢性肺心病代偿期和失代偿期的主要表现。

【辅助检查】

1.实验室检查

（1）血液检查：红细胞及血红蛋白可升高,全血及血浆黏度可增加;合并感染时,白细胞计数增多,中性粒细胞占比增加。部分患者可有肝、肾功能的改变以及电解质的紊乱。

（2）动脉血气分析：可出现低氧血症或高碳酸血症。发生呼吸衰竭时,$PaO_2 < 60mmHg$、$PaCO_2 > 50mmHg$。

2.影像学检查

（1）胸部 X 线检查：除原有肺、胸基础疾病及急性肺部感染的特征外,尚可有肺动脉高压的表现。

（2）超声心动图检查：若右心室流出道内径 ≥30mm,右心室内径 ≥20mm,右心室前壁厚度

≥5mm，左、右心室内径比值＜2，右肺动脉内径或肺动脉干及右心房增大等，则可诊断为慢性肺心病。

3.心电图检查　右心室肥大变化的典型表现，如电轴右偏、肺性 P 波（P_{avF}＞0.25mV）。

【诊断要点】

根据患者有慢性支气管炎、肺气肿、其他胸肺疾病或肺血管病变，有咳嗽、咳痰、气促、心悸及腹胀、下肢水肿、颈静脉怒张等表现，心电图、X 线胸片和超声心动图有右心室增大或右心功能不全的征象，可作出诊断。

【治疗要点】

1.肺、心功能代偿期　可采用综合治疗措施，目的是增强免疫功能、预防感染，减少或避免急性加重期的发生，使肺、心功能得到部分或全部恢复。加强康复锻炼和营养，必要时进行长期家庭氧疗或家庭无创呼吸机治疗等。

2.肺、心功能失代偿期　治疗原则为积极控制感染，保持呼吸道通畅，改善呼吸功能，纠正缺氧和二氧化碳潴留，控制呼吸衰竭和心力衰竭，积极处理并发症。

（1）控制感染：参考痰菌培养及药敏试验选择抗生素。没有培养结果时，根据感染的环境及痰涂片选用抗生素。常用青霉素类、氨基糖苷类、喹诺酮类及头孢菌素类药物。同时注意可能继发真菌感染。

（2）控制呼吸衰竭：使用支气管舒张药和祛痰药、吸痰、通畅呼吸道，改善呼吸功能，合理氧疗，需要时给予无创正压通气或气管插管有创正压通气治疗。

（3）控制心力衰竭：慢性肺心病患者一般经积极控制感染、改善呼吸功能后心力衰竭多可缓解，患者尿量增多，水肿消退，不必常规抗心力衰竭治疗。但对治疗无效者，可适当选用以下药物。

1）利尿剂：有减少血容量、减轻右心前负荷、消除水肿的作用。原则上选用作用较缓的利尿剂，小剂量、间断使用。如氢氯噻嗪 25mg，每天 1～3 次，联用螺内酯 20～40mg，每天 1 或 2 次。

2）正性肌力药：由于慢性缺氧和感染，患者对洋地黄类药物耐受性降低，易发生毒性反应。应选用作用快、排泄快的洋地黄类药物，剂量宜小，一般为常规剂量的 1/2 或 2/3 量。如毒毛花苷 K 0.125～0.25mg，或毛花苷丙 0.2～0.4mg 加于 10% 葡萄糖溶液内缓慢静脉注射。应用指征：①感染已被控制、呼吸功能已改善、利尿后右心功能无改善；②以右心衰竭为主要表现而无明显感染；③合并室上性快速心律失常，如室上性心动过速、心房颤动（心室率＞100 次/分）；④合并急性左心衰竭。

（3）血管扩张药：在扩张肺动脉的同时，也可扩张体动脉，往往造成体循环血压下降，反射性产生心率增快、氧分压下降、二氧化碳分压上升等不良反应，因而限制了血管扩张药在慢性肺心病的临床应用。

（4）防治并发症：具体如下。

1）控制心律失常：一般经抗感染、纠正缺氧等治疗后，心律失常多可自行消失。如持续存在，则可根据心律失常的类型酌情选用抗心律失常药物。

2）深静脉血栓形成：应用普通肝素或低分子肝素进行预防。

☞考点提示：慢性肺心病急性加重期治疗的关键措施是控制感染。

【护理诊断/问题】

1.气体交换受损　与肺血管阻力增高引起肺淤血、肺血管收缩导致肺血流量减少有关。

2.清理呼吸道无效　与呼吸道感染、痰液过多而黏稠有关。

3.活动耐力下降　与心、肺功能减退有关。

4.体液过多　与心输出量减少、肾血流灌注量减少有关。

5.有皮肤完整性受损的危险　与水肿、长期卧床有关。

6.潜在并发症:肺性脑病、心律失常、休克、消化道出血。

【护理措施】

1.一般护理

(1)休息与活动:让患者充分休息有助于心、肺功能的恢复,减慢心率和减轻呼吸困难。在心、肺功能失代偿期,应嘱患者绝对卧床休息,协助其采取舒适体位,如半卧位或坐位,以减少机体耗氧量。对有意识障碍者,使用床栏及约束带进行安全保护,必要时专人护理。对卧床患者,应协助其定时翻身、拍背、更换姿势,以利于肺通气。在心、肺功能代偿期,鼓励患者进行适量活动,以量力而行、循序渐进为原则,活动量以不引起疲劳、不加重症状为度。开始时,指导患者在床上进行缓慢的肌肉松弛活动,如上肢交替前伸、握拳,下肢交替抬离床面,使肌肉保持紧张5秒后,松弛平放于床上;坚持一段时间后,依据患者的耐受能力逐渐增加活动量。鼓励患者进行呼吸功能锻炼,提高活动耐力。

(2)饮食护理:避免含糖量高的食物,以免引起痰液黏稠。给予高蛋白、高维生素、高纤维素、易消化的清淡饮食。如患者出现水肿、腹水或尿少时,则应限制钠、水摄入,钠盐 <2g/d,水分 <1500mL,严重时液体入量为前一天尿量加500mL左右。其中蛋白质为 $1\sim1.5g/(kg\cdot d)$,因碳水化合物可增加 CO_2 的生成量,增加呼吸负担,故一般碳水化合物不超过总热量的60%。避免产气的食物,防止因便秘、腹胀而加重呼吸困难。少食多餐,减少用餐时的疲劳,进餐前后漱口,保持口腔清洁,促进食欲。必要时遵医嘱静脉补充营养。

2.皮肤护理　注意观察全身水肿情况、有无压疮发生。因慢性肺心病患者常有营养不良,身体下垂部位水肿,故若长期卧床,则极易形成压疮。指导患者穿宽松、柔软的衣服;定时更换体位或使用气垫床。

3.病情观察　观察患者的生命体征、尿量及意识状态;注意有无发绀、呼吸困难及其严重程度;观察有无心悸、胸闷、腹胀、下肢水肿等右心衰竭的表现;定期监测动脉血气分析,密切观察病情变化,出现头痛、烦躁不安、表情淡漠、神志恍惚、精神错乱、嗜睡和昏迷等肺性脑病症状时,及时通知医生并协助处理。

4.用药护理　①对二氧化碳潴留、呼吸道分泌物多的重症患者慎用镇静剂、麻醉药、催眠药,如必须用药,则使用后注意观察是否有神志改变、抑制呼吸和咳嗽反射的情况出现。②应用利尿剂后易出现低钾、低氯性碱中毒而加重缺氧,过度脱水可引起血液浓缩、痰液黏稠不易排出等不良反应,应注意观察及预防。使用排钾利尿剂时,督促患者遵医嘱补钾。利尿剂尽可能在白天给药,避免夜间频繁排尿而影响患者睡眠。③应用洋地黄前,应纠正缺氧和电解质紊乱,特别应纠正低血钾。使用洋地黄类药物时,应询问患者有无洋地黄用药史,遵医嘱准确用药,注意观察有无药物毒性反应,如恶心、呕吐、腹泻、色视症、头痛、心律失常等。每次给药前监测心率、心律或脉搏、脉率,如心率低于60次/分,或节律不整齐,则不能给药,并告知医生。④应用血管扩张药时,注意观察患者心率及血压情况,严格控制滴速。血管扩张药在扩张肺动脉的同时,也扩张体动脉,可造成体循环血压下降、反射性心率增快、氧分压下降、二氧化碳分压上升等不良反应。⑤使用抗生素时,注意观察感染控制的效果,防止继发二重感染。⑤遵医嘱应用呼吸兴奋药,观察药物的疗效和不良反应。若出现心悸、呕吐、震颤、惊厥等症状,则应立即通知医生。

5.气体交换受损护理措施　持续低流量、低浓度给氧,氧流量 $1\sim2L/min$,浓度在25%~29%。防止高浓度吸氧,以避免抑制呼吸,加重缺氧和二氧化碳潴留。其余详见本章第二节的相关内容。

6.清理呼吸道无效　护理措施详见本章第二节的相关内容。

👁 **考点提示:**慢性肺心病的主要护理措施。

【健康教育】

1. **疾病知识**　告知患者及其家属了解疾病发生、发展过程及防治原发病的重要性,减少反复发作的次数。积极防治原发病,避免和防治各种可能导致病情急性加重的诱因,如戒烟、避免刺激性气体、防止受凉、避免劳累等。坚持家庭氧疗。

2. **饮食、运动指导**　加强饮食营养,以保证机体康复的需要。增强抵抗力,病情缓解期应根据肺、心功能及体力情况进行适当的体育锻炼和呼吸功能锻炼,如进行散步、打太极拳及练习腹式呼吸和缩唇呼吸等。

3. **病情监测指导**　告知患者及其家属病情变化的征象,如体温升高、呼吸困难加重、咳嗽剧烈、咳痰不畅、尿量减少、水肿明显或发现患者神志淡漠、嗜睡、躁动、口唇发绀加重等,及时到医院就诊。

第七节　支气管哮喘

课件

案例导学

　　患者,女,18 岁,因“反复发作性呼气性呼吸困难 10 余年,再发 3 小时”入院。患者近 10 余年来,每年春夏之交发作呼气性呼吸困难,夜晚不能平卧,稍活动即气促,生活不能自理,每次经输液服药(具体不详)治疗而缓解。3 小时前,春游归来途中突然发作上述症状。本次发作以来无发热、咳嗽、咳痰、咯血。端坐位,口唇、面色发绀,只能单字讲话。

　　身体评估:胸廓饱满,双肺叩诊呈过清音,呼吸音低,满布哮鸣音,未闻及湿啰音。心率 110 次/分,律齐,无杂音。

　　辅助检查:胸片显示双肺透明度减低,未见其他病理改变。动脉血气分析示 $PaCO_2$ 51mmHg, PaO_2 50mmHg。

　　请思考:

　　1. 该患者最可能的临床诊断是什么?

　　2. 该患者有哪些常见的护理诊断? 对其应如何护理?

　　3. 对该患者进行健康教育的内容有哪些?

　　支气管哮喘(bronchial asthma)简称哮喘,是一种以慢性气道炎症和气道高反应性为特征的异质性疾病,包括气道慢性炎症、气道对多种刺激因素呈现的高反应性、多变的可逆性气流受限和气道重塑等主要特征。其临床表现为反复发作的喘息、气急、胸闷或咳嗽等症状,多于夜间及凌晨发作或加重,多数患者可自行缓解或治疗后缓解。支气管哮喘如耽误诊治,则随病程的延长可产生气道不可逆性狭窄和气道重塑,因此,合理的防治至关重要。

　　哮喘是世界上最常见的慢性疾病之一,全球约有 3 亿哮喘患者,各国哮喘发病率从 1% 至 18% 不等,我国成人哮喘的发病率为 1.24%,且呈逐年上升趋势。一般认为,发达国家的哮喘发病率高于发展中国家,城市高于农村。

【病因与发病机制】

1. **病因**　本病的病因目前尚不十分清楚,一般认为,哮喘受遗传因素和环境因素的双重影响。

　　(1)遗传因素:哮喘患者的亲属发病率高于群体发病率,且亲缘关系越近,发病率越高。目前认为,哮喘受多基因遗传。具有哮喘易感基因的人群发病与否受环境因素影响较大。

　　(2)环境因素:主要为哮喘的激发因素,包括以下几方面。①吸入变应原:如室内变应原(尘螨、家养宠物、蟑螂)、室外变应原(花粉、草粉)、职业性变应原(油漆、活性染料)。②食入变应原:如鱼、虾、蟹、蛋类、牛奶等。③感染:如细菌、病毒、原虫、寄生虫等。④药物:如普萘洛尔(心得安)、阿司匹林、抗生素等。⑤其他:大气污染、吸烟、运动和肥胖等。

2. 发病机制 尚未完全清楚。多认为哮喘与免疫 – 炎症反应、神经调节机制及其相互作用有关。

(1)免疫 – 炎症反应:哮喘的免疫 – 炎症反应是由多种炎症细胞、炎症介质和细胞因子参与、相互作用的结果。

1)气道炎症形成机制:支气管哮喘的发病与变态反应有关,已被公认的主要是 Ⅰ 型变态反应。当变应原进入具有特异性体质的机体后,可刺激机体合成特异性 IgE,并与肥大细胞和嗜碱粒细胞表面的 IgE 受体结合。当变应原再次进入体内时,可与结合在 IgE 受体上的 IgE 交联,使该细胞合成并释放多种活性介质,导致平滑肌收缩、黏液分泌增加、血管通透性增高和炎性细胞浸润等,呼吸道的炎症病变被认为是哮喘的本质。炎性细胞在介质的作用下又可分泌多种炎症因子,如组胺、白三烯等,构成了与炎症细胞共同作用的复杂网络,导致呼吸道慢性炎症。

根据变应原吸入后哮喘发生的时间,可分为速发型哮喘反应(immediate asthmatic reaction,IAR)、迟发型哮喘反应(late asthmatic reaction,LAR)和双相型哮喘反应。IAR 几乎在吸入变应原的同时立即发生反应,15 ~ 30 分钟达高峰,2 小时后逐渐恢复正常。LAR 约 6 小时左右发病,持续时间长,可达数天,而且临床症状重,常呈持续性哮喘表现,肺功能损害严重而持久。

2)气道高反应性(airway hyperresponsiveness,AHR):是哮喘的重要特征,是指气道对各种刺激因子出现过强或过早的收缩反应。目前普遍认为,气道炎症是导致气道高反应性的重要机制之一,当气道受到变应原或其他刺激后,由于多种炎症细胞、炎症介质和细胞因子的参与,引起气道上皮损害和上皮下神经末梢裸露等而导致气道高反应性。

(2)神经调节机制:神经因素被认为是哮喘发病的重要环节。支气管受复杂的自主神经支配,除胆碱能神经、肾上腺素能神经外,还有非肾上腺素能非胆碱能(non – adrenergic non – cholinergic,NANC)神经系统。支气管哮喘与 β 肾上腺素受体功能低下和迷走神经张力亢进有关,并可能存在有 α – 肾上腺素能神经的反应性增加。NANC 能释放舒张支气管平滑肌的神经介质(如血管活性肠肽、一氧化氮)及收缩支气管平滑肌的介质(如 P 物质、神经激肽),若两者平衡失调,则可引起支气管平滑肌收缩。

☞**考点提示:**支气管哮喘的病因与发病机制。

【病理】

疾病早期,肉眼所见无明显器质性病理改变。随疾病进展,肉眼可见肺膨胀及肺气肿,支气管及细支气管内含有黏稠痰液及黏液栓;支气管壁增厚,黏膜肿胀充血并形成皱襞。黏液栓塞局部可出现肺不张。

【临床表现】

1. 症状 典型表现为发作性伴有哮鸣音的呼气性呼吸困难(喘息)或发作性胸闷和咳嗽,伴有干咳或咳大量白色泡沫样痰。夜间及凌晨发作和加重是哮喘的重要临床特征。严重者呈端坐呼吸,出现发绀等。哮喘症状可在数分钟内发作,经数小时至数天可自行缓解或用支气管舒张药后缓解。部分患者仅以咳嗽为唯一症状(咳嗽变异性哮喘)。以胸闷为唯一症状的不典型哮喘称为胸闷变异性哮喘。有些青少年可在运动时出现胸闷、咳嗽和呼吸困难,称运动性哮喘。

2. 体征 哮喘发作时,胸部呈过度充气征象:肋间隙增宽饱满,呼吸运动减弱,叩之呈过清音;双肺可闻及广泛的哮鸣音,呼气音延长。但在非常严重的哮喘发作时,哮鸣音反而减弱,甚至完全消失,表现为"沉默肺",是病情危重的表现。严重者心率加快、发绀,可出现奇脉、胸腹反常运动。非发作期无明显异常体征。

☞**考点提示:**支气管哮喘的典型临床表现。

📖 知识链接

干啰音

　　干啰音的产生机制是由于气管、支气管狭窄或部分狭窄,气流通过时发生漩涡,或管腔内黏稠分泌物受振动所致。听诊特点:①是呼吸音以外的附加音;②音调较高的连续性长音;③吸气与呼气均可听到,一般于呼气时较明显;④有易变、多变的特点,如出现或消失,增多或减少,增强或减弱,部位常不固定。干啰音可分为低调性干啰音和高调性干啰音,又称哨笛音、飞箭音或哮鸣音。临床意义:干啰音广泛分布者见于慢性支气管炎、支气管哮喘,也可见于心源性哮喘。

　　3. 支气管哮喘的分期　哮喘可分为急性发作期、非急性发作期(慢性持续期)和临床缓解期。

　　(1)急性发作期:是指气促、咳嗽、胸闷等症状突然发生或症状加重,常有呼吸困难,呼气流量降低为其特征,常因接触刺激物或治疗不当所致。

　　(2)非急性发作期(慢性持续期):在哮喘非急性发作期,患者仍有不同程度的哮喘症状。

　　(3)临床缓解期:指患者无喘息、气急、胸闷、咳嗽等症状1年以上,肺功能正常。

　　4. 并发症　严重发作时,可并发气胸、纵隔气肿、肺不张。反复发作或感染时,可并发慢性支气管炎、支气管扩张、肺气肿和肺源性心脏病。

【辅助检查】

　　1. 痰液检查　痰涂片可见嗜酸性粒细胞增多(>2.5%),痰液中嗜酸性粒细胞计数可作为评价哮喘气道炎症指标之一,也是评估糖皮质激素治疗反应性的敏感指标。

　　2. 呼吸功能检查

　　(1)通气功能检测:发作时呈阻塞性通气功能障碍,呼气流速指标显著下降,FEV_1、$FEV_1/FVC\%$、呼气流量峰值(peak expiratory flow,PEF)均降低。其中,$FEV_1/FVC < 70\%$ 或 FEV_1 低于正常预计值的80%为判断气流受限的最重要指标。在肺容量指标方面,用力肺活量减少、残气量增多、功能残气量和肺总量增加,残气量占总肺活量比值增高。在缓解期,上述通气功能指标逐渐恢复。

　　(2)支气管激发试验(bronchial provocation test,BPT):测定气道反应性。常用吸入激发剂为醋甲胆碱、组胺。吸入激发剂后,其通气功能下降、气道阻力增加。激发试验适用于非哮喘发作期、FEV_1 在正常预计值的70%以上的患者。在设定的激发剂量范围内,如 FEV_1 下降 ≥20%,可诊断为激发试验阳性。

　　(3)支气管舒张试验(bronchial dilation test,BDT):测定气道的可逆性。常用吸入型的支气管舒张药(如沙丁胺醇、特布他林等),吸入支气管舒张药20分钟后重复测定肺功能。舒张试验阳性标准:FEV_1 较用药前增加 ≥12% 且其绝对值增加 ≥200mL,提示存在可逆性的气道阻塞。

　　(4)PEF及其变异率测定:PEF可反映气道通气功能的变化。哮喘发作时PEF下降。昼夜PEF变异率 >10% 或 PEF 周变异率 ≥20%,则符合气道气流受限可逆性改变的特点。

　　3. 动脉血气分析　严重发作时,可有 PaO_2 降低。过度通气可使 $PaCO_2$ 下降、pH上升,表现为呼吸性碱中毒。如气道阻塞严重时,则可出现 CO_2 潴留,$PaCO_2$ 上升,表现为呼吸性酸中毒。如缺氧明显,则可合并代谢性酸中毒。

　　4. 胸部X线检查　哮喘发作时,双肺透亮度增高,呈过度充气状态,如肋间隙增宽、膈肌下降。合并感染时,可见肺纹理增粗和炎性浸润阴影。

　　5. 特异性变应原的检测　常用的检测方法有检测患者的特异性IgE、皮肤过敏原测试和吸入性过敏原测试(该方法目前少用)。血清总IgE增高的程度可作为重症哮喘使用抗IgE抗体治疗及调整剂量的依据。

【诊断要点】

1. 诊断标准 哮喘的诊断标准包括以下几方面。

(1) 典型哮喘的临床症状和体征:①反复发作喘息、气急、胸闷或咳嗽,多与接触变应原、冷空气、物理或化学性刺激、上呼吸道感染、运动等有关;②发作时,在双肺可闻及散在或弥漫性的以呼气相为主的哮鸣,呼气相延长;③上述症状可自行缓解或经治疗后缓解。

(2) 可变气流受限的客观检查:①支气管激发试验阳性;②支气管舒张试验阳性;③昼夜 PEF 变异率 >10% 或 PEF 周变异率 >20%。

若符合上述症状和体征,同时具备可变气流受限客观检查中的任意一条,并排除其他疾病所引起的喘息、气急、胸闷和咳嗽,则可以诊断为哮喘。

2. 哮喘急性发作时的病情程度分级 哮喘急性发作时的病情程度分级见表 2-2。

表 2-2 哮喘急性发作时的病情程度分级

病情程度	临床表现	血气分析(PaO_2、$PaCO_2$)	血氧饱和度(SaO_2)	使用支气管扩张剂
轻度	对日常生活影响不大,可平卧,说话连续成句,步行、上楼时有气短。呼吸频率轻度增加,呼吸末期有散在哮鸣音。脉率 <100 次/分。可有焦虑	PaO_2 正常,$PaCO_2$ <45mmHg	>95%	能被控制
中度	日常生活受限,稍事活动便有喘息,喜坐位,讲话常有中断,呼吸频率增加,哮鸣音响亮而弥散。脉率 100~120 次/分。有焦虑和烦躁	PaO_2 为 60~80mmHg,$PaCO_2$ ≤45mmHg	91%~95%	部分缓解
重度	日常生活受限,喘息持续发作,只能单字讲话,端坐呼吸,大汗淋漓,呼吸频率 >30 次/分,哮鸣音响亮而弥漫。脉率 >120 次/分,常有焦虑和烦躁	PaO_2 <60mmHg,$PaCO_2$ >45mmHg	≤90%	无效
危重	患者不能讲话,出现嗜睡、意识模糊,呼吸时哮鸣音明显减弱或消失,脉率 >120 次/分,或变慢和不规则	PaO_2 <60mmHg,$PaCO_2$ >45mmHg	<90%	无效

【治疗要点】

目前,虽然临床上对哮喘尚无特效的根治方法,但长期规范化治疗可使大多数患者达到良好或完全的临床控制。治疗目的为长期控制症状,减少复发;防止病情恶化,维持正常肺功能及正常活动能力。

1. 脱离变应原 立即使患者脱离可能的变应原的接触,消除其他非特异刺激因素,是防治哮喘最有效的方法。

2. 药物治疗

(1) 糖皮质激素:为当前控制哮喘、减少发作的最有效药物,主要治疗哮喘的呼吸道炎症。糖皮质激素可抑制炎症细胞的迁移和活化、细胞因子的生成、炎症介质的释放,增强平滑肌细胞 β_2 受体的反应性,可吸入、口服和静脉用药。吸入型糖皮质激素(inhaled corticosteroids,ICS)是目前哮喘长期治疗

支气管哮喘的临床分期与治疗要点

的首选药物。常用吸入型糖皮质激素有倍氯米松、布地奈德、氟替卡松、莫米松等,通常需规律用药1周以上方能生效。吸入剂量(倍氯米松或等效量其他糖皮质激素),轻度持续者200~500μg/d、中度持续者500~1000μg/d、重度持续者>1000μg/d(不宜超过2000μg/d)。口服药物适用于吸入糖皮质激素无效或需要短期加强的患者,如泼尼松或泼尼松龙,起始30~60mg/d,症状缓解后逐渐减量至≤10mg/d,然后停用或改用吸入剂。静脉给药适用于重度或严重哮喘发作时,常用药物有琥珀酸氢化可的松,100~400mg/d,或甲泼尼龙(甲基强的松龙),80~160mg/d。症状缓解后逐渐减量,然后改为口服和吸入剂维持。

(2)β₂受体激动剂:分为短效β₂受体激动药(short - acting β₂agonist,SABA)和长效β₂受体激动药(long - acting β₂agonist,LABA)。LABA又分为快速(数分钟)起效LABA和缓慢(30分钟)起效LABA 2种。

1)SABA:为哮喘急性发作治疗的首选药物,包括吸入、口服和静脉3种制剂,首选吸入给药,常用药物有沙丁胺醇和特布他林。吸入剂包括定量气雾剂(metered dose inhaler,MDI)、干粉剂和雾化溶液。SABA应按需间歇使用,不宜长期、单一使用。其主要不良反应有心悸、骨骼肌震颤、低钾血症等。

2)LABA:为目前最常用的哮喘控制性药物,常与ICS联合应用。常用药物有沙美特罗和福莫特罗,常用ICS加LABA的联合制剂有氟替卡松/沙美特罗吸入干粉剂和布地奈德/福莫特罗吸入干粉剂。福莫特罗为快速起效的LABA,也可按需用于哮喘急性发作的治疗。LABA不能单独用于哮喘的治疗。

(3)茶碱类药物:为治疗哮喘的有效药物之一,通过抑制磷酸二酯酶,提高平滑肌细胞内的cAMP浓度,拮抗腺苷受体,刺激肾上腺分泌肾上腺素,增强呼吸肌的收缩,增强呼吸道纤毛清除功能和抗炎作用。茶碱与糖皮质激素有协同作用。口服氨茶碱一般剂量为每天6~10mg/kg;危重症哮喘静脉给药,静脉注射首次剂量为4~6mg/kg,注射速度不超过0.25mg/(kg·min),静脉滴注维持量为0.6~0.8mg/(kg·h),一天最大用量一般不超过1g(包括口服和静脉给药)。控(缓)释茶碱制剂,可用于夜间哮喘。

(4)抗胆碱药:主要为胆碱能受体(M受体)拮抗剂,可降低迷走神经兴奋性、舒张支气管、减少痰液分泌,分为速效抗胆碱药(short - acting muscarinic antagonist,SAMA)和长效抗胆碱药(long - acting muscarinic antagonist,LAMA)。SAMA可维持4~6小时,LAMA可维持24小时。常用的SAMA为异丙托溴铵,其有MDI和雾化溶液2种剂型。SAMA主要用于哮喘急性发作的治疗,多与β₂受体激动药联合应用。少数患者可有口苦或口干等不良反应。常用的LAMA噻托溴铵(泰乌托品)有干粉吸入剂和喷雾剂。LAMA主要用于哮喘合并慢性阻塞性肺疾病以及慢性阻塞性肺疾病患者的长期治疗。

(5)白三烯(leukotriene,LT)调节剂:具有抗炎和舒张支气管平滑肌的作用,是目前除吸入性糖皮质激素外唯一可单独应用的哮喘控制性药物,适用于阿司匹林哮喘、运动性哮喘和伴有过敏性鼻炎的哮喘患者的治疗,常用药物有扎鲁司特或孟鲁司特,口服。

(6)抗IgE抗体:主要用于经吸入ICS和LABA联合治疗后症状仍未控制且血清IgE水平增高的重症哮喘患者。

(7)抗IL - 5:减少哮喘急性加重和提高患者生命质量,对于高嗜酸性粒细胞血症的哮喘患者治疗效果好。

(8)其他药物:色甘酸钠是非糖皮质激素类抗炎药物,对预防运动或变应原诱发的哮喘有效。色甘酸钠雾化吸入3.5~7mg或干粉吸入20mg,每天3或4次。酮替芬和新一代组胺H₁受体拮抗剂阿司咪唑、氯雷他定等对轻症哮喘和季节性哮喘有一定效果,也可与β₂受体激动剂联合用药。

3.急性发作期的治疗 急性发作的治疗目的是尽快缓解呼吸道阻塞,纠正低氧血症,恢复肺功能,预防进一步恶化或再次发作,防止并发症。一般根据哮喘的分度进行综合性治疗。

（1）轻度：可吸入短效 β_2 受体激动剂，第 1 小时内每 20 分钟 1 或 2 喷，后期每 3～4 小时 1 或 2 喷。效果不佳时，可加服小量茶碱缓释片或加用抗胆碱药（如异丙托溴铵）气雾剂吸入。

（2）中度：第 1 小时内可持续雾化吸入 β_2 受体激动剂，或联合用抗胆碱药，激素混悬液雾化吸入，也可联合茶碱类药物静脉滴注。在控制性药物治疗的基础上发生急性发作，应尽早口服激素并吸氧。

（3）重度至危重度：持续雾化吸入 β_2 受体激动剂，或合用抗胆碱药、激素混悬液雾化吸入以及静脉滴注茶碱类药物。静脉滴注糖皮质激素，如琥珀酸氢化可的松或甲泼尼松，待病情控制和缓解后，改为口服给药。注意维持水、电解质及酸碱平衡，纠正缺氧，如因病情恶化而使缺氧状态不能纠正，则进行机械通气。

4. 慢性持续期的治疗 哮喘经过急性期治疗，症状得到控制，其哮喘的慢性炎症病理生理改变仍然存在，因此，必须根据哮喘的控制水平，以联合用药、个体化、最小量、最简单、不良反应最少、最佳控制症状为原则，制订合适的长期治疗方案。

5. 免疫疗法 分为特异性和非特异性 2 种。前者又称脱敏疗法，一般用特异性变应原（如螨、花粉、猫毛等）进行定期、反复的皮下注射，剂量由低至高，以产生免疫耐受性，使患者脱敏。非特异性免疫疗法，如注射卡介苗、转移因子、疫苗等生物制品，可抑制变应原反应的过程。

☞ **考点提示**：支气管哮喘的常用治疗药物及作用、不良反应。

【护理诊断/问题】

1. 气体交换受损 与支气管痉挛、呼吸道炎症、呼吸道阻力增加有关。

2. 清理呼吸道无效 与支气管黏膜水肿、分泌物增多、痰液黏稠、无效咳嗽等有关。

3. 知识缺乏：缺乏哮喘的防治知识和正确使用定量吸入器用药的相关知识。

4. 活动耐力下降 与缺氧、呼吸困难有关。

5. 潜在并发症：呼吸衰竭、纵隔气肿、肺心病等。

【护理措施】

1. 一般护理

（1）环境与体位：有明确过敏原者，应尽快脱离过敏环境；提供安静，舒适，温、湿度适宜的环境，保持室内清洁、空气流通，避免刺激性气体、粉尘和烟雾。病室不宜摆放花草，避免使用皮毛、羽绒或蚕丝织物。根据病情提供舒适体位，如为端坐呼吸者提供床旁桌支撑，以减少体力消耗。

（2）缓解紧张情绪：哮喘新近发生和重症发作的患者，通常感到情绪紧张，甚至惊恐不安，应多巡视患者，给予心理疏导和安慰，耐心解释病情、治疗措施及治疗效果，消除过度的紧张状态，对减轻哮喘发作的症状和控制病情有重要意义。

（3）饮食护理：不适当饮食可诱发或加重哮喘，应提供清淡、易消化、有足够热量的饮食，避免进食有刺激性的饮食，如过冷、过热、油炸的食物等。对可能诱发哮喘的食物，如鱼、虾、蟹、蛋类、牛奶、海鲜等高蛋白食物，应慎食；若能找出与哮喘发作有关的食物，则应避免食用。某些食物添加剂，如酒石黄、亚硝酸盐（制作糖果、糕点中用于漂白或防腐），也可诱发哮喘发作，应当引起注意。劝导患者戒烟。

（4）补充水分：哮喘急性发作时，患者呼吸增快、出汗，常伴脱水、痰液黏稠，形成痰栓，阻塞小支气管，加重呼吸困难。应鼓励患者每天饮水 2500～3000mL，以补充丢失的水分，稀释痰液。对重症者应建立静脉通道，遵医嘱及时、充分补液，纠正水、电解质和酸碱平衡紊乱。

（5）皮肤与口腔护理：哮喘发作时，患者常会大量出汗，应每天以温水擦浴，勤换衣服、床单，保持皮肤的清洁、干燥和舒适。协助并鼓励患者咳嗽后用温水漱口，保持口腔清洁。

2. 氧疗护理 对重症哮喘患者，应遵医嘱给予鼻导管或面罩吸氧，吸氧流量为 1～3L/min，吸入氧浓度一般不超过40%。为避免因气道干燥刺激而导致气道痉挛和痰液黏稠,吸入的氧气应尽量湿化。在给氧过程中,注意呼吸的频率、节律和深度,注意神志、发绀情况,监测动脉血气分析,判断氧疗效果。

3. 病情观察　观察哮喘发作的前驱症状,如鼻咽痒、喷嚏、流涕、眼痒等黏膜过敏症状。哮喘发作时,观察患者的意识状态,呼吸频率、节律、深度,以及辅助呼吸肌是否参与呼吸运动、皮肤黏膜是否发绀等,监测呼吸音、哮鸣音变化,监测动脉血气分析和肺功能情况,了解病情和治疗效果。哮喘严重发作时,如经治疗病情无缓解,$PaO_2 < 60mmHg$,$PaCO_2 > 50mmHg$,则应做好机械通气准备工作。加强对急性期患者的监护,尤其在夜间和凌晨哮喘易发作,严密观察有无病情变化。

4. 用药护理　观察药物疗效和不良反应。

(1)β_2受体激动剂:①指导患者遵医嘱用药,不宜单一、长期、大量使用,因为长期应用可引起β_2受体功能下降和气道反应性增高,出现耐药性;②指导患者正确使用雾化吸入器,保证药物疗效;③用药过程中观察有无心悸、骨骼肌震颤、低血钾等不良反应。

(2)糖皮质激素:长期应用糖皮质激素,可抑制免疫反应,导致真菌感染,以及向心性肥胖、痤疮、骨质疏松症、胃肠道刺激,甚至消化道出血,低钾血症。吸入药物治疗,全身性不良反应少,少数患者可出现口腔念珠菌感染、声音嘶哑或呼吸道不适,指导患者喷药后必须立即用清水充分漱口,以减轻局部反应和胃肠吸收。口服药物宜在饭后服用,以减少对胃肠道黏膜的刺激。气雾吸入糖皮质激素可减少其口服量,当用吸入剂替代口服剂时,通常需同时使用2周后再逐步减少口服量,指导患者不得自行减量或停药,以免引起肾上腺危象。

(3)茶碱类:其不良反应有胃肠道症状(如恶心、呕吐等)、心律失常、血压下降和呼吸中枢兴奋等,严重者可致抽搐甚至死亡。合用西咪替丁(甲氰米胍)、喹诺酮类、大环内酯类药物等可通过影响茶碱代谢而使其排泄减慢,应加强观察,同时适当减少用量。发热、妊娠、小儿或老年有心、肝、肾功能障碍及甲状腺功能亢进者不良反应增多。静脉注射时,浓度不宜过高,速度不宜过快,注射时间宜在10分钟以上,以防中毒症状发生。用药时监测血药浓度可减少不良反应的发生,其安全浓度为6~15μg/mL。茶碱缓(控)释片应用控释材料,不能嚼服,必须整片吞服。

(4)其他药物:如色苷酸钠,少数患者吸入后可有咽喉不适、胸闷,偶见皮疹,孕妇慎用。抗胆碱药吸入后,少数患者可有口苦或口干感。酮替芬有镇静、头晕、口干、嗜睡等不良反应,对高空作业人员、驾驶员、操纵精密仪器者应予以强调,并慎用。白三烯调节剂的主要不良反应是较轻微的胃肠道症状,少数有皮疹、血管性水肿、转氨酶升高,停药后可恢复。

(5)指导患者正确使用定量雾化吸入器(metered dose inhaler, MDI):MDI的使用需要患者协调呼吸动作,正确使用是保证吸入治疗成功的关键。①打开盖子,摇匀药液;②患者先深呼吸数次,在深呼气末张口,将MDI喷嘴置于口中,双唇包住咬口,以慢而深的方式经口吸气,吸气开始的同时用手指按压喷药,吸气末屏气10秒,使较小的雾粒沉降在气道远端,然后缓慢呼气,两喷之间休息3秒后再重复。医护人员先演示,指导患者反复练习,直至患者完全掌握。

☞**考点提示:** 定量雾化吸入器的使用指导。

【健康教育】

1. 宣传疾病知识　告知患者哮喘的激发因素、治疗目的和效果的认识,以提高患者在治疗中的依从性。通过教育使患者懂得哮喘虽不能彻底治愈,但只要坚持充分的正规治疗,完全可以有效地控制哮喘的发作,即患者可达到没有或仅有轻度症状,能坚持日常工作和学习的效果。针对个体情况,指导患者有效控制可诱发哮喘发作的各种因素,如避免摄入引起过敏的食物;避免强烈的精神刺激和剧烈运动;避免持续的喊叫等过度换气动作;不养宠物;避免接触刺激性气体及预防呼吸道感染;劝导患者及其家属戒烟;外出时戴围巾或口罩,以避免冷空气刺激;在缓解期,应加强体育锻炼、耐寒锻炼及耐力训练,以增强体质。

2.自我监测病情 指导患者识别哮喘发作的先兆表现和病情加重的征象,学会哮喘发作时进行简单的紧急自我处理方法,学会利用峰流速仪来监测 PEF,做好哮喘日记,为疾病预防和治疗提供参考资料。峰流速仪的使用方法:取站立位,尽可能深吸一口气,然后用唇齿部分包住口含器后,以最快的速度,用 1 次最有力的呼气吹动游标滑动,游标最终停止的刻度就是此次峰流速值。峰流速测定是发现早期哮喘发作最简便易行的方法,在没有出现症状之前,若 PEF 下降,则提示早期哮喘的发生。每天测量 PEF 并与标准 PEF 进行比较,不仅能早期发现哮喘,还能判断哮喘控制的程度和选择治疗措施。如果 PEF 经常地、有规律地保持在 80%~100% ,则为安全区,说明哮喘控制理想;如果 PEF 为 50%~80% ,则为警告区,说明哮喘加重,需及时调整治疗方案;如果 PEF <50% ,则为危险区,说明哮喘严重,需要立即到医院就诊。

3.用药指导 哮喘患者应了解自己所用各种药物的名称、用法、用量及注意事项,了解药物的主要不良反应及如何采取相应的措施来避免。指导患者或家属掌握正确的药物吸入技术,遵医嘱使用 β_2 受体激动剂和(或)糖皮质激素吸入剂。与患者共同制订长期管理、防止复发的计划。

4.心理社会指导 指导患者保持有规律的生活和乐观情绪,积极参加体育锻炼,根据患者的爱好选择合适的项目,以最大程度地保持劳动能力。指导患者充分利用社会支持系统,动员与患者关系密切的家属或朋友参与对患者的管理,为其身心康复提供各方面的支持。

第八节 支气管扩张症

课件

案例导学

患者,女,19 岁,反复咳痰、咯血 10 余年,再咯血 1 天。患者自儿童时开始,经常出现咳嗽、咯黄色脓痰,一般刚睡时痰量多,有时痰中带血。近 1 天,脓痰量增多,整口咯血,24 小时量约 300mL,低热。1 岁时患麻疹并肺炎。

身体评估:体温 37.8℃,脉搏 93 次/分,呼吸 18 次/分,血压 102/70mmHg。营养正常,左下肺可闻及固定的中湿啰音。手指呈杵状。

胸片:左下肺可见卷发样阴影。

请思考:

1. 该患者最可能的诊断是什么?
2. 该患者有哪些常见护理诊断?对其的主要护理措施有哪些?

支气管扩张症(bronchiectasis)是急、慢性呼吸道感染和支气管阻塞后,支气管反复发生化脓性炎症,致使支气管管壁结构破坏,管壁增厚,引起的支气管异常和持久性扩张的一类异质性疾病的总称。其临床特点为慢性咳嗽,咳大量脓性痰和(或)反复咯血。由于对呼吸道感染及时有效的治疗及对麻疹和百日咳疫苗的预防接种等,本病的发病率有减少趋势。

【病因与发病机制】

1.支气管-肺组织感染和支气管阻塞 为支气管扩张症最常见的病因,两者互为因果,促使支气管扩张的发生和发展。反复感染导致支气管壁各层组织(尤其是平滑肌和弹性纤维)的破坏,削弱了对管壁的支撑作用;儿童支气管管腔较细和管壁薄,易阻塞;支气管炎症引起的支气管黏膜充血、水肿和分泌物阻塞管腔,支气管周围肿大的淋巴结压迫等,可使支气管阻塞,致使引流不畅而加重感染,最终导致支气管扩张。

2.支气管先天性发育障碍和遗传因素 支气管先天发育障碍(如巨大气管-支气管症)、

Kartagener 综合征(支气管扩张、鼻窦炎及内脏转位)、先天性软骨缺失症、肺囊性纤维化、α_1-抗胰蛋白酶缺乏症、先天性免疫缺乏症等可引起弥漫性支气管扩张。

3.其他全身性疾病 如类风湿关节炎、克罗恩病、溃疡性结肠炎、系统性红斑狼疮、人免疫缺陷病毒(HIV)感染等疾病可同时伴有支气管扩张症。肺叶切除术后解剖移位,也可引起支气管扩张。

☞**考点提示:**支气管扩张症的病因与发病机制。

【病理】

支气管扩张症常发生于段或亚段支气管壁的破坏和炎症改变,有 3 种类型,即柱状扩张、囊状扩张和不规则扩张。支气管扩张症的典型病理改变为支气管的弹性组织、肌层和软骨等破坏后被纤维组织替代,导致管腔变形、扩大,管腔内含有多量分泌物。黏膜表面常有慢性溃疡改变和急、慢性炎症,支气管周围结缔组织受损或丢失,并有微小脓肿。支气管扩张症常伴有毛细血管、支气管动脉和肺动脉终末支的扩张与吻合,形成血管瘤而易导致反复略血。支气管动脉形成动-静脉分流,曲张的静脉破裂可引起大略血。由于支气管扩张区域的肺泡通气量减少,使通气血流比例降低,加之炎症使肺泡弥散功能发生障碍,就可出现低氧血症,低氧血症可引起肺小动脉痉挛,出现肺动脉高压,最后发展为肺源性心脏病。

【临床表现】

1.症状

(1)持续或反复咳嗽、咳(脓)痰:痰液为黄绿色、黏液痰、脓痰或黏液脓性痰,痰量与体位改变有关,因分泌物积聚于支气管的扩张部位,改变体位时分泌物移动,可刺激支气管黏膜,引起咳嗽和排痰。感染时痰液静置后出现分层的特征:上层为泡沫,中层为混浊黏液,下层为脓性成分;坏死组织沉淀在最下层。厌氧菌感染时痰有臭味。支气管扩张症伴急性感染时,可表现为咳嗽、咳脓痰和伴随肺炎。

(2)反复略血:50%~70%的患者有不同程度的略血,可为痰中带血到大量略血,严重者可因大略血而发生窒息。略血量与病情严重程度、病变范围有时不一致。病变发生在上叶的"干性支气管扩张"患者,反复略血为唯一症状。

(3)反复肺部感染:其特点为同一肺段反复发生感染并迁延不愈。

(4)呼吸困难和喘息:提示广泛的支气管扩张或潜在的慢性阻塞性肺疾病。

2.体征 呼吸道内有较多分泌物时,体检可闻及湿啰音和干啰音;病变严重,尤其伴有慢性缺氧、肺源性心脏病和右心衰竭的患者可出现杵状指和右心衰竭体征。

☞**考点提示:**支气管扩张症的临床表现。

【辅助检查】

1.影像学检查 囊状支气管扩张的典型 X 线表现为显著的囊腔,感染时,囊腔内可存在气-液平面。由于受累肺实质通气不足、萎陷,扩张的气道往往聚拢,纵切面可显示"双轨征",横切面可显示"环形阴影",并可见气道壁增厚。

胸部 CT 检查显示管壁增厚的柱状或成串成簇的囊状扩张。高分辨 CT(high resolution CT, HRCT)已基本取代支气管造影,成为支气管扩张的主要诊断方法。支气管造影可以明确支气管扩张的部位、形态、范围和病变严重程度,主要用于准备外科手术患者的检查。

2.纤维支气管镜检查 当支气管扩张呈局灶性且位于段支气管以上时,可发现弹坑样改变,纤维支气管镜检查可明确出血、扩张或阻塞的部位,还可通过纤维支气管镜采样,用于病理诊断及指导治疗。

☞**考点提示:**支气管扩张症的特征性影像。

【诊断要点】

根据慢性咳嗽、反复咳大量脓痰和(或)伴反复咯血等病史,肺部闻及固定的局限性湿啰音,童年有诱发支气管扩张的疾病史,可作出初步诊断。通过胸部 CT 可明确诊断。

【治疗要点】

1.治疗基础疾病 对活动性肺结核伴支气管扩张应积极进行抗结核治疗;对低免疫球蛋白血症可用免疫球蛋白替代治疗。

2.控制感染 控制感染为急性感染期的主要治疗措施。应根据临床表现和痰培养结果选用有效的抗菌药物静脉给药。细菌学检查结果未报之前,可按经验给予抗生素。对无铜绿假单胞菌感染高危因素的患者,立即经验性使用对流感嗜血杆菌有活性的药物,如氨苄西林/舒巴坦、阿莫西林/克拉维酸、第二代头孢菌素、第三代头孢菌素(头孢曲松钠)、莫西沙星、左氧氟沙星等。铜绿假单胞菌感染时,可选用 β-内酰胺类抗生素(如头孢他啶、哌拉西林/他唑巴坦、头孢哌酮/舒巴坦)、碳青霉烯类(如亚胺培南、美罗培南)、喹诺酮类、氨基糖苷类,可单独或联合应用。有厌氧菌感染时,可选用甲硝唑或替硝唑。对慢性咳脓痰者,要较长疗程间断并规则使用单一抗生素或轮换使用抗生素。支气管扩张症患者容易合并曲霉的定植和感染,曲霉的侵袭性感染治疗一般选择伏立康唑。

3.保持呼吸道通畅 可通过应用祛痰药和支气管舒张药、体位引流、拍背等方法来稀释脓痰和促进排痰。痰液引流和抗生素治疗同等重要。

(1)祛痰药:可选用溴己新 8~16mg 或盐酸氨溴索 30mg,每天 3 次。

(2)支气管舒张药:β2受体激动剂喷雾吸入或氨茶碱口服有助于解除支气管痉挛。

(3)体位引流:应根据病变部位采取相应的体位引流,以利于排出积痰、减少继发感染、减轻中毒症状。

(4)纤维支气管镜吸痰:如体位引流排痰效果不理想,则可经纤维支气管镜吸痰及用生理盐水冲洗痰液,也可局部注入抗生素。

4.咯血的治疗 详见本章第二节的相关内容。

5.手术治疗 对反复呼吸道急性感染或大咯血、经药物治疗无效、病变局限在一叶或一侧肺组织、全身状况良好的患者,可考虑病变肺段或肺叶手术切除。

☞**考点提示:**支气管扩张症的治疗要点。

【护理诊断/问题】

1.清理呼吸道无效 与痰多、黏稠和无效咳嗽有关。

2.潜在并发症:大咯血、窒息。

3.营养失调:低于机体需要量 与慢性感染导致机体消耗和咯血有关。

4.焦虑 与疾病迁延、个体健康受到威胁有关。

5.有感染的危险 与痰多、黏稠、不易排出有关。

【护理措施】

1.饮食护理 提供高热量、高蛋白质、富含维生素和纤维素的饮食,少食多餐;避免过冷、过热、辛辣、油炸食物诱发咳嗽,引起咯血。保持口腔清洁,促进食欲,指导患者在咳痰后及进食前后用清水或漱口液漱口;鼓励患者多饮水,每天 1500mL 以上。充足的水分有利于稀释痰液、促进排痰。保持大便通畅,避免排便时因腹压增加而引起再度咯血。

2. 保持呼吸道通畅 　详见本章第二节中"咳嗽与咳痰"的护理。本节主要介绍体位引流的护理。

体位引流是患者根据病变部位采取特殊体位,使患者受累肺段的支气管尽可能垂直于地面,利用重力作用使肺、支气管内的分泌物排出体外的方法,又称重力引流。体位引流适用于肺脓肿、支气管扩张症等有大量痰液排出不畅时;禁用于有明显呼吸困难和发绀,心肌梗死、心功能不全等严重心血管疾病,出血性疾病,肺水肿,肺栓塞,急性胸部损伤及年老体弱不能耐受的患者。其具体方法如下。①引流前准备:向患者解释体位引流的目的、过程和注意事项,监测生命体征和肺部听诊,明确病变部位。引流前15分钟遵医嘱给予支气管扩张剂(如有条件则可使用雾化器或手按定量吸入器)。备好排痰用纸巾或一次性容器。②引流体位:引流体位的选择取决于分泌物潴留的部位和患者的耐受程度(表2-3)。原则上应使病变部位处于高位,使引流支气管开口向下,有利于潴留的分泌物随重力作用流入支气管和气管排出。首先引流上叶,然后引流下叶后基底段(图2-5、图2-6)。如果患者不能耐受,则应及时调整姿势。头外伤、胸部创伤、咯血、严重心血管疾病和患者状况不稳定者,不宜采用头低位进行体位引流。③引流时间:根据病变部位、病情和患者状况,每天1~3次,每次15~20分钟。一般于饭前进行,早晨清醒后立即进行效果最好。如需在餐后进行,则为了预防胃食管反流、恶心和呕吐等不良反应,应在餐后1~2小时进行。④引流的观察:引流时,应有护士或家属的协助,观察患者有无出汗、脉搏细弱、头晕、疲劳、面色苍白等症状,评估患者对体位引流的耐受程度,如患者出现心率超过120次/分、心律失常、高血压、低血压、眩晕或发绀,则应立即停止引流并通知医生。⑤引流的配合:在体位引流的过程中,鼓励并指导患者做腹式深呼吸及有效咳嗽,辅以胸部叩击或振荡等措施。协助患者在保持引流体位时进行咳嗽,也可取坐位,以产生足够的气流来促进排痰,提高引流效果。⑥引流后护理:体位引流结束后,帮助患者采取舒适体位,弃掉污物。给予清水或漱口剂漱口,保持口腔清洁,减少呼吸道感染的机会。观察引流出的痰液的性质、量及颜色,并记录。听诊肺部呼吸音的改变,评价体位引流的效果并记录。

表2-3　引流体位

病变部位		引流体位
左上叶	尖后段(S Ⅰ + Ⅱ)	坐位,上身向前,向右倾斜
	前段(S Ⅱ)	前倾位
	上舌段(S Ⅲ)	仰卧位,向右转体45°,抬高床尾40cm,呈头低足高位
	下舌段(S Ⅳ + Ⅴ)	仰卧位,向右转体45°,抬高床尾40cm,呈头低足高位
右上叶	尖段(S Ⅰ)	坐位
	后段(S Ⅱ)	左侧卧位,面部向下转45°,以枕支持体位
	前段(S Ⅲ)	仰卧位,右侧后背垫高30°
右中叶	内侧段+外侧段(S Ⅳ + Ⅴ)	左侧3/4仰卧位(右侧向后转45°),抬高床尾30°,呈头低脚高位
下肺叶	上段/背段(S Ⅵ)	俯卧位,垫高腹部,使臀高于胸,亦可取膝胸卧位
	内侧前底段(S Ⅶ + Ⅷ)	仰卧位,在大腿下方垫枕,抬高床尾50~60cm,呈头低足高位
	(右)内侧底段(S Ⅶ)	左侧卧位,面向下转45°,臀高于胸
	外侧底段(S Ⅸ)	健侧卧位,患侧在上,在腰部垫枕,抬高床尾50~60cm,呈头低足高位
	后底段(S Ⅹ)	俯卧位,在腹部垫枕,抬高床尾50~60cm,呈头低足高位

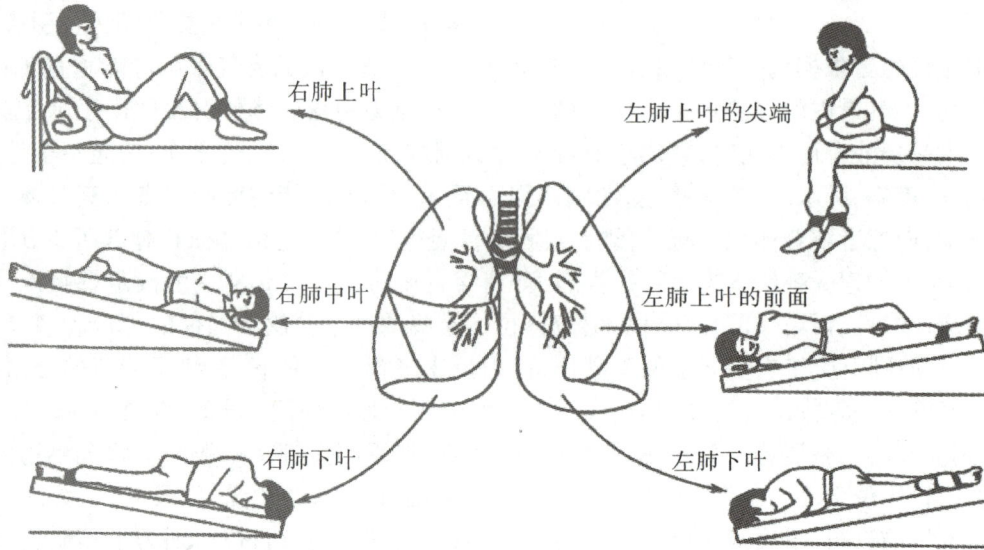

图2-5 体位引流

☞**考点提示:**体位引流的护理。

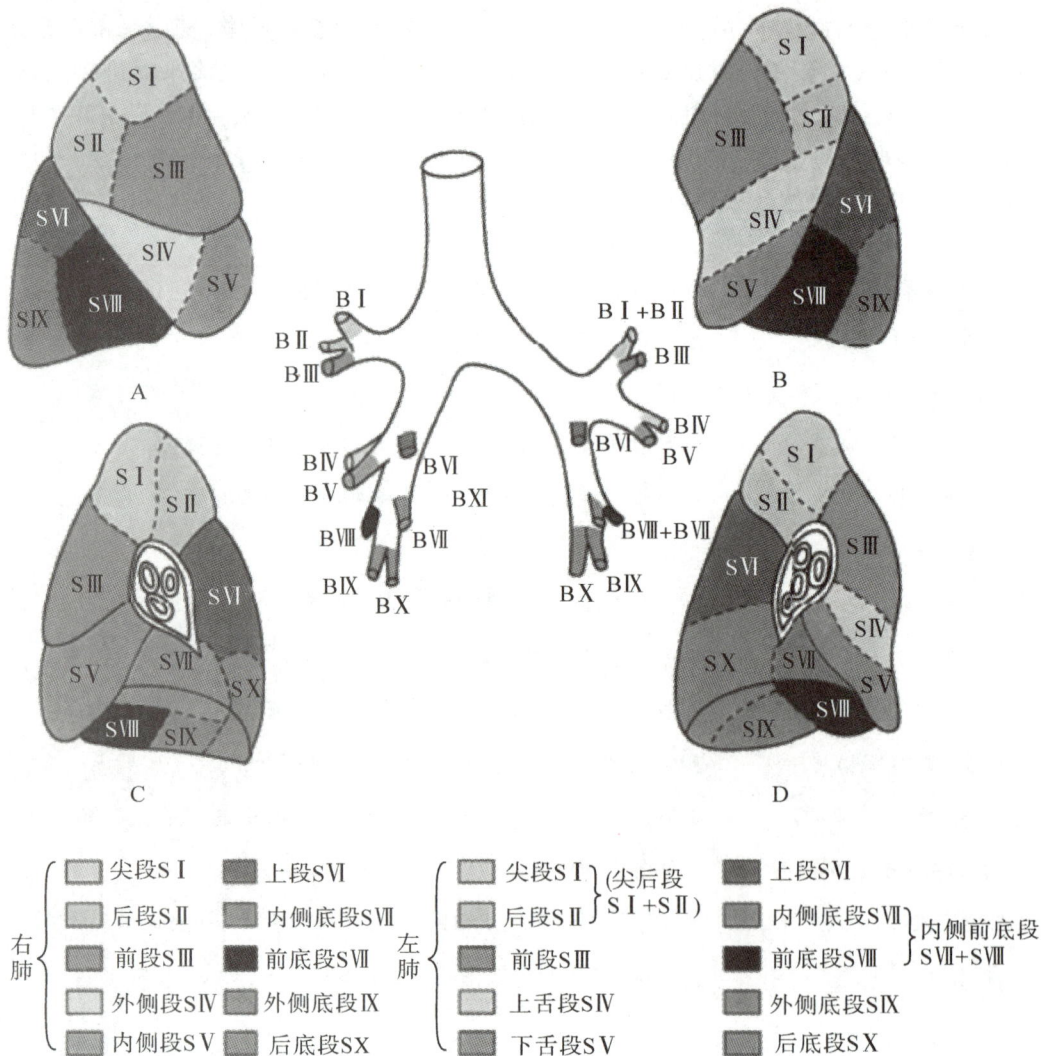

右肺			左肺		
尖段SⅠ	上段SⅥ		尖段SⅠ (尖后段 SⅠ+SⅡ)	上段SⅥ	
后段SⅡ	内侧底段SⅦ		后段SⅡ	内侧底段SⅦ 内侧前底段 SⅦ+SⅧ	
前段SⅢ	前底段SⅧ		前段SⅢ	前底段SⅧ	
外侧段SⅣ	外侧底段Ⅸ		上舌段SⅣ	外侧底段SⅨ	
内侧段SⅤ	后底段SⅩ		下舌段SⅤ	后底段SⅩ	

图2-6 肺段支气管和支气管肺段

3.咯血、窒息的护理　详见本章第二节的相关内容。

【健康教育】

1.疾病知识宣教　指导帮助患者及其家属了解疾病发生、发展与治疗、护理的过程。指导患者预防和及时治疗呼吸道感染,如应及时清除上呼吸道慢性病灶(如扁桃体炎、鼻窦炎等)。指导患者戒烟,避免吸入刺激性气体,避免烟雾和灰尘,避免食用刺激性食物,避免过度劳累,以免引起咳嗽而发生咯血等。指导患者自我监测病情,一旦发现症状加重,就应及时就诊。

2.生活指导　讲明加强营养对机体康复的作用,使患者能主动摄取必需的营养素,以增加机体抗病能力。鼓励无咯血和无急性感染的患者参加体育锻炼,但应避免剧烈运动,防止出现咯血,建立良好的生活习惯,劳逸结合,以维护心、肺功能状态。

3.排痰指导　强调清除痰液对减轻症状、预防感染的重要性,指导患者及其家属学习和掌握有效咳嗽、胸部叩击、雾化吸入及体位引流等排痰方法。指导患者正确使用祛痰剂和支气管舒张药物,强调长期坚持,以控制病情的发展。

第九节　肺结核

课件

案例导学

患者,女,33岁,反复咳嗽、咳痰2个月、咯血2天。患者2个月前受凉后出现咳嗽、咳黏液脓性痰,量不多,午后低热,夜晚盗汗,当时按肺部感染治疗,上述症状缓解,但停药后复发。2天前出现痰中带血,入院当天整口咯血,量约200mL。发病以来体重下降约1kg。

身体评估:体温37℃,脉搏80次/分,呼吸16次/分,血压98/64mmHg;营养差,双上肺呼吸音低,可闻及少量细湿啰音。

X线胸片:双上肺有片状阴影,内可见小透光区。

请思考:

1.该患者最可能的诊断是什么,主要治疗方法有哪些?

2.该患者有哪些主要护理诊断? 对其应怎样护理?

3.对该患者进行健康教育的内容有哪些?

肺结核(pulmonary tuberculosis)是结核分枝杆菌引起的肺部慢性传染性疾病。肺结核是全球关注的公共卫生和社会问题,也是我国重点控制的主要疾病之一。目前,全球结核病负担占比最高的3个国家是印度(27%)、中国(14%)和俄罗斯(8%)。

我国的结核病疫情呈现感染率高、患病率高、死亡率高、递降率低、地区患病率差异大的特点。为帮助患者规律服药和完成疗程,1991年,世界卫生组织(World Health Organization,WHO)将全程督导短程化学治疗(directly observed treatment of short course strategy,DOTS)策略正式确定为官方策略。

【病因与发病机制】

1.结核分枝杆菌　为结核分枝杆菌复合群,包括人型结核分枝杆菌、牛型结核分枝杆菌、非洲型分枝杆菌和鼠型分枝杆菌。人肺结核的致病菌90%以上为人型结核分枝杆菌。典型的结核分枝杆菌是细长、稍弯曲、两端圆形的杆菌。结核分枝杆菌的生物学特性有以下几点。

(1)抗酸性:结核分枝杆菌耐酸,染色呈红色,可抵抗盐酸酒精的脱色作用,故又称抗酸杆菌。

(2)生长缓慢:结核分枝杆菌为需氧菌,在良好的实验室培养条件下,12~24小时分裂一次,相比每隔15~60分钟就有规律增殖一次的大部分可培养细菌来说,结核分枝杆菌的生长是相当慢的。一般需培养 4 周才能形成 1mm 左右的菌落。

（3）抵抗力强：结核分枝杆菌对干燥、酸、碱、冷的抵抗力较强。在干燥的环境中可存活 6～8 个月，甚至数年，在阴湿环境下能生存 5 个月以上。一般的化学消毒剂（如除污剂或合成洗涤剂）对结核分枝杆菌不起作用。但结核分枝杆菌对热、光照和紫外线照射非常敏感，在烈日下暴晒 2～7 小时可被杀死；10W 紫外线灯距照射物 0.5～1m，照射 30 分钟有明显杀菌作用，煮沸 5 分钟即可被杀死。在常用杀菌剂中，70% 酒精最佳，接触 2 分钟即可杀菌。将痰吐在纸上直接焚烧是最简易的灭菌方法。5% 苯酚或 1.5% 煤酚皂（来苏儿液）可以杀菌，但需时较长，如 5% 苯酚需 24 小时才能杀死痰中的结核分枝杆菌。

（4）菌体结构复杂：结核分枝杆菌菌体成分复杂，主要有类脂质、蛋白质和多糖类等。类脂质占总量的 50%～60%，其中的蜡质约占类脂质的 50%，其作用与结核病的组织坏死、干酪液化、空洞发生以及结核变态反应有关。蛋白质以结合形式存在，是结核分枝杆菌素的主要成分，可诱发皮肤变态反应。多糖类与血清反应等免疫应答有关。

☞考点提示：结核分枝杆菌的生物学特性。

2. 肺结核的传播　传染源主要是痰中带菌的肺结核患者，尤其是未经治疗的患者。飞沫传播是肺结核最重要的传播途径。传染性的大小除取决于患者排出结核分枝杆菌量的多少外，还与空间含结核分枝杆菌微滴的密度和通风情况、接触的密切程度和时间长短以及个体免疫力的状况有关。患者在咳嗽、咳痰、打喷嚏或高声说笑时，可产生大量的含有结核分枝杆菌的微滴，1～5μm 大小的微滴可较长时间悬浮于空气中，在空气不流通的室内可达 5 小时，与患者密切接触者可因吸入而感染，因此，通风换气，减少空间微滴的密度是减少肺结核传播的有效措施。当然，减少空间微滴数量最根本的方法是治愈结核病患者。影响机体对结核分枝杆菌自然抵抗力的因素除遗传因素外，还包括生活贫困、居住拥挤、营养不良等社会因素。婴幼儿细胞免疫系统不完善，老年人、HIV 感染者、免疫抑制剂使用者、慢性疾病患者等免疫力低下，都是结核病的易感人群。

3. 结核病在人体的发生与发展

（1）结核病免疫和迟发性变态反应：具体如下。

1）免疫力：由于结核分枝杆菌为细胞内寄生菌，主要是细胞免疫，表现为淋巴细胞致敏和吞噬细胞的功能增强。人体对结核分枝杆菌的免疫力分非特异性免疫力和特异性免疫力 2 种。后者是通过接种卡介苗或感染结核分枝杆菌后所获得的免疫力，其免疫力强于前者。但两者对防止结核病的保护作用都是相对的。机体免疫力强可防止发病或使病变趋于局限，而营养不良患者、婴幼儿、老年人、糖尿病患者及使用糖皮质激素、免疫抑制剂者等免疫功能低下的群体，容易受结核分枝杆菌感染而发病，或使原已稳定的病灶重新活动。

2）Ⅳ型变态反应（又称迟发型超敏反应）：在结核分枝杆菌侵入人体后 4～8 周，机体组织对结核分枝杆菌及其代谢产物可发生Ⅳ型变态反应。此时如用结核菌素做皮肤试验，则呈阳性反应。免疫力与Ⅳ型变态反应之间关系复杂，尚不十分清楚，大致认为两者既有相似，又有独立的一面，变态反应不等于免疫力。

3）Koch 现象：1890 年，Koch 观察到，将结核分枝杆菌注射到未感染的豚鼠体内，10～14 天后注射局部红肿、溃烂，形成深的溃疡乃至局部淋巴结肿大，最后结核分枝杆菌全身播散，造成豚鼠死亡。将同量结核分枝杆菌注射到 3～6 周前已受少量结核分枝杆菌感染和结核菌素皮肤试验阳转的豚鼠，2～3 天后注射局部出现红肿，形成表浅溃烂，继之较快愈合，无淋巴结肿大，无播散和死亡。这种机体对结核分枝杆菌再感染和初感染所表现出不同反应的现象称为 Koch 现象。较快的局部红肿和表浅溃烂是由结核菌素诱导的迟发性变态反应的表现；结核分枝杆菌无播散，引流淋巴结无肿大以及溃疡较快愈合是具有免疫力的反映。

（2）原发感染：指机体首次感染结核分枝杆菌。人体初次感染后,若结核杆菌未被吞噬细胞完全清除,并在肺泡巨噬细胞内外生长繁殖,这部分肺组织即出现炎性病变,称为原发病灶。原发病灶中的结核分枝杆菌沿着肺内引流淋巴管到达肺门淋巴结,引起淋巴结肿大。原发病灶、引流淋巴管炎和肿大的肺门淋巴结称为原发综合征。原发病灶继续扩大,可直接播散或经血流播散到邻近的组织、器官,发生结核病。

当结核分枝杆菌首次侵入人体开始繁殖时,人体通过细胞介导的免疫系统对结核分枝杆菌产生特异性免疫,使原发病灶、肺门淋巴结和播散到全身各器官的结核分枝杆菌停止繁殖,原发病灶炎症迅速吸收或留下少量钙化灶,肿大的肺门淋巴结逐渐缩小、纤维化或钙化,播散到全身各器官的结核分枝杆菌大部分被消灭,这就是原发感染最常见的良性过程。但仍然有少量结核分枝杆菌没有被消灭,长期处于休眠期,成为继发性结核病的来源之一。

（3）继发感染：指初次感染后再次感染结核分枝杆菌。继发性结核病与原发性结核病有明显的差异。因为继发性结核病有明显的临床症状,容易出现空洞和排菌,有传染性,所以继发性结核病具有重要的临床和流行病学意义,是防治工作中的重点。继发性肺结核的发病有 2 种：一种发病慢,临床症状少而轻,多发生在肺尖或锁骨下,痰涂片检查呈阴性,预后良好;另一种发病快,几周时间即出现广泛的病变、空洞和播散,痰涂片检查呈阳性。这类患者为在青春期女性、营养不良、抵抗力弱的群体以及免疫功能受损者。

继发性结核病的发病,目前认为有 2 种方式：一种方式是原发性结核感染时期遗留下来的潜在病灶中的结核分枝杆菌重新活动而发生的结核病,称内源性复发。据统计,约 10% 的结核分枝杆菌感染者,在一生的某个时期发生继发性结核病。另一种方式是由于受到结核分枝杆菌的再感染而发病,称为外源性重染。不同发病方式主要取决于当地的结核病流行病学特点与严重程度。

4. 结核病的基本病理变化　结核病的基本病理变化是渗出、增生(结核结节形成)和干酪样坏死,以破坏与修复同时进行为特点,故上述 3 种病理变化多同时存在,或以某种变化为主,且可相互转化。以渗出为主的病变主要出现在结核性炎症初期阶段或病变恶化复发时,可表现为局部中性粒细胞浸润,继之由巨噬细胞和淋巴细胞取代。以增生为主的病变表现为典型的结核结节形成,为结核病的特征性改变。直径约为 0.1mm,数个融合后肉眼能见到,由淋巴细胞、上皮样细胞、朗汉斯巨细胞以及成纤维细胞组成。结核结节的中间可出现干酪样坏死。大量的上皮样细胞互相聚集、融合、生成多核巨细胞,称为朗汉斯巨细胞。以增生为主的病变发生在机体抵抗力较强、病变恢复阶段。干酪样坏死病变常发生于机体抵抗力降低或菌量过多、变态反应过于强烈时,干酪坏死组织发生液化后,经支气管排出形成空洞,其内含有大量结核分枝杆菌,肉眼下见病灶呈黄灰色,质松而脆,状似干酪,故称干酪样坏死。

【临床表现】

各型肺结核的临床表现不尽相同,但有共同之处。

1. 症状

（1）全身症状：发热最常见,多为长期午后低热。部分患者有乏力、食欲减退、盗汗和体重减轻等全身毒性症状。育龄女性可有月经失调或闭经。当肺部病灶进展播散时,可有不规则高热、畏寒等。

（2）呼吸系统症状：具体如下。

1）咳嗽、咳痰：为肺结核最常见症状。初期多为干咳或有少量白色黏液痰。有空洞形成时,痰量增多;合并细菌感染时,痰呈脓性且量增多;合并厌氧菌感染时,有大量脓臭痰;合并支气管结核时,表现为刺激性咳嗽。

2）咯血：1/3 ~ 1/2 的肺结核患者有不同程度的咯血,咯血量不等,多为小量咯血,少数严重者可大量咯血。

笔记

3）胸痛：病变累及胸膜时，可出现胸痛，为胸膜炎性胸痛，并随呼吸运动和咳嗽而加重。

4）呼吸困难：当病变广泛和（或）患结核性胸膜炎大量胸腔积液时，可有呼吸困难，多见于干酪样肺炎、纤维空洞性肺结核和大量胸腔积液者。

2. 体征　取决于病变的性质和范围。当病变范围小时，多无异常体征。当渗出性病变范围较大或干酪样坏死时，可有肺实变体征，如触觉语颤增强、听诊闻及支气管呼吸音和细湿啰音。慢性纤维空洞性肺结核或胸膜粘连、增厚时，可有胸廓塌陷、纵隔及气管向患侧移位。结核性胸膜炎早期有局限性胸膜摩擦音，之后可出现典型的胸腔积液体征。支气管结核可有局限性哮鸣音。

3. 并发症　可并发自发性气胸、脓气胸、支气管扩张症、慢性肺源性心脏病等。结核分枝杆菌随血行播散后，可并发淋巴结、脑膜、骨及泌尿生殖器官等肺外结核。

☞**考点提示**：肺结核的临床表现。

【辅助检查】

1. 痰结核分枝杆菌检查　是确诊肺结核最特异的方法，也是制订化疗方案和考核治疗效果的主要依据。每一个有肺结核可疑症状或肺部有异常阴影的患者都必须查痰。临床上以直接涂片镜检最常用，若抗酸杆菌阳性，肺结核诊断基本可成立。为提高检出率，应收集患者深部痰液并连续多次送检。痰结核菌培养的敏感性和特异性高于涂片法，常作为结核病诊断的"金标准"，一般需培养 2～6 周，若培养至 8 周仍未见细菌生长，则报告为阴性。其他如聚合酶链反应（polymerase chain reaction，PCR）、基因芯片技术等方法也可为诊断提供帮助。

2. 影像学检查　胸部 X 线检查是诊断肺结核的常规首选方法，不但可以发现早期轻微的结核病变，确定病变部位、范围、形态、密度、与周围组织的关系、病变阴影的伴随影像，还可以判断病变性质、有无活动性、有无空洞、空洞大小和洞壁特点等。其特点是病变多发生在上叶的尖后段、下叶的背段和后基底段，呈多态性，即浸润、增殖、干酪、纤维钙化病变可同时存在，密度不均匀、边缘较清楚和病变变化较慢，易形成空洞和播散病灶。肺部 CT 检查可发现微小或隐蔽性病灶。

3. 结核菌素试验　结核菌素试验广泛应用于检出结核分枝杆菌的感染，而非检出结核病。WHO 与国际防痨和肺病联合会推荐使用的结核菌素为纯化蛋白衍生物（purified protein derivative，PPD），通常取 0.1mL（5IU）结核菌素，在左前臂屈侧中上 1/3 交界处做皮内注射，以局部出现 7～8mm 大小的圆形橘皮样皮丘为宜。注射 72 小时（48～96 小时）后，测量皮肤硬结的横径和纵径，得出平均直径 =（横径 + 纵径）/2。阴性：硬结直径 <5mm 或无反应。阳性：硬结直径≥5mm，其中 5～10mm 为一般阳性，10～15mm 为中度阳性，>15mm 或局部出现双圈、水疱、坏死或淋巴管炎为强阳性。

结核菌素试验阳性仅表示曾有结核分枝杆菌感染，并不一定患结核病。结核菌素试验对婴幼儿的诊断价值大于成人，因年龄越小，自然感染率越低。对 3 岁以下时强阳性反应者，应视为有新近感染的活动性结核病，应进行治疗。结核菌素试验阴性除见于机体未感染结核分枝杆菌外，还见于初染结核分枝杆菌 4～8 周内，机体变态反应尚未充分建立；当机体免疫功能低下或受抑制时，如在严重营养不良、重症结核、肿瘤、HIV 感染、使用糖皮质激素及免疫抑制剂等情况下，结核菌素反应也可暂时消失，待病情好转后，结核菌素试验又会转为阳性反应。

4. 纤维支气管镜检查　纤维支气管镜检查常应用于支气管结核和淋巴结支气管瘘的诊断。支气管结核表现为黏膜充血、溃疡、糜烂、组织增生、形成瘢痕和支气管狭窄。既可以在病灶部位钳取活体组织进行病理学检查和结核分枝杆菌培养，也可取肺内病灶进行活检，提供病理学诊断。

☞**考点提示**：肺结核的常用辅助检查。

【诊断要点】

1.肺结核的诊断方法 根据结核病的症状和体征、肺结核接触史,结合胸部 X 线检查及痰结核分枝杆菌检查,多可作出诊断。值得注意的是,因部分患者无明显症状,故 X 线健康检查是发现早期肺结核的主要方法。

2.肺结核的诊断程序

(1)可疑症状患者筛选:首先是咳嗽、咳痰持续 2 周以上和咯血,其次是午后低热、乏力、盗汗、月经不调或闭经,有肺结核接触史或肺外结核。若有上述情况,则应考虑到患肺结核的可能性,要进行痰抗酸杆菌和肺部 X 线检查。

(2)是否为肺结核:凡 X 线检查肺部发现有异常阴影者,必须通过系统检查确定病变性质是结核性还是其他性质。如一时难以确定,则可经 2 周左右的观察后复查,大部分炎症病变会有所变化,肺结核则变化不大。

(3)有无活动性:如果确诊为肺结核,则应进一步明确有无活动性。若为结核活动性病变,则必须给予治疗。病原学阳性是判断肺结核活动性的"金标准"。可凭借 X 线胸片上的病变表现判别有无活动性病变。若胸前表现为钙化、硬结或纤维化,痰检查不排菌,无任何症状,则为无活动性肺结核。

(4)是否排菌:确定活动性后,还要明确是否排菌,这是确定传染源的唯一方法。

(5)是否耐药:通过药物敏感试验确定是否耐药。

(6)明确初、复治:通过病史询问明确初、复治患者,两者的治疗方案迥然不同。

3.肺结核的分类标准和诊断要点 目前我国实施的是《结核病分类》(WS 196—2017)卫生行业标准,突出了对痰结核分枝杆菌检查和化学治疗史的描述,使分类法更符合现代结核病控制的概念和实用性。

(1)结核病的分类和诊断要点:新的分类标准将结核病分为以下几种类型。

1)原发型肺结核:包括原发综合征和胸内淋巴结结核。症状多轻微而短暂,有结核病接触史,结核菌素试验多为强阳性。典型的原发综合征 X 线胸片表现为原发病灶、引流淋巴管炎和肿大的肺门淋巴结,呈哑铃形阴影(图 2-7)。原发病灶一般吸收较快,不留任何痕迹。原发型肺结核多见于儿童及从边远山区、农村初进城市的成人。

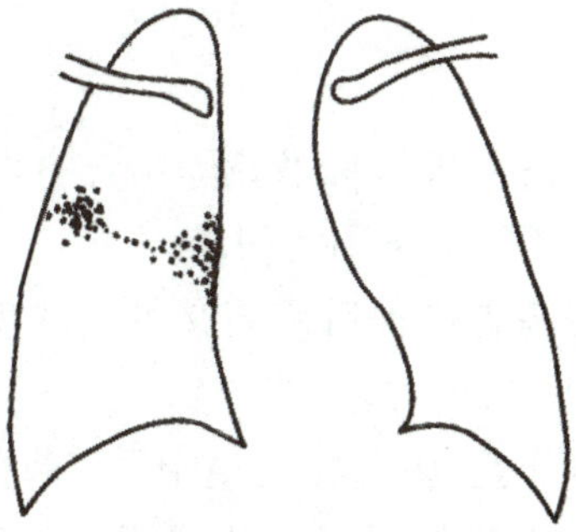

图 2-7 原发综合征

2)血行播散型肺结核:包括急性血行播散型肺结核(急性粟粒型肺结核)及亚急性或慢性血行播散型肺结核,是由病变中的结核分枝杆菌侵入血管所致。急性粟粒型肺结核起病急,全身毒血症状重,常伴发肺外结核;X 线检查显示双肺满布粟粒状阴影,常在症状出现 2 周左右出现,结节直径 2mm 左右;常见于婴幼儿和青少年,特别是营养不良、长期应用免疫抑制剂者。成年人也可发生。若人体抵抗力较强,少量结核分枝杆菌分批经血液循环进入肺部,病灶常大小不均匀、新旧不等,在双中上肺野呈对称性分布,为亚急性或慢性血行播散型肺结核。

3)继发型肺结核:多由体内潜伏病灶中的结核分枝杆菌重新活动而发病,少数为外源性再感染,多见于成年人,病程长,易反复,其中浸润性肺结核为肺结核中最常见的一种类型。

浸润性肺结核:多发生在肺尖和锁骨下。X线检查显示为片状、絮状阴影,可有空洞。

空洞性肺结核:空洞由干酪渗出病变溶解形成,洞壁不明显、有多个空腔,形态不一。空洞性肺结核多有支气管播散,临床表现为发热、咳嗽、咳痰和咯血,患者痰中经常排菌。

结核球:为由纤维组织包绕干酪样结核病变或干酪样空洞阻塞性愈合形成的球形病灶,一般为单个,直径1~3cm,多位于肺的上叶。一般表现为球形块状影,轮廓清楚,密度不均匀,可含有钙化灶或透光区,周围可有散在的纤维增殖性病灶,常称为"卫星灶"。病灶相对稳定,可长期保持静止状态。当机体抵抗力下降时,病灶可恶化进展。

干酪性肺炎:大叶性干酪样肺炎X线检查呈大叶性密度均匀的磨玻璃状阴影,逐渐出现溶解区,呈虫蚀样空洞,可有播散病灶,痰中能查出结核分枝杆菌。小叶性干酪样肺炎的症状和体征比大叶性干酪样肺炎轻,X线检查呈小叶斑片播散病灶,多发生在双肺中下部。干酪性肺炎的发生于免疫力低下、体质衰弱、大量结核分枝杆菌感染的患者。

纤维空洞性肺结核:肺结核未及时发现或治疗不当,使空洞长期不愈,反复发展恶化,双侧或单侧的空洞壁增厚和广泛纤维增生,造成肺门抬高,肺纹理呈垂柳样,纵隔向患侧移位,健侧可发生代偿性肺气肿。

4)结核性胸膜炎:包括结核性干性胸膜炎、结核性渗出性胸膜炎、结核性脓胸,其中以结核性渗出性胸膜炎最常见。

5)其他肺外结核:按部位和脏器命名,如骨关节结核、肾结核、肠结核等。

6)菌阴肺结核:即3次痰涂片及1次培养阴性的肺结核。其诊断标准为:①典型肺结核临床症状和胸部X线表现;②抗结核治疗有效;③临床可排除其他非结核性肺部疾病;④PPD(5IU)强阳性,血清抗结核抗体阳性;⑤痰结核菌PCR和探针检测呈阳性;⑥肺外组织病理证实结核病变;⑦支气管肺泡灌洗(bronchoalveolar lavage,BAL)液中检出抗酸分枝杆菌;⑧支气管或肺部组织病理证实结核病变。具备①~⑥中的3项或⑦~⑧中的任何1项可确诊。

考点提示:肺结核的分类及特点。

(2)病变范围及空洞部位:按右、左侧,分上、中、下肺野记述。以第2和第4前肋内侧端下缘将两肺分为上、中、下肺野。

(3)治疗状况记录:具体如下。

1)初治:未开始抗结核治疗的患者;正进行标准化学治疗方案用药而未满疗程的患者;不规则化学治疗未满1个月的患者。符合此上任何1条即为初治。

2)复治:初治失败的患者;规则用药满疗程后痰菌又复阳的患者;不规律化学治疗超过1个月的患者;慢性排菌患者。符合此上任何1条即为复治。

4.肺结核的记录方式 按结核病分类、病变部位、范围、痰菌情况、化学治疗史书写。血行播散型肺结核可注明"急性"或"慢性";继发型肺结核可注明"浸润性""纤维空洞性"等。并发症如支气管扩张症等,并存病如糖尿病,手术(如肺切除术后),可在化学治疗史后按并发症、并存病、手术等顺序书写。

记录举例:①纤维空洞性肺结核;双上涂(+),复治;②肺不张;③肺上叶切除术后。

【治疗要点】

1.肺结核的化学治疗 化学治疗的主要作用在于迅速杀死病灶中大量繁殖的结核分枝杆菌,使患者由传染性转为非传染性,中断传播,防止耐药性产生,最终达到治愈的目的。

(1)肺结核化学治疗的生物学机制:具体如下。

结合案例讲解肺结核的治疗与护理

1)药物对不同代谢状态和不同部位的结核分枝杆菌群的作用:结核分枝杆菌根据其代谢状态可分为 A、B、C、D 4 个菌群。A 菌群:快速繁殖,多位于巨噬细胞外和肺空洞干酪液化部分,占结核分枝杆菌的绝大部分。因细菌数量大,故易产生耐药变异菌。B 菌群:处于半静止状态,多位于巨噬细胞内的酸性环境中和空洞壁坏死组织中。C 菌群:处于半静止状态,可有突然间歇性短暂的生长繁殖,存在于干酪样坏死灶中。D 菌群:处于休眠状态,不繁殖,数量很少。抗结核药物对不同菌群的作用各异,多数结核药物可以作用于 A 菌群,异烟肼和利福平具有早期杀菌作用,能在治疗的 48 小时内迅速杀菌,使菌群数量明显减少,传染性减少或消失,痰菌阴转。B 菌群和 C 菌群由于处于半静止状态,抗结核药物的作用相对较差,有"顽固菌"之称。杀灭 B 和 C 菌群可以防止复发。抗结核药物对 D 菌群无作用。

2)耐药性:可分为先天耐药和继发耐药 2 种。先天耐药为结核分枝杆菌在自然繁殖中,由于染色体基因突变而出现的极少量天然耐药菌。单用一种药物可杀灭大量敏感菌,但天然耐药菌却不受影响,继续生长繁殖,最终菌群中以天然耐药菌为主,使该抗结核药物治疗失败。继发耐药是药物与结核分枝杆菌接触后,有的细菌发生诱导变异,逐渐能适应在含药环境中继续生存,因此,强调在联合用药的条件下也不能中断治疗,短程疗法最好应用全程督导化疗。

3)间歇化学治疗:结核分枝杆菌与不同药物接触后可产生不同时间的延缓生长期。在结核分枝杆菌重新生长繁殖前再次投以高剂量药物,可使细菌持续受抑制,直至被消灭。如结核分枝杆菌接触异烟肼和利福平 24 小时后分别可有 6~9 天和 2~3 天的延缓生长期。间歇化学治疗减少了投药次数,节省了费用,也减轻了督导治疗的工作量和药物的不良反应。

4)顿服:抗结核药物血中高峰浓度的杀菌作用优于经常性维持较低药物浓度水平的情况。每天剂量 1 次顿服要比每天分 2 次或 3 次服用所产生的高峰血药浓度高 3 倍左右。

(2)化学治疗的原则:早期、规律、全程、适量和联合治疗是化学治疗的原则。整个化疗方案分强化和巩固两个阶段。

1)早期:是指一旦发现和确诊结核后均应立即给予化学治疗。早期病灶内结核菌以 A 群为主,局部血流丰富,药物浓度高,可发挥其最大的抗菌作用,以迅速控制病情及减少传染性。

2)规律:严格按照化学治疗方案规定的用药,不可随意更改方案、遗漏或随意中断用药,以避免细菌产生耐药性。

3)全程:指患者必须按治疗方案,坚持完成规定疗程,是提高治愈率和减少复发率的重要措施。

4)适量:是指严格遵照适当的药物剂量用药。用药剂量过低不能达到有效血药浓度,影响疗效,易产生耐药性;剂量过大易发生药物不良反应。

5)联合:是指根据病情及抗结核药的作用特点,联合使用两种以上药物。联合用药可杀死病灶中不同生长速度的菌群,减少和预防耐药菌的产生,增加药物的协同作用。

☞**考点提示:**肺结核的化疗原则。

(3)常用抗结核药物:抗结核药物依据其抗菌能力分为杀菌剂与抑菌剂。常规剂量下药物在血液中(包括巨噬细胞内)的浓度能达到试管内最低抑菌浓度的 10 倍以上时才能起杀菌作用,否则仅有抑菌作用。异烟肼和利福平在巨噬细胞内外均能达到杀菌浓度,称全杀菌剂。异烟肼是单一抗结核药中杀菌力,特别是早期杀菌力最强者,其对不断繁殖的结核菌(A 群)作用最强。利福平对 A、B、C 菌群均有作用。吡嗪酰胺和链霉素为半杀菌剂。吡嗪酰胺能杀灭巨噬细胞内酸性环境中的结核菌,是目前 B 菌群最佳的半杀菌剂。链霉素主要杀灭巨噬细胞外碱性环境中的结核菌。乙胺丁醇为抑菌剂,与其他抗结核药联用可延缓其他药物耐药性的发生。其他抗结核药物有乙硫异烟胺、丙硫异烟胺、阿米卡星、氧氟沙星、对氨基水杨酸等。常用抗结核药的抗菌特点和主要不良反应见表 2-4。

表2-4 常用抗结核药的抗菌特点和主要不良反应

药名（缩写）	抗菌特点	主要不良反应
异烟肼（INH）	全杀菌	周围神经炎，偶有肝功能损害；注意消化道反应，避免与抗酸药同服
利福平（RFP）	全杀菌	肝功能损害，过敏反应；体液及分泌物会呈橘黄色；注意药物相互作用：加速口服避孕药、降糖药、茶碱、抗凝血药等药物的排泄，使药效降低
链霉素（SM）	半杀菌	耳鸣或听力改变、眩晕、肾功能损害
吡嗪酰胺（PZA）	半杀菌	肠胃不适、肝功能损害、高尿酸血症、关节痛
乙胺丁醇（EMB）	抑菌药	视神经炎，需检查视觉灵敏度和颜色的鉴别力（用药前、用药后每1~2个月1次）
对氨基水杨酸（PAS）	抑菌药	胃肠道反应、肝功能损害、过敏

☞**考点提示**：肺结核的常用化疗药物及不良反应。

（4）化学治疗方案：为充分发挥化学治疗在结核病防治工作中的作用，解决滥用抗结核药物、化疗方案不合理和混乱造成的治疗效果差、费用高、治疗期过短或过长、药物供应和资源浪费等实际问题，在全面考虑到化疗方案的疗效、不良反应、治疗费用、患者接受性和药源供应等条件下，经国内外严格对照研究证实的化疗方案，可供选择作为标准方案。实践证实，执行标准方案符合投入效益原则。

1）初治涂阳活动性肺结核的常用方案：具体如下。

每天用药方案如下。①强化期：前2个月用异烟肼、利福平、吡嗪酰胺和乙胺丁醇，顿服。②巩固期：后4个月用异烟肼及利福平，顿服。简写为：2HRZE/4HR。其中药名缩写前的数字代表每疗程的用药时间，单位为"月"。

间歇用药方案如下。①强化期：异烟肼、利福平、吡嗪酰胺和乙胺丁醇，隔天1次或每周3次，2个月。②巩固期：异烟肼及利福平，隔天1次或每周3次，4个月。简写为：$2H_3R_3Z_3E_3/4H_3R_3$。每个药名右侧的下标"3"表示每周3次，无下标者表示每天服用。

2）复治涂阳肺结核的治疗方案：对复治涂阳肺结核患者强烈推荐进行药物敏感性试验，对敏感患者按下列方案治疗，对耐药者纳入耐药方案治疗。

每天用药方案如下。①强化期：异烟肼、利福平、吡嗪酰胺、链霉素和乙胺丁醇，每天1次，2个月。②巩固期：异烟肼、利福平和乙胺丁醇，每天1次，6~10个月，简写为2HRZES/6~10HRE。

间歇用药方案如下。①强化期：异烟肼、利福平、吡嗪酰胺、链霉素和乙胺丁醇，隔天1次或每周3次，2个月。②巩固期：异烟肼、利福平和乙胺丁醇，隔天1次或每周3次，6个月，简写为$2H_3R_3Z_3S_3E_3/6~10H_3R_3E_3$。

3）初治涂阴肺结核的常用方案：$2HRZ/4HR$、$2H_3R_3Z_3/4H_3R_3$。

上述间歇方案为我国结核病规划所采用，但必须采用全程督导化学治疗管理，以保证患者不间断地规律用药。

2. 对症治疗

（1）毒性症状：在有效抗结核治疗1~3周内，毒性症状多可消失，无须特殊处理。若中毒症状重，则可在使用有效抗结核药物的基础上短期加用糖皮质激素，以减轻中毒症状和炎症反应。

（2）咯血：为肺结核的常见症状，一般少量咯血，多以安慰患者、消除紧张、卧床休息为主，中等或大量咯血时应严格卧床休息，取患侧卧位，保证气道通畅，注意防止窒息，并配血备用。大量咯血患者可用垂体后叶素5~10U加入25%葡萄糖溶液40mL，15~20分钟缓慢静脉注射，然后将垂体后叶素加入5%葡萄糖溶液，按0.1U/（kg·h）静脉滴注。必要时可经支气管镜局部止血，或插入球囊导管压迫止血。咯血窒息是致死的主要原因，须严加防范和紧急抢救。

（3）手术治疗：适用于经合理化学治疗无效、多重耐药的厚壁空洞、大块干酪灶、结核性脓胸、支气管胸膜瘘和大咯血保守治疗无效者。

【护理诊断/问题】

1. 知识缺乏:缺乏结核病治疗的相关知识。

2. 营养失调:低于机体需要量 与机体消耗增加、食欲减退有关。

3. 体温过高 与结核分枝杆菌感染有关。

4. 活动耐力下降 与结核病毒性症状有关。

5. 有孤独的危险 与隔离性治疗有关。

6. 潜在并发症:大咯血、窒息。

【护理措施】

1. 一般护理

(1)休息与活动:合理休息可以调整新陈代谢,使机体各器官的功能维持平衡,并使机体耗氧量降低,呼吸次数和深度亦降低,使肺脏获得相对休息,有利于病灶愈合。休息的程度与期限取决于患者的代谢功能、病灶的性质与病变趋势。

(2)饮食:肺结核是一种慢性消耗性疾病,宜给予高热量、高蛋白、富含维生素的易消化饮食,忌烟、酒及辛辣刺激性食物。蛋白质不仅能提供热量,还可增加机体的抗病能力及修复能力,建议成人每天摄入蛋白质 $1.5 \sim 2 g/kg$,其中鱼、肉、蛋、牛奶等优质蛋白摄入量占一半以上;多进食新鲜蔬菜和水果,以补充维生素。食物中的维生素 C 有减轻血管渗透性的作用,可以促进渗出病灶的吸收;B 族维生素对神经系统及胃肠神经有调节作用,可促进食欲。增加膳食品种,饮食中注意添加具有促进消化、增进食欲作用的食物,如藕粉、山楂、新鲜水果,于正餐前后适量摄入;选用合适的烹调方法,保证饭菜的色、香、味,以促进食欲;进餐时,应心情愉快,食欲减退者可少量多餐。每周测量体重 1 次并记录,了解营养状况是否改善。

2. 咯血的护理 详见本章第二节的相关内容。

3. 指导患者坚持用药 ①抗结核化疗对控制结核病起决定性作用,护士应向患者及其家属反复强调化疗的重要性及意义,督促患者遵医嘱服药,坚持完成规则、全程化疗,以提高治愈率、减少复发;②向患者说明化疗药的用法、疗程、可能出现的不良反应及表现,督促患者定期检查肝功能及听力情况,如出现巩膜黄染、肝区疼痛、胃肠不适、眩晕、耳鸣等不良反应,则要及时与医生联系,不要自行停药,大部分不良反应经相应处理后可以消除。

4. 正确留取痰标本 因肺结核患者有间断且不均匀排菌的特点,需多次查痰,故应指导患者正确留取痰标本。其要点是:患者需首先以清水漱口数次,以减少口腔杂菌污染;之后用力咳出深部第一口痰,并留于加盖的无菌容器中;留好标本后,尽快送检,一般不超过 2 小时;若患者无痰,则可用高渗盐水(3% ~10%)超声雾化吸入导痰。通常初诊患者应留 3 份痰标本(即时痰、清晨痰和夜间痰),夜间无痰者,应在留取清晨痰后 2~3 小时再留 1 份。复诊患者应每次送检 2 份痰标本(夜间痰和清晨痰)。

【健康教育】

1. 疾病预防指导

(1)控制传染源:早期发现患者并登记管理,及时给予合理的化学治疗和良好护理,是预防结核病疫情的关键。因肺结核具有病程长、易复发和具有传染性的特点,故必须长期随访。掌握患者从发病、治疗到治愈的全过程。

(2)切断传播途径:①涂阳肺结核患者住院治疗时需进行呼吸道隔离,室内保持良好通风,每天用紫外线消毒;②结核菌主要通过呼吸道传播,患者咳嗽或打喷嚏时应用双层纸巾遮掩,不随地吐痰,痰液应吐入带盖的容器内,用含氯消毒液浸泡 1 小时后再弃去,或吐入纸巾中,对含有痰液的纸巾应焚烧处理;接触痰液后,用流动水清洗双手;③对餐具进行煮沸消毒或用消毒液浸泡消毒,同桌共餐时使用公筷,以预防消化道传染;④被褥、书籍在烈日下暴晒;⑤患者外出时戴口罩。

（3）保护易感人群:①给未受过结核分枝杆菌感染的新生儿、儿童及青少年接种卡介苗,使人体产生对结核分枝杆菌的获得性免疫力。卡介苗不能预防感染,但可减轻感染后的发病与病情。②密切接触者应定期到医院进行有关检查。③化学药物预防:对于高危人群,如与涂阳肺结核患者有密切接触且结核菌素试验强阳性者、HIV 感染者、长期使用糖皮质激素及免疫抑制剂者、糖尿病患者等,可以服用异烟肼和（或）利福平,以预防发病。

2. 疾病知识指导 嘱患者合理安排休息时间,恢复期逐渐增加活动,以提高机体免疫力,但应避免劳累;保证营养的摄入,戒烟、酒,避免情绪波动及呼吸道感染。指导患者及其家属保持居室通风、干燥,按要求对痰液及污染物进行消毒处理。与涂阳肺结核患者密切接触的家属必要时应接受预防性化学治疗。

3. 用药指导与病情监测 向患者强调坚持规律、全程、合理用药的重要性,保证 DOTS 能顺利完成。督促患者治疗期间定期复查胸片和肝、肾功能,指导患者观察药物疗效和不良反应。定期随访。

第十节 原发性支气管肺癌

课件

案例导学

患者,男,43 岁,刺激性咳嗽,痰中带血 1 个月余。患者近来无明显诱因,反复出现阵发性刺激性咳嗽,病初为干咳,后出现痰中带血丝,曾在当地按"支气管炎"治疗,病情无明显好转。发病以来无发热、盗汗,体重无明显减轻。有 20 余年吸烟史。

身体评估:右中肺呼吸音低,可闻及吸气末哮鸣音。

胸片示:右中肺不张,右肺门影稍增大。

请思考:

1. 该患者最可能的诊断是什么?

2. 该患者有哪些主要护理诊断? 对其应怎样护理?

原发性支气管肺癌(primary bronchogenic lung cancer),简称肺癌(lung cancer),是起源于呼吸上皮细胞(支气管、细支气管和肺泡)的恶性肿瘤。

肺癌是全球癌症相关死亡的最主要原因。根据 WHO 公布的数据,2020 年全球新发肺癌人数 220 万,仅次于乳腺癌,列第二位,死亡人数 180 万,仍居全球癌症首位。2015 年,我国新发肺癌人数 78.7 万,肺癌死亡人数 63.1 万,男性高于女性,与以往数据相比,发病率和死亡率均呈上升趋势。

【病因与发病机制】

肺癌的病因及发病机制尚未明确,临床上认为与下列因素有关。

1. 吸烟 已经公认吸烟是肺癌发生率和死亡率进行性增加的首要原因,与所有病理类型肺癌的危险性相关。烟草烟雾中至少包含 69 种已知的致癌物质,约 85% 的肺癌患者有吸烟史。与不吸烟比较,吸烟者发生肺癌的危险性平均高 10 倍,重度吸烟者可达 10 ~ 25 倍。吸烟量与肺癌之间存在明显的量 - 效关系,开始吸烟的年龄越小,吸烟时间越长,吸烟量越大,香烟中焦油和尼古丁的含量越高,肺癌的发病率越高。戒烟后肺癌发病的危险性逐年降低,美国的研究表明,戒烟 2 ~ 15 年期间肺癌发生的危险性进行性减少,此后的发病率相当于终生不吸烟者。

被动吸烟或环境吸烟也是引起肺癌的原因之一。非吸烟者与吸烟者共同生活多年后,其患肺癌的风险增加20%~30%,而且其危险性随丈夫的吸烟量而升高。

2. 职业致癌因子　已被确认的致人类肺癌的职业因素包括石棉、无机砷、铬、镍、煤焦油、芥子气、电离辐射、微波辐射,以及铀、镭等放射性物质衰变时产生的氡和氡气等。这些因素可使肺癌发生的危险性增加3~30倍。

3. 空气污染　空气污染包括室内小环境和室外大环境污染。室内被动吸烟、燃料燃烧和烹调过程中均可产生致癌物。室外大环境污染,包括城市中汽车废气、工业废气、公路沥青等,都含有苯并芘等致癌物质。有资料表明,城市肺癌的发病率明显高于农村,大城市的发病率又高于中、小城市。

4. 电离辐射　大剂量电离辐射可引起肺癌。不同射线的辐射产生的效应不同。

5. 饮食与营养　有研究表明,成年期蔬菜、水果的摄入量低及血清中 β 胡萝卜素水平低的人群,肺癌发生的风险增加。

6. 其他　结核病被美国癌症学会列为肺癌的发病因素之一。有结核病者患肺癌的危险性是正常人群的10倍。此外,病毒感染、真菌毒素(黄曲霉)等对肺癌的发生可能起一定作用。

7. 遗传和基因改变　经过长期探索和研究,现在已经逐步认识到肺癌可能是一种外因通过内因发病的疾病。上述的外因可诱发细胞的恶性转化和不可逆的基因改变,包括原癌基因的活化、抑癌基因的失活、自反馈分泌环的活化和细胞凋亡的抑制,从而导致细胞生长的失控。这些基因改变是长时间内多步骤、随机地产生的。

☞**考点提示**:肺癌的病因。

【**病理和分类**】

1. 按解剖学部位分类

(1)中央型肺癌(central bronchogenic carcinoma):指发生在段支气管至主支气管的肺癌,约占3/4,以鳞状上皮细胞癌和小细胞肺癌较多见。

(2)周围型肺癌(peripheral lung carcinoma):发生在段支气管以下的肺癌,约占1/4,以腺癌较为多见。

2. 按组织病理学分类

(1)非小细胞肺癌(non-small cell lung cancer,NSCLC):最为常见,约占85%,主要包括鳞状上皮细胞癌(简称鳞癌)、腺癌、大细胞癌等。

1)鳞癌:包括角化型、非角化型和基底细胞样型,以中央型肺癌多见,并有向管腔内生长的倾向,常早期引起支气管狭窄,导致肺不张或阻塞性肺炎。鳞癌一般生长较慢,转移晚,5年生存率较高,常见于老年男性。

2)腺癌:为肺癌中最常见的类型,多见于女性,主要起源于支气管黏液腺,可发生于细小支气管或中央气道,临床多表现为周围型。腺癌既可在气管外生长,也可循肺泡壁蔓延,常在肺边缘部形成直径2~4cm的结节或肿块。因腺癌富含血管,局部浸润和血行转移较早,故易累及胸膜,引起胸腔积液。

3)大细胞癌:为一种未分化的非小细胞癌,较为少见,可发生在肺门附近或肺边缘的支气管。大细胞癌的转移较小细胞未分化癌晚,手术切除机会大。

4)其他:如腺鳞癌、类癌、肉瘤样癌、唾液腺型癌等。

(2)小细胞肺癌(small cell lung cancer,SCLC):为一种低分化的神经内分泌肿瘤,细胞质内含有神经内分泌颗粒,具有内分泌和化学受体功能,能分泌5-羟色胺、组胺、儿茶酚胺等物质,可引起类癌综合征。SCLC常发生于大支气管,多为中央型,典型表现为肺门肿块和肿大的纵隔淋巴结引起的咳嗽和呼吸困难。SCLC增殖快速,早期广泛转移,初次确诊时60%~88%的患者已有肺外转移。

☞**考点提示：**肺癌的分类及好发人群。

【临床表现】

肺癌的临床表现与肿瘤发生部位、大小、类型、发展阶段、有无并发症或转移有密切关系。

1. 由原发肿瘤引起的症状和体征

（1）咳嗽：为早期症状，表现为无痰或少痰的刺激性干咳。当肿瘤引起支气管狭窄时，咳嗽加重，多为持续性，呈高调金属音性咳嗽或刺激性呛咳。黏液型腺癌可咳大量黏液痰。当继发感染时，痰量增多，呈黏液脓痰。

（2）血痰或咯血：多见于中央型肺癌，随着肿瘤向管腔内生长，可有间断或持续性痰中带血。肿瘤侵蚀大血管时，可引起大咯血。

（3）气短或喘鸣：肿瘤向支气管内生长，或转移到肺门淋巴结引起的肿大的淋巴结压迫主支气管或隆突，或转移引起大量胸腔积液、心包积液、上腔静脉阻塞、膈肌麻痹，或广泛的肺部侵犯时，可有呼吸困难、气短、喘息，偶尔表现为喘鸣，听诊时有局限或单侧哮鸣音。

（4）发热：肿瘤组织坏死可引起发热，但多数发热由肿瘤引起的阻塞性肺炎所致，抗生素治疗效果不佳。

（5）体重下降：消瘦为恶性肿瘤的常见症状之一。肿瘤发展到晚期，因肿瘤毒素、长期消耗、感染及疼痛而导致食欲减退，患者常消瘦明显或呈恶病质。

2. 肿瘤局部扩展引起的症状和体征

（1）胸痛：肿瘤侵犯胸膜或胸壁时，可产生不规则的钝痛、隐痛或剧痛，在呼吸、咳嗽时加重；肿瘤侵犯肋骨、脊柱时，可有压痛点，与呼吸、咳嗽无关。肿瘤压迫肋间神经时，胸痛可累及其分布区域。

（2）声音嘶哑：肿瘤直接压迫或转移至纵隔淋巴结，压迫喉返神经（多见左侧），可引起声音嘶哑。

（3）咽下困难：肿瘤侵犯或压迫食管，既可引起咽下困难，也可引起气管－食管瘘，导致肺部感染。

（4）胸腔积液：约有 10% 的患者出现不同程度的胸水，由肿瘤转移累及胸膜或淋巴回流受阻所致。

（5）上腔静脉阻塞综合征：肿瘤直接侵犯纵隔，或转移的肿大淋巴结压迫上腔静脉，或癌栓阻塞腔静脉，均可导致静脉回流受阻，表现为颈面部及上肢水肿、颈静脉扩张和胸壁静脉曲张，严重者可出现皮肤呈暗紫色、眼结膜充血、视物模糊、头晕、头痛。

（6）Horner 综合征：肺上沟瘤是肺尖部肺癌，易压迫颈交感神经，引起患侧上睑下垂、瞳孔缩小、眼球内陷，同侧额部与胸壁少汗或无汗，称为 Horner 综合征。

3. 胸外转移引起的症状和体征　小细胞肺癌患者 95% 以上有胸外转移，其次为未分化大细胞肺癌（约 80%）、腺癌（约 80%）和鳞癌（约 50%）。

（1）转移至中枢神经系统：可引起颅内高压的症状，如头痛、呕吐、精神异常。少见的症状为癫痫发作、偏瘫、共济失调、定向力和语言障碍。此外，还可有外周神经病变、肌无力及精神症状。

（2）转移至骨骼：引起骨痛或病理性骨折，对骨骼的破坏大多数为溶骨性，少数为成骨性。

（3）转移至腹部：转移至肝脏、胰腺，表现为肝区疼痛、胰腺炎症状、阻塞性黄疸，转移至胃肠道、肾上腺和腹膜后淋巴结等，多无明显症状，通过 CT、磁共振成像（MRI）或正电子发射体层成像（PET）可发现。

（4）转移至淋巴结：锁骨上淋巴结是肺癌转移的常见部位，多无疼痛及压痛。

4. 胸外表现　肺癌胸外表现指肺癌非转移性胸外表现，可出现在肺癌发现的前后，称为副癌综合征（paraneoplastic syndrome）。

内分泌综合征指肿瘤细胞分泌一些具有生物活性的多肽和胺类物质，如抗利尿激素（antidiuretic hormone，ADH）、促肾上腺皮质激素（adrenocorticotropic hormone，ACTH）、甲状旁腺激素（parathyroid hormone，PTH）和促性腺激素（gonadotropic hormone，GTH）等，表现出相应的临床症状和体征，如 ADH 分泌异常综合征、异位 ACTH 综合征、高钙血症、异位分泌 GTH（男性乳房轻度发育、肥大性肺性骨关节病）等。此外，上述多肽和胺类物质也可引起骨骼－结缔组织综合征，包括原发性肥大性骨关节病、肌无力样综合征、多发性周围神经炎等。肺癌伴血栓性疾病的预后较差。

👁 **考点提示**：肺癌的症状和体征。

【辅助检查】

1.**胸部 X 线检查** 为发现肺癌的最常用的方法之一，通过透视或正侧位胸片发现块状阴影，配合 CT 检查有助于明确病灶。

（1）中央型肺癌：肿瘤发生于总支气管、叶和段支气管，出现支气管阻塞征象，呈现段、叶局限性气肿或不张。肺不张伴有肺门淋巴结肿大时，呈现"倒 S 状影像"，它是中央型肺癌（特别是右上叶中央型肺癌）的典型征象。继发感染时，可出现阻塞性肺炎和肺脓肿等征象。

（2）周围型肺癌：肿瘤发生于段以下支气管，早期为局限性小斑片状阴影，也可呈结节状、网状、球状阴影或磨玻璃影。随着肿瘤的增大，阴影逐渐增大、密度增高，呈圆形或类圆形病灶，肿块周边可有毛刺、切迹和分叶。

2.**CT 检查** CT 分辨率更高，可检出直径约 2mm 的微小结节及隐秘部位（如心脏后、脊柱旁、肺尖、肋膈角和肋骨头等）的病变。

3.**MRI** 在明确肿瘤与大血管之间的关系上优于 CT，但在发现小病灶（＜5mm）方面则不如 CT 敏感。

4.**PET 和 PET－CT 检查** PET 可以无创、动态地将机体的功能及代谢变化以形态学的方式进行显像。PET－CT 将 PET 和 CT 相结合，可同时获得解剖定位和生物代谢信息，对发现早期肺癌和其他部位转移灶，以及肺癌分期和疗效评价均优于现有的其他影像学检查。PET－CT 阳性的病变仍需借助细胞学或病理学检查进行确诊。

5.**支气管镜检查** 支气管镜直视下组织活检加细胞刷检对中央型肺癌诊断阳性率可达 90% 左右。对周围型肺癌既可行经支气管镜肺活检，也可在 X 线/CT 引导下或导航技术引导下活检，以提高阳性率。

6.**癌脱落细胞检查** 敏感性小于 70%，但特异性高。取气道深部的痰液，及时送检，送检 3 次以上符合标准的痰标本可提高检查阳性率。

7.**其他** 如针吸细胞学检查、纵隔镜检查、胸腔镜检查、肿瘤标记物检查、开胸肺活检等。

👁 **考点提示**：肺癌的常用辅助检查。

【诊断要点】

1.**CT 确定部位** 对临床症状或放射学征象怀疑肺癌的患者先行胸腹部 CT 检查，以发现肿瘤的原发部位、纵隔淋巴结侵犯及其他部位转移的情况。

2.**组织病理学诊断** 对怀疑肺癌的患者必须进行组织学标本诊断。

3.**分子病理学诊断** 有条件时，应同时进行肿瘤组织的分子病理学检测，以利于制订个体化的治疗方案。

【治疗要点】

肺癌的治疗需根据患者的身体状况、病理学类型（包括分子病理学诊断）、临床分期等合理地采取包括手术、化疗、放疗及生物靶向治疗等在内的多学科综合治疗模式，强调个体化治疗，以达到根治或最大程度地控制肿瘤、提高治愈率、提高生活质量、延长生存期的目的。

1. 手术治疗 外科手术是早期肺癌的最佳治疗手段,手术应力争根治性切除,并进行 TNM 分期,指导术后的综合治疗。胸腔镜(包括机器人辅助)等微创手术安全可行,对可行外科手术治疗的患者,在不影响肿瘤学原则的前提下推荐胸腔镜手术路径。NSCLC:Ⅰ期和Ⅱ期的患者,根治性手术切除是首选的治疗方式。SCLC:90% 以上的患者就诊时已有胸内或远处转移,不推荐手术治疗。

2. 化疗 常用的药物包括铂类(顺铂、卡铂)、吉西他滨、培美曲塞、紫杉类(紫杉醇、多西他赛)、长春瑞滨、依托泊苷和喜树碱类似物(伊立替康)等。目前一线化疗推荐含铂的两药联合方案,二线化疗推荐多西他赛或培美曲塞单药治疗。一般治疗 2 个周期后评估疗效,密切监测及防治不良反应,并酌情调整药物和(或)剂量。

3. 放疗 肺癌的各种病理类型中,SCLC 对放疗的敏感性最高,其次为鳞癌和腺癌。

4. 靶向治疗 靶向治疗是以肿瘤细胞或组织的驱动基因变异及肿瘤相关信号通路的特异性分子为靶点,利用分子靶向药物特异性阻断该靶点的生物学功能,选择性地逆转肿瘤细胞的恶性生物学行为,达到抑制肿瘤生长甚至使肿瘤消退的目的。例如,以 EGFR 突变阳性为靶点 EGFR - 酪氨酸激酶抑制剂(EGFR - TKI)的厄洛替尼、吉非替尼,ALK 重排阳性为靶点的克唑替尼、艾乐替尼等和 ROS1 重排阳性为靶点的克唑替尼可用于一线治疗或化疗后的维持治疗。

5. 其他治疗 包括中医中药治疗、支气管动脉灌注化疗、经气管镜介入治疗等。中西医协同治疗可减少肺癌患者化疗、放疗的不良反应,促进机体恢复。

【护理诊断/问题】

1. 恐惧 与肺癌的确诊、不了解治疗计划及预感到治疗对机体功能的影响和死亡威胁有关。

2. 疼痛 与癌细胞浸润、肿瘤压迫或转移有关。

3. 营养失调:低于机体需要量 与癌肿致机体过度消耗、压迫食管致吞咽困难、化疗反应致食欲下降、摄入量不足有关。

4. 有皮肤完整性受损的危险 与接受放疗损伤皮肤组织或长期卧床导致局部循环障碍有关。

5. 潜在并发症:肺部感染、呼吸衰竭、放射性食管炎、放射性肺炎等。

【护理措施】

1. 一般护理

(1)休息与活动:接受化疗或放疗的患者应多卧床休息,以减少机体的消耗和治疗的不良反应。早期患者手术后,可适时进行适当的文体活动,以利于调整心情。

(2)饮食:机体过度消耗,化疗引起的严重胃肠道反应(如恶心、呕吐)使食欲下降、摄入量不足,会导致患者出现营养不良或恶病质。应给予高热量、高蛋白、高维生素,易消化的饮食,避免油炸、辛辣等刺激性食物,动、植物蛋白应搭配合理,如蛋、鸡肉、大豆等,避免进行产气食物,如地瓜、韭菜等。注意调配好食物的色、香、味。餐前休息片刻,做好口腔护理,创造清洁、舒适、愉快的进餐环境,少食多餐。对有吞咽困难者,应给予流质饮食,进食宜慢,取半卧位,以免发生吸入性肺炎或呛咳,甚至窒息。对病情危重者,可采取喂食、鼻饲等方法增加患者的摄入量。对进食不能满足机体需要的患者,建议通过静脉酌情给予脂肪乳剂、复方氨基酸、全血、血浆或清蛋白等,以改善营养状况。

(3)心理护理:具体如下。①加强沟通:多与患者交谈,鼓励患者表达自己的感受,耐心倾听患者诉说,与患者建立良好的护患关系。根据其年龄、职业、文化程度、信仰、性格、家庭情况等,有的放矢地劝导患者,调整患者的情绪,使患者以积极的心态面对疾病。②讨论病情:根据患者对病情的关心和知晓程度、心理承受能力和家属的意见,以适当的方式和语言与患者讨论病情、检查和治疗方案,引导患者面对现实,积极配合检查及治疗。家属有特别要求时,应协同家属采取保护性措施,合理隐瞒,以配合家属的要求。③心理与社会支持:当患者及其家属得知患肺癌时,都会面临巨大的心理应激,而过度的心理应激会对疾病产生明显的不良影响,护士应通过多种途径给患者及其家属提供心理与社会支持,让患者及其家属了解疾病知识及治疗的进展、效果,介绍治疗成功的病例,以增强治疗信心。帮助患者建立良好、有效的社会支持系统,鼓励家庭成员和朋友定期看望患者,使其感受到关爱,克服恐惧、绝望心理,保持积极的情绪,对抗疾病。

2.疼痛的护理

(1)疼痛的观察:具体如下。①胸痛的部位、性质、程度及止痛效果:疼痛程度可用各种量表评价,常用0~10数字评估量表来描述疼痛,0代表无疼痛,1~4级为轻微疼痛(如不适、重物压迫感、钝性疼痛、炎性疼痛);5~6级为中度疼痛(如跳痛、痉挛、烧灼感、挤压感、刺痛、触痛和压痛);7~9级为严重疼痛(如妨碍正常活动);10级为剧烈疼痛(无法控制)。②疼痛加重或减轻的因素:疼痛持续、缓解或再发的时间。③影响患者表达疼痛的因素:如性别、年龄、文化背景、教育程度和性格等。④疼痛对睡眠、进食、活动等日常生活的影响程度。

(2)避免加重疼痛的因素:①预防上呼吸道感染,尽量避免咳嗽,必要时给予止咳剂;②活动困难者,小心搬动患者,平缓地给患者变换体位,避免做推、拉动作,防止因用力不当而引起病变部位疼痛;③指导和协助胸痛患者用手或枕头护住胸部,以减轻因深呼吸、咳嗽或变换体位而引起的疼痛。

(3)用药护理:疼痛明显、影响日常生活时,应及早建议使用有效的止痛药物,用药期间应取得患者及其家属的配合,以确定有效止痛的药物和剂量。给药时,应遵循WHO推荐的三阶梯给药(表2-5)。三阶梯止痛法的注意事项如下。①口服给药:为首选方法,方便,经济,不易产生药物依赖。②按时给药:即按照规定的间隔时间给药,如每隔12h 1次,无论给药当时患者是否发作疼痛,而不是按需给药,以保证疼痛得到连续缓解。③个体化给药:因为对麻醉药品的敏感度个体间差异很大,所以阿片类药物并没有标准用量,凡能使疼痛得到缓解并且不良反应最低的剂量就是最佳剂量。④注意具体细节:目的是让患者获得最佳疗效且不良反应最少。注意观察用药的效果,了解疼痛的缓解程度、镇痛作用的持续时间及对生活质量的改善情况。当所制订的用药方案已不能有效止痛时,应及时通知医生重新调整止痛方案。注意预防药物的不良反应,如阿片类药物有便秘、恶心、呕吐、镇静和精神错乱等不良反应,使用阿片类药物时,应嘱患者多进食富含纤维素的蔬菜和水果或服番泻叶冲剂等措施,以缓解和预防便秘。

表2-5　三阶梯止痛法

阶梯	治疗药物
轻度疼痛	非阿片类止痛药 ± 辅助药物
中度疼痛	弱阿片类 ± 非阿片类止痛药 ± 辅助药物
重度疼痛	强阿片类 ± 非阿片类止痛药 ± 辅助药物

(4)患者自控镇痛(patient controlled analgesia,PCA):指使用计算机化的注射泵,经由静脉、皮下或椎管内连续性输注止痛药,并且患者可自行间歇性给药的方法。晚期患者疼痛严重且持续时,若应用常规给药方法不能有效控制疼痛,则对有条件的患者可建议采用PCA,并指导患者掌握操作方法。

考点提示:疼痛的护理。

【健康教育】

1.疾病预防指导　①戒烟:不吸烟或及早戒烟可能是预防肺癌最有效的方法之一。鼓励患者戒烟,避免被动吸烟。②改善工作和生活环境:避免接触与肺癌发生有关的因素,加强职业接触中的劳动保护。③早期筛查:对肺癌高危人群进行定期筛查,以做到早发现、早诊断、早治疗。

2.疾病知识指导　提倡健康的生活习惯,加强营养,合理安排休息及活动,增强机体抵抗力,避免呼吸道感染。督促患者坚持化疗或放疗。

3.心理指导 做好患者及其家属的心理护理,使患者尽快脱离过激的心理反应,保持较好的精神状态,增强治疗疾病的信心。向患者解释治疗中可能出现的反应,消除其恐惧心理,使其做好必要的准备,完成治疗方案。可采取分散注意力的方式,如看书、听音乐等,以减轻痛苦。对晚期癌肿转移的患者,要指导家属做好临终前的护理,告知患者及其家属对症处理的措施,使患者平静地走完人生的最后旅途。

第十一节 呼吸衰竭和急性呼吸窘迫综合征

课件

案例导学

患者,男,78岁,反复咳嗽、咳痰30余年,气促10年,加重3天。患者30余年前开始,经常于受凉后出现咳嗽、咳痰,以后逐年加重,偶有黏液脓痰。约10年前开始,患者活动后出现气促,逐年加重。3天前,患者受凉后咳嗽、咳脓痰、气促加剧,开始烦躁不安、昼夜颠倒,逐渐出现精神错乱、谵妄、嗜睡等。吸烟40余年。

身体评估:体温37.5℃,脉搏110次/分,呼吸30次/分,血压120/78mmHg。体表静脉充盈、皮肤潮红、温暖多汗;口唇、颜面发绀,桶状胸,双肺叩诊呈过清音,呼吸音低,可闻及散在的哮鸣音,双中下肺可闻及细湿啰音,剑突下搏动明显,心率110次/分,房颤律,肺动脉瓣区第二心音亢进;肌肉震颤、扑翼样振动。

动脉血气分析:PaO_2 55mmHg,$PaCO_2$ 53mmHg。

请思考:

1.该患者最可能的诊断是什么,主要治疗方法有哪些?

2.有哪些主要护理诊断,怎样护理?

3.健康教育的内容有哪些?

一、呼吸衰竭

呼吸衰竭(respiratory failure)简称呼衰,是指各种原因引起的肺通气和(或)换气功能严重障碍,使静息状态下亦不能维持足够的气体交换,导致低氧血症伴或不伴高碳酸血症,进而引起一系列病理生理改变和相应临床表现的综合征。其临床表现缺乏特异性,明确诊断有赖于动脉血气分析:在海平面、静息状态、呼吸空气条件下,动脉血氧分压(PaO_2)<60mmHg,伴或不伴二氧化碳分压($PaCO_2$)>50mmHg,可诊断为呼吸衰竭。

☞**考点提示**:呼吸衰竭的定义及诊断标准。

【分类】

1.按动脉血气分析分类 ①Ⅰ型呼吸衰竭:又称缺氧性呼吸衰竭,仅有缺氧,无二氧化碳潴留,血气分析特点为 PaO_2 <60mmHg,$PaCO_2$ 降低或正常,是由肺换气功能障碍(通气血流比例失调、弥散功能损害和肺动 – 静脉分流)引起,如严重肺部感染性疾病、间质性肺疾病等。②Ⅱ型呼吸衰竭:又称高碳酸性呼吸衰竭,既有缺氧,又有二氧化碳潴留,血气分析特点为 PaO_2 <60mmHg,$PaCO_2$ >50mmHg,是由肺泡通气不足引起,如COPD。

2.按发病急缓分类 ①急性呼吸衰竭:多种突发致病因素使通气或换气功能迅速出现严重障碍,在短时间内发展为呼吸衰竭,因机体不能很快代偿,故如不及时抢救,将危及患者生命,如急性呼吸窘迫综合征。②慢性呼吸衰竭:呼吸、神经、肌肉的慢性疾病导致呼吸功能损害逐渐加重,经过较长时间发展为呼吸衰竭。因缺氧和二氧化碳潴留加重早期机体可代偿适应,多能耐受轻体力工作及日常活动,故此时称为代偿性慢性呼吸衰竭。若在此基础上并发呼吸系统感染或气道痉挛等,可出现急性加重,短时间内 PaO_2 明显下降、$PaCO_2$ 明显升高,则称为慢性呼衰急性加重。

3. 按发病机制分类　①泵衰竭:由呼吸泵(驱动或制约呼吸运动的神经、肌肉和胸廓)功能障碍引起,以Ⅱ型呼吸衰竭表现为主。②肺衰竭:由肺组织及肺血管病变或气道阻塞引起,可表现为Ⅰ型或Ⅱ型呼吸衰竭。

☞**考点提示**:呼吸衰竭的分类。

【**病因与发病机制**】

1. 病因

完整的呼吸过程由相互衔接且同时进行的外呼吸、气体运输和内呼吸 3 个环节组成。参与外呼吸(即肺通气和肺换气)的任何一个环节的严重病变都可导致呼吸衰竭。

呼吸衰竭的
发病机制

(1)气道阻塞性病变:如慢性阻塞性肺疾病、重症哮喘等,可引起呼吸道阻塞和肺通气不足,导致缺氧和二氧化碳潴留,发生呼吸衰竭。

(2)肺组织病变:如严重肺结核、肺水肿、肺间质纤维化、矽肺等,均可导致有效弥散面积减少、肺顺应性减低、通气血流比例失调,造成缺氧或合并二氧化碳潴留。

(3)肺血管疾病:如肺栓塞可引起通气血流比例失调,或部分静脉血未经氧合直接流入肺静脉,导致呼吸衰竭。

(4)胸廓与胸膜病变:如胸外伤造成的连枷胸、胸廓畸形、广泛胸膜增厚、气胸等,可造成通气减少和吸入气体分布不均,导致呼吸衰竭。

(5)神经肌肉病变:如脑血管疾病、脊髓高位损伤、重症肌无力等均可累及呼吸肌,造成呼吸肌无力或麻痹,导致呼吸衰竭。

(6)心脏疾病:如各种缺血性心脏疾病、严重心瓣膜疾病等均可导致换气功能障碍,从而导致缺氧或二氧化碳潴留。

2. 发病机制

(1)低氧血症和高碳酸血症的发生机制:上述各种原因引起肺通气不足、弥散障碍、肺泡通气血流比例失调、肺内动 - 静脉解剖分流增加和氧耗量增加,这 5 个机制先后参与或多个机制同时参与,使通气和(或)换气过程发生障碍,导致呼吸衰竭,引起低氧血症和高碳酸血症。

1)肺通气不足(hypoventilation):健康成人在静息状态下呼吸空气时,有效通气量需达 4L/min,方能维持正常肺泡 PaO_2 和 $PaCO_2$。各种原因导致肺通气不足,使进出肺的气体量减少,导致肺泡 PaO_2 降低和 $PaCO_2$ 升高,使流经肺泡毛细血管的血液不能充分动脉化,从而导致缺氧和二氧化碳潴留。通气功能障碍的患者若同时伴有氧耗量增加,则机体就不能通过增加通气量来防止肺泡 PaO_2 下降,可出现严重的缺氧。

2)弥散障碍(diffusion abnormality):肺内气体交换是通过弥散过程实现的。气体的弥散量取决于弥散面积、肺泡膜的厚度和通透性、气体和血液接触的时间及气体分压差等。如肺实变、肺不张等肺部疾病可引起弥散面积减少,肺水肿、肺纤维化等可导致弥散距离增加,引起弥散障碍。因为氧气的弥散能力仅为二氧化碳的 1/20,所以发生弥散障碍时通常以低氧血症为主,二氧化碳潴留不明显。

3)通气血流比例失调(ventilation - perfusion mismatch):通气血流比例是指每分钟肺泡通气量与每分钟肺毛细血管总血流量之比,正常成人安静时约为 4L/5L(0.8)。肺泡通气血流比例失调有以下 2 种主要形式(图 2 - 8)。①部分肺泡通气不足:因肺部病变(如肺泡萎陷、肺炎、肺不张、肺水肿、COPD 等)可引起病变部位的肺泡通气不足、通气血流比例变小,部分未经氧合或未经充分氧合的静脉血(肺动脉血)通过肺泡的毛细血管或短路流入动脉血(肺静脉血)中,故又称肺动 - 静脉样分流或功能性分流(functional shunt)。②部分肺泡血流不足:因肺血管病变(如肺栓塞)引起栓塞部位血流减少、通气血流比例增大,使肺泡通气不能被充分利用,故又称为无效腔样通气(dead space – like ventilation)。此时,虽流经的血液PaO_2升高,但其含氧量增加很少,而健康肺区会因血流量增加使通气血流比例低于正常,导致功能性分流增加,出现PaO_2降低。

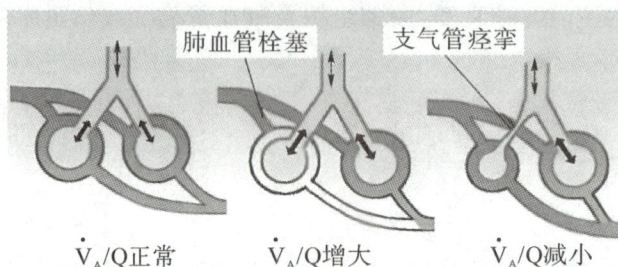

图2-8 通气与血流比例失调模式图

通气血流比例失调通常仅导致低氧血症,而无二氧化碳潴留。其原因主要包括:①动脉与混合静脉血的氧分压差为59mmHg,是二氧化碳分压差5.9mmHg的10倍,未动脉化的血液掺入后PaO_2的下降程度大于$PaCO_2$的升高程度;②氧解离曲线呈"S"形,正常肺泡毛细血管的血氧饱和度已处于曲线的平台段,无法携带更多的氧以代偿低PaO_2区的血氧含量下降。而CO_2解离曲线在生理范围内呈直线,有利于通气良好区对通气不足区的代偿,排出足够的CO_2,不至于出现二氧化碳潴留。然而,严重的通气血流比例失调亦可导致二氧化碳潴留。

4)肺内动-静脉解剖分流增加:肺动脉内的静脉血未经氧合直接流入肺静脉,导致PaO_2降低,是通气血流比例失调的特例,常见于肺动-静脉瘘。这种情况下,提高吸氧浓度并不能提高分流静脉血的血氧分压,吸氧并不能明显提高PaO_2。

5)氧耗量增加:发热、寒战、呼吸困难和抽搐均可增加氧耗量。当发生寒战时,耗氧量可达500mL/min;当发生严重哮喘时,呼吸肌做功增加,氧耗量可达正常的十几倍。当氧耗量增加导致肺泡氧分压下降时,正常人可通过增加通气量来防止缺氧的发生。因此,若氧耗量增加的患者同时伴有通气功能障碍,则会出现严重的低氧血症。

(2)低氧血症和高碳酸血症对机体的影响:具体如下。

1)对中枢神经系统的影响:脑组织耗氧量大,为全身耗氧量的1/5~1/4,因此对缺氧十分敏感。通常供氧完全停止4~5min即可引起不可逆性脑损害。缺氧对中枢神经系统的影响程度取决于缺氧的程度和发生速度。PaO_2低至60mmHg时,可表现为注意力不集中、视力和智力轻度减退;PaO_2低至40mmHg或以下时,可表现为头痛、烦躁不安、定向力和记忆力障碍、精神错乱、嗜睡、谵妄等神经精神症状;PaO_2低于30mmHg时,可表现为神志丧失甚至昏迷;PaO_2低于20mmHg时,仅数分钟即可出现神经细胞的不可逆性损伤。急性缺氧可引起头痛、烦躁不安、谵妄、抽搐;慢性缺氧时症状出现缓慢。

当CO_2含量轻度增加时,对皮质下层刺激加强,间接引起皮质兴奋,患者往往出现失眠、精神兴奋、烦躁不安等兴奋症状;当二氧化碳潴留使脑脊液中的H^+浓度增加时,可影响脑细胞代谢,降低脑细胞兴奋性,抑制皮质活动,表现为嗜睡、昏迷、抽搐和呼吸抑制。

严重的缺氧、二氧化碳潴留和酸中毒均会使脑血管扩张、血管内皮受损和血管通透性增加,引起脑细胞、脑间质水肿,导致颅内压增高,压迫脑组织和血管,进一步加重脑缺氧,形成恶性循环。

2)对循环系统的影响:缺氧和二氧化碳潴留均可引起反射性心率加快、心肌收缩力增强,进而使心排血量增加。缺氧引起肺小动脉收缩、肺循环阻力增加,导致肺动脉高压、右心负荷加重,同时心肌缺氧可使心肌的舒缩功能下降,最终导致肺源性心脏病。严重缺氧可引起心动过缓、期前收缩甚至心室颤动。$PaCO_2$轻、中度升高时,脑血管、冠状血管、皮下浅表毛细血管和静脉扩张,表现为四肢红润、温暖、多汗;而肾、脾和肌肉血管则收缩。

3)对呼吸的影响:缺氧和二氧化碳潴留对呼吸的影响都是双向的,既有兴奋作用,又有抑制作用。

①反射性兴奋作用：当 $PaO_2 < 60mmHg$ 时，可作用于颈动脉体和主动脉体化学感受器，反射性兴奋呼吸中枢，但若缺氧缓慢加重，则这种反射作用较为迟钝。②直接抑制作用：严重缺氧可对呼吸中枢产生直接的抑制作用，当 $PaO_2 < 30mmHg$ 时，抑制作用占优势。CO_2 对呼吸中枢具有强大的兴奋作用，CO_2 浓度增加时，通气量明显增加，每增加 $1mmHg$，通气量增加 $2L/min$。但当 $PaCO_2 > 80mmHg$ 时，会对呼吸中枢产生抑制和麻痹作用，通气量反而下降，此时呼吸运动主要靠缺氧的反射性呼吸兴奋作用维持。

4）对消化系统和肾功能的影响：严重缺氧可使胃壁血管收缩、胃黏膜屏障作用降低。而二氧化碳潴留可增强胃壁细胞碳酸酐酶活性，使胃酸分泌增多，出现胃肠黏膜糜烂、坏死、溃疡和出血。缺氧可直接或间接损害肝细胞，使丙氨酸氨基转移酶浓度上升；也可使肾血管痉挛、肾血流量减少，导致肾功能不全。

5）对酸碱平衡和电解质的影响：严重缺氧使细胞能量代谢的有氧氧化减少、无氧酵解增加、能量产生减少，并产生大量乳酸，引起代谢性酸中毒；$K^+ - H^+$ 交换增加，使细胞内的 K^+ 转移至细胞外。另外，能量不足可导致 $Na^+ - K^+ - ATP$ 泵功能障碍，细胞外的 K^+ 进入细胞内减少，造成高钾血症和细胞内酸中毒。慢性二氧化碳潴留时肾脏排出 HCO_3^- 减少，以维持正常 pH，机体为维持血中主要阴离子的相对恒定，出现排 Cl^- 增加，造成低氯血症。

☞**考点提示**：呼吸衰竭的发病机制。

【临床表现】

除呼吸衰竭原发疾病的症状、体征外，其临床表现主要为缺氧和二氧化碳潴留所致的呼吸困难和多脏器功能障碍。

1.**呼吸困难** 多数患者有明显的呼吸困难，慢性呼吸衰竭多由 COPD 引起，表现为呼吸费力伴呼气延长，严重时呼吸浅快，并发 CO_2 麻醉时，可出现浅慢呼吸或潮式呼吸。

2.**发绀** 为缺氧的典型表现。当 SaO_2 低于 90% 时，出现口唇、指甲和舌发绀。另外，发绀的程度与还原型血红蛋白含量相关，因此，红细胞增多者发绀明显，而贫血患者则不明显。

3.**精神-神经症状** 慢性呼吸衰竭伴有二氧化碳潴留时 $PaCO_2$ 升高，可表现为先兴奋、后抑制现象。兴奋症状包括失眠、烦躁、躁动、睡眠昼夜颠倒。由缺氧和二氧化碳潴留引起的神经精神障碍综合征称为肺性脑病（pulmonary encephalopathy），又称 CO_2 麻醉（carbon dioxide narcosis）。肺性脑病早期，患者往往有失眠、兴奋、烦躁不安等症状，严重时可出现抑制症状，主要表现为神志淡漠、肌肉扑翼样震颤、间歇性抽搐、昏睡甚至昏迷等。

4.**循环系统表现** 早期出现心动过速、血压升高；随病情进展，可出现心肌损害、周围循环衰竭、血压下降、心律失常甚至心搏骤停。有二氧化碳潴留者可出现体表静脉充盈、皮肤潮红、温暖多汗；慢性呼吸衰竭并发肺心病时，可出现体循环淤血等右心衰竭表现。因脑血管扩张，故患者常有搏动性头痛。

5.**消化和泌尿系统表现** 部分患者可因胃肠黏膜糜烂或应激性溃疡而发生上消化道出血、食欲下降。发生严重呼吸衰竭时，可损害肝、肾功能，使尿量减少。

☞**考点提示**：呼吸衰竭的临床表现。

【辅助检查】

1.**动脉血气分析** 对判断呼吸衰竭和酸碱失衡的严重程度及指导治疗均具有重要意义。$PaO_2 < 60mmHg$，伴或不伴 $PaCO_2 > 50mmHg$，pH 可正常或降低。

2.**影像学检查** X 线胸片、胸部 CT 和放射性核素肺通气/灌注扫描等可协助分析呼吸衰竭的原因。

动脉采血
技术

笔记

3. **其他检查**　肺功能的检测能判断通气功能障碍的性质及是否合并有换气功能障碍，并对通气和换气功能障碍的严重程度进行判断。纤维支气管镜检查可以明确大气道情况和取得病理学证据。

【诊断要点】

有导致呼吸衰竭的病因或诱因;有低氧血症或伴高碳酸血症的临床表现;在海平面大气压下,静息状态呼吸空气时,$PaO_2 < 60mmHg$ 和（或）伴 $PaCO_2 > 50mmHg$,并排除心内解剖分流或原发性心排血量降低后,呼吸衰竭的诊断即可成立。

【治疗要点】

呼吸衰竭处理的原则是在保持呼吸道通畅的条件下,迅速纠正缺氧、改善通气、积极治疗原发病、消除诱因、加强一般支持治疗和对其他重要脏器功能的监测与支持、预防和治疗并发症。

1. **保持呼吸道通畅**　为纠正缺氧和二氧化碳潴留最重要的措施。呼吸道通畅是保持肺泡正常通气量的前提,呼吸道分泌物积聚与感染互为因果,呼吸气道不通畅可加重呼吸肌疲劳,并可导致肺不张、减少呼吸面积、加重呼吸衰竭。

（1）清除呼吸道分泌物及异物,给予祛痰药物或机械吸痰。

（2）缓解支气管痉挛:用支气管舒张药,必要时给予糖皮质激素,以缓解支气管痉挛。急性呼吸衰竭患者需静脉给药。

（3）对昏迷患者用仰头抬颏法打开气道并将口打开。

（4）建立人工气道:如上述方法不能有效地保持呼吸道通畅,则可采用简易人工气道或气管内导管（气管插管或气管切开）建立人工气道,简易人工气道主要有口咽通气道、鼻咽通气道和喉罩,是气管内导管的临时替代方式。

2. **氧疗**　是纠正呼吸衰竭患者低氧血症的重要措施,原则是Ⅱ型呼吸衰竭应给予低浓度（<35%）持续吸氧;Ⅰ型呼吸衰竭则可给予较高浓度（>35%）吸氧。急性呼吸衰竭的给氧原则:在保证 PaO_2 迅速提高到 $60mmHg$ 或末梢血氧饱和度（SpO_2）达 90% 以上的前提下,尽量降低吸氧浓度。

3. **增加通气量、减少二氧化碳潴留**

（1）正压机械通气和体外膜肺氧合（ECMO）:当呼吸衰竭严重、经上述处理不能有效地改善缺氧和二氧化碳潴留时,及时给予无创或有创正压机械通气,以保障通气量。当机械通气无效时,可采用ECMO。ECMO 为一种体外生命支持技术,主要通过部分或全部替代心、肺功能,使心、肺得到充分休息,为原发病的治疗争取更多的时间。

（2）呼吸兴奋剂:主要通过刺激呼吸中枢或外周化学感受器,增加呼吸频率和潮气量,改善通气。使用原则:①必须在保持呼吸道通畅的前提下使用,否则会促发和（或）加重呼吸肌疲劳,加重呼吸衰竭;②脑缺氧、脑水肿未纠正而出现频繁抽搐者慎用;③患者的呼吸肌功能基本正常;④不可突然停药。呼吸兴奋剂主要用于以中枢抑制为主、通气量不足所致的呼吸衰竭,不宜用于以换气功能障碍为主所致的呼吸衰竭。呼吸兴奋剂是改善通气的一类传统药物,由于正压通气的广泛应用,呼吸兴奋剂的应用不断减少。常用的呼吸兴奋剂有尼可刹米和洛贝林,用量过大可引起不良反应。近年来,这2 种药物几乎已被淘汰,取而代之的多沙普仑,该药对于由镇静催眠药过量引起的呼吸抑制和慢性阻塞性肺疾病并发急性呼吸衰竭者均有显著的呼吸兴奋效果。

☞**考点提示**:呼吸兴奋剂的作用及副作用。

4. **抗感染**　感染是慢性呼吸衰竭急性加重的最常见诱因,一些非感染性因素诱发的呼吸衰竭加重也常继发感染,因此积极的抗感染治疗是防治呼吸衰竭的重要措施。

5. **纠正酸碱平衡失调**　呼吸衰竭患者常有呼吸性酸中毒合并代谢性酸中毒,对此应及时加以纠正。宜采用改善通气的方法纠正。如果呼吸性酸中毒的发生、发展过程缓慢,则机体常以增加碱储备来代偿。当呼吸性酸中毒纠正后,原已增加的碱储备会使 pH 升高,对机体造成严重危害,因此,在纠正呼吸性酸中毒的同时,需给予盐酸精氨酸和氯化钾,以防止代谢性碱中毒的发生。

6.病因治疗 呼吸衰竭是严重的肺、胸廓、肺血管病变的表现,对其根本的治疗措施应该是在纠正呼吸衰竭本身造成危害的同时,积极治疗原发病,消除病因。

7.重要脏器功能的监测与支持 应将重症患者转入 ICU,进行积极抢救和监测,预防和治疗肺动脉高压、肺源性心脏病、肺性脑病、肾功能不全和消化道功能障碍,尤其要注意防治多器官功能障碍综合征(multiple organ dysfunction syndrome,MODS)。

二、急性呼吸窘迫综合征

案例导学

患者,男,39 岁,烧伤 2 天,呼吸困难 2 小时。2 天前被铁水烫伤,给予抗感染、止痛、补液等综合治疗,病情尚平稳。2 小时前开始出现呼吸困难、呼吸深快,感胸廓紧束、严重憋气,给予面罩吸氧,仍进行性加剧;发热;24 小时尿量约700mL,呈黄色。

身体评估:体温 39.2℃,脉搏 110 次/分,呼吸 31 次/分,血压 90/60mmHg。双肺呼吸可闻及少量细湿啰音。双下肢、腹部、双前臂和双手共烫伤面积约 40%,绝大部分为深Ⅰ度和Ⅱ度烧伤。

请思考:

1. 该患者呼吸困难最可能的原因是什么?
2. 该患者有哪些主要护理诊断?对其主要的护理措施有哪些?

急性呼吸窘迫综合征(acute respiratory distress syndrome,ARDS)是指由各种肺内和肺外致病因素所导致的急性弥漫性、炎症性肺损伤引起的急性呼吸衰竭。其临床表现为呼吸窘迫、顽固性低氧血症和呼吸衰竭,肺部影像学表现为双肺渗出性病变。其主要病理特征为炎症导致的肺微血管通透性增高,肺泡渗出富含蛋白质的液体,进而导致肺水肿和透明膜形成,常伴肺泡出血。其主要病理生理改变是肺容积减少、肺顺应性降低和严重通气血流比例失调。

【病因与发病机制】

1.病因 ARDS 的病因尚不清楚。与 ARDS 发病相关的危险因素包括肺内因素(直接因素)和肺外因素(间接因素)两大类。

(1)肺内因素:指对肺的直接损伤。其包括:①生物性因素,如重症肺炎;②物理性因素,如肺挫伤、淹溺;③化学性因素,如吸入胃内容物、毒气、烟尘及长时间吸入纯氧等。据国外报道,误吸胃内容物是发生 ARDS 的最主要的危险因素,而我国最主要的危险因素是重症肺炎。

(2)肺外因素:包括各种类型的非心源性休克、败血症、急性重症胰腺炎、严重的非胸部创伤、严重烧伤、药物过量等。

2.发病机制 ARDS 的发病机制不十分清楚。目前认为,除上述多种损伤因素对肺部造成直接损伤外,还可激发机体产生系统性炎症反应综合征,即机体失控的自我持续放大和自我破坏的"瀑布"式炎症反应,最终导致肺泡膜损伤、毛细血管通透性增加和微血栓形成,毛细血管内液体和蛋白质漏入肺间质和肺泡,引起肺间质和肺泡水肿,并可损伤肺泡上皮细胞,使表面活性物质减少或消失,加重肺水肿和肺不张,因而称 ARDS 为"婴儿肺""小肺",导致通气血液比例失调,引起肺氧合功能障碍,造成顽固性低氧血症。

☞**考点提示:**我国急性呼吸窘迫综合征的最主要的危险因素。

【病理】

ARDS 的主要病理改变为肺广泛充血、水肿和肺泡内透明膜形成,主要有 3 个病理阶段,即渗出期、增生期和纤维化期,常重叠存在。早期可见微血管充血、出血和微血栓,肺间质和肺泡内有炎细胞浸润和富含蛋白质的水肿液(有"湿肺"之称);72 小时后形成透明膜,伴灶性或大片肺泡萎陷;1 ~ 3 周后,Ⅱ型肺泡上皮和成纤维细胞增生,胶原沉积,透明膜逐渐吸收消散,肺泡开始修复或纤维化。

【临床表现】

除原发病的表现外,其他临床表现常在原发病起病后 72 小时内发生,几乎不超过 7 天。除原发病的相应症状和体征为外,最早出现的症状是呼吸增快,并呈进行性加重的呼吸困难、发绀,常伴有烦躁、焦虑、出汗等。呼吸困难的特点是呼吸深快、费力,患者常感胸廓紧束、严重憋气,即呼吸窘迫。呼吸困难通常不能被氧疗缓解,也不能用其他心、肺原因进行解释。早期多无阳性体征,或仅在双肺闻及少量细湿啰音;后期可闻及水泡音及管状呼吸音。

☞**考点提示:**急性呼吸窘迫综合征的特征性症状。

【辅助检查】

1.**胸部 X 线片**　胸部 X 线片的表现以演变快速多变为特点,早期无异常或出现边缘模糊的肺纹理增多,继之出现斑片状并逐渐融合成大片状磨玻璃影或实变浸润阴影,其演变符合肺水肿的特点,后期可出现肺间质纤维化改变。

2.**动脉血气分析**　典型改变为低 PaO_2、低 $PaCO_2$ 和高 pH。肺氧合功能指标包括肺泡 – 动脉血氧分压差($P_{A-a}O_2$)、肺内分流(Q_S/Q_T)、呼吸指数($P_{A-a}O_2/PaO_2$)、氧合指数(PaO_2/FiO_2)等,其中 PaO_2/FiO_2 为最常使用的指标,PaO_2/FiO_2 降低是诊断 ARDS 的必要条件,正常值为 400 ~ 500mmHg,ARDS 时 ≤300mmHg。

3.**床边肺功能监测**　ARDS 肺顺应性降低,无效腔通气量比例(V_D/V_T)增加,但无呼气流速受限。

4.**肺动脉导管检查**　通常仅用于与左心衰竭鉴别有困难时,通过置入 Swan – Gana 导管测定肺毛细血管楔压(pulmonary capillary wedge pressure,PCWP),一般情况下 PCWP < 12mmHg,若 PCWP > 18mmHg,则支持左心衰竭的诊断。但因心源性肺水肿与 ARDS 有并存的可能性,故目前认为 PCWP > 18mmHg 并不能排除 ARDS。

【诊断要点】

根据 ARDS 柏林定义,满足如下 4 项条件方可诊断为 ARDS。

1.**临床表现**　明确诱因下 1 周内出现的急性或进展性呼吸困难。

2.**辅助检查**　胸部 X 线片/胸部 CT 显示双肺浸润影,不能完全用胸腔积液、肺叶/全肺不张和结节影解释。

3.**鉴别疾病**　呼吸衰竭不能完全用心力衰竭和液体负荷过重解释。如果临床没有危险因素,则需要用客观检查(如超声心动图)来评价心源性肺水肿。

4.**低氧血症**　$PaO_2/FiO_2 \leq 300mmHg$。根据 PaO_2/FiO_2 确立 ARDS 诊断,并将其按严重程度分为轻度、中度和重度 3 种。①轻度:$200mmHg < PaO_2/FiO_2 \leq 300mmHg$;②中度:$100mmHg < PaO_2/FiO_2 \leq 200mmHg$;③重度:$PaO_2/FiO_2 \leq 100mmHg$。需要注意的是,上述 PaO_2/FiO_2 中 PaO_2 的监测都是在机械通气参数呼气末正压((positive end – expiratory pressure,PEEP)/持续 PaO_2/FiO_2 气道正压(continuous positive airway pressure)不低于 5cmH_2O 的条件下测得;当所在地海拔超过 1000m 时,需对 PaO_2/FiO_2 进行校正,校正后的 $PaO_2/FiO_2 = (PaO_2/FiO_2) \times ($所在地大气压值$/760)$。

【治疗要点】

ARDS 的治疗原则同一般急性呼吸衰竭,主要治疗措施包括积极治疗原发病、氧疗、机械通气和调节液体平衡。

1. 积极治疗原发病 治疗原发病是治疗 ARDS 的首要原则和基础,可防止进一步的肺损伤,如控制感染、纠正休克等。感染是导致 ARDS 的最常见原因,也是 ARDS 的首位高危因素。另外,ARDS 患者易并发感染,因此,对所有 ARDS 患者都应怀疑有感染的可能,除非有明确的其他导致 ARDS 的原因存在。治疗上宜选用强有力的广谱抗生素。

2. 氧疗 一般需用面罩进行高浓度(>50%)给氧,使 $PaO_2 \geq 60mmHg$ 或 $SaO_2 \geq 90\%$。

3. 机械通气 因 ARDS 主要表现为常规吸氧难以纠正的顽固性低氧血症,故多数患者需及早应用机械通气,以提供充分的通气和氧合,支持器官功能。但由于 ARDS 病变的不均匀性,传统的机械通气潮气量可以使顺应性较好地处于非下垂位肺区的肺泡过度充气进而造成肺泡破坏和容积伤。而已经萎陷的肺泡在通气的过程中仍处于萎缩状态,在局部扩张肺泡和萎缩肺泡之间产生剪切力,可引起肺严重损伤。因此,对 ARDS 患者需采用肺保护性通气(lung - protective ventilation),给予合适水平的 PEEP 和小潮气量通气。

(1)PEEP:适当的 PEEP 可以使萎陷的小气道和肺泡重新开放,防止肺泡随呼吸周期反复开闭,并可减轻肺泡水肿,从而改善肺泡弥散功能和通气血流比例,减少分流,达到改善氧合功能和肺顺应性的目的。但 PEEP 可增加胸腔正压,减少回心血量,因此使用时应注意:①对于血容量不足的患者,应补充足够的血容量,以代偿回心血量的不足;但需避免过量而加重肺水肿。②从低水平开始,先用5cmH_2O,逐渐增加到合适水平,一般为 8 ~ 18cmH_2O,争取维持 $PaO_2 > 60mmHg$,而 $FiO_2 < 60\%$。

(2)小潮气量(low tidal volume):潮气量为 6 ~ 8mL/kg,使吸气压控制在 35cmH_2O 以下,防止肺泡过度充气。为保证小潮气量,可允许一定程度的二氧化碳潴留和呼吸性酸中毒(pH 值 7.25 ~ 7.30),发生严重酸中毒时,需适当补碱。

(3)通气模式的选择:目前暂无统一的标准,压力控制通气可以保证呼吸道吸气压不超过预设水平,避免肺泡过度扩展而导致呼吸机相关肺损伤,较常用。反比通气的吸气相长于呼气相,与正常的呼气与吸气的比例相反,可以改善氧合,当与压力控制通气联合使用时,延长的吸气时间可以产生一延长的低压气流,从而改善气体的弥散功能。联合使用肺复张法(recruitment maneuver)、俯卧位辅助通气等可进一步改善氧合。

☞**考点提示**:机械通气的治疗要点。

📖 **知识链接**

俯卧位通气

俯卧位通气是治疗 ARDS 的一项比较有效的辅助治疗措施,能通过多种途径和机制明显改善 ARDS 患者的氧合状态,包括:①使萎陷的肺泡复张;②使肺内气体重新分布,减少肺内分流;③有利于呼吸道内分泌物及液体的排出,改善通气和弥散功能;④改善血流动力学,降低心律失常的发生率。

4. 液体管理 为了减轻肺水肿,应合理限制液体入量,可允许以较低的循环容量来维持有效循环,保持双肺相对"干"的状态。在血压稳定和组织器官灌注得到保障的前提下,液体出、入量宜呈轻度负平衡。适当使用利尿剂可以促进肺水肿的消退。因内皮细胞受损,毛细血管通透性增加,胶体液可渗入间质加重肺水肿,故一般 ARDS 早期不宜输胶体液。大量出血患者必须输血时,最好输新鲜血;用库存1 周以上的血时,应加用微过滤器,避免发生微血栓而加重 ARDS。

5. 营养支持与监护　ARDS患者机体处于高代谢状态,应补充足够的营养。因全静脉营养可引起感染和血栓形成等并发症,且在禁食24~48小时后即可以出现肠道菌群异位,进食能保护胃黏膜,故宜尽早开始胃肠营养。应将患者安置在ICU内,严密监测呼吸,循环,水、电解质,酸碱平衡等,以便及时调整治疗方案。

6. 其他治疗　糖皮质激素、表面活性物质替代治疗、吸入一氧化二氮等可能有一定的价值。

【护理诊断/问题】

1. 气体交换受损　与非心源性肺水肿、通气血流比例失调等有关。

2. 清理呼吸道无效　与呼吸道感染、分泌物过多或黏稠、咳嗽无力及大量液体和蛋白质漏入肺泡有关。

3. 低效性呼吸型态　与肺顺应性降低、呼吸道阻力增加、呼吸肌疲劳、不能维持自主呼吸有关。

4. 潜在并发症:误吸、呼吸机相关肺炎、重要器官缺氧性损伤等。

5. 营养失调:低于机体需要量　与气管插管和代谢增高有关。

6. 言语沟通障碍　与建立人工气道、极度衰弱有关。

7. 焦虑　与呼吸窘迫、疾病危重以及对环境和事态失去自主控制有关。

8. 生活自理缺陷　与严重缺氧、呼吸困难、机械通气有关。

【护理措施】

1. 一般护理

(1)体位、休息与活动:安排患者在单人间或ICU。帮助患者取舒适且有利于改善呼吸状态的体位,一般取半卧位或坐位,趴伏在床桌上,借此增加辅助呼吸肌的效能,促进肺膨胀。为减少体力消耗、降低耗氧量,患者需卧床休息,并尽量减少自理活动和不必要的操作。

(2)饮食:提供高热量、高蛋白、丰富维生素、适量纤维的饮食,避免产气和难以消化的食物。昏迷或气管插管的患者不能正常进食者,给予鼻饲或静脉营养,保障营养供给。

(3)促进有效通气:指导呼吸衰竭的患者,特别是Ⅱ型呼吸衰竭的患者进行腹式-缩唇呼吸,使气体均匀而缓慢地呼出,减少肺内残气量,增加有效通气量,改善通气功能。

2. 保持呼吸道通畅,促进痰液引流　呼吸衰竭患者的呼吸道净化作用减弱,炎性分泌物增多,痰液黏稠,引起肺泡通气不足。在氧疗和改善通气之前,必须采取各种措施,使呼吸道保持通畅。具体方法包括以下几点。

(1)指导并协助患者进行有效的咳嗽、咳痰。

(2)每2小时翻身1次,并给予拍背,促使痰液排出。

(3)饮水、口服或雾化吸入祛痰药可湿化痰液,使痰液便于咳出或吸出。

(4)对病情严重、意识不清或不能进行有效咳嗽、咳痰的患者可给予机械吸痰。机械吸痰过程中应严格执行无菌操作原则。

3. 合理氧疗　根据其基础疾病、呼吸衰竭的类型和缺氧的严重程度选择适当的给氧方法和吸入氧分数。Ⅰ型呼吸衰竭和ARDS患者需吸入较高浓度($FiO_2 > 50\%$)的氧气,使PaO_2迅速提高到$\geq 60mmHg$或$SaO_2 \geq 90\%$。Ⅱ型呼吸衰竭患者一般在$PaO_2 < 60mmHg$时才开始氧疗,应给予低浓度($< 35\%$)持续吸氧,使PaO_2控制在$60mmHg$或SaO_2在90%或略高,以防因缺氧完全纠正,使外周化学感受器失去低氧血症的刺激而导致呼吸抑制,这样反而会导致呼吸频率和幅度降低,加重缺氧气和二氧化碳潴留。

(1)给氧方法:常用的给氧法有鼻导管给氧、鼻塞给氧和面罩给氧。

(2)效果观察:氧疗过程中,应注意观察氧疗效果,如吸氧后呼吸困难缓解、发绀减轻、心率减慢,则表示氧疗有效；如意识障碍加深或呼吸过度表浅、缓慢，则可能为二氧化碳潴留加重。应根据动脉血气分析结果和患者的临床表现，及时调整吸氧流量或浓度，保证氧疗效果，防止氧中毒和 CO_2 麻醉。

（3）注意事项：氧疗时，应注意保持吸入氧气的湿化，以免干燥的氧气对呼吸道产生刺激作用及促使呼吸道黏液栓形成。应妥善固定输送氧气的导管、面罩、气管导管等，使患者感觉舒适；保持其清洁与通畅，定时更换消毒，防止交叉感染。向患者及其家属说明氧疗的重要性和选择氧疗模式的原理，嘱其不要擅自停止吸氧和调节氧流量。

☞**考点提示**：急性呼吸窘迫综合征的氧疗护理。

4. 用药护理 遵医嘱及时准确给药，观察药物疗效及不良反应。使用呼吸兴奋剂时，先确保呼吸道通畅，适当提高吸入氧分数，进行静脉滴注时，速度不宜过快，注意观察呼吸频率、节律、神志变化以及动脉血气的变化，以便调节剂量。若出现颜面潮红、面部肌肉抽搐、烦躁不安、恶心、呕吐等，则表示呼吸兴奋剂过量，需减慢滴速或停药，及时通知医生。

5. 病情监测 应将呼吸衰竭患者收入 ICU 内并进行严密监测，监测项目包括以下几点。

（1）意识状况及神经精神症状：观察有无肺性脑病的表现。对昏迷者应评估瞳孔、肌张力、腱反射及病理反射。

（2）呼吸状况：观察呼吸频率、节律、深度和使用辅助呼吸肌呼吸的情况，评估呼吸困难的程度和类型。若出现呼吸浅慢、节律不齐或呼吸暂停，则为呼吸中枢抑制的表现。

（3）缺氧及二氧化碳潴留情况：观察有无发绀、球结膜充血水肿、面部潮红等；观察肺部有无异常呼吸音及啰音。

（4）循环状况：观察心率、心律及血压变化，必要时进行血流动力学监测。

（5）痰的观察与记录：注意观察痰的颜色、性质、量、气味及痰液的实验室检查结果。正确留取痰液检查标本。若发现痰液出现特殊气味或痰液量增多、色变浓及黏稠度等发生变化，则提示病情加重，应及时与医生联系，以便调整治疗方案。

（6）液体平衡状态：记录每小时尿量和液体出、入量，有肺水肿的患者应适当保持液体负平衡。

（7）并发症的观察：①监测动脉血气分析和生化检查结果，了解电解质和酸碱平衡情况，原则上应根据血气分析结果及时调整呼吸机参数；了解肝、肾等功能和血凝状态。②观察大便颜色和隐血，及时发现消化道出血。

6. 心理支持 呼吸衰竭和 ARDS 患者因呼吸困难、预感病情危重和可能危及生命等，常会产生紧张、焦虑情绪。应多了解和关心患者的心理状况，特别是对建立人工气道和使用机械通气的患者，应经常巡视，让患者说出或写出引起或加剧焦虑的因素，合理解释目前的病情变化，多介绍救治成功的案例；指导患者应用放松、分散注意力和引导性想象技术，以缓解紧张、焦虑情绪。

【健康教育】

1. 疾病知识指导 向患者及其家属讲解疾病的发生、发展和转归。可借助简易图片进行讲解，使患者及其家属理解康复保健的意义与目的。与患者一起回顾日常生活中所从事的各项活动，根据患者的具体情况指导其制订合理的活动与休息计划，教会其避免开展氧耗量较大的活动，并在活动过程中增加休息。指导患者合理安排膳食，加强营养，改善体质，避免劳累、情绪激动等不良因素刺激。

2. 康复指导 指导患者掌握有效呼吸和咳嗽咳痰技术，如缩唇呼吸、腹式呼吸、体位引流、拍背等，提高患者的自我护理能力，延缓肺功能恶化。指导患者及其家属掌握合理的家庭氧疗方法及注意事项。鼓励患者进行耐寒锻炼和呼吸功能锻炼，以提高呼吸道抗感染的能力。劝告患者戒烟，避免吸入刺激性气体。告诉患者尽量少去人群拥挤的地方，避免与呼吸道感染者接触，减少感染的机会。

3. 用药指导与病情监测 出院时，应将患者使用的药物、剂量、用法和注意事项告诉患者，并写在纸上交给患者，以便需要时使用。告知患者若有气急、发绀加重等变化，则应尽早就医。

笔记

第十二节　呼吸系统疾病常用诊疗技术及护理

一、支气管镜检查

支气管镜分为可弯曲支气管镜(包括纤维支气管镜和电子支气管镜)及硬质支气管镜。目前用得较多的是可弯曲支气管镜,下面重点学习。

支气管镜检查是利用光学纤维内镜或电子内镜对气管－支气管管腔进行的检查。纤维支气管镜可经口腔、鼻腔、气管导管或气管切开套管插入段、亚段支气管,甚至更细的支气管,可在直视下行活检或刷检、钳取异物、吸引或清除阻塞物,并可做支气管肺泡灌洗,为行细胞学或液体成分的分析采取标本;另外,利用支气管镜可注入药物,或切除气管腔内的良性肿瘤等。纤维支气管镜检查成为支气管、肺和胸腔疾病诊断及治疗不可缺少的手段。

【适应证】

(1)胸部 X 线占位改变或阴影而致肺不张、阻塞性肺炎、支气管狭窄或阻塞、刺激性咳嗽,经抗生素治疗不缓解,疑为异物或肿瘤。

(2)原因不明的咯血,需明确病因及出血部位或需局部止血治疗。

(3)用于清除黏稠的分泌物、黏液栓或异物。

(4)原因不明的喉返神经麻痹、膈神经麻痹或上腔静脉阻塞。

(5)行支气管肺泡灌洗及用药等治疗。

(6)引导气管导管,进行经鼻气管插管。

(7)对于气道狭窄者,在支气管镜下行球囊扩张或放置支架等介入治疗。

【禁忌证】

支气管镜检查无绝对禁忌证。

(1)患者体质差不能耐受,如患肺功能严重损害、重度低氧血症、严重心功能不全、高血压或心律失常、频发心绞痛、严重肝或肾功能不全、全身状态极度衰竭。

(2)出、凝血机制严重障碍。

(3)哮喘发作或大咯血者需待症状控制后再考虑行纤维支气管镜检查。

(4)妊娠期。

【护理措施】

1.操作前护理

(1)患者准备:向患者及其家属说明检查的目的、操作过程及有关注意事项,以消除紧张情绪,取得合作。纤维支气管镜检查是有创性操作,术前患者应签署知情同意书。嘱患者进行局部麻醉前4小时禁食、2小时禁水,进行全身麻醉前8小时禁食、2小时禁水,以防发生误吸。若患者有活动性义齿,则应事先取出。

(2)完善检查:完善患者的影像学检查资料,以确定病变位置。对有出血倾向者需做凝血时间和血小板计数,对年老体弱、心和肺功能差者需做心电图和肺功能检查,以评估患者对检查的耐受性。

(3)术前用药:评估患者对消毒剂、局麻药或术前用药是否过敏,防止发生过敏反应。术前半小时遵医嘱给予阿托品 1mg 和地西泮 10mg,肌内注射,以减少呼吸道分泌物并进行镇静。

(4)物品准备:备好吸引器和复苏设备,以防术中出现喉痉挛和呼吸窘迫,或因麻醉药物的作用抑制患者的咳嗽和呕吐反射,使分泌物不易咳出。

2.操作中护理 支气管镜可经鼻或口插入,目前大多数经鼻插入。患者常取仰卧位。不能平卧者,可取坐位或半卧位。按医生指示经纤维支气管镜滴入麻醉剂,做黏膜表面麻醉,并根据需要配合医生做好吸引、灌洗、活检、治疗等相关操作。医生检查时,护士密切观察患者的生命体征和反应,如果检查中患者突然出现血压显著升高或降低、心律失常、面部和口唇发绀、烦躁不安等异常反应,则应立即报告医生,停止检查,并遵医嘱进行相应处理。

3.操作后护理

(1)病情观察:密切观察患者有无发热、胸痛、呼吸困难及咯血。向患者及其家属说明术后数小时内(特别是活检后)会有少量咯血及痰中带血,不必担心;但对咯血量较多者,应通知医生,并防止窒息的发生。

(2)避免误吸:局部麻醉术后2小时内、全身麻醉术后6小时内禁食、禁水。麻醉作用消失、咳嗽和呕吐反射恢复后,可进食温凉流质或半流质饮食。进食前,试验小口喝水,确定无呛咳后再进食。

(3)减少咽喉部刺激:术后数小时内避免吸烟、谈话和咳嗽,使声带得以休息,以免发生声音嘶哑和咽喉部疼痛。

二、胸腔穿刺术

胸腔穿刺术是自胸腔内抽取积液或积气的操作。

【适应证】

(1)对胸腔积液性质不明者,需抽取积液检查。

(2)胸腔内大量积液或气胸,排除积液或积气,避免胸膜粘连增厚。

(3)进行抽脓灌洗治疗,或恶性胸腔积液需胸腔内注入药物。

【禁忌证】

(1)身体虚弱或精神疾病不合作或对麻醉药物过敏。

(2)有严重出血倾向。

(3)穿刺部位或附近有感染。

【护理措施】

1.操作前护理

(1)患者准备:向患者及其家属解释穿刺的目的、操作步骤及术中注意事项,争取患者配合穿刺。胸腔穿刺术是一种有创性操作,术前应确认患者签署知情同意书。操作前,指导患者练习穿刺体位,一般取坐位,如患者衰弱,则可取半卧位,并告知患者在操作过程中保持穿刺体位,不要随意活动,避免咳嗽或深呼吸,以免损伤胸膜或肺组织,必要时给予镇咳药。术前经超声检查确定穿刺部位。

(2)用物准备:靠背高度适中的椅子、穿刺包(内有12号、16号尾部带胶管的穿刺针各1根,无菌试管2根,无菌纱布2块或创可贴2块,5mL、50mL或100mL无菌注射器各1个,三通活塞1套,止血钳2把)、全套消毒用品、盛胸水的容器、胶布等。

2.操作中护理

(1)协助患者抽液体位:协助患者反坐于靠背椅上,双手平放于椅背上,或取坐位,使用床旁桌支托,或协助患者取半卧位。完全暴露背部或侧胸、胸部。

(2)确定穿刺部位:一般胸腔积液的穿刺点在肩胛线或腋后线第7、8肋间隙,也可选腋中线第6、7肋间隙或腋前线第5肋间隙。气胸者取患侧锁骨中线第2肋间隙。

☞考点提示: 胸腔穿刺的定位。

(3) 穿刺方法:具体如下。

1) 穿刺步骤:常规消毒皮肤,局部麻醉。术者左手食指和中指固定穿刺部位的皮肤,右手持针,沿麻醉处缓慢刺入胸壁,直达胸膜。连接注射器,抽取胸腔积液或气体。穿刺过程中应避免损伤脏胸膜,并注意保持密闭,防止发生气胸。术毕,拔出穿刺针,再次消毒穿刺点,覆盖无菌敷料,稍用力压迫穿刺部位片刻后,嘱患者静卧。

2) 抽液、抽气量:每次抽液、抽气时不宜过快、过多,防止因抽吸过多、过快而使胸腔内压骤然下降,发生复张后肺水肿或循环障碍、纵隔移位等。首次抽液量不宜超过 700mL,以后每次抽液量不宜超过 1000mL。如胸腔穿刺是为了明确诊断,则抽液 50~100mL 即可。抽液后,将之置入无菌试管并送检。如治疗需要,则抽液、抽气后可向胸腔内注射药物。

(4) 病情观察:穿刺过程中应密切观察患者的呼吸、脉搏、血压、面色等变化,以判定患者对穿刺的耐受性。注意询问患者有无异常的感觉。抽吸时,若出现头晕、心悸、出冷汗、面色苍白、胸部有压迫感或剧痛、晕厥等表现,则提示患者可能出现"胸膜过敏反应",应立即停止抽吸,使患者平卧,密切观察血压变化,防止发生休克。必要时,遵医嘱皮下注射 0.1% 肾上腺素 0.3~0.5mL。

3. 操作后护理

(1) 记录穿刺时间,抽液、抽气的量,胸水的颜色、性质,以及患者在术中的情况。

(2) 监测患者穿刺后的反应,观察患者的脉搏、呼吸、血压等,注意有无血胸、气胸、肺水肿等并发症。观察穿刺部位,如出现红、肿、热、痛、体温升高或液体溢出等,则应及时通知医生。

(3) 嘱患者静卧,保持穿刺部位清洁干燥,以免穿刺部位感染。

(4) 鼓励患者深呼吸,促进萎缩的肺膨胀。

三、机械通气

机械通气(mechanical ventilation)是在患者自主通气和(或)氧合功能出现障碍时,运用机械装置(主要是呼吸机)使患者恢复有效通气并改善氧合的方法。根据是否建立人工气道,可将机械通气分为有创机械通气和无创机械通气。

有创机械通气

有创机械通气指通过建立人工气道(经鼻或口气管插管、气管切开等)进行的机械通气方式。

【适应证】

适应证:①阻塞性通气功能障碍,如 COPD 急性加重、哮喘急性发作等;②限制性通气功能障碍,如神经肌肉病变、间质性肺疾病、胸廓畸形等;③肺实质病变,如 ARDS 呼吸重症肺炎、严重的心源性水肿等;④对任何原因引起的心跳、呼吸骤停者进行心肺复苏时;⑤强化呼吸道管理,如需保持呼吸道通畅、防止窒息和使用某些呼吸抑制药物等;⑥预防性使用,如行心、胸外科手术时短期保留机械通气,以帮助患者减轻因手术创伤而加重的呼吸负担,减轻心、肺和体力上的负担,促进术后恢复。

【应用指征】

应用指征尚无统一的标准。有下列情况存在时,宜尽早建立人工气道,进行机械通气:①严重呼吸衰竭和 ARDS 患者经积极治疗,情况无改善甚至恶化;②呼吸型态严重异常,成人呼吸频率 >40 次/分或 <6 次/分,或呼吸不规则、自主呼吸微弱或消失;③呼吸衰竭伴严重意识障碍;④严重低氧血症,$PaO_2 \leq 50mmHg$,尤其是充分氧疗后 PaO_2 仍 $\leq 50mmHg$;⑤$PaCO_2$ 进行性升高,pH 动态下降。

【禁忌证】

随着机械通气技术的进步,有创机械通气治疗无绝对禁忌证。相对禁忌证仅为未引流的气胸及纵隔气肿。

【机械通气对生理功能的影响】

目前临床上最主要的机械通气方式为正压机械通气。正压机械通气可使肺泡内压及胸腔内压明显升高,会对呼吸和循环功能产生一系列不同于自然呼吸的影响。

1. 对呼吸功能的影响 ①呼吸肌:可部分或全部替代呼吸肌做功,使之得到休息,同时通过纠正低氧血症和高碳酸血症而改善呼吸肌做功环境;但长期使用可出现失用性萎缩,导致呼吸机依赖。②肺泡:使萎陷的肺泡复张,减轻肺水肿,增加肺表面活性物质的生成,改善肺顺应性。③呼吸道:扩张呼吸道,降低呼吸道阻力。④肺泡通气血流比例:一方面通过改善肺泡通气和复张萎陷的肺泡,降低无效腔通气,改善通气血流比例;另一方面,由于气体容易进入比较健康的肺区,使该区肺泡过度通气,导致毛细血管受压、血流减少,使通气血流比例失调。⑤弥散功能:一方面通过改善肺水肿、增加功能残气量而改善弥散功能;另一方面,因回心血量减少、肺血管床容积下降而使弥散功能降低。

2. 对循环功能的影响 正压通气可使回心血量减少、心排出量下降,严重时可使血压下降。通常认为平均气道压 >7cmH$_2$O 或 PEEP >5cmH$_2$O 即可引起血流动力学的变化。

【机械通气的实施】

1. 人机连接方式

(1)气管插管:有经口和经鼻插管 2 种途径。经口插管易于插入,适用于紧急抢救或留置时间不长的患者,是临床上最常用的插管方式。

(2)气管切开:适用于在长期使用机械通气或头部外伤、上呼吸道狭窄或阻塞等情况下需使用机械通气者。缺点:①创伤较大,可发生切口出血或感染;②操作复杂,不适用于紧急抢救;③对护理要求较高,且痊愈后颈部留有瘢痕,可造成气管狭窄等。一般不作为机械通气的首选途径。

2. 通气模式 通气模式指呼吸机在每一个呼吸周期中气流发生的特点,主要体现在吸气触发方式、吸 – 呼切换方式、潮气量大小和流速波形。常用的通气模式有以下几种。

(1)控制通气(controlled mechanical ventilation,CMV):指呼吸机完全替代患者自主呼吸的通气模式,包括容量控制通气和压力控制通气 2 种。

(2)辅助通气(assisted mechanical ventilation,AMV):指依靠患者自主吸气触发呼吸机按照预设的潮气量或吸气压力进行通气的模式,呼吸功由呼吸机和患者共同完成。

(3)辅助/控制通气(assisted/controlled MV,A/C):指辅助通气和控制通气 2 种模式相结合的通气模式。

(4)间歇指令通气(intermittent mandatory ventilation,IMV)和同步间歇指令通气(synchronized IMV,SIMV):IMV 指呼吸机按预设的通气频率给予 CMV,间歇期允许患者进行自主呼吸,但由于呼吸机以固定频率进行呼吸,可能出现人机对抗。SIMV 弥补了这一缺陷,即呼吸机预设的呼吸频率由患者触发,若患者在预设的时间内没有出现吸气动作,则呼吸机按预设参数送气,增加了人机协调,是临床最常用的通气模式。

(5)压力支持通气(pressure support ventilation,PSV):指由患者自主呼吸触发,并决定呼吸频率和吸/呼比的通气模式,用于有一定自主呼吸能力、呼吸中枢驱动稳定的患者或准备撤机的患者。

(6)持续气道正压通气(continuous positive airway pressure,CPAP):指在自主呼吸的条件下,整个呼吸周期内都给予相同水平的气道正压,使气道处于持续正压状态的通气模式。

3. 通气参数设置

(1)FiO$_2$:选择范围为 21% ~100%,调节原则是在保证氧合的前提下,尽量使用较低的 FiO$_2$。

(2)潮气量:5 ~12mL/kg 体重,使用过程中根据动脉血气分析和呼吸力学等监测指标进行调整。

（3）呼吸频率：与潮气量配合，以保证足够的 MV，一般为 12～20 次/分。对阻塞性通气障碍的患者宜用缓慢的频率，以利于呼气；而对 ARDS 等限制性通气障碍的患者宜选用较快的呼吸频率，配以较小的潮气量，以利于减少由克服弹性阻力所做的功和对心血管系统的不良影响。

（4）吸气时间与吸/呼比：机械通气患者通常设置的吸气时间为 0.8～1.2 秒，或吸/呼比为 1:(1.5～2)；阻塞性通气障碍的患者可延长呼气时间，以利于气体的排出。

（5）PEEP：主要作用是纠正低氧血症和对抗内源性 PEEP，一般在 5～10cmH$_2$O。

（6）报警参数：设置报警参数可以保证呼吸机的安全使用，报警参数设置一般高于或低于目标值 15%。常用的报警参数包括以下几种。①无呼吸报警：当过了预设时间（通常为 10～20 秒）而呼吸机未感知到呼吸时，无呼吸报警即启动，可能的情况有呼吸机管路脱开、呼吸道或管道阻塞、患者无呼吸能力等。②高呼吸频率报警：当患者自主呼吸过快时，需及时处理，以防止过度通气。③低容量报警：当呼出气体量少于预设水平时报警。④压力报警：此参数既可作为报警参数，又可确保两肺压力过高。吸气峰压过高容易造成肺的气压伤，并对循环功能产生不良影响，因此需设置压力上限报警，通常设置在高于患者的吸气峰压 5～10cmH$_2$O，一般不超过 40cmH$_2$O。

4. 并发症

（1）呼吸机相关性肺损伤（ventilator – induced lung injury，VILI）：包括气压伤、容积伤、萎陷伤和生物伤。VILI 的典型临床表现包括纵隔气肿、皮下气肿、气胸、张力性肺大疱等，其中张力性气胸最为严重，早期表现常难以发现，临床上应加强观察和预防。

（2）呼吸机相关性肺炎（ventilator associated pneumonia，VAP）是机械通气患者常见的并发症，占机械通气患者并发症的 10%～48%，是最常见的院内感染，可成为机械通气失败的主要原因，并且是 ICU 患者的重要死因。VAP 的危险因素包括急性肺部疾病、高龄、误吸、平卧位、过度镇静、长时间机械通气等。

（3）氧中毒：长时间吸入高浓度氧气使体内氧自由基产生过多，导致组织细胞损伤和功能障碍，称为氧中毒。氧中毒患者可出现胸骨后灼热感、疼痛、烦躁、呼吸频率增快、恶心、呕吐、干咳、进行性呼吸困难等症状。

（4）呼吸性碱中毒：当辅助通气水平过高或采用辅助控制通气模式的患者自主呼吸频率过快时，可导致过度通气，出现呼吸性碱中毒，对于 II 型呼吸衰竭的患者应特别注意。

（5）血流动力学紊乱：持续正压通气可使胸腔内压升高、回心血量减少，从而导致心输出量减少、血压下降。

（6）气管–食管瘘：由气囊压迫所致。

（7）呼吸机故障所致的并发症：具体如下。

1）气管插管脱出或管道脱开：为最常见且比较严重的故障。患者可因自主呼吸过弱或因带呼吸机管道呼吸时无效腔过大，形成严重的重复呼吸而发生窒息。气管导管脱出最常见的原因是患者自己将气管插管拔除，少数患者可由导管固定不牢、躁动、头颈部活动幅度过大或医护人员操作不当引起。管道脱开最常见的位置为"Y"形管与气管插管或气管切开套管的连接处。

2）气管插管滑入右主支气管：可因各项操作、搬动患者、患者自身的活动或固定不当等导致气管插管过深，滑入右侧支气管，造成单纯右肺通气，导致右肺高容量通气，造成气压–容积伤，而左肺无通气，造成肺不张。

3）人工气道堵塞：常因黏痰、痰痂、呕吐物堵塞所致，也可因导管套囊滑脱堵塞而引起，导致通气不足甚至窒息。

4）呼吸机管道堵塞：呼吸机管道可因积水、扭曲、连接不当或单向活瓣方向装反等原因造成堵塞，如不及时处理，则可造成窒息。

5）其他：包括呼吸切换障碍、机械故障等。

【机械通气的撤离】

机械通气的撤离(weaning from mechanical ventilation)简称撤机,是指由机械通气状态恢复到完全自主呼吸的过渡过程。当患者需要进行机械通气的病因已基本除去、血流动力学稳定、自主呼吸能维持机体适当的通气时,可考虑撤机。对于机械通气时间较长的患者,撤机是一个比较艰难的过程,在撤机前需做好充分准备,积极创造条件,并通过评估患者的呼吸泵功能和气体交换功能把握撤机时机。撤机的方法包括"T"形管间断脱机、CPAP方式间断脱机、SIMV方式撤机和PSV方式撤机。撤机过程中需严格执行撤机方案,严密观察患者的撤机反应,确保撤机过程的安全。

【护理措施】

1.气管插管和机械通气的准备

(1)确保氧供:多数需进行机械通气的患者常在紧急情况下实施,患者常处于严重低氧血症甚至生命垂危状态,因此,在等候气管插管、建立人工气道和机械通气之前,需保持呼吸道通畅(体位或放置口咽通气道),如普通高浓度氧疗不能使患者的 PaO_2 或 SaO_2 达到维持生命的水平,则需用面罩或简易呼吸器接 100% 的纯氧人工通气,以维持适当氧供和通气,确保生命安全。

(2)物品准备:床边备齐气管插管用品、呼吸机、呼吸机用供氧和供气设备、抢救车、吸引器,确保用物完整、功能良好。按规程连接呼吸机导管,并接模拟肺,开机检查呼吸机功能完好后,按病情需要和医嘱设置通气参数.

(3)患者准备:包括以下几点。

1)心理准备:由于严重呼吸困难、生命垂危、对机械通气的效果和安全性不了解等因素,清醒患者常有焦虑和恐惧心理,因此,需用简单易懂的语言向患者解释气管插管和机械通气的重要性,并指导患者如何配合及如何以非言语方式表达其需要。有家属在场时,需注意向家属进行必要的解释,缓解家属的焦虑情绪。

2)体位准备:将床头移开,距墙 60~80cm,取下床头板,使插管医生能够站在患者的头侧进行气管插管操作。患者取平卧位,去枕后仰,必要时在肩下垫小枕,使口轴线、咽轴线和喉轴线尽量呈一直线。

2.气管插管时的配合

(1)监测:监测患者的生命体征和缺氧状况,注意有无心律失常和误吸发生。

(2)确保通气和氧供:如插管时间超过 30 秒尚未成功,则需提醒医生暂停插管,用简易呼吸器和面罩进行人工给氧和人工通气,防止因低氧血症导致心跳、呼吸骤停。

(3)吸痰:插管过程中如分泌物多影响插管和通气,则应及时吸引。

(4)判断气管插管位置:插入气管插管后,需立即检查气管插管的位置是否正确、恰当。最常用的方法是听诊法,用简易呼吸器加压送气,听诊双肺有无呼吸音、呼吸音是否对称。判断气管插管位置最准确的方法是床边胸部 X 线片和监测呼气末二氧化碳波形的改变。

(5)固定和连机:确保气管插管位置正确后,放入牙垫,妥善固定插管,清除呼吸道分泌物,连接呼吸机并开始机械通气。测量插管末端到牙齿的距离,并记录。

3.机械通气患者的护理 包括检测和评估患者对呼吸机的反应、检测安全管理机械通气系统、预防并发症、满足患者的基本需要等。

(1)患者监护:具体如下。

1)呼吸系统:①监测有无自主呼吸,自主呼吸与呼吸机是否同步,观察呼吸的频率、节律、深度;②监测血氧饱和度、动脉血气分析及呼气末二氧化碳浓度,评估通气、氧合及机体酸碱平衡情况,指导呼吸机参数的合理调节;③观察呼吸道分泌物的颜色、性质、量和黏稠度,为肺部感染的治疗和呼吸道护理提供主要依据;④胸部 X 线检查可及时发现肺不张、呼吸机相关性肺损伤、呼吸机相关性肺炎等机械通气引起的并发症,并可了解气管插管的位置。

2)循环系统:正压通气使胸腔内压增高、静脉回心血量减少、心脏前负荷降低、心排血量下降,导致血压下降、心率加快甚至心律失常。因此,对进行机械通气的患者应注意监测心率、心律和血压的变化。

3)体温:进行机械通气的患者因感染机会增加,常可并发感染,使体温升高。因发热又可增加耗氧量和 CO_2 的产生,故应根据体温升高的程度酌情调节通气参数,并适当降低湿化器的温度,以增加呼吸道的散热作用。

4)意识状态:缺氧和(或)二氧化碳潴留引起意识障碍的患者,机械通气后,患者意识障碍程度减轻,表明通气状况改善;如烦躁不安、自主呼吸与呼吸机不同步,则多为通气不足;如患者病情一度好转后突然出现兴奋、多语甚至抽搐,则应警惕呼吸性碱中毒。

5)皮肤、黏膜:观察气管插管或气管切开周围皮肤、黏膜的颜色、疼痛情况、皮肤刺激征象和局部引流情况,及时发现并处理口腔溃疡、继发性真菌感染或伤口感染。注意皮肤的色泽、弹性及温度,了解缺氧和二氧化碳潴留的改善情况,如皮肤潮红、多汗、浅表静脉充盈,则提示仍有二氧化碳潴留;观察有无皮下气肿,若有,则常与气胸、气管切开有关。

6)消化系统:机械通气患者长时间卧床不动、使用镇静剂及肌松药、患低钾血症等可造成肠蠕动减慢,导致便秘及腹胀,应观察有无腹胀和肠鸣音减弱。对腹胀严重者,需遵医嘱进行胃肠减压,同时要观察呕吐情况,若呕吐咖啡色胃内容物或出现黑便,则要警惕由应激性溃疡引起上消化道出血。

7)液体出、入量:观察和记录 24 小时液体出、入量。如尿量增多、水肿逐渐消退,则说明经机械通气后低氧血症和高碳酸血症缓解、肾功能改善。如尿量减少或无尿,则要考虑体液不足、低血压和肾功能不全等原因。

(2)呼吸机参数及功能的监测:定时检查呼吸机各项通气参数是否与医嘱要求设定的参数值一致、各项报警参数的设置是否恰当、报警器是否处于开启状态。报警时,及时分析报警的原因并进行及时有效的处理。

(3)气道管理:具体如下。

1)气道内吸引:人工气道的患者上呼吸道原有功能丧失,尤其是镇静药的使用,显著降低了患者的咳嗽能力,导致气道分泌物不能有效排出,应及时通过机械吸引清除呼吸道内的分泌物。吸痰是一种有潜在损害的操作,不应把吸痰作为常规,而应在有临床指征时按需吸引。吸痰时,注意加强对患者生命体征、血氧饱和度等各项指标的观察。

2)吸入气体的加温和湿化:气管插管或气管切开的患者失去了上呼吸道的温、湿化功能,因此进行机械通气时需使用加温加湿器,理想的气道湿化是使近端气道内的气体温度达 37℃,相对湿度达 100%。常用的气道湿化方法包括加热加湿器加温加湿,湿热交换器(人工鼻)湿化、雾化加湿等。

3)气囊冲、放气:如气管插管不使用高容低压套囊,则需定时放气,防止气囊压迫气管黏膜过久影响血液循环,造成黏膜损伤甚至坏死。一般应定时放气。放气时,先抽吸呼吸道内的分泌物。气囊充气要恰当,维持在 $25\sim30\text{cmH}_2\text{O}$。充、放气时,应注意防止插管脱出,充气完成后,应确保固定良好,测量末端到牙齿的距离,并与原来的数据比较。

4)防止意外:①妥善固定,防止移位、脱出,要将气管插管或气管切开要固定牢固,每天测量和记录气管插管外露的长度;②积水杯方向向下,应位于呼吸机回路最低点,及时清除回路和积水杯内的积水,防止误吸。

(4)生活护理:因机械通气患者完全失去生活自理能力,故需随时评估并帮助患者满足各项生理需求,如采用鼻饲供给足够的热量,为不限水的患者补充足够的水分,做好口腔护理、皮肤护理,注意预防血栓及皮肤压力性损伤的发生。

（5）心理与社会支持：机械通气患者常会产生无助感，过度焦虑，降低对机械通气的耐受性和人机协调性。对意识清醒的患者，应主动关心，与其交流，帮助其学会应用手势、写字等非语言沟通方式表达需求，以缓解其无助感和焦虑，增加人机协调度。

4. 撤机护理 撤机处理是指从准备停机开始，直到完全停机、拔除气管插管（气管切开除外）和拔管后一段时间的护理，做好本阶段的护理可帮助患者安全地撤离呼吸机。

（1）帮助患者树立信心：长期接受呼吸机治疗的患者，因治疗前病情重，经治疗后病情缓解，患者感觉舒适，对呼吸机产生依赖心理，故非常担心停用呼吸机后病情会反复，精神十分紧张。为此，撤机前要向患者（必要时包括家属）解释撤机的重要性、必要性和安全性。

（2）按步骤有序撤机：具体步骤如下。

1）调整呼吸机参数：如逐渐减少进气量、进气压力及 FiO_2。

2）间断使用呼吸机或调节呼吸机模式：如可选用 SIMV、PSV 等，锻炼呼吸肌，帮助患者恢复呼吸功能，要特别注意循序渐进，不可操之过急。

3）撤机：当患者具备完全撤离呼吸机的能力后，需按以下 4 个步骤进行：撤离呼吸机—气囊放气—拔管（气管切开除外）—吸氧。

（3）呼吸机的终末消毒与保养：呼吸机使用后，要按要求进行拆卸，彻底清洁和消毒，然后再按原结构重新安装、调试、备用。

无创机械通气

无创机械通气是指无须建立人工气道的机械通气方式，包括气道内正压通气和胸外负压通气等，本部分主要介绍气道内正压通气，又称无创正压通气（non – invasive positive pressure ventilation，NPPV），其包括双相气道正压通气（bilevel positive airway pressure ventilation，BiPAP）和持续气道正压通气（continuous positive airway pressure，CPAP）等多种通气模式。

【适应证】

（1）呼吸衰竭：适用于轻中度呼吸衰竭的早期干预。应用指标包括：①呼吸急促（如 COPD）患者的呼吸频率大于 24 次/分，心力衰竭患者的呼吸频率大于 30 次/分、动用辅助呼吸肌或出现胸腹矛盾运动；②血气异常：pH 值 <7.35，$PaCO_2$ >45mmHg，或氧合指数 <200mmHg。

（2）COPD：具体如下。急性加重期：主要适用于伴中度呼吸性酸中毒（pH 值为 7.25～7.35）的患者。稳定期：①伴有乏力、呼吸困难、嗜睡等症状；②气体交换异常，表现为 $PaCO_2 \geq 55$mmHg 或在低流量给氧的情况下 $PaCO_2$ 为 50～55mmHg，伴有夜间 SaO_2 <88% 的累计时间占监测时间的 10% 以上；③对支气管扩张剂、糖皮质激素、氧疗等内科治疗无效。

（3）心源性水肿：NPPV 可改善心源性肺水肿患者的呼吸困难症状，改善心功能，降低气管插管率及病死率。

（4）其他：包括哮喘急性严重发作、手术后呼吸衰竭、ARDS、胸壁畸形或神经肌肉疾病、胸部创伤、睡眠呼吸暂停低通气综合征、辅助撤机及辅助支气管镜检查等。

【禁忌证】

（1）绝对禁忌证：①心跳或呼吸停止；②自主呼吸微弱、昏迷；③误吸高危者、不能清除口咽及上呼吸道分泌物、呼吸道保护能力差；④颈部和面部创伤、烧伤及畸形；⑤上呼吸道梗阻；⑥严重低氧血症（$PaCO_2$ <45mmHg）和严重酸中毒（pH≤7.20）。

（2）相对禁忌证：①合并其他器官功能衰竭（血流动力学指标不稳定、不稳定的心律失常，消化道穿孔/大出血、严重脑部疾病等）；②未引流的气胸；③近期面部、颈部、口腔、咽腔、食管及胃部手术；④严重感染；⑤气道分泌物多或排痰障碍；⑥患者明显不合作或极度紧张。

【NPPV 的实施】

1. 人机连接方式的选择 人机连接方式包括鼻罩、口鼻面罩、全面罩、鼻囊管和接口器等,目前以鼻罩和口鼻面罩最常用。理想的罩应达到密封好、舒适、重复呼吸无效腔低和安全等基本要求。鼻罩的优点是无效腔较小,患者耐受性良好,可以减少幽闭恐惧症,出现呕吐误吸概率小,可以随时排痰或进食,尤其适用于牙列完整的患者。鼻罩的缺点是患者张口呼吸时影响辅助通气效果和容易经口漏气。口鼻面罩的优点是允许患者经口或经鼻呼吸,避免了经口漏气,可给予较高的吸气压力,对患者的要求稍低。口鼻面罩的缺点是影响言语交流,限制经口进食,妨碍吐痰,增加无效腔通气量(导致CO_2重复呼吸),幽闭恐惧症较多见。

2. 通气模式 NPPV 常用的模式有 CPAP 和 BiPAP 2 种,两者均可用于 I 型呼吸衰竭,而 II 型呼吸衰竭最常用的模式是 BIPAP。

3. 通气参数设置 无创呼吸机的通气参数设置常以"患者可以耐受的最高吸气压"为原则,因此开始戴机时通常给予比较低的压力水平(CPAP 4 ~ 5cmH_2O 或吸气压 6 ~ 8cmH_2O,呼气压 4cmH_2O),在 2 ~ 20 分钟内逐渐增加到治疗水平,并根据患者的病情变化和适应性随时调整参数,以达到治疗目标。

4. 并发症 NPPV 的常见不良反应有口咽干燥、罩压迫和鼻面部皮肤损伤、幽闭恐惧症、胃胀气、误吸、漏气、排痰障碍及睡眠性上呼吸道阻塞等。

【NPPV 的撤离】

NPPV 的撤离指标主要依据的是患者的临床症状及病情是否稳定。撤机方法:在逐渐降低压力支持水平的同时,逐渐减少通气时间(先减少白天通气时间,再减少夜间通气时间)。

【护理措施】

1. 患者教育 NPPV 需要患者的合作才能达到治疗效果,因此治疗前应做好患者教育,以消除恐惧,取得配合,提高依从性,同时也可以提高患者的应急能力,以便在紧急情况下(如咳嗽,咳痰或呕吐时)患者能够迅速拆除连接,提高安全性。患者教育的内容包括:①治疗的作用及目的;②连接和拆除的方法;③治疗过程中可能出现的各种感觉和症状,帮助患者正确区分正常和异常情况;④治疗过程中可能出现的问题及相应措施,如鼻罩或口鼻面罩可能使面部有不适感,使用鼻罩时,要闭口呼吸,注意咳痰和减少漏气等;⑤指导患者有规律地放松呼吸,提高人机协调性;⑥鼓励患者主动排痰并指导吐痰方法;⑦嘱患者及其家属如出现不适,则应及时告知医护人员。

2. 连接方法的选择 通常对轻症患者可先试用鼻罩、鼻囊或连口器;对比较严重的呼吸衰竭患者多需用口鼻面罩;老年或无牙齿的患者口腔支撑能力较差,对其主张用口鼻面罩。佩戴连接器的步骤:①协助患者摆好体位,选择好给氧通路;②选择适合患者脸形的罩并正确置于患者面部,鼓励患者用手扶住罩,用头带将其固定好;③调整好罩的位置和固定带的松紧度,使之佩戴舒适且漏气量最小。对自理能力较强的患者,应鼓励其自己掌握佩戴和拆除的方法。

3. 密切监测

(1)病情监测:监测患者的意识、生命体征、呼吸困难的程度和缓解情况、呼吸频率、呼吸节律、呼吸深度、血氧饱和度、动脉血气分析、心电图、鼻罩/口鼻面罩舒适度和治疗的依从性。治疗有效的指标为气促改善,呼吸频率减慢,辅助呼吸肌运动减轻,反常呼吸消失,血氧饱和度增加,心率改善,$PaCO_2$、pH 和 PaO_2 改善。

(2)通气参数的监测包括潮气量、通气频率、吸气压力、吸入氧浓度、呼气压力等参数的监测,是否有漏气以及人机同步性等。

4.并发症的预防

（1）口咽干燥：多见于在使用鼻罩的同时又有经口漏气时，寒冷季节尤为明显。注意要选择合适的连接器，以避免漏气，在使用 NPPV 治疗的过程中，要协助患者定时饮水，严重者可以使用加温湿化器。

（2）罩压迫和鼻面部皮肤损伤：在开始进行 NPPV 通气时，即可在鼻面部使用皮肤保护敷料和减压贴，以降低皮肤压力性损伤发生的风险，使用时选择大小合适的罩，位置应放置良好，固定松紧度应适中。使用间歇可松开罩，让患者休息，或轮换使用不同类型的罩，以避免使同一部位长时间受压。

（3）胃胀气：主要是由反复吞气或上呼吸道内压力超过食管贲门括约肌的张力，使气体直接进入胃内所致。昏迷及全身状态差的患者由于贲门括约肌张力降低，更容易发生。在保证疗效的前提下应尽量避免吸气压力过高（<25cmH_2O）。有明显胃胀气时，可进行胃肠减压。

（4）误吸：可以造成吸入性肺炎和窒息，尽管发生率较低，但后果严重。对反流和误吸风险高的患者，应避免使用 NPPV。避免饱餐后使用 NPPV。治疗过程中协助患者取半卧位并遵医嘱使用胃动力药物，以预防误吸的发生。

（5）排痰障碍：多见于咳嗽排痰能力较差的患者。应鼓励患者主动咳嗽排痰，必要时经口/鼻吸痰或经支气管镜吸痰。

（6）漏气：可以导致触发困难、人机不同步和气流过大，并使患者感觉不舒服和影响治疗效果。漏气是 NPPV 的常见问题，发生率可达 20%～25%。在治疗过程中，应经常检查是否存在漏气并及时调整罩的位置和固定带的张力，用鼻罩时，可使用下颌托协助封闭口腔。

（7）其他：具体如下。①不耐受：是指患者自觉 NPPV 治疗造成了不适，并无法耐受治疗。使用前，应选择合适的连接方式，规范操作程序，合理设置参数，使用过程中严密监护及耐心指导可以帮助提高患者的耐受度。②幽闭恐惧症：部分患者对戴罩（尤其是口鼻面罩）有恐惧心理，有效的健康教育和合适的解释通常能减轻或消除患者的恐惧心理，也可请患者观察其他患者成功应用 NPPV 治疗的案例，增强治疗信心。③睡眠性上呼吸道阻塞：由睡眠时上呼吸道肌肉松弛所致，应注意观察患者入睡后的呼吸情况，如出现上呼吸道阻塞，则可采用侧卧位或在睡眠时增加 PEEP 的方法防止发生睡眠性上呼吸道阻塞。

（梁丽丽 吕 敏 吴小红）

目标检测

参考答案

1. 正常情况下，呼吸中枢发出的冲动主要依靠（   ）。
   A. CO_2 B. O_2 C. pH
   D. 肺总量   E. 潮气量

2. 下列细菌感染常见铁锈色痰的是（   ）。
   A. 肺炎链球菌   B. 肺炎克雷伯菌   C. 铜绿假单胞菌
   D. 支原体   E. 厌氧菌

3. 吸气性呼吸困难见于（   ）。
   A. 急性喉炎   B. 肺炎   C. 肺炎支气管炎
   D. 支气管哮喘   E. 胸腔积液

4. 患者，男，70岁，因"慢性阻塞性肺气肿"入院。今晨护理查房时发现患者躁动不安，有幻觉，对自己所处的位置、目前的时间无法进行正确判断。医嘱给予吸氧。最适合该患者的吸氧流量为（   ）。
   A. 2L/min   B. 4L/min   C. 6L/min
   D. 8L/min   E. 12L/mi

5. 患者,男,25 岁,因"受凉后突然畏寒、高热伴右侧胸痛"入院。胸部透视见右中肺有大片浅淡的阴影。入院后诊断为肺炎球菌性肺炎,给予抗生素治疗,疗程一般为( )。

  A. 1～3 天   B. 体温降至正常后 3 天   C. 体温降至正常后 7 天

  D. 体温降至正常后 2 周   E. 症状、体征完全消失

6. 诊断急性呼吸窘迫综合征的必要条件是( )。

  A. PWCP < 18mmHg   B. $PaO_2/FiO_2 \leqslant 300mmHg$ C. $PaCO_2/FiO_2 \leqslant 300mmHg$

  D. $PaCO_2/FiO_2 \leqslant 200mmHg$ E. $PaCO_2/FiO_2 \leqslant 150mmHg$

7. 下列不属于肺心病代偿期特征性临床表现的是( )。

  A. 发绀   B. 呼吸困难   C. 颈静脉充盈

  D. 主动脉瓣第一心音亢进   E. 肺部叩诊呈过清音

8. 患者,男,76 岁,慢性支气管炎 24 年,痰液黏稠且不易咳出。吸烟 40 年,20 支/天,难以戒除。查体:精神萎靡,皮肤干燥,体温 38.7℃,肺部听诊可闻及干、湿啰音。该患者的主要护理问题是( )。

  A. 清理呼吸道无效   与呼吸道炎症、痰液黏稠、咳嗽无力有关

  B. 体温异常   与呼吸道炎症有关

  C. 活动无耐力   与患呼吸道炎症后氧供应减少有关

  D. 知识缺乏

  E. 组织灌注量不足   与发热、皮肤干燥有关

9. 下列关于结核菌素试验结果的描述,正确的是( )。

  A. 凡是结核菌素试验阴性都可以排除结核感染

  B. 卡介苗接种成功,结核菌素试验多呈阳性

  C. 重症肺结核患者的结核菌素试验均呈阳性

  D. 结核菌素试验阳性,提示一定患有结核病

  E. 初次感染结核后 4 周内,结核菌素试验呈阳性

10. 慢性呼吸衰竭最早的表现是( )。

  A. 呼吸困难   B. 头痛、烦躁   C. 口唇、肢端发绀

  D. 皮肤潮红、多汗   E. 昼睡夜醒

第三章　循环系统疾病患者的护理

思维导图

素质目标:具有高尚的职业道德,尊重患者,关爱生命;形成严谨求实、精益求精的科学态度。

知识目标:掌握循环系统疾病患者常见症状、体征及护理;掌握心力衰竭、心律失常、原发性高血压、冠心病、心脏瓣膜病、感染性心内膜炎、心肌疾病、心包疾病患者的临床表现、护理诊断/问题、护理措施与健康教育;熟悉循环系统的解剖结构和生理功能,熟悉循环系统疾病的病因、辅助检查及治疗要点;了解循环系统疾病的发病机制。

能力目标:学会 12 导联心电图的操作方法;能够对常见心律失常患者的心电图进行初步判读;能够运用心脏电复律对相关患者进行抢救;可进行循环系统常见诊疗技术的配合与护理;能够运用护理程序对患者实施整体护理。

第一节　循环系统概述

课件

21 世纪初期,心血管病成为全球重大公共卫生问题之一。《中国心血管健康与疾病报告 2020》指出,中国心血管病发病率处于持续上升阶段,推算心血管病现患人数 3.3 亿,其中高血压 2.45 亿,脑卒中 1300 万,冠心病 1139 万,心力衰竭 890 万,肺心病 500 万,风心病 250 万,先天性心脏病 200 万。心血管病的死亡率仍居城乡居民总死亡原因的首位,其中在农村为 46.66% ,在城市为 43.81% 。因此,积极开展心血管疾病的预防和治疗及危险因素的干预,具有重要意义。

一、循环系统的解剖结构和生理功能

循环系统是由心脏、血管和调节血液循环的神经 – 体液组成。其主要功能是为全身各器官组织运输血液,通过血液将氧、营养物质等供给组织,并将组织产生的代谢废物运走,以保证人体新陈代谢的正常进行,维持生命活动。此外,循环系统还具有内分泌功能。

1. 心脏

(1)心脏结构:心脏位于胸腔中纵隔内,是一个中空的肌性器官,形似倒置的、前后稍扁的圆锥体,约本人握拳大小。约 2/3 位于正中线左侧,1/3 位于正中线右侧。心尖朝向左前下方,心底朝向右后上方。心脏被心间隔及房室瓣分成 4 个心腔,即左心房、左心室、右心房、右心室。左心房与左心室之间的瓣膜称二尖瓣,右心房与右心室之间的瓣膜称三尖瓣,两侧房室瓣均有腱索与心室乳头肌相连。左、右心室与大血管之间亦有瓣膜相隔,位于左心室与主动脉之间的瓣膜称主动脉瓣,位于右心室与肺动脉之间的瓣膜称肺动脉瓣。心壁可分为 3 层:内层为心内膜,由内皮细胞和薄结缔组织构成;中层为心肌层,心室肌远较心房肌厚,以左心室为甚;外层为心外膜,即心包的脏层,紧贴于心脏表面,与心包壁层之间形成心包腔,腔内含少量浆液,浆液在心脏收缩和舒张时起润滑作用。

(2)心脏的传导系统:心肌细胞按形态和功能可分为普通心肌细胞和特殊心肌细胞。前者的主要功能是收缩;后者具有自律性和传导性,其主要功能是产生和传导冲动,控制心脏的节律性活动。心

脏传导系统由特殊心肌细胞构成,包括窦房结、结间束、房室结、希氏束、左(右)束支及其分支和浦肯野纤维(图3-1)。心脏传导系统的细胞均能发出冲动,但以窦房结的自律性最高,为正常人心脏的起搏点,其后依次为房室结、房室束、左(右)束支。

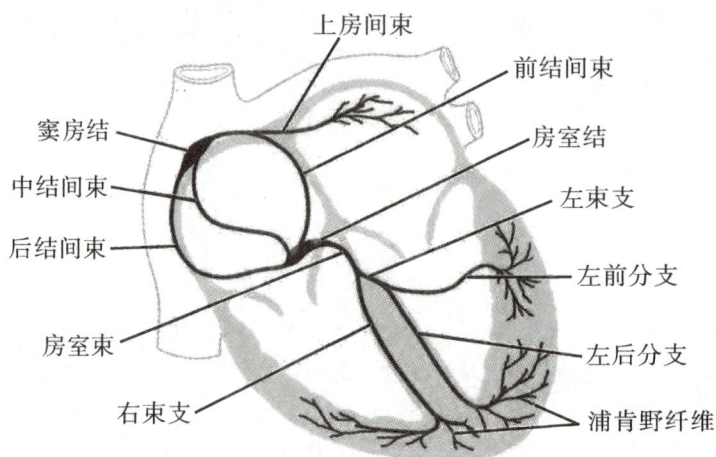

图3-1 心脏传导系统示意图

(3)心脏的供血:心脏的血液供应来自左、右冠状动脉(图3-2),灌流主要在心脏舒张期。

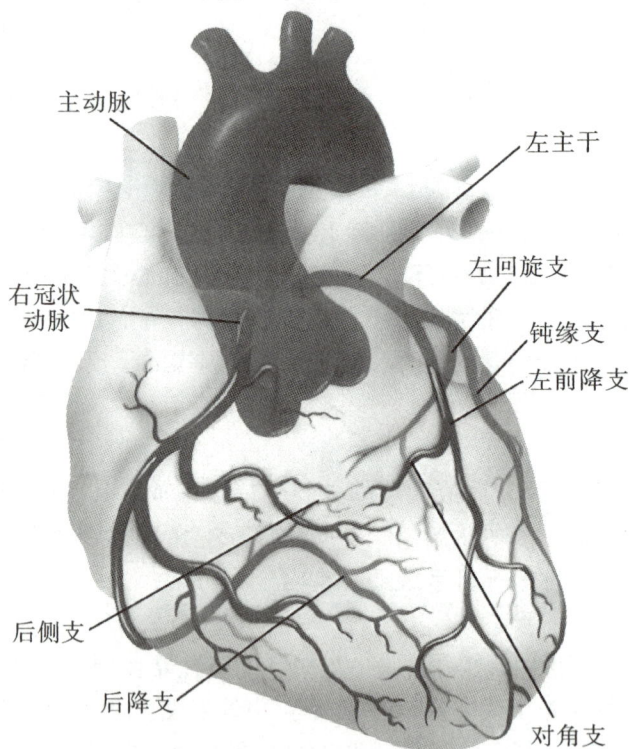

图3-2 冠状动脉解剖示意图

1)左冠状动脉:具体如下。左主干:起源于主动脉根部左冠窦,然后分为左前降支和左回旋支,有时亦发出第三支血管,即中间支。左前降支:沿前室间沟下行至心尖或绕过心尖。左前降支及其分支主要分布于左室前壁、前乳头肌、心尖、室间隔前2/3、右室前壁的一小部分。左回旋支:向后绕于左心耳下到达左房室沟。左回旋支及其分支主要分布于左心房、左心室侧壁、左心室前壁的一小部分、左心室后壁的一部分或大部分及窦房结(约40%的人群)。

2)右冠状动脉:大部分起源于主动脉根部右冠窦,下行至右房室沟,绝大多数延续至后室间沟。

右冠状动脉一般分布于右心房、右心室前壁的大部分、右心室侧壁和后壁的全部、左心室后壁的一部分及室间隔的后1/3,包括房室结(约93%的人群)和窦房结(约60%的人群)。当冠状动脉中的某一支血管发生慢性闭塞时,其他两支有可能通过侧支形成来维持其分布区心肌的血供。当冠状动脉的一支或多支发生狭窄甚至阻塞,而侧支循环尚未建立时,可造成相应供血区域的心肌发生缺血性改变或坏死。

2.血管　可分为动脉、毛细血管和静脉3类。动脉的主要功能为输送血液到组织器官,其管壁含平滑肌和弹性纤维,能在各种血管活性物质的作用下收缩和舒张,影响局部血流量,故又称"阻力血管"。毛细血管是血液与组织液进行物质交换的场所,故又称"功能血管"。静脉的主要功能是汇集从毛细血管来的血液,将血液送回心脏,其容量大,故又称"容量血管"。

3.血液循环　循环系统由体循环和肺循环两部分组成(图3-3)。体循环开始于左心室,血液从左心室搏出后,流经主动脉及其若干动脉分支,将血液送入相应的器官。动脉再经多次分支,管径逐渐变细,血管数目逐渐增多,最终到达毛细血管,在此处通过细胞间液同组织细胞进行物质交换。血液中的氧和营养物质被组织吸收,而组织中的二氧化碳和其他代谢产物进入血液中,变动脉血为静脉血。此间静脉管径逐渐变粗,数目逐渐减少,直到最后所有静脉均汇集到上腔静脉和下腔静脉,血液即由此回到右心房,从而完成了体循环过程。

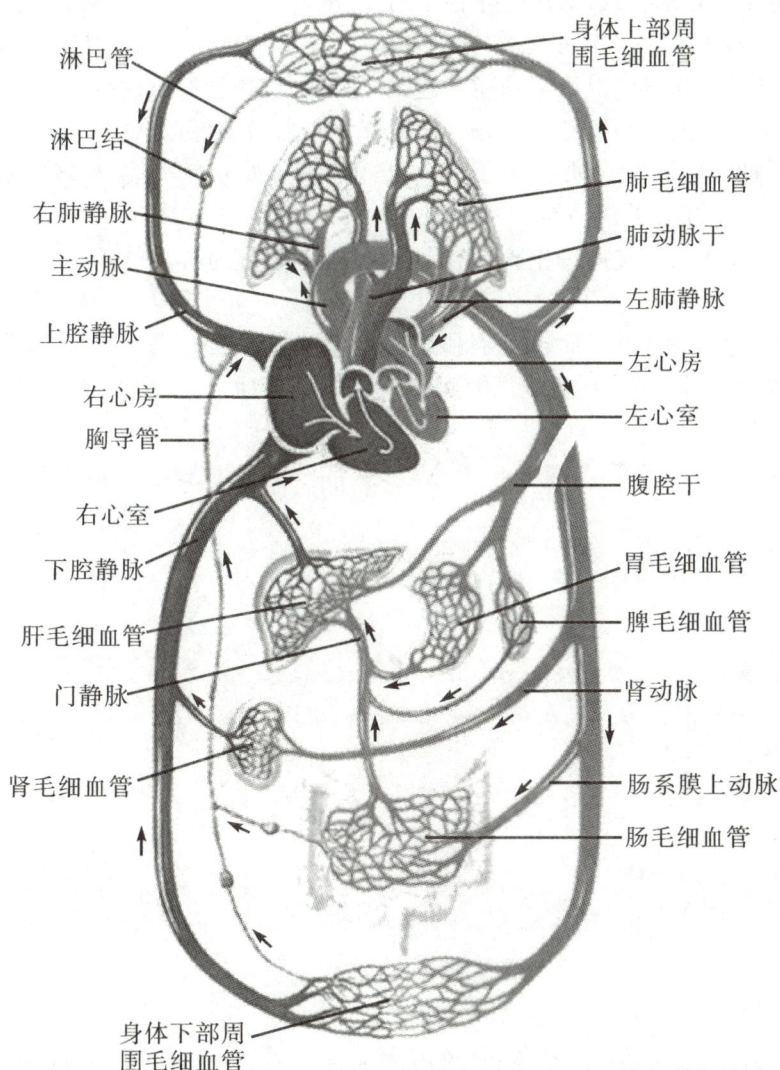

图3-3　人体血液循环示意图

血液由右心室泵出,经肺动脉瓣流入肺动脉,到达肺泡周围的毛细血管网,由肺进行气体交换后形成动脉血,再经左、右各2个肺静脉口流入左心房,此为肺循环。只有房间隔、室间隔结构完整及心脏瓣膜结构与功能正常,才能保证血液朝一个方向流动,防止出现血液反流或分流。

4.调节循环系统的神经、体液因素

(1)调节循环系统的神经:主要包括交感神经和副交感神经2组。当交感神经兴奋时,通过肾上腺素能α受体和β₁受体,使心率加快,心肌收缩力增强,外周血管收缩,血管阻力增加,血压升高;当副交感神经兴奋时,通过乙酰胆碱能受体作用,使心率减慢,心肌收缩力减弱,外周血管扩张,血管阻力减小,血压下降。

(2)调节循环系统的体液因素:如肾素-血管紧张素-醛固酮系统(renin-angiotensin-aldosterone system,RAAS)、血管内皮因子、某些激素和代谢产物等。RAAS是调节钠钾平衡、血容量和血压的重要因素。血管内皮细胞生成的收缩物质及舒张物质的平衡对维持正常的循环功能起重要作用。

二、心血管病的分类

1.按病因分类 根据致病因素可将心血管病分为先天性和后天性两大类。先天性心血管病由心脏、大血管在胎儿期发育异常所致,如动脉导管未闭、法洛四联症等。后天性心血管病为出生后心脏、大血管受外来或机体内在因素作用而致病,如冠心病、风湿性心脏病、高血压心脏病、病毒性心肌炎、肺源性心脏病、感染性心内膜炎、甲状腺功能亢进性心脏病、贫血性心脏病等。

2.按病理解剖分类 按病理解剖可将心血管病分为心内膜病(如心内膜炎、心瓣膜狭窄或关闭不全等),心肌病(如心肌炎症、肥厚、缺血、坏死等)、心包疾病(如心包炎症、积液、缩窄等)及大血管疾病(如动脉粥样硬化、主动脉夹层等)等。

3.按病理生理变化分类 按病理生理变化可将心血管病分为心功能不全、各种心律失常、休克、心脏压塞等。

在诊断心血管病时,需将病因、病理解剖和病理生理分类诊断并先后列出,如风湿性心脏瓣膜病(病因诊断)、二尖瓣狭窄伴关闭不全(病理解剖诊断)、心房颤动,心功能Ⅳ级(病理生理诊断)等。

第二节 循环系统疾病患者常见症状及体征的护理

课件

案例导学

患者,男,66岁,1周前受凉后咳嗽、咳痰,痰中带血丝,并有活动后心悸、气短、乏力、夜间不能平卧。

身体评估:心率108次/分,心尖部闻及隆隆样舒张期杂音,胸骨左缘第3肋间闻及叹气样舒张期杂音,双肺底闻及湿啰音,双下肢凹陷性水肿。

胸部X线检查示左心房、左心室肥大。诊断为风湿性心脏病、心力衰竭。

请思考:

1.该患者目前存在哪些护理问题?

2.对该患者的护理措施有哪些?

一、心源性呼吸困难

心源性呼吸困难(cardiogenic dyspnea)是指由于各种心血管病引起患者呼吸时感到空气不足,呼吸费力,并伴有呼吸频率、深度与节律异常的病变。

【护理评估】

1. 健康史 最常见的病因是左心衰竭引起的肺淤血,亦见于右心衰竭、心包积液、心脏压塞时。

2. 身体状况 心源性呼吸困难常表现如下。

(1)劳力性呼吸困难:在进行体力活动时发生或加重,休息后缓解或消失,常为左心衰竭最早出现的症状。开始多发生在较重体力活动时,休息后缓解,随着病情进展,进行轻微体力活动时即可出现。引起呼吸困难的体力活动类型包括上楼、步行、穿衣、洗漱、吃饭、讲话等。

(2)夜间阵发性呼吸困难:为心源性呼吸困难的特征之一,即患者在夜间已入睡后因突然胸闷、气急而憋醒,被迫坐起,呼吸深快。轻者数分钟至数十分钟后症状逐渐缓解,重者可伴有咳嗽、咳白色泡沫样痰、气喘、发绀、肺部听到湿啰音和哮鸣音,称为心源性哮喘。其发生机制包括:平卧位时回心血量增加,肺淤血加重;横膈高位,肺活量减少;夜间迷走神经张力增高,小支气管收缩等。

(3)端坐呼吸:为严重肺淤血的表现,患者静息状态下仍感呼吸困难不能平卧,被迫采取高枕卧位、半卧位或端坐位,甚至需双腿下垂。

☞ **考点提示**:心源性呼吸困难的病因与身体状况。

【护理诊断/问题】

1. 气体交换受损 与左心功能不全致肺淤血、肺水肿或伴肺部感染有关。

2. 活动耐力下降 与呼吸困难所致能量消耗增加和机体缺氧状态有关。

【护理措施】

1. 休息 患者有明显呼吸困难时应卧床休息,以减轻心脏负荷,利于心功能恢复。劳力性呼吸困难者,应减少活动量,以不引起症状为度。对夜间阵发性呼吸困难者,应给予高枕卧位或半卧位,加强夜间巡视,协助患者坐起。对端坐呼吸者,需加强生活护理,注意口腔清洁,协助大小便。此外,应保持病室安静、整洁,利于患者休息,适当开窗通风,每次15~30分钟,但注意不要让风直接对着患者。患者应衣着宽松、盖被轻软,以减轻憋闷感。

2. 体位 根据患者呼吸困难的类型和程度采取适当的体位,严重呼吸困难时,应协助患者取端坐位,使用床上小桌,让患者扶桌休息,必要时双腿下垂。半卧位、端坐位可使横膈下移,增加肺活量,双腿下垂可减少回心血量,均有利于改善呼吸困难症状。注意患者体位的舒适与安全,可用枕或软垫支托肩、臂、骶、膝部,以避免受压或下滑,必要时加用床栏,防止坠床。

3. 吸氧 对有低氧血症者,纠正缺氧对缓解呼吸困难、保护心脏功能、减少缺氧性器官功能损害有重要意义。氧疗方法包括鼻导管吸氧、面罩吸氧、无创正压通气吸氧等。

4. 输液护理 控制输液量和速度,防止加重心脏负荷、诱发急性肺水肿。24小时输液量应控制在1500mL以内,并将输液速度控制在20~30滴/分。

5. 心理护理 呼吸困难患者常因影响日常生活及睡眠而心情烦躁、痛苦、焦虑。应与家属一起安慰鼓励患者,稳定患者情绪,帮助其树立战胜疾病的信心,以降低交感神经的兴奋性、减轻呼吸困难。

6. 病情监测 密切观察呼吸困难有无改善、发绀是否减轻、听诊肺部湿啰音是否减少,监测血氧饱和度、血气分析结果等。

7. 出院指导 出院前根据患者病情及居家生活条件(如居住的楼层、卫生设备条件及家庭支持能力等)进行活动指导,指导患者在职业、家庭、社会关系等方面进行必要的角色调整。

二、心源性水肿

心源性水肿(cardiac edema)指由心血管病引起的水肿。

【护理评估】

1. 健康史 心源性水肿最常见的病因是右心衰竭。其发生机制主要包括：①有效循环血量不足，肾血流量减少，肾小球滤过率降低，继发性醛固酮分泌过多，水钠潴留；②体静脉压增高，毛细血管静水压增高，组织液回吸收减少；③淤血性肝硬化导致蛋白质合成减少、胃肠道淤血导致食欲下降及消化吸收功能下降，继发低蛋白血症，血浆胶体渗透压下降。

2. 身体状况 心源性水肿的特点是下垂性、凹陷性水肿。水肿首先出现在身体最下垂的部位，如卧床患者的腰骶部、会阴或阴囊部，非卧床患者的足踝部、胫前。用指端加压水肿部位，局部可出现凹陷，称为压陷性水肿。重者可延及全身，出现胸水、腹水。此外，患者还可伴有尿量减少、近期体重增加等。

👁 **考点提示**：心源性水肿的病因、发病机制与身体状况。

【护理诊断/问题】

1. 体液过多 与水钠潴留、低蛋白血症有关。

2. 有皮肤完整性受损的危险 与水肿所致组织营养不良、局部长时间受压有关。

【护理措施】

1. 休息与体位 休息有助于减轻水肿。因此，轻度水肿者应限制活动；重度水肿者应卧床休息，伴胸水或腹水者宜采取半卧位。

2. 保护皮肤 保持床褥清洁、柔软、平整、干燥，严重水肿者可使用气垫床。定时协助或指导患者变换体位，在膝部及踝部等骨隆突处可垫软枕，以减轻局部压力。使用便盆时，动作应轻巧，勿强行推、拉，防止擦伤皮肤。嘱患者穿柔软、宽松的衣服。用热水袋保暖时水温不宜太高，以防止烫伤。心心衰竭患者常因呼吸困难而被迫采取半卧位或端坐位。最易发生压疮的部位是骶尾部，应经常给予按摩，保持会阴部清洁干燥，对男患者可用托带支托阴囊部。严密观察水肿部位、肛周及受压处皮肤有无发红、起水疱或破溃现象。

3. 饮食护理 给予低盐、易消化饮食，少量多餐，对伴低蛋白血症者可静脉补充清蛋白。限制钠盐摄入，每天食盐摄入量以 5g 以下为宜，钠摄入量 2~3g/d。应限制含钠量高的食品，如腌或熏制品、香肠、罐头产品、海产品、发酵面食、苏打饼干等。控制液体摄入，一般每天入水量限制为 1.5~2L/d。

4. 用药护理 使用利尿剂的护理详见本章第三节的相关内容。

5. 病情监测 测量体重，时间安排在患者晨起排尿后、早餐前最适宜。准确记录 24 小时液体出、入量，若患者尿量 <30mL/h，则应报告医生。有腹水者应每天测量腹围。此外，询问患者有无厌食、恶心，注意颈静脉充盈程度、肝脏大小、水肿消退情况等。

三、胸痛

多种循环系统疾病可引起胸痛（chest pain）。其常见病因有各种类型的心绞痛、急性心肌梗死、急性心包炎、急性主动脉夹层、心血管神经症等，以上疾病胸痛的特点见表 3-1。

表 3-1 几种常见胸痛的特点比较

病因	特点
稳定型心绞痛	多位于胸骨后，呈阵发性压榨样痛，于进行体力活动或情绪激动时发生，休息或含服硝酸甘油后可缓解
急性心肌梗死	疼痛多无明显诱因，程度较重，持续时间较长，伴心律、血压改变，含服硝酸甘油多不能缓解

病因	特点
急性主动脉夹层	可出现胸骨后或心前区撕裂样剧痛或烧灼痛,可向背部放射
急性心包炎	可因呼吸或咳嗽而加剧,呈刺痛,持续时间较长,也可为压榨性
心血管神经症	可出现心前区针刺样疼痛,但部位常不固定,与体力活动无关,且多在休息时发生,伴神经衰弱症状

心绞痛与心肌梗死引起的胸痛的护理措施详见本章第六节的相关内容。

四、心悸

心悸(palpitation)是指患者自觉心跳或心慌并伴心前区不适感。其常见病因包括以下几点。①心律失常:如心动过速、心动过缓、期前收缩、心房扑动或颤动等。②心脏搏动增强:如各种器质性心血管病(二尖瓣、主动脉瓣关闭不全等)及全身性疾病(甲亢、贫血等)。③心血管神经症:除了有心悸外,常有胸痛、头痛、失眠等神经官能症。④此外,生理性因素,如健康人剧烈运动,精神紧张或情绪激动,过量吸烟、饮酒、饮浓茶或咖啡,应用某些药物如肾上腺素、阿托品、氨茶碱等,可引起心率加快、心肌收缩力增强而致心悸。心悸的严重程度并不一定与病情成正比。初次、突发的心律失常,心悸多较明显。慢性心律失常者,因逐渐适应可无明显心悸。心悸一般无危险性,但少数由严重心律失常所致者可发生猝死,因此要对其原因和潜在危险性作出判断。

心悸的护理诊断及护理措施详见本章第四节的相关内容。

五、心源性晕厥

心源性晕厥(cardiogenic syncope)是由心排血量骤减、中断或严重低血压引起脑供血骤然减少或停止而突然出现的短暂意识丧失,常伴有因肌张力丧失而跌倒的临床征象。近乎晕厥指一过性黑蒙、肌张力降低或丧失,但不伴意识丧失。一般心脏供血暂停3秒以上即可发生近乎晕厥;5秒以上可发生晕厥;超过10秒可出现抽搐,称阿-斯综合征。

☞**考点提示**:心源性晕厥的概念。

【护理评估】

心源性晕厥的常见病因包括严重心律失常(如病窦综合征、严重房室传导阻滞、阵发性室性心动过速)和器质性心脏病(如严重主动脉瓣狭窄、急性心肌梗死、急性主动脉夹层等)。晕厥发作时先兆症状常不明显,持续时间甚短。大部分晕厥患者预后良好,反复发作的晕厥是病情严重和危险的征兆。详细了解患者晕厥发作前有无恐惧、紧张、剧痛等诱因,有无头晕、眼花、恶心、呕吐、出汗等先兆表现;了解晕厥发生的时间、体位、历时长短及缓解方式;发作时是否有心率增快、血压下降、心音低钝或心音消失、抽搐、瘫痪等伴随症状。

【护理诊断/问题】

有受伤的危险 与晕厥发作有关。

【护理措施】

1.**避免诱因** 嘱患者避免过度疲劳、情绪激动或紧张、突然改变体位等情况,一旦有头晕、黑蒙等先兆时,应立即平卧,以免摔伤。

2.**发作时处理** 将患者置于通风处,取头低脚高位,解松领口,及时清除口、咽中的分泌物,以防窒息。

3.积极治疗相关疾病 对心率显著缓慢的患者,可遵医嘱给予阿托品、异丙肾上腺素等药物或配合人工心脏起搏治疗;对其他心律失常的患者,可遵医嘱给予抗心律失常药物,劝告有手术指征的患者,尽早接受手术或其他治疗。

第三节 心力衰竭

🔍 案例导学

患者,女,51岁,劳累性心悸、气短3年,间断性双下肢水肿3个月,因"呼吸困难、不能平卧5天"入院。3年前无明显诱因出现劳动耐力下降、心悸、气短,休息后好转。曾检查发现"早搏、心电图不正常",未经系统治疗。3个月前开始出现尿量减少、尿色深黄、双下肢水肿。既往体健,不嗜烟、酒。5年前其哥哥曾患相似疾病去世。

身体评估:体温37℃,脉搏108次/分,呼吸25次/分,血压96/64mmHg。端坐位,呼吸急促,口唇轻度发绀,颈静脉怒张,双肺底有广泛中、小水泡音,心界向两侧扩大,以左侧明显,心尖部可闻及3/6级的收缩期杂音,心率108次/分,心律不齐,可闻及早搏,每分钟8次。肝脏触诊位于右锁骨中线肋缘下4cm、前正中线剑突下5cm。双下肢中度凹陷性水肿。

辅助检查:血常规示白细胞计数$11.5×10^9$/L,中性粒细胞占比85%,淋巴细胞占比15%。尿常规正常。心电图示窦性心律,肢导联低电压,PR间期0.24秒,频发室性早搏。超声心动图示左心室扩大,左心室流出道扩大,室间隔、左心室后壁运动减弱,提示心肌收缩力下降,二尖瓣前、后叶呈镜面像,且振幅降低。

请思考:
1. 该患者主要的护理诊断有哪些? 对其主要的护理措施有哪些?
2. 对该患者常用的治疗方法有哪些?

心力衰竭(heart failure,HF)是由于各种心脏结构或功能异常导致心室充盈和(或)射血能力下降,导致肺循环和(或)体循环淤血,器官、组织血液灌注不足的一组临床综合征,主要表现为呼吸困难、体力活动受限和体液潴留。心力衰竭按发展速度可分为急性心力衰竭和慢性心力衰竭;按发生的部位可分为左心衰竭、右心衰竭和全心衰竭;按生理功能可分为收缩性心力衰竭和舒张性心力衰竭。心功能不全或心功能障碍理论上是一个更广泛的概念,伴有临床症状的心功能不全称为心力衰竭,而有心功能不全者,不一定全是心力衰竭。

一、慢性心力衰竭

慢性心力衰竭简称慢性心衰,是心血管疾病的终末期表现和最主要死因,是临床常见的危重症。在我国,引起慢性心力衰竭的病因以高血压为首,其次是冠心病,风湿性心脏病比例则趋下降,但不可忽视。

慢性心力衰竭是一个逐渐发展的过程,当基础心脏病导致心功能受损时,机体首先发生多种代偿机制,这些代偿机制可使心功能在一定时间内维持在相对正常的水平,久之则发生失代偿。

【病因】

1.基本病因

(1)心肌损害:原发性心肌损害包括缺血性心肌损害(如冠心病心肌缺血或心肌梗死)、心肌炎和心肌病;继发性心肌损害如内分泌代谢性疾病(糖尿病、甲状腺疾病)、心肌淀粉样变性、结缔组织病、心脏毒性药物等并发的心肌损害。

(2)心脏负荷过重:①压力负荷(后负荷)过重:即收缩期负荷过重,左心室压力负荷过重常见于高血压、主动脉瓣狭窄;右心室压力负荷过重常见于肺动脉高压、肺动脉瓣狭窄、肺栓塞等。②容量负

笔记 📝

课件

心力衰竭的定义、病因

荷(前负荷)过重:即舒张期负荷过重,见于心脏瓣膜关闭不全引起的血液反流,如二尖瓣、主动脉瓣关闭不全等;左、右心或动静脉分流性先天性心脏病,如间隔缺损、动脉导管未闭等;见于伴有全身血容量增多或循环血量增多的疾病,如慢性贫血、甲状腺功能亢进症、围生期心肌病等。

2.诱因

(1)感染:呼吸道感染是最常见、最重要的诱因。此外,风湿活动,感染性心内膜炎作为心力衰竭的诱因也不少见。

(2)心律失常:心房颤动是诱发心力衰竭的重要因素,其他各种类型的快速型心律失常以及严重的缓慢型心律失常亦可诱发心力衰竭。

(3)过度体力消耗或情绪激动:如剧烈运动、妊娠后期及分娩过程、暴怒等。

(4)血容量增多:如钠盐摄入过多,输液或输血过快、过多等。

(5)治疗不当:如不恰当停用利尿剂或降压药等。

(6)原有心脏病变加重或并发其他疾病:如冠心病发生心肌梗死、风湿性心脏瓣膜病出现风湿活动等。

☞考点提示:心力衰竭的概念、基本病因、常见诱因。

【发病机制】

心力衰竭始于心肌损伤,可导致病理性重塑,引起心室扩大和(或)肥大。起初,RAAS、ADH 激活和交感神经兴奋为主的代偿机制,尚能通过水钠潴留、外周血管收缩及增强心肌收缩力等维持正常心脏输出,但这些神经-体液机制最终将导致直接细胞毒性,引起心肌纤维化,导致心律失常及泵衰竭。

1. Frank-Starling 机制 即增加心脏的前负荷,使回心血量增多、心室舒张末期容积增加,从而增加心排血量及心脏做功量。心室舒张末期容积增加,意味着心室扩张,舒张末压力增高,相应地心房压、静脉压也随之升高。当左心室舒张末压 >18mmHg 时,出现肺充血的症状和体征;当心脏指数(cardiac index,CI)$<2.2L/(min \cdot m^2)$时,出现低心排血量的症状和体征。

2. 神经-体液机制

(1)交感神经兴奋性增强:患者血中去甲肾上腺素水平升高,作用于心肌 $β_1$肾上腺素能受体,增强心肌收缩力并提高心率,以增加心排血量。但同时外周血管收缩、心脏后负荷增加、心率加快,使心肌耗氧量增加。去甲肾上腺素对心肌有直接毒性作用,可促使心肌细胞凋亡,参与心室重塑的病理过程。

(2)RAAS 激活:心排血量降低致肾血流量减少、RAAS 激活、心肌收缩力增强、周围血管收缩,以维持血压;促进醛固酮分泌、水钠潴留,可增加体液量,起到代偿作用。但同时 RAAS 激活促进心脏和血管重塑,加重心肌损伤和心功能恶化。

(3)其他体液因子的改变:有多种体液因子参与心血管系统调节,并在心肌和血管重塑中起重要作用。

1)利钠肽类:包括心钠肽(atrial natriuretic peptide,ANP)、脑钠肽(brain natriuretic peptide,BNP)和 C 型利钠肽(C-type natriuretic peptide,CNP)。ANP 主要由心房分泌,心室肌也有少量表达,心房压力增高时释放,其生理作用是扩张血管、利尿排钠、对抗水钠潴留效应。BNP 主要由心室肌细胞分泌,其生理作用与 ANP 相似但较弱,BNP 水平随心室壁张力而变化,并对心室充盈压具有负反馈调节作用。CNP 主要位于血管系统内,其生理作用尚不明确。发生心力衰竭时,心室壁张力增加,BNP 及 ANP 分泌明显增加,其增高程度与心力衰竭的严重程度呈正相关,可作为评定心力衰竭进程和判断预后的指标。

2)抗利尿激素(ADH):又称精氨酸血管升压素(arginine vasopressin,AVP):是由下丘脑的视上核和室旁核的神经细胞分泌的 9 肽激素,经下丘脑-垂体束到达神经垂体后叶释放,具有抗利尿和促周围血管收缩的作用。AVP的释放受心房牵张感受器调控。发生心力衰竭时,心房牵张感受器敏感性下降,不能抑制AVP释放,从而使血浆AVP水平升高。

3. 心室重塑 在心脏功能受损、心腔扩大、心肌肥厚的代偿过程中,心肌细胞、胞外基质、胶原纤维网等均发生相应变化,即心室重塑,是心力衰竭发生、发展的基本病理机制。除因代偿能力有限、代偿机制的负面影响外,心肌细胞的能量供应不足及利用障碍导致心肌细胞坏死、纤维化也是失代偿发生的一个重要因素。

【临床表现】

1. 左心衰竭 主要表现为肺循环淤血和心排血量减少。

(1)症状:具体如下。

1)肺循环淤血的表现:具体如下。①不同程度的呼吸困难:呼吸困难是左心衰竭较早出现的最主要的症状,可表现为劳力性呼吸困难、夜间阵发性呼吸困难、端坐呼吸等。②咳嗽、咳痰和咯血:咳嗽、咳痰是由肺泡和支气管黏膜淤血所致,开始常发生在夜间,取坐位或立位时可减轻或消失。痰常呈白色浆液性泡沫状,偶可见痰中带血丝。长期慢性肺淤血、肺静脉压力升高,导致肺循环和支气管血液循环之间在支气管黏膜下形成侧支,血管一旦破裂,就可引起咯血。

2)心排血量减少的表现:具体如下。①疲倦、乏力、头晕、心悸:主要是由心排血量减少,器官、组织血液灌注不足及代偿性心率加快所致。②少尿及肾功能损害症状:左心衰竭致肾血流量减少,可出现少尿。长期慢性的肾血流量减少导致血尿素氮、肌酐升高并可有肾功能不全的症状。

(2)体征:具体如下。

1)肺部湿啰音:由于肺毛细血管压增高,液体可渗出到肺泡而出现湿啰音。随着病情由轻到重,肺部湿啰音可从局限于肺底部直至全肺。

2)心脏体征:除基础心脏病的体征外,一般均有心脏扩大及相对性二尖瓣关闭不全的反流性杂音、肺动脉瓣区第二心音亢进及第三心音或第四心音奔马律。

2. 右心衰竭 以体循环淤血为主要表现。

(1)症状:具体如下。

1)消化道症状:胃肠道及肝淤血可引起腹胀、纳差、恶心、呕吐等,是右心衰竭最常见的症状,长期肝淤血可导致心源性肝硬化的发生。

2)呼吸困难:部分右心衰竭由左心衰竭进展而来,原已有呼吸困难症状。单纯性右心衰竭由分流性先天性心脏病或肺部疾病所致,也有明显的呼吸困难。

(2)体征:具体如下。

1)水肿:其特征为对称性、下垂性、凹陷性,重者可延及全身。可伴有胸腔积液,以双侧多见,若为单侧,则以右侧更多见,主要与体静脉和肺静脉压同时升高、胸膜毛细血管通透性增加有关。

2)颈静脉征:颈静脉充盈、怒张,是右心衰竭的主要体征,肝-颈静脉回流征阳性则更具特征性。

3)肝脏体征:肝脏常因淤血而肿大,伴压痛。持续慢性右心衰竭可导致心源性肝硬化,晚期可出现肝功能受损、黄疸及腹水。

4)心脏体征:除基础心脏病的相应体征外,右心衰竭时可因右心室显著扩大而出现三尖瓣关闭不全的反流性杂音。

3. 全心衰竭 多见于心脏病晚期,病情危重,同时具有左、右心力衰竭的表现。当右心衰竭出现后,右心排血量减少,因此由于肺淤血减轻,呼吸困难反而有所减轻,但发绀加重。

4. 心功能分级

(1)心功能分级标准:目前通用的是美国纽约心脏病协会(New York Heart Association,NYHA)分级。这种分级方案简便易行、临床应用最广,但其缺点是仅凭患者的主观感受进行评价,短时间内变化的可能性较大,且个体间的差异也较大(表3-2)。

表3-2 心功能分级(NYHA)

心功能分级	特点
Ⅰ级	患者患有心脏病,但平时一般活动不引起疲乏、呼吸困难等症状
Ⅱ级	体力活动轻度受限。休息时无自觉症状,但平时一般活动后可出现上述症状,休息后很快缓解
Ⅲ级	体力活动明显受限。休息时无症状,低于平时一般活动量时即可引起上述症状,休息较长时间后症状方可缓解
Ⅳ级	体力活动完全受限。休息时亦有心力衰竭的症状,体力活动后加重。无须静脉给药,可在室内或床边活动者为Ⅳa级;不能下床并需静脉给药支持者为Ⅳb级

(2)6分钟步行试验(6minutes walk test,6MWT):6分钟步行试验是一项简单易行、安全、方便的试验,是用以评定慢性心力衰竭患者的运动耐力的方法。试验时,要求患者在平直走廊里尽可能快地行走,测定6分钟的步行距离。若6分钟步行距离<150m,则表明为重度心力衰竭;150~450m为中度心力衰竭;>450m为轻度心力衰竭。通过评定慢性心力衰竭患者的运动耐力,可评价心力衰竭的严重程度和疗效。

☞考点提示:慢性心力衰竭的典型症状和体征、心功能分级。

【辅助检查】

1.血液检查 BNP和氨基末端脑钠肽前体(NT-pro BNP)是心力衰竭诊断、患者管理、临床事件风险评估中的重要指标。未经治疗的患者若BNP或NT-pro BNP水平正常,则可基本排除心力衰竭诊断;若已接受治疗者BNP或NT-pro BNP水平高,则提示预后差。但因很多疾病均可导致BNP升高,故其特异性不高。其他包括血常规、肝功能、肾功能、电解质、肌钙蛋白、血糖、血脂、甲状腺功能等也需要适当监测。

2.心电图检查 心力衰竭并无特异性的心电图表现,但能帮助判断心肌缺血、既往心肌梗死、传导阻滞、心律失常等。

3.影像学检查

(1)X线检查:心影大小及外形可为心脏病的病因诊断提供重要依据,心脏扩大的程度和动态改变也可间接反映心功能状态;肺淤血的有无及其程度可直接反映心功能状态。早期肺静脉压增高时,主要表现为肺门血管影增强;肺动脉压力增高可见右下肺动脉增宽,进一步出现间质性肺水肿可使肺野模糊;Kerley B线是在肺野外侧清晰可见的水平线状影,是肺小叶间隔内积液的表现,是慢性肺淤血的特征性表现。

(2)超声心动图:可更准确地提供各心腔的大小变化及心瓣膜的结构功能情况。以收缩末及舒张末的容量差计算左室射血分数(left ventricular ejection fraction,LVEF),可反映心脏收缩功能。正常情况下,LVEF>50%,若LVEF≤40%,则提示收缩功能障碍。超声多普勒可显示心动周期中舒张早期与舒张晚期(心房收缩)心室充盈速度最大值之比(E/A),是临床上最实用的判断舒张功能的方法,正常人E/A值不应小于1.2;舒张功能不全时E/A值降低。

(3)放射性核素检查:放射性核素心血池显影有助于判断心室腔大小,计算EF值及左心室最大充盈速率,反映心脏收缩及舒张功能。

(4)冠状动脉造影:对于拟诊冠心病或有心肌缺血症状、心电图或负荷试验有心肌缺血表现者,可行冠状动脉造影,以明确病因诊断。

4.有创性血流动力学检查 对急性重症力衰竭患者必要时采用床旁右心漂浮导管(Swan-Ganz

导管)检查,经静脉插管直至肺小动脉,测定各部位的压力及血液含氧量,计算 CI 及 PCWP,可直接反映左心功能。正常情况下,CI > 2.5L/(min·m²),PCWP < 12mmHg。

【诊断要点】

对心力衰竭需综合病史、症状、体征及辅助检查作出诊断。主要诊断依据为原有基础心脏病的证据及循环淤血的表现。左心衰竭的不同程度呼吸困难、肺部啰音,右心衰竭的颈静脉征、肝大、水肿,以及心力衰竭的心脏奔马律、瓣膜区杂音等是诊断心力衰竭的重要依据。

【治疗要点】

心力衰竭的治疗目标为防止和延缓心力衰竭的发生、发展,缓解临床症状,提高运动耐量和生活质量,降低住院率与病死率。治疗原则:采取综合治疗措施,包括对各种可致心功能受损的疾病进行早期管理,调节心力衰竭代偿机制,减少其负面效应,阻止或延缓心室重塑的进展。

1. 病因治疗及诱因消除

(1)病因治疗:如控制高血压,应用药物、介入或手术治疗改善冠心病心肌缺血,心瓣膜病的换瓣手术及先天畸形的纠治手术等。

(2)诱因消除:常见的诱因为感染,特别是呼吸道感染,应积极选用适当的抗感染治疗方法。对心室率很快的心房颤动患者应尽快控制心室率。应注意纠正潜在的甲状腺功能异常、贫血等。

2. 药物治疗

(1)利尿剂:通过排钠、排水减轻心脏的容量负荷,是心力衰竭治疗中改善症状的"基石",原则上在慢性心力衰竭急性发作和明显体液潴留时应用。常用利尿剂有袢利尿剂,如呋塞米(速尿)、托拉塞米,为排钾利尿剂;噻嗪类利尿剂,以氢氯噻嗪(双氢克尿噻)为代表,为排钾利尿剂;保钾利尿剂有螺内酯(安体舒通)、氨苯蝶啶、阿米洛利等。利尿剂的适量应用至关重要,一般控制体重下降0.5kg/d,直至达到水钠潴留纠正后的目标体重。AVP 受体拮抗药托伐普坦通过结合 V₂ 受体,减少水的重吸收,不增加排钠,可用于治疗伴低钠血症的心力衰竭。

(2)RAAS 抑制剂:包括以下几种。

1)血管紧张素转化酶抑制剂(angiotensin converting enzyme inhibitor, ACEI):通过抑制肾素-血管紧张素系统,发挥扩张血管的作用,更重要的是在改善心室重塑中起关键作用,从而延缓心力衰竭进展、降低远期死亡率。ACEI 治疗应从小剂量开始,患者能够很好耐受后逐渐加量,避免突然撤药。常用药物包括卡托普利,每次 12.5 ~ 25mg,每天 2 次;贝那普利、培哚普利等为长效制剂,每天 1 次,可提高患者服药的依从性。

2)血管紧张素 Ⅱ 受体拮抗剂(angiotensin Ⅱ receptor blocker, ARB):心力衰竭患者治疗首选 ACEI,当 ACEI 引起干咳、血管性水肿而不能耐受时,可改用 ARB。常用药物有氯沙坦、缬沙坦、坎地沙坦、厄贝沙坦等。一般从小剂量开始,逐步增至目标推荐剂量或可耐受最大剂量。

3)血管紧张素受体脑啡肽酶抑制剂(angiotensin receptor neprilysin inhibitor, ARNI):能抑制血管收缩,改善心肌重构,显著降低心力衰竭住院和心血管死亡风险,改善心力衰竭症状和生活质量,推荐用于射血分数降低的心力衰竭(HFrEF)患者。常用药物有沙库巴曲缬沙坦。

4)醛固酮受体拮抗剂:螺内酯是应用最广泛的醛固酮受体拮抗剂,对抑制心血管重塑、改善远期预后有很好的作用。用法为小剂量(亚利尿剂量)20mg,每天 1 或 2 次。

(3)β 受体拮抗药:可抑制交感神经激活对心力衰竭代偿的不利作用,抑制心室重塑,长期应用能减轻症状、改善预后、降低死亡率和住院率。所有病情稳定的心力衰竭患者均应服用 β 受体拮抗药。原则上应待心力衰竭情况稳定后从小剂量开始,逐渐增加剂量,适量长期维持。常用药物有美托洛尔、比索洛尔、卡维地洛。症状改善常在用药后 2 ~ 3 个月才出现。

（4）正性肌力药：包括以下几种。

1）洋地黄类药物：洋地黄可增强心肌收缩力（通过抑制 $Na^+ - K^+ - ATP$ 酶，促进心肌细胞 $Ca^{2+} - Na^+$ 交换，升高细胞内 Ca^{2+} 浓度，进而增强心肌收缩力。而细胞内 K^+ 浓度降低，成为洋地黄中毒的重要原因）。抑制心脏传导系统，对迷走神经系统的直接兴奋作用是洋地黄的一个独特优点。常用药物有毛花苷丙（西地兰）、毒毛花苷 K、地高辛等。毛花苷丙、毒毛花苷 K 为快速起效的静脉注射制剂，适用于急性心力衰竭或慢性心力衰竭加重时，特别适用于心力衰竭伴快速心房颤动者。地高辛适用于中度心力衰竭的维持治疗，目前采用维持量法给药，0.125mg/d，口服，每天 1 次，对 70 岁以上或肾功能损害者宜减量，必要时需监测血药浓度。

洋地黄的临床应用：伴有快速心房颤动/心房扑动的收缩性心力衰竭是应用洋地黄的最佳指征，包括扩张型心肌病、二尖瓣或主动脉瓣病变、陈旧性心肌梗死及高血压心脏病所致慢性心力衰竭。对代谢异常引起的高排血量心力衰竭（如贫血性心脏病）、甲状腺功能亢进以及心肌炎、心肌病等病因所致心力衰竭，洋地黄治疗效果欠佳。肺源性心脏病常伴低氧血症，与心肌梗死、缺血性心肌病均易发生洋地黄中毒，应慎用；存在流出道梗阻（如肥厚型心肌病、主动脉瓣狭窄）的患者，可增加心肌收缩性可能使原有的血流动力学障碍加重，故应禁用洋地黄；风湿性心脏病单纯二尖瓣狭窄伴窦性心律的肺水肿患者因增加右心室收缩功能可能加重肺水肿程度，故应禁用；严重窦性心动过缓或房室传导阻滞患者在未植入起搏器前禁用。

2）非洋地黄类正性肌力药：包括以下 2 种。①β 受体激动药：多巴胺与多巴酚丁胺是常用的静脉制剂，多巴胺是去甲肾上腺素前体，较小剂量[<2μg/（kg·min）]可激动多巴胺受体，降低外周阻力，扩张肾血管、冠脉和脑血管；中等剂量[2~5μg/（kg·min）]可激动 $β_1$ 受体和 $β_2$ 受体，表现为心肌收缩力增强，血管扩张，特别是肾小动脉扩张，心率加快不明显，能显著改善心力衰竭的血流动力学异常；大剂量[5~10μg/（kg·min）]则可兴奋 α 受体，出现缩血管作用，增加左心室后负荷。多巴酚丁胺是多巴胺的衍生物，两者短期静脉滴注在慢性心力衰竭加重时可帮助患者度过难关，连续使用超过 72 小时可能出现耐药性，长期使用将增加死亡率。②磷酸二酯酶抑制剂：包括米力农、氨力农等，通过抑制磷酸二酯酶活性，促进钙通道膜蛋白磷酸化、Ca^{2+} 内流增加，从而增强心肌收缩力。磷酸二酯酶抑制剂短期应用可改善心力衰竭症状，长期应用死亡率增加。因此，仅对心脏术后急性收缩性心力衰竭、难治性心力衰竭及心脏移植前的终末期心力衰竭患者短期应用。

3）左西孟旦：为一种钙增敏剂，其正性肌力作用独立于 β 肾上腺素能刺激，可用于正接受 β 受体拮抗药治疗的患者。该药在缓解症状和改善预后等方面有作用，且可使 BNP 水平明显下降。

（5）伊伐布雷定：为心脏窦房结起搏电流的一种选择性特异性抑制剂，可降低窦房结发放冲动的频率，从而减慢心率。

（6）钠-葡萄糖协同转运蛋白2（sodium - glucose co - transporters 2，SGLT2）抑制剂：可通过抑制近端肾小管钠转运起到利尿作用，促进尿钠排出，改善利尿剂抵抗，同时还有降低动脉僵硬度、改善内皮功能、改善心肌代谢等作用。对已使用指南推荐剂量 ACEI/ARB、β 受体拮抗药及醛固酮受体拮抗药或达到最大耐受剂量后，NYHA 心功能分级 Ⅱ~Ⅴ 级、仍有症状的 HFrEF 患者，推荐加用 SGLT2 抑制剂（如达格列净），以进一步降低心血管死亡和心力衰竭恶化风险。

（7）扩血管药物：慢性心力衰竭的治疗并不推荐血管扩张药物的应用，仅对伴有心绞痛或高血压的患者可考虑联合治疗，对存在心脏流出道或瓣膜狭窄的患者禁用。

3. 非药物治疗

（1）心脏再同步化治疗（cardiac resynchronization therapy，CRT）对于慢性心力衰竭伴心室失同步化收缩的患者，通过植入三心腔起搏装置，改善房室、室间和（或）室内收缩同步性，增加心排血量，可改善心力衰竭症状，提高运动耐量和生活质量，减少住院率，并明显降低死亡率。

（2）植入型心律转复除颤器（implantable cardioverter defibrillator，ICD）可用于心脏性猝死的预防。

笔记

（3）其他如左心室辅助装置、心脏移植等。

4.舒张性心力衰竭的治疗 应积极寻找并治疗基础病因,如治疗冠心病或主动脉瓣狭窄、有效控制血压等;β受体拮抗药可通过减慢心率,使舒张期相对延长而改善舒张功能,改善心肌顺应性;钙通道阻滞药可降低心肌细胞内的 Ca^{2+} 浓度,改善心肌主动舒张功能,降低血压,减轻心肌肥厚,主要用于肥厚型心肌病;ACEI 能有效控制血压,改善心肌及小血管重塑,有利于改善舒张功能,最适用于高血压和冠心病;在无收缩功能障碍的情况下,禁用正性肌力药。

☞**考点提示**:慢性心力衰竭的治疗原则、常用药物。

【护理诊断/问题】

1.气体交换受损 与左心衰竭致肺淤血有关。

2.体液过多 与右心衰竭致体循环淤血有关。

3.活动耐力下降 与心排血量下降、机体缺氧有关。

4.有洋地黄中毒的危险 与高龄、肾功能减退人群用洋地黄有关。

【护理措施】

1.活动与休息

（1）制订活动计划:鼓励患者进行体力活动(心力衰竭症状和体征急性加重期或怀疑心肌炎的患者除外),督促其坚持动静结合,循序渐进地增加活动量。可根据心功能分级安排活动量。心功能Ⅰ级:不限制一般体力活动,可适当参加体育锻炼,但应避免剧烈活动。心功能Ⅱ级:适当限制体力活动,增加午睡时间,不影响轻体力劳动或家务劳动。心功能Ⅲ级:严格限制一般的体力活动,以卧床休息为主,鼓励患者日常生活自理,每天下床行走。心功能Ⅳa级:可下床站立或在室内缓步行走,在协助下生活自理,以不引起症状加重为度。心功能Ⅳb级:卧床休息,日常生活由他人照顾。但长期卧床易致静脉血栓形成甚至肺栓塞,因此患者卧床期间应进行被动或主动运动,如四肢的屈伸运动、翻身、踝泵运动,每天用温水泡脚,以促进血液循环;可选择呼吸肌训练(如缩唇呼吸、腹式呼吸、人工对抗阻力呼吸)、力量训练等。6分钟步行试验结果也可以作为制订个体运动量的重要依据。对稳定性心力衰竭患者,可依据心肺运动试验结果制订个体化运动处方。

（2）活动过程中监测:若患者活动中有呼吸困难、胸痛、心悸、头晕、疲劳、大汗、面色苍白、低血压等情况,则应停止活动。如患者经休息后症状仍持续不缓解,则应及时通知医生。运动治疗中需要进行心电监护的指征,包括:LVEF<30%;安静或运动时出现室性心律失常;运动时收缩压降低;心脏性猝死、心肌梗死、心源性休克的幸存者等。

2.饮食护理 给予低盐、低脂、易消化饮食,少量多餐,对伴低白蛋白血症者可静脉补充白蛋白。钠摄入量 $2\sim3g/d$。限制含钠量高的食品,如腌或熏制品、香肠、罐头食品、海产品、苏打饼干等。注意烹饪技巧,可用糖、代糖、醋等调味品,以增进食欲。对心力衰竭伴营养不良风险者,应给予营养支持。心力衰竭患者液体入量限制在 $1.5\sim2L/d$,一般保持出、入量负平衡约 500mL,以利于减轻症状和充血。应尽量避免输注氯化钠溶液。

☞**考点提示**:慢性心力衰竭患者的休息与活动安排、饮食护理。

3.用药护理

（1）血管紧张素转换酶抑制剂:主要不良反应包括咳嗽、低血压、头晕、肾损害、高钾血症、血管神经性水肿等。在用药期间需监测血压、血钾水平和肾功能,避免体位的突然改变。若患者出现不能耐受的咳嗽或血管神经性水肿,则应停止用药。

（2）β受体阻滞剂:主要不良反应有液体潴留(可表现为体重增加)、心力衰竭恶化、心动过缓、低血压等,应监测心率和血压,当心率低于 60 次/分时,应暂停给药。

（3）利尿剂：遵医嘱正确使用利尿剂，注意对药物不良反应的观察和预防。如袢利尿剂和噻嗪类利尿剂最主要的不良反应是低钾血症，患者出现低钾血症时常表现为乏力、腹胀、肠鸣音减弱、心电图U波增高等。服用排钾利尿剂时，应多补充含钾丰富的食物，如鲜橙汁、西红柿汁、香蕉、枣、杏、无花果、葡萄干、梅干、马铃薯、深色蔬菜等，必要时遵医嘱补充钾盐。口服补钾宜在饭后或将水剂与果汁同饮，以减轻胃肠道不适；外周静脉补钾时，每500mL液体中KCl含量不宜超过1.5g。噻嗪类利尿剂的其他不良反应有胃部不适、呕吐、腹泻、高血糖、高尿酸血症等。螺内酯的不良反应有嗜睡、运动失调、男性乳房发育、面部多毛等，肾功能不全及高钾血症者禁用。另外，非紧急情况下，利尿剂的应用时间以早晨或日间为宜，以免因夜间排尿过频而影响患者休息。

（4）洋地黄：具体如下。

1）观察洋地黄中毒表现：①心脏反应，洋地黄中毒最重要的反应是各类心律失常，最常见者为室性期前收缩，多呈二联律或三联律，其他如房性期前收缩、心房颤动、房室传导阻滞等，快速房性心律失常伴传导阻滞是洋地黄中毒的特征性表现；②胃肠道反应，如食欲下降、恶心、呕吐等；③神经系统症状，如头痛、倦怠、视物模糊、黄视、绿视等。在用维持量给药时，胃肠道反应和神经系统症状则相对少见。

2）洋地黄中毒的处理：①立即停用洋地黄；②对低血钾者，可通过口服或静脉补钾，停用排钾利尿剂；③纠正心律失常，快速性心律失常可用利多卡因或苯妥英钠，一般禁用电复律，因易致心室颤动；④对有传导阻滞及缓慢性心律失常者，可用阿托品静脉注射或安置临时心脏起搏器。

3）预防洋地黄中毒：①洋地黄用量个体差异很大，老年人、心肌缺血缺氧、重度心力衰竭、低钾低镁血症、肾功能减退等情况对洋地黄较敏感，使用时应严密观察患者用药后的反应；②洋地黄与奎尼丁、胺碘酮、维拉帕米、阿司匹林等药物合用，可增加中毒机会，在给药前应询问有无上述药物及洋地黄用药史；③必要时，监测血清地高辛浓度；④严格按时遵医嘱给药，用毛花苷丙或毒毛花苷K时务必稀释后缓慢静脉滴注（10~15分钟），并同时监测心率、心律及心电图变化，当心率<60次/分或节律不规则时，应暂停服药并告诉医生。

考点提示： 慢性心力衰竭患者的用药护理。

【健康教育】

1.饮食与活动 饮食宜低盐、易消化、富含营养，每餐不宜过饱，多食蔬菜、水果，防止便秘。指导患者根据心功能状态进行适当的体力活动锻炼。

2.预防病情加重 对早期心力衰竭患者即应强调控制血压、血糖、血脂异常，积极治疗原发病，避免可导致增加心力衰竭危险的行为（如吸烟、饮酒），避免各种诱发因素，育龄妇女应根据具体情况决定是否可以妊娠与自然分娩。

3.积极配合治疗 指导家属给予患者积极的支持，帮助患者树立战胜疾病的信心。教会患者服用地高辛前自测脉搏，当脉搏在60次/分以下时，暂停服药，到医院就诊。当发现体重或症状有变化时，亦应及时就诊。

二、急性心力衰竭

急性心力衰竭是指心力衰竭的症状和体征急性发作或急性加重的一种临床综合征，可表现为心脏急性病变导致的新发心力衰竭或慢性心力衰竭急性失代偿。临床上以急性左心衰竭较为常见，多表现为急性肺水肿或心源性休克，是临床最常见的急危重症之一，本节将重点介绍急性左心衰竭。

【病因与发病机制】

患者如有心脏解剖或功能的突发异常，使心排血量急剧减少和肺静脉压突然升高，均可发生急性

笔记

左心衰竭。询问患者有无如下病史。

（1）急性弥漫性心肌损害，如广泛前壁心肌梗死、急性心肌炎。

（2）急性容量负荷过重，如急性心肌梗死及感染性心内膜炎引起的瓣膜穿孔，腱索断裂所致急性反流，在原有心脏病基础上输液过快、过多等。

（3）急性心脏后负荷过重，如高血压心脏病血压急剧升高。

各种原因致心脏收缩力突然严重减弱，或左室瓣膜急性反流、心排血量急剧减少、左室舒张末压迅速升高、肺静脉回流不畅，导致肺静脉压快速升高，肺毛细血管压随之升高，使血管内液体渗入肺间质和肺泡内，形成急性肺水肿。肺水肿早期可因交感神经激活而使血压升高，但随着病情的持续进展，血管反应减弱，血压逐步下降。

【临床表现】

患者突发严重呼吸困难，呼吸频率可达 30～50 次/分，端坐呼吸，频繁咳嗽，咳粉红色泡沫样痰，因有窒息感而极度烦躁不安、恐惧。面色灰白或发绀，大汗，皮肤湿冷，尿量显著减少。听诊两肺满布湿啰音和哮鸣音，心率快，心尖部第一心音减弱，可闻及舒张早期第三心音奔马律，肺动脉瓣区第二心音亢进。肺水肿早期血压可一过性升高，如不能及时纠正，则血压可持续下降直至休克。

☞**考点提示**：急性左心衰竭的典型症状和体征。

【诊断要点】

根据患者典型的症状和体征，如突发极度呼吸困难、咳粉红色泡沫样痰、两肺满布湿啰音等，一般不难作出诊断。

【护理诊断/问题】

1. **气体交换受损**　与急性肺水肿有关。

2. **恐惧**　与病情突然加重、产生窒息感有关。

3. **潜在并发症**：心源性休克、猝死。

【护理措施】

1. **体位**　①出现突发性端坐呼吸、夜间阵发性呼吸困难时，提示为肺水肿，需要提供高背、高枕等支托物，以协助患者取端坐位；②出现持续性低血压，伴皮肤湿冷、苍白和发绀，尿量减少，意识障碍，口渴、口干等低血容量表现时，应迅速采取平卧位或休克卧位，抬高头部及下肢，以增加回心血量，并注意保暖；③因半卧位或端坐位易导致心排血量减少，故当病情相对平稳时，应采取患者自感舒适的体位，以半卧位角度30°以下为宜。

2. **吸氧**　通过氧疗将血氧饱和度维持在≥95%，以防出现脏器功能障碍甚至多器官功能衰竭。首先应保证有开放的气道，立即给予 6～8L/min 的高流量鼻管吸氧，面罩给氧适用于伴呼吸性碱中毒及未合并二氧化碳蓄积、需高流量给氧的患者。病情特别严重者可以通过面罩呼吸机持续加压（CPAP）或双水平气道正压（BiPAP）给氧。给氧时在氧气湿化瓶加入 20%～30% 酒精，有助于消除肺泡内的泡沫。

3. **镇静剂**　吗啡可使患者镇静，降低心率，同时扩张小血管，进而减轻心脏负荷。早期给予吗啡3～5mg缓慢静脉注射，必要时每隔15分钟可重复应用1次，共2或3次。老年患者应减量或改为肌内注射。观察患者有无呼吸抑制、血压下降等不良反应。伴明显和持续低血压、休克、意识障碍、COPD 等患者禁用。

4. **快速利尿剂**　如呋塞米 20～40mg 静脉注射，4 小时后可重复 1 次。迅速利尿，减轻心脏前负荷。

5. 血管扩张剂　可选用硝普钠、硝酸甘油或酚妥拉明静脉滴注,严格遵医嘱定时监测血压,有条件者用输液泵控制滴速,根据血压调整剂量,维持收缩压在 90～100mmHg。

(1)硝普钠:为动、静脉血管扩张剂,一般初始剂量为 $0.3\mu g/(kg \cdot min)$,在严密观察下逐渐增至 $5\mu g/(kg \cdot min)$。硝普钠见光易分解,应现用现配,避光滴注,药物保存和连续使用不宜超过 24 小时。硝普钠的代谢产物含有氰化物,通常疗程不超过 72 小时。

(2)硝酸甘油:可扩张小静脉,减少回心血量。一般从 $10\mu g/min$ 开始,每 10 分钟调整 1 次,每次增加 5～10μg。

(3)α 受体拮抗剂:可选择性结合 α 受体,扩张血管,降低外周阻力,减轻心脏后负荷,并降低肺毛细血管压,减轻肺水肿,改善冠状动脉供血。常用药物为乌拉地尔,其扩张静脉的作用大于动脉,并能降低肾血管阻力,激活中枢 5 - 羟色胺 1A 受体,降低延髓心血管调节中枢交感神经冲动发放,且对心率无明显影响。

(4)人重组脑钠肽:属内源性激素物质,其中奈西利肽可扩张静脉和动脉,降低前、后负荷,并具有排钠利尿、抑制 RAAS 和交感神经、扩张血管等作用,适用于急性失代偿性心力衰竭。

6. 正性肌力药物

(1)洋地黄制剂:尤其适用于快速心房颤动或已知有心脏增大伴左心室收缩功能不全的患者。可用毛花苷丙稀释后静脉注射,首剂 0.4～0.8mg,2 小时后可酌情再给 0.2～0.4mg。

(2)非洋地黄类正性肌力药物:如多巴胺、多巴酚丁胺、米力农等,适用于低心排血量综合征,可缓解组织低灌注所致的症状,保证重要脏器的血液供应。

(3)左西孟旦:适用于无显著低血压或低血压倾向的急性左心衰竭患者。

7. 氨茶碱　解除支气管痉挛,减轻呼吸困难,并有一定的增强心肌收缩、扩张外周血管的作用。

8. 出、入量管理　无明显导致低血容量的因素(如大出血、严重脱水、大汗淋漓等)者每天液体入量一般宜在 1500mL 以内,不超过 2000mL,保持每天出、入量负平衡约 500mL,严重肺水肿者出、入量负平衡为1000～2000mL/d,甚至可达 3000～5000mL/d,以减少水钠潴留,缓解症状。如肺淤血、水肿明显消退,则应减少出、入量负平衡量,逐步过渡到出、入量大体平衡。在出、入量负平衡下应注意防止低血容量、低血钾和低血钠等。

9. 非药物治疗　无创机械通气或气管插管机械通气适用于合并严重呼吸衰竭经常规治疗不能改善者及心肺复苏患者。主动脉内球囊反搏(intra - aortic balloon counterpulsation,IABP)适用于心源性休克患者,可有效改善心肌灌注,降低心肌耗氧量,增加心排血量。连续性肾脏替代治疗(continuous renal replacement therapy,CRRT)适用于高容量负荷且对利尿剂抵抗、低钠血症且出现相应症状、肾功能严重受损且药物不能控制时,可帮助滤除代谢废物和液体,维持体内稳态。可用植入式电动左心室辅助泵 Impella,通过辅助心室泵血来维持外周灌注并减少心肌耗氧量,从而减轻心脏损伤,可用于高危冠心病和急性心肌梗死患者。ECMO 适用于在心脏不能维持全身灌注或者肺不能进行充分气体交换时提供体外心肺功能支持,急性心力衰竭时可替代心脏功能,使心脏有充分的时间恢复,可作为心脏移植过渡治疗。

10. 病情监测　严密监测血压、呼吸、心率、血氧饱和度、心电图,检查血电解质、血气分析等,监测出、入量和体重。观察意识、精神状态、皮肤颜色及温度、肺部啰音的变化。

11. 心理护理　恐惧或焦虑可导致交感神经系统兴奋性增高,使呼吸困难加重。医护人员在抢救时必须保持镇静、操作熟练,避免在患者面前讨论病情,以减少误解。护士应与患者及其家属保持密切接触,提供情感支持,并做好基础护理与日常生活护理。

☞**考点提示**:急性左心衰竭的抢救配合与护理措施。

【健康教育】

向患者及其家属介绍急性心力衰竭的病因和诱因,嘱患者积极治疗原发性心脏疾病,指导患者在进行静脉输液前主动告诉护士自己有心脏病史,以便控制输液量和速度。

第四节 心律失常

课件

案例导学

患者,男,57岁,感心悸、气短2年,加重伴晕厥2个月入院。患者于2年前无明显诱因出现心悸、气短而住院,诊断为"冠心病、心力衰竭",经治疗缓解出院,后多次发作,到当地医院急救中心救治。近2个月来上述症状加重,多次出现意识丧失,抽搐,每次发作持续10~20分钟,经阿托品治疗后症状缓解。心电图显示Ⅲ度AVB,收入住院。发病以来,患者无胸痛及水肿,食欲尚可,大小便正常。

身体评估:体温37℃,脉搏49次/分,呼吸18次/分,血压120/70mmHg。发育正常,营养良好,自动体位。无发绀及颈静脉怒张,两肺底可闻及少许湿啰音。心界不大,心率48次/分,心律齐,心尖区可闻及2/6级收缩期吹风样杂音,腹软,肝、脾未触及,双下肢无水肿。

辅助检查:心电图显示为Ⅲ度AVB,QRS波群宽大、畸形,呈完全性左束支阻滞图形,心室率49次/分;超声心动图示左心房增大,其余各腔室大小正常;电解质检查示K^+ 5.3mmol/L,Na^+ 142mmol/L,Cl^- 108mmol/L,二氧化碳结合力(CO_2CP)20.6mmol/L。

请思考:
1. 心律失常的常见病因及诱因有哪些?
2. 该患者的发作性晕厥与心电图中Ⅲ度AVB之间有什么关系?

心律失常(cardiac arrhythmia)是指心脏冲动的频率、节律、起源部位、传导速度或激动次序的异常。

一、概述

【分类】

正常的心脏冲动由窦房结产生,经结间束,房室结,希氏束,左、右束支及浦肯野纤维,最终到达心室。心律失常按其发生原理可分为冲动形成异常和冲动传导异常两大类。

1. 冲动形成异常

(1)窦性心律失常:①窦性心动过速;②窦性心动过缓;③窦性心律不齐;④窦性停搏。

(2)异位心律:①被动性异位心律,包括逸搏(房性、房室交界性、室性)、逸搏心律(房性、房室交界性、室性);②主动性异位心律,包括期前收缩(房性、房室交界性、室性)、阵发性室性心动过速(房性、房室交界性、室性)、心房扑动、心房颤动、心室扑动、心室颤动。

2. 冲动传导异常

(1)生理性:干扰和干扰性房室分离。

(2)病理性:包括以下两点。

1)心脏传导阻滞:①窦房传导阻滞;②房内传导阻滞;③房室传导阻滞;④室内阻滞(左束支、右束支及其分支传导阻滞)。

2)折返性心律:阵发性室性心动过速(常见房室结折返、房室折返和心室内折返)。

(3)房室间传导途径异常:预激综合征。

3.**冲动形成异常和冲动传导异常并存** 如反复心律和并行心律等。
4.**人工心脏起搏参与的心律** 包括起搏器的起搏、感知、与自身心律的相互影响等。

【发病机制】

心律失常的发生机制包括冲动形成异常、冲动传导异常或两者并存。

1.**冲动形成异常**

（1）异常自律性：自主神经系统兴奋性改变或心脏传导系统的内在病变，均可导致原有正常自律性的心肌细胞不适当地发放冲动。此外，原来无自律性的心肌细胞（如心房肌、心室肌）亦可在病理状态下出现异常自律性，心肌缺血、药物影响、电解质紊乱、儿茶酚胺增多等均可导致异常自律性。

（2）触发活动：指心房、心室与房室束－浦肯野纤维组织在动作电位后产生除极活动，称为后除极。正常情况下，后除极振荡电位振幅较低，达不到阈电位，因而不能引起触发活动。若后除极的振幅增高并抵达阈值，则可引起反复激动，持续的反复激动可导致快速性心律失常。后除极多见于心肌缺血再灌注、低血钾、高血钙及洋地黄中毒时。

2.**冲动传导异常** 折返是快速性心律失常最常见的发病机制。产生折返需要具备以下基本条件：①心脏两个或多个部位的传导性与不应期各不相同，相互联结，形成一个闭合环；②其中一条通道发生单向传导阻滞；③另一通道传导缓慢，使原先发生阻滞的通道有足够时间恢复兴奋性；④原先阻滞的通道恢复激动，从而完成 1 次折返激动。冲动在环内反复循环，可产生持续而快速的心律失常（图 3 - 4）。

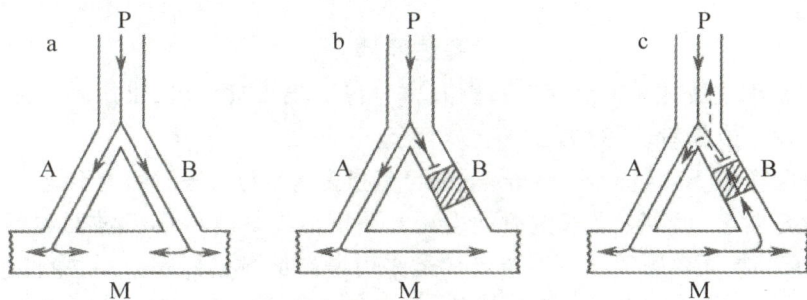

图 3 - 4 典型的折返激动示意图

二、窦性心律失常

正常窦性心律的冲动起源于窦房结，成人频率为 60 ~ 100 次/分。心电图显示窦性心律的 P 波在Ⅰ、Ⅱ、aVF 导联直立，在 aVR 导联倒置，PR 间期为 0.12 ~ 0.20 秒。窦性心律的频率因年龄、性别、体力活动等的不同而有显著差异。

窦性心动过速

成人窦性心律的频率超过 100 次/分，称为窦性心动过速（sinus tachycardia）（图 3 - 5）。窦性心动过速通常逐渐开始与终止，窦性 P 波频率多在 100 ~ 150 次/分，偶有高达 200 次/分。刺激迷走神经可使其频率逐渐减慢。

健康人可在吸烟，饮茶、咖啡、酒，进行体力活动或出现情绪激动等情况下发生窦性心动过速。某些病理状态，如发热、甲状腺功能亢进、贫血、心肌缺血、心力衰竭、休克及应用肾上腺素、阿托品等药物亦常引起窦性心动过速。

窦性心动过速的治疗应针对病因和去除诱因，如治疗心力衰竭、控制甲状腺功能亢进等。必要时，可用 β 受体阻滞剂（如美托洛尔）、非二氢吡啶类钙通道阻滞剂（地尔硫䓬）减慢心率。

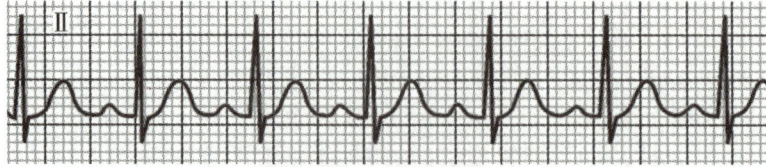

图 3-5 窦性心动过速

窦性心动过缓

成人窦性心律的频率低于 60 次/分,称为窦性心动过缓(sinus bradycardia)(图 3-6)。窦性心动过缓常同时伴有窦性心律不齐(不同 PP 间期的差异大于 0.12 秒)。窦性心动过缓常见于健康的青年人、运动员与睡眠状态,窦房结病变、急性下壁心肌梗死亦常发生窦性心动过缓。其他原因包括颅内疾病、严重缺氧、甲状腺功能减退、阻塞性黄疸,以及应用 β 受体阻滞剂、非二氢吡啶类钙通道阻滞剂、洋地黄、胺碘酮或拟胆碱药等。窦性心动过缓多无自觉症状,重者可因心排血量不足而出现胸闷、头晕等症状。

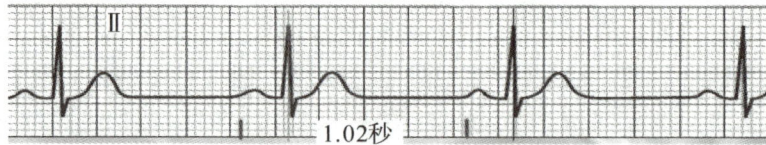

1.02秒

图 3-6 窦性心动过缓

窦性停搏

无症状的窦性心动过缓常无须治疗。对因心率过慢而出现症状者,可用阿托品或异丙肾上腺素等药物,但对长期、反复发作者,可考虑心脏起搏治疗。

窦性停搏或窦性静止(sinus pause or sinus arrest)是指窦房结在一段时间内不能产生冲动(图 3-7)。其心电图表现为比正常 PP 间期显著长的时间内无 P 波发生或 P 波与 QRS 波群均不出现,长的 PP 间期与基本的窦性 PP 间期无倍数关系。当迷走神经张力增高或颈动脉窦过敏、急性下壁心肌梗死、窦房结变性与纤维化、脑血管病变患者应用洋地黄、乙酰胆碱等药物时也可引起窦性停搏。长时间的窦性停搏后,低位的潜在患者起搏点(如房室交界区或心室)可发出单个逸搏或出现逸搏性心律控制心室。一旦窦性停搏时间过长而无逸搏,患者常可发生头晕、黑蒙、晕厥、阿-斯综合征甚至死亡。窦性停搏的治疗可参照"病态窦房结综合征"的治疗。

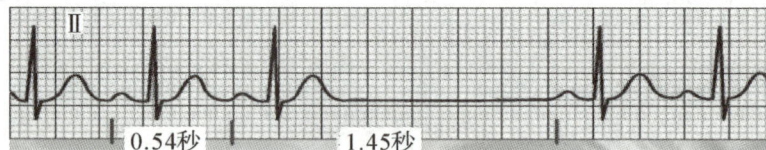

0.54秒   1.45秒

图 3-7 窦性停搏

病态窦房结综合征

病态窦房结综合征(sick sinus syndrome,SSS)简称病窦综合征,是由窦房结病变导致功能减退,产生多种心律失常的综合表现。

【病因】

多种病变(如淀粉样变性、甲状腺功能减退、纤维化与脂肪浸润、硬化与退行性变等)均可损害窦房结,窦房结周围神经和心房肌的病变、窦房结动脉供血减少、迷走神经张力增高、某些抗心律失常药物抑制窦房结功能也可导致其功能障碍。

【临床表现】

患者可出现与心动过缓有关的心、脑等脏器供血不足的症状,如发作性头晕、黑蒙、乏力等,严重者可发生晕厥甚至发生阿-斯综合征。如有心动过速发作,则可出现心悸、心绞痛、充血性心力衰竭等症状。

【心电图表现】

心电图表现:①持续而显著的窦性心动过缓(<50 次/分);②窦性停搏与窦房传导阻滞;③窦房传导阻滞与房室传导阻滞并存;④心动过缓-心动过速综合征(慢-快综合征),是指心动过缓与房性快速性心律失常(如房性心动过速、心房扑动、心房颤动)交替发作;⑤房室交界性逸搏心律或室性逸搏心律。

【治疗要点】

无症状者不必治疗,仅定期随访观察即可;有症状者应接受起搏器治疗。若应用起搏器治疗后患者仍有心动过速发作,则可同时应用各种抗心律失常药物。

三、期前收缩

期前收缩是异位心律失常中最常见的一种。它是指窦房结以外的部位提前发出异位激动,一般统称为期前收缩或早搏。根据异位起搏点部位的不同,可将期前收缩分为房性期前收缩、房室交界性期前收缩、室性期前收缩 3 种,其中以室性期前收缩最为常见。

房性期前收缩

房性期前收缩指激动起源于窦房结以外心房的任何部位的一种主动性异位心律。通过对正常成人进行 24 小时心电监测可以发现,其中大约 60% 有房性期前收缩发生。

【病因】

各种器质性心脏病患者均可发生房性期前收缩。房性期前收缩是可能是快速性房性心律失常的先兆。心脏结构正常者也可能发生。

【临床表现】

偶发的房性期前收缩患者一般无症状;频发者可感到胸闷、心悸。

【心电图表现】

心电图表现:①房性期前收缩的 P′波提前出现,形态与窦性 P 波略有不同;②P′波后的 QRS 波群的形态通常正常,少数无 QRS 波群发生(称阻滞的或未下传的房性期前收缩),或出现宽大畸形的 QRS 波群(称室内差异性传导);③代偿间歇多不完全(包括期前收缩在内的前、后 2 个窦性 P 波的间期短于窦性 PP 间期的 2 倍)(图 3-8)。

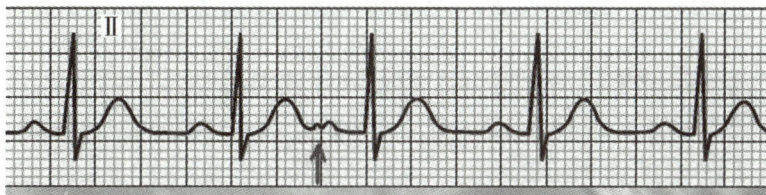

图 3-8 房性期前收缩

【治疗要点】

房性期前收缩通常无须治疗。吸烟、饮酒与咖啡均可诱发房性期前收缩,应劝导患者戒除或减量。当有明显症状或因房性期前收缩触发室上性心动过速时,应给予药物(如β受体阻滞剂、非二氢吡啶类钙通道阻滞剂、普罗帕酮、胺碘酮等)治疗。

室性期前收缩

室性期前收缩是一种最常见的心律失常,指房室束及分叉以下异位兴奋灶提前除极而产生的期前收缩。

【病因】

室性期前收缩常见于高血压、冠心病、心肌病、风湿性心脏瓣膜病与二尖瓣脱垂等。正常人发生室性期前收缩的机会会随年龄的增长而增加。心肌炎、缺血、缺氧、麻醉和手术均可使心肌受到机械、电、化学性刺激而发生室性期前收缩。电解质紊乱、精神不安,以及过量烟、酒、咖啡亦能诱发室性期前收缩。

【临床表现】

偶发期前收缩一般无症状,部分患者有心跳暂停感。当期前收缩频发(>5 次/分)或连续(二联律、三联律)出现时,可有心悸、乏力、胸闷、憋气,严重者可引起心绞痛、低血压、晕厥等。听诊时,室性期前收缩的第二心音减弱,仅能听到第一心音,之后出现较长的停歇。桡动脉搏动减弱或消失。

【心电图表现】

心电图表现:①提前出现宽大畸形的 QRS 波群,时限 >0.12 秒,之前无相关 P 波;②ST 段和 T 波的方向与 QRS 主波方向相反;③期前收缩后可见一完全性代偿间歇(包括期前收缩在内的前、后 2 个窦性 P 波的间期等于窦性 PP 间期的 2 倍)(图 3 - 9)。

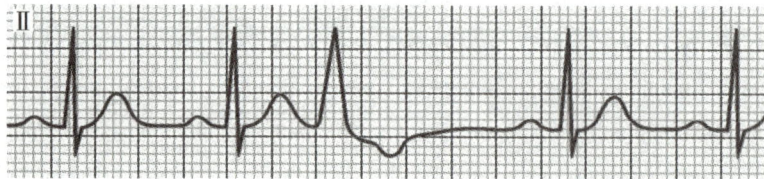

图 3 - 9　室性期前收缩

室性期前收缩的类型:室性期前收缩可孤立或规律出现。二联律是指每个窦性搏动后跟随 1 个室性期前收缩;三联律是每 2 个正常搏动后出现 1 个室性期前收缩;连续 2 个室性期前收缩称成对室性期前收缩。室性期前收缩的 R 波落在前一个 QRS - T 波群的 T 波上,呈"R on T"现象。同一导联内,室性期前收缩形态相同者,称单形性室性期前收缩;形态不同者,称多形性或多源性室性期前收缩。

【治疗要点】

治疗的主要目的是防止室性心动过速、心室颤动和猝死的发生。

(1)无器质性心脏病并且症状不明显者,无须药物治疗,应避免诱因(如戒烟、戒酒),消除患者的顾虑,必要时可给予镇静剂、β受体阻滞剂等。

(2)对严重器质性心脏病(如急性心肌梗死)引起的室性期前收缩,首选再灌注治疗,不主张预防性应用利多卡因等抗心律失常药物。如果实施再灌注治疗前已出现频发室性期前收缩、多源性室性期前收缩,则可应用β受体阻滞剂,并纠正电解质紊乱,如低钾血症、低镁血症。避免使用ⅠA类抗心律失常药物,尽管其能有效减少室性期前收缩,但因其本身具有致心律失常作用,故可能使总死亡率和猝死的风险增加。

对洋地黄中毒引起的室性期前收缩,应立即停用洋地黄,使用苯妥英钠,并根据情况看是否补钾。

房室交界性期前收缩

房室交界性期前收缩简称交界性期前收缩。冲动起源于房室交界区,可前向和逆向传导,分别产生提前发生的 QRS 波群与逆行 P 波。逆行 P 波可位于 QRS 波群之前(PR 间期 <0.12 秒)、之中或之后(RP 间期 <0.20 秒)。QRS 波群形态正常,当发生室内差异性传导时,QRS 波群形态可有变化(图3－10)。交界性期前收缩通常无须治疗。

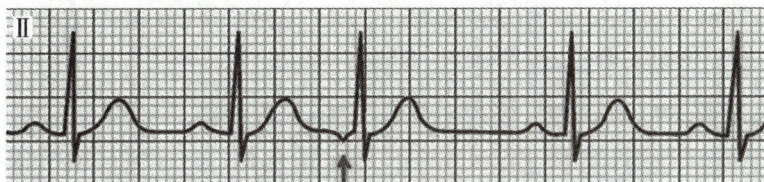

图3－10　房室交界性期前收缩

四、阵发性室上性心动过速

阵发性室上性心动过速指起源于心室以上或途径不局限于心室的一切快速心律。由于临床电生理检查的开展,极大地丰富了对阵发性室上速的诊断和治疗。折返激动是其主要机制,自律性增强仅占少数。

房性心动过速

房性心动过速(atrial tachycardia)简称房速,是起源于心房,无房室结参与的心动过速。

其发生机制包括自律性增加、折返与触发活动。根据起源点不同可将房性心动过速分为局灶性房性心动过速(focal atrial tachycardia)和多源性房性心动过速(multifocal atrial tachycardia)2 种,后者又称为紊乱性房性心动过速(chaotic atrial tachycardia),是严重肺部疾病常见的心律失常,最终可能发展为心房颤动。

【病因】

心肌梗死、COPD、大量饮酒及各种代谢障碍均为致病原因;洋地黄中毒时(特别是在低血钾时)也较容易发生这种心律失常。

【临床表现】

其发作呈短暂、间歇或持续性,患者可出现胸闷、心悸。当房室传导比例发生变动时,听诊心律不齐,第一心音强度变化。

【心电图表现】

局灶性房性心动过速的心电图表现:①心房率通常为 150～200 次/分;②P 波形态与窦性者不同;③常出现二度Ⅰ型或Ⅱ型房室传导阻滞,呈现 2∶1 房室传导者常见,但心动过速不受影响;④P 波之间的等电位线仍存在;⑤刺激迷走神经不能终止心动过速,仅加重房室传导阻滞;⑥发作开始时,心率逐渐加速(图3－11)。

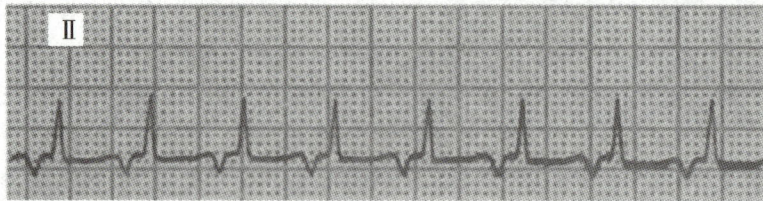

图3－11　局灶性房性心动过速

Ⅱ导联每个 QRS 波群之间均有倒置的 P 波,频率 140 次/分,PR 间期 0.12 秒,QRS 波群形态和时限正常。

多源性房性心动过速的心电图特征:①通常有 3 种或 3 种以上形态各异的 P 波,PR 间期各不相同;②心房率 100～130 次/分;③大多数 P 波能下传心室,但部分 P 波因过早发生而受阻,心室律不规则,可能最终发展为心房颤动(图 3－12)。

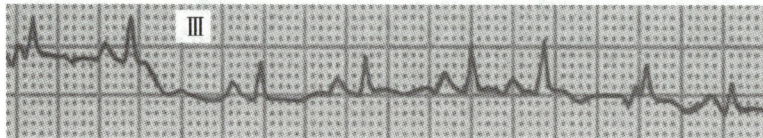

图3－12　多源性房性心动过速

Ⅲ导联有多种形态各异的 P 波,平均频率 128 次/分,PP 间期、PR 间期、RR 间期均不一致。

【治疗要点】

当房性心动过速合并房室传导阻滞时,心室率通常不太快,无须紧急处理。当由洋地黄中毒所致、心室率达 140 次/分以上或出现严重心力衰竭、休克时,患者血流动力学不稳定,应立即行直流电复律。对洋地黄中毒引起者的处理详见本章第三节的相关内容。对非洋地黄中毒引起者,应积极寻找病因,针对病因进行治疗;洋地黄、β 受体阻滞剂、非二氢吡啶类钙通道阻滞剂可用于减慢心室率;对少数持续发作而药物治疗无效者,也可考虑给予射频消融治疗。

与房室交界区相关的折返性心动过速

与房室交界区相关的折返性心动过速又称阵发性室上性心动过速(paroxysmal supraventricular tachycardia,PSVT),简称室上速。房室结内折返性心动过速是最常见的阵发性室上性心动过速类型。

【病因】

患者通常无器质性心脏病表现,不同性别与年龄均可发生。

【临床表现】

心动过速突然发作与终止,持续时间长短不一。发作时表现为心悸、胸闷、焦虑、头晕,少见有晕厥、心绞痛、心力衰竭与休克。症状轻重取决于发作时心室率快慢的程度以及持续时间,与原发病的严重程度也有关。听诊心律绝对规则,心尖区第一心音强度恒定。

【心电图表现】

心电图表现:①连续 3 个或 3 个以上快速的 QRS 波群,其形态与时限正常,当伴有室内差异性传导或原有束支传导阻滞时,QRS 波可宽大畸形;②频率 150～250 次/分,节律规整;③P 波为逆行性(Ⅱ、Ⅲ、aVF 导联倒置),常埋藏于 QRS 波群内或位于其终末部分,P 波与 QRS 波群保持固定关系;④起始突然,常由 1 个房性期前收缩触发(图 3－13)。

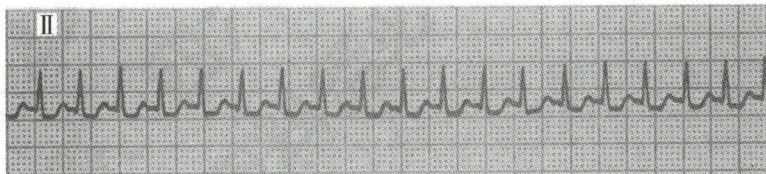

图3-13　阵发性室上性心动过速

Ⅱ导联示连续快速规则 QRS 波群,其形态和时限均正常,频率为 212 次/分,未见明确 P 波。

【治疗要点】

1.急性发作期

(1)刺激迷走神经:诱导恶心、Valsalva 动作(深吸气后屏气,再用力做呼气动作)、颈动脉窦按摩(患者取仰卧位,先行右侧,每次 5~10 秒,切莫双侧同时按摩)、按压眼球(勿同时按压)、将面部浸没于冰水内等方法可使心动过速终止,但停止刺激后,有时又恢复至原来的心率。现主张采用改良 Valsalva 动作,可以大大提高终止室上速的成功率。即要求患者在半卧位情况下完成并保持 Valsalva 动作,随即取仰卧位,被动抬高双腿。为使上述动作标准化,可要求患者屏气的力度达到能吹动 10mL 注射器活塞的程度(抽动活塞后再吹)。

(2)药物应用:首选治疗药物为腺苷,6~12mg 快速静脉注射,起效迅速,副作用为胸部压迫感、呼吸困难、面部潮红、窦性心动过缓、房室传导阻滞等。如腺苷无效,则可改静脉注射维拉帕米,首次 5mg,无效时隔 10 分钟再静脉注射 5mg 或地尔硫䓬。对伴有心功能不全者,可用毛花苷丙。对伴有低血压者,可用升压药(如盐酸去氧肾上腺素、甲氧明等)来终止心动过速,但老年人、急性心肌梗死者等禁用。

(3)其他:食管心房调搏术常能有效中止发作。当患者出现严重心绞痛、低血压、充血性心力衰竭表现时,应立即同步直流电复律。

2.预防复发　洋地黄、长效钙通道阻滞剂或 β 受体阻滞剂、普罗帕酮可供选用。但对长期频繁发作,且症状较重、用药效果不佳者,可行导管射频消融术根治。

综上所述,自律性的心律失常在发作初始阶段,有一段逐渐加快的"温醒"过程,可刺激迷走神经加重房室传导阻滞,但不能终止发作。折返性的心律被刺激诱发或终止,是突然发生或突然中止,没有逐渐加快的过程。刺激迷走神经不影响或不终止发作。

五、阵发性室性心动过速

阵发性室性心动过速起源于房室束及分叉以下的特殊传导系统或者心室肌的连续 3 个或3 个以上的异位心搏。

【病因】

阵发性室性心动过速常见于各种器质性心脏病患者。其最常见的病因为冠心病,尤其是心肌梗死,其次是心肌病、心力衰竭、二尖瓣脱垂、心瓣膜病等,其他病因包括代谢障碍、电解质紊乱、长 QT 综合征等,偶可发生在无器质性心脏病者身上。

【临床表现】

阵发性室性心动过速临床症状的轻重,视发作时心室率、持续时间、基础心脏病变和心功能状况的不同而异。非持续性阵发性室性心动过速(发作时间短于 30 秒,能自行终止)的患者通常无症状。持续性阵发性室性心动过速(发作时间超过 30 秒,需药物或电复律才能终止)的患者常有低血压、晕厥、心绞痛、气促、少尿等症状。听诊心律轻度不规则,第一心音强度可不一致。

【心电图表现】

心电图表现:①3 个或 3 个以上的室性期前收缩连续出现;②QRS 波群形态宽大畸形,时限超过 0.12 秒;ST－T 波方向与 QRS 波群主波方向相反;③心室率通常为 100～250 次/分,心律规则或略不规则;④如能发现 P 波,则 P 波与 QRS 波群无关,呈室房分离;⑥常可见心室夺获与室性融合波。心室夺获与室性融合波的存在是确诊室性心动过速的重要依据。心室夺获是指阵发性室性心动过速发作时少数室上性冲动下传心室,表现为窄 QRS 波群,其前有 P 波;室性融合波的 QRS 波群形态介于窦性与异位心室搏动之间,其意义为部分夺获心室(图 3－14)。

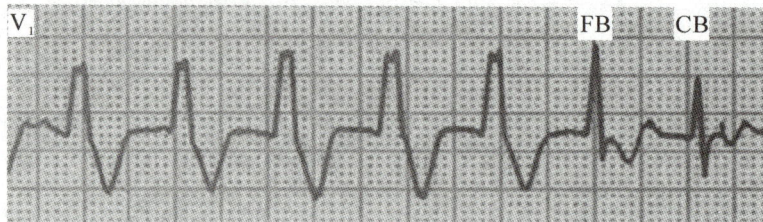

图 3－14　阵发性室性心动过速

V₁导联快速、增宽畸形的心室波群,时限 0.12 秒,频率 136 次/分;第 6 个 QRS 波群为室性融合波,第 7 个 QRS 波群为心室夺获。

【治疗要点】

对有器质性心脏病或有明确诱因的患者,应首先给予针对性治疗;对无器质性心脏病且发生非持续性阵发性室性心动过速的患者,如无症状或血流动力学影响,处理的原则与室性期前收缩患者相同;对持续性阵发性室性心动过速发作,无论有无器质性心脏病的患者,均应给予治疗。

1. 终止阵发性室性心动过速发作　阵发性室性心动过速患者如无显著的血流动力学障碍,则可选用胺碘酮、利多卡因或 β 受体阻断剂静脉注射,同时持续静脉滴注。当伴有血流动力学障碍(低血压、休克、心绞痛、脑部血流灌注不足等)或药物治疗无效时,则应迅速施行电复律。

2. 预防复发　应努力寻找及治疗诱发与维持阵发性室性心动过速的各种可逆性病变,如缺血、低血压、低血钾等。治疗充血性心力衰竭有助于减少阵发性室性心动过速的发生。

六、扑动与颤动

心房扑动

心房扑动(atrial flutter)简称房扑。

【病因】

房扑可发生于无器质性心脏病者,但多见于一些心脏病患者,包括风湿性心脏病、冠心病、高血压心脏病、心肌病等。此外,肺栓塞、慢性充血性心力衰竭、二尖瓣狭窄与反流、三尖瓣狭窄与反流导致心房扩大者,亦可出现房扑。

【临床表现】

房扑往往有不稳定的倾向,既可恢复窦性心律或进展为心房颤动,也可持续数月或数年。当心房扑动的心室率不快时,患者可无症状。当房扑伴有极快的心室率时,可诱发心绞痛与心力衰竭。体格检查可见快速的颈静脉扑动。

【心电图表现】

心电图表现:①心房活动呈现规律的锯齿状扑动波,称为 F 波,扑动波之间的等电位线消失,在

Ⅱ、Ⅲ、aVF 或 V₁ 导联最为明显,心房率通常为 250~300 次/分;②心室率是否规则取决于房室传导比例是否恒定;③当 QRS 波群形态正常,伴有室内差异传导或原有束支传导阻滞时,QRS 波群增宽、形态异常(图 3-15)。

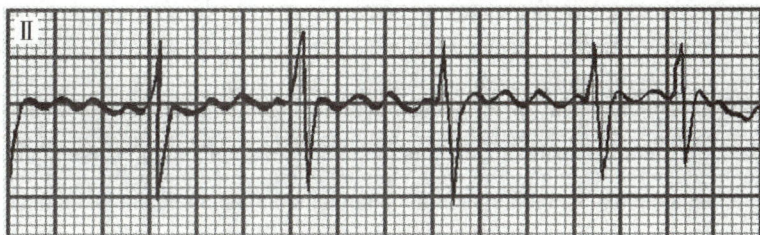

图 3-15 心房扑动

【治疗要点】

应针对原发病进行治疗。同步直流电复律为最有效的终止房扑的方法。治疗药物包括钙通道阻滞剂(如维拉帕米或地尔硫䓬)、β 受体拮抗剂(如艾司洛尔)、洋地黄、胺碘酮等,减慢心室率。因治疗房扑的药物疗效有限,而射频消融术可根治房扑,故对症状明显或引起血流动力学不稳定的房扑者,可选用射频消融术。对持续性房扑、反复发作性房扑以及房颤与房扑相互转换者应给予抗凝治疗。具体抗凝策略同心房颤动。

心房颤动

心房颤动(atrial fibrillation)简称房颤,是严重的心房电活动紊乱,是临床上最常见的心律失常之一,随年龄增长,其发生率会增加。

【病因】

房颤常发生于原有心血管疾者,如风湿性心脏瓣膜病、冠心病、高血压心脏病、甲状腺功能亢进性心脏病、缩窄性心包炎、心肌病、感染性心内膜炎以及慢性肺源性心脏病等患者。正常人在情绪激动、手术后、运动或大量饮酒时也可发生房颤。若房颤发生在无心脏病变的中青年,则称为孤立性房颤。

知识链接

2020 年欧洲心脏病学会(ESC)《心房颤动诊疗指南》关于房颤的分类

首次诊断房颤:首次发现的房颤。

阵发性房颤:房颤自行或干预后终止,最长持续不超过 7 天。

持续性房颤:持续时间超过 7 天,包括 7 天以上通过心脏复律(药物或电复律)的发作。

长程持续性房颤:房颤时间持续超过 1 年并拟采取节律转复治疗。

永久性房颤:房颤时间持续超过 1 年,患者已习惯房颤状态,不准备转复。

【临床表现】

房颤的症状与心室率的快慢和基础心脏病的状况有关,通常患者可有心悸、头晕、胸闷等,当心室率超过 150 次/分时,患者可发生心绞痛与充血性心力衰竭。房颤并发体循环栓塞的危险性甚大,尤其是脑栓塞。栓子来自左心房,多在左心耳部,由心房失去收缩力、血流淤滞所致。心脏听诊第一心音强弱不等,心律绝对不规则,脉搏短绌。

【心电图表现】

心电图表现:①P波消失,代之以大小不等、形态不一、间隔不均的心房颤动波(f波),频率350~600次/分;②RR间期极不规则;③QRS波群形态基本正常,当心室率过快,发生室内差异性传导时,QRS波群增宽变形(图3-16)。

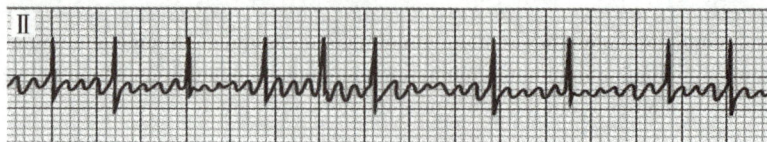

图3-16 心房颤动

【治疗要点】

目前临床上对房颤的治疗强调综合管理,提出"ABC整体路径管理"。"A"是抗凝或卒中预防(anticoagulation/avoid stroke),确定卒中风险及评估患者的出血风险,并注意可控出血因素,综合选择口服抗凝药物;"B"是指症状管理(better symptom management)根据患者症状、生活质量评分及患者意愿,选择更好的措施控制心率和心律,包括电复律、抗心律失常药物及射频消融术;"C"是指优化心血管合并症和危险因素的管理(cardiovascular and comorbidity optimization),加强对心血管危险因素和生活方式的管理,如戒烟、减肥、适当运动和避免饮酒过量。房颤的综合管理对于改善预后至关重要。

1. 积极治疗基础病与控制诱因 如对冠心病、高血压、风心病等器质性心脏病进行相关的治疗,积极控制感染、酒精中毒等诱因。

2. 口服抗凝药 目前使用的口服抗凝药有维生素K拮抗药(华法林)和非维生素K拮抗药(新型口服抗凝药NOAC)。华法林是一种双香豆素衍生物,通过抑制维生素K及其2,3-环氧化物(维生素K环氧化物)的相互转化而发挥抗凝作用。NOAC包括Xa抑制剂(利伐沙班、阿哌沙班和依度沙班)和直接凝血酶抑制剂(达比加群),通过与凝血酶或Xa因子可逆性结合而发挥抗凝作用。NOAC是一类可有效降低脑卒中栓塞风险、出血风险低、安全性较好的抗凝药,具有以下优点:①服用简单,无须常规监测凝血;②除特殊情况(如肾功能不全、高龄、低体重等)外,一般治疗人群无须常规调整剂量;③口服后吸收快,血药浓度较快达到峰值并发挥抗凝作用;④半衰期较短,停药后抗凝作用较快消失;⑤不受食物影响。华法林长期抗凝治疗要考虑个体差异,用药期间必须注意监测疗效和评估出血风险,以调整药物的剂量,使凝血酶原时间国际标准化比值(INR)维持在2~3。对心脏瓣膜病(如人工机械心脏瓣膜或中、重度二尖瓣狭窄)者,需用华法林抗凝。

3. 转复和维持窦性心律 ①药物复律:对发作频繁或症状明显的阵发性房颤患者或持续性房颤不能自行转复为窦性心律者,可选用胺碘酮、普罗帕酮等进行复律。胺碘酮致心律失常发生率低,是目前维持窦性心律的常用药物,尤其适用于器质性心脏病者。对于症状明显、药物治疗无效的阵发性房颤患者,射频消融术可作为一线治疗方法。②同步直流电复律:房颤持续发作伴血流动力学障碍者宜首选电复律。③其他治疗方法:包括施行射频消融术、外科手术或使用植入式心房除颤器等。

4. 控制心室率 可用β受体阻滞剂或钙通道阻滞剂、洋地黄等。对于无症状的房颤,且左心室收缩功能正常者,控制静息心室率<110次/分即可。对于症状明显或出现心动过速心肌病者,应控制静息心室率<80次/分,中等运动量时心室率<110次/分。

心室扑动与心室颤动

心室扑动(ventricular flutter)与心室颤动(ventricular fibrillation)简称室扑和室颤,为致命性心律失常。室颤是指心室有多个异位起搏点发出冲动,引起心室快而不协调地收缩,对血流动力学的影响等于心室停搏,心室丧失排血功能。室颤是最严重的致死性心律失常,也是猝死常见的表现之一。

【病因】

室扑和室颤常见于缺血性心脏病。此外,抗心律失常药物(尤其是可引起 QT 间期延长与尖端扭转的药物)、严重缺氧、预激综合征合并房颤与极快的心室率、电击伤等亦可引起室扑和室颤。

【临床表现】

室扑或室颤发生后,患者可迅速出现意识丧失、抽搐、呼吸停止、脉搏消失、心音消失、血压无法测到等表现。

【心电图表现】

1. 心室扑动　无正常 QRS－T 波群,代之以波幅较大、形状相似的正弦波图形,频率为 150～300 次/分,有时难以与阵发性室性心动过速鉴别。

2. 心室颤动　QRS－T 波群完全消失,代之以形态、频率、振幅完全不规则的波形(图 3－17)。

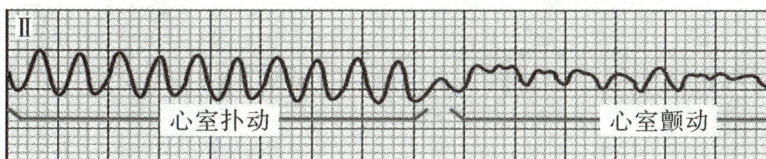

图 3－17　心室扑动与心室颤动

【治疗要点】

对室扑或室颤患者,应争分夺秒地抢救,尽快恢复心脏收缩。抢救措施包括胸外心脏按压、人工呼吸及利多卡因或其他复苏药物(如阿托品、肾上腺素等)静脉注射,并尽快使用非同步直流电复律。

七、心脏传导阻滞

冲动在心脏传导系统的任何部位传导时均可发生减慢或阻滞。发生于窦房结与心房之间,称窦房传导阻滞;发生于心房内,称房内传导阻滞;发生于心室内,称室内传导阻滞;发生在心房与心室之间,称房室传导阻滞。

房室传导阻滞(atrioventricular block,AVB)又称房室阻滞,是指房室交界区脱离了生理不应期后,心房冲动传导延迟或不能传导至心室。阻滞可发生在房室结、希氏束及束支等不同部位。按房室传导阻滞的严重程度,通常将其分为 3 度。一度房室传导阻滞的传导时间延长,全部冲动均能传导至心室。二度房室传导阻滞是指部分冲动不能传导至心室,分为 2 型,即Ⅰ型(文氏型)和Ⅱ型;二度Ⅰ型房室传导阻滞表现为传导时间进行性延长,直至 1 次冲动不能传导至心室(心搏脱漏);二度Ⅱ型房室传导阻滞表现为间歇出现的心搏脱漏。三度房室传导阻滞又称完全性传导阻滞,此时全部冲动不能被传导至心室,常伴交界性或室性逸搏心律。

【病因】

正常人或运动员偶可出现一度房室传导阻滞或文氏型房室传导阻滞,与迷走神经张力增高有关,常发生在夜间。房室传导阻滞更多见于病理情况下,如急性心肌梗死、冠状动脉痉挛、病毒性心肌炎、心肌病、急性风湿热、先天性心血管病、原发性高血压、心脏手术、电解质紊乱、药物中毒等。

【临床表现】

一度房室传导阻滞患者常无症状,听诊第一心音强度减弱;二度房室传导阻滞患者可有心悸与心搏脱漏,二度Ⅰ型房室传导阻滞患者第一心音强度逐渐减弱并有心搏脱漏,二度Ⅱ型房室传导阻滞患者亦有间歇性心搏脱漏,但第一心音强度恒定;三度房室传导阻滞是一种严重的心律失常,临床症状取决于心室率的快慢与伴随病变。相关症状(包括疲乏、头晕、晕厥、心绞痛、心衰等)主要由心排血量减少所致。若心室率过慢导致脑缺血,则患者可出现暂时性意识丧失,甚至抽搐,即阿-斯综合征,严重者可猝死。听诊第一心音强度经常变化,间或听到响亮清晰的第一心音("大炮音")。

【心电图特征】

1. 一度房室传导阻滞 PR 间期延长,超过 0.20 秒,每个 P 波后均有 QRS 波群(图 3-18)。

三度房室传导阻滞与心律失常的护理

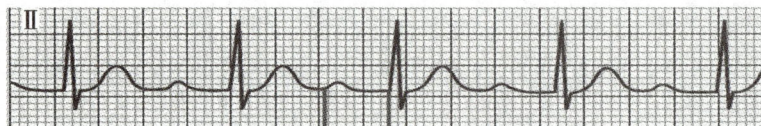

图 3-18　一度房室传导阻滞

2. 二度房室传导阻滞

(1)二度 I 型房室传导阻滞:①PR 间期进行性延长,直至 1 个 P 波不能下传心室而致 QRS 波群脱漏。相邻 RR 间期进行性缩短,直至 1 个 P 波不能下传心室;②包含受阻 P 波在内的 RR 间期小于正常窦性 PP 间期的两倍(图 3-19)。最常见的房室传导比例为 3∶2 和 5∶4。

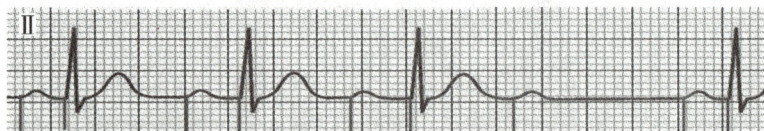

图 3-19　二度 I 型房室传导阻滞

(2)二度 II 型房室传导阻滞:PR 间期恒定不变,部分 P 波后无 QRS 波群。当 QRS 波群增宽、形态异常时,阻滞位于房室束-浦肯野系统;若 QRS 波群正常,阻滞可能位于房室结内(图 3-20)。本型易转变为三度房室传导阻滞。

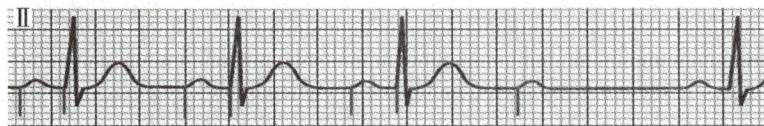

图 3-20　二度 II 型房室传导阻滞

3. 三度房室传导阻滞 指心房的冲动不能传导到心室,PP 间期与 RR 间期各有其固定的规律,但 P 波与 QRS 波群无固定关系;P 波频率大于 QRS 波群的频率;QRS 波群可正常或增宽。如位于房室束及其附近,则心室率为 40~60 次/分,QRS 波群正常,心律较稳定;如位于室内传导系统的远端,则心室率可在 40 次/分以下,QRS 波群增宽,心律常不稳定(图 3-21)。

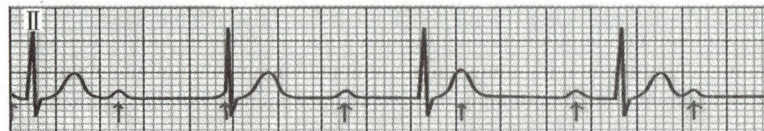

图 3-21　三度房室传导阻滞

【治疗要点】

应针对不同病因进行治疗。一度或二度 I 型房室传导阻滞心室率不太慢者无须特殊治疗。对二度 II 型或三度房室传导阻滞者(如心室率慢,伴有明显症状或血流动力学障碍甚至阿-斯综合征发作者),应给予心脏起搏治疗。阿托品、异丙肾上腺素仅适用于无心脏起搏条件的应急情况。

八、预激综合征

预激综合征(preexcitation syndrome)又称 Wolf – Parkinson – White 综合征(WPW 综合征),是指心电图有预激表现,临床上有心动过速发作。心电图的预激是指心房冲动提前激动心室的一部分或全部。发生预激的解剖学基础是在房室正常传导组织外,还存在着一些由异常心肌纤维组成的肌束。连接心房与心室之间的肌束,称房室旁路或 Kent 束。此外,还有 3 种较少见的旁路,如心房 – 房室束、房室结 – 心室纤维和分支 – 心室纤维。

【病因】

预激综合征患者大多无其他心脏异常征象。先天性心血管病(如三尖瓣下移畸形、二尖瓣脱垂、心肌病等)可并发预激综合征。

【临床表现】

预激本身不引起症状,但心动过速的发生率为 1.8% ,并随年龄的增长而增加。其中约 80% 的心动过速发作为房室折返性心动过速,15% ~ 30% 为心房颤动,5% 为心房扑动。频率过快的心动过速可恶化为心室颤动或导致心力衰竭、低血压。

【心电图表现】

心电图表现:窦性心律的 PR 间期短于 0.12 秒;某些导联的 QRS 波群超过 0.12 秒,QRS 波群起始部分粗钝,称预激波或 δ 波,终末部分正常;ST – T 波呈继发性改变,与 QRS 波群主波方向相反(图 3 – 22)。

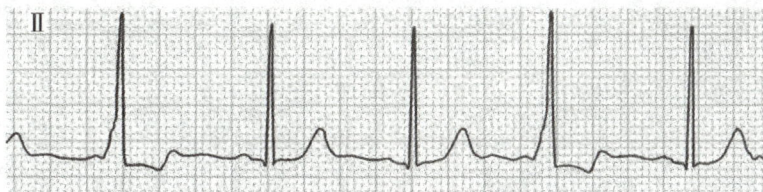

图 3 – 22　预激综合征

预激综合征发作房室折返性心动过速,最常见的类型是通过房室结向前传导,经旁路逆向传导,称正向房室折返性心动过速,此种类型的 QRS 波群形态与时限正常。大约 5% 的患者,折返的路径正好相反,产生逆向房室折返性心动过速,QRS 波群增宽、畸形,需要与室性心动过速鉴别。

【治疗要点】

若患者从无心动过速发作或偶有发作,但症状轻微,则无须治疗。如心动过速发作频繁并伴有明显症状,则应给予治疗。治疗方法包括药物治疗和导管消融术治疗。

对预激综合征发作正向房室折返性心动过速患者,可先尝试刺激迷走神经,如果无效,则首选腺苷或维拉帕米静脉注射。预激综合征患者发作心房扑动与心房颤动时伴有晕厥或低血压,应立即施行电复律。治疗药物可选用延长旁路不应期的药物,如普鲁卡因胺或普罗帕酮。静脉注射胺碘酮与维拉帕米会加速预激综合征合并心房颤动患者的心室率,应禁用。因洋地黄可缩短旁路不应期,使心室率增快,故亦不能使用。

经导管消融旁路可根治预激综合征室上性心动过速发作,应将其列为首选方法,其可取代药物治疗或手术治疗。

考点提示:常见心律失常的病因、临床表现、心电图特征、治疗要点,尤其注意期前收缩、心房颤动、阵发性室性心动过速、心室颤动、房室传导阻滞的心电图表现。

九、心律失常患者的护理

【护理诊断/问题】

1. 活动耐力下降 与心律失常导致心排血量减少有关。

2. 有受伤的危险 与心律失常引起的头晕、晕厥有关。

3. 潜在并发症：心力衰竭、血栓、栓塞、猝死。

4. 焦虑 与心律失常反复发作、疗效欠佳有关。

【护理措施】

监护仪的使用
及参数设置

1. 一般护理

(1)休息与活动：评估患者心律失常的类型及临床表现，与患者及其家属共同制订活动计划。对无器质性心脏病的良性心律失常患者，鼓励其正常工作和生活，建立健康的生活方式，保持心情舒畅，避免过度劳累。窦性停搏、二度Ⅱ型或三度房室传导阻滞、持续性室性心动过速等严重心律失常患者应卧床休息，以减少心肌耗氧量。有胸闷、心悸、头晕等不适时应采取高枕卧位、半卧位或其他舒适体位，尽量避免左侧卧位，因取左侧卧位时患者常能感觉到心脏的搏动而使不适感加重。有头晕、晕厥发作或曾有跌倒病史者，应卧床休息，加强生活护理，嘱患者避免单独外出，防止意外。

(2)饮食：戒烟、酒，避免摄入刺激性食物，如咖啡、浓茶等，避免饱餐。多食纤维素丰富的食物，保持大便通畅，心动过缓患者排便时避免过度屏气，以免因兴奋迷走神经而加重心动过缓。

(3)做好心理护理：保持情绪稳定，必要时遵医嘱给予镇静剂，保证充足的休息与睡眠。

(4)给氧：伴呼吸困难、发绀等缺氧表现时，给予氧气吸入，根据缺氧程度调整氧流量。

2. 心电监护 对严重心律失常者，应持续进行心电监护，严密监测心率、心律、心电图、生命体征、血氧饱和度等。当发现频发(每分钟 5 次以上)、多源性、成对的或呈"R on T"现象的室性期前收缩、阵发性室性心动过速、心室动扑、心室颤动、预激伴发心房颤动、窦性停搏、二度Ⅱ型或三度房室传导阻滞等时，应立即报告医生。安放监护电极前注意清洁皮肤，用酒精棉球去除油脂，电极放置部位应避开胸骨右缘及心前区，以免影响做心电图和紧急电复律；1~2 天更换电极片 1 次或电极片松动时随时更换，观察有无皮肤发红、瘙痒、水疱等过敏反应。

3. 病情观察与对症护理

(1)重点观察脉搏、心率、呼吸等。

(2)阿-斯综合征：包括以下几点。①评估危险因素：向患者及知情者询问患者晕厥发作前有无诱因及先兆症状，了解晕厥发作时的体位、晕厥持续时间、伴随症状等。必要时进行心电监护，动态观察心律失常的类型。②休息与活动：有头晕、晕厥发作或曾有跌倒病史者应卧床休息，加强生活护理，嘱患者避免单独外出，防止意外。③避免诱因：嘱患者避免剧烈活动、情绪激动或紧张、快速改变体位等，一旦有头晕、黑蒙等先兆，就应立即平卧，以免跌伤。④遵医嘱给予治疗：对心率显著缓慢的患者，可给予阿托品、异丙肾上腺素等药物或配合人工心脏起搏治疗；对其他心律失常患者，可遵医嘱给予抗心律失常药物。

(3)心搏骤停：一旦出现猝死的表现，如意识突然丧失、抽搐、大动脉搏动消失、呼吸停止，就应立即进行抢救。

(4)心源性休克：严重心律失常可导致心源性休克，发生后，应立即进行抗休克处理。

4. 用药护理 严格遵医嘱按时按量给予抗心律失常药物，静脉注射时速度宜慢(腺苷除外)，一般 5~15 分钟内注完，静脉滴注药物时尽量用输液泵调节速度。胺碘酮静脉用药易引起静脉炎，应选择大血管，配制药物浓度不要过高，严密观察穿刺局部情况，谨防药液外渗。观察患者的意识和生命体征,必要时监测心电变化,注意用药前、用药过程中及用药后的心率、心律、PR 间期、QT 间期等的变化,以判断疗效和有无不良反应。

☞考点提示:心律失常患者的护理措施。

【健康教育】

1. **疾病知识**　向患者及其家属讲解心律失常的常见病因、诱因及防治知识,说明遵医嘱服抗心律失常药物的重要性,不可自行减量、停药或擅自改用其他药物;告诉患者药物可能出现的不良反应,有异常时,应及时就诊。

2. **避免诱因**　嘱患者注意劳逸结合、生活规律,保证充足的休息与睡眠;保持乐观、稳定的情绪;戒烟、酒,避免摄入刺激性食物,如咖啡、浓茶等,避免饱餐;多食纤维素丰富的食物,保持大便通畅;避免劳累、感染,防止诱发心力衰竭。

3. **家庭护理**　教给患者自测脉搏的方法,以利于自我监测病情;对反复发生严重心律失常并危及生命者,教会家属心肺复苏术,以备应急时使用。

第五节　原发性高血压

课件

案例导学

　　患者,男,52 岁,以"间断性头晕、头痛 4 年"入院。患者于 6 年前出现头晕、头胀痛,有时伴耳鸣、心悸,自感记忆力减退、睡眠欠佳,劳累及紧张时加重,当时未进行特殊治疗。4 年前受强烈精神刺激后出现头晕、头痛加重,在当地医院就诊,当时测得血压 190/110mmHg。给予降压治疗后症状明显减轻。此后,间断服用降压药物控制血压,血压一直在(146～168)/(96～100)mmHg。患病以来无活动后心悸、气促,无少尿及下肢水肿,无心前区不适及疼痛。既往健康,有吸烟史 20 年,每天 10 支,家族中母亲患高血压,65 岁时死于急性心肌梗死。

　　身体评估:体温 36.8℃,脉搏 98 次/分,呼吸 16 次/分,血压 162/108mmHg,精神尚可,发育正常,营养良好。无颈静脉怒张,颈部血管无杂音,甲状腺无肿大,双肺检查正常,心界不大,心率 98 次/分,主动脉瓣区第二心音亢进,心律齐,无杂音。腹部平软,无压痛、反跳痛,肝、脾肋下未触及,肝、肾区无叩击痛,移动性浊音阴性,未闻及血管杂音。双下肢无水肿,生理反射正常,病理反射未引出。眼底检查未见异常。

　　辅助检查:血常规示白细胞计数 $9.0 \times 10^9/L$,血红蛋白浓度 136g/L。尿常规示蛋白(+),尿素氮(BUN)7.6mmol/L,血肌酐(Scr)124mmol/L。眼底检查示动脉变细,反光增强,左侧眼底可见出血。心电图示窦性心律,心电轴轻度左偏。

　　请思考:

　　1. 该患者的临床诊断是什么?

　　2. 该患者的主要护理诊断有哪些? 护理措施有哪些?

　　高血压是以体循环动脉压升高为主要临床表现的心血管综合征。原发性高血压(primary hypertension)是多种心、脑血管病最重要的危险因素,会影响重要脏器(如心、脑、肾)的结构与功能,最终可导致这些器官的功能衰竭。高血压可分为原发性高血压(约占 95%)和继发性高血压(约占 5%)2 种。

　　我国高血压发病率男性高于女性;发病率及血压水平随年龄的增长而升高,老年人以收缩期高血压多见;发病率北方高、南方低的现象仍存在,但目前呈现出大中型城市发病率较高、农村地区发病率增长速度较城市快、高原少数民族地区发病率较高的特点。

☞考点提示:高血压的概念。

【病因与发病机制】

1. 病因 目前认为,原发性高血压是在一定的遗传背景下由多种环境因素交互作用,使正常血压调节机制失代偿所致。

(1)遗传因素:原发性高血压有聚集于某些家族的倾向,提示其有遗传学基础或伴有遗传生化异常。双亲均有高血压的正常血压子女,以后发生高血压的比例增高。高血压的遗传可能存在主要基因显性遗传和多基因关联遗传2种方式。

(2)环境因素:高血压可能是环境因素与遗传易感性相互作用的结果。

1)饮食:流行病学资料显示食盐摄入量与高血压的发生和血压水平呈正相关。但改变钠盐摄入并不能影响所有患者的血压水平,摄盐过多导致血压升高主要见于对盐敏感的人群。另外,有人认为摄入低钙、低钾、高蛋白质饮食,饮食中饱和脂肪酸或饱和脂肪酸与不饱和脂肪酸的比值较高也可能属于升压因素。饮酒也与血压水平呈线性相关。叶酸缺乏导致血浆同型半胱氨酸水平增高,与高血压发病呈正相关,尤其可增加高血压所致脑卒中的风险。

2)精神应激:脑力劳动者高血压发病率超过体力劳动者,从事精神紧张度高的职业、长期生活在噪声环境中发生高血压的可能性大。

3)吸烟:可使交感神经末梢释放去甲肾上腺素增加,使血压升高,同时可以通过氧化应激损害一氧化氮介导的血管舒张,进而引起血压增高。

(3)其他:超重和肥胖、药物(如口服避孕药、麻黄素、糖皮质激素、NSAID、甘草等)、睡眠呼吸暂停低通气综合征等可使血压升高。此外,糖尿病、血脂异常、大气污染、久坐或运动不足等均是高血压的危险因素。

2. 发病机制 高血压的发病机制主要在于以下几个环节。

(1)交感神经系统活动亢进:人在长期精神紧张、压力、焦虑或长期环境噪声、视觉刺激下可引起高血压,各种因素可使大脑皮质下中枢神经功能发生变化,各种神经递质浓度与活性异常可导致交感神经系统活动亢进、血浆儿茶酚胺浓度升高、外周血管阻力增高,进而导致血压上升。

(2)RAAS 激活:体内存在 2 种 RAAS,即循环 RAAS 和局部 RAAS。肾小球入球小动脉的球旁细胞分泌肾素,可作用于肝合成的血管紧张素原而生成血管紧张素 Ⅰ,血管紧张素 Ⅰ 经血管紧张素转换酶(angiotensin – converting enzyme,ACE)的作用转变为血管紧张素 Ⅱ。血管紧张素 Ⅱ 可使小动脉平滑肌收缩、外周血管阻力增加,并可刺激肾上腺皮质球状带分泌醛固酮,使水钠潴留、血容量增加。血管紧张素 Ⅱ 还可通过交感神经末梢突触前膜的正反馈使去甲肾上腺素分泌增加。以上机制均可使血压升高,参与高血压发病并维持高血压。

(3)肾脏潴留过多钠盐:各种原因引起肾性水钠潴留,机体为避免因心输出量增高而使组织过度灌注,全身阻力小动脉收缩增强,导致外周血管阻力增高。此外,也可能通过排钠激素分泌释放增加而使外周血管阻力增高。

(4)胰岛素抵抗(insulin resistance,IR):高血压患者中约半数存在胰岛素抵抗。胰岛素抵抗是指胰岛素维持正常血糖水平的能力下降,即一定浓度的胰岛素没有达到预期的生理效应,或组织对胰岛素的反应下降。临床表现为高胰岛素血症。大多数高血压患者空腹胰岛素水平增高,而糖耐量有不同程度降低,提示有 IR 现象。胰岛素的以下作用可能与血压升高有关:①使肾小管对水钠的重吸收增加;②增强交感神经活动;③使细胞内钠、钙浓度增加;④刺激血管壁,使之增生肥厚。

(5)内皮细胞功能受损:血管内皮通过代谢、生成、激活和释放各种血管活性物质在血液循环、心血管功能的调节中起着重要作用。当发生高血压时,血管内皮细胞功能受损,具有舒张血管作用的物质生成减少,而内皮素等缩血管物质生成增加,血管平滑肌细胞对舒张因子的反应减弱,而对收缩因子反应增强。

【临床表现】

1. 一般表现

（1）症状：原发性高血压通常起病缓慢，早期常无症状或不明显，仅在体格检查时发现血压升高，少数患者则在发生心、脑、肾等并发症后才被发现。高血压患者可有头痛、眩晕、颈项板紧、疲劳、心悸、耳鸣、视物模糊、鼻出血等症状，但这些症状并不一定与血压水平相关。

（2）体征：一般较少，应重点检查周围血管搏动、血管杂音、心脏杂音等项目。听诊可闻及主动脉瓣区第二心音亢进、主动脉瓣区收缩期杂音或收缩早期喀喇音；长期持续高血压者可有左心室肥厚，出现抬举性心尖冲动，并可闻及第四心音。

2. 高血压急症和亚急症

（1）高血压急症指原发性或继发性高血压患者，在某些诱因的作用下，血压突然或显著升高（一般超过 180/120mmHg），同时伴有进行性心、脑、肾等重要靶器官功能不全的表现。高血压急症包括高血压脑病、颅内出血（脑出血和蛛网膜下腔出血）、脑梗死、急性左心衰竭、急性冠状动脉综合征、主动脉夹层、子痫等。高血压脑病是指血压极度升高突破了脑血流自动调节的范围，表现为严重头痛、恶心、呕吐、嗜睡、癫痫发作及昏迷。少数患者舒张压持续≥130mmHg，伴有头痛，视物模糊，眼底出血、渗出和视盘水肿，肾脏损害突出，持续蛋白尿、血尿及管型尿，称为恶性高血压。

（2）高血压亚急症指血压显著升高，但不伴靶器官损害。患者可以有血压明显升高引起的症状，如头痛、胸闷、鼻出血和烦躁不安等。高血压亚急症与高血压急症的唯一区别标准是有无新近发生的、急性、进行性严重靶器官损害。

3. 并发症 主要与高血压导致重要（靶）器官的损害有关，是导致高血压患者致残甚至致死的主要原因。

（1）脑血管并发症：包括脑出血、脑血栓形成、腔隙性脑梗死、短暂性脑缺血发作等。长期高血压可形成小动脉的微血管瘤，血压骤然升高可引起动脉瘤破裂而导致脑出血。高血压促使脑动脉粥样硬化，可并发脑血栓形成。脑小动脉闭塞性病变主要发生在大脑中动脉的垂直穿透支，可引起腔隙性脑梗死。

（2）心脏并发症：发生高血压时，左心室后负荷加重、心室肌肥厚、心脏扩大，可形成高血压心脏病，最终因失代偿而发生心力衰竭。高血压可促使冠状动脉粥样硬化形成和发展，出现心绞痛、心肌梗死。

（3）肾脏并发症：高血压肾病及慢性肾衰竭。长期持久的血压升高可导致进行性肾硬化，并加速肾动脉粥样硬化的发生，早期主要表现为夜尿量增加、轻度蛋白尿、镜下血尿或管型尿等，控制不良者最终可发展为慢性肾衰竭。

（4）视网膜病变：视网膜小动脉早期发生痉挛，随着病程进展可出现硬化改变。血压急骤升高可引起视网膜渗出、出血和视盘水肿。

（5）主动脉夹层：为血液渗入主动脉壁中层形成的夹层血肿，是猝死的病因之一。

☞考点提示：高血压急症、高血压亚急症与并发症。

【辅助检查】

1. 基本项目 血常规；血生化（如血钾）、空腹血糖、血清总胆固醇（total cholesterol，TC）、甘油三酯（triglyceride，TG）、高密度脂蛋白胆固醇（HDL - cholesterol，HDL - C）、低密度脂蛋白胆固醇（LDL - cholesterol，LDL - C）、尿酸、血肌酐；尿液分析（尿蛋白、尿糖和尿沉渣镜检）；心电图。

2. 推荐项目 24 小时动态血压监测、超声心动图、颈动脉超声、餐后 2 小时血糖、血同型半胱氨酸、尿蛋白定量、尿白蛋白定量、眼底检查、X 线胸片、脉搏波传导速度及踝臂指数等。

3.选择项目 对疑似继发性高血压患者,可以根据需要选择检查项目,如血浆肾素活性、血和尿醛固酮、CT 或 MRI、睡眠呼吸监测等。对有并发症的高血压患者,应进行相应的心、脑、肾功能检查。

【诊断要点】

1.高血压的定义及分级 高血压是指在未使用降压药的情况下,非同日 3 次测量诊室血压,收缩压≥140mmHg 和(或)舒张压≥90mmHg;既往有高血压史,现正在服降压药,虽血压<140/90mmHg,仍可诊断为高血压。根据血压升高的水平,可进一步将高血压分为 1、2、3 级(表 3 - 3)。

高血压的诊断要点与治疗要点

表 3 - 3 血压水平的定义和分级

类别	收缩压(mmHg)	舒张压(mmHg)
正常血压	<120 和	<80
正常高值	120~139 和(或)	80~89
高血压	≥140 和(或)	≥90
1 级高血压(轻度)	140~159 和(或)	90~99
2 级高血压(中度)	160~179 和(或)	100~109
3 级高血压(重度)	≥180 和(或)	≥110
单纯收缩期高血压	≥140 和	<90

注:若患者的收缩压与舒张压分属不同的级别,则以较高的分级为准。

2.高血压的危险分层 高血压的预后与血压升高水平、有无其他心血管危险因素存在及靶器官损害程度有关。现主张对高血压进行危险程度的分层,将高血压患者分为低危、中危、高危和极高危,治疗目标及预后判断也应以此为基础。具体分层标准根据血压升高水平、心血管疾病危险因素、靶器官损害及并存临床情况而定(表 3 - 4)。

表 3 - 4 高血压的危险分层

危险因素和病史	血压水平		
	1 级高血压	2 级高血压	3 级高血压
无其他危险因素	低危	中危	高危
1 或 2 个危险因素	中危	中危/高危	极高危
3 个及 3 个以上危险因素,或靶器官损害	高危	高危	极高危
临床合并症或合并糖尿病	极高危	极高危	极高危

(1)用于分层的心血管疾病危险因素:①血压水平(1~3 级);②吸烟;③血脂异常(TC ≥5.2mmol/L 或 LDL - C≥3.4mmol/L 或 HDL - C<1mmol/L);④糖耐量异常(2 小时血糖 7.8~11mmol/L)和/或空腹血糖异常(6.1~6.9mmol/L);⑤男性>55 岁,女性>65 岁;⑥早发心血管疾病家族史(一级亲属发病年龄女性<65 岁,男性<55 岁);⑦腹型肥胖(男性腰围≥90cm,女性腰围≥85cm)或肥胖(BMI≥28kg/m²);⑧血同型半胱氨酸浓度≥15μmol/L。

(2)靶器官损害:①左心室肥厚(心电图或超声心动图);②肾小球滤过率降低或血肌酐水平轻度升高(男性 115~133μmol/L,女性 107~124μmol/L);③超声或 X 线检查证实有动脉粥样硬化斑块(颈动脉、髂动脉、股动脉或主动脉)或颈动脉内膜中层厚度≥0.9mm;④尿微量白蛋白 30~300mg/24h 或白蛋白/肌酐≥30mg/g(3.5mg/mmol)。

(3)伴临床疾病:具体如下。①心脏疾病:心肌梗死、心绞痛、冠状动脉血运重建术后、心力衰竭。②脑血管病:脑出血、缺血性脑卒中、短暂性脑缺血发作。③肾脏疾病:糖尿病肾病、血肌酐水平升高(男性≥133μmol/L，女性≥124μmol/L)、蛋白尿≥300mg/24h。④血管疾病：主动脉夹层、外周血管病。⑤重度高血压性视网膜病变：出血或渗出、视盘水肿。⑥糖尿病。

总之，对已明确诊断的高血压患者，诊断性评估一般包括3个方面：①是否有影响预后的各种心血管危险因素；②是否存在靶器官损害和相关的临床状况；③有无引起高血压的其他疾病。

☞**考点提示**：高血压的分级与分层。

【治疗要点】

高血压治疗的主要目的是尽可能减少心、脑血管并发症的发生与总体死亡危险。目前主张高血压患者血压应降到140/90mmHg以下；老年(≥65岁)高血压患者，血压应降至<150/90mmHg，如果能耐受，则可进一步降至<140/90mmHg；一般糖尿病或者慢性肾脏病患者的血压目标可以再适当降低，控制血压<130/80mmHg。

1.改善生活行为　适用于各级高血压患者。①控制体重(BMI<24kg/m²)；②限制钠盐摄入，增加钾盐，增加膳食中钙的摄入；③减少食物中饱和脂肪酸的含量和脂肪总量；④戒烟、限酒；⑤适当运动；⑥减轻精神压力，保持心理平衡；⑦必要时，补充叶酸制剂。

2.降压药物治疗　①对高危、极高危患者，应立即开始降压药物治疗；②对中危、低危患者在改善生活方式下分别随访1个月和3个月，若多次测量血压仍≥140/90mmHg，则可开始降压药物治疗。

(1)降压药物的种类与作用特点：可将目前常用的降压药物归纳为5类，即利尿剂、β受体阻滞剂、钙通道阻滞剂、血管紧张素转换酶抑制剂及血管紧张素Ⅱ受体拮抗剂。常用降压药物的名称、剂量、用法见表3-5。

表3-5　常用降压药物的名称、剂量、用法

药物分类		药物名称	每天剂量	剂量及用法
利尿剂	噻嗪类	氢氯噻嗪	6.25～25mg	1次/天
		氯噻酮	12.5～25mg	1次/天
		吲达帕胺	0.625～2.5mg	1次/天
	袢利尿剂	呋塞米	20～80mg	1或2次/天
	保钾利尿剂	阿米洛利	5～10mg	1或2次/天
	醛固酮受体拮抗剂	螺内酯	20～60mg	1～3次/天
β受体阻滞剂		普萘洛尔	20～90mg	2或3次/天
		美托洛尔(平片)	50～100mg	2次/天
		美托洛尔(缓释片)	47.5～190mg	1次/天
		阿替洛尔	12.5～50mg	1或2次/天
		比索洛尔	2.5～10mg	1次/天
钙通道阻滞剂	二氢吡啶类	硝苯地平控释剂	30～60mg	1次/天
		硝苯地平	10～30mg	2或3次/天
		氨氯地平	2.5～10mg	1次/天
	非二氢吡啶类	维拉帕米缓释剂	120～480mg	1或2次/天
		地尔硫䓬缓释剂	90～360mg	1或2次/天
血管紧张素转换酶抑制剂		卡托普利	25～300mg	2或3次/天
		依那普利	2.5～40mg	2次/天
		培哚普利	4～8mg	1次/天

续表

药物分类	药物名称	每天剂量	剂量及用法
血管紧张素Ⅱ受体拮抗剂	缬沙坦	80~160mg	1次/天
	氯沙坦	25~100mg	1次/天
	厄贝沙坦	150~300mg	1次/天
	替米沙坦	40~80mg	1次/天

（2）降压药物应用方案：联合用药治疗可以增强药物疗效、减少不良反应，目前比较合理的2种降压药物联合治疗方案包括ACEI或ARB+二氢吡啶类钙通道阻滞剂、ACEI或ARB+噻嗪类利尿剂、二氢吡啶类钙通道阻滞剂+噻嗪类利尿剂、二氢吡啶类钙通道阻滞剂+β受体阻滞剂。药物治疗应从小剂量开始，逐步递增剂量，达到满意血压水平所需药物的种类与剂量后进行长期降压治疗。推荐应用长效制剂，以减少血压波动。降压药物和治疗方案选择应个体化。

（3）高血压急症的治疗：当怀疑高血压急症时，应进行详尽的病史收集、体检和实验室检查，评价靶器官功能受累情况，以尽快明确是否为高血压急症。

1）处理原则：持续监测血压；尽快应用适宜的降压药进行控制性降压，初始阶段（一般数分钟至1小时内）血压控制的目标为平均动脉压的降压幅度不超过治疗前水平的25%；在其后的2~6小时内，将血压降至安全水平，一般为160/100mmHg。如果临床状况稳定，则在之后的24~48小时内逐步降低血压，直至正常水平。同时，应针对不同的靶器官损害进行相应处理。合理选择降压药：要求药物起效迅速，短时间内达到最大作用；作用持续时间短，停药后作用消失较快；不良反应较小。避免使用的药物：利血平；利尿剂（治疗开始时也不宜使用强力）。

2）常用的降压药物：包括以下几种。①硝普钠：为首选药物，能同时直接扩张动脉和静脉，降低心脏前、后负荷。②硝酸甘油：可扩张静脉和选择性扩张冠状动脉与大动脉，其降低动脉压的作用不及硝普钠。③尼卡地平：为二氢吡啶类钙通道阻滞剂，在降压的同时还能改善脑血流量。

（4）高血压亚急症的治疗：可在24~48小时内将血压缓慢降至160/100mmHg。大多数高血压亚急症患者既可通过口服降压药控制，如CCB、ACEI、ARB、β受体阻滞剂，也可根据情况应用袢利尿剂。

☞ **考点提示**：高血压治疗的常用药物、高血压急症治疗的首选药物。

【护理诊断/问题】

1. **疼痛：头痛** 与血压升高有关。

2. **有受伤的危险** 与头晕、视物模糊、意识改变或直立性低血压有关。

3. **潜在并发症**：高血压急症。

【护理措施】

1. **一般护理** 指导患者尽量保持心绪平和稳定，遵医嘱服用降压药物，尽量避免过劳和寒冷刺激。患者头痛时，嘱其卧床休息，抬高床头，改变体位的动作要慢，为其提供安静、温暖、舒适的环境，尽量减少探视。护士操作应相对集中、动作轻巧，防止过多干扰患者。指导患者避免受劳累、情绪激动、精神紧张、环境嘈杂等不良因素刺激。指导患者使用放松技术，如心理训练、缓慢呼吸等。

2. **饮食护理** ①限制钠盐摄入，每天应低于6g；②保证充足的钾、钙摄入，多食水果、豆类、油麦菜、芹菜、蘑菇、木耳、虾皮、紫菜等含钙量较高的食物；③减少脂肪摄入，补充适量蛋白质，如蛋类、鱼类等；④增加粗纤维食物的摄入，预防便秘；⑤戒烟限酒；⑥控制体重。

3. **用药护理** 遵医嘱应用降压药物治疗，用降压药物使血压降至理想水平后，应继续服用维持量，嘱患者不能擅自停药。测量血压的变化，以判断疗效，定时测量患者血压并做好记录。观察药物不良反应。当患者有头晕、眼花、耳鸣、视物模糊等症状时,应嘱其卧床休息,上厕所或外出时应有人陪伴。若头晕严重,则应协助患者在床上排便。对伴恶心、呕吐的患者,应将痰盂放在其伸手可及处,防止取物时跌倒。避免迅速改变体位,必要时加用床挡。

4. 直立性低血压的预防和处理　直立性低血压是指在体位变化时发生的血压突然过度下降(先让患者平卧 5 分钟后测量血压,改为直立位后 1 分钟和 3 分钟再分别测量血压,站立位血压较平卧位时收缩压/舒张压下降 >20/10mmHg,或下降幅度为原来血压的 30% 以上),同时伴有头晕或晕厥、乏力、心悸、出汗、恶心、呕吐等供血不足的症状。①首先要告知患者直立性低血压的表现为乏力、头晕、心悸、出汗、恶心、呕吐等。②指导患者掌握预防直立性低血压的方法:避免长时间站立,尤其在服药后最初几个小时内站立会使下肢血管扩张,血液淤积于下肢,脑部血流量减少;改变姿势,特别是从卧、坐位起立时动作宜缓慢;服药可选在平静休息时,服药后继续休息一段时间再下床活动。③应指导患者在直立性低血压发生时采取平卧位,抬高下肢,以促进下肢血液回流。

5. 高血压急症的护理　避免诱因,定期监测血压,一旦发现血压急剧升高、剧烈头痛、视物模糊、面色及神志改变、肢体运动障碍等症状,就应立即通知医生。已发生高血压急症的患者,应绝对卧床休息,抬高床头,避免一切不良刺激和不必要的活动;稳定患者情绪,必要时用镇静剂。对并发急性左心衰者,给予高流量氧疗,加强心电监护;对昏迷患者,应保持呼吸道通畅,将其头部偏向一侧,防止窒息;对烦躁或抽搐的患者,应防止坠床。迅速建立静脉通路,遵医嘱尽早应用降压药物进行控制性降压,用药过程注意监测血压变化。针对患者的情况给予生活护理。

☞**考点提示**:高血压患者的护理措施。

【健康教育】

1. 疾病知识指导　让患者了解自己的病情,包括了解高血压分级、危险分层、自身目前存在的危险因素、靶器官损害、并发症等,了解降压目标,了解控制血压的重要性和终身治疗的必要性。

2. 用药指导　强调长期药物治疗的重要性,用降压药物使血压降至理想水平后,应继续服用维持量,对无症状者更应强调。告知患者有关降压药物的名称、剂量、用法、作用及不良反应。嘱患者必须遵医嘱按时按量服药,不能擅自突然停药,经治疗血压得到满意控制后,方可逐渐减少剂量。

3. 生活方式指导　指导患者调整心态,避免情绪激动,以免诱发血压增高。对患者进行饮食指导,嘱其减少钠盐摄入,限制总热量,尤其要控制油脂的摄入量,注意饮食营养均衡,适当补充蛋白质,增加新鲜蔬菜和水果,增加膳食中钙的含量。高血压患者还应控制体重,戒烟限酒。指导患者根据年龄和血压水平选择适宜的运动方式,中老年患者的运动方式中应包括有氧、伸展及增强肌力这 3 类,具体项目可选择步行、慢跑、打太极拳等。运动强度因人而异,常用运动时最大心率来评估运动强度,中等强度运动为能达到最大心率[最大心率(次/分) = 220 − 年龄]60% ~70% 的运动量。运动频率一般每周 4 ~7 次,每次持续 30 ~60 分钟。

4. 家庭血压监测指导　家庭血压监测可获取日常生活状态下患者的血压信息,帮助排除"白大衣高血压",检出隐蔽性高血压,在增强患者参与诊治的主动性、改善患者的治疗依从性等方面具有优势。应指导患者及其家属掌握正确的血压监测方法,推荐使用合格的上臂式自动血压计自测血压。对血压未达标者,建议每天早、晚各测量血压 1 次,每次测量 2 或 3 遍,连续 7 天,将以后 6 天的血压平均值作为医生治疗的参考。对血压达标者,建议每周测量 1 次。指导患者掌握测量技术,规范操作,如实记录血压测量结果,并在随访时提供给医护人员作为治疗参考。

5. 定期复诊　根据患者的总危险分层及血压水平决定复诊时间。对经治疗后血压达标者,建议每 3 个月随访 1 次;对血压未达标者,建议每 2 ~4 周随访 1 次。当出现血压异常波动或相关症状时,应随时就诊。

第六节 冠状动脉粥样硬化性心脏病

课件

案例导学

患者,女,60岁,教师,因"阵发性胸痛1周、持续性胸痛3小时"入院。患者1周前骑自行车上班途中出现胸痛,部位在胸骨后,可波及心前区,范围约拳头大小,呈压榨性,伴紧缩感,下车休息3~5分钟后自然缓解。在医务室查心电图未见异常,医生怀疑为冠状动脉粥样硬化性心脏病,嘱其以后出现胸痛时,立即舌下含服硝酸甘油1片。之后上述症状又因劳累或情绪激动而诱发,每次舌下含服硝酸甘油1片均可迅速缓解,未系统诊治。3小时前患者无诱因出现胸闷、胸痛,疼痛部位同前,呈持续性,有濒死感,伴恶心、呕吐、大汗,呕吐物为胃内容物,经休息及先后舌下含服硝酸甘油3片,均未见缓解,经"120"救护车送入医院。

患者既往有高血压病史6年,间断口服降压药物治疗,血压一般在130/88mmHg左右,高脂血症4年,未系统治疗,否认食物、药物过敏史,否认传染性疾病史。有吸烟嗜好,每天10~20支,不饮酒。已婚,爱人和孩子健康。否认家族遗传性疾病史。

身体评估:体温36.8℃,脉搏88次/分,呼吸24次/分,血压125/80mmHg。面色苍白、多汗,表情痛苦,口唇无发绀,无颈静脉怒张,两肺呼吸音清,未闻及干、湿啰音。心浊音界正常,心音弱,心率88次/分,律齐,未闻及病理性杂音,腹部平坦,无压痛、反跳痛及腹肌紧张,肝、脾未触及,双下肢无水肿,活动正常。

辅助检查:心电图示窦性心律,胸前导联 V_1 ~ V_5 ST段弓背向上型抬高,与T波融合形成单向曲线,床旁X线胸片正常,超声心动图示各腔室大小正常,左心室前壁活动度减低。

请思考:

1.该患者近3小时的症状与此前的症状有什么不同?该病的临床诊断及治疗措施有哪些?

2.该患者的主要护理诊断有哪些?护理措施有哪些?

冠状动脉粥样硬化性心脏病(coronary atherosclerotic heart disease)指冠状动脉粥样硬化使血管腔狭窄或阻塞,导致心肌缺血、缺氧或坏死而引起的心脏病,简称冠心病(coronary heart disease,CHD)。

冠心病是动脉粥样硬化导致器官病变的最常见类型,是严重危害居民健康的常见病。我国冠心病死亡率农村地区高于城市地区,男性高于女性,总体呈上升趋势,急诊经皮冠状动脉介入治疗率明显增加,溶栓治疗率下降,但总再灌注治疗率并未提高。

【病因】

冠心病的病因尚未完全明确,目前认为是由多种因素作用于不同环节所致,这些因素亦称为危险因素。冠心病的主要危险因素有以下几点。

1.年龄、性别 本病多见于40岁以上人群。女性发病率较低,与雌激素有抗动脉粥样硬化的作用有关,故女性在绝经期后发病率迅速增高。

2.血脂异常 脂质代谢异常是动脉粥样硬化最重要的危险因素。TC、TG、LDL-C或极低密度脂蛋白胆固醇(VLDL-cholesterol,VLDL-C)浓度增高;高密度脂蛋白浓度降低、载脂蛋白A(apolipoprotein A,Apo A)浓度降低及载脂蛋白B(apolipoprotein B,Apo B)浓度增高都被认为是冠心病的危险因素。新近临床上又认为脂蛋白(a)[lipoprotein(a),Lp(a)]浓度增高是冠心病独立的危险因素。

3.高血压 血压增高与本病密切相关。60%~70%的冠心病患者有高血压,高血压患者患冠心病的概率增高3~4倍。这可能是由于患高血压时内皮细胞受损,LDL-C易进入动脉壁并刺激平滑肌细胞增生,引起动脉粥样硬化。

4.吸烟 吸烟者前列环素释放减少,血小板易在动脉壁黏附聚集,使血中的HDL-C浓度降低、

TC 浓度增高,易导致动脉粥样硬化。吸烟者与不吸烟者比较,冠心病的发病率和病死率增高 2 ~ 6 倍,且与每天吸烟的支数成正比,被动吸烟也是冠心病的危险因素。

5.糖尿病和糖耐量异常 糖尿病患者中冠心病的发病率较非糖尿病者高数倍。糖耐量减低者中常见冠心病患者。近年来的研究认为,胰岛素抵抗与动脉粥样硬化的发生有密切关系,2 型糖尿病患者常有胰岛素抵抗和高胰岛素血症伴发冠心病。

冠心的次要危险因素包括:①遗传因素;②肥胖;③进食过多的动物脂肪、胆固醇、糖和钠盐;④口服避孕药;⑤A 型性格等。

【分型】

1979 年,WHO 曾将本病分为隐匿型或无症状性冠心病、心绞痛、心肌梗死、缺血性心肌病、猝死 5 型。近年趋于根据发病特点和治疗原则将本病分为慢性冠脉疾病(chronic coronary artery disease, CAD)[或称慢性缺血综合征(chronic ischemic syndrome,CIS)]和急性冠脉综合征(acute coronary syndrome,ACS)两大类。前者包括稳定型心绞痛、隐匿型冠心病和缺血性心肌病。后者包括不稳定型心绞痛(unstable angina pectoris,UAP)、非 ST 段抬高心肌梗死(non – ST – segment elevation myocardial infarction,NSTEMI)、ST 段抬高心肌梗死(ST – segment elevation myocardial infarction,STEMI),也有将冠心病猝死包括在内。本节重点介绍稳定型心绞痛和急性冠脉综合征。

一、心绞痛

稳定型心绞痛

稳定型心绞痛(Stable angina pectoris)又称劳力性心绞痛,是在冠状动脉粥样硬化狭窄的基础上,由于心肌负荷的突然增加而引起心肌急剧的、暂时的缺血与缺氧的临床综合征。稳定型心绞痛的重要特征是在数月内疼痛发作的程度、频率、持续时间、性质和诱因无明显变化。

【病因与发病机制】

稳定型心绞痛最常见的病因是冠状动脉粥样硬化。正常情况下,冠状动脉循环血

稳定型心绞痛

具有很大的储备力量,其可随身体的生理情况变化而有显著的变化,在剧烈体力活动、情绪激动等对氧的需求增加的情况下,冠状动脉适当扩张,血流量增加(可增加 6 或 7 倍),达到供求平衡。当冠状动脉粥样硬化致冠状动脉狭窄或部分分支闭塞时,其扩张性减弱,血流量减少,平静时心肌血供尚能应付需要,休息时无症状;一旦心脏负荷突然增加,如劳累、激动、心力衰竭等,使心脏负荷增加、心肌耗氧量增加时,对血液的需求增加,而冠状动脉的供血已不能相应增加,即可引起心绞痛。

【临床表现】

1.症状 以发作性胸痛为主要临床表现,稳定型心绞痛典型的疼痛特点如下。

(1)部位:主要在胸骨体之后,可波及心前区,界限不清楚,常放射至左肩、左臂内侧,达无名指和小指,或至颈部、咽部或至下颌部、上腹部。

(2)性质:为压迫、发闷或紧缩性、烧灼感,但不尖锐,非针刺或刀割样痛,偶伴濒死感,发作时患者常不自觉地停止原来的活动。

(3)诱因:如体力劳动、情绪激动、饱餐、寒冷、吸烟、心动过速、休克等。

(4)持续时间:疼痛一般持续数分钟至十余分钟,多在 3 ~ 5 分钟内逐渐消失。

(5)缓解方式:休息或含服硝酸甘油可缓解。

2.体征 平时多无明显体征;心绞痛发作时,患者可有面色苍白、出冷汗、心率增快、血压升高,心尖部听诊有时出现第四心音或第三心音奔马律,或暂时性心尖部收缩期杂音,是由乳头肌缺血,以致功能失调,引起二尖瓣关闭不全所致。

笔记

☞**考点提示**：稳定型心绞痛患者的典型临床表现。

【辅助检查】

1. 实验室检查　通过血糖、血脂检查可了解冠心病的危险因素；胸痛明显者需查血清心肌损伤标志物，包括心肌肌钙蛋白 I 或 T、肌酸激酶及同工酶；通过查血常规可判断有无贫血；必要时，可检查甲状腺功能。

2. 心电图检查　约半数患者静息心电图正常；多数患者出现暂时性心内膜下心肌缺血引起的 ST 段压低（≥0.1mV），T 波低平或倒置。心电图负荷试验及 24 小时动态心电图可显著提高缺血性心脏病的检出率。

3. 放射性核素检查　放射性铊随冠状动脉血流很快被正常心肌细胞摄取。利用放射性铊心肌显像所示灌注缺损提示心肌供血不足或血供消失，对心肌缺血诊断较有价值。PET－CT 通过心肌灌注和代谢显像匹配分析可准确评估心肌活力。

4. 冠状动脉造影　冠状动脉造影是目前冠心病临床诊断的"金标准"。选择性冠状动脉造影可使左、右冠状动脉及其主要分支得到清楚的显影，具有确诊价值。

☞**考点提示**：冠心病临床诊断的"金标准"。

【诊断要点】

根据典型的发作性胸痛、含服硝酸甘油后缓解，结合年龄和存在的冠心病危险因素，排除其他原因所致的心绞痛，一般即可建立诊断。心绞痛发作时，心电图检查对诊断有帮助；对诊断仍有困难者，可考虑做心电图负荷试验、冠状动脉造影等。

【治疗要点】

1. 发作时的治疗

（1）休息：心绞痛发作时，应立即休息，一般患者停止活动后症状即可逐渐消除。

（2）药物治疗：硝酸酯制剂是最有效、作用最快的终止心绞痛发作的药物，除可扩张冠状动脉、增加冠状动脉血流量外，还可扩张外周血管、减轻心脏负荷，从而缓解心绞痛。①硝酸甘油 0.5mg 舌下含化，1～2 分钟内显效，约 30 分钟后作用消失。②硝酸异山梨酯 5～10mg，舌下含化，2～5 分钟显效，作用可维持 2～3 小时。

2. 缓解期的治疗

（1）硝酸酯制剂：为非内皮依赖性血管扩张药，能减少心肌需氧和改善心肌灌注，从而降低心绞痛发作的频率和减轻症状。常用药物有单硝酸异山梨酯普通片或缓释片口服；二硝酸异山梨酯普通片或缓释片口服。

（2）β受体拮抗剂：能抑制心脏 β 肾上腺素能受体，减慢心率，降低心肌收缩力、血压及心肌耗氧量。推荐使用无内在拟交感活性的 β_1 受体拮抗剂，常用药物有美托洛尔、比索洛尔等。该药能引起低血压，宜以小剂量开始，停用时应逐步减量，突然停用有诱发心肌梗死的可能；有支气管哮喘、低血压、心动过缓、二度或以上房室传导阻滞的患者不宜应用。

（3）钙通道阻滞剂：抑制 Ca^{2+} 内流和心肌细胞兴奋－收缩耦联中 Ca^{2+} 的利用，抑制心肌收缩，减少氧耗；通过扩张冠状动脉、扩张外周血管、减轻心脏负荷，从而缓解心绞痛，还可以降低血黏度，抗血小板聚集，改善心肌的微循环。常用药物有维拉帕米、硝苯地平缓释剂等。

（4）抗血小板药物：①环氧化酶（cyclooxygenase，COX）抑制剂，通过抑制血小板 COX 活性而阻断血栓素 A_2（thromboxane A_2，TXA_2）的合成，达到抗血小板聚集的作用，包括不可逆 COX 抑制剂（阿司匹林）和可逆 COX 抑制剂（吲哚布芬）。阿司匹林是抗血小板治疗的"基石"，患者若没有用药禁忌证,则都应该服用,用法为75～150mg/d,每天1次。②P₂Y₁₂受体拮抗药,通过阻断血小板的 P_2Y_{12} 受体,抑制 ADP 诱导的血小板活化。目前临床常用药物有氯吡格雷和替格瑞洛等,主要用于支架植入以后及有阿司匹林禁忌证的患者,常用维持剂量为氯吡格雷,每次75mg,每天1次,或替格瑞洛,每次90mg,每天2次。

(5)调整血脂药物:可选用他汀类、贝特类等药物,如辛伐他汀、阿托伐他汀、普伐他汀等。

(6)中医中药治疗:如活血化瘀药物、针刺或穴位按摩等。

(7)冠状动脉血运重建治疗:经皮穿刺腔内冠状动脉成形及支架植入术、外科治疗可行主动脉－冠状动脉旁路移植术等。

(8)增强型体外反搏(enhanced external counterpulsation,EECP):EECP 装置是具有我国自主知识产权的下半身气囊序贯加压式体外反搏器。EECP 治疗能降低患者心绞痛发作的频率,改善运动负荷试验中的心肌缺血情况,能使75%～80%的患者的症状获得改善。对于药物治疗难以奏效,又不适宜血管重建术的慢性稳定型心绞痛患者可试用 EECP。一般每天1小时,12天为1个疗程。

☞考点提示:稳定型心绞痛患者发作期的治疗要点。

【护理诊断/问题】

1.疼痛:胸痛 与心肌缺血、缺氧有关。

2.活动耐力下降 与心肌氧的供需失调有关。

3.知识缺乏:缺乏纠正危险因素、控制诱发因素及预防心绞痛发作的知识。

☞考点提示:稳定型心绞痛患者的首要护理问题。

【护理措施】

1.发作时的护理

(1)休息:心绞痛发作时应立即停止正在进行的活动,就地休息。

(2)心理护理:安慰患者,解除其紧张、不安情绪,以减少心肌耗氧量。

(3)吸氧:根据患者病情给予吸氧。

(4)病情观察:评估患者疼痛的部位、性质,程度、持续时间,给予心电监测,严密监测心率、心律、血压变化,观察患者有无面色苍白、大汗、恶心、呕吐等。心绞痛发作时,测量血压、心率,做心电图,为判断病情提供依据。

(5)用药护理:心绞痛发作时,给予患者舌下含服硝酸甘油,用药后注意观察患者胸痛的变化情况,如服药后3～5分钟仍不缓解,则可重复使用。对于心绞痛发作频繁者,可遵医嘱给予硝酸甘油静脉滴注,但应使用微量泵控制滴速,并告知患者及其家属不可擅自调节滴速,以防发生低血压。部分患者用药后可出现面部潮红、头部胀痛、头晕、心动过速、心悸等不适,应告知患者这些不适是由药物所产生的血管扩张作用导致,以解除其顾虑。

(6)减少或避免诱因:疼痛缓解后,与患者一起分析引起心绞痛发作的诱因,如过劳、情绪激动、寒冷刺激等。嘱患者调节饮食,禁烟、酒;保持排便通畅,切忌用力排便,以免诱发心绞痛;保持心境平和,改变焦躁易怒、争强好胜的性格等。

2.缓解期的护理

(1)休息与活动:缓解期的患者一般不需要卧床休息,应根据患者的活动能力制订合理的活动计划,鼓励患者参加适当的体力劳动和体育锻炼,最大活动量以不发生心绞痛症状为度,避免竞赛活动和屏气用力动作,避免精神过度紧张和长时间工作。适当运动有利于建立侧支循环,提高患者的活动耐力。对于规律性发作的劳力性心绞痛患者,可进行预防用药,如开展外出、就餐、排便等活动前含服硝酸甘油。

（2）观察与处理活动中的不良反应：监测患者活动过程中有无胸痛、呼吸困难、脉搏增快等反应，如出现异常情况，则应立即停止活动，并给予含服硝酸甘油、吸氧等处置。

☞考点提示：稳定型心绞痛患者的护理措施。

【健康教育】

1.避免诱发因素　告知患者及其家属过劳、情绪激动、饱餐、寒冷刺激等都是心绞痛发作的诱因，应注意尽量避免。

2.改变生活方式　生活方式的改变是冠心病治疗的基础，应指导患者做好以下几点。①合理膳食：宜摄入低热量、低脂、低胆固醇、低盐饮食，多食蔬菜、水果和粗纤维食物，如芹菜、糙米等，避免暴饮暴食，注意少量多餐。②适当运动：运动方式应以有氧运动为主，每天30分钟，注意运动的强度和时间因病情和个体差异而不同，必要时需要在监测下进行。③戒烟限酒。④减轻精神压力：逐渐改变急躁易怒的性格，保持平和的心态，可采取放松技术或与他人交流的方式缓解压力。

3.病情自我监测指导　教会患者及家属心绞痛发作时的缓解方法。告知患者胸痛发作时应立即停止活动或舌下含服硝酸甘油。如服用硝酸甘油不缓解，或心绞痛发作比以往频繁、程度加重、疼痛时间延长，则应立即到医院就诊，警惕心肌梗死的发生。不典型心绞痛发作时可能表现为牙痛、上腹痛等，为防止误诊，可先按心绞痛发作处理并及时就医。

4.用药指导　指导患者出院后遵医嘱服药，不要擅自增减药量，自我监测药物的不良反应。外出时，随身携带硝酸甘油，以备急需。因硝酸甘油见光易分解，故应将其放在棕色瓶内并存放于干燥处，以免潮解失效。药瓶开封后每6个月更换1次，以确保疗效。

5.定期复查　告知患者应定期复查心电图、血糖、血脂等。

☞考点提示：稳定型心绞痛患者的健康教育。

不稳定型心绞痛（UAP）和非ST段抬高心肌梗死（NSTEMI）

UAP指介于稳定型心绞痛和急性心肌梗死之间的临床状态，包括除稳定型劳力性心绞痛之外的初发型、恶化型劳力性心绞痛和各种自发性心绞痛。若UAP伴有血清心肌坏死标志物升高，则可确立NSTEMI的诊断。UAP和NSTEMI又统称非ST段抬高急性冠脉综合征（non‐ST‐segment elevation acute coronary syndrome，NSTE‐ACS）。

【病因与发病机制】

UAP、NSTEMI与稳定型劳力性心绞痛的差别主要在于冠状动脉内不稳定的粥样斑块继发病理改变，使局部心肌血流量明显下降，如斑块内出血、斑块纤维帽出现裂隙、表面上有血小板聚集和（或）刺激冠状动脉痉挛，导致缺血加重。虽然也可因劳力负荷诱发，但劳力负荷中止后胸痛并不能缓解。

【临床表现】

UAP、NSTEMI胸痛的部位、性质与稳定型心绞痛相似，但具有以下特点之一。

1.恶化型心绞痛　原为稳定型心绞痛，在1个月内疼痛发作的频率增加、程度加重、时限延长、诱发因素发生变化，使硝酸类药物缓解作用减弱。

2.初发型心绞痛　为1~2个月内新发生的心绞痛，并由较轻的负荷诱发。

3.静息型心绞痛　休息状态下发作心绞痛或较轻微活动即可诱发，发作时表现有ST段抬高的变异型心绞痛也属此列，其发病机制为冠状动脉痉挛。

【辅助检查】

1.心电图检查　心电图不仅可以帮助诊断，而且根据其异常的严重程度和范围可以提供预后信息。大多数患者胸痛发作时有 ST 段压低或一过性 ST 段抬高、T 波低平或倒置。

2.**冠状动脉造影** 冠状动脉造影能提供详细的血管相关信息，帮助指导治疗并评价预后。

3.**心肌标志物检查** 肌钙蛋白 T(troponinT,cTnT) 和肌钙蛋白 I(troponinI,cTnI) 较传统的肌酸激酶(creatine kinase,CK) 和肌酸激酶同工酶(creatine kinase isoenzyme – MB,CK – MB) 更为敏感可靠，对所有疑似 NSTE – ACS 的患者，均应在症状发作后 3~6 小时内检测 cTnT 和 cTnI。

【治疗要点】

UAP 和 NSTEMI 容易发生急性心肌梗死、猝死等，应加强监护及治疗，疼痛发作频繁或持续不缓解者应立即住院治疗。

1.**一般处理** 卧床休息，给予 24 小时心电监护。对有呼吸困难、发绀者，应给氧，维持血氧饱和度达到 95% 以上；对烦躁不安、剧烈疼痛者，可应用小剂量的镇静剂和抗焦虑药物。如有必要，则应重复检测心肌坏死标记物。

2.**缓解疼痛** 单次含化或喷雾吸入硝酸酯类制剂往往不能缓解症状，一般建议每隔 3~5 分钟 1 次，共用 3 次，之后再用硝酸甘油或硝酸异山梨酯持续静脉滴注或微泵输注，直至症状缓解或出现血压下降。

3.**抗凝(抗栓)** 抗血小板药物包括阿司匹林、氯吡格雷及替格瑞洛等。阿司匹林是抗血小板治疗的"基石"，如无禁忌证，则所有患者均应长期口服阿司匹林。一旦诊断为 UAP/NSTEMI，就应尽快给予 P_2Y_{12} 受体拮抗药，除非有极高出血风险等禁忌证，应在阿司匹林基础上联合应用 1 种 P_2Y_{12} 受体拮抗药，并维持至少 12 个月。抗凝治疗是为了抑制凝血酶的生成和(或)活化，减少血栓相关事件的发生，抗凝联合抗血小板治疗比任何单一治疗更有效。目前在临床上常用的抗凝药物包括肝素和低分子量肝素等。

4.**其他** 对个别病情极严重，保守治疗效果不佳，心绞痛发作时 ST 段压低 >0.1mV，持续时间 >20 分钟，或血肌钙蛋白升高者，在有条件的医院可行急诊冠状动脉造影，考虑行经皮冠状动脉介入治疗(percutaneous coronary intervention,PCI)。

UAP 和 NSTEMI 经治疗病情稳定，出院后应继续强调抗凝和调脂治疗，特别是他汀类药物的应用，以促使斑块稳定。UAP 和 NSTEMI 缓解期的进一步检查及长期治疗方案与稳定型心绞痛相同。

二、急性 ST 段抬高型心肌梗死(STEMI)

急性心肌梗死(acute myocardial infarction,AMI) 是心肌急性缺血性坏死，为在冠状动脉病变的基础上，发生冠状动脉血供急剧减少或中断，使相应的心肌严重而持久的急性缺血导致心肌细胞死亡所致。临床表现为持久的胸骨后剧烈疼痛、发热、白细胞计数和血清心肌坏死标记物增高及心电图进行性改变。常可发生心律失常、心源性休克或急性心力衰竭，属冠心病的严重类型。

【病因与发病机制】

本病的基本病因是冠状动脉粥样硬化(偶为冠状动脉栓塞、炎症、先天性畸形、痉挛和冠状动脉口阻塞所致)，造成一支或多支冠脉管腔狭窄和心肌供血不足，而侧支循环尚未充分建立。一旦血供急剧减少或中断，使心肌严重而持久的急性缺血达 20~30 分钟或以上，即可发生心肌梗死。心肌梗死的原因多数是不稳定粥样斑块破溃，继而出血或管腔内血栓形成，使血管腔完全闭塞，少数为血管持续痉挛所致。

促使粥样斑块破溃出血及血栓形成的诱因有：①休克、脱水、出血、外科手术或严重心律失常，使心排血量骤降，冠状动脉灌流量锐减；②重体力活动、情绪激动、寒冷刺激、血压剧烈升高、用力排便时左心室负荷明显增加，心肌需氧量激增；③饱餐特别是进食多量高脂饮食后，血脂增高，血液黏滞度增加;④晨起6时至12时交感神经活性增加,心肌收缩力增强,心率血压增高,冠状动脉张力增高。

【临床表现】

与梗死的部位、大小、侧支循环情况密切相关。

1. 先兆 50%～81%的患者在发病前数天有乏力,胸部不适,活动时心悸、气急、烦躁、心绞痛等前驱症状,以新发生心绞痛或原有心绞痛加重最为突出,心绞痛发作较以往频繁、性质较剧、持续时间长,硝酸甘油疗效差,诱发因素不明显。心电图示ST段一过性明显抬高或压低,T波倒置或增高,即UAP情况。及时处理先兆症状,可使部分患者避免发生心肌梗死。

2. 症状

(1)疼痛:为最早出现、最突出的症状。常发生于清晨,疼痛的性质和部位与心绞痛相似,但程度更剧烈,多伴有大汗、烦躁不安、恐惧及濒死感,持续时间可达数小时或数天,休息和服用硝酸甘油不缓解。部分患者疼痛可向上腹部放射而被误诊为急腹症,或因疼痛向下颌、颈部、背部放射而误诊为其他疾病。少数患者无疼痛,一开始即表现为休克或急性心力衰竭。

(2)全身症状:一般在疼痛发生后24～48小时出现,由坏死物质吸收所引起。表现为发热、心动过速、白细胞增高和血沉增快等;体温在38℃左右,很少超过39℃,持续约1周。

(3)胃肠道症状:疼痛剧烈时常伴恶心、呕吐、上腹胀痛,与迷走神经受坏死心肌刺激和心排血量降低组织灌注不足等有关。重者可发生呃逆。

(4)心律失常: 75%～95%患者有心律失常,多发生在起病1～2天,24小时内最多见。以室性心律失常最多,尤其是室性期前收缩,如频发(每分钟5次以上)、多源、成对出现、短阵室速或呈"R on T"现象的室性期前收缩常为心室颤动的先兆。室颤是急性心肌梗死早期,特别是入院前的主要死因。前壁心肌梗死易发生室性心律失常,下壁心肌梗死则易发生房室传导阻滞及窦性心动过缓。

(5)低血压和休克:疼痛发作时血压下降常见,但未必是休克;如疼痛缓解而收缩压仍低于80mmHg,患者烦躁不安、面色苍白、皮肤湿冷、脉细而快、大汗淋漓、尿少、反应迟钝,甚至晕厥者则为休克表现;多发生于起病后数小时至1周内,主要是心源性休克,为心肌广泛坏死,心排血量急剧下降所致。

(6)心力衰竭:主要为急性左心衰竭,为心肌梗死后心脏舒缩力显著减弱或不协调所致,表现为呼吸困难、咳嗽、发绀、烦躁等症状,重者可发生急性肺水肿,随后可发生颈静脉怒张、肝大、水肿等右心衰竭表现。右心室心肌梗死者可一开始就出现右心衰竭表现,伴血压下降。

3. 体征 心脏浊音界可正常或轻至中度增大;心率多增快,也可减慢,心律不齐;心尖部第一心音减弱,可闻第三心音或第四心音奔马律;部分患者在起病2～3天后出现心包摩擦音,为反应性纤维性心包炎所致;亦有部分患者在心前区可闻及收缩期杂音或喀喇音,为二尖瓣乳头肌功能失调或断裂所致;除急性心肌梗死患者早期血压可增高外,大多数患者都有血压下降。

4. 并发症

(1)乳头肌功能失调或断裂:二尖瓣乳头肌因缺血、坏死等发生收缩功能障碍,造成二尖瓣脱垂及关闭不全。重者可严重损害左心功能,致使发生急性肺水肿,在数天内死亡。

(2)心脏破裂:少见,常在起病1周内出现,多为心室游离壁破裂,造成心包积液,引起急性心脏压塞而猝死。

(3)栓塞:少见,可为左心室附壁血栓脱落或下肢静脉血栓脱落所致。

(4)心室壁瘤:简称室壁瘤,主要见于左心室。较大的室壁瘤体检时可见左侧心界扩大,超声心动图可见心室局部有反常搏动,心电图示ST段持续抬高。

(5)心肌梗死后综合征:发生率为10%,于心肌梗死后数周至数月内出现,可能为机体对坏死组织的过敏反应,表现为心包炎、胸膜炎或肺炎,有发热、胸痛等症状。

☞**考点提示**:急性心肌梗死患者的临床表现。

【辅助检查】

1.心电图检查

(1)特征性改变:ST段明显抬高,呈弓背向上型,伴或不伴病理性Q波,R波减低,常伴对应导联镜像性ST段压低。早期多不出现这种特征性改变,而表现为超急性T波(异常高大且两支不对称)改变。

(2)动态性改变:急性心肌梗死的心电图演变过程具体如下。①超急性期:在起病数小时内可无异常或出现异常高大、两支不对称的T波。②急性期:数小时后,ST段明显抬高,弓背向上,与直立的T波连接,形成单相曲线;数小时至2天内出现病理性Q波,同时R波减低。Q波在3~4天内稳定不变,此后大多永久存在。③亚急性期:如果急性心肌梗死早期不进行治疗干预,抬高的ST段可在数天至2周内逐渐回到基线水平,T波逐渐平坦或倒置。④慢性期:数周至数月后,T波呈"V"形倒置,两支对称。T波倒置可永久存在,也可在数月至数年内逐渐恢复。

(3)定位诊断:心肌梗死的定位和范围可根据出现特征性改变的导联来判断:V_1、V_2、V_3导联示前间壁心肌梗死,V_3~V_5导联示局限前壁心肌梗死,V_1~V_5导联示广泛前壁心肌梗死,Ⅱ、Ⅲ、aVF导联示下壁心肌梗死,Ⅰ、aVL导联示高侧壁心肌梗死,V_7~V_8导联示正后壁心肌梗死,Ⅱ、Ⅲ、aVF导联伴右胸导联(尤其是V_{3R}、V_{4R})ST段抬高,可作为下壁心肌梗死并发右心室梗死的参考指标(图3-23)。

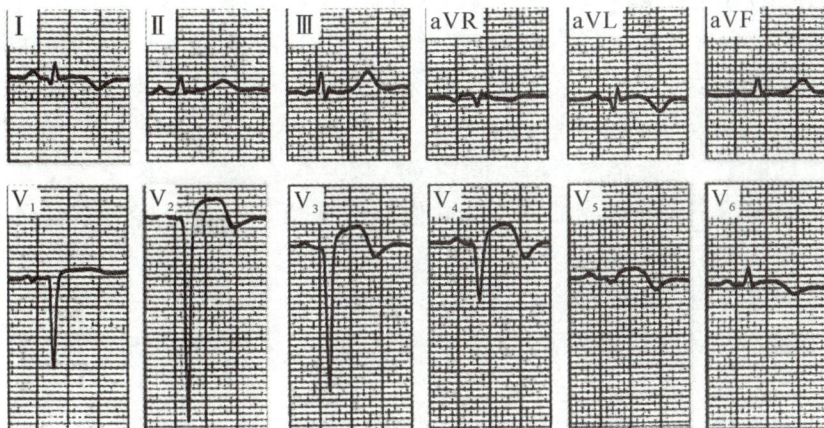

图3-23 急性广泛前壁心肌梗死

2.血清心肌坏死标记物检测 对心肌坏死标志物的测定应综合评价,建议于入院即刻、2~4小时、6~9小时、12~24小时测定血清心肌坏死标志物。①心肌cTnI或cTnT:在起病2~4小时后升高,cTnI于10~24小时达高峰,7~10天降至正常,cTnT于24~48小时达高峰,10~14天降至正常。②肌酸激酶的同工酶(CK-MB)在起病后4小时内增高,16~24小时达高峰,3~4天恢复正常。CK-MB增高的程度能较准确地反映梗死的范围,其高峰出现时间是否提前有助于判断溶栓治疗是否成功。连续测定CK-MB还可判定溶栓治疗后梗死相关动脉是否开通,此时CK-MB峰值前移(14小时以内)。③肌红蛋白:在急性心肌梗死后出现最早,于起病后2小时内即升高,12小时内达高峰;24~48小时内恢复正常。

对心肌坏死标志物的测定应进行综合评价,如肌红蛋白在AMI后出现最早,也十分敏感,但特异性不强;cTnT和cTnI出现稍延迟,而特异性很高,若在症状出现后6小时内测定为阴性,则6小时后应再复查,其缺点是持续时间可长达10~14天,对在此期间判断是否有新的梗死不利。CK-MB虽不如cTnT、cTnI敏感,但对早期(<4小时)AMI的诊断有较重要价值。

以往沿用多年的AMI心肌酶测定,包括CK、天冬氨酸转移酶(aspartate transaminase,AST)及乳酸脱氢酶(lactate dehydrogenase,LDH),其特异性及敏感性均远不如上述心肌坏死标志物,但仍有参考价值。

3. 超声心动图检查　二维和 M 型超声心动图有助于了解心室壁的运动和左心室功能,诊断室壁瘤和乳头肌功能失调等。

4. 放射性核素检查　可显示心肌梗死的部位与范围,观察左心室壁的运动和左心室射血分数,有助于判定心室功能,诊断梗死后造成的室壁运动失调和心室壁瘤。

5. 其他实验室检查　血液检查:起病 24～48 小时后白细胞计数增多、中性粒细胞占比增高、嗜酸性粒细胞减少或消失、红细胞沉降率增大、C 反应蛋白水平增高,均可持续 1～3 周。

👀 **考点提示**:急性心肌梗死患者的心电图变化特点、定位诊断、心肌坏死标志物检查。

【诊断要点】

临床上具备下列 3 条标准中的 2 条,特别是后 2 条,方可诊断为急性心肌梗死:①缺血性胸痛的临床病史;②心电图的动态演变;③心肌坏死的血清心肌标记物浓度的动态改变。

【治疗要点】

急性 ST 段抬高型心梗的治疗

早期、快速并完全地开通梗死相关动脉是改善 STEMI 患者预后的关键。建立区域协同救治网络和规范化胸痛中心是缩短首次医疗接触(first medical contact,FMC)至导丝通过梗死相关动脉时间的有效手段。

治疗原则是尽早使心肌血液再灌注,以挽救濒死的心肌,防止梗死面积扩大和缩小心肌缺血范围,保护和维持心脏功能,及时处理严重心律失常、泵衰竭和各种并发症,防止猝死,注重二级预防。

1. 一般治疗

(1)休息:急性期应绝对卧床休息,保持环境安静,减少不良刺激。

(2)氧疗护理:高氧状态会导致或加重未合并低氧血症的 STEMI 患者的心肌损伤。对动脉血氧饱和度 >90% 的患者不推荐常规吸氧。当合并低氧血症(SaO_2 <90% 或 PaO_2 <60mmHg)时应吸氧。

(3)监测:急性期患者应住在冠心病监护病房(coronary care unit,CCU),进行心电、血压、呼吸监测 3～5 天。除颤仪应处于随时备用状态。对严重泵衰竭者应监测肺毛细血管压和静脉压。

2. 缓解疼痛

(1)吗啡 2～4mg 静脉滴注,必要时 5～10 分钟可重复使用,总量不宜超过 15mg,以减轻患者的交感神经过度兴奋和濒死感。用药期间,注意防止呼吸功能抑制和血压降低等不良反应。

(2)硝酸甘油 0.3mg 或硝酸异山梨酯 5～10mg 舌下含服或静脉滴注,注意防止心率增快和血压降低。

3. 再灌注心肌　积极的治疗措施是起病 3～6 小时(最多 12 小时)内使闭塞的冠状动脉再通,心肌得到再灌注,使濒临坏死的心肌可能得以存活或使坏死范围缩小,对梗死后心肌重塑、改善预后有利。将患者从非 PCI 医院转运到 PCI 医院的时间延迟不超过 120 分钟,理想时间是在 90 分钟内。

(1)PCI:有条件的医院对具备适应证的患者应尽快实施 PCI,多可获得更好的治疗效果。

(2)溶栓疗法(thrombolytic therapy):对无条件实施介入治疗或延误再灌注时机者,若无禁忌证,应立即(接诊后 30 分钟内)给予溶栓治疗。发病 3 小时内,心肌梗死溶栓后治疗血流完全灌注率高,获益最大。

1)适应证:急性胸痛发病未超过 12 小时,预期 FMC 至导丝通过梗死相关动脉时间超过 120 分钟;无溶栓禁忌证;发病 12～24 小时仍有进行性缺血性胸痛和心电图至少 2 个或 2 个以上相邻导联 ST 段抬高 >0.1mV,或血流动力学不稳定,若无直接 PCI 条件且无溶栓禁忌证,则应考虑溶栓治疗。

2)禁忌证:绝对禁忌证包括出血性脑卒中病史,6 个月内发生过缺血性脑卒中、中枢神经系统损伤、肿瘤或动静脉畸形,近1月内有严重创伤/手术/头部损伤、胃肠道出血,已知原因的出血性疾病(不包括月经来潮),明确、高度怀疑或不能排除主动脉夹层,24小时内接受非压迫性穿刺术(如肝脏活检、腰椎穿刺)。相对禁忌证包括6个月内有短暂脑缺血发作、妊娠或产后1周、严重未控制的高血压(>180/110mmHg)、晚期肝脏疾病、感染性心内膜炎、活动性消化性溃疡、长时间或有创复苏。

3)溶栓药物的应用:溶栓药物是以纤维蛋白溶酶原激活剂激活血栓中的纤维蛋白溶酶原,使之转变为纤维蛋白溶酶而溶解冠状动脉内的血栓。常用的溶栓药物有以下2类。①特异性纤溶酶原激活剂:重组组织型纤溶酶原激活剂(recombinant tissue plasminogen activator,rt-PA)阿替普酶是目前常用的溶栓药,90分钟内不超过100mg(根据体重),可选择性激活纤溶酶原,对全身纤溶活性影响较小,无抗原性;但其半衰期短,需要同时联合使用肝素,防止再闭塞。②非特异性纤溶酶原激活剂:如尿激酶,可直接将循环血液中的纤溶酶原转变为有活性的纤溶酶,无抗原性和过敏反应。

(3)紧急主动脉-冠状动脉旁路移植术(紧急CABG):介入治疗失败或溶栓治疗无效,有手术指征,宜争取6~8小时内施行主动脉-冠状动脉旁路移植术。

4. 抗栓治疗 阿司匹林联合1种P_2Y_{12}受体拮抗药的双联抗血小板治疗(dual antiplatelet therapy,DAPT)是抗栓治疗的基础。

(1)抗血小板治疗:无禁忌证的STEMI患者溶栓或PCI前均应立即嚼服阿司匹林150~300mg负荷剂量,继以75~100mg/d长期维持,或替格瑞洛180mg负荷剂量,而后给予每次90mg,每天2次。在替格瑞洛无法获得或有禁忌证时,可选用氯吡格雷。静脉溶栓者,如年龄≤75岁,则在阿司匹林基础上给予氯吡格雷300mg负荷量,维持量每次75mg,每天1次;如年龄>75岁,则使用氯吡格雷首剂75mg,维持量每次75mg,每天1次。

(2)抗凝治疗:对接受PCI治疗的STEMI患者,术中均应给予肠外抗凝药物。应权衡有效性、缺血和出血风险,选择性使用普通肝素、依诺肝素或比伐卢定。静脉溶栓治疗的STEMI患者应至少接受48小时抗凝治疗,或用至接受血运重建治疗,或住院期间使用,最长不超过8天。可根据病情选用普通肝素、依诺肝素或磺达肝癸钠。

5. 消除心律失常 必须及时消除心律失常,以免其演变为严重心律失常甚至猝死。

(1)对室性期前收缩或室性心动过速患者,若血流动力学稳定,则给予利多卡因50~100mg静脉注射,必要时可重复使用,至期前收缩消失或总量达300mg,继以1~3mg/min的速度静脉滴注维持。如室性心律失常反复发作,则可用胺碘酮。

(2)心室颤动时,尽快采用电除颤;室性心动过速药物疗效不满意时,应及早用同步直流电复律。

(3)对缓慢性心律失常者,可用阿托品0.5~1mg肌内注射或静脉注射。

(4)对二度或三度房室传导阻滞伴有血流动力学障碍者,宜用临时心脏起搏器。

(5)当室上性快速心律失常药物治疗不能控制时,可考虑同步直流电复律。

6. 控制休克 心肌梗死时,既有心源性休克,也有血容量不足、外周血管舒缩障碍等因素存在,因此应在血流动力学监测下给予补充血容量、纠酸、血管活性药物等抗休克处理。无效时,有条件的医院考虑用主动脉内球囊反搏(IABP)辅助循环,然后做选择性动脉造影,立即行PCI或主动脉-冠状动脉旁路移植术。右心梗死患者应尽早施行再灌注治疗,维持有效的右心室前负荷,避免使用利尿剂和血管扩张药。

7. 治疗心衰 主要是治疗急性左心衰竭,以应用吗啡(或哌替啶)和利尿剂为主,也可选用血管扩张剂减轻左心室的前、后负荷。心肌梗死发生后24小时内不宜用洋地黄制剂。

8. 其他治疗

(1)β受体阻滞剂、钙通道阻滞剂和血管紧张素转换酶抑制剂:在起病的早期即应用普萘洛尔、美托洛尔或阿替洛尔等β受体阻滞剂,尤其是对前壁心肌梗死伴有交感神经功能亢进者,可防止梗死范围的扩大,改善预后。血管紧张素转换酶抑制剂中的卡托普利、依那普利等有助于改善恢复期的心肌

笔记

重构,降低心力衰竭发生率和死亡率。

（2）极化液疗法：氯化钾1.5g、胰岛素10U加入10%葡萄糖溶液500mL内静脉滴注,每天1次,7～14天为1个疗程,可促使K^+进入细胞内,对恢复心肌细胞膜极化状态、改善心肌收缩功能、减少心律失常有益。

☞**考点提示**:急性心肌梗死患者的治疗要点。

【护理诊断/问题】

1.疼痛:胸痛 与心肌缺血坏死有关。

2.活动耐力下降 与心肌氧的供需失调有关。

3.潜在并发症:心律失常、急性左心衰竭、休克、猝死。

4.有便秘的危险 与进食少、活动少、不习惯床上排便有关。

☞**考点提示**:急性心肌梗死患者的常见护理问题。

【护理措施】

1.一般护理

（1）休息:发病12小时内应绝对卧床休息,保持环境安静,限制探视。告知患者及其家属休息可以降低心肌耗氧量和交感神经兴奋性,有利于缓解疼痛。向患者及其家属解释合理运动的重要性:目前主张早期运动,实现早期康复。向患者说明活动耐力恢复是一个循序渐进的进程,既不能操之过急,过早或过度活动,也不能因担心病情而不敢活动。病情稳定后,应逐渐增加活动量,可促进侧支循环的形成,提高活动耐力。

制订个体化的运动处方:推荐住院期间4步早期运动和日常生活指导计划。A级;上午取仰卧位,双腿分别做直腿抬高运动,抬腿高度为30°,双臂向头侧抬高,深吸气,放下,慢呼气,5组/次;下午取床旁坐位或站立5分钟。B级:上午床旁站立5分钟;下午床旁行走5分钟。C级:床旁行走10分钟,每天2次。D级:病室内活动10分钟,每天2次。

活动中监测:住院患者的运动康复和日常活动必须在心电、血压监护下进行。避免或停止运动的指征:运动时心率增加>20次/分;舒张压≥110mmHg;与静息时比较收缩压升高>40mmHg,或收缩压下降>10mmHg;明显的室性或房性心动过速;二度或三度房室传导阻滞;心电图有ST段动态改变;存在不能耐受的症状,如胸痛、心悸、气短、头晕等。

（2）饮食:起病4～12小时内给予流质饮食,以减轻胃扩张。随后过渡到低脂、低胆固醇清淡饮食,提倡少量多餐。

（3）给氧:低氧血症($SpO_2<90\%$或$PaO_2<60mmHg$)时给予氧疗。

（4）保持大便通畅:及时增加富含纤维素的食物(如水果、蔬菜)的摄入,对无糖尿病者每天清晨给予蜂蜜20mL加温开水同饮。适当按摩腹部(按顺时针方向),以促进肠蠕动。一般在患者无腹泻的情况下常规应用缓泻剂,以防止便秘时用力排便导致病情加重。床边使用坐便器比床上使用便盆舒适,可允许患者床边使用坐便器,排便时,应提供隐蔽条件,如用屏风遮挡。一旦出现排便困难,就应立即告知医护人员,可使用开塞露或低压盐水灌肠。

2.心电监护 及时发现心率及心律的变化,在心肌梗死溶栓治疗24小时内易发生再灌注性心律失常,特别是在溶栓治疗即刻至溶栓2小时内应设专人进行床旁心电监测。当发现频发室性期前收缩、成对出现或呈非持续性阵发性室性心动过速、多源性或"R on T"现象的室性期前收缩及严重的房室传导阻滞时,应立即通知医生,遵医嘱使用利多卡因等药物,警惕心室颤动或心脏停搏的发生。

3.病情观察

（1）及时发现急性心肌梗死的先兆表现并报告医生,给以及时抢救处理。

（2）心律失常的观察：急性期进行严密心电监测，及时发现心率及心律的变化。监测电解质和酸碱平衡状况，因电解质紊乱或酸碱平衡失调时更容易并发心律失常。准备好急救药物和抢救设备，如除颤器、起搏器等，随时准备抢救。

（3）心力衰竭的观察：急性心肌梗死患者在起病最初几天甚至在梗死演变期可发生心力衰竭，特别是急性左心衰竭。应严密观察患者有无呼吸困难、咳嗽、咳痰、少尿、低血压、心率加快等，听诊肺部有无湿啰音。嘱患者避免情绪激动、饱餐、用力排便等可加重心脏负担的因素。一旦发生心力衰竭，就应按心力衰竭进行护理。

（4）血压监测：动态观察患者有无血压下降，是否伴有烦躁不安、面色苍白、皮肤湿冷、脉细而快、大汗淋漓、少尿、神志迟钝甚至晕厥等。一旦发现患者有血压下降趋势，就应及时报告医生，遵医嘱给予相应处理。

4. 溶栓治疗的护理

（1）协助评估患者是否有溶栓治疗禁忌证。

（2）进行溶栓治疗前，先检查血常规、出凝血时间和血型。

（3）迅速建立静脉通路，遵医嘱应用溶栓药物，注意观察有无不良反应：①过敏反应，表现为寒战、发热、皮疹等；②低血压（收缩压低于 90mmHg）；③出血，包括皮肤、黏膜出血，血尿，便血，咯血，颅内出血等，一旦出血，就应紧急处置。

（4）溶栓疗效观察：可根据下列指标间接判断溶栓治疗是否成功：①胸痛 2 小时内基本消失；②心电图 ST 段于 2 小时内回降≥50%；③2 小时内出现再灌注性心律失常；④心肌损伤标志物峰值提前，如 cTnT 峰值提前至发病后 12 小时内，血清 CK – MB 酶峰值提前出现（14 小时内）；⑤冠状动脉造影可直接判断冠状动脉是否再通。

5. 心理护理　疼痛发作时应有专人陪伴，允许患者表达内心感受，给予心理支持，鼓励患者树立战胜疾病的信心。向患者及其家属解释病情及治疗方案、ACS 的疾病特点与治疗配合要点，说明不良情绪会增加心肌耗氧量，而不利于病情的控制。医护人员工作应紧张有序，避免忙乱而带给患者不信任感和不安全感。将监护仪的报警声尽量调低，以免影响患者休息，增加患者的心理负担。对烦躁不安者，可肌内注射地西泮，以使其镇静。

☞**考点提示**：急性心肌梗死患者的护理措施。

【健康教育】

除详见"心绞痛"患者的健康指导外，还应注意以下几点。

1. ACS 救治知识宣教　应通过健康教育和媒体宣传，使公众了解 ACS 的早期症状。告知患者在发生疑似心肌梗死症状（胸痛）时尽早拨打"120"急救电话，及时就医，避免因自行用药或长时间多次评估症状而延误治疗。有条件时，应尽可能提前经远程无线系统或微信等将心电图传送到相关医院，并在 10 分钟内确诊。应在公众中普及心肌再灌注治疗的知识，以减少签署手术知情同意书时的延误，最大程度地提高心肌再灌注效率。

2. 疾病知识指导　告知患者疾病特点，使其树立终身治疗的观念，积极做到全面综合的二级预防，即冠心病二级预防"ABCDE 原则"，遵从营养、运动、精神心理、用药、戒烟限酒的要求，保持乐观、平和的心态，降低再发心血管事件和猝死的风险，尽早恢复体力和回归社会，获得正常或者接近正常的生活状态。

知识链接

冠心病二级预防"ABCDE原则"

以下预防措施亦适用于心绞痛患者。预防动脉粥样硬化和冠心病,属一级预防,已有冠心病和心肌梗死病史者还应预防再次梗死和其他心血管事件,称为二级预防。二级预防应全面综合考虑,为便于记忆可归纳为以A、B、C、D、E为符号的5个方面。

A:aspirin抗血小板聚集(阿司匹林或联合使用氯吡格雷);anti–anginal therapy抗心绞痛治疗,硝酸酯类制剂。

B:beta–blocker β受体拮抗药;blood pressure control控制血压。

C:cholesterol lowing控制血脂水平;quit smoking戒烟。

D:diet control控制饮食;diabetes treatment治疗糖尿病。

E:education普及有关冠心病的教育,包括患者及其家属;exercise鼓励进行有计划的、适当的运动锻炼。

3. 用药指导 患者因用药多、长期用药和药品贵等,往往用药依从性低。需要采取形式多样的健康教育,指导患者严格遵医嘱服药,列举不遵医行为导致严重后果的病例,让患者认识到遵医嘱用药的重要性。告知药物的用法、作用和不良反应,并教会患者定时测脉搏、血压,发护嘱卡或个人用药手册,定期电话随访,提高其用药依从性。若胸痛发作频繁、程度较重、时间较长,服用硝酸酯制剂疗效较差,患者提示为急性心血管事件,应及时就医。

4. 康复锻炼指导 急性心肌梗死患者病情稳定、体力恢复、病程进入恢复期后可进行康复锻炼。运动形式以行走、慢跑、对简化太极拳、游泳等有氧运动为主,可联合静力训练和负重等抗阻运动;运动强度根据个体心肺功能循序渐进,一般选择靶心率为最大心率的70%~85%来控制运动强度;运动频率为有氧运动每周3~5天,最好每天运动。个人卫生活动、家务劳动、娱乐活动等也对患者有益。

5. 心理指导 心肌梗死后患者的焦虑情绪多来自于对今后工作能力和生活质量的担心,应给予充分理解并指导患者保持乐观、平和的心态,正确对待自己的病情。告诉家属对患者要积极配合和支持,并为患者创造一个良好的身心修养环境,生活中避免对其施加压力,当患者出现紧张、焦虑或烦躁等不良情绪时,应给予理解并设法进行疏导,必要时争取患者工作单位领导和同事的支持。

第七节 心脏瓣膜病

课件

案例导学

患者,男,45岁,因"间断心悸、气短咳嗽3年,加重伴不能平卧1周"入院。患者3年前因重体力劳动后诱发心悸、气短,之后上述症状反复因感冒、劳动、情绪激动诱发出现,有时痰中带血,劳动能力逐渐下降。近半年来,患者在静息时也有咳嗽、咯血、呼吸困难,多在夜间睡眠时发作,当地医院诊断为风湿性心脏病,给予吸氧、抗感染、利尿治疗后好转。1周前,患者无明显诱因出现呼吸困难,不能平卧咳嗽,咳粉红色泡沫样痰,已在当地医院对症治疗,病情稍好转,为进一步明确诊断及治疗而入院。

既往有反复咽部及关节游走样疼痛史,未系统诊治,否认食物药物过敏史,否认传染性疾病史,已婚,爱人和孩子健康,否认家族遗传性疾病史。

身体评估:体温36.9℃,脉搏112次/分,呼吸28次/分,血压108/72mmHg。二尖瓣面容,无颈静脉怒张,两肺底可闻及湿啰音及哮鸣音,湿啰音以肺底明显,心尖区可触及舒张期震颤,心率112次/分,律齐,P2亢进,二尖瓣听诊区可闻及双期杂音,舒张期杂音为舒张中晚期低调的隆隆样杂音,无传导,收缩期杂音为全收缩期5/6级吹风样杂音,向左腋下及背部传导,腹部平坦,无压痛、反跳痛及腹肌紧张,肝、脾未触及,双下肢无水肿,活动正常。

辅助检查:心电图示窦性心动过速,P波宽度0.14秒,P波呈双峰,峰距 > 0.04秒。胸片示两肺淤血,肺动脉扩张,无结节病灶,心脏呈梨形。超声心动图示,二尖瓣瓣叶融合、增厚、钙化,活动度减低,左心房增大,二尖瓣口面积1.4cm²,收缩期可见大量反流。

请思考:

1. 该患者的临床诊断是什么?应如何治疗?

2. 该患者的主要护理诊断有哪些?护理措施有哪些?

心脏瓣膜病(valvular heart disease)是由炎症、黏液样变性、缺血性坏死、退行性改变、先天性畸形、创伤等引起的单个或多个瓣膜结构的功能或结构异常,导致瓣口狭窄和(或)关闭不全。二尖瓣最常受累,其次为主动脉瓣。

风湿性心脏瓣膜病(rheumatic valvular heart disease)简称风心病,与A组乙型溶血性链球菌反复感染引起免疫损害心脏瓣膜有关,主要累及40岁以下人群,约2/3为女性。

我国风心病的人群发病率已有所下降,但仍是常见的心脏病之一。随着我国人口老龄化程度的加深,老年退行性瓣膜病也受到极大的关注,其以主动脉瓣膜病变最为常见,其次是二尖瓣病变。本节重点介绍风心病中较常见的二尖瓣病变和主动脉瓣病变。

考点提示:心脏瓣膜病的常见病因。

知识链接

心脏瓣膜听诊区

心脏各瓣膜开放与关闭时所产生的声音传导至体表最易听清的部位,称心脏瓣膜听诊区,与其解剖部位不完全一致。心脏瓣膜听诊区通常有5个。①二尖瓣区(M):位于心尖冲动最强点,又称心尖区。②肺动脉瓣区(P):在胸骨左缘第2肋间。③主动脉瓣区(A):位于胸骨右缘第2肋间。④主动脉瓣第二听诊区(E):在胸骨左缘第3肋间,又称Erb区。⑤三尖瓣区(T):在胸骨下端左缘,即胸骨左缘第4、5肋间。

通常的听诊顺序可以从心尖区开始,逆时针方向依次听诊:先听心尖区,再听肺动脉瓣区,然后为主动脉瓣区、主动脉瓣第二听诊区,最后是三尖瓣区。

一、二尖瓣狭窄

二尖瓣狭窄

【病因】

二尖瓣狭窄(mitral stenosis)的最常见病因是风湿热。急性风湿热后至形成明显二尖瓣狭窄至少需2年时间。约半数患者无明显急性风湿热发作史,但多有反复A组β溶血性链球菌扁桃体炎或咽峡炎史。单纯二尖瓣狭窄约占风心病的25%,二尖瓣狭窄伴关闭不全占40%,常同时伴有主动脉瓣病变。

【病理解剖与病理生理】

1. 病理解剖 二尖瓣狭窄的病理解剖改变可表现为瓣膜交界处、瓣叶游离缘、腱索等处粘连融合。上述病变导致二尖瓣开放受限,瓣口面积减少,严重时狭窄的二尖瓣呈漏斗状,瓣口呈"鱼口"状。瓣叶钙化使瓣环显著增厚。并发心房颤动时,左心耳及左心房内可形成附壁血栓。

2. 病理生理 正常成人二尖瓣口面积为4~6cm²。当瓣口面积减小至1.5~2cm²以下(轻度狭窄)时,左心房压力升高,左心房代偿性扩张及肥厚以增强收缩。此时患者多无症状。当瓣口面积减小至 1 ~ 1.5cm²（中度狭窄）甚至减小至 1cm²（重度狭窄）时，左心房压力开始升高，使肺静脉和肺毛细血管压力相继增高，临床上出现劳力性呼吸困难，称左心房失代偿期。由于左心房压和肺静脉压升高，引起肺小动脉反应性收缩，最终导致肺小动脉硬化、肺动脉压力增高、右心室后负荷增加，使右心室肥厚扩张、三尖瓣和肺动脉瓣关闭不全，称右心受累期。

☞ **考点提示**：二尖瓣狭窄的分度。

【临床表现】

1. **症状**　患者一般在瓣口面积减小至 1.5cm² 以下（中度狭窄）时出现临床症状。相关临床表现主要由左心衰竭引起，最终发展为全心衰竭。

（1）呼吸困难：为最常见的早期症状，常因劳累、精神紧张、感染、性交、妊娠或心房颤动等诱发出现。多先有劳力性呼吸困难，随狭窄加重出现夜间阵发性呼吸困难和端坐呼吸。

（2）咳嗽：常见，尤其在冬季明显，表现为卧床时干咳，可能与支气管黏膜淤血、水肿引起慢性支气管炎等，或左心房增大压迫左主支气管有关。

（3）咯血：可表现为痰中带血或血痰。突然咯大量鲜血，是由于严重二尖瓣狭窄后左心房压力突然增高、肺静脉压力增高、支气管静脉破裂出血所致。急性肺水肿时可伴大量粉红色泡沫样痰。

（4）其他症状：扩大的左心房和肺动脉压迫左喉返神经可引起声音嘶哑，压迫食管可引起吞咽困难。右心衰竭时可出现消化道淤血症状。

2. **体征**

（1）在心尖区可闻及低调的隆隆样舒张中晚期杂音（最重要体征），呈递增性；心尖区可触及舒张期震颤。

（2）重度二尖瓣狭窄者常有二尖瓣面容、口唇及双颧发绀。

（3）若在心尖区闻及第一心音亢进和开瓣音，则提示瓣膜前叶柔顺、活动度好。

（4）肺动脉高压时 P_2 亢进伴分裂。

（5）因肺动脉扩张引起相对性肺动脉瓣关闭不全，故在胸骨左缘第 2 肋间可闻及短的收缩期喷射音和递减型高调叹气样舒张早期杂音（Graham Steell 杂音）。

（6）右心室扩大伴相对性三尖瓣关闭不全时，在三尖瓣区可闻及全收缩期吹风样杂音。

3. **并发症**

（1）心房颤动：为风湿性心瓣膜病最常见的心律失常，常诱发和加重右心衰竭。

（2）急性肺水肿：为重度二尖瓣狭窄的严重并发症，如不及时救治，则可能致死。

（3）血栓栓塞：多见于心房颤动者，栓子多来源于左心房附壁血栓脱落，以脑动脉栓塞最多见。另外，心力衰竭者长期卧床后可导致下肢静脉形成血栓，栓子脱落可导致肺栓塞。

（4）肺部感染：较常见，可诱发或加重心力衰竭。

（5）感染性心内膜炎：较少见。

☞ **考点提示**：二尖瓣狭窄的症状、典型杂音。

【辅助检查】

1. **X 线检查**　轻度二尖瓣狭窄时，X 线表现可正常。左心房显著增大时，心影呈梨形（二尖瓣型心脏），是由肺动脉总干、左心耳和右心室扩大所致。

2. **心电图检查**　左心房扩大可出现二尖瓣型 P 波，P 波宽度 >0.12 秒，伴切迹；可有电轴右偏和右心室肥厚表现。

3. **超声心动图检查**　为明确诊断的可靠方法。M 型超声示二尖瓣前叶活动曲线 EF 斜率降低，双峰消失，前、后叶同向运动，呈"城墙样"改变。借助二维超声心动图可显示狭窄瓣膜的形态和活动度、测量瓣口面积。借助彩色多普勒血流显像可实时观察二尖瓣狭窄的射流。经食管超声心动图有利于左心房附壁血栓的检出。

☞ **考点提示**：二尖瓣狭窄的心电图特点、确诊方法。

【诊断要点】

典型临床表现者，心尖区有舒张期隆隆样杂音，X 线检查或心电图检查示左心房增大，一般可诊断二尖瓣狭窄，超声心动图检查可确诊。

【治疗要点】

内科治疗以保持和改善心功能、积极预防和控制风湿活动及并发症发生为主。

1. 预防风湿热复发和感染性心内膜炎　有风湿活动的患者应长期甚至终身应用苄星青霉素 120 万 U，每 4 周肌内注射 1 次。感染性心内膜炎的防治详见本章第八节的相关内容。

2. 并发症治疗

（1）急性肺水肿的处理：治疗原则详见本章第三节的相关内容，但应选用扩张静脉、减轻心脏前负荷为主的硝酸酯类药物，避免使用以扩张小动脉为主的药物；正性肌力药对单纯二尖瓣狭窄引起的肺水肿无益，慎用，仅在心房颤动伴快速心室率时可静脉注射毛花苷丙，以减慢心室率。

（2）心房颤动：①对急性发作伴快心室率者，可静脉注射毛花苷丙等以减慢心室率；②对慢性者，可根据病情给予电复律或药物复律；③对无抗凝禁忌者，可给予华法林，以预防血栓栓塞。

（3）血栓栓塞：慢性心房颤动者，如无禁忌证，则应长期服用华法林。

3. 介入和外科治疗是治疗本病的根本方法　包括经皮球囊二尖瓣成形术、闭式分离术、直式分离术、人工瓣膜置换术等。

二、二尖瓣关闭不全

【病因】

慢性二尖瓣关闭不全最常见病因为风湿性损害，风湿性损害可引起瓣叶纤维化、增厚、僵硬及腱索缩短，使心室收缩时两瓣叶不能紧密闭合。慢性二尖瓣关闭不全常伴二尖瓣狭窄或主动脉病变。急性二尖瓣关闭不全可由腱索断裂引起。

【病理解剖与病理生理】

由于二尖瓣关闭不全，心室收缩时部分血液反流入左心房，左心室排血减少，同时舒张期左房有过多血液流入左心室，长此以往，导致左心房和左心室肥大，最终导致左心室功能衰竭，出现肺淤血、肺动脉高压和右心衰竭。

【临床表现】

1. 症状　症状轻者可终身无症状；严重反流者可出现左心排血减少，首先出现的最突出症状是疲乏无力；肺淤血症状（如呼吸困难）出现较晚；后期可出现右心功能不全表现。

2. 体征　心尖区闻及全收缩期高调一贯型吹风样杂音，向左腋下和左肩胛下区传导，是最重要的体征，可伴震颤；心尖冲动增强并向左下移位；二尖瓣关闭不全时，心室舒张期过度充盈，使二尖瓣漂浮，第一心音减弱；肺动脉高压时，肺动脉瓣区第二心音亢进。

3. 并发症　与二尖瓣狭窄相似，但感染性心内膜炎较二尖瓣狭窄时多见，而体循环栓塞比二尖瓣狭窄时少见。

☞ **考点提示**：二尖瓣关闭不全的典型杂音。

【辅助检查】

1. X 线检查　常见左心房、左心室增大,左心衰竭时可见肺淤血征和间质性肺水肿征。

2. 心电图检查　主要为左心房增大,部分有左心室肥厚和非特异性 ST－T 段改变。

3. 超声心动图检查　M 型和二维超声心动图不能确诊二尖瓣关闭不全。脉冲多普勒超声和彩色多普勒血流显像可在二尖瓣左心房侧探及明显的收缩期反流束,诊断二尖瓣关闭不全的敏感性几乎达 100%,且可半定量反流程度。

4. 其他　如放射性核素心室造影、左心室造影等也有一定的诊断价值。

【诊断要点】

主要诊断依据为典型心尖区收缩期杂音伴 X 线检查或心电图检查示左心房、左心室增大;超声心动图检查有确诊价值。

【治疗要点】

内科治疗包括预防风湿活动和感染性心内膜炎,针对并发症进行治疗。外科治疗为恢复瓣膜关闭完整性的根本措施,包括瓣膜修补术和人工瓣膜置换术等。

三、主动脉瓣狭窄

【病因】

主动脉瓣狭窄的病因主要有先天性病变、退行性病变和炎症性病变。单纯主动脉瓣狭窄多为先天性或退行性病变所致,极少数为炎症性病变所致,且男性多见。

【病理解剖与病理生理】

正常成人主动脉瓣口面积为 $3\sim4cm^2$。当瓣口面积 $\leq1cm^2$ 时,左心室收缩压明显升高,跨瓣压差显著。主动脉瓣狭窄使左心室射血阻力增加、左心室代偿性扩张肥厚、室壁顺应性降低,引起左心室舒张末压升高,因而使左心房后负荷增加、左心房代偿性肥厚,最终因心肌缺血和纤维化导致左心衰竭。严重主动脉瓣狭窄、心排血量降低等可引发心绞痛、晕厥甚至猝死。

【临床表现】

1. 症状　出现较晚。呼吸困难、心绞痛和晕厥为典型的主动脉瓣狭窄的"三联征"。

(1)呼吸困难:劳力性呼吸困难为常见首发症状,进而可发生夜间阵发性呼吸困难、端坐呼吸和急性肺水肿。

(2)心绞痛:见于 60% 的有症状者,是重度主动脉瓣狭窄患者最早出现也是最常见的症状,主要由心肌缺血引起。

(3)晕厥:见于 1/3 的有症状者,多发生于直立、运动中或运动后即刻,由脑缺血引起。严重者可致猝死。

2. 体征　最重要的体征为主动脉瓣第一听诊区可闻及粗糙而响亮的吹风样收缩期杂音,可向颈部传导,常伴震颤。心尖冲动相对局限、持续有力、呈抬举样。动脉脉搏上升缓慢、细小而持续(细迟脉)。第一心音正常,第二心音常为单一性,严重狭窄者呈逆分裂。

3. 并发症　可有晕厥甚至猝死,猝死一般发生于先前有症状者。右心衰竭、感染性心内膜炎、体循环栓塞少见。

考点提示:主动脉瓣狭窄的"三联征"、典型杂音。

【辅助检查】

1. **X 线检查** 心影正常或左心室轻度增大,左心房可能轻度增大,升主动脉根部常见狭窄后扩张。

2. **心电图检查** 重度者可有左心室肥厚伴继发性 ST – T 改变。

3. **超声心动图检查** 为明确诊断和判定狭窄程度的重要方法。二维超声心动图检查对探测主动脉瓣异常十分敏感,有助于显示主动脉瓣结构。多普勒超声检查可测出主动脉瓣口面积及跨瓣压差,从而评估其狭窄程度。

【诊断要点】

根据临床表现及主动脉瓣区典型的收缩期杂音伴震颤,较易诊断。确诊有赖于超声心动图检查。

【治疗要点】

1. **内科治疗** 包括预防感染性心内膜炎和风湿热复发。如有频发房性期前收缩,则应给予抗心律失常药物,以预防心房颤动,一旦出现,就应及时转复为窦性心律。心绞痛者可试用硝酸酯类药物。心力衰竭者宜限制钠盐摄入,可小心应用洋地黄和利尿剂,但过度利尿可发生直立性低血压;不宜使用小动脉扩张剂,以防血压过低。

2. **介入和外科治疗** 治疗成人主动脉瓣狭窄的主要方法为人工瓣膜置换术;经皮球囊主动脉瓣成形术临床应用范围局限,主要适用对象为有高龄、心力衰竭等手术高危因素的患者。

四、主动脉瓣关闭不全

主动脉瓣关闭不全(aortic incompetence)由主动脉瓣和(或)主动脉根部病变所致,多为风心病引起。

【病因】

约 2/3 的主动脉瓣关闭不全为风心病所致。由于风湿性炎性病变使瓣叶纤维化、增厚、缩短、变形,造成关闭不全。风心病患者出现单纯主动脉瓣关闭不全少见,常合并二尖瓣损害。

主动脉瓣关闭不全

【病理解剖与病理生理】

主动脉瓣反流引起左心室舒张末期容量增加,使每搏容量和主动脉收缩压增加;舒张期主动脉血液反流,主动脉舒张压降低,脉压增大;左心室扩张,直至发生左心衰竭;另外,左心室心肌肥厚使心肌耗氧量增大,主动脉舒张压降低使冠状动脉血流减少,引起心肌缺血、缺氧,产生心绞痛。

【临床表现】

1. **症状** 早期可无症状。最先的症状表现与心搏量增多有关,如心悸、心前区不适、头部动脉强烈搏动感等。晚期可出现左心室衰竭的表现。常有体位性头晕,晕厥罕见。

2. **体征** 最重要体征为胸骨左缘第3、4肋间可闻及舒张期高调叹气样杂音,坐位前倾和深呼气时明显。心尖冲动呈抬举性,向左下移位。重度反流者,常在心尖区听到舒张中晚期隆隆样杂音(Austin – Flint 杂音),目前认为其是由严重的主动脉反流使左心室舒张压快速升高,导致二尖瓣处于半关闭状态和主动脉瓣反流血液与左心房流入的血液发生冲击、混合,产生涡流而形成的杂音。第一心音减弱为舒张期左心室充盈过度二尖瓣位置高所致;主动脉瓣区第二心音减弱或消失;心尖区常可闻及第三心音,与舒张早期左心室快速充盈增加有关。

收缩压升高,舒张压降低,脉压增大,周围血管征常见,包括点头征、毛细血管搏动征、水冲脉、股动脉枪击音、用听诊器压迫股动脉可闻及双期杂音（Duroziez 双重音）等。

3. 并发症　感染性心内膜炎、室性心律失常、心力衰竭较常见，猝死少见。

☞**考点提示:**主动脉瓣关闭不全的体征、典型杂音。

【辅助检查】

1. X 线检查　左心室增大，升主动脉继发性扩张明显，外观呈主动脉型心脏，即"靴形心"。

2. 心电图检查　左心室肥厚伴劳损、电轴左偏及继发性 ST－T 段改变。

3. 超声心动图检查　M 型超声检查示二尖瓣前叶或室间隔纤细扑动；二维超声检查可显示瓣膜和主动脉根部的形态改变；脉冲多普勒和彩色多普勒血流显像在主动脉瓣的心室侧可探及全舒张期反流束，为最敏感的确定主动脉瓣反流的方法，并可通过计算反流血量与搏出血量的比例，判断其严重程度。

4. 放射性核素心室造影　可测定左心室收缩末期、舒张末期容量和静息、运动时的射血分数，判断左心室功能。

5. 主动脉造影　当无创技术不能确定反流程度，并考虑采取外科治疗时，可行选择性主动脉造影，以半定量反流程度。

【诊断要点】

根据临床表现、胸骨左缘第 3、4 肋间典型的舒张期杂音伴周围血管征，可诊断为主动脉瓣关闭不全。超声心动图检查可助确诊。

【治疗要点】

预防感染性心内膜炎、风湿活动。对有左心室功能减低的患者，应限制体力活动。对左心室扩大但收缩功能正常的患者，应给予 ACEI 等扩血管药物，以延迟或减少对主动脉瓣手术的需要。对无症状且左心室功能正常的患者，不需要采取内科治疗，但应该进行及时的随访。人工瓣膜置换术或主动脉瓣修复术为严重主动脉瓣关闭不全的主要治疗方法。

五、心脏瓣膜病患者的护理

【护理诊断/问题】

1. 体温过高　与风湿活动、并发感染有关。

2. 潜在并发症:心力衰竭、栓塞、心律失常、感染性心内膜炎、猝死等。

3. 有感染的危险　与机体抵抗力下降有关。

4. 焦虑　与担心疾病预后、工作、生活及前途有关。

【护理措施】

1. 减轻心脏负担　按心功能分级安排活动量。有风湿活动、并发症及心力衰竭者需多卧床休息。病情稳定者可适当活动，以增加心脏储备力，但应避免过劳。饮食宜易消化、低胆固醇、低钠、高蛋白、富含维生素。保持情绪稳定，心情舒畅。

2. 预防和护理心力衰竭　详见本章第三节的相关内容。

3. 预防和护理风湿热复发　风湿热活动时应注意休息。应对病变关节进行制动、保暖，并用软垫固定，避免受压和碰撞；局部热敷、按摩，增加血液循环，减轻疼痛，遵医嘱使用止痛药。

4. 防止栓塞发生

（1）防止下肢静脉血栓形成:指导患者适当腿部活动，避免长时间盘腿或蹲坐，勤换体位，保持肢体于功能位。

（2）用药护理：遵医嘱用药，如抗心律失常、抗血小板聚集的药物，预防附壁血栓形成和栓塞。

（3）避免剧烈运动和突然改变体位，以免因附壁血栓脱落而阻塞血管。

（4）观察栓塞发生的征兆：脑栓塞可引起突起头痛、呕吐、偏瘫等；肾动脉栓塞出现剧烈腰痛、肉眼血尿；四肢动脉栓塞可引起相应肢体剧烈疼痛、局部皮肤温度下降，动脉搏动减弱或消失；肺动脉栓塞可出现突起一侧剧烈胸痛、呼吸困难、发绀、暗红色血痰。

5.亚急性感染性心内膜炎的护理 详见本章第八节的相关内容。

【健康教育】

1.疾病知识指导 告知患者及其家属本病的病因和病程进展特点，并定期到门诊复查。对有手术适应证者，劝其尽早择期手术，提高生活质量，以免失去最佳手术时机。一旦发生感染，就应立即用药治疗。在开展拔牙、内镜检查、导尿、分娩、人工流产等手术操作前，应告知医生自己有风湿性心脏病史，以便预防性使用抗生素。

2.用药指导 告知患者坚持遵医嘱用药的重要性，指导合理用药。

3.生活指导 尽可能改善居住环境中潮湿、阴暗等不良条件，保持室内空气流通、温暖、干燥、阳光充足。日常生活中适当锻炼，加强营养，提高机体抵抗力，注意防寒保暖，避免与上呼吸道感染、咽炎患者接触，避免感染，避免重体力劳动、剧烈运动或情绪激动。

4.心理指导 鼓励患者树立信心，做好长期与疾病做斗争，以控制病情进展的思想准备。育龄妇女要根据心功能情况在医生指导下选择妊娠与分娩时机。对病情较重不能妊娠与分娩者，对做好患者及其配偶的思想工作。

第八节 感染性心内膜炎

课件

案例导学

患者，男，43岁，因"反复发热2个月"入院。既往有风湿性心脏瓣膜病史，不明原因出现发热，持续2个月，体温为37～39℃，伴有全身疲乏、膝关节酸痛。1个月前出现多汗、轻度活动后心悸和气短症状。

身体评估：神志清楚，体温38.5℃，脉搏106次/分，呼吸17次/分，血压111/70mmHg，呈二尖瓣面容，心界向左下扩大，心尖区可闻及粗糙吹风样杂音。扁桃体无肿大，脾肋下2cm可触及，左手中指指腹可见Osler结节，触之疼痛。

辅助检查：超声心动图检查示二尖瓣前叶有直径6mm的赘生物回声。血培养2次为甲型溶血性链球菌。

请思考：

1.对该患者进行护理评估的重点有哪些？

2.该患者的临床诊断、主要治疗方法及护理措施有哪些？

感染性心内膜炎（infective endocarditis，IE）指病原微生物感染心脏内膜面而引起的病变，伴赘生物形成。赘生物为大小不等、形状不一的血小板和纤维素团块，内含大量病原微生物和少量炎症细胞，最常累及瓣膜。根据瓣膜材质可将感染性心内膜炎分为自体瓣膜心内膜炎和人工瓣膜心内膜炎2种。本节主要阐述自体瓣膜心内膜炎。根据病程可将感染性心内膜炎分为急性感染性心内膜炎和亚急性感染性心内膜炎。

【病因与发病机制】

引起感染性心内膜炎的主要病原微生物是金黄色葡萄球菌和甲型溶血性链球菌。急性感染性心内膜炎主要由金黄色葡萄球菌引起,亚急性感染性心内膜炎主要由甲型溶血性链球菌引起。

亚急性感染性心内膜炎的发病与以下因素有关。①血流动力学因素:主要发生于器质性心脏病,以心脏瓣膜病为主,其次为先天性心脏病。赘生物常位于血流从高压腔经病变瓣口或先天缺损至低压腔产生高速射流和湍流的下游,高速射流冲击心脏或大血管内膜处可致局部损伤,易引发感染。②非细菌性血栓性心内膜炎:瓣膜内皮损伤,使内皮下基质蛋白暴露、组织因子释放,血小板及纤维蛋白等聚集在此处内膜上,形成血小板微血栓和纤维蛋白沉着,成为结节样无菌性赘生物,是细菌定植瓣膜表面的重要因素。③短暂性菌血症及感染性赘生物形成:各种感染或细菌寄居的皮肤黏膜的创伤(如手术、器械操作等)常导致暂时性菌血症,循环中的细菌定植在无菌性赘生物上即可引发心内膜炎。

急性感染性心内膜炎的发病机制尚不清楚,主要累及正常心瓣膜。

☞**考点提示**:感染性心内膜炎的病因。

【临床表现】

1. **发热** 为最常见的症状,多为弛张性低热,一般不超过 39℃,午后和晚上高热,常伴有头痛、背痛、肌肉痛及关节痛。亚急性者起病隐匿,可有全身不适、乏力、食欲不振和体重减轻等非特异性症状。急性者呈暴发性败血症过程,可有高热、寒战。

2. **心脏杂音** 绝大多数患者有病理性杂音,可由基础心脏病和(或)心内膜炎导致瓣膜损害所致。

3. **周围体征** 多为非特异性,近年来已不多见,可能是由微血管炎或微栓塞引起,包括以下几种。①瘀点:以锁骨以上皮肤、口腔黏膜和睑结膜多见。②指(趾)甲下线状出血。③Osler 结节:在指(趾)垫出现豌豆大的红色或紫色痛性结节。④罗特(Roth)斑:视网膜的卵圆形出血斑,中心呈白色。⑤Janeway损害:为手掌和足底处直径 1~4mm 的无痛性出血红斑。

4. **感染的非特异性症状** 如贫血、脾大等。

5. **动脉栓塞** 可为首发症状,可发生于机体的任何部位,常见于脑、心、脾、肺、肾、肠系膜及四肢。

6. **并发症**

(1)心脏并发症:心力衰竭为最常见的并发症,其他可见心肌脓肿、急性心肌梗死、心肌炎及化脓性心包炎等。

(2)细菌性动脉瘤:受累动脉依次为近端主动脉、脑、内脏和四肢,一般见于病程晚期,多无症状。

(3)迁移性脓肿:多见于急性患者,常发生于肝、脾、骨髓及神经系统。

(4)神经系统并发症:患者可有脑栓塞、脑细菌性动脉瘤、脑出血、中毒性脑病、脑脓肿及化脓性脑膜炎等不同神经系统受累表现。

(5)肾脏并发症:大多数患者有肾损害,包括肾动脉栓塞、肾梗死、肾小球肾炎及肾脓肿等。

☞**考点提示**:感染性心内膜炎患者的最常见症状、周围体征。

【辅助检查】

1. **血培养** 为最重要的诊断方法,药物敏感试验可为治疗提供依据。近期未接受过抗生素治疗的患者阳性率可高达95%以上,2 周内用过抗生素或采血、培养技术不当,常可降低血培养的阳性率。

2. **血常规** 血常规检查进行性贫血较常见,白细胞计数正常或轻度升高,分类计数中性粒细胞轻度左移。红细胞沉降率增大。

3. **尿常规** 可见镜下血尿和轻度蛋白尿。肉眼血尿提示肾梗死。红细胞管型和大量蛋白尿提示弥漫性肾小球肾炎。

4. **免疫学检查** 多数患者可有高丙种球蛋白血症,可出现循环中免疫复合物。病程超过6周以上的患者 50% 可检出类风湿因子阳性。

5. **超声心动图检查** 经胸超声可诊断出 50%~75% 的赘生物,经食管超声可检出 <5mm 的赘生

物,敏感性为90%~100%。未发现赘生物时,需密切结合临床资料。

6.其他检查 X线检查可了解心脏外形、肺部表现等。心电图检查可发现心律失常。聚合酶链反应能够确定是否有致病菌的存在,是目前鉴别血培养阴性的感染性心内膜炎的唯一方法。

☞**考点提示**:确诊感染性心内膜炎的辅助检查方法。

【诊断要点】

感染性心内膜炎的临床表现缺乏特异性,血培养和超声心动图检查对本病诊断有重要价值。感染性心内膜炎的Duke诊断标准:满足2项主要标准,或1项主要标准+3项次要标准,或5项次要标准可确诊。

1.主要标准

(1)血培养阳性(符合以下至少1项标准):①两次不同时间的血培养检出同一典型感染性心内膜炎病原微生物(如甲型溶血性链球菌、牛链球菌、金黄色葡萄球菌);②多次血培养检出同一感染性心内膜炎病原微生物(2次至少间隔12小时以上的血培养阳性、3次血培养均阳性或4次及4次以上血培养多数为阳性);③Q热病原体1次血培养阳性或其IgG抗体滴度>1:800。

(2)心内膜受累证据(符合以下至少1项标准):①超声心动图检查结果异常(如赘生物、脓肿、人工瓣膜裂开);②新出现的瓣膜反流。

2.次要标准 ①易患因素:心脏本身存在易患因素或静脉注射药物成瘾者。②发热:体温≥38℃。③血管征象:主要动脉栓塞、感染性肺梗死、细菌性动脉瘤、颅内出血、结膜瘀点及Janeway损害。④免疫性征象:肾小球肾炎,Osler结节、Roth斑及类风湿因子阳性。⑤病原微生物感染证据:不符合主要标准的血培养阳性,或与感染性心内膜炎一致的活动性病原微生物感染的血清学证据。

【治疗要点】

1.抗病原微生物药物治疗 为最重要的治疗措施。应早期、大剂量、长疗程、联合应用杀菌性抗生素;疗程6~8周,以静脉给药方式为主。病原微生物不明时,对急性者选用针对金黄色葡萄球菌、链球菌和革兰氏阴性杆菌均有效的广谱抗生素,对亚急性者选用针对大多数链球菌的抗生素;本病的大多数致病菌对青霉素敏感,可将之作为首选药物;已培养出病原微生物时,应根据药物敏感试验结果选择用药。

2.外科治疗 对抗生素治疗无效、严重心脏并发症者应及时考虑手术治疗。

☞**考点提示**:感染性心内膜炎患者的抗生素治疗。

【护理诊断/问题】

1.体温过高 与感染有关。

2.营养失调:低于机体需要量 与食欲下降、长期发热导致机体消耗过多有关。

3.焦虑 与发热、出现并发症、疗程长或病情反复有关。

4.潜在并发症:栓塞、心力衰竭。

【护理措施】

1.发热护理 高热患者卧床休息,注意病室的温度和湿度适宜。可给予冰袋物理降温,并记录降温后的体温变化。出汗较多时,可在衣服与皮肤之间垫以柔软毛巾,以便于潮湿后及时更换,增加舒适感,并防止因频繁更衣而导致患者受凉。

2.饮食护理 给予清淡、高蛋白、高热量、高维生素、易消化的半流质食物或软食,以补充发热引起的机体消耗。鼓励患者多饮水,做好口腔护理。对有心力衰竭征象的患者,按心力衰竭患者饮食进行指导。

3.抗生素应用的护理 遵医嘱应用抗生素治疗,观察药物疗效及可能产生的不良反应,并及时报告医生。告知患者抗生素是治疗本病的关键,病原微生物隐藏在赘生物内和内皮下,需坚持大剂量、长疗程的抗生素治疗才能杀灭。严格按时间用药,以确保维持有效的血药浓度。注意保护静脉,可使用静脉留置针,以免因多次穿刺而增加患者痛苦。

4.正确采集血标本 告知患者及其家属为提高血培养结果的准确率,需多次采血且采血量较多,在必要时甚至需暂停使用抗生素,以取得理解和配合。对于未经治疗的亚急性患者,应在第1天每间隔1小时采血1次,共3次。如次日未见细菌生长,则重复采血3次后开始抗生素治疗。对已用过抗生素者,在停药2~7天后采血。对急性者应在入院后立即安排采血,在3小时内每隔1小时采血1次,共取3次血标本,然后遵医嘱开始治疗。本病的菌血症为持续性,无须在体温升高时采血。每次采血10~20mL,同时做需氧和厌氧培养,至少应培养3周。

5.并发症的观察和护理 心脏超声可见巨大赘生物的患者,应绝对卧床休息,以防赘生物脱落。观察患者有无栓塞征象,重点观察瞳孔、神志、肢体活动及皮肤温度等。当患者突然出现胸痛、气急、发绀和咯血等时,要考虑有肺栓塞的可能;当出现腰痛、血尿等时,要考虑有肾栓塞的可能;当患者出现神志和精神改变、失语、吞咽困难、肢体功能障碍、瞳孔大小不对称甚至抽搐或昏迷征象时,要考虑有脑血管栓塞的可能;当出现肢体突发剧烈疼痛、局部皮肤温度下降、动脉搏动减弱或消失时,要考虑有外周动脉栓塞的可能。若出现可疑征象,应及时报告医生并协助处理。

☞**考点提示**:感染性心内膜炎患者的护理措施。

【健康教育】

1.疾病知识指导 向患者及其家属讲解本病的病因与发病机制、病原微生物侵入途径。嘱患者平时注意防寒保暖,避免感冒,加强营养,增强机体抵抗力,合理安排休息。在施行口腔手术(如拔牙、扁桃体摘除术、上呼吸道手术)或操作,泌尿道、生殖道、消化道侵入性诊治或其他外科手术治疗前,应说明自己患有心瓣膜病、心内膜炎等病史,以预防性使用抗生素。保持口腔和皮肤清洁,少去公共场所。勿挤压痤疮、疖、痈等感染病灶,减少病原原微生物入侵的机会。

2.用药指导 告知患者早期、坚持足够剂量和足够疗程抗生素治疗的重要性;应遵医嘱用药,切勿擅自停药,一旦出现不良反应,就应及时报告医生。

3.病情自我监测指导 教会患者自我监测体温变化及有无栓塞表现,定期门诊随访。

第九节 心肌疾病

课件

🔍 **案例导学**

患者,男,18岁,学生,因"反复胸闷、胸痛伴晕厥4年"入院。患者4年前剧烈运动后出现胸闷、胸痛,伴头晕,头晕严重时眼前发黑、摔倒在地,1~3分钟后可自行缓解,以后上述症状反复由运动和劳累诱发,自服速效救心丸无效。晕厥均在剧烈活动时出现,共发生过十多次。既往体健。否认食物、药物过敏史,否认传染性疾病史。无不良嗜好,未婚。其父亲于3年前猝死,死因不详。否认其他家族遗传性疾病史。

身体评估:体温36.8℃,脉搏98次/分,呼吸18次/分,血压108/72mmHg。口唇无发绀,无颈静脉怒张,两肺呼吸音清,未闻及干、湿啰音,心浊音界正常,心音低,心率98次/分,律齐,P_2大于A_2,在胸骨左缘第3、4肋间可闻及粗糙的4/6级收缩期喷射性杂音,腹部无压痛,反跳痛,腹肌紧张,肝、脾未触及,肠鸣音正常,双下肢无水肿,活动正常。

辅助检查:心电图检查示左心室肥厚,$V_3 \sim V_6$ 导联异常 Q 波,非特异性 ST - T 段改变。胸片检查正常,超声心动图检查示室间隔非对称性肥厚及运动减弱,舒张期室间隔厚度与左心室后壁厚度之比大于 1.3,收缩期向左心室突出。

请思考:

1. 该患者的临床诊断是什么?主要治疗方法有哪些?

2. 该患者主要的护理诊断有哪些?护理措施有哪些?

3. 该患者心电图检查和超声心动图检查有哪些改变?

心肌病(cardiomyopathy)是由不同原因引起的心肌病变导致心肌机械和(或)心电功能障碍。目前心肌疾病的具体分类如下。①遗传性心肌病:如肥厚型心肌病、右心室发育不良心肌病、左心室致密化不全、离子通道病(长 QT 间期综合征、Brugada 综合征、短 QT 间期综合征、儿茶酚胺敏感性室速)等。②混合型心肌病:如扩张型心肌病、限制型心肌病等。③获得性心肌病:如病毒性心肌炎、心动过速心肌病、心脏气球样变、围生期心肌病等。

由其他心血管疾病继发的心肌病理性改变不属于心肌病的范畴,如心脏瓣膜病、高血压心脏病、先天性心脏病、冠心病等所致的心肌病变。本节重点阐述扩张型心肌病、肥厚型心肌病和病毒性心肌炎。

一、扩张型心肌病

扩张型心肌病(dilated cardiomyopathy,DCM)是一类以左心室或双心室扩大伴收缩功能障碍为特征的心肌病。其临床表现为心脏扩大、心力衰竭、心律失常、血栓栓塞及猝死等。扩张型心肌病在我国的发病率为 13/10 万 ~ 84/10 万,是临床心肌病中较为常见的一种类型。

☞**考点提示:**扩张型心肌病的概念。

【病因】

多数扩张型心肌病患者的病因不清,部分患者有家族遗传性。扩张型心肌病可能的病因包括遗传、感染、非感染性炎症、中毒(包括酒精等)、内分泌和代谢紊乱、精神创伤等。

【临床表现】

1. **症状**　起病隐匿,早期可无症状。临床主要表现为活动时呼吸困难和运动耐量下降,随着病情加重可出现夜间阵发性呼吸困难和端坐呼吸等左心衰竭症状,并逐渐出现食欲下降、腹胀及下肢水肿等右心衰竭症状。合并心律失常时,可表现为心悸、头晕、黑蒙甚至猝死。持续顽固性低血压往往是扩张型心肌病晚期的表现。发生栓塞时,可表现为相应脏器受累的表现。

2. **体征**　主要体征为心界扩大,听诊心音减弱,可闻及第三心音或第四心音,心率快时呈奔马律,有时在心尖部可闻及收缩期杂音。心力衰竭时,可出现体循环、肺循环淤血的体征。

【辅助检查】

1. **X 线检查**　心影明显增大,心胸比 1:2,可出现肺淤血征。

2. **心电图检查**　缺乏诊断特异性。常见 ST 段压低及 T 波倒置。可见各类期前收缩、非持续性阵发性室性心动过速、心房颤动等多种心律失常同时存在。严重的左心室纤维化可见病理性 Q 波。

3. **超声心动图检查**　为诊断和评估扩张型心肌病最常用的检查手段。早期可仅表现为左心室轻度扩大,后期心脏各腔均增大,以左心室扩大为主,室壁运动减弱,LVEF 明显降低,提示心肌收缩力下降。彩色血流多普勒检查显示二尖瓣、三尖瓣反流。

4. **其他检查**　心导管检查和心血管造影、放射性核素检查、免疫学检查、心内膜心肌活检等均有助于诊断。

☞**考点提示**：扩张型心肌病的辅助检查。

【诊断要点】

患者有心脏增大、心力衰竭和心律失常的临床表现,若超声心动图证实有心腔扩大与心脏搏动减弱,则应考虑有本病的可能,但应在排除各种病因明确的器质性心脏病后,方可确立诊断。

【治疗要点】

治疗扩张型心肌病旨在阻止基础病因介导的心肌损害,阻断造成心力衰竭加重的神经 - 体液机制,控制心律失常,预防栓塞和猝死,提高生活质量和延长生存期。

1.病因治疗 应积极寻找病因,给予相应治疗,如控制感染、严格限酒或戒酒、治疗相应的内分泌疾病或自身免疫病、改善营养失衡等。

2.防治心力衰竭 在疾病早期虽已出现心脏扩大但尚未出现心力衰竭症状的阶段即开始积极的药物干预治疗,包括β受体阻断剂、ACEI 或 ARB,可减缓心室重构及心肌进一步损伤,延缓病变发展。随病程进展,患者出现心力衰竭的临床表现,应按慢性心力衰竭治疗指南进行治疗。

3.抗凝治疗 血栓栓塞是 DCM 常见的并发症,对于已有心房颤动、已有附壁血栓形成或有血栓栓塞病史的患者,须长期口服华法林或新型口服抗凝药进行治疗。

4.心律失常和心脏性猝死的防治 对严重心律失常、药物不能控制者,可考虑给予植入型心律转复除颤器(ICD),以预防心脏性猝死。

二、肥厚型心肌病

肥厚型心肌病(hypertrophic cardiomyopathy,HCM)是一种遗传性心肌病,以心室非对称性肥厚为解剖特征。临床上根据左心室流出道有无梗阻可将肥厚型心肌病分为梗阻性肥厚型心肌病及非梗阻性肥厚型心肌病。

☞**考点提示**：肥厚型心肌病的概念。

【病因】

本病为常染色体显性遗传,具有遗传异质性。

【临床表现】

不同类型患者的临床表现差异较大,多数患者可无症状或体征,临床上以梗阻型患者的表现较为突出。有些患者的首发症状就是猝死。症状与左心室流出道梗阻、心功能受损、快速或缓慢性心律失常等有关,常见的症状包括劳力性呼吸困难、胸痛、心悸、晕厥等。

肥厚型心脏病的主要体征有心脏轻度增大,梗阻性 HCM 患者在胸骨左缘第 3、4 肋间可闻及喷射性收缩期杂音,在心尖部也常可闻及收缩期杂音,这是由二尖瓣前叶移向室间隔,导致二尖瓣关闭不全所致。引起心肌收缩力下降或使左心室容量增加的因素,如应用β受体阻滞剂、取下蹲位等,可使杂音减轻;而引起心肌收缩力增强或使左心室容量减少的因素,如含服硝酸甘油片、做瓦尔萨尔瓦(Valsalva)动作或取站立位等,可使杂音增强。

【辅助检查】

1.心电图检查 常见左心室高电压、ST 段压低、T 倒置波和异常 Q 波。室内传导阻滞和室性心律失常亦常见。

2.X 线检查 心影增大多不明显,如有心力衰竭,则心影明显增大,有肺淤血征。

3. 超声心动图检查　为临床主要诊断手段。心室非对称性肥厚而无心室腔增大为其特征。舒张期室间隔厚度≥15mm。伴有流出道梗阻的病例可见室间隔流出道部分向左心室突出，左心室顺应性降低致舒张功能障碍。部分患者的心肌肥厚限于心尖部。

4. 其他检查　心脏 MRI、心导管检查及心血管造影有助于确诊。若心内膜心肌活检见心肌细胞肥大、排列紊乱、局限性或弥漫性间质纤维化，则有助于诊断。

☞**考点提示**：肥厚型心肌病的辅助检查。

【诊断要点】

病史、体格检查及超声心动图检查示舒张期室间隔厚度达 15mm，有助于诊断。如有阳性家族史（包括猝死、心肌肥厚等），则更有助于诊断。基因检查有助于明确遗传学异常。

【治疗要点】

对肥厚型心肌病的治疗旨在减轻左心室流出道梗阻、缓解症状、尽可能逆转心肌肥厚、改善左心室舒张功能、预防猝死。β 受体拮抗剂是梗阻性肥厚型心肌病的一线治疗用药，可改善心室松弛，增加心室舒张期充盈时间。非二氢吡啶类钙通道阻滞剂也具有负性变时和减弱心肌收缩力的作用，可用于不能耐受 β 受体拮抗剂的患者。由于担心出现心动过缓和低血压，一般不建议两药合用。应避免使用增强心肌收缩力的药物（如洋地黄）及减轻心脏负荷的药物（如硝酸甘油），以免加重左心室流出道梗阻。对重症梗阻性肥厚型心肌病患者，可做无水酒精化学消融术或通过外科手术切除肥厚的室间隔心肌。

☞**考点提示**：肥厚型心肌病患者的治疗要点。

三、病毒性心肌炎

心肌炎（myocarditis）是心肌的炎症性疾病。其最常见病因为病毒感染，细菌、真菌、螺旋体、立克次体、原虫、蠕虫等感染也可引起心肌炎。非感染性心肌炎的病因包括放射、药物、毒物、结缔组织病、血管炎、巨细胞心肌炎、结节病等。心肌炎起病急缓不一，病程多呈自限性，但也可进展为扩张型心肌病，少数呈暴发性，可导致急性泵衰竭或猝死。这里重点阐述病毒性心肌炎。

【病因】

许多病毒可引起心肌炎，如柯萨奇病毒 A 或 B、埃可病毒、脊髓灰质炎病毒、流感病毒和疱疹病毒等，其中以柯萨奇病毒 B 引起的心肌炎最常见。

在病变早期，病毒常直接侵犯心肌，造成心肌细胞溶解、间质水肿，同时也存在免疫反应的作用；在病变后期，病毒介导的免疫损伤则成为造成心肌受损的主要因素。此外，还有多种细胞因子和 NO 等介导的心肌损害和微血管损伤。这些变化均可损害心脏的组织结构和功能。

【临床表现】

病毒性心肌炎的临床表现取决于病变的广泛程度和部位，轻者可无明显症状，重者可导致猝死。

1. 症状　多数患者在发病前 1~3 周有病毒感染前驱症状，如发热、全身倦怠感等"感冒"样症状或恶心、呕吐、腹泻等消化道症状，随后出现胸痛、心悸、胸闷、呼吸困难、水肿，甚至晕厥、猝死。

2. 体征　常有心律失常，以房性或室性期前收缩及房室传导阻滞最为多见。可出现与体温不相称的心动过速，听诊可闻及第三心音、第四心音或奔马律。或有肺部啰音、颈静脉怒张、肝大、心脏扩大、下肢水肿等心力衰竭体征。重者可出现血压降低、四肢湿冷等心源性休克体征。

☞**考点提示**：病毒性心肌炎患者的临床表现。

【辅助检查】

1. **血液检查** 血沉增快、C 反应蛋白阳性；心肌损伤标志物检查可有心肌肌酸激酶同工酶（CK－MB）及肌钙蛋白增高。

2. **病毒检测** 血清学检测仅对病因有提示作用，不能作为诊断依据。确诊有赖于心内膜、心肌或心包组织内病毒、病毒抗原、病毒基因片段或病毒蛋白的检出。因其有创，故对轻症患者一般不常规检查。

3. **胸部 X 线检查** 可见心影扩大或正常。

4. **心电图检查** 常见 ST 段轻度移位和 T 波倒置，可出现多种心律失常，尤其是室性心律失常和房室传导阻滞等。但对心肌炎的诊断既缺乏特异性，也缺乏敏感性。

5. **超声心动图检查** 可正常，或左心室增大，室壁运动减弱，左心室收缩功能减低，附壁血栓。

> 👁 **考点提示**：病毒性心肌炎的辅助检查。

【诊断要点】

病毒性心肌炎的诊断主要为临床诊断，根据典型的前驱感染史、相应的临床表现、心电图和心肌损伤标志物浓度增高等证据，应考虑此诊断。确诊有赖于心内膜心肌活检。

若患者有阿－斯综合征发作、心力衰竭、心源性休克、持续性室性心动过速伴低血压等在内的 1 项或多项表现，则可诊断为重症病毒性心肌炎。若仅在病毒感染后 3 周内出现少数期前收缩或轻度 T 波改变，则不宜轻易诊断为急性病毒性心肌炎。

【治疗要点】

1. **一般治疗** 急性期应卧床休息，补充富含维生素和蛋白质的食物。

2. **改善心肌营养和代谢** 如三磷酸腺苷、辅酶 A 等药物。

3. **对症治疗** 血流动力学不稳定者应尽快入住 ICU。伴有心源性休克或严重心室功能障碍的急性/暴发性心肌炎患者，可能需要心室辅助装置或 ECMO 作为心脏移植或疾病恢复的过渡。对血流动力学稳定的心力衰竭患者应使用利尿剂、血管紧张素转化酶抑制剂或血管紧张素受体拮抗剂、醛固酮受体拮抗剂等。对出现快速性心律失常者，可选用抗心律失常药物；对重度房室传导阻滞或窦房结功能受损的患者，可考虑使用临时心脏起搏治疗。

4. **抗病毒治疗** 对疱疹病毒感染者，可使用阿昔洛韦、更昔洛韦等；干扰素治疗可清除左心室功能障碍者的肠道病毒和腺病毒染色体。近年来，临床上开始采用黄芪、牛磺酸等中西医结合治疗，以抗病毒、调节免疫功能。

四、心肌疾病患者的护理

【护理诊断/问题】

1. **疼痛：胸痛** 与肥厚心肌耗氧量增加，而供血、供氧不足有关。

2. **活动耐力下降** 与病毒性心肌炎引起的心肌受损并发心律失常或心力衰竭有关。

3. **潜在并发症**：心力衰竭、心律失常、栓塞、猝死。

4. **有受伤的危险** 与梗阻性肥厚型心肌病所致头晕及晕厥有关。

5. **焦虑** 与疾病呈慢性过程、病情逐渐加重、生活方式被迫改变有关。

6. **知识缺乏**：缺乏配合治疗等方面的知识。

【护理措施】

1. **活动护理**

（1）休息与活动：病毒性心肌炎患者急性期卧床休息可减轻心脏负荷，减少心肌耗氧量，有利于恢复心功能、防止病情加重或转为慢性病程。症状消失、血液学指标等恢复正常后方可逐渐增加活动量。协助患者满足生活需要。保持环境安静,保证患者获得充分的休息和睡眠时间。

（2）活动中监测:病情稳定后,与患者及其家属一起制订并实施每日活动计划,严密监测活动时心率、心律、血压的变化。若活动后出现胸闷、心悸、呼吸困难、心律失常等,则应停止活动,以作为限制最大活动量的指征。

2. 胸痛护理 ①避免诱因:嘱患者避免激烈运动、突然屏气或站立、持重、情绪激动、饱餐、受寒冷刺激,戒烟、酒,防止诱发心绞痛。②评估疼痛情况:评估疼痛的部位、性质、程度、持续时间、诱因及缓解方式,注意血压、心率、心律及心电图变化。③发作时的护理:立即停止活动,卧床休息;安慰患者,解除其紧张情绪;遵医嘱使用β受体阻滞剂或钙通道阻滞剂,注意有无心动过缓等不良反应;不宜用硝酸酯类药物。

☞**考点提示**:心肌疾病患者的护理措施。

【健康教育】

1. 疾病预防指导 肥厚型心肌病患者的一级亲属应接受心电图检查、超声心动图检查和基因筛查,以协助早期诊断。

2. 饮食护理 给予高蛋白、高维生素、富含纤维素的清淡饮食,尤其是补充富含维生素 C 的食物以促进心肌代谢与修复,戒烟、酒及刺激性食物,心力衰竭时给予低盐饮食。

3. 活动指导 扩张型心肌病患者一般按心功能分级进行活动。肥厚型心肌病患者应避免竞技性运动或剧烈的体力活动,避免情绪激动、持重或屏气用力等,以减少晕厥和猝死的危险。有晕厥病史或猝死家族史者应避免独自外出活动,以免发作时无人在场而发生意外。急性病毒性心肌炎患者急性期应限制体力活动,直至完全恢复,一般为起病后至少 6 个月。无并发症者可考虑恢复学习或轻体力工作,6 个月至 1 年内避免剧烈运动或重体力劳动、妊娠等。

4. 用药指导 扩张型心肌病患者应遵医嘱服用 β 受体阻断剂、ACEI 或 ARB 类药物,以减缓心室重构及心肌的进一步损伤。肥厚型心肌病患者坚持服用 β 受体阻断剂或钙通道阻滞剂,以提高存活年限。说明药物的名称、剂量、用法,教会患者及其家属观察药物疗效及不良反应的方法。

5. 病情监测指导 教会患者自测脉率、节律,若发现异常或有胸闷、心悸等不适,则应及时就诊。定期门诊复查心电图、超声心动图等。对有猝死风险者,应指导家属掌握 CPR 技术。

第十节 心包疾病

案例导学

课件

患者,女,36 岁,教师,因"发热、胸痛 15 天,呼吸困难、双下肢水肿 2 天"入院,患者 15 天前无明显诱因出现发热、胸痛,体温 38.8℃左右,无寒战,咳嗽、咳痰,胸痛位于心前区,可放射至左肩背部,呈尖锐性的刺痛,深呼吸、咳嗽时加重,坐位身体前倾时减轻。2 天前,患者呼吸困难、上腹部胀满,下肢无水肿。既往体健,否认食物药物过敏史,否认传染性疾病史。无不良嗜好,已婚,爱人和孩子健康。否认家族遗传疾病史。

身体评估:体温 38.5℃,脉搏 118 次/分,呼吸 24 次/分,血压 90/72mmHg。发育正常,营养良好,自动体位,口唇无发绀,颈静脉怒张。两肺呼吸音清,未闻及干、湿啰音,心前区无隆起,心浊音界向两侧扩大,心音遥远,心率 118 次/分,律齐,P₂ 大于 A₂,未闻及病理性杂音,全腹无压痛、反跳痛、腹肌紧张,肝肋下 5cm 可触及,肠鸣音正常,双下肢凹陷性水肿,活动正常。

辅助检查:血常规示白细胞 12.8×10^9/L,中性粒细胞 85%,淋巴细胞 15%,红细胞 4.9×10^{12}/L,血红蛋白 135g/L,心电图检查示窦性心动过速,各导联 QRS 波群降低,呈低电压。胸部 X 线片示心界向两侧扩大,呈烧瓶心,心膈角变钝,超声心动图检查示心包积液。

请思考:
1. 该患者的临床诊断是什么? 诊断该病最具价值的辅助检查是什么?
2. 对该患者的主要治疗方法及护理措施有哪些?

心包疾病是由多种因素引起的心包病理性改变,除原发感染性心包炎症外,尚有肿瘤、代谢性疾病、自身免疫性疾病、尿毒症等所致非感染性心包炎。临床上按病程可将心包疾病分为以下几类。①急性:病程 <6 周,包括纤维素性、渗出性(浆液性或血性)。②亚急性:病程 6 周至 3 个月,包括渗出性 – 缩窄性、缩窄性。③慢性:病程 >3 个月,包括缩窄性、渗出性、粘连性(非缩窄性)。按病因可将心包疾病分为感染性、非感染性。

一、急性心包炎

急性心包炎为心包脏层和壁层的急性炎症。

【病因与发病机制】

1. 病因　急性心包炎的最常见病因是病毒感染,其他包括细菌、自身免疫病、肿瘤、尿毒症、急性心肌梗死后心包炎、主动脉夹层、胸壁外伤及心脏手术后。有些患者无法明确病因,称为特发性急性心包炎或急性非特异性心包炎。

2. 发病机制　心包腔是心包脏层与壁层之间的间隙,正常腔内有 30mL 左右的浆液,可以减少心脏搏动时的摩擦。当发生急性炎症反应时,心包脏层和壁层出现纤维蛋白、白细胞渗出,此时尚无明显液体积聚,为纤维蛋白性心包炎。随着病程发展,心包腔渗出液增多,转变为渗出性心包炎,渗出液常为浆液纤维蛋白性,液体量 100 ~ 3000mL 不等,可呈血性或脓性。当渗出液短时间内大量增多时,心包腔内压力迅速上升,导致心室舒张期充盈受限,并使外周静脉压升高,最终导致心排血量降低、血压下降,出现急性心脏压塞的临床表现。

【临床表现】

1. 纤维蛋白性心包炎

(1)症状:心前区疼痛为主要症状,常见于炎症变化的纤维蛋白渗出期。疼痛可位于心前区,性质尖锐,与呼吸运动有关,常因咳嗽、变换体位或做吞咽动作而加重,疼痛既可放射至颈部、左侧肩部及左上肢,也可达上腹部。疼痛也可为压榨性,位于胸骨后,需注意与心肌梗死相鉴别。

(2)体征:心包摩擦音是纤维蛋白性心包炎的典型体征,因炎症而变得粗糙的壁层与脏层在心脏活动时相互摩擦而引起,呈抓刮样粗糙音,与心音的发生无相关性。心包摩擦音多位于心前区,以胸骨左缘第 3、4 肋间最为明显,坐位时身体前倾、深吸气或将听诊器胸件加压更易听到。心包摩擦音可持续数小时、数天或数周,当积液增多将两层心包分开时,摩擦音即可消失。

2. 心包积液及心脏压塞　心包疾病或其他病因累及心包可以造成心包渗出和心包积液(pericardial effusion),当积液迅速增多或积液量达到一定程度时,可造成心脏输出量和回心血量明显下降,进而产生临床症状,即心脏压塞。心脏压塞的临床特征为"贝克(Beck)三联征",即低血压、心音低弱、颈静脉怒张。

(1)症状:呼吸困难是最突出的症状,与支气管、肺受压及肺淤血有关。严重时可有端坐呼吸,伴身体前倾、呼吸浅速、面色苍白、发绀等。也可因压迫气管、喉返神经、食管而产生干咳、声音嘶哑及吞咽困难。全身症状可表现为发冷、发热、乏力、烦躁、上腹部胀痛等。

（2）体征：心尖冲动减弱或消失，心音弱而遥远，心脏叩诊浊音界向两侧扩大，且为绝对浊音区，脉搏可减弱或出现奇脉。有大量积液时，可在左肩胛骨下出现浊音及左肺受压迫引起的支气管呼吸音，称心包积液征，又称尤尔特（Ewart）征。大量心包积液可使收缩压下降、脉压变小。大量心包积液影响静脉回流，可出现体循环淤血的表现，如颈静脉怒张、肝大、水肿及腹水等。

3.心脏压塞 急性表现为窦性心动过速、血压下降、脉压变小和静脉压明显升高，如心排血量显著下降可引起急性循环衰竭、休克。亚急性或慢性心脏压塞表现为体循环静脉淤血、颈静脉怒张、库斯莫尔（Kussmaul）征（吸气时颈静脉充盈更明显）、奇脉等。

☞**考点提示：**不同类型急性心包炎患者的典型临床表现。

【辅助检查】

1.实验室检查 感染性常有外周血白细胞计数增加、红细胞沉降率加快等。

2.X线检查 渗出性可见心影向两侧扩大，呈烧瓶状，胸透可见心尖冲动减弱或消失；肺部无明显充血现象，而心影扩大是心包积液的有力证据。

3.心电图 常规导联（除 aVR 外）普遍 ST 段抬高，呈弓背向下型抬高；数天后，ST 段回到基线，逐渐出现 T 波低平或倒置，持续数周或数月后 T 波逐渐恢复正常。当发生心包积液时，可有 QRS 波群低电压及电交替。

4.超声心动图 对诊断心包积液迅速可靠。

5.心包穿刺 心包穿刺的主要指征是心脏压塞和未能明确病因的渗出性心包炎。抽取心包穿刺液，进行常规涂片、细菌培养和寻找肿瘤细胞等。

☞**考点提示：**诊断心包积液的可靠检查方法。

【诊断要点】

根据临床表现、X线检查、心电图检查、超声心动图检查可作出诊断，结合心包穿刺、心包活检等可作出病因诊断。

【治疗要点】

1.病因治疗 针对病因，给予抗生素、抗结核药物、化疗药物等治疗。

2.对症治疗 对呼吸困难者，给予半卧位、吸氧；对疼痛者，应用镇痛剂。

3.心包穿刺 解除心脏压塞和减轻大量渗液引起的压迫症状，必要时，可经穿刺在心包腔内注入抗菌药物或化疗药物等。

4.心包切开 进行引流及施行心包切除术等。

二、缩窄性心包炎

缩窄性心包炎（constrictive pericarditis）是指心脏被致密厚实的纤维化或钙化心包所包围，使心室舒张期充盈受限而产生的一系列循环障碍的疾病。

【病因】

在我国，缩窄性心包炎以结核性心包炎最常见，其次为急性非特异性心包炎、化脓性或创伤性心包炎演变而来。发生炎症后，随着渗出液逐渐吸收，可有纤维组织增生，心包增厚、粘连、钙化，最终形成坚厚的瘢痕，心包失去伸缩性，致使心室舒张期扩张受阻、充盈减少，心搏量下降，腔静脉淤血。

☞**考点提示：**缩窄性心包炎的最常见病因。

【临床表现】

心包缩窄多于急性心包炎后 1 年内形成,少数可长达数年。其常见症状为劳力性呼吸困难,主要与心搏量降低有关,可伴有疲乏、食欲不振、上腹胀满或疼痛等症状。其体征有颈静脉怒张、肝大、腹水、下肢水肿、心率增快等;可见 Kussmaul 征,即吸气时颈静脉怒张更明显。心脏体检可见心浊音界正常或稍大,心尖冲动减弱或消失,心音减弱,可出现奇脉和心包叩击音。

【辅助检查】

X 线检查心影偏小、正常或轻度增大;部分可见心包钙化。心电图检查示 QRS 波群低电压、T 波低平或倒置。超声心动图检查对缩窄性心包炎的诊断价值较心包积液低,可见心包增厚、室壁活动减弱、室间隔矛盾运动等。

【诊断要点】

对典型患者,根据临床表现及实验室检查可明确诊断。

【治疗要点】

早期实施心包切除术。通常在心包感染被控制、结核活动已静止时即应手术。

三、心包疾病患者的护理

【护理诊断/问题】

1. 气体交换受损　与心包积液、肺或支气管受压有关。

2. 体液过多　与发生渗出性、缩窄性心包炎后心功能下降有关。

3. 疼痛:胸痛　与心包炎症有关。

4. 活动耐力下降　与心排血量减少有关。

【护理措施】

1. 病情监测　观察患者呼吸困难的程度;评估疼痛情况。

2. 一般护理

(1)体位:协助患者取舒适卧位,如半坐卧位或坐位,以使膈肌下降、利于呼吸。出现心脏压塞的患者往往被迫采取前倾坐位,应提供可以倚靠的床上小桌,使患者取舒适体位。协助患者满足生活需要。

(2)保持环境安静,限制探视,注意病室的温度和湿度,避免患者受凉,以免因发生呼吸道感染而加重呼吸困难。患者衣着应宽松,以免妨碍胸廓运动。

(3)遵医嘱用药,控制输液速度,防止加重心脏负荷。对出现低氧血症者,给予氧气吸入。

3. 疼痛的护理

(1)评估疼痛情况:如疼痛的部位、性质、变化情况,以及是否可闻及心包摩擦音。

(2)休息与卧位:指导患者卧床休息,勿用力咳嗽、深呼吸或突然改变体位,以免引起疼痛加重。

(3)用药护理:遵医嘱给予非甾体抗炎药(nonsteroidal anti - inflammatory drug,NSAID),注意观察患者有无胃肠道不适、出血等不良反应。若疼痛加重,则可应用吗啡类药物。应用糖皮质激素、抗菌、抗结核、抗肿瘤等药物治疗时,应做好相应的观察与护理。

4. 心包穿刺术的护理　配合医生行心包穿刺术或切开引流术,以缓解压迫症状,或向心包内注射药物,以达到治疗的目的。

(1)术前护理:术前需行超声检查,以确定积液量和穿刺部位,并对最佳穿刺点做好标记;备齐物品,向患者说明手术的意义和必要性,进行心理护理;询问患者是否咳嗽,必要时给予镇咳治疗;进行心电、血压监测;操作前开放静脉通路,准备抢救药品,以备急需。

(2)术中配合:嘱患者勿剧烈咳嗽或深呼吸,穿刺过程中有任何不适应立即告知医护人员。严格执行无菌操作原则,抽液过程中随时注意夹闭胶管,防止空气进入心包腔;抽液要缓慢,第1次抽液量不宜超过200mL,以后每次抽液量不超过500mL,以防发生急性右心室扩张;若抽出新鲜血,则应立即停止抽吸,密切观察有无心脏压塞症状;记录抽液量、性质,按要求及时送检。术中密切观察患者的反应,如患者出现心率加快、出冷汗、头晕等异常情况,则应立即停止操作,及时协助医生处理。

(3)术后护理:术毕,拔除穿刺针后,在穿刺部位覆盖无菌纱布,用胶布固定;穿刺后2小时内继续进行心电、血压监测,嘱患者休息并密切观察生命体征变化。对心包引流者需做好引流管的护理,待心包引流液<25mL/d时拔除导管,记录抽液量、颜色、性质,按要求及时送检。

☞考点提示:心包穿刺的护理措施。

【健康教育】

1. 日常生活指导　嘱患者注意休息,加强营养,增强机体抵抗力。给予高热量、高蛋白、高维生素、易消化食物,限制钠盐摄入。注意防寒保暖,防止呼吸道感染。

2. 用药与治疗指导　告诉患者坚持足够疗程药物治疗(如抗结核治疗)的重要性,不要擅自停药,防止复发;注意药物不良反应;定期随访,检查肝、肾功能。对缩窄性心包炎患者,讲明行心包切除术的重要性,解除其思想顾虑,以便尽早接受手术治疗。术后患者仍应坚持休息半年左右,加强营养,以利于心功能的恢复。

第十一节　循环系统常用诊疗技术及护理

课件

一、心脏电复律

心脏电复律是指在短时间内向心脏通以高压强电流,使全部或大部分心肌瞬间同时除极的方法。心脏自律性最高的起搏点重新主导心脏节律,通常是窦房结,最早用于消除心室颤动,故亦称为心脏电除颤。

【适应证】

(1)心室颤动、心室扑动、无脉性室性心动过速是电复律的绝对指征。

(2)药物及其他方法治疗无效或有严重血流动力学障碍的阵发性室上性心动过速、室性心动过速。

(3)心房颤动和心房扑动伴血流动力学障碍。

(4)预激综合征伴心房颤动。

【禁忌证】

(1)病史多年,心脏(尤其是左心房)明显增大及心房内有新鲜血栓形成,或近3个月有栓塞史。

(2)伴高度或完全性房室传导阻滞的心房颤动或心房扑动。

(3)伴病态窦房结综合征的异位性快速心律失常。

(4)有洋地黄中毒、严重低钾血症时,暂不宜行电复律。

【方法】

1. 直流电同步电复律 适用于除心室颤动与心室扑动以外的快速型心律失常。除颤器一般设有同步装置,使放电时的电流正好与R波同步,即电流刺激落在心室肌的绝对不应期,从而避免在心室的易损期放电,导致室性心动过速或心室颤动。

2. 直流电非同步电除颤 临床上用于心室颤动与心室扑动,此时已无心动周期,也无QRS波群,患者神志多已丧失,应立即实施电除颤。除颤开始时间越早,除颤成功率越高。通常情况下,成人使用单向波能量为360J,双向波能量为200J。

【护理措施】

1. 操作前护理

(1)向择期电复律的患者介绍电复律的目的和必要性、大致过程、可能出现的不适和并发症,取得其合作。

(2)遵医嘱做术前检查(血电解质等)。

(3)遵医嘱停用洋地黄制剂1~2天;改善心功能、纠正低血钾和酸中毒。对伴心房颤动的患者进行复律前,应进行抗凝治疗。

(4)复律术前禁食6小时,排空膀胱。

(5)建立静脉通道。

(6)准备除颤器、生理盐水、导电糊、纱布垫、地西泮、心电和血压监护仪、心肺复苏抢救设备和药品等。

2. 操作中护理

(1)患者平卧于绝缘的硬板床上,开放静脉通路,松开衣领,有活动性义齿者应取下,给予氧气吸入。术前做全导联心电图。

(2)清洁电击处的皮肤,连接好心电导联线,贴放心电监测电极片时注意避开除颤部位。

(3)连接电源,打开除颤器开关,选择一个R波高耸的导联进行示波观察。选择"同步"键。

(4)遵医嘱用地西泮0.3~0.5mg/kg缓慢静脉注射,直至患者睫毛反射开始消失的深度。麻醉过程中严密观察患者的呼吸情况。

(5)充分暴露患者前胸,将两电极板上均匀涂满导电糊或包以生理盐水浸湿的纱布,分别置于胸骨右缘第2、3肋间和心尖部,两电极板之间的距离应不小于10cm,与皮肤紧密接触,并有一定压力。通常经胸壁体外电复律的能量选择为:心房颤动和室上性心动过速在100~150J,室性心动过速为100~200J,心房扑动所需电能一般较小,在50~100J。对心室颤动者选择非同步电除颤,通常能量选择在200~360J。按充电钮充电到所需功率,嘱任何人避免接触患者及病床,两电极板同时放电,此时患者身体和四肢会抽动一下,通过心电示波器观察患者的心律是否转为窦性。

(6)若不成功,则可3~5分钟后重复,对心室颤动者可重复多次;对非心室颤动者连续复律不超过3次。

3. 操作后护理

(1)患者卧床休息1天,清醒后2小时内避免进食,以免发生恶心、呕吐。

(2)心电监护24小时,注意心律、心率变化。

(3)及时发现有无因电击而导致的各种心律失常及栓塞、局部皮肤灼伤、肺水肿等并发症。

(4)遵医嘱继续服用奎尼丁、洋地黄或其他抗心律失常药物,以维持窦性心律。

(5)密切观察病情变化,如神志、瞳孔、呼吸、血压、皮肤及肢体活动情况,及时发现患者有无栓塞征象。

二、心脏起搏治疗

心脏起搏器简称起搏器(pacemaker),是一种医用电子仪器,通过发放一定形式的电脉冲刺激心脏,使之激动和收缩,即模拟正常心脏的冲动形成和传导,以治疗由某些心律失常所致的心脏功能障碍。心脏起搏技术是目前心律失常介入治疗的重要方法之一。心脏起搏器由脉冲发生器(pulse generator,PG,即起搏器本身)和起搏电极导线(lead)两部分组成。根据起搏器的应用方式,可将心脏起搏器分为临时心脏起搏器(采用体外携带式起搏器)和植入式心脏起搏器(起搏器一般埋植在患者胸部的皮下组织内)。

【起搏器的种类】

1. 根据起搏器电极导线植入的部位分类

(1)单腔起搏器:只有 1 根电极导线置于 1 个心腔。常见的有 VVI 起搏器(电极导线植入右心室)和 AAI 起搏器(电极导线植入右心房)。

(2)双腔起搏器:2 根电极导线分别置于心房和心室,进行房室顺序起搏。

(3)三腔起搏器:目前主要分为双房 + 右心室三腔起搏器治疗房室传导阻滞合并阵发性心房颤动和右心房 + 双室三腔起搏器治疗心力衰竭。

2. 根据心脏起搏器应用的方式分类

(1)临时心脏起搏采用体外携带式起搏器。

(2)植入式心脏起搏器一般埋植在患者胸部(偶尔植入其他部位)的皮下组织内。

【适应证】

1. 植入式心脏起搏

(1)明确的症状性心动过缓,建议植入起搏器。

(2)指南指导下的疾病治疗和管理导致症状性窦性心动过缓者,临床需要继续治疗且没有其他代替治疗。

(3)快慢综合征且症状由心动过缓引起者。

(4)有症状的心脏变时功能不全者(患者活动时心率升高不明显),行植入式起搏并采用频率应答功能以提高活动心率。

(5)永久性心房颤动且有症状性心动过缓,建议植入起搏器。

(6)非可逆或非生理原因导致的获得性二度Ⅱ型房室传导阻滞、三度房室传导阻滞,无论有无临床症状,均应植入起搏器。

(7)存在病态窦房结综合征者,症状由病窦引起。

(8)交替性束支传导阻滞患者。

(9)反射性晕厥的患者,年龄≥40 岁,出现反复发作的无征兆的晕厥,并且记录到症状性的心脏停搏和/或房室传导阻滞。

(10)有症状的束支阻滞者,且行电生理检查发现希氏束至心室间期≥70 毫秒或者房室结以下位置阻滞的晕厥患者。

近年来,随着起搏新技术的不断研发,起搏器治疗的适应证不断扩展,如预防和治疗长 QT 间期综合征的恶性室性心律失常,辅助治疗梗阻性肥厚型心肌病等。

2. 临时心脏起搏 适用于:①阿 - 斯综合征发作、一过性高度或完全房室传导阻滞且逸搏心律过缓;②操作过程中或急性心肌梗死、药物中毒、严重感染等危急情况下出现危及生命的缓慢型心律失常。植入临时起搏器之后,如评估患者有植入永久性起搏器的指征,应尽早更换为永久性起搏器,也可超速抑制治疗异位快速心律失常。

【方法】

1. 植入式心脏起搏 适用于所有需长期起搏的患者。①单腔起搏:将电极导线从头静脉、锁骨下静脉或颈内静脉跨越三尖瓣送入右心室内嵌入肌小梁中,脉冲发生器多埋藏在胸壁胸大肌表面,而非皮下组织中。②双腔起搏:一般将心房起搏电极导线顶端置于右心房,心室起搏电极置于右心室。③三腔起搏时,如行双房起搏,则将左心房电极放置在冠状窦内;如行心脏再同步治疗(双心室),则将左心室电极经过冠状窦放置在左室侧壁冠状静脉处。

2. 临时心脏起搏 将电极导线经外周静脉(常用股静脉或锁骨下静脉)送至右心室,使电极接触到心内膜,将起搏器置于体外,放置时间不能太久,一般不能超过 1 个月,以免发生感染。

【护理措施】

1. 术前护理

(1)辅助检查:指导患者完成必要的实验室检查,如血常规,尿常规,血型,出、凝血时间,胸部 X 线、心电图、Holter、超声心动图等检查。

(2)心理护理:根据患者的年龄、心理素质、文化程度等,采用适当的形式向患者及其家属介绍手术的必要性和安全性、手术过程、方法和注意事项,解除其思想顾虑和精神紧张。必要时于手术前应用地西泮等镇静药物。

(3)抗生素皮试:按照皮试要求进行。

(4)训练大小便:训练患者平卧床上大小便,以免术后因卧床体位而出现排便困难。

(5)术前停用抗凝剂:术前应用抗凝剂者需停用至凝血酶原时间恢复在正常范围内。如不能停用药物,则术前应准备止血药,以备术中使用。

(6)皮肤准备:通常经股静脉植入临时起搏器,备皮范围是会阴部及双侧腹股沟;植入式起搏的备皮范围是左上胸部,包括颈部和腋下,备皮后注意清洁局部皮肤。

(7)术前建立静脉通路:术前 0.5~2 小时预防性应用抗生素。

2. 术中护理

(1)严密监测心率、心律、呼吸及血压的变化,若发现异常,则应立即通知医生。

(2)关注患者的感受,了解患者术中的疼痛情况及其他不适主诉,并做好安慰、解释工作。

3. 术后护理

(1)伤口护理与观察:对植入式起搏者,在伤口局部以沙袋加压 6 小时,每间隔 2 小时解除压迫 5 分钟,或进行局部加压包扎即可。保持伤口处皮肤清洁干燥,定期更换敷料,严格执行无菌操作原则。术后 24 小时换药 1 次,伤口无异常后 2~3 天换药 1 次,观察伤口愈合情况,如无异常,则一般于术后 7 天拆线。观察起搏器囊袋有无出血或血肿,观察伤口有无渗血、红、肿,有无局部疼痛、皮肤变暗发紫、波动感等,以及时发现出血、感染等并发症。监测体温变化,常规应用抗生素,以预防感染。对临时起搏者需每天换药,以预防感染。

(2)休息与活动:术后平移患者至床上,嘱保持平卧位或略向左侧卧位 4~6 小时,如患者感平卧体位不适,则可抬高床头 30°~60°;术侧肢体肩关节不宜过度活动;安置临时起搏器者需绝对卧床,取平卧位或左侧卧位,应避免术侧肢体屈曲或活动过度。勿用力咳嗽,以防电极脱位。如出现咳嗽症状,则应尽早应用镇咳药;卧床期间做好生活护理。

(3)监测:术后描记 12 导联心电图,进行心电监护,监测脉搏、心率、心律、心电变化及患者自觉症状;观察有无腹壁肌肉抽动、心脏穿孔等表现;监测起搏和感知功能,及时发现有无电极导线移位或起搏器起搏感知障碍,出现异常时,立即报告医生并协助处理。出院前,常规拍摄胸部 X 线片和进行起搏器功能测试。

【健康教育】

1.起搏器知识指导 告知患者起搏器的设置频率及使用年限。告知患者应避免强磁场和高电压的场所(如核磁、激光、变电站等),但家庭生活用电一般不影响起搏器工作。嘱患者一旦接触某种环境或电器后出现胸闷、头晕等不适,就应立即离开现场或不再使用该电器。移动电话对起搏器的干扰作用很小,推荐平时将移动电话放置在远离起搏器至少 15cm 的口袋内,拨打或接听电话时用对侧肢体。指导其妥善保管好起搏器卡(有起搏器型号、有关参数、安装日期、品牌等),外出时随身携带,以便于出现意外时为诊治提供信息。

2.病情自我监测 指导患者每天自测脉搏 2 次,出现脉率低于设置频率 10% 或再次出现安装起搏器前的症状时,应及时就医。不要随意抚弄起搏器植入部位。自行检查该部位有无红、肿、热、痛等炎症反应或出血现象,出现不适时,应立即就医。

3.活动指导 植入早期,靠近心脏起搏器的肩关节只能进行轻微活动,避免剧烈运动,装有起搏器的一侧上肢应避免做用力过度或幅度过大的动作(如打网球、举重物等),以免影响起搏器功能或使电极脱落。

4.定期随访 一般要求植入后 1 个月、3 个月、6 个月各随访 1 次,以后每 3 个月至半年随访 1 次。随访时间与患者临床情况变化、植入的起搏器类型有关。接近起搏器使用年限时,应缩短随访间隔时间,改为每月 1 次或更短时间 1 次,在电池耗尽前及时更换起搏器。

三、心导管检查术

心导管检查是通过心导管插管术(cardiac catheterization)进行心脏各腔室、瓣膜与血管的构造及功能的检查,包括右心导管检查与选择性右心造影、左心导管检查与选择性左心造影。其目的是明确诊断心脏和大血管病变的部位与性质、病变是否引起了血流动力学改变及其程度,为采用介入性治疗或外科手术提供依据。

【适应证】

(1)先天性心脏病,特别是有心内分流的先天性心脏病诊断。

(2)对需做血流动力学检测者,从静脉置入漂浮导管,直至右心及肺动脉及其分支。

(3)心内电生理检查。

(4)对室壁瘤,需了解瘤体大小与位置,以决定手术指征。

(5)静脉及肺动脉造影。

(6)选择性冠状动脉造影术。

(7)心肌活检术。

【禁忌证】

(1)感染性疾病,如感染性心内膜炎、败血症、肺部感染等。

(2)严重心律失常及严重的高血压未加控制。

(3)电解质紊乱、洋地黄中毒。

(4)有出血倾向,现有出血疾病或正在进行抗凝治疗。

(5)外周静脉血栓性静脉炎。

(6)严重肝、肾损害。

【方法】

一般采用塞丁格(Seldinger)经皮穿刺法,局部麻醉后自股静脉、上肢贵要静脉或锁骨下静脉(右心导管术)或股动脉(左心导管术)插入导管,到达相应部位。连续测量并记录压力,必要时采血行动脉血气分析。插入造影导管至相应部位,注入造影剂,进行造影。

【护理措施】

1. 术前护理

(1)向患者及其家属介绍手术的必要性和安全性、手术的方法和意义,必要时于手术前晚睡前口服镇静药,以保证充足的睡眠。

(2)指导患者完成必要的实验室检查(如血常规,尿常规,血型,出、凝血时间,血电解质,肝、肾功能)、胸部 X 线检查、超声心动图检查等。

(3)对经股动脉穿刺者,训练其进行床上排尿。

(4)根据需要进行青霉素皮试及造影剂碘过敏试验。

(5)穿刺股动脉者应检查两侧足背动脉搏动情况并标记,以便于术中、术后对照观察。

(6)指导患者衣着舒适,术前排空膀胱。

(7)术前无须禁食,术前一餐饮食以六成饱为宜,可进食米饭、面条等,不宜喝牛奶、吃海鲜和油腻食物,以免术后出现腹胀或腹泻。

(8)根据需要行双侧腹股沟及会阴部或上肢、锁骨下静脉穿刺术区备皮及皮肤清洁。

(9)备齐抢救药品、物品和器械,以供急需。

2. 术中护理

(1)严密监测生命体征、心律、心率变化,准确记录压力数据,出现异常时,及时通知医生并配合处理。

(2)维持静脉通路通畅,准确及时给药。

(3)检查过程中采用局部麻醉,患者意识始终是清醒的,应尽量多陪伴在患者身边,多与其交谈,分散其注意力,以缓解对陌生环境和仪器设备的紧张、焦虑感等;同时告知患者出现任何不适应时,及时告知医护人员。

(4)准确递送所需各种器械,完成术中记录。

3. 术后护理

(1)卧床休息,做好生活护理。

(2)对静脉穿刺者肢体制动 4~6 小时;对动脉穿刺者压迫止血 15~20 分钟后进行加压包扎,以 1kg 沙袋加压伤口 6 小时,肢体制动 12~24 小时;观察动、静脉穿刺点有无出血与血肿,如有异常,则应立即通知医生。检查足背动脉搏动情况,比较两侧肢端的颜色、温度、感觉与运动功能情况。

(3)监测患者的全身状态及生命体征。观察术后并发症,如心律失常、空气栓塞、出血、感染、热原反应、心脏压塞、心脏穿孔等。

(4)遵医嘱应用抗生素,预防感染。

四、射频消融术

射频消融术(radio frequency catheter ablation,RFCA)是指利用电极导管在心腔内某一部位释放射频电流而导致局部心内膜及心内膜下心肌的凝固性坏死,达到阻断快速心律失常异常传导束和起源点的介入性技术。射频电流是一种低电压高频(300~750kHz)电能。射频消融仪通过导管头端的电极释放射频电能,在导管头端与局部的心肌内膜之间电能转化为热能,达到一定温度(46~90℃)后,使特定的局部心肌细胞脱水、变形、坏死,自律性和传导性均发生改变,从而达到治疗心律失常的目的。

【适应证】

（1）预激综合征合并阵发性心房颤动和快速心室率。

（2）房室折返性心动过速、房室结折返性心动过速、房性心动过速、无器质性心脏病证据的室性期前收缩和室性心动过速呈反复发作性，或合并有心动过速心肌病，或血流动力学不稳定。

（3）发作频繁和(或)症状重、药物治疗不能满意控制的心肌梗死后阵发性室性心动过速。

（4）不适当窦性心动过速合并心动过速心肌病。

（5）顽固性心房扑动，近年来特发性心房颤动也逐渐成为适应证。

【禁忌证】

同"心导管检查术"。

【方法】

首先行电生理检查，以明确诊断并确定消融靶点。选用射频消融导管引入射频电流。消融左侧房室旁路时，消融导管经股动脉逆行或股静脉后，经房间隔置入；消融右侧房室旁路或改良房室结时，消融导管经股静脉置入。确定电极到位后，能量 5～55W，放电 10～60 秒。重复进行电生理检查，以确认异常传导途径或异位兴奋灶消失。

【护理措施】

1. 术前护理 基本同"心导管检查术"。此外，还应注意以下几点。

（1）术前停用抗心律失常药物 5 个半衰期以上。

（2）行常规 12 导联心电图检查，必要时进行食管调搏、动态心电图等检查。

（3）心房颤动消融者术前服用华法林，维持 INR 在 2～3，或者新型口服抗凝药物（NOAC）至少 3 周，或行食管超声检查，确认心房内无血栓方可手术。华法林抗凝达标者术前无须停药。新型口服抗凝药物（如达比加群、利伐沙班、阿哌沙班）用于术前抗凝，优点是不需要 INR 监测，不需要常规调整剂量，较少与食物或其他药物相互作用，但费用较高，原则上不可用于严重肾功能不全者。

2. 术中护理

（1）严密监测患者血压、呼吸、心率、心律等变化，密切观察有无心脏压塞、心脏穿孔、房室传导阻滞或其他严重心律失常等并发症，并积极协助医生进行处理。

（2）向患者做好解释工作，解释内容包括药物、发放射频电能引起的不适症状，或由于术中靶点选择困难导致手术时间长等，帮助患者顺利配合手术。

3. 术后护理 基本同心导管检查术，此外，还应注意以下几点：①描记 12 导联心电图；②观察术后并发症，如房室传导阻滞、窦性停搏、血栓与栓塞、气胸、心脏压塞等；③心房颤动消融者因抗凝治疗，需适当延长卧床时间，防止出血。根据出血情况，在术后 12～24 小时重新开始抗凝，出血风险高的患者可延迟到 48～72 小时再重新开始抗凝治疗。至少继续 2 个月的华法林或新型口服抗凝药抗凝治疗，根据患者的卒中风险而不是消融成功与否决定行导管消融术后是否需要 2 个月以上的长期抗凝。

五、主动脉内球囊反搏术

主动脉内球囊反搏装置由球囊导管和驱动控制系统两部分组成。目前使用的是双腔球囊导管，除与球囊相连的管腔外，还有一个中心腔，可通过压力传感器监测主动脉内的压力。驱动控制系统由电源、驱动系统、监测系统、调节系统和触发系统等组成。触发模式包括心电触发、压力触发、起搏信号触发和内触发。工作原理：主动脉内球囊通过与心动周期同步充、放气，达到辅助循环的作用。在舒张早期主动脉瓣关闭后瞬间立即充盈球囊,大部分血流逆行向上,升高主动脉根部压力,增加冠状动脉的血流灌注,使心肌的供血量增加;小部分血流被挤向下肢及肾脏,轻度增加外周灌注。在等容收缩期主动脉瓣开放前瞬间快速排空球囊,产生"空穴"效应,降低心脏后负荷、左心室舒张末期容积和室壁张力,减少心脏做功及心肌耗氧量,增加心排血量。

【适应证】

(1)急性心肌梗死伴心源性休克。

(2)急性心肌梗死伴机械并发症,如急性二尖瓣反流、乳头肌功能不全、室间隔穿孔。

(3)难治性不稳定型心绞痛。

(4)顽固性左心衰竭伴心源性休克。

(5)难以控制的心律失常。

(6)血流动力学不稳定的高危PCI(如左主干病变、严重多支病变或重度左心室功能不全等)。

(7)冠状动脉旁路手术和术后支持治疗。

(8)心脏外科术后低心排血量综合征。

(9)心脏移植的支持治疗。

【禁忌证】

(1)重度主动脉瓣关闭不全。

(2)主动脉夹层动脉瘤或胸主动脉瘤。

(3)脑出血或不可逆的脑损害。

(4)严重的主动脉或髂动脉血管病变。

(5)凝血功能异常。

【方法】

在无菌操作下,经股动脉穿刺送入球囊导管,直至降主动脉起始下方1~2cm处,确定位置后缝合固定球囊导管,经三通接头将导管体外端连接反搏仪,调整各种参数后开始反搏。

【术前措施】

1. 术前护理

(1)协助医生根据病情向患者及其家属交代主动脉内球囊反搏术的必要性和重要性,介绍手术大致过程及可能出现的并发症,争取尽早实施主动脉内球囊反搏术,以免错过最佳抢救时机。

(2)检查双侧足背动脉、股动脉搏动情况并做标记;听诊股动脉区有无血管杂音。完善血常规及血型、尿常规、出凝血时间等相关检查,必要时备血。

(3)进行股动脉穿刺术区备皮。给予留置导尿,建立静脉通路,以备术中急用。

(4)术前常规遵医嘱给予抗血小板聚集药物与地西泮等镇静药物。

(5)备齐术中用物、抢救物品、器械和药品。

2. 术中护理
术中配合基本同"心导管检查术"。此外,还应注意以下几点:①记录主动脉内球囊反搏术前患者的生命体征、心率、心律、心排血量、CI等相关指标;②术中严密监测患者的意识、血压、心率、心律、呼吸等变化,一旦出现紧急情况,就应积极配合医生进行抢救。

3. 术后护理

(1)患者卧床休息,制动肢体,插管侧大腿弯曲不应超过30°,床头抬高也不应超过30°,以防导管打折或移位。协助患者做好生活护理和基础护理,定时协助翻身、拍背,避免坠积性肺炎及压力性损伤的发生。对意识不清者还应注意做好安全护理。

（2）每小时使用肝素盐水冲洗测压管道，以免血栓形成，注意严格执行无菌操作原则；每小时检查穿刺局部有无出血和血肿情况；每小时观察患者足背动脉搏动情况，注意观察皮肤的温度和患者的自我感觉情况。

（3）持续监测并记录患者的生命体征、意识状态、尿量、心排血量、CI、心电图变化（主要是反搏波形变化情况）、搏动压力情况等，观察循环辅助的效果。

（4）观察及发现反搏有效的征兆。反搏满意的临床表现为患者神志清醒、尿量增加、中心静脉压和左心房压在正常范围内、升压药物剂量大幅度减少甚至完全撤除。反搏时见主动脉收缩波降低而舒张波明显上升是反搏辅助有效的最有力证据。

（5）遵医嘱进行血常规、尿常规等实验室检查。

（6）血流动力学稳定后，根据病情逐渐减少主动脉球囊反搏比例，最后停止反搏，进行观察。每次变换频率间隔应在 1 小时左右，停止反搏后带管观察的时间不可超过 30 分钟，以免发生球囊导管血栓形成。

（7）并发症的观察与处理：包括以下几点。

1）下肢缺血：可出现双下肢疼痛、麻木、苍白或水肿等缺血或坏死的表现。对较轻者，应使用无鞘的球囊导管或插入球囊导管后撤出血管鞘管；对严重者，应立即撤出球囊导管。

2）主动脉破裂：表现为突然发生的持续性撕裂样胸痛、血压和脉搏不稳定甚至休克等。一旦发生，就应立即终止主动脉内球囊反搏术，撤出球囊导管，配合抢救。

3）出血、血肿：股动脉插管处出血较常见，可压迫止血后加压包扎。

4）感染：表现为局部发热、红、肿、化脓，严重者可出现败血症。严格执行无菌操作原则和预防性应用抗生素，以控制其发生率。

5）气囊破裂而发生空气栓塞：当气囊破裂时，导管内出现血液，反搏波形消失，此时应立即停止反搏，更换气囊导管。

六、冠状动脉介入性诊断及治疗技术

冠状动脉介入性诊断及治疗技术包括冠状动脉造影术和 PCI。冠状动脉造影术（coronary arterialangiography，CAG）可以提供冠状动脉病变的部位、性质、程度、范围、侧支循环状况等的准确资料，有助于选择最佳治疗方案和判断预后，是临床诊断冠心病的"金标准"。评定冠状动脉再灌注血流一般用 TIMI（thrombolysis in myocardial infarction）试验所提出的分级标准，PCI 是用心导管技术疏通狭窄甚至闭塞的冠状动脉管腔，从而改善心肌血流灌注的方法，包括经皮冠状动脉腔内成形术（percutaneous transluminal coronary angioplasty，PTCA）、经皮冠状动脉内支架植入术（percutaneous intracoronary stent implantation），以及冠状动脉内旋切术、旋磨术和激光成形术等。

【方法】

以下重点介绍冠状动脉造影术、经皮冠状动脉腔内成形术及冠状动脉内支架植入术。

1. 冠状动脉造影术 用特制定型的心导管经桡动脉、股动脉或肱动脉送到主动脉根部（目前最常选用经桡动脉途径），分别插入左、右冠状动脉口，注入造影剂，使冠状动脉及其主要分支显影。

2. 经皮冠状动脉腔内成形术 在冠状动脉造影确定狭窄病变部位后，将带球囊的导管送入冠状动脉到达狭窄节段，扩张球囊，使狭窄管腔扩大，是冠状动脉介入治疗最基本的手段。近年来，药物涂层球囊（drug coated balloon，DCB）作为一种新的介入治疗技术广泛应用于冠心病分叉病变及再狭窄病变治疗。DCB 通过局部向冠状动脉血管壁释放抗增殖药物，从而达到抑制血管内膜增生的效果。DCB 治疗避免了异物置入，为患者保留了必要时的后续治疗机会。

3. 冠状动脉内支架植入术 指将不锈钢或合金材料制成的支架植入发生病变的冠状动脉内，支

撑其管壁,以保持管腔内血流畅通的手术方法。冠状动脉腔内支架植入术是在经皮冠状动脉腔内成形术基础上发展而来的,目的是防止和减少经皮冠状动脉内支架植入术后急性冠状动脉闭塞和后期再狭窄,以保证血流通畅。

【适应证】

1. 冠状动脉造影术

(1)药物治疗效果不好,估计要做血运重建的心绞痛;心绞痛症状不严重,但其他检查提示多支血管病变、左主干病变。

(2)不稳定型心绞痛,如新发生的心绞痛、梗死后心绞痛、变异型心绞痛、急性心肌梗死患者等。

(3)冠心病的诊断不明确,需要做冠状动脉造影来明确诊断,如不典型的胸痛,无创检查的结果模棱两可。

(4)难以解释的心力衰竭或室性心律失常。

(5)拟进行其他较大手术而疑诊冠心病,包括心电图异常(Q 波、ST－T 段改变)、不典型心绞痛和年龄 >65 岁;拟行心脏手术,如年龄 >50 岁,则应常规行冠状动脉造影。

2. 经皮冠状动脉介入治疗

(1)稳定型心绞痛:左主干病变直径狭窄 >50%;前降支近段狭窄 ≥70%;伴左心室功能减低的 2 或 3 支病变;心肌核素等检测方法证实缺血面积大于左心室面积的 10%;任何血管狭窄 ≥70% 伴心绞痛,且优化药物治疗无效;有呼吸困难或慢性心力衰竭,且缺血面积大于左心室 10%,或存活心肌的血供由狭窄 ≥70% 的血管供应。

(2)不稳定型心绞痛、非 ST 段抬高心肌梗死。

(3)介入治疗后心绞痛复发,血管再狭窄。

(4)急性 ST 段抬高心肌梗死。

1)直接 PCI:①发病 12 小时以内急性 ST 段抬高心肌梗死;②院外心脏骤停复苏成功的非 ST 段抬高心肌梗死;③合并心源性休克、急性严重心力衰竭,无论是否时间延迟;④发病时间超过 12 小时,临床和(或)心电图仍存在进行性缺血证据。

2)补救性 PCI:溶栓治疗后仍有明显胸痛,抬高的 ST 段无明显降低,冠状动脉造影显示TIMIO－Ⅱ级血流。

3)溶栓治疗后 PCI:溶栓后应尽早将患者转运至有 PCI 条件的医院,在溶栓后 2~24 小时内常规行冠状动脉造影术并对梗死的血管进行血运重建治疗。

【禁忌证】

以下禁忌证是相对的,若因冠状动脉问题而危及患者生命急需行 PCI 时,则无须考虑禁忌证,但应做好充分的术前准备。

(1)无心肌缺血或心肌梗死症状和证据。

(2)冠状动脉轻度狭窄(<50%)或仅有痉挛。

(3)近期有严重出血病史,凝血功能障碍,不能耐受抗血小板和抗凝双重治疗。

(4)造影剂过敏,严重心、肺功能不全不能耐受手术,晚期肿瘤,消耗性恶病质,严重肝、肾衰竭。

【护理措施】

1. 术前护理

同"心导管检查术"。此外,还应注意以下几点。

(1)术前指导:进行呼吸、屏气、咳嗽训练,以便于术中顺利配合手术。

(2)术前口服抗血小板聚集药物:①择期 PCI 者术前口服阿司匹林、氯吡格雷或替格瑞洛;②行急诊 PCI 或术前 6 小时内给药者,遵医嘱服用负荷剂量的阿司匹林、氯吡格雷或替格瑞洛。

（3）对于已经服用华法林的患者，术前通常无须停用华法林，但需要查INR。使用新型口服抗凝药的患者，急诊PCI无须中断。而择期PCI可考虑术前停药，停药时间取决于使用的药物和肾功能（通常术前停药12~24小时，达比加群酯经肾脏清除率较高，对肾功能不全者需要考虑延长停药时间）。

（4）拟行桡动脉穿刺者，术前行艾伦试验（Allen test），即同时按压桡、尺动脉，嘱患者连续伸屈5指，至掌面苍白时松开尺侧，如10秒内掌面颜色恢复正常，则提示尺动脉功能好，可行桡动脉介入治疗。避免在术侧上肢留置静脉套管针。标记双侧足背动脉，以备穿刺股动脉时监测。

2. 术中护理 同"心导管检查术"。此外，还应注意以下几点。

（1）重点监测导管定位时、造影时、球囊扩张时及有可能出现再灌注心律失常时心电和血压的变化，若发现异常，则应及时报告医生。

（2）告知患者如术中有心悸、胸闷等不适，应立即报告医生。当球囊扩张时，患者可有胸闷、心绞痛发作的症状，对此应给予相应处置。

3. 术后护理

（1）妥善安置患者至病床，查看静脉输液、伤口、末梢循环状况等，了解患者的术中情况，如病变血管情况、植入支架的个数、病变是否全部得到处理、抗凝血药用量等。

（2）对复杂病变或基础疾病严重的患者行心电、血压监护至少24小时。严密观察有无心律失常、心肌缺血、心肌梗死等急性期并发症。对血压不稳定者，应每15~30分钟测量1次，直至血压稳定后改为每1小时测量1次。

（3）即刻做12导联心电图，与术前对比，有症状时再复查。

（4）不同穿刺部位的观察与护理包括以下几点。

1）经桡动脉穿刺：术后可立即拔除鞘管，对穿刺点局部压迫4~6小时后，可去除加压弹力绷带。目前国内开始使用专门的桡动脉压迫装置进行止血，有气囊充气式的，也有螺旋式的，使用此种止血方法时，保持腕部制动即可，痛苦相对较小。但是，桡动脉压迫装置具体的压迫时间、压迫力量、减压时间间隔、每次减压程度等尚未完全统一。一般术后使用压迫器压迫2~4小时后开始减压，气囊充气式压迫器每2小时缓慢抽气1~2mL，螺旋式压迫器每2小时旋转按钮放松一圈，注意边减压边观察，若发现渗血，则应及时适当还原压力，直至止血，必要时报告手术医生，给予重新压迫。经桡动脉穿刺者除急诊外，如无特殊病情变化，则不强调严格卧床休息，但需注意病情观察。

2）经股动脉穿刺：进行冠状动脉造影术后，可即刻拔除鞘管；接受PCI治疗的患者因在术中追加肝素，故需在拔除鞘管之前常规监测活化部分凝血激酶时间（APTT），当APTT降低到正常值的1.5~2倍范围后，可拔除鞘管。常规压迫穿刺点15~20分钟后，若穿刺点无活动性出血，则可进行制动并加压包扎，1kg沙袋压迫6小时、穿刺侧肢体限制屈曲活动12~24小时后，拆除弹力绷带并自由活动。

（5）指导患者合理饮食，少食多餐，避免过饱；保持大便通畅；卧床期间加强生活护理，满足患者生活需要。

（6）术后并发症的观察与护理包括以下几点。

1）急性冠状动脉闭塞：多表现为血压下降、心率减慢或增快、心室颤动、心室停搏甚至死亡。应立即报告手术医生，尽快恢复冠状动脉血流。

2）穿刺血管并发症：包括以下两点。

桡动脉穿刺主要并发症：①桡动脉闭塞，术中充分抗凝、术后及时减压能有效预防桡动脉闭塞和PCI术后手部缺血；②前臂血肿，术后压迫穿刺局部时应注意确定压迫血管穿刺点，观察术侧手臂有无肿胀不适，一旦发生血肿，就应标记血肿范围，再次确认压迫有效，防止血肿扩大；③骨筋膜室综合征，为严重的并发症，较少发生。当前臂血肿快速进展，引起骨筋膜室压力增高至一定程度时，可导致桡动脉、尺动脉受压，进而引发手部缺血、坏死。出现此种情况时，应尽快行外科手术治疗。

股动脉穿刺的主要并发症包括以下几点。①穿刺处出血或血肿:对经股动脉穿刺者,采取正确压迫止血方法(压迫动脉不压迫静脉)后,嘱患者保持术侧下肢于伸直位,咳嗽及用力排便时压紧穿刺点,观察术区有无出血、渗血或血肿,必要时给予重新包扎并适当延长肢体制动时间。②腹膜后出血或血肿:常表现为低血压、贫血貌、血细胞比容降低>5%,腹股沟区疼痛、腹痛、腰痛、穿刺侧腹股沟区张力高和压痛等,一旦确诊,就应立即给予输血等处理,否则可导致失血性休克。③假性动脉瘤和动静脉瘘:多在鞘管拔除后1~3天内形成,前者表现为穿刺局部出现搏动性肿块和收缩期杂音,后者表现为局部连续性杂音,一旦确诊,就应立即进行局部加压包扎,如不能愈合,则可行外科修补术。④穿刺动脉血栓形成或栓塞:可引起动脉闭塞,产生肢体缺血,术后应注意观察双下肢足背动脉搏动情况,皮肤颜色、温度、感觉改变,下床活动后肢体有无疼痛或跛行等,若发现异常,则应及时通知医生;静脉血栓形成或栓塞可引起致命性肺栓塞,术后应注意观察患者有无突然咳嗽、呼吸困难、咯血或胸痛,需积极给予抗凝或溶栓治疗。若术后动脉止血压迫和包扎过紧,则可使动、静脉血流严重受阻而形成血栓。

3)低血压:多为拔除鞘管时伤口局部加压后引发血管迷走反射所致。备好利多卡因,协助医生在拔除鞘管前给予局部麻醉,以减轻患者的疼痛感。备齐阿托品、多巴胺等抢救药品,连接心电、血压监护仪,除颤仪床旁备用,密切观察心率、心律、呼吸、血压变化,以及早发现病情变化。迷走反射性低血压常表现为血压下降伴心率减慢、恶心、呕吐、出冷汗,严重时心跳停止。一旦发生,就应立即报告医生,并积极配合处理。此外,静脉滴注硝酸甘油时,应使用微量泵控制速度,并监测血压。

4)心肌梗死:由病变处急性血栓形成所致。术后要注意观察患者有无胸闷、胸痛症状,并注意有无心肌缺血的心电图表现和心电图的动态变化情况。

5)尿潴留:多由经股动脉穿刺后患者不习惯床上排尿所致。护理措施:①术前训练床上排尿;②做好心理疏导,解除床上排尿时的紧张心理;③诱导排尿,如听流水声、吹口哨、用温水冲洗会阴部等;④以上措施均无效时可行导尿术。

6)造影剂不良反应:少数患者注入造影剂后可出现皮疹、畏寒甚至寒战,经使用地塞米松后可缓解;部分患者可发生急性肾损伤,严重过敏反应罕见。术后经静脉或口服补液,可起到清除造影剂、保护肾功能和补充容量的作用。

(7)植入支架的患者遵医嘱口服抗血小板聚集的药物,如替格瑞洛或氯吡格雷和阿司匹林;依据病情需要给予抗凝治疗,如低分子肝素皮下注射、替罗非班静脉泵入,以预防血栓形成和栓塞而致血管闭塞和急性心肌梗死等并发症。严密观察有无出血倾向,如伤口渗血、牙龈出血、鼻出血、血尿、血便、呕血等。定期监测血小板及出、凝血时间的变化。

(8)指导患者出院后根据医嘱继续服用药物,以巩固冠状动脉介入治疗的疗效,应定期门诊随访。

(尚庆娟 丁 洁 肾 莉)

目标检测

1. 右心衰竭患者的特征性体征是( )。
   A. 水肿　　　　　　　　B. 肝大和压痛　　　　　　　C. 肝颈静脉反流征阳性
   D. 肺动脉瓣区第二心音亢进　　E. 双肺可闻及哮鸣音

参考答案

2. 患者,男,66岁。既往患冠心病10年。间断胸闷1周,1天前于夜间突然被迫坐起,频繁咳嗽,严重气急,咳大量粉红色泡沫样痰。考虑该患者发生了左心衰竭、急性肺水肿,此时给氧方式应采用( )。
   A. 高流量,20%~30%酒精湿化　　B. 低流量,30%~50%酒精湿化　　C. 高流量,10%~20%酒精湿化
   D. 低流量,10%~20%酒精湿化　　E. 持续低流量给氧

3. 患者,男,57岁,因"心前区疼痛伴胸闷1小时"入院。心电图检查示 V_1 ~ V_5 导联出现 Q 波,ST 段弓背向上抬高,

诊断为急性心肌梗死。医嘱要求应用尿激酶治疗,其目的是(　　)。

 A. 改善心肌微循环   B. 溶解冠状动脉内的血栓   C. 促进心肌能量代谢

 D. 减轻心肌前负荷   E. 增强心肌收缩力

4. 患者,男,患高血压15年,突发呼吸困难,双肺布满湿啰音,测血压220/120mmHg。对其宜选用的药物为(　　)。

 A. 呋塞米   B. 卡托普利   C. 普萘洛尔

 D. 硝苯地平   E. 硝普钠

5. 恶性高血压患者血压显著升高,其中舒张压持续升高达(　　)。

 A. ≥110mmHg   B. ≥120mmHg   C. ≥130mmHg

 D. ≥140mmHg   E. ≥150mmHg

6. 患者,女,46岁。有慢性风湿性心脏病二尖瓣狭窄病史。近日来,轻度活动即感心悸、气促。该患者最常受累的心脏瓣膜为(　　)。

 A. 肺动脉瓣   B. 主动脉瓣   C. 主动脉瓣及肺动脉瓣

 D. 二尖瓣   E. 三尖瓣

7. 扩张型心肌病患者心脏结构最基本的改变是(　　)。

 A. 室间隔肥厚   B. 心室容积变小   C. 单侧或双侧心腔扩大

 D. 右心室流出道梗阻   E. 心尖部肥厚

8. 一患者因呼吸困难就诊,查体提示颈静脉怒张,心浊音界向两侧增大,心音遥远。考虑为大量心包积液。为明确诊断,迅速且可靠的检查方法是(　　)。

 A. 心电图检查   B. X线检查   C. 心包穿刺

 D. 心包镜   E. 超声心动图检查

9. 一患者因"感染性心内膜炎"入院,超声检查提示二尖瓣有一大小约为10mm×10mm的赘生物,对其最应预防和关注的是(　　)。

 A. 心力衰竭   B. 肺部感染   C. 出血

 D. 深静脉血栓   E. 动脉栓塞

10. 患者,男,50岁,诊断为梗阻性肥厚型心肌病入院。护士应指导患者避免使用(　　)。

 A. 氢氯噻嗪   B. 硝酸甘油   C. 阿替洛尔

 D. 美托洛尔   E. 硝苯地平

第四章　消化系统疾病患者的护理

思维导图

学习目标

素质目标:具有高尚的职业道德,尊重、关心和爱护患者;形成认真负责、虚心好学的工作态度。

知识目标:掌握消化系统疾病患者常见症状、体征及护理,胃炎、消化性溃疡、胃癌、肝硬化、肝癌、肝性脑病、急性胰腺炎、溃疡性结肠炎、肠结核、结核性腹膜炎、上消化道出血等患者的临床表现、护理诊断/问题、护理措施与健康指导;熟悉消化系统的解剖结构和生理功能,消化系统常见疾病及其病因和治疗要点;了解消化系统常见疾病的发病机制和辅助检查。

能力目标:能正确评估消化系统疾病患者的病情,完成护理评估记录;能进行腹腔穿刺术、肝穿刺活组织检查等的配合和护理;能对胃镜检查、肠镜检查、^{13}C 或 ^{14}C 尿素呼气试验等检查进行相关护理;能够运用护理程序对患者实施整体护理。

第一节　消化系统概述

消化系统疾病主要为消化道和消化腺的器质性和功能性疾病,是临床常见病和多发病。病变既可局限于消化系统,也可累及其他系统,其他系统或全身疾病也可引起消化系统疾病或症状。消化系统疾病种类多,且以急重症、恶性肿瘤多见。在诊疗手段方面,消化系统内镜技术的发展为消化系统疾病的诊断和治疗带来了革命性改变。

课件

一、消化系统的结构和生理功能

消化系统主要由消化道、消化腺以及腹膜、肠系膜、网膜等脏器构成。消化道包括口腔、咽、食管、胃、小肠和大肠;消化腺主要包括唾液腺、肝脏、胰腺等。消化系统的主要功能是消化和吸收营养物质及排泄废物等(图4-1)。

1.食管　为连接咽和胃的通道,全长约25cm,为一肌性中空管道,管壁由黏膜层、黏膜下层和肌层组成,没有浆膜层。其功能是把来自口、咽的食物和唾液输送到胃,并具有防止胃内容物反流和作为胃内压力增高时的出口的作用。食管下括约肌(lower esophageal sphincter,LES)是食管下端 3～4cm 长的环形肌束。正常人静息时食管下括约肌的压力为 10～30mmHg,此高压带可防止胃内容物反流入食管,其功能失调可引起反流性食管炎和贲门失弛缓症。肝硬化致门静脉高压时会引起食管下段静脉曲张,破裂时常出现上消化道出血甚至大出血。

2.胃

(1)胃的结构:胃分为贲门部、胃底、胃体、幽门四部分。胃壁由黏膜层、黏膜下层、肌层和浆膜层组成,黏膜层内含有丰富的腺体。

(2)胃的腺体:包括以下几种。

1)壁细胞:分布在胃底和胃体,分泌盐酸和内因子。盐酸是胃液的重要成分,具有激活胃蛋白酶原和杀菌的作用。盐酸分泌过多对胃十二指肠黏膜有侵袭作用,是消化性溃疡发病的决定因素之一。内因子能协助维生素 B_{12} 被回肠末端吸收。慢性萎缩性胃炎时内因子缺乏,可发生巨幼细胞贫血。

2)主细胞:分布在胃底和胃体,分泌胃蛋白酶原。胃蛋白酶原被激活后,参与蛋白质的消化。

3)黏液细胞:分泌碱性黏液,可中和胃酸和保护胃黏膜。

4)G 细胞:分布在胃窦部,为内分泌细胞,可分泌胃泌素(促胃液素),调节胃酸、胃蛋白酶原的分泌。

☞考点提示:壁细胞分泌盐酸和内因子,内因子协助维生素 B_{12} 被吸收。

(3)胃的功能:暂时贮存食物,并通过胃蠕动将食物与胃液充分混合、液化,形成食糜,使之排入十二指肠。幽门括约肌控制着食糜进入十二指肠的速度,并阻止十二指肠液反流入胃。

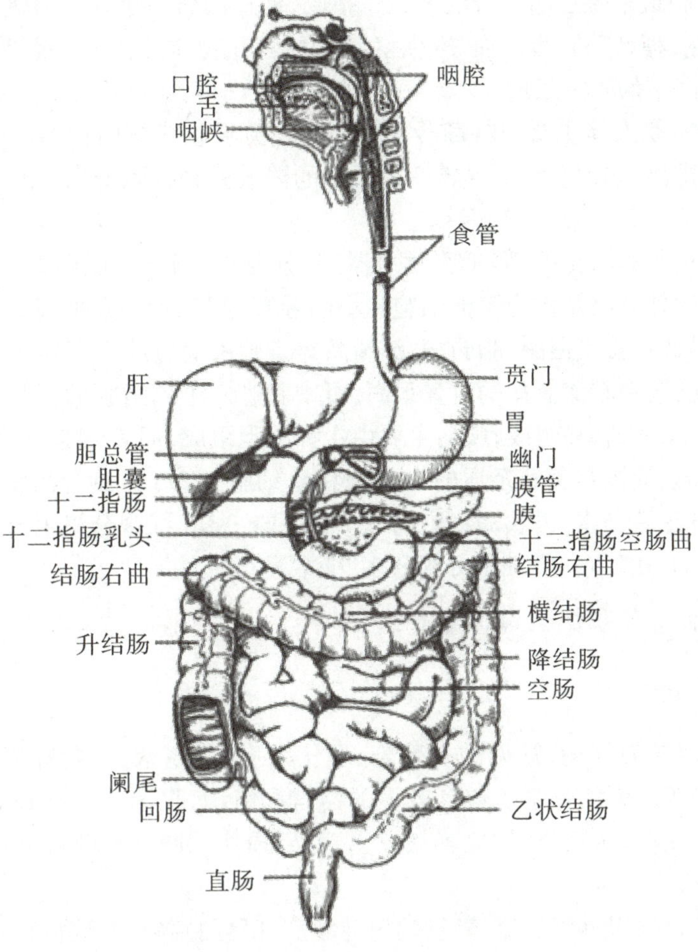

图4-1 消化系统结构简图

3.小肠

(1)小肠的结构:小肠分为十二指肠、空肠和回肠。十二指肠始于幽门,下端与空肠连接,长约25cm,呈"C"形弯曲并包绕胰头,又分为球部、降部、横部、升部。球部为消化性溃疡好发处。胆总管与胰管分别或汇合开口于降部内后侧壁十二指肠乳头,胆汁和胰液由此进入十二指肠。十二指肠升部与空肠相连,连接处被屈氏韧带固定,此处是上、下消化道的分界线。空肠为小肠中段,长约2.4m,下与回肠相连。回肠为小肠末段,长约3.6m,与结肠相连。小肠壁分黏膜层、黏膜下层、肌层和浆膜层,内有肠腺,肠腺主要分泌小肠液。

（2）小肠的功能：小肠是食物消化和吸收最重要的场所。小肠具有极大的吸收面积，食物在其中停留时间长（3～8小时），消化酶（胰液、胆汁、小肠液）含量多、种类齐，能对食物进行比较完全的消化、吸收。

4.大肠　包括盲肠及阑尾、结肠、直肠三部分，全长约1.5m。大肠的主要功能是吸收水分和盐类，并为食物残渣提供暂时的贮存场所。大肠内的细菌含有能分解食物残渣的酶，并能利用肠内物质合成B族维生素和维生素K。大肠腺的分泌液能保护肠黏膜和润滑粪便。

5.肝和胆　肝是人体最大的消化腺，有多种功能，由门静脉和肝动脉双重供血。其75%的血液供应来自门静脉，主要收集来自腹腔内脏的血流，血液中含有从胃肠道吸收的营养物质和有害物质，它们将在肝内进行物质代谢或被解毒；25%的血液供应来自肝动脉，血液中含氧丰富，是肝脏耗氧的主要来源。肝脏的主要功能如下。

（1）分泌胆汁：由胆道系统运输和排泄至十二指肠，促进脂肪在小肠内消化、吸收。

（2）参与物质代谢：糖、脂肪、蛋白质、维生素等多种营养物质的代谢都需要肝脏的参与。肝是合成白蛋白和某些凝血因子的唯一场所。

（3）解毒作用：肝脏是人体主要的解毒器官。一些肠道吸收或体内代谢产生的有毒物质，要经肝脏处理失毒或减毒后排出，如把有毒的氨转变成无毒的尿素后经肾脏排出。肝还可灭活激素，如雌激素、醛固酮、抗利尿激素（ADH）在肝脏灭活。

6.胰腺　为一个重要的消化腺，属于腹膜后器官，分为头、颈、体、尾四部。胰腺分为外分泌腺和内分泌腺两部分。胰的外分泌结构为腺泡细胞和小的导管管壁细胞，分泌胰液，腺管是胰液排出的通道。胰液中含有碳酸氢钠、胰蛋白酶、脂肪酶、淀粉酶等。胰液通过胰腺管排入十二指肠，有消化蛋白质、脂肪和糖的作用；胰液中碳酸氢盐的含量很高，可中和进入十二指肠的胃酸，保护肠黏膜。内分泌腺由大小不同的细胞团——胰岛组成，胰岛主要由4种细胞组成，即A细胞、B细胞、D细胞、PP细胞。胰岛中央聚集着B细胞，周围覆盖着杂居的A细胞和D细胞。①A细胞分泌胰高血糖素，约占胰岛细胞的20%；②B细胞分泌胰岛素，占胰岛细胞的60%～70%；③D细胞分泌生长激素释放抑制激素（生长抑素），占胰岛细胞的10%；④PP细胞分泌胰多肽，数量很少。

☞**考点提示**：胰岛B细胞分泌胰岛素。

二、消化系统常见疾病

消化系统疾病病因较为复杂，常见的有感染、理化因素、代谢紊乱、营养障碍、自身免疫、变态反应、遗传和医源性因素等。因消化系统包含较多的器官和组织，且消化道与外界相通，黏膜可直接接触病原微生物、有毒物质、致癌物质等，故容易发生感染、损伤、肿瘤等疾病。以下为根据病变部位列出常见的消化系统疾病。

1.食管疾病　食管炎、胃食管反流病、贲门失弛缓症、门静脉高压所致食管静脉曲张、食管癌等。

2.胃部疾病　急性胃炎、慢性胃炎、胃溃疡、胃息肉、胃的良性和恶性肿瘤、急性胃扩张、幽门梗阻等。

3.十二指肠疾病　十二指肠炎、十二指肠溃疡、十二指肠憩室、十二指肠淤滞症、外伤、肿瘤等。

4.小肠疾病　急性肠炎、急性出血坏死性肠炎、肠结核、肠梗阻、克罗恩病、肿瘤等。

5.大肠疾病　阑尾炎、结肠炎、大肠息肉、肠易激综合征、痢疾、结肠癌、直肠癌等。

6.肝脏疾病　病毒性肝炎、肝硬化、脂肪性肝病、肝豆状核变性、肝脓肿、原发性肝癌等。

7.胆道疾病　胆石症、胆管感染、胆囊息肉、胆道蛔虫症，以及胆道的良、恶性肿瘤等。

8.胰腺疾病　急性胰腺炎、慢性胰腺炎、胰腺癌等。

9.其他消化系统疾病　肠扭转、肠套叠、肠系膜淋巴结炎、肠系膜血管缺血性疾病、急性腹膜炎、慢性腹膜炎、腹膜转移癌等。

第二节 消化系统疾病患者常见症状及体征的护理

🔍 **案例导学**

课件

患者,男,57 岁,因"饮酒后上腹部疼痛,伴恶心、呕吐 2 小时"入院。

身体评估:体温 37.2℃,脉搏 88 次/分,呼吸 20 次/分,血压 127/78mmHg。意识清醒,上腹部压痛,无腹肌紧张和反跳痛,无移动性浊音。

辅助检查:血白细胞计数 11.8×10^9/L,中性粒细胞占比 86%;血淀粉酶 1326U/L,尿淀粉酶 755U/L。拟诊断为"急性胰腺炎"。

请思考:

1. 该患者存在哪些护理问题?

2. 针对该患者主要的护理措施有哪些?

一、恶心与呕吐

恶心是上腹部不适、紧迫欲吐的感觉,可伴有迷走神经兴奋表现,如皮肤苍白、出汗、流涎、血压降低及心动过缓等。呕吐是由于胃的强烈收缩迫使胃或部分小肠的内容物经食管、口排出体外的现象。恶心与呕吐可单独发生,但多数患者先有恶心,继而呕吐。引起恶心与呕吐的常见病因有:①胃肠道功能紊乱;②胃炎、消化性溃疡、胃癌、幽门梗阻等;③肝、胆囊、胆管、胰腺、腹膜的炎症病变;④肠梗阻;⑤消化系统以外的疾病也可引起呕吐,如脑炎、脑膜炎、脑肿瘤、脑出血、颅脑外伤、梅尼埃病、内耳迷路炎、甲状腺功能亢进、尿毒症等。

【护理评估】

1. 健康史 注意询问恶心与呕吐发生的时间、频率、原因或诱因,与进食的关系;观察呕吐的特点及呕吐物的性质、量,呕吐时是否伴有腹痛、腹泻、发热、头痛、眩晕等症状;精神有无异常,如焦虑、抑郁等。

(1)上消化道出血呕吐物常呈咖啡色或鲜红色。

(2)消化性溃疡并发幽门梗阻者呕吐多发生在餐后,量多且含酸性发酵宿食。

(3)低位肠梗阻者的呕吐物常带有粪臭味。

(4)急性胰腺炎者可出现频繁呕吐,且内容物常带有胆汁。

(5)呕吐频繁及量多者可引起水、电解质及酸碱平衡紊乱;长期呕吐伴厌食者可引起营养不良;意识障碍患者呕吐时易发生误吸,导致窒息、肺部感染等。

2. 身体评估 注意评估患者的生命体征、意识、营养情况、有无失水表现等。注意有无腹胀、腹痛、压痛、反跳痛、腹肌紧张等,以及肠鸣音是否正常。

3. 辅助检查 必要时进行呕吐物毒物分析或细菌培养等检查,对呕吐频繁且量大者注意进行水、电解质和酸碱平衡检查。

4. 心理-社会资料 注意患者的精神状态,如有无烦躁不安、焦虑、抑郁甚至恐惧等负性情绪,以及呕吐是否与精神因素有关等。

【护理诊断/问题】

1. 有体液不足的危险 与大量呕吐导致体液丢失有关。

2. 活动耐力下降 与频繁呕吐导致失水、电解质丢失有关。

3. 焦虑 与频繁呕吐不能进食有关。

4. 有窒息的危险 与呕吐物吸入呼吸道有关,特别是意识障碍患者。

【护理措施】

1. 休息与体位 协助患者进行日常活动,发生呕吐时应帮助患者坐起或侧卧,仰卧位时将头应偏向一侧,防止误吸。告诉患者改变体位时有可能发生直立性低血压,出现头晕、心悸等不适症状,因而起身时动作要缓慢。及时做好口腔护理,更换污染衣物、被褥,开窗通风,以去除异味。

2. 饮食护理 呕吐较轻者选择清淡、易消化、少渣饮食,避免摄入产气多的食物,如豆制品、红薯、黄豆等。频繁呕吐者应暂禁食,待病情稳定后,应进食含钾丰富的食物,如香蕉、橘子、香菇等。

3. 病情观察

(1)监测患者生命体征:定时测量和记录患者的生命体征,直至平稳。大量呕吐致血容量不足时,可发生心动过速、血压下降、呼吸急促,容易产生直立性低血压。

(2)观察患者失水征象:准确测量和记录患者每日液体出、入量,尿比重和体重。轻度失水者可出现口渴、乏力、皮肤及黏膜干燥、弹性减低、尿量减少和尿比重增高;重度失水者可出现烦躁不安、意识不清甚至昏迷等表现。

(3)观察患者呕吐情况:观察患者呕吐的特点,记录呕吐的次数,呕吐物的性质、量、颜色和气味等,并动态监测患者的电解质、酸碱平衡状态。

4. 对症护理 积极补充水、电解质。呕吐较轻者,可选择口服补液盐;呕吐严重者,暂禁饮食,遵医嘱使用止吐药物,采取静脉输液。

5. 心理护理 关心患者,通过与患者及其家属沟通,了解其心理状态。耐心解答患者及其家属提出的问题,向患者解释精神紧张不利于呕吐的缓解,还会影响食欲和消化功能,指导患者采用放松心情的方法如下。①转移注意力:如听轻音乐、阅读喜爱的文章等。②深呼吸法:用鼻吸气,然后张口缓慢呼气,反复进行。

二、腹痛

临床上一般将腹痛按起病急缓、病程长短分为急性与慢性腹痛。急性腹痛多数因腹腔脏器的急性炎症、扭转或破裂,空腔脏器梗阻或扩张,腹腔内血管阻塞等引起;慢性腹痛常因腹腔脏器的慢性炎症、消化性溃疡、胃肠神经功能紊乱、肿瘤压迫和浸润等引起。此外,其他系统病变也可以引起腹痛,如急性心肌梗死、泌尿系统疾病、下叶肺炎等。

【护理评估】

1. 健康史 注意评估腹痛发生的原因及诱因,起病快慢,腹痛部位、性质、程度、持续时间等,腹痛与进食、体位、活动的关系;有无恶心与呕吐、腹泻、发热、呕血、便血等伴随症状;疼痛缓解方式;有无紧张、焦虑等心理反应。

不同疾病引起的腹痛特点不一样。如胆囊炎疼痛常为右上腹隐痛不适;胆道蛔虫症腹痛为突发剑突下阵发性钻顶样剧烈疼痛;胃、十二指肠疾病腹痛多为中上腹隐痛、灼痛或不适感;小肠疾病腹痛多在脐部或脐周;升结肠、降结肠病变疼痛多在腹部一侧;乙状结肠病变常引起左下腹部及下腹部疼痛;阑尾炎表现为转移性右下腹疼痛;急性胰腺炎常出现上腹部持续性钝痛、钻痛或绞痛,并可向腰背部呈带状放射;急性弥漫性腹膜炎表现为全腹疼痛、腹肌紧张、压痛、反跳痛。

👉 **考点提示**:胆囊炎右上腹痛、阑尾炎转移性右下腹疼痛。

2. 身体评估 注意评估生命体征、神志、神态、体位、营养状况及体征。对腹痛伴黄疸者,需考虑肝脏、胆道、胰腺等疾病;对腹痛伴休克者,需考虑腹腔脏器破裂、急性胃肠穿孔、急性出血坏死性胰腺炎、急性心肌梗死、重症肺炎等疾病。

3. 辅助检查 根据病情的需要选择相应的实验室检查,必要时可行超声检查、X线检查、消化道内镜检查等。

4. 心理-社会资料 疼痛可使患者出现紧张、焦虑情绪,而紧张、焦虑情绪反过来又会加重疼痛。

【护理诊断/问题】

1. 疼痛:腹痛 与腹腔脏器或腹腔外脏器的炎症、缺血、肿瘤、溃疡、梗阻或功能性疾病有关。

2. 焦虑 与剧烈腹痛、反复或持续腹痛不易缓解有关。

【护理措施】

1. 休息与体位 疼痛严重的患者应卧床休息、采取舒适体位,以减轻疼痛,减少疲劳和体力消耗。加强巡视,随时了解和满足患者的需要。对烦躁不安的患者应采取相应的措施,防止坠床等意外发生。

2. 用药护理 应根据患者疼痛的严重程度和性质合理选择止痛药物。急性腹痛患者诊断不明确时,一般不使用镇痛药物,以免掩盖症状,延误病情。

3. 对症护理 教会患者采用非药物止痛方法,减轻紧张、焦虑情绪,提高疼痛的阈值和对疼痛的控制感。常用的方法包括以下几种。

(1)行为疗法:指导式想象,采用一个人对某个特定事物的想象而达到特定正向效果,如回忆一些有趣的往事可转移注意力,从而减轻疼痛;听轻音乐、和他人聊天、看书、做深呼吸等也有助于减轻疼痛。

(2)局部热疗法:除急腹症外,可对疼痛部位用热水袋热敷,以解除肠道痉挛而缓解疼痛。

(3)其他:针灸、理疗等减轻疼痛。

4. 心理护理 疼痛发作时护士可以对患者讲解疾病的相关知识,或进行心理疏导和转移注意力,从而消除患者紧张、恐惧和焦虑的情绪。

三、腹泻

正常人排便习惯多为每天1次,亦有人每天2或3次或每2~3天1次,如果粪便性状无异常,则均属正常。腹泻是指排便次数多于平日习惯的频率,粪质稀薄,粪便性状改变。腹泻多数系肠道疾病引起,药物、过敏、全身性疾病和心理因素等亦可引起。

根据病理生理机制,腹泻可分为4种,但腹泻的发生可为多种机制共同作用的结果。①渗透性腹泻:肠腔内存在大量高渗食物或药物,导致肠腔内渗透压升高,体液大量进入肠腔所致。禁食后腹泻减轻或缓解。②分泌性腹泻:肠黏膜受到刺激而致水、电解质分泌过多或吸收障碍,导致分泌吸收失衡,引起腹泻,每天大便量大于1L,为水样便无脓血,pH多为中性或碱性。禁食48小时后腹泻仍存在,大便量仍大于500mL/d。③渗出性腹泻:肠黏膜发生炎症、溃疡等病变时,完整性受到破坏,大量体液渗出到肠腔导致腹泻,大便含渗出液或血液。④动力异常性腹泻:肠蠕动亢进,肠内容物快速通过肠腔,与肠黏膜接触时间过短,影响消化和吸收,水、电解质吸收减少,粪便不成形或呈水样便,不带渗出物或血液,常伴有肠鸣音亢进或腹痛。

【护理评估】

1. 健康史

(1)急性腹泻:由食物中毒、急性传染病、肠道变态反应性疾病及化学药品等所致。

(2)慢性腹泻:由慢性肠道感染、消化吸收功能障碍、肠道肿瘤、慢性萎缩性胃炎、胃空肠吻合术后、慢性肝炎、肝硬化、慢性胆囊炎和胰腺炎等所致。

2. 身体状况

(1)大便的次数、性状、颜色、量及气味:询问患者排便的次数,粪便中是否伴有黏液脓血,每次排便的量。小肠病变引起的腹泻粪便呈糊状或水样,可含有未完全消化的食物成分,大量水泻易导致脱水和电解质丢失,部分慢性腹泻患者可发生营养不良。大肠病变引起的腹泻粪便可含脓、血、黏液,病变累及直肠时可出现里急后重。

(2)腹泻持续的时间、诱因及规律:急性腹泻持续时间短,腹泻持续超过1个月为慢性腹泻。急性胃肠炎多有不洁饮食史,进食某些食物后24小时内可发生腹泻。溃疡型肠结核、慢性结肠炎及结肠癌,可腹泻与便秘交替出现。神经症引起的腹泻发生在进食后1小时左右。

(3)伴随症状:具体如下。

1)腹泻是否伴有腹痛、里急后重感:直肠和乙状结肠病变(如痢疾、结肠癌等)患者可有下腹或左下腹持续性疼痛,多有里急后重感;小肠病变时腹痛多在脐周,呈间歇性阵发性绞痛,无里急后重感。

2)腹泻时可伴其他消化系统症状,如食欲不振、呕吐、肛门疼痛。

3)严重腹泻时可伴有脱水、电解质紊乱、周围循环衰竭等。

【护理诊断/问题】

1. 腹泻 与肠道疾病及全身疾病有关。

2. 有液体不足的危险 与大量腹泻引起失水有关。

【护理措施】

1. 减轻不适感

(1)措施:腹泻者卧床休息,避免精神紧张,注意腹部保暖。排便次数较多、肛门刺激较明显者,排便后应用温水清洗肛周,保持清洁干燥,涂凡士林或皮肤保护油,以保护肛周皮肤,促进损伤处愈合。同时还应保持身体、衣物、病床的清洁。

(2)减轻心理不安和恐惧:向患者解释情绪、运动与肠道活动的关系,指导患者做放松训练。

2. 指导合理饮食 饮食以少渣、易消化食物为主,避免生冷、多纤维、味道浓烈的刺激性食物。急性腹泻应根据病情和医嘱,给予禁食、流质、半流质或软食。

3. 协助治疗 腹泻的治疗以病因治疗为主。应用止泻药时,注意观察患者的排便情况,若腹泻得到控制,则应及时停药。对严重肠道感染者应严格隔离消毒,填报传染病卡。如电解质丢失过多时,则应根据血液检测指标通过静脉输液及时补充。对老人、儿童应注意防止因输液过快而引起循环负荷过重。

四、嗳气

嗳气是指气体自消化道经口排出的过程,气流经咽喉时发出声响,有时伴特殊气味,俗称"打饱嗝",多提示食管和胃肠道内气体较多。频繁嗳气与饮用碳酸类饮料、进食过多产气类食物、精神压力、进食过快等有关,也可见于功能性消化不良、胃十二指肠溃疡、胃炎、胃食管反流病、食管裂孔疝、胆道疾病等。

五、便秘

便秘指排便频率减少,1周内排便次数少于3次,排便困难,大便干结、数量少,便后仍感便意。当便秘持续超过12周时,为慢性便秘。引起便秘的常见原因有:①不良饮食和生活方式,如食量少、摄入蔬菜水果及饮水少,久坐、卧床致肠道动力不足,不良的排便习惯等;②社会和精神因素,如人际关系紧张、突发事件、生活规律改变、焦虑抑郁等；③肠道疾病，如外伤、炎症性肠病、肠道良恶性肿瘤、肠吻合术后狭窄、肛裂、痔疮等；④肠外因素，如糖尿病、甲状腺功能减退、脑梗死、截瘫、脑萎缩、药物（抗胆碱类药物、镇静剂、钙通道阻滞剂等）影响、硬皮病等。

六、黄疸

由于血清中胆红素浓度增高，使巩膜、皮肤、黏膜以及其他组织和体液发生黄染的现象，称为黄疸。正常血清中胆红素浓度小于 $17.1\mu mol/L$，其中结合胆红素浓度小于 $3.42\mu mol/L$，非结合胆红素浓度为 $1.70\sim13.68\mu mol/L$。当胆红素浓度在 $17.1\sim34.2\mu mol/L$ 时，临床上不易觉察黄疸，称为隐性黄疸；当胆红素浓度超过 $34.2\mu mol/L$ 时出现的黄疸，称为显性黄疸。

【护理评估】

1. 健康史

（1）肝细胞性黄疸：常见于病毒性肝炎、胆硬化、中毒性肝炎等。

（2）溶血性黄疸：常见于溶血性疾病、败血症、血型不合输血反应及毒蛇咬伤等。

（3）阻塞性黄疸：常见于胆石症、胆囊炎、胰头癌、胆汁性肝硬化及胆道蛔虫症等。

2. 身体状况

（1）黄疸发生的急缓、部位及色泽：急骤出现的黄疸见于急性肝炎、胆囊炎、胆石症和大量溶血等。黄疸在巩膜和软腭较早出现，颜面及前胸次之。溶血性黄疸常为淡黄色（浅柠檬色）；急性肝细胞性黄疸多为金黄色；胆汁淤积引起的黄疸为暗黄色，严重时为黄绿色。

（2）伴随症状：具体如下。

1）急性病毒性肝炎：常伴食欲不振、恶心、呕吐、肝区轻度胀痛等。

2）癌症：体重减轻或恶病质等。

3）胆石症：常伴有发热、寒战、全身酸痛、右上腹阵发性绞痛等。

4）阻塞性黄疸：常伴有脂肪性腹泻、白陶土样便、皮肤瘙痒及出血倾向等。

5）其他：肝细胞性黄疸、阻塞性黄疸时尿色加深，甚至呈浓茶样。患者常因巩膜、体表发黄而产生病情严重的预感，进而心情抑郁。

> 👁 **考点提示**：阻塞性黄疸大便变浅或白陶土样便。

【护理诊断/问题】

1. 有皮肤完整性受损的危险 与胆汁淤积性黄疸致皮肤瘙痒有关。

2. 自我形象紊乱 与黄疸所致外形改变有关。

【护理措施】

1. 病情观察 注意患者的尿色、便色和皮肤、巩膜黄染的动态变化，伴随症状、诱因或病因有无消除，已采取哪些治疗措施，效果如何等。

2. 给予心理支持 卧床休息，注意姿势调整，避免负性语言刺激。向患者解释有关黄疸的知识及注意事项，鼓励患者树立信心，度过黄疸期。

3. 饮食护理 饮食宜清淡、易消化、含丰富维生素；蛋白质供应视肝功能情况而定，忌烟、酒。若胆道阻塞患者脂溶性维生素吸收不足，则可由肌内注射补充。

4. 皮肤护理 对皮肤瘙痒者应注意清洁，睡前洗温水浴，局部可擦炉甘石洗剂等止痒剂；对严重瘙痒者，给予 $2\%\sim3\%$ 碳酸氢钠溶液外涂，并遵医嘱服用氯苯那敏、异丙嗪等；剪短指甲，以免抓破皮肤。

5.保持大便通畅 对因严重肝脏疾病引起的黄疸,有肝性脑病倾向的患者,应嘱其养成定时排便的习惯,防止因便秘造成毒素的产生和吸收增加而使病情加重。

七、呕血与黑便

当上消化道出血时,胃内或反流入胃内的血液经口腔呕出,称为呕血。血液流入肠道,血红蛋白中的铁质在肠道经硫化物作用,形成黑色硫化铁,随大便排出,即形成黑便,呈柏油样黑便,黏稠而发亮。如呕血呈棕褐色咖啡渣样,则表明血液在胃内停留时间长,经胃酸作用形成酸性血红蛋白。上消化道大量出血均有黑便,但不一定有呕血。出血部位在幽门以上者常兼有呕血,但出血量小、速度慢者多无呕血;出血部位在幽门以下者多表现为黑便,若出血量大、速度快,则也可引起呕血。食入动物血、大量绿色蔬菜,服用铁剂、铋剂、某些中草药等,也可使粪便呈黑色,应注意鉴别。

【护理评估】

1.健康史 了解有无以下病因。

(1)食管疾病:如食管炎、食管癌等。

(2)胃、十二指肠疾病:如消化性溃疡、急性胃炎、胃黏膜脱垂、胃癌等。

(3)肝脏疾病:如肝硬化所致的食管胃底静脉曲张破裂等。

(4)胆道和胰腺疾病:如胰腺炎、胆道肿瘤等。

(5)其他:如血液病、尿毒症、应激性溃疡等。

2.身体状况 主要通过询问患者的自我感受,对呕吐物、粪便的直接观察,以及检查患者身心状况,结合纤维胃镜等检查资料进行评估。

(1)发作诱因:患者最近的饮食情况,有无服用可能诱发出血的药物史,有无工作及心理压力、严重的全身性疾病等。

(2)呕血和黑便的形状、颜色和量:呕血的颜色取决于出血的量和速度。若为少量而缓慢的出血,则呕出的血液常呈暗褐色或咖啡色。若为大量而快速的出血,则呕出的血液为鲜红色。出现呕血说明胃内积血量达 250~300mL。一次出血达 5~10mL 时,粪便外观无异常,隐血试验可呈阳性;出血量达 50mL 以上时,可产生柏油样黑便,黏稠而发亮。

> ☞**考点提示:**上消化道出血达 5~10mL 时隐血试验可呈阳性,50mL 以上可产生柏油样黑便,胃内积血量达 250~300mL 可出现呕血。

(3)伴随症状::①常有恐惧、焦虑等情绪反应;②胃部胀痛不适、肠鸣音活跃;③头晕、心悸、晕厥等;④血压下降、脉搏细速、面色苍白、尿量减少及四肢湿冷等;⑤原有疾病加重。

【护理诊断/问题】

1.体液不足 与上消化道大量出血有关。

2.恐惧 与上消化道大量出血对生命及自身健康带来威胁有关。

3.有窒息的危险 与呕出血液反流入气管有关。

【护理措施】

详见本章第十二节的相关内容。

第三节 胃 炎

案例导学

患者,男,66 岁,1 年前自觉上腹部隐痛不适,伴腹胀、反酸、嗳气、恶心与呕吐等消化不良表现。

身体评估:体温 36.9℃,脉搏 82 次/分,呼吸 18 次/分,血压 122/81mmHg;意识清楚,呈慢性病容,腹部平软,上腹部及右上腹有轻度压痛,无反跳痛及肌紧张。

请思考:

1. 该患者目前最主要的护理问题是什么?

2. 为减轻腹痛,针对该患者可采取哪些护理措施?

胃炎是指各种病因引起的胃黏膜炎症反应,常伴有上皮细胞的损伤和再生,是最常见的消化系统疾病之一。根据临床表现和病理生理变化,可将胃炎分为急性胃炎、慢性胃炎和特殊类型胃炎 3 类。这里重点介绍急性胃炎和慢性胃炎。

一、急性胃炎

急性胃炎(acute gastritis)是指各种病因引起的急性胃黏膜炎症,临床上常急性发病,主要表现为上腹部症状,主要病理改变为胃黏膜充血、水肿、糜烂和出血,病变可局限于胃窦、胃体或弥漫分布于全胃。急性胃炎可分为急性单纯性胃炎、急性糜烂性胃炎、急性腐蚀性胃炎等。

【病因与发病机制】

1. **药物** 最常引起胃黏膜炎症的药物是 NSAID,如阿司匹林、吲哚美辛等,可能是由这些药物通过抑制前列腺素的合成,削弱了前列腺素对胃黏膜的保护作用所致。此外,抗肿瘤药、铁剂和氯化钾等可破坏黏膜屏障,引起胃黏膜糜烂。

2. **应激** 包括各种严重的脏器疾病、严重创伤、大面积烧伤、大手术、颅脑病变、休克以及精神心理因素等。烧伤所致者,称 Curling 溃疡。应激的生理性代偿功能不足以维持胃黏膜微循环的正常运行,造成黏膜缺血、缺氧、黏液分泌减少和局部前列腺素合成不足,导致胃黏膜屏障破坏和 H^+ 弥散进入黏膜,引起胃黏膜糜烂和出血。

3. **其他** 长期大量饮酒、急性感染、胃内异物、胆汁和胰液反流以及肿瘤放、化疗后的物理性损伤,均可导致急性胃炎。某些细菌、病毒或其毒素、胰液和胆汁中的胆盐等,可造成胃黏膜损伤;酒精具有亲脂和溶脂性能,可破坏胃黏膜屏障,引起上皮细胞损害、黏膜出血和糜烂。

【临床表现】

轻症患者可无症状。有症状者常有上腹部不适或疼痛、腹胀、恶心、呕吐和食欲不振等。急性糜烂出血性胃炎可引起呕血和(或)黑便。体检时,上腹部可有不同程度的压痛。

【辅助检查】

1. **粪便检查** 粪便隐血试验呈阳性。

2. **胃镜检查** 为诊断的主要依据,一般在出血后 24~48 小时内进行,称为急诊胃镜检查。镜下可见胃黏膜多发性糜烂、出血灶和浅表溃疡,表面附有黏液和炎性渗出物。

【诊断要点】

若既往有服用 NSAID 或酗酒等情况,出现上腹部反复发作的隐痛不适,伴恶心、呕吐等,上腹部有轻度压痛,粪便隐血试验呈阳性,胃镜显示胃黏膜糜烂、出血和水肿,则可诊断为急性胃炎。

【治疗要点】

针对病因和原发疾病采取防治措施。

1.药物引起者 立即停药,遵医嘱服用 H₂受体拮抗剂、质子泵抑制剂等,抑制胃酸分泌;服用硫糖铝和米索前列醇等,可保护胃黏膜。

2.应激溃疡者 在积极治疗原发病的同时,给予抑制胃酸分泌或具有胃黏膜保护作用的药物;上消化道大出血时,采取综合性抢救治疗措施。

二、慢性胃炎

慢性胃炎指各种病因引起的胃黏膜慢性炎症。幽门螺杆菌(Hp)感染是主要病因。临床上将慢性胃炎分为非萎缩性胃炎(又称浅表性胃炎)、萎缩性胃炎、特殊类型胃炎 3 类。慢性萎缩性胃炎又可分为多灶萎缩性胃炎和自身免疫性胃炎 2 类。慢性非萎缩性胃炎无胃黏膜萎缩性改变,胃黏膜层以淋巴细胞和浆细胞浸润为主。慢性萎缩性胃炎的胃黏膜发生萎缩性改变,常伴肠上皮化生。多灶萎缩性胃炎发病与幽门螺杆菌感染密切相关,自身免疫性胃炎发病与自身免疫相关。特殊类型胃炎(如感染性胃炎、化学性胃炎等)少见。

【病因与发病机制】

慢性胃炎的病因尚未完全阐明,目前认为的主要病因有以下几方面。

1.Hp 感染 为慢性胃炎最主要的病因。Hp 经口进入胃内,部分可被胃酸杀灭,部分则附着于胃窦部黏液层,依靠其鞭毛穿过黏液层,定居于黏液层与胃窦黏膜上皮细胞表面,一般不侵入胃腺和固有层内。Hp 产生的尿素酶可分解尿素,产生的氨可中和反渗入黏液内的胃酸,形成有利于 Hp 定居和繁殖的局部微环境,使感染慢性化。Hp 凭借其产生的氨及空泡毒素导致胃黏膜上皮细胞损伤,并可促进上皮细胞释放炎症介质;另外,菌体细胞壁可引起自身免疫反应,多种机制可使炎症反应迁延或加重。其对胃黏膜炎症发展的转归取决于 Hp 毒株及毒力、宿主个体差异和胃内微生态环境等多种因素的综合结果。

考点提示: Hp 感染是慢性胃炎和消化性溃疡最主要的病因。

2.自身免疫 胃体壁细胞除分泌盐酸外,还分泌内因子,它能与食物中的维生素 B₁₂(外因子)结合,形成复合物,使之不被酶消化,到达回肠后,维生素 B₁₂ 被吸收。当体内出现针对壁细胞或内因子的自身抗体时,作为靶细胞的壁细胞总数减少,胃酸分泌减少,内因子不能发挥正常功能,导致维生素 B₁₂ 吸收减少,引起恶性贫血。

3.饮食和环境因素 高盐饮食,缺乏新鲜蔬菜、水果等与胃炎的发生密切相关,长期饮用浓茶、咖啡、烈酒,进食过热、过冷、粗糙的食物等,均可损伤胃黏膜。另外,Hp 感染增加了胃黏膜对环境因素损害的易感性。

4.其他 长期服用 NSAID 可直接损伤胃黏膜,并可破坏胃黏膜屏障;各种原因所致的十二指肠液反流可破坏胃黏膜屏障;部分老年人的胃黏膜小血管扭曲,小动脉壁玻璃样变性,管腔狭窄,这种胃局部血管因素所致的黏膜营养不良、分泌功能下降和屏障功能降低,可被视为老年人胃黏膜退行性改变。

慢性胃炎的主要病理改变是胃黏膜炎症、萎缩和化生。若病理改变为黏膜层以淋巴细胞和浆细胞浸润为主的慢性炎症表现,胃腺体正常,无胃黏膜萎缩性改变,则称为慢性非萎缩性胃炎(浅表性胃炎)。若有中性粒细胞浸润,则提示有活动性炎症,称为慢性活动性胃炎。病变进一步发展,引起胃黏膜固有腺体萎缩、数量减少甚至消失,胃黏膜变薄,常伴肠上皮化生,称为慢性萎缩性胃炎,化生与萎缩被视为癌前状态。若胃上皮再生或肠上皮化生过程中出现发育异常,则形成异型增生,又称不典型增生。异型增生被认为是胃癌的癌前病变。由 Hp 菌感染引起的慢性胃炎,炎症常呈弥漫性分布,但以胃窦部为主。多灶萎缩性胃炎的萎缩和肠上皮化生常呈多灶性分布,常首先发生于胃角小弯侧,逐渐累及胃窦,然后波及胃体。自身免疫性胃炎的萎缩和肠上皮化生主要局限在胃体。

【临床表现】

大多数患者无明显症状。有症状者可表现为中上腹不适、饱胀、疼痛、烧灼痛等,也可呈食欲减退、反酸、嗳气、恶心、呕吐等消化不良表现。症状的轻重与胃镜和病理组织学所见不成比例,症状常与进食或食物种类有关。少数可有少量上消化道出血。自身免疫性胃炎患者可出现明显畏食、贫血和体重减轻。体征多不明显,有时可有上腹部轻压痛。

【辅助检查】

1. 胃镜及胃黏膜活组织检查　为诊断慢性胃炎最可靠的方法。通过胃镜检查,可在直视下观察到胃黏膜病变。慢性浅表性胃炎在内镜下可见点、片状红斑,黏膜粗糙不平。慢性萎缩性胃炎在内镜下可见黏膜血管显露,黏膜呈颗粒状,色泽灰暗,皱襞细小。在胃镜下取活组织检查可明确胃炎的类型,并可检测 Hp。

考点提示:胃镜及胃黏膜活组织检查是诊断慢性胃炎最可靠的方法。

2. Hp 检测　可通过侵入性和非侵入性方法检测 Hp。非侵入性检测常用^{13}C 或^{14}C – 尿素呼气试验,患者依从性好、准确性较高,为 Hp 检测的重要方法之一,目前已广泛应用。侵入性检测主要包括快速尿素酶试验、组织学检查及细菌培养等。

3. 血清学检查　自身免疫性胃炎患者,抗壁细胞抗体、抗内因子抗体常呈阳性,血清促胃泌素水平明显升高。而多灶萎缩性胃炎患者,血清促胃泌素水平正常或偏低。

4. 胃液分析　多灶萎缩性胃炎,胃酸分泌正常或偏低;自身免疫性胃炎,胃酸常缺乏。两者胃炎的区别见表 4 – 1。

表 4 – 1　自身免疫性胃炎和多灶萎缩性胃炎的临床特点

项目	自身免疫性胃炎(A 型:胃体炎)	多灶萎缩性胃炎(B 型:胃窦炎)
病因与机制	壁细胞、内因子抗体阳性	Hp 感染
病变部位	胃体	胃窦
胃泌素水平	升高	正常或下降
胃酸分泌	显著下降	正常或下降
症状特点	贫血、维生素 B_{12} 缺乏等症状	消化不良症状
恶性贫血	有,巨幼细胞贫血(内因子减少致维生素 B_{12} 吸收障碍)	无
发病率	少见	多见

【诊断要点】

胃镜及活组织检查可确诊慢性胃炎,Hp 检测有助于明确病因。

【治疗要点】

1. Hp 相关性胃炎　目前常用的联合方案为含有铋剂的四联方案,即 1 种 PPI +2 种抗生素 +1 种铋剂,疗程 10 ~ 14 天。PPI 包括奥美拉唑、兰索拉唑、泮托拉唑、雷贝拉唑、埃索美拉唑等;铋剂包括果胶铋、枸橼酸铋钾等;抗生素包括甲硝唑、替硝唑、克拉霉素、阿莫西林、四环素、呋喃唑酮、喹诺酮类抗生素等;因为不同地区 Hp 对抗生素耐药情况不同,所以要根据当地的耐药情况合理选择抗生素治疗

Hp 相关性胃炎。

2. 十二指肠 - 胃反流 可应用硫糖铝等保护胃黏膜药及西沙必利、多潘立酮等胃动力药。

3. 胃黏膜营养因子缺乏 补充 B 族维生素,恶性贫血者需终生注射维生素 B_{12}。

4. 对症治疗 可应用 PPI 抑制胃酸,应用氢氧化铝凝胶吸附、中和胃酸,应用多潘立酮等胃动力药缓解胃动力不足引起的腹胀,应用消化酶促进消化,应用枸橼酸铋钾、硫糖铝等保护胃黏膜。

5. 癌前情况处理 在根除 Hp 的前提下,适量补充 B 族维生素、含硒药物及某些中药等。对药物不能逆转局灶中重度不典型增生,在确定没有淋巴结转移时,可在胃镜下行黏膜下剥离术,并应视病情定期随访。

【护理诊断/问题】

1. 疼痛:腹痛 与胃黏膜炎性病变有关。

2. 营养失调:低于机体需要量 与畏食、消化吸收不良等有关。

3. 焦虑 与病情反复、病程迁延有关。

4. 知识缺乏:缺乏对慢性胃炎病因和预防知识的了解。

【护理措施】

1. 休息与体位 指导患者急性发作时卧床休息,用转移注意力、做深呼吸等方法来减轻焦虑,缓解疼痛。病情缓解时,进行适当的锻炼,以增强机体抵抗力。

2. 饮食护理

(1)饮食原则:给予高热量、高蛋白、高维生素、易消化的饮食,避免摄入过冷、过热、粗糙坚硬和辛辣等刺激性食物,戒烟、酒。指导患者养成良好的饮食卫生习惯,饮食应定时定量、少量多餐、细嚼慢咽。

(2)食物选择:向患者及其家属说明合理饮食的重要性,指导患者及其家属根据病情选择易消化的食物,改善烹调技巧,软硬适中,注意食物的色、香、味的搭配,以增进患者的食欲。高胃酸患者应避免食用肉汤、鸡汤、多脂肪及酸性食物,以免引起胃酸过多;胃酸低者可用刺激胃酸分泌的食物,如食醋、山楂、肉汤、鸡汤等。

3. 病情观察 观察上腹部疼痛的部位、性质、呕吐物与大便的颜色、量、性状,监测患者的营养状况、记录实验室检查结果。

4. 对症护理 腹痛明显的患者,可用热水袋热敷胃部,以解除痉挛,减轻腹痛。指导患者避免精神紧张,采用转移注意力、做深呼吸等方法缓解疼痛。

5. 用药护理 遵医嘱应用抗生素、抑制胃酸分泌药物、胃黏膜保护剂等,注意观察药物的疗效及不良反应,详见本章第四节的相关内容。多潘立酮的不良反应较少,偶可引起惊厥、肌肉震颤等锥体外系症状,口服用药时应饭前给药。西沙必利可有腹泻、腹痛、口干等不良反应,在应用 2 周后,如果消化道症状无改善,则应停止服用。服用阿莫西林前应询问患者有无青霉素过敏史。甲硝唑可引起恶心、呕吐等胃肠道反应,可遵医嘱用甲氧氯普胺、维生素 B_{12} 等拮抗。

6. 心理护理 患者常因病情反复、病程迁延表现出烦躁、焦虑等负性情绪,而有异型增生的患者,常因担心癌变而恐惧。护士应主动安慰患者,说明本病经过正规治疗可以好转,对于异型增生,应严密随访,防止癌变,并及时进行手术治疗,使患者树立治疗信心,积极配合治疗,消除患者的焦虑、恐惧心理。

【健康教育】

1. 疾病知识指导 向患者及其家属讲解本病的病因和预后,指导患者避免诱发因素,定期到门诊复查。

2.生活指导 告知患者平时生活要有规律,保持良好的心理状态,合理安排工作和休息时间,保证充足的睡眠,避免过劳。向患者及其家属说明饮食治疗的意义,切实遵循饮食治疗的计划和原则,养成良好的饮食卫生习惯。

3.用药指导 指导患者遵医嘱按时服药,并向患者介绍药物的不良反应,如有发生,则应及时就诊。

第四节　消化性溃疡

案例导学

患者,男,47岁。因"上腹部隐痛不适4年加重2天"就诊。患者4年前开始出现上腹部胀痛,饱餐后明显,空腹时有所减轻,伴反酸、嗳气,无恶心与呕吐、黑便等。常因进食刺激性食物或饮酒后发病。

身体评估:体温36.8℃,脉搏78次/分,呼吸20次/分,血压134/88mmHg。腹平软,中上腹有压痛,无肌紧张和反跳痛,未触及肿块。

钡餐检查可见胃小弯处有一龛影。

请思考:

1.对该患者目前的临床诊断是什么?

2.该患者目前存在哪些护理问题?应如何护理?

消化性溃疡(peptic ulcer,PU)主要指发生于胃和十二指肠黏膜的慢性溃疡,即胃溃疡(gastric ulcer,GU)和十二指肠溃疡(duodenal ulcer,DU)。溃疡的形成与多种因素有关,其中胃酸/胃蛋白酶的自身消化作用是溃疡形成的基本因素。消化性溃疡是一种常见的消化系统疾病,男性多于女性,可发于任何年龄,秋冬和冬春之交易复发。临床上DU较GU多见,DU好发于青壮年,GU的发病年龄一般较DU约迟10年。

【病因】

近年来的实验和临床研究表明,Hp感染、胃酸分泌过多和胃黏膜保护作用减弱等因素是引起消化性溃疡的主要因素。其发生是由对胃、十二指肠黏膜有损害作用的侵袭因素与黏膜自身防御-修复因素之间失去平衡所致。DU的发生主要与侵袭因素增强有关,而GU的形成则主要由黏膜自身防御-修复因素减弱所致。

1.对黏膜有损伤的侵袭因素

(1)Hp感染:为消化性溃疡发病最常见的致病因素。DU患者的Hp感染率可高达90%以上,GU的Hp阳性率约为60%~90%。另一方面,Hp阳性率高的人群,消化性溃疡的发病率也较高。另外,根除Hp有助于消化性溃疡的愈合及显著降低溃疡复发。Hp引起溃疡发生的机制可能包括以下几点。①Hp-促胃泌素-胃酸学说:Hp感染可作用于胃黏膜的G细胞、D细胞、壁细胞,引起胃酸分泌增加。②十二指肠胃上皮化生学说:十二指肠胃上皮化生为Hp定植提供了条件,从而引起十二指肠炎症、黏膜屏障破坏,导致DU发生。③Hp感染可减少十二指肠碳酸氢盐分泌,导致黏膜屏障破坏,引起DU发生。④Hp感染可削弱胃黏膜屏障功能,引起GU发生。

考点提示: Hp感染是消化性溃疡的最常见病因。

(2)胃酸和胃蛋白酶:胃酸和胃蛋白酶是胃液的主要成分,是对胃和十二指肠黏膜有侵袭作用的主要因素,而胃酸又在其中起主要作用。这是因为不仅胃蛋白酶原需要盐酸激活才能转变为胃蛋白酶,从而降解蛋白质分子,损伤黏膜,而且胃蛋白酶的活性取决于胃液pH值,当胃液pH值上升到4以上时,胃蛋白酶就失去活性。因此,胃酸的存在是溃疡发生的决定因素。胃酸分泌过多在 DU 的发病机制中起主要作用。研究发现,DU 患者的平均基础胃酸排泌量(BAO)和最大胃酸排泌量(MAO)常大于正常人,而 GU 患者的基础和最大胃酸排泌量则多属正常甚至低于正常。

(3)药物因素:某些 NSAID、抗癌药等对胃、十二指肠黏膜具有损伤作用,其中以 NSAID 最为明显。长期服用 NSAID 可诱发消化性溃疡,阻碍溃疡的愈合,增加溃疡的复发率和出血、穿孔等并发症的发生率。NSAID 除直接作用于胃、十二指肠黏膜,导致其损伤外,主要通过抑制前列腺素合成,削弱后者对胃、十二指肠黏膜的保护作用。

(4)胃排空延缓和胆汁反流:DU 胃排空比正常人快—十二指肠酸的负荷加大—黏膜损伤。GU 胃排空延缓—胃窦张力增大—G 细胞分泌促胃液素增多—胃酸分泌增多。当发生幽门括约肌功能障碍时,多伴有十二指肠 – 胃反流,反流液中的胆汁、胰液和卵磷脂可损伤胃黏膜。

(5)精神及遗传因素:临床观察表明,长期精神紧张、焦虑或情绪容易波动的人易患消化性溃疡。部分消化性溃疡患者有明显的家族史,存在遗传易感性。

(6)其他因素:大量饮酒、长期吸烟、应激等是消化性溃疡的常见诱因。胃石症患者因胃石的长期机械摩擦刺激而产生 GU;放疗可引起胃或十二指肠溃疡。

2. 黏膜自身的防御 – 修复因素　黏膜自身的防御 – 修复因素有:①黏液屏障;②黏膜屏障;③黏膜丰富的血流量;④黏膜细胞强大的更新能力;⑤其他,如前列腺素、表皮生长因子等。

【病理】

消化性溃疡大多是单发,呈圆形或椭圆形,边缘整齐、规则,底部平整、干净或有灰白色渗出物。多数直径 <2cm,深度 <1cm,溃疡浅者可累及黏膜肌层,深者可贯穿肌层甚至浆膜层,穿破浆膜层时可致穿孔,血管破溃可引起出血。直径 >2cm 称为巨大溃疡。DU 多发生在球部前壁;GU 多发生在胃角和胃窦、胃体的小弯侧。

【临床表现】

消化性溃疡的临床表现不一,少数患者可无症状,或以出血、穿孔等作为首发症状。多数消化性溃疡有慢性、周期性和节律性疼痛的特点。其发作常与不良精神刺激、情绪波动、饮食失调等有关。

1. 症状

(1)腹痛:消化性溃疡的主要症状为上腹痛,常具有下列特点。

1)慢性过程:病程可达数年或十余年。

2)周期性发作:发作期可为数周或数月,缓解期亦长短不一,多在秋冬和冬春之交发作。

3)部位:GU 常位于上腹部或偏左,DU 常位于上腹部或偏右。

4)性质:如钝痛、灼痛、胀痛、饥饿样痛、隐痛等。

5)节律性上腹痛:GU 的疼痛多在餐后 0.5~1 小时出现,持续 1~2 小时至下次餐前逐渐缓解,即进食—疼痛—缓解。DU 的疼痛常在空腹时发生,即进餐后 2~4 小时出现疼痛,进食或服用抗酸药物后缓解,即疼痛—进食—缓解,约半数患者还可出现午夜痛。部分患者的腹痛无典型节律性。如发生并发症,则疼痛性质及节律可发生改变。

胃溃疡和十二指肠溃疡疼痛的区别见表 4-2。

表4-2　胃溃疡和十二指肠溃疡的特点及鉴别

项目	胃溃疡	十二指肠溃
发病年龄	以中老年多见	以青壮年多见
病变位置	以胃窦、胃角多见	以十二指肠球部多见

续表

项目	胃溃疡	十二指肠溃疡
疼痛部位	上腹部或偏左	上腹部偏右
疼痛节律	饱餐痛(进食—疼痛—缓解)	饥饿痛(疼痛—进食—缓解)、夜间痛
疼痛发作时间	餐后0.5~1小时,夜间痛少见	餐后2~4小时,夜间痛多见
疼痛持续时间	1~2小时,餐前逐渐缓解	进食或服用抗酸药物后缓解

(2)其他症状:如食欲减退、腹胀、嗳气、反酸、恶心、呕吐等消化不良的症状,可伴有缓脉、多汗、失眠等自主神经功能失调表现。

考点提示:胃溃疡饱餐痛(进食—疼痛—缓解),十二指肠溃疡饥饿痛(疼痛—进食—缓解)、夜间痛。

2.体征 溃疡活动期可有剑突下固定而局限的压痛点,缓解期则无明显体征。

3.特殊类型的消化性溃疡

(1)无症状性溃疡:部分PU患者无腹痛及消化不良症状,常因其他疾病行胃镜或X线胃肠钡餐造影检查或突然发生上消化道出血、穿孔等并发症而被发现,可见于任何年龄,以长期服用NSAID者及老年人多见。

(2)复合性溃疡:指胃和十二指肠均有活动性溃疡,多见于男性,幽门梗阻发生率较高。

(3)幽门管溃疡:较少见,表现为餐后即刻发生疼痛,早期出现呕吐,易出现幽门梗阻、出血和穿孔等并发症。

(4)球后溃疡:指发生在十二指肠球部以下的降段、水平段的溃疡,多位于十二指肠降段的初始部及乳头附近,溃疡多在后内侧壁,可穿透入胰腺。疼痛可向右上腹及背部放射,易发生上消化道出血。严重的炎症反应可导致胆总管引流障碍,出现梗阻性黄疸或引发急性胰腺炎。

(5)老年人溃疡:临床表现多不典型,常无症状或症状不明显,疼痛多无规律,易出现体重减轻和贫血。胃溃疡多见于胃体上部,胃溃疡较大,易被误认为胃癌。因NSAID在老年人中使用广泛,故老年人溃疡有增加的趋势。

(6)巨大溃疡:指直径>2cm的溃疡,常见于有NSAID服用史者及老年患者。巨大十二指肠球部溃疡常在后壁,易发展为穿透性溃疡,周围有大的炎性团块,疼痛剧烈而顽固,多放射至背部。

4.并发症

(1)上消化道出血:为消化性溃疡最常见的并发症,十二指肠球部溃疡较胃溃疡更易发生。当消化性溃疡侵蚀周围或深处的血管时,可产生不同程度的出血,常表现为黑便、呕血,严重者可出现周围循环衰竭。

考点提示:上消化道出血是消化性溃疡最常见的并发症。

(2)穿孔:当溃疡向深部发展,穿透胃、十二指肠浆膜层时,可引起穿孔。临床上分为急性、亚急性、慢性穿孔3种类型,以急性穿孔最常见和最严重。急性穿孔后胃、十二指肠内容物渗入腹膜腔,引起急性弥漫性腹膜炎,患者表现为突发剧烈腹痛,多自上腹部开始迅速向全腹蔓延,体征有全腹腹肌紧张,呈板样强直,全腹压痛、反跳痛,肝浊音区消失,代之以鼓音,肠鸣音减弱或消失,部分患者可发生休克。腹部X线平片可见膈下游离气体。慢性穿孔又称穿透性溃疡,是溃疡发展至浆膜层时已与邻近器官、组织粘连,穿孔后内容物不流入腹腔,主要表现为腹痛发生节律性改变,呈持久而顽固的腹痛,常向背部放射。亚急性穿孔或为邻近后壁的穿孔或穿孔较小,仅导致局限性腹膜炎,其表现较急性穿孔轻且体征局限。

(3)幽门梗阻:多由十二指肠球部溃疡及幽门管溃疡引起。由炎性水肿和幽门平滑肌痉挛所致的急性暂时性梗阻可因药物治疗、炎症好转而缓解。由瘢痕收缩或周围组织粘连而阻塞幽门管所致的慢性持续性梗阻,则需要手术治疗。其临床表现常有明显的上腹胀痛,餐后加重,频繁呕吐大量有酸腐味的宿食,呕吐后腹痛可缓解,严重呕吐可致失水、低氯、低钾性碱中毒,常继发体重下降、营养不良。体检可见胃蠕动波及振水音。清晨空腹时抽出胃液量 >200mL 是幽门梗阻的特征性表现。

(4)癌变:少数胃溃疡可发生癌变,十二指肠球部溃疡一般不发生癌变。对 45 岁以上有长期胃溃疡病史者,经严格溃疡治疗 4~6 周无好转,粪便隐血试验持续阳性者,应进一步行胃镜等检查和随访,以确定是否癌变。

【辅助检查】

1. 胃镜检查和黏膜活检　通过胃镜可直接观察溃疡部位及病变的大小、性质,并可在直视下取活组织做病理检查和 Hp 检测,是确诊消化性溃疡的首选检查方法。

☞**考点提示**:胃镜检查和黏膜活检是确诊消化性溃疡的首选检查方法。

2. X 线胃肠钡餐造影　适用于:①了解胃、十二指肠的运动情况;②胃镜检查有禁忌;③不愿意接受胃镜检查。消化性溃疡的直接 X 线征象为龛影,间接 X 线征象为胃大弯侧痉挛性切迹、十二指肠球部激惹及球部畸形等。尽管气钡双重造影能较好地显示胃肠黏膜的形态,但其效果仍逊于胃镜。

3. Hp 检测　Hp 感染的检测方法主要包括快速尿素酶试验、组织学检查、^{13}C 或 ^{14}C 尿素呼气试验和血清学实验等。其中 ^{13}C 或 ^{14}C 尿素呼气试验检测 Hp 感染的敏感性和特异性均较高,常作为根除治疗后复查的首选方法。

4. 粪便隐血试验　消化性溃疡活动期粪便隐血试验常呈阳性,缓解期则呈阴性。若粪便隐血试验持续阳性,则应考虑有癌变的可能。

5. 胃液分析　GU 患者的胃酸分泌正常或低于正常,DU 患者则胃酸增多,故胃液分析对消化性溃疡的诊断仅作参考。

【诊断要点】

根据本病具有慢性病程、周期性发作和节律性中上腹疼痛等特点,结合胃镜、X 线胃肠钡餐造影等检查可以确诊。Hp 检测有助于病因诊断。

【治疗要点】

治疗本病的目的在于消除病因、控制症状、愈合溃疡、防止复发和避免并发症。

1. 一般治疗　适当休息,减轻精神压力;改善进食规律、戒烟、戒酒及少量饮茶、浓咖啡等。停服不必要的 NSAID、其他对胃有刺激或引起恶心不适的药物,如确有必要服用 NSAID 和其他药物,建议和食物一起或餐后服用,或遵医嘱加用保护胃黏膜的药物。

消化性溃疡的治疗与护理

2. 药物治疗

(1)抑制胃酸分泌:具体如下。

1)H$_2$RA:为治疗 PU 的主要药物,主要通过选择性竞争结合 H$_2$ 受体,使壁细胞分泌胃酸减少。常用药物有尼扎替丁(300mg/d)、雷尼替丁(300mg/d)、法莫替丁(40mg/d),对三者一天的量可分 2 次口服或睡前顿服。

2)PPI:通过抑制壁细胞分泌胃酸的关键酶即 H^+-K^+-ATP 酶,从而抑制胃酸分泌,PPI 的抑酸作用较 H$_2$RA 更强、更持久。常用奥美拉唑(20mg/d)、雷贝拉唑(20mg/d)、兰索拉唑(30mg/d)、泮托拉唑(40mg/d)等,每天 1 次口服。

(2)根除 Hp:PU 不论活动与否,Hp 阳性患者均应根除 Hp。临床常规采用四联方案,即 1 种 PPI +2 种抗生素 +1 种铋剂,疗程 10~14 天。根除 Hp 可显著降低溃疡的复发率。对有并发症和经常复发的 PU 患者,应追踪抗 Hp 疗效,一般应在治疗至少 4 周后复检 Hp,避免在应用 PPI 或抗生素期间复检 Hp 出现假阴性结果。

（3）保护胃黏膜治疗:常用的胃黏膜保护剂包括枸橼酸铋钾、米索前列醇等、弱碱性抗酸剂。铋剂能在溃疡面上形成一层保护膜,从而阻止胃酸和胃蛋白酶侵袭溃疡面;铋剂不作为单独治疗 PU 的药物,但其可以包裹 Hp 菌体干扰代谢,被推荐为根治 Hp 的治疗方案的主要药物之一,铋剂主要通过肾脏排出,故肾功能不全患者忌用铋剂。前列腺素类药物如米索前列醇具有增加胃黏膜防御能力的作用,可用于 NSAID 相关性溃疡的预防,但其会引起子宫收缩,故孕妇忌用。弱碱性抗酸剂如硫糖铝、铝碳酸镁、氢氧化铝等可中和胃酸缓解溃疡引起的疼痛,但很难治愈溃疡,已不作为治疗溃疡的主要药物。这类药物能促进前列腺素合成,增加黏膜血流量、刺激胃黏膜分泌 HCO_3^- 和黏液,碱性抗酸剂目前更多被视为黏膜保护剂。

（4）PU 的治疗方案:为达到溃疡的愈合,抑酸药物的疗程一般推荐为 DU 的 PPI 疗程为 4 周,GU 的 PPI 疗程为 6~8 周。根除 Hp 的疗程可重叠在 PPI 疗程内,也可放在 PPI 疗程后。

3. 内镜治疗 内镜可用于溃疡出血止血,方法有出血点钳夹、热凝固术、溃疡表面喷洒蛋白胶等,必要时可选择 2 种以上内镜治疗方法。联合使用 PPI 持续静脉滴注可取得较好的止血效果。

4. 对于大量出血 对经内科紧急处理无效、急性穿孔、瘢痕性幽门梗阻、内科治疗无效的顽固性溃疡及胃溃疡疑有癌变的患者,可选择手术治疗。

【护理诊断/问题】

1. 疼痛:腹痛 与胃酸刺激溃疡面,引起化学性炎症反应有关。

2. 营养失调:低于机体需要量 与疼痛致摄入量减少及消化吸收障碍有关。

3. 潜在并发症: 穿孔、幽门梗阻、癌变、上消化道出血等。

4. 焦虑 与疾病反复发作、病程迁延有关。

5. 知识缺乏: 缺乏有关消化性溃疡的病因及预防的知识。

【护理措施】

1. 休息与体位 溃疡活动期的患者,应卧床休息,保持环境安静、舒适,保证充足的睡眠。溃疡缓解期,应鼓励患者做适当的运动,以不感到劳累和诱发疼痛为原则,应避免餐后剧烈活动。

2. 饮食护理 患者应养成良好的饮食卫生习惯,应定时、定量进食,避免过饱饮食,少量多餐（每天 4 或 5 餐）,避免餐间零食和睡前进食,使胃酸分泌有规律,细嚼慢咽,避免坚硬、粗糙及刺激性食物,戒烟、酒。应提供营养丰富、清淡、易消化的食物,如鸡蛋、鱼等,主食以面食为主,若不习惯面食,则以软米饭或米粥替代,可适当饮用脱脂牛奶,具有中和胃酸的作用,因牛奶中的钙可刺激胃酸分泌,故宜安排在两餐间饮用,但不宜多饮。因脂肪可使胃排空减慢、胃窦扩张,致胃酸分泌增多,故对脂肪的摄取应适量。避免食用刺激性食物:机械性刺激强的食物有生、冷、硬、含粗纤维多的蔬菜和水果等,如芹菜、韭菜、洋葱、生蒜等;化学性刺激强的食物有浓茶、咖啡、烈酒、浓肉汤、辣椒、醋等。嘱患者进餐时应注意控制自己的情绪,避免精神紧张,以免使大脑皮质功能紊乱、胃酸分泌增多。

3. 病情观察 观察患者疼痛的部位、性质、时间和规律,监测患者的生命体征和腹部体征,若出现疼痛加剧或疼痛的节律性发生变化,则提示有并发症的发生。如十二指肠溃疡的节律性疼痛发生改变,变为持续性疼痛,进食或服用抗酸药后仍不能缓解,或放射至背部疼痛,则可能是穿孔的先兆;进餐后疼痛加剧伴有严重呕吐时,提示有幽门梗阻;患者出现呕血与黑便时,提示发生上消化道出血。发现以上并发症时,应及时告知医生,做好抢救配合工作。

4. 对症护理 当发生急性穿孔和瘢痕性幽门梗阻时,应遵医嘱做好手术前准备,行外科手术治疗。急性幽门梗阻时,做好呕吐物的观察与处理,指导患者暂停进食,行胃肠减压,保持口腔清洁,遵医嘱静脉补充液体及应用相关药物。消化道大量出血时,应做好抢救准备。

5. 用药护理 遵医嘱给患者进行药物治疗,并注意观察药效及不良反应。

(1) H$_2$受体拮抗剂:应在餐中或餐后即刻服用,也可将一天剂量在睡前顿服。如需要同时服用碱性抗酸药,则两药应间隔 1 小时以上。静脉给药时,应注意控制速度,速度过快可引起低血压和心律失常。因药物可从母乳中排出体外,故哺乳期应禁止用药。西咪替丁常见的不良反应有腹泻、腹胀、口苦、咽干等,可通过血脑屏障,偶有精神异常等不良反应。此外,西咪替丁对雄激素受体有亲和力,可引起性功能紊乱,若突然停药,则还可能引起慢性消化性溃疡穿孔,故完成治疗后尚需要继续服药 3 个月。雷尼替丁的不良反应较少,静脉注射后部分患者可出现头晕、恶心等,持续 10 余分钟可自行消失。法莫替丁比雷尼替丁的不良反应少,偶可见过敏反应,一旦发生,就应立即停药。

(2) 质子泵抑制剂:奥美拉唑可引起头晕,特别在用药初期,应嘱咐患者用药期间避免进行高空作业、开车或从事其他需要注意力高度集中的工作。此外,奥美拉唑还可引起恶心、呕吐、腹痛、腹泻、便秘等。兰索拉唑的主要不良反应包括荨麻疹、皮疹、头痛、口苦、肝功能异常等,轻度不良反应不影响继续用药,若较为严重,则应立即停药。泮托拉唑的不良反应较少,偶可见头痛和腹泻。

(3) 抗酸药:氢氧化铝凝胶等药物,应在饭后 1 小时和睡前服用。服用片剂时应嚼服,乳剂给药前应充分摇匀,不宜与酸性食物及饮料同服。抗酸药还应避免与牛奶制品同时服用,因两者相互作用可形成络合物。氢氧化铝凝胶能阻断磷的吸收,引起磷缺乏,表现为食欲不振、软弱无力等症状,甚至可导致骨质疏松,长期大量服用还可引起严重的便秘,为防止便秘,可与氢氧化镁交替服用。

(4) 胃黏膜保护剂:硫糖铝宜在进餐前 1 小时服用,可有便秘、口干、皮疹、眩晕、嗜睡等不良反应,不能与多酶片同服,以免降低两者的效价。枸橼酸铋钾宜在餐前半小时服用,因其可使牙齿、舌头变黑,故服用时应使用吸管吸至舌后根处,而后咽下,另外,应告知患者服用本药后可使粪便发黑。

6. 心理护理 积极与患者沟通,向患者说明紧张、焦虑的心理可增加胃酸的分泌,诱发和加重溃疡。指导患者掌握放松技术,学会自我调节不良情绪,保持乐观情绪,促进溃疡的愈合。

【健康教育】

1. 疾病知识指导 向患者及其家属讲解引起和加重溃疡的病因、诱因及溃疡的防治知识。

2. 生活指导 指导患者生活要有规律,应养成良好的饮食卫生习惯,戒烟、酒,避免摄入刺激性食物。指导患者保持乐观的情绪,避免紧张、过度劳累。指导患者合理锻炼,以提高机体抵抗力。

3. 用药指导 指导患者遵医嘱正确、规律用药,观察药物的疗效及不良反应。注意慎用或勿用阿司匹林、吲哚美辛、泼尼松等药物。

4. 自我病情监测指导 若出现上腹疼痛节律发生改变或加剧,或者出现呕血、黑便,则应立即就医。

第五节 胃 癌

课件

案例导学

患者,男,73 岁,8 年前因上腹部隐痛不适,伴嗳气、黑便等被诊断为"胃溃疡",近 1 个月来,腹痛明显加剧,疼痛无任何规律,食欲下降,身体消瘦,无恶心、呕吐、腹泻、黑便及大便变形等。

身体评估:体温 36.9℃,脉搏 88 次/分,呼吸 18 次/分,血压 119/68mmHg,一般状况可,心、肺无异常,腹平软,中上腹有明显压痛,无肌紧张和反跳痛,全腹未触及肿块。

钡餐检查可见胃窦部充盈缺损。

请思考：
1. 对该患者目前的临床诊断是什么？诊断依据有哪些？
2. 目前该患者主要的护理诊断和护理措施有哪些？

胃癌（gastric cancer）是起源于胃黏膜上皮的恶性肿瘤，是我国最常见的恶性肿瘤之一，居消化道肿瘤死亡原因的首位，在癌症病死率中居第二位。胃癌发病率在不同年龄和地区间有差异。我国以西北地区发病率较高，中南和西南地区则较低。男性胃癌的发病率和死亡率高于女性，男女之比约为2∶1，发病年龄以中老年居多，55～70岁为高发年龄段。胃癌的好发部位依次为胃窦（58%）、贲门（20%）、胃体（15%）、全胃或大部分胃（7%）。

【病因】

胃癌的病因迄今尚未完全阐明，一般认为其发生与以下因素有关。

1. 饮食与环境因素 环境因素在胃癌发生中起着重要作用，流行病学研究结果表明，长期食用霉变食品、咸菜、烟熏和腌制鱼肉以及高盐食品，可增加胃癌发生的危险性。烟熏和腌制食品中含高浓度的硝酸盐，后者可在胃内受细菌硝酸盐还原酶的作用形成亚硝酸盐，再与胺结合形成致癌的亚硝胺。高盐饮食致胃癌危险性增加的机制尚不清楚，可能与高浓度盐造成胃黏膜损伤，使黏膜易感性增加而协同致癌作用有关。

2. Hp感染 大量流行病学资料提示Hp是胃癌发病的危险因素，已在实验室中成功地用Hp直接诱使蒙古沙鼠发生胃癌。其主要原因是Hp分泌的毒素使胃黏膜发生病变，自活动性浅表性炎症发展为萎缩、肠化与不典型增生，在此基础上易发生癌变。此外，Hp还是一种硝酸盐还原剂，具有催化亚硝化作用而起致癌作用。

3. 遗传因素 从胃癌发病具有家族聚集倾向和可发生于同卵同胞的现象，认为其发生与遗传密切相关。许多学者认为遗传因素使致癌物质对易感者更易致癌。

4. 癌前病变 可分为癌前疾病（即癌前状态）和癌前病变。前者指与胃癌相关的胃良性疾病，有发生胃癌的危险性，如慢性萎缩性胃炎、残胃炎、胃溃疡、胃息肉等；后者指较易转变为癌组织的病理学变化，主要指异型增生。

【临床表现】

1. 症状 早期胃癌多无症状，部分患者可有消化不良表现。进展期胃癌的最早症状常表现为上腹痛，起始可仅有上腹部饱胀不适感、餐后加重，继而出现上腹部隐痛，甚至可有节律性疼痛，但不能被进食或服用抑制胃酸分泌的药物缓解。常伴食欲减退或厌食、乏力及体重减轻。累及胃壁时，可致早饱感（感到饥饿，但少量进食即感到饱胀）、呕吐。贲门癌累及食管下端时，可出现吞咽困难。胃窦癌并发幽门梗阻时，可有频繁呕吐。溃疡性胃癌出血时，可引起呕血或黑便。胃癌转移至肝脏时，可引起右上腹痛、黄疸、发热；转移至肺时，可引起咳嗽、咯血、呃逆等；累及胸膜时，可产生胸腔积液而发生呼吸困难；转移至胰腺时，可出现持续性上腹痛并向背部放射。

2. 体征 早期胃癌常无明显体征，进展期胃癌可在上腹部触及肿块。有远处淋巴结转移时，可在左锁骨上窝触及质硬、不活动的Virchow淋巴结（指肿瘤转移至左锁骨上窝淋巴结群）。

3. 伴癌综合征 在部分胃癌晚期患者中可发生，有时可在胃癌被诊断前出现，包括反复发作的浅表性血栓静脉炎、皮肌炎、黑棘皮病等。

【辅助检查】

1. 血常规检查 多数患者有缺铁性贫血。

2. 大便隐血试验 呈持续阳性，提示肿瘤有长期小量出血。

3.胃镜和黏膜活组织检查 胃镜可直接观察病变的部位、性质,并取黏膜做活组织检查,是目前最可靠的诊断方法。

4.X线钡餐检查 有龛影或充盈缺损表现,但难以鉴别其性质,仍需进行组织病理学检查。

【诊断要点】

最重要的诊断依据是胃镜检查及病理活检。根治胃癌的前提是早期诊断。因此,对下列高危人群应及早和定期行胃镜检查:①慢性萎缩性胃炎胃酸缺乏,伴肠上皮化生及异形增生者;②良性胃溃疡,但胃酸缺乏或经正规治疗2个月无效者;③胃部分切除术后10年以上者。

【治疗要点】

1.手术治疗 对早期胃癌,可采取手术切除肿瘤组织;对无远处转移的进展期胃癌,应尽可能行根治性切除;对晚期胃癌引起消化道梗阻者,可行手术恢复胃肠道通畅。胃癌手术根据切除范围可分为近端胃切除、远端胃切除及全胃切除

2.化疗 无任何转移病灶的早期胃癌一般不用化疗;术前、术中及术后化疗可以抑制癌细胞的扩散和杀伤残存的癌细胞,提高手术效果;对不能手术的晚期患者可给予联合化疗,常用的胃癌化疗药物有5-氟尿嘧啶(5-FU)、替加氟(FT-207)、丝裂霉素(MMC)、阿霉素(ADM)、顺铂(DDP)或卡帕等。

3.内镜下治疗 对早期胃癌可行内镜下黏膜切除术(EMR)或内镜黏膜下剥离术(ESD),适用于肿瘤直径<2cm、无溃疡、无淋巴结转移、高或中分化者,对切除或剥离的组织应进行病理检查,若发现切缘有肿瘤细胞或肿瘤细胞浸润至黏膜下层,则需追加手术治疗。

【护理诊断/问题】

1.疼痛 与癌细胞浸润有关。

2.营养失调:低于机体需要量 与胃癌造成吞咽困难、消化吸收障碍等有关;与使用化疗药物有关。

3.有感染的危险 与化疗致白细胞计数减少、免疫功能降低有关。

4.预感性悲哀 与患者预感疾病的预后差有关。

5.活动耐力下降 与疼痛及患者机体消耗有关。

6.自我形象紊乱 与化疗致脱发有关。

7.有体液不足的危险 与幽门梗阻致严重恶心、呕吐有关。

8.知识缺乏:缺乏有关胃癌防治的知识。

【护理措施】

1.休息与体位 协助重症患者卧床休息,给予舒适体位,避免诱发疼痛。轻症患者可适当参加日常活动、进行身体锻炼,以不感到劳累、疼痛为原则。

2.饮食护理 提供安静、舒适的进食环境,注意增加食物的色、香、味,增进患者的食欲。给予足够蛋白质、碳水化合物、丰富的维生素、易消化的软食、半流质或流质饮食,保证足够的热量,改善营养。鼓励患者尽可能自己进食。对贲门癌有吞咽困难者及中、晚期患者,可遵医嘱静脉补充高营养物质,维持机体代谢需要,促进机体恢复。对发生幽门梗阻者,应禁食,同时行胃肠减压,并遵医嘱静脉输注液体。

3.病情观察 注意观察患者的疼痛特点、性质和部位,是否伴有恶心、呕吐、吞咽困难、呕血及黑便等症状。如出现剧烈腹痛和腹膜刺激征,则应考虑有发生穿孔的可能。密切观察患者的生命体征及血常规检查结果,询问患者有无发热等感染表现,严格执行无菌操作原则,协助患者做好口腔、皮肤

护理,防止感染。定期监测体重变化。

4.对症护理

（1）药物止痛：遵医嘱给予相应的止痛药,目前治疗癌性疼痛的主要药物有：①非麻醉镇痛药（如阿司匹林、吲哚美辛、对乙酰氨基酚等）；②弱麻醉性镇痛药（如可待因、布桂嗪等）；③强麻醉性镇痛药（如吗啡、哌替啶等）；④辅助性镇痛药（如地西泮、异丙嗪、氯丙嗪等）。给药时应遵循 WHO 推荐的三阶梯疗法,即选用镇痛药必须从弱到强,先以非麻醉药为主,当其不能控制疼痛时,依次加用弱麻醉性及强麻醉性镇痛药,并配以辅助用药,采取复合用药的方式,以达到镇痛效果。

（2）患者自控镇痛：此方法是用计算机化的注射泵,经由静脉、皮下或椎管内连续输注止痛药,患者可自行间歇性给药。本方法用药灵活,可根据患者需要提供合适的止痛药剂量、增减范围、间隔时间,从而做到个体化给药。可在连续输注过程中间歇地增加药量,从而控制患者突发的疼痛,克服用药的不及时性,减少患者对止痛药的总需要量和对专业人员的依赖,增加患者自我照顾和对疼痛自主控制的能力。

5.用药护理

遵医嘱进行化疗,以抑制或杀灭肿瘤细胞,注意观察药物的疗效和不良反应。在化疗静脉给药时,应选择较粗的血管,以保证药物在血管内不发生外溢,根据化疗药物的特性调节输液速度。详见本书第六章的相关内容。

6.心理护理

患者知晓自己的诊断后,预感疾病的预后不佳而表现出焦虑、恐惧甚至绝望心理。护士应与患者建立良好的护患关系,利用倾听、解释、安慰等技巧与患者沟通,关心、体贴患者。对化疗所致脱发的患者,应注意尊重患者,维护患者的尊严。认真听取患者有关自身感受的叙述,并给予鼓励与支持,稳定患者的情绪。向患者介绍有关胃癌治疗成功的案例,增强其治疗信心。指导患者保持乐观的生活态度,用积极的心态面对疾病,树立战胜疾病的信心。

【健康教育】

1.疾病预防指导　开展卫生宣传,提倡多食富含维生素的新鲜蔬菜和水果,多食肉类、鱼类、豆制品和乳制品；避免高盐饮食,少食咸菜、烟熏和腌制食品；食品储存要科学,不食霉变食物。有癌前状态表现者,应定期检查,必要时进行手术治疗。

2.生活指导　指导患者保持良好的心理状态,以积极的心态面对疾病。指导患者有规律地生活,保证充足的睡眠,根据病情和体力适量运动,增强机体抵抗力。注意个人卫生,特别是体质衰弱者,应做好口腔、皮肤护理,防止继发性感染。

3.疾病和用药指导　教会患者及其家属如何识别并发症,及时就诊。指导患者合理用药,疼痛发生时不能完全依赖止痛药,以免成瘾,而应发挥自身积极的应对能力。定期复诊,以监测病情变化和及时调整治疗方案。

第六节　肝硬化

课件

案例导学

患者,男,66 岁,有慢性乙型肝炎病史33 年,身体消瘦、乏力、巩膜黄染1 个月,腹胀及少尿半月。

身体评估：体温 36.9℃,脉搏 77 次/分,呼吸 18 次/分,血压 113/76mmHg,意识清楚,面色灰暗,皮肤和巩膜黄染,胸壁和颈部可见蜘蛛痣,双手肝掌,心肺无异常,肝脏肋下未及,肝区无压痛,脾肋下 4cm,腹部移动性浊音阳性。

辅助检查：肝功能异常。

初步诊断：肝硬化。

肝硬化(cirrhosis of liver)是一种由多种病因引起的慢性进行性弥漫性肝病，其病理特点为肝脏慢性炎症、弥漫性纤维化、再生结节与假小叶形成。早期症状不明显，后期主要表现为肝功能损害和门静脉高压，晚期可出现上消化道出血、肝性脑病、继发感染等严重并发症。

【病因】

引起肝硬化的病因很多，我国最为常见的是病毒性肝炎，国外则以酒精中毒居多。

1. **病毒性肝炎**　主要为乙型病毒性肝炎，其次为丙型肝炎，或乙型加丁型重叠感染，甲型和戊型肝炎一般不发展为肝硬化。

考点提示：病毒性肝炎是肝硬化的最常见病因。

2. **酒精中毒**　长期大量饮酒者，酒精及其中间代谢产物(乙醛)可直接引起酒精性肝炎，并发展为肝硬化，酗酒所致的长期营养失调也可对肝脏起一定损害作用。

3. **药物或化学毒物**　长期服用双醋酚丁、甲基多巴等药物，或长期反复接触磷、砷、四氯化碳等化学毒物，可引起中毒性肝炎，最终演变为肝硬化。

4. **胆汁淤积**　持续存在肝外胆管阻塞或肝内胆汁淤积时，高浓度的胆汁酸和胆红素可损害肝细胞，导致肝硬化。

5. **循环障碍**　慢性充血性心力衰竭、缩窄性心包炎、肝静脉或下腔静脉阻塞等可使肝脏长期淤血、肝细胞缺氧坏死和结缔组织增生，最后发展为肝硬化。

6. **遗传和代谢疾病**　如肝豆状核变性、血色病、半乳糖血症和 α_1-抗胰蛋白酶缺乏症等。

7. **营养失调**　食物中长期缺乏蛋白质、维生素、胆碱等，非酒精性脂肪性肝炎及慢性炎症性肠病，可成为肝硬化的直接或间接病因。

8. **寄生虫感染**　血吸虫的虫卵及其代谢产物可在肝汇管区大量沉积，引起纤维组织增生，最终引起血吸虫病性肝纤维化。

9. **其他**　部分病例的发病原因难以确定，称为隐源性肝硬化。

【病理】

上述一种或多种病因长期作用于肝脏，均可以导致肝细胞广泛变性坏死、再生结节形成、广泛的结缔组织增生、正常肝小叶结构被破坏、假小叶形成。这些病理变化使肝内的血管扭曲、受压，管腔狭窄、闭塞，肝内门静脉、肝静脉、肝动脉小分支间发生异常吻合，致使肝内血液循环障碍、肝血管床变小，由此构成了门静脉高压的病理解剖基础，同时血液循环障碍也加重了肝细胞的营养代谢障碍，促使肝脏病变的进一步发展和肝脏功能的不断降低。早期的肝纤维化是可逆的，一旦有再生结节形成，则纤维化不可逆。

【临床表现】

肝硬化常起病隐匿，病程发展缓慢。临床上将肝硬化分为代偿期和失代偿期。

1. **代偿期**　大部分患者无症状或症状较轻，主要表现为乏力、食欲减退、低热，可伴有上腹隐痛、腹胀、恶心、厌油腻食物、腹泻等症状，多呈间歇性，常在劳累、精神紧张或伴发其他疾病时出现，休息或药物治疗后可缓解。患者营养状况尚可。肝轻度肿大，质地中等硬，可有轻度压痛。脾脏轻中度肿大。肝功能检查多正常或轻度异常。

2. **失代偿期**　主要有肝功能减退和门静脉高压表现。

肝功能减退与门静脉高压的临床表现

(1)肝功能减退的临床表现:具体如下。

1)全身症状和体征:一般状况与营养状况均较差,可出现乏力、消瘦、不规则低热,面色灰暗黝黑(肝病面容)、皮肤干枯粗糙、水肿、舌炎、口角炎等。形成肝病面容的原因:肝硬化时,合成肾上腺皮质激素重要原料的胆固醇酯减少,肾上腺皮质激素合成不足;促皮质素释放因子受抑制,肾上腺皮质功能减退,促黑色生成激素增加。患者面部和其他暴露部位的皮肤色素沉着,面色黑黄、晦暗无光,称肝病面容。

2)消化系统症状:食欲减退是最常见的症状,进食后上腹饱胀不适、恶心、呕吐,稍进油腻肉食易引起腹泻,因腹水和胃肠积气而腹胀不适。肝细胞有进行性或广泛性坏死时,可出现黄疸。

3)出血和贫血:常有鼻出血、牙龈出血、皮肤紫癜和胃肠出血等倾向。出血由肝合成凝血因子减少、脾功能亢进和毛细血管脆性增加所致。贫血可因缺铁、缺乏叶酸和维生素 B_{12}、脾功能亢进、胃肠道失血等因素引起。

4)内分泌失调:由于肝功能减退,对雌激素、醛固酮、ADH、胰岛素的灭活作用减弱,患者体内雌激素、醛固酮、ADH、胰岛素的水平增高。而雌激素水平的增高又通过负反馈抑制腺垂体分泌 GTH 及 ACTH 的功能,使雄激素和肾上腺皮质激素分泌减少。具体表现如下:①由于雌激素和雄激素比例失调,男性患者可出现不育、毛发脱落及乳房发育等;女性患者可出现月经失调、闭经、不孕等。患者可出现蜘蛛痣和肝掌等。蜘蛛痣主要分布在上腔静脉引流区,如面、颈、胸、背、肩、上肢等处。手掌大、小鱼际及指端腹侧皮肤发红,称为肝掌。②醛固酮和 ADH 增多可引起水肿,并对腹腔积液的形成和加重起着重要的促进作用。③肾上腺皮质激素减少,可引起颜面部及其他暴露部位皮肤色素沉着。④胰岛素增多,易发生低血糖。

☞ **考点提示:** 肝硬化致雌激素升高可出现蜘蛛痣和肝掌。

(2)门静脉高压的临床表现:门静脉高压症的三大临床表现是脾大、侧支循环的建立与开放、腹水。

1)脾大:门静脉高压可使脾淤血性肿大,多为轻中度肿大,部分可达脐下。后期可出现脾功能亢进,脾对血细胞的破坏增多,表现为外周血红细胞、白细胞和血小板计数减少。

2)侧支循环的建立与开放:为门静脉高压症的特征性表现。门静脉高压时,来自消化道和脾脏的回心血流受阻,使门静脉、腔静脉交通支开放、扩张,血流量增加,侧支循环建立(图 4-2)。临床上重要的侧支循环有以下几种。①食管胃底静脉曲张:主要是门静脉系的胃冠状静脉(胃左静脉)和腔静脉系的食管静脉、奇静脉等沟通开放。当剧烈咳嗽、负重、突然用力、呕吐等使腹内压突然增高,或进食坚硬粗糙食物致机械损伤时,可导致曲张静脉破裂,引起上消化道大量出血,出现黑便、呕血甚至失血性休克。②腹壁静脉曲张:由于脐静脉重新开放,与附脐静脉、腹壁静脉等连接。在腹部可见以脐为中心向四周辐射的曲张静脉,呈水母头状。③痔静脉曲张:为门静脉系的直肠上静脉与下腔静脉系的直肠中、下静脉吻合扩张形成。排便时,如粪便干结或用力,则可使痔静脉曲线破裂,出现便血。

3)腹水:为肝硬化肝功能失代偿期最为显著的临床表现,是肝功能减退和门静脉高压共同结果。腹水出现前,常有腹胀,以餐后明显。大量腹水时,腹部隆起,腹壁绷紧发亮,患者行动困难,可发生脐疝、膈抬高,出现呼吸困难、心悸。部分患者伴有胸水。腹水形成的因素有以下几种。①门静脉压力增高:致腹腔内脏毛细血管床静水压增高,组织液吸收减少而漏入腹腔,是腹水形成的最重要因素。②血浆胶体渗透压降低:肝合成清蛋白明显减少及蛋白质摄入、吸收减少,导致低蛋白血症,当白蛋白低于 30g/L 时,血浆胶体渗透压明显降低,毛细血管内液体漏入腹腔或组织间隙。③肝淋巴液生成过多:超过了胸导管的引流能力,淋巴管内压力明显增高,淋巴液自肝包膜表面和肝门淋巴管渗出至腹腔。④有效循环血量不足:肾血流减少,RAAS 激活,肾小球滤过率降低,排钠和排水减少,水钠潴留。肝脏对醛固酮和 ADH 灭活作用减弱,导致醛固酮和 ADH 增多。前者作用于远端肾小管,使钠重吸收增加,后者作用于集合管,使水重吸收增加,导致水钠潴留。

> **考点提示:**门静脉高压的三大临床表现:脾大、侧支循环的建立与开放、腹水。

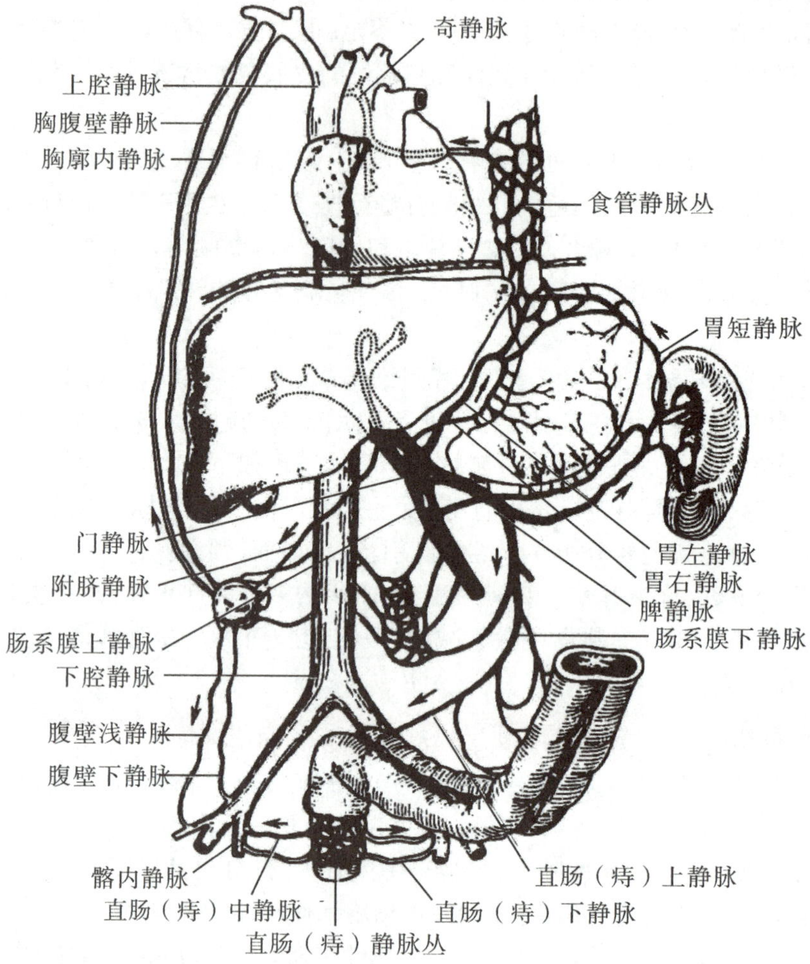

图中标注(从上到下、从左到右):

奇静脉

上腔静脉

胸腹壁静脉

胸廓内静脉

食管静脉丛

胃短静脉

门静脉

附脐静脉

肠系膜上静脉

下腔静脉

腹壁浅静脉

腹壁下静脉

胃左静脉

胃右静脉

脾静脉

肠系膜下静脉

髂内静脉

直肠(痔)中静脉

直肠(痔)静脉丛

直肠(痔)上静脉

直肠(痔)下静脉

图4-2 门静脉回流受阻时,侧支循环血流方向示意图

3.并发症

(1)上消化道出血:为最常见的并发症,主要由食管胃底静脉曲张破裂出血所致,小部分由并发急性糜烂性出血性胃炎或消化性溃疡引起,表现为突发的大量呕血和黑便,严重者可致失血性休克或诱发肝性脑病。

(2)肝性脑病:为晚期肝硬化的最严重并发症。详见本章第八节的相关内容。

(3)感染:由于低蛋白血症和白细胞减少等,患者机体免疫力低下,加之门静脉侧支循环的开放,增加了细菌入侵与繁殖的机会,肝硬化患者易并发各种感染。常见感染有自发性腹膜炎、肺炎、胆道感染、败血症等。自发性腹膜炎较多见,由肠道内细菌繁殖并自肠壁进入腹腔,或带菌的淋巴液漏入腹腔,或腹水抗菌能力降低所致,多为革兰氏阴性杆菌感染,表现为发热、腹痛、腹水迅速增长或持续不减,有腹膜刺激征,严重者可导致难治性腹水、中毒性休克、进行性肝衰竭等。

(4)原发性肝癌:若肝硬化患者短期内出现肝脏迅速增大、持续性肝区疼痛、腹水增多且为血性、不明原因的发热等,则应考虑并发原发性肝癌,需做进一步检查。

(5)功能性肾衰竭:又称肝肾综合征,肾无明显器质性损害,主要由肾血管收缩和肾内血液重新分布,导致肾皮质血流量和肾小球滤过率下降等因素引起,常在难治性腹水、进食减少、呕吐、腹泻、利尿剂应用不当、自发性细菌性腹膜炎及肝衰竭时诱发,表现为少尿或无尿、氮质血症、稀释性低钠血症和低尿钠等。

（6）电解质和酸碱平衡紊乱：出现腹水和其他并发症后，患者的电解质紊乱趋于明显，常见如下。①低钠血症：长期低钠饮食导致原发性低钠，长期利尿和大量放腹水等导致钠丢失，ADH 增多使水潴留超过钠潴留而导致稀释性低钠。②低钾低氯血症与代谢性碱中毒：进食少、呕吐、腹泻、长期应用利尿剂或高渗葡萄糖液、继发性醛固酮增多等可引起低钾低氯血症，而低钾低氯血症可导致代谢性碱中毒，诱发肝性脑病。

（7）肝肺综合征：指严重肝病、肺血管扩张和低氧血症组成的"三联征"，由肝硬化时血管活性物质增加、肺内毛细血管扩张、肺动静脉分流使通气血流比例失调所致，临床表现为呼吸困难和顽固性低氧血症。

【辅助检查】

1. 实验室检查　红细胞或全血细胞计数减少，白蛋白浓度降低，球蛋白浓度增高，白/球蛋白比例降低或倒置，丙氨酸氨基转移酶（ALT）、门冬氨酸氨基转移酶（AST）异常，水、电解质、酸碱平衡紊乱，血氨浓度升高等，腹水检查为漏出液。

2. 肝活组织检查　B 超引导下行活检，若有假小叶形成，则可确诊为肝硬化，是肝硬化诊断的"金标准"。

3. 影像学检查　X 线食管钡餐检查有食管胃底静脉曲张现象，食管静脉曲张显示虫蚀样或蚯蚓状充盈缺损，胃底静脉曲张显示菊花样充盈缺损；超声检查、CT 和 MRI 检查可显示肝、脾、门静脉、肝静脉、侧支血管形态是否改变及有无腹水等。

4. 内镜检查　上消化道内镜检查可直视食管和胃底静脉曲张的程度和范围，上消化道出血时，可判断出血部位和原因，并可通过内镜进行止血治疗；腹腔镜检查可直接显示肝、脾情况。

【诊断要点】

对于失代偿期肝硬化，根据有病毒性肝炎、酗酒或血吸虫病等病史，出现肝功能减退、门脉高压表现、肝功能异常，结合超声、X 线、CT 等检查可诊断。对于代偿期肝硬化患者，必要时肝穿刺活检发现假小叶可确诊。

【治疗要点】

目前尚无特效治疗。对于代偿期肝硬化患者，治疗目的为保护肝功能，延缓肝功能失代偿，防止病变进一步发展，防止肝癌等并发症发生；对于失代偿期肝硬化患者，治疗目的为改善肝功能、积极防治并发症、延缓或减少对肝移植的需求。

素质拓展

弘扬大医精诚，传承中医精髓

钱英教授，1962 年毕业于北京中医学院（现北京中医药大学），教授、主任医师，我国著名的中医肝病专家，2017 年荣获"全国名中医"荣誉称号，从事中医肝病诊疗和研究工作 60 余年，领衔创制了病毒性肝炎中医辨证标准、中医疗效判定标准及肝硬化腹水中医疗效判定标准，这些成果被编入《中医内科学》教材。钱英教授主持开发了乙肝益气解郁冲剂、乙肝养阴活血冲剂和乙肝清热解毒冲剂 3 种中成药，用于治疗慢性乙型肝炎，在临床实践中总结经验创立了"截断逆挽法"治疗慢性重症肝炎。钱英教授治学严谨，充分利用现代科学技术对中医验方进行研究论证；始终将消除患者病痛作为自己的根本目标，80 岁高龄仍然坚持在临床一线为患者诊疗。他这种刻苦钻研、传承创新、德高品馨、大医精诚的精神值得我们学习。

失代偿期主要是对症治疗、改善肝功能和处理并发症,对有手术适应证者,应慎重选择时机进行手术治疗。

1. 腹水治疗

(1)限制钠、水摄入:部分患者限制钠、水后可引起自发性利尿,使腹水减轻。

(2)利尿剂:为目前临床应用最广泛的治疗腹水的方法。常用保钾利尿剂(如螺内酯、氨苯蝶啶)、排钾利尿剂(如呋塞米、氢氯噻嗪)。单独应用排钾利尿剂时,需注意补钾。常联合使用保钾利尿剂螺内酯和排钾利尿剂呋塞米,剂量比例约 100mg:40mg,一般开始用螺内酯 60mg/d 加呋塞米 20mg/d,逐渐增加至螺内酯 100mg/d 加呋塞米 40mg/d。利尿效果不满意时,应酌情配合静脉输注清蛋白。利尿速度不宜过快,以免诱发电解质紊乱、肝肾综合征、肝性脑病等。

(3)提高血浆胶体渗透压:定期输注血浆、新鲜血或白蛋白,不仅有助于促进腹水消退,也有助于改善机体的一般状况和肝功能。

(4)难治性腹水的治疗:难治性腹水是经限钠、利尿剂治疗达最大剂量、排除其他因素对利尿剂疗效的影响或已予纠正,仍难以消退或很快复发的腹水。对其可选择以下治疗方法。

1)大量放腹水加输注白蛋白:患者如无感染、上消化道出血、肝性脑病等并发症,肝代偿功能尚可,凝血功能正常,则可选用此法。一般每放腹水 1000mL,输注白蛋白 8～10g,该方法缓解症状时间短,但易诱发肝肾综合征、肝性脑病。

2)经颈静脉肝内门体分流术(transjugular intrahepatic portosystemic shunt,TIPS):为通过介入手段经颈静脉放置导管,建立肝静脉与肝内门静脉分支间的分流通道,以降低门静脉系统压力,减少腹水生成的治疗方法。

2. 手术治疗　治疗门静脉高压的各种分流、断流术和脾切除术等,随着内镜及介入微创技术的应用,已较少应用。肝移植是对终末期肝硬化治疗的最佳选择,掌握手术时机及尽可能充分做好术前准备可提高手术存活率。

3. 并发症治疗

(1)自发性细菌性腹膜炎:选用肝毒性小、主要针对革兰氏阴性杆菌并兼顾革兰氏阳性球菌的抗生素,如头孢哌酮或喹诺酮类等,疗效不满意时,根据治疗反应和药物敏感试验结果进行调整。因自发性腹膜炎容易复发,故用药时间不得少于 2 周。因自发性腹膜炎多为肠源性感染,故除抗生素治疗外,还应注意保持大便通畅、维护肠道菌群。腹腔积液是细菌繁殖的良好培养基,控制腹腔积液也是治疗该并发症的一个重要环节。

(2)肝肾综合征治疗:TIPS 有助于延缓肝肾综合征从缓进型转为急进型。肝移植可以缓解肝肾综合征,是该并发症有效的治疗方法。在等待肝移植术的过程中,可以采取以下措施保护肾功能:静脉补充清蛋白、使用血管加压素、TIPS、血液透析及人工肝支持等。

(3)肝肺综合征治疗:吸氧及高压氧舱适用于轻型、早期患者,可以增加肺泡内的氧浓度和压力,有助于氧弥散。肝移植可以逆转肺血管扩张,使氧分压、血氧饱和度及肺血管阻力均明显改善。

(4)脾功能亢进:以部分脾动脉栓塞和 TIPS 治疗为主,传统的全脾切除术因术后发生门静脉血栓、严重感染的风险较高,故已不提倡。

(5)其他并发症:肝硬化引起的食管胃底静脉曲张破裂出血的治疗详见本章第十二节的相关内容,其他肝硬化并发症的治疗见相关章节内容。

【护理诊断/问题】

1. 营养失调:低于机体需要量　与肝功能减退、门静脉高压引起食欲减退、消化和吸收障碍有关。

2. 体液过多　与肝功能减退、门静脉高压引起水钠潴留有关。

3. 活动耐力下降　与肝功能减退、大量腹水有关。

4.**有皮肤完整性受损的危险** 与营养不良、水肿、皮肤干燥、瘙痒、长期卧床有关。

5.**有感染的危险** 与机体抵抗力低下有关。

6.**潜在并发症**:上消化道出血、肝性脑病、肝肾综合征、继发感染等。

7.**焦虑** 与担心疾病预后、经济负担等有关。

【护理措施】

1.一般护理

(1)休息与体位:休息可以减轻患者能量的消耗,减轻肝代谢的负担,有助于肝细胞修复和改善腹水、水肿。代偿期肝硬化患者可参加轻体力工作,减少活动量。失代偿期肝硬化患者应卧床休息,可适量运动,活动以不感到疲劳为度。无大量腹水者采取平卧位,抬高下肢,以增加肝、肾血流量,改善肝细胞的营养,提高肾小球的滤过率,减轻水肿。大量腹水者宜取半卧位。避免使腹内压突然剧增的因素,例如剧烈咳嗽、打喷嚏、用力排便、用力提重物等。

(2)饮食护理:根据营养评估结果制订个体化的饮食治疗原则:营养不良的肝硬化患者每天能量摄入 126～147kJ/kg(30～35kcal/kg),饮食以胃消化的碳水化合物为主,严禁饮酒,适当摄入脂肪,动物脂肪不宜过多摄入,并应根据病情变化及时调整。

1)蛋白质:以优质蛋白为主。蛋白质来源以豆制品、鸡蛋、牛奶、鱼、鸡肉、瘦猪肉为主。血氨水平升高时,应限制或禁食蛋白质,待病情好转后逐渐增加摄入量,且以植物蛋白为主,如豆制品等,其含蛋氨酸、芳香氨基酸和产氨氨基酸较少。必要时遵医嘱给予静脉补充营养,如高渗葡萄糖液、复方氨基酸、白蛋白或新鲜血。

☞**考点提示**:肝硬化患者血氨水平升高应限制或禁食蛋白质。

2)维生素:多食新鲜蔬菜和水果,避免进食刺激性强、粗纤维多和较硬的食物。

3)限制钠和水的摄入:有腹水者,限制摄入钠 80～120mmol/L(盐 4～6g/d),腹水消退后仍需限制钠盐摄入。入水量<1000mL/d,如有明显低钠血症,则应限制在 500mL 以内。

2.病情观察 密切观察患者腹水和下肢水肿的消肿情况,应用利尿剂、放腹水后应密切监测腹围、体重,准确记录出、入量。观察体重时,每天体重减轻不宜超过 0.5kg,有下肢水肿者每天体重减轻不宜超过 1kg。因短时间快速利尿可能诱发肝性脑病,故应引起注意。使用排钾利尿剂者应注意补钾。教会患者正确测量、记录和判断的方法。监测患者的营养状况、血清电解质和酸碱度的变化,及时发现并纠正水、电解质、酸碱平衡紊乱。注意观察有无上消化道出血、肝性脑病、肝肾综合征等并发症出现。

3.对症护理

(1)食管胃底静脉曲张的护理:严格要求患者避免使腹内压突然剧增的因素,例如剧烈咳嗽、打喷嚏、用力排便、用力提重物等;避免摄入粗糙的、坚硬的食物,以防曲张的静脉破裂导致出血。指导患者进食蔬菜泥、果泥、肉末、软食和面条等食物,且进食时要细嚼慢咽;服用片剂药物时,可先研磨成粉后再行服用。

(2)腹水的护理:①大量腹水者可取半卧位,以使膈肌下降,有利于呼吸运动,减轻呼吸困难和心悸;②避免使腹内压突然剧增的因素,例如剧烈咳嗽、打喷嚏、用力排便等;③限制水、钠摄入,准确记录出、入量,定期测量腹围、体重,观察腹水消退情况,教会患者正确的测量和记录方法,以便自我监测病情;④遵医嘱使用利尿剂;⑤必要时配合医生放腹水及进行其他治疗。

(3)皮肤护理:勤翻身,避免发生压疮,防止发生皮肤感染。沐浴时,避免水温过高或使用有刺激性的沐浴用品。沐浴后,可使用性质柔和的润肤品,以减轻皮肤干燥和瘙痒。对皮肤瘙痒者,给予止痒处理,嘱患者勿用手抓挠,以免皮肤破损,可使用炉甘石洗剂涂抹。对有阴囊水肿的患者,可用阴囊托带托起阴囊,减轻水肿。

笔记

（4）腹腔穿刺放腹水的护理：术前，说明注意事项，测量体重、腹围、生命体征，排空膀胱，以免发生误伤；术中及术后，监测生命体征，观察有无不适；术毕，用无菌敷料覆盖穿刺部位，如有溢液，则可用明胶海绵处置；术毕，缚紧腹带，以免腹内压骤然下降；记录抽出腹水的量、性质和颜色，腹水培养接种应在床旁进行，每个培养瓶至少应接种 10mL 腹水，应将标本及时送检。

4.用药护理 使用利尿剂时，应注意利尿速度不宜过快。避免使用对肝有损伤的药物。

5.心理护理 护士应多关心患者，向患者介绍肝硬化的相关知识，并告知患者保持良好的心态，可促进症状的缓解，可组织和安排患者与经受同样事件及理解患者处境的人多交流，充分利用来自他人的情感支持，帮助患者树立治疗信心，保持良好的心态。

【健康教育】

1.疾病知识指导 肝硬化为慢性疾病，应指导患者及其家属掌握本病的病因、加重病情的相关因素、疾病表现、治疗和护理要点、并发症早期发现及预防、预防感染等知识。

2.休息与活动指导 保证身心两方面的休息，避免疲劳。生活起居有规律，保证足够的休息和睡眠。应十分注意情绪的调节和稳定。代偿期肝硬化患者可参加轻工作，失代偿期肝硬化患者以卧床休息为主，适度活动，活动量以不增加疲劳感及其他症状为限度。

3.饮食指导 向患者及其家属说明饮食治疗的意义及原则，应食用营养丰富、易消化吸收的食物，避免摄入粗糙、坚硬的食物，以免诱发消化道出血。戒烟戒酒，保持粪便通畅，详见本节"饮食护理"。

4.用药指导 遵医嘱服药，切忌滥用护肝药物，以免因服药不当而加重肝脏负担和肝功能损害。教会患者观察药物疗效和不良反应。例如，服用利尿剂者若出现乏力、心悸等症状，则提示为低钠血症、低钾血症，应及时就诊。

5.自我病情监测指导 教会患者及其家属及早发现病情变化，注意观察有无并发症发生，若患者出现消化道出血或性格、行为改变等，则应及时就诊。

第七节 原发性肝癌

课件

🔍 案例导学

患者，男，71岁，有乙型肝炎病史近23年。1个月前感觉食欲不振、体重明显下降。近日来感觉肝区疼痛，伴黄疸、恶心与呕吐。

身体评估：体温 36.7℃、脉搏 81 次/分、呼吸 18 次/分、血压 125/81mmHg，生命体征平稳，意识清楚，呈肝病面容，消瘦，巩膜黄染，心、肺无异常，腹部触诊发现肝脏肿大、质硬、表面有包块伴明显压痛，腹部膨隆，有移动性浊音，脾大，肋下 3cm 可触及。

血常规：红细胞计数 3.3×10^{12}/L，血红蛋白浓度 102g/L，白细胞计数 3.2×10^9/L，血小板计数 77×10^9/L。尿常规阴性，粪便隐血试验（＋＋＋）。AFP 明显增高。

请思考：

1.对该患者需要完善哪些检查以明确诊断？

2.该患者目前存在哪些护理问题？对其应如何进行护理？

原发性肝癌（primary carcinoma of the liver）简称肝癌，指原发于肝细胞或肝内胆管上皮细胞的恶性肿瘤，包括肝细胞癌、肝内胆管癌和混合型 3 种不同的病理类型，其中肝细胞癌约占原发性肝癌的90%。原发性肝癌是我国常见恶性肿瘤之一，可发生于任何年龄，以 40～49 岁年龄段发病率最高，多见于男性,男女之比为约为5:1。

【病因及发病机制】

病因和发病机制尚未明确,根据高发区流行病学调查结果,一般认为可能与下列因素有关。

1. 病毒性肝炎 慢性病毒性肝炎与原发性肝癌密切相关。在我国,肝癌患者中约90%有乙型肝炎病毒感染的背景;西方国家以丙型肝炎病毒感染常见。其机制可能与肝细胞反复损害和增生、癌基因激活和抑癌基因失活有关。

2. 肝硬化 原发性肝癌合并肝硬化占50%~90%,多数为乙型或丙型病毒性肝炎发展而来,西方国家常为慢性酒精性肝硬化发展而来。

3. 食物及饮水 ①黄曲霉素的代谢产物黄曲霉毒素 B_1（ AFB_1 ）具有强烈的致癌作用,长期进食,可导致肝癌等发生,霉变食物中含大量黄曲霉毒素;②长期进食含亚硝胺类丰富的食品（主要是腌制食品）、长期饮用被藻类毒素污染的水（尤其是池塘水）、长期大量饮酒等亦可引起肝癌。

4. 其他肝癌高危因素 ①长期接触偶氮芥类、苯酚、有机氯农药等化学物质;②血吸虫、华支睾吸虫等寄生虫感染;③遗传因素等可能与肝癌发生有关。

上述各种病因使肝细胞在损伤后的修复过程中,其生物学特征逐渐变化,基因突变,增殖与凋亡失衡;各种致癌因素也可促使癌基因表达及抑癌基因受抑;慢性炎症及纤维化过程中的血管增殖活跃等,均为肝癌的发生、发展创造了重要条件。

【病理】

1. 肝癌分型

（1）按肿瘤大体形态分型:具体如下。①块状型:最多见,占肝癌的70%以上,呈单个、多个或融合块,直径5~10cm。>10cm者为巨块型。多呈圆形,也可呈不规则样,质硬,呈膨胀性生长,可见包膜。此型肿瘤中心易坏死、液化及出血。②结节型:呈大小和数目不等的癌结节,直径<5cm,与周围组织的分界不如块状型清晰,常伴有肝硬化。单个癌结节<3cm或相邻两个癌结节直径之和<3cm者称为小肝癌。③弥漫型:最少见,米粒至黄豆大的癌结节弥漫分布于整个肝脏,与肝硬化不易区别。

（2）按组织学分型:具体如下。①肝细胞肝癌（HCC）:最多见,约占全部肝癌的90%,癌细胞由肝细胞发展而来,多伴有肝硬化。②肝内胆管细胞癌（ICC）:较少见,由胆管细胞发展而来,恶性程度高。③混合型肝癌:最少见,上述2种类型的癌细胞同时存在,或呈过渡形态。

2. 转移途径 原发性肝癌的转移途径有肝内转移和肝外转移2种,其中肝外转移又有血行转移、淋巴转移和种植转移3种。

（1）肝内转移:肝内血行转移最早、最常见,易侵犯门静脉分支并形成癌栓,癌栓脱落后形成肝内多发性转移灶,亦是肝癌切除术后早期复发的重要原因。

（2）肝外转移:具体如下。①血行转移:可转移至肺、胸膜、肾、肾上腺、骨、脊柱、颅内等处,以肺转移最常见。②淋巴转移:可转移至肝门淋巴结、胰、脾、主动脉旁及锁骨上淋巴结,以肝门淋巴结转移常见。③种植转移:少见,肝表面的癌细胞脱落后种植在腹膜、横膈、盆腔、卵巢等处,可引起血性腹腔积液、胸腔积液等。

【临床表现】

起病隐匿,早期缺乏典型症状。临床症状明显者,病情大多已进入中晚期。本病常在肝硬化的基础上发生,或以转移病灶症状为首发表现,此时容易漏诊或误诊。中晚期肝癌的临床表现如下。

1. 症状

（1）全身表现:呈进行性消瘦、发热、食欲不振、乏力、营养不良和恶病质等。

（2）肝区疼痛:为肝癌最常见的症状,半数以上患者有肝区疼痛,多呈持续性胀痛或钝痛,是由癌

笔记

肿生长过快、肝包膜被牵拉所致。如病变侵犯横膈，则疼痛可牵涉右肩或右背部。如癌肿生长缓慢，则可能无或仅有轻微钝痛。如肝表面的癌结节破裂，则可突然出现剧烈腹痛，从肝区开始迅速蔓延至全腹，产生急腹症的表现，如出血量大时可导致休克。

(3)转移灶症状：转移至肺可出现咳嗽、咯血等；转移至胸膜可出现胸痛、血性胸腔积液等；转移至骨骼和脊柱可出现局部压痛或神经受压症状；转移至颅内可有神经定位表现。部分患者以转移灶症状为首发症状。

(4)伴癌综合征：指癌肿本身代谢异常或肝癌患者机体内分泌/代谢异常而出现的一组综合征，表现为自发性低血糖症、红细胞增多症；其他罕见的有高钙血症、高脂血症、类癌综合征等。

2.体征

(1)肝大：肝呈进行性肿大，质地坚硬，表面及边缘不规则，有大小不等的结节或巨块，常有不同程度的压痛。如癌肿突出于右肋弓下或剑突下，则上腹可呈现局部隆起或饱满；如癌肿位于膈面，则主要表现为膈抬高，而肝下缘可不大；如压迫血管，致动脉内径变窄，则可在腹壁下听到吹风样血管杂音。

(2)黄疸：常在病程晚期出现，多为阻塞性黄疸，由癌肿压迫或侵犯胆管或肝门淋巴结肿大压迫胆管所致。少数为肝细胞性黄疸，与肝细胞严重受损有关。

(3)肝硬化征象：肝癌伴肝硬化门脉高压者可有脾大、静脉侧支循环形成及腹水等表现。腹水一般为漏出液，也有血性腹水出现。

3.并发症

(1)肝性脑病：为最严重的并发症，也是肝癌患者最常见的死亡原因，约1/3的肝癌患者因此死亡。

(2)上消化道出血：约占肝癌死亡原因的15%。肝癌常因合并肝硬化或门静脉、肝静脉癌栓致门静脉高压，引起食管胃底静脉曲张破裂出血，也可因胃肠道黏膜糜烂、凝血功能障碍等而出血。

(3)肝癌结节破裂出血：约10%的肝癌患者因癌结节破裂出血致死。肝癌组织坏死、液化可致自发破裂，或因外力作用而破裂。如陷于包膜下，则可形成压痛性包块；如破入腹腔，则可引起急性腹痛和腹膜刺激征。

(4)继发感染：本病患者在长期消耗或因放疗、化疗而致白细胞计数减少的情况下，抵抗力减弱，加之长期卧床等因素，容易并发各种感染，如肺炎、败血症、肠道感染等。

【辅助检查】

1.癌肿标记物的检测

(1)甲胎蛋白(AFP)：为诊断肝细胞癌特异性的标志物，广泛用于肝癌的普查、诊断、判断治疗效果和预测复发。肝癌AFP阳性率为70%~90%。AFP浓度通常与肝癌大小呈正相关。在排除妊娠和生殖腺胚胎瘤的基础上，AFP大于$400\mu g/L$是诊断肝癌的条件之一。对AFP逐渐升高不降或AFP大于$200\mu g/L$持续8周者，应结合肝功能和影像学检查进行动态观察和综合分析。

> 考点提示：甲胎蛋白是诊断肝细胞癌特异性的标志物。

(2)其他标志物：γ-谷氨酰转肽酶同工酶Ⅱ($\gamma-GT_2$)、异常凝血酶原(DCP)、血清岩藻糖苷酶(AFu)等对AFP阴性肝癌诊断有帮助。

2.超声显像
B超检查是目前肝癌筛查的首选检查方法，可显示直径为1cm以上的肿瘤，AFP结合超声检查是早期诊断肝癌的主要方法。

3.CT
为诊断肝癌的重要手段，1cm左右肝癌的检出率可大于80%；增强CT可进一步提高检出率，甚至可以发现直径小于1cm的肿瘤。

4.MRI
为非放射性检查，可重复进行，其对肝癌诊断较CT更佳，适用于CT未能发现病灶或性质不能确定而临床又高度怀疑肝癌者。MRI 为非放射性检查,可以在短期内重复进行。

5. 肝血管造影 当增强 CT、MRI 对疑为肝癌的小病灶难以确诊时,可以进行选择性肝动脉造影,其对直径 1~2cm 的小肝癌的检出率 >90%。

6. 肝穿刺活检 针刺病灶行组织学检查是确诊肝癌的可靠方法,属有创检查,存在出血或肿瘤细胞针道转移的风险,适用于上述实验室检查和影像学检查未能确诊者。

【诊断要点】

肝癌的临床诊断应结合肝癌发生的高危因素、影像学特征及肝癌标志物检查结果。满足下列三项中的任一项可诊断为肝癌。

(1)具有 2 种典型的肝癌影像学(超声检查、增强 CT、MRI 或选择性肝动脉造影)表现,病灶 >2cm。

(2)具有 1 种典型的肝癌影像学表现,病灶 >2cm,甲胎蛋白 >400μg/L。

(3)肝穿刺活组织检查阳性。

【治疗要点】

对早期肝癌应尽量采取手术切除;对不能切除的大肝癌可运用多种治疗措施。

1. 手术治疗 肝癌的治疗性切除术是目前治疗肝癌最有效的方法之一,对于诊断明确并有手术指征的肝癌患者,应及早手术,术前应评估肝功能储备情况。因为手术切除仍有很高的复发率,所以术后宜加强综合治疗和随访。

2. 肝动脉化疗栓塞(TACE) 具有靶向性好、创伤小、可重复、患者容易接受的特点。对中晚期肝癌患者可选择 TACE 治疗。TACE 是经皮穿刺股动脉,在 X 线透视下将导管插至固有动脉或其分支,注射抗肿瘤药物和栓塞剂,常用栓塞剂有碘化油和明胶海绵碎片。现临床多采用抗肿瘤药物和碘化油混合后注入肝动脉,可发挥持久的抗肿瘤作用。首次治疗后,后续 TACE 治疗的频次应依随访结果而定。

3. 局部消融治疗 指借助影像技术对肿瘤进行定位,局部应用物理或化学方法直接杀灭肿瘤组织的一类治疗方法。其常用手段有射频消融术、微波消融术、经皮穿刺瘤内注射无水酒精(PEI)等。

4. 其他治疗方法 如化疗、放疗、生物和免疫治疗、中医治疗、肝移植等。

5. 并发症的治疗 肝癌结节破裂时,应积极争取手术探查,行局部填塞缝合术、肝动脉栓塞术或肝动脉结扎术等。并发感染时,应积极选择有效且对肝脏无损伤的抗生素治疗。并发上消化道出血、肝性脑病、感染等时,治疗可参阅有关内容。

【护理诊断/问题】

1. 疼痛:肝区痛 与肿瘤增长迅速、肝包膜被牵拉或肝动脉栓塞术后产生栓塞后综合征有关。

2. 营养失调:低于机体需要量 与恶性肿瘤对机体的慢性消耗、化疗所致胃肠道反应有关。

3. 有感染的危险 与长期消耗及化疗、放疗而致白细胞减少、抵抗力下降有关。

4. 潜在并发症:上消化道出血、肝性脑病、癌结节破裂出血、继发感染等。

5. 预感性悲哀 与担心疾病预后不良有关。

【护理措施】

1. 休息与体位 提供安静舒适的休息环境,减少机体的消耗,保护肝功能。对有大量腹水引起呼吸困难者,应协助取半卧位并给予吸氧。

2. 饮食护理 给予高热量、营养丰富、易消化的饮食,做好口腔护理,选择患者喜欢的食物种类、烹饪方法,以增加患者的食物摄入量。疼痛剧烈时,应暂停进食,待疼痛缓解后再进食。恶心与呕吐时,可服用多潘立酮或甲氧氯普胺等,待症状缓解后再进少量食物。对有肝性脑病倾向者,应减少或禁止蛋白质的摄入,以免诱发或加重肝性脑病。

3.病情观察 观察肝区疼痛的性质、程度及伴随症状,皮肤黏膜、巩膜及尿色的改变,及时发现和处理相应变化。注意患者有无性格改变和行为异常,有无情绪反常和意识变化等,以早期发现肝性脑病。观察呕吐物及粪便的颜色、体温、血压、脉搏的变化,以及时发现上消化道出血并配合医生进行抢救。观察有无癌肿远处转移的表现,如突然出现门静脉高压表现,应考虑由静脉癌栓栓塞所致;如出现持续性干咳、咯血等表现,则应考虑为肺转移;如出现神经定位体征,则应考虑为颅内转移。

4.对症护理 肝癌患者疼痛较重,护理过程中应态度和蔼、动作轻柔、尊重和理解患者,减少对患者的不良刺激,减轻患者的心理压力。指导和协助患者取舒适体位。多与患者进行沟通,认真倾听患者诉说疼痛的感受,及时给予适当处理,以减轻患者的孤独无助感和焦虑情绪,保持心情舒畅。教会患者转移注意力和放松的方法,如看书、听音乐、看电视、深呼吸等,以减轻疼痛。对疼痛严重者,遵医嘱按 WHO 疼痛三阶梯止痛法应用镇静、镇痛及辅助药物,必要时采用自控镇痛泵镇痛。

5.用药护理 遵医嘱正确用药,注意观察药物的疗效和不良反应。化疗前应向患者说明化疗药物的不良反应,如恶心、呕吐、脱发、骨髓抑制等。

6.肝动脉栓塞治疗的护理 肝动脉栓塞是一种创伤性的非手术治疗,应做好术前准备、术中配合及术后护理。

(1)术前准备:术前做好患者的心理指导,使其克服恐惧心理。做好各种术前检查、碘过敏试验、心电图检查及生命体征测量,术前行穿刺部位备皮并保持清洁,在左上肢穿刺静脉留置针,备好心电监护仪。做好术前准备,如碘过敏试验、备皮等。术前 1 天给予易消化饮食,术前 4~6 小时禁食、禁水。

(2)术中配合:密切监测患者的生命体征、血氧分压等指标,如有异常,则应报告医生并协助处理。患者如出现恶心、呕吐等,则应协助患者将头偏向一侧,指导患者做深呼吸动作,遵医嘱给予止吐药物。如发生上腹部疼痛,则可指导患者转移注意力,并遵医嘱给予镇痛药物。

(3)术后护理:①拔管后局部按压 15 分钟,然后加压包扎,用沙袋压迫 6~8 小时,术后保持穿刺侧肢体伸直 24 小时,并观察足背动脉的搏动情况及穿刺部位有无血肿;②术后由于肝脏血液供应突然减少,可产生栓塞后综合征,表现为腹痛、发热、恶心、呕吐、血清清蛋白浓度降低及肝功能异常等改变,应做好相应的护理工作;③多数患者在术后 4~8 小时体温升高,持续 1 周左右,个别患者可持续2~3 周,这是机体对肿瘤坏死物质吸收的反应,对高热者应采取降温措施;④腹痛是由肝动脉栓塞后肝脏水肿,肝包膜张力增大所致,一般 48 小时后可缓解,疼痛剧烈者可遵医嘱使用镇痛药,如哌替啶100mg,肌内注射;⑤栓塞 1 周后,常因肝缺血致肝糖原储存和蛋白质合成减少,故应注意补充白蛋白和葡萄糖液,并保持液体平衡;⑥若发现肝性脑病前驱期表现,则应报告医生并积极配合处理。

7.心理护理 做好患者的心理疏导工作,加强与患者交流,建立良好的护患关系。针对患者的心理问题妥善解释、安慰和鼓励。对患者的需求应及时给予回应,耐心妥善处理患者的需求,使患者保持良好的心理状态,能够积极配合治疗,并能提高对化疗药物的耐受性。

【健康教育】

(1)帮助患者建立有规律的生活方式,注意劳逸结合,防止情绪剧烈波动和劳累,以减少肝糖原的分解及乳酸和血氨的产生;注意补充营养,增强机体抵抗力;戒烟、戒酒,以减少对肝脏的损害。

(2)保持乐观情绪,有条件者应积极参加社会性抗癌组织活动,以增强精神支持力量,提高机体抗肿瘤能力。

(3)向患者及其家属介绍肝癌的有关知识和并发症的预防、识别,以便及时发现病情变化并就诊。

(4)遵医嘱用药,避免使用对肝脏有损害的药物。

(5)积极宣传和普及肝癌的预防知识,定期对肝癌高发区人群进行普查,以预防肝癌的发生和早期诊断肝癌。

第八节　肝性脑病

案例导学

患者,男,67 岁,有慢性乙肝病史 30 年,纳差、乏力、皮肤黏膜出血 3 年。2 天前出现行为异常。

身体评估:体温 37℃,脉搏 84 次/分,呼吸 18 次/分,血压 110/73mmHg,嗜睡,对答不切题,定向力差,呈慢性肝病面容,扑翼样震颤(+),腹壁静脉曲张,脾肋下 3cm 可触及,腹部移动性浊音(+),双下肢可见瘀斑。

初步诊断:肝硬化、肝性脑病。

请思考:

1. 肝性脑病的病因、诱因、临床表现分别有哪些?

2. 如何对该患者进行治疗和护理?

肝性脑病(hepatic encephalopathy,HE)过去称肝性昏迷,是由严重肝病或门 – 体分流所致的以代谢紊乱为基础的中枢神经系统功能失调的综合征,主要表现为行为失常、意识障碍甚至昏迷。临床上将由门静脉高压、肝脏门静脉与腔静脉之间有广泛侧支循环引起的肝性脑病称为门体分流性脑病;将没有明显临床表现和血液生化检查异常,仅用精细的神经心理测试才能发现异常的肝性脑病,称为轻微肝性型脑病。

肝性脑病的定义、病因与发病机制

【病因与发病机制】

1. 病因　慢性肝炎所致肝硬化是引起肝性脑病的最常见原因。此外,肝癌、重症肝炎、肝衰竭、妊娠期急性脂肪肝亦可导致肝性脑病。

👁 **考点提示:** 慢性肝炎所致肝硬化是引起肝性脑病的最常见原因。

2. 诱因　肝性脑病的诱因有感染、上消化道出血、高蛋白饮食、大量放腹水、电解质和酸碱平衡紊乱、催眠镇静药和麻醉药、便秘、腹泻、呕吐、外科手术等,其中以腹腔感染最常见。

3. 发病机制　肝性脑病的发病机制尚未完全明确,目前认为有氨中毒学说、假性神经递质学说等。

(1)氨中毒学说:氨代谢紊乱所致的氨中毒是肝性脑病,尤其是门体分流性脑病的重要发病机制。氨对大脑的毒性作用主要是干扰脑的能量代谢,引起高能磷酸化合物浓度降低,导致脑细胞能量供应不足,不能维持正常脑功能。氨在大脑的去毒过程中,要消耗大量的三磷酸腺苷、辅酶、谷氨酸、α – 酮戊二酸等,以合成谷氨酰胺。其中 α – 酮戊二酸是三羧酸循环中的重要物质,如缺少,则可使大脑细胞的能量供应不足;谷氨酸是大脑内重要的兴奋性神经递质,减少后可致大脑功能抑制;谷氨酰胺是一种作用很强的细胞内渗透剂,其增加可导致大脑星形细胞及神经元细胞肿胀,进而导致大脑功能受到抑制。另外,氨还是一种具有神经毒性的物质,可直接引起中枢神经系统损伤。

消化道是氨产生的主要部位,以非离子型氨(NH_3)和离子型(NH_4^+)2 种形式存在,游离的 NH_3 有毒性并能透过血脑屏障;NH_4^+ 则相对无毒,不能透过血脑屏障。当结肠内的 pH 值大于 6 时,NH_4^+ 转为 NH_3,极易经肠黏膜弥散入血;当 pH 值小于 6 时,NH_3 从血液转至肠腔,随粪便排出。肝衰竭时,肝脏对门静脉输入的 NH_3 的代谢能力明显减退,体循环血 NH_3 水平升高,当有门体分流存在时,肠道的 NH_3 不经肝脏代谢,而直接进入体循环,导致血 NH_3 水平升高。机体清除氨的主要途径:①合成尿素,绝大部分来自肠道的氨在肝中经鸟氨酸代谢转变为尿素,并经肾脏排出;②在肝、脑、肾等组织消耗氨合成谷氨酸和谷氨酰胺;③血氨水平过高时,可从肺部呼出少量氨气。

(2)假性神经递质学说:神经系统冲动的传导是由神经递质完成的。神经递质可分为兴奋性神经递质和抑制性神经递质 2 类,其中,兴奋性神经递质主要有去甲肾上腺素和多巴胺、乙酰胆碱、谷氨酸等。食物中的芳香族氨基酸(如苯丙氨酸、酪氨酸)可经肠道内细菌作用,形成苯乙胺、酪胺。由于肝功能衰竭,肝脏对此 2 种物质的清除作用发生障碍,因而它们由血液进入脑组织,经 β – 羟化酶的作用分别形成苯乙醇胺和 β – 羟酪胺,其结构与去甲肾上腺素相似,可与神经突触中的递质受体结合,但不能传递神经冲动或传递作用很弱,因而使正常神经冲动传导受阻,故称为假性神经递质。

(3)γ – 氨基丁酸/苯二氮䓬(GABA/BZ)复合体学说:γ – 氨基丁酸是大脑的主要抑制性神经递质,由肠道细菌产生。在严重肝功能衰竭和门体静脉分流发生时,γ – 氨基丁酸可不经过肝脏而直接进入体循环,透过血脑屏障进入大脑,引起神经冲动传导抑制。肝性脑病患者的血浆 γ – 氨基丁酸浓度与脑病程度平行。部分肝性脑病患者经 BZ 受体拮抗剂治疗后,症状可减轻,证明肝性脑病可由 GABA/BZ 受体增多所致。大脑神经元表面 GABA 受体与 BZ 受体及巴比妥受体紧密相连,组成 GABA/BZ 复合体,共同调节氯离子通道 GABA/BZ 复合体中任何一个受体被激活,均可促使 Cl⁻ 内流,使神经传导被抑制。

(4)色氨酸:正常情况下,色氨酸与白蛋白结合,不易进入血脑屏障,肝功能减退致白蛋白合成减少。另外,血浆中其他物质与白蛋白的竞争性结合,使游离色氨酸增多。色氨酸通过血脑屏障进入大脑,在大脑中代谢生成 5 – 羟色胺(5 – HT)及 5 – 羟吲哚乙酸(5 – HITT),二者均为抑制性神经递质,与早期睡眠型态异常有关。

(5)锰:具有神经毒性。正常时,锰由肝脏分泌后,经胆道至肠道而排出体外;患肝病时,锰不能正常排出而进入体循环,在大脑中聚集并产生毒性。

【临床表现】

肝性脑病的临床表现可因原有肝病的性质、肝脏损害的急缓和严重程度、诱发因素的不同而差异很大。急性重症肝炎等所致的急性肝性脑病常无明显诱因,肝功能急剧衰竭,患者常在数天内迅速进入昏迷期直至死亡。由肝硬化和(或)门体静脉分流术后引起的慢性门体分流性脑病,多由感染、大量蛋白质摄入、上消化道出血、大量排钾利尿、大量放腹水等诱发,以慢性反复发作性精神错乱、昏迷为突出表现。昏迷逐渐加深,最后可导致死亡。

临床上常依据神经系统表现、意识障碍程度、脑电图变化等,将肝性脑病的临床过程分为 5 期。各期分界不清楚,且可随病情发展或好转而变化。

0 期(潜伏期):又称轻微型肝性脑病,无行为、性格异常,无神经系统病理征,脑电图正常,只在心理测试或智力测试时有轻微异常。

1 期(前驱期):以轻度性格改变和精神异常为主要表现,可出现焦虑、表情欣快、激动或淡漠少语、睡眠型态紊乱、健忘等,应答基本准确,但常有说话缓慢且吐词不清等。此期可引出扑翼样震颤(嘱患者双上肢平伸,手掌向手背侧伸展,手指分开,可见手向外侧偏斜,同时掌指关节、腕关节、肘关节甚至肩关节可出现不规则的扑击样抖动)。脑电图多数正常。此期可持续数天或数周。

2 期(昏迷前期):以意识错乱、嗜睡、行为失常为主要表现。可有言语不清、书写障碍、定向力(个体对时间、地点、人物及自身状态的认识能力)障碍、理解力减退,出现阳性神经体征,如肌张力增高、腱反射亢进、踝阵挛、病理反射(如 Babinski 征)阳性等。此期扑翼样震颤明显,脑电图有特异性异常。

3 期(昏睡期):以昏睡和精神错乱为主要表现。患者大部分时间处于昏睡状态,强烈刺激作用下可以被唤醒,醒时可回答提问,但常答非所问。常有神志不清和幻觉。各种神经体征持续或加重,肌张力增高,四肢被动运动,常有抵抗力,锥体束征阳性。扑翼样震颤在唤醒后可以引出,脑电图检查可见明显异常。

4 期(昏迷期):患者意识完全丧失,处于昏迷状态。浅昏迷时,对疼痛等强刺激有反应,腱反射、肌张力亢进;深昏迷时,各种腱反射消失,肌张力降低。因患者不能被唤醒,故扑翼样震颤无法引出,脑电图异常。

【辅助检查】

1.血氨 正常人空腹静脉血氨值为 6~35μmol/L。慢性肝性脑病(特别是门体分流性脑病)患者多有血氨水平增高;急性肝性脑病者,血氨水平可以正常。

2.电生理检查

(1)脑电图检查:正常脑电图呈 α 波,每秒 8~13 次。肝性脑病的脑电图特点为节律变慢。昏迷前期、昏睡期患者常表现为 δ 波或三相波,每秒 4~7 次。昏迷期患者表现为高波幅的 δ 波,每秒少于 4 次。

(2)诱发电位:与脑电图记录的大脑自发性电活动不同,是大脑皮质或皮质下层接收到由各种感觉器官受刺激的信息后产生的电位,可用于诊断轻微型肝性脑病。

(3)临界视觉闪烁频率:视网膜胶质细胞病变可以作为患肝性脑病时大脑星形胶质细胞病变的标志。临界视觉闪烁频率测定可用于诊断轻微型肝性脑病。

3.心理智能测验 可用于筛查轻微型肝性脑病。临床常木块图试验、数字连接试验和数字符号试验联合应用,结果容易计量,便于随访,但缺点是易受年龄、教育程度的影响。

4.影像学检查 头颅 CT、MRI 等检查。急性肝性脑病患者可发现脑水肿,慢性肝性脑病患者可发现不同程度的脑萎缩。

【诊断要点】

肝性脑病的主要诊断依据:①严重肝病和(或)广泛门-体静脉侧支循环和肝性脑病的诱因;②神精错乱、昏睡或昏迷,可引起扑翼样震颤;③明显肝功能损害或血氨水平增高;④典型的脑电图改变;⑤诱发电位、临界视觉闪烁频率和心理智能测验异常;⑥头颅 CT、MRI 等检查排除颅脑器质性疾病,如脑梗死、脑出血、肿瘤等。

【治疗要点】

本病尚无特效疗法,对其常采用综合治疗措施。

1.消除诱因 为肝性脑病治疗的基础。如防治感染,治疗上消化道出血并清除肠道内积血,避免过度利尿和放腹水,慎用镇静剂,限制或暂时禁食蛋白质,纠正水、电解质和酸碱平衡紊乱,纠正缺氧等。

2.减少肠内毒物的生成和吸收

(1)饮食:限制或暂时禁止蛋白质饮食。如需进食蛋白质,则应首选植物蛋白。

(2)灌肠或导泻:以清除肠道内积食、积血及其他含氮物质。可口服 25% 硫酸镁导泻,灌肠液宜选用生理盐水或弱酸性溶液,禁用肥皂水等碱性溶液。

(3)乳果糖或拉克替醇:均为肠道不吸收的双糖,糖尿病患者可以应用。口服乳果糖后,在肠道被细菌分解,产生低分子量有机酸,使肠道 pH 值降低,可减少肠道氨的产生和吸收,并可促进血液中的氨渗入肠道并排出。乳果糖剂量为每次口服 15~30mL,每天 2 或 3 次,以 2 或 3 次软便为宜。

(4)抑制肠道细菌生长:口服抗生素,可抑制肠道产尿素酶的细菌生长,减少氨的产生。常用的抗生素有利福昔明、新霉素、甲硝唑等。利福昔明 1.2g/d,分次口服,具有强效的抑制肠道细菌生长的作用。

(5)益生菌制剂:可起到维护肠道正常菌群、抑制有害菌群、减少毒素吸收的作用。

3.促进体内氨的代谢,调节神经递质 ①L-鸟氨酸-L-门冬氨酸:剂量 10~40g/d,静脉滴注,可促进体内的尿素循环而降低血氨水平;谷氨酸钾、谷氨酸钠、精氨酸等药物理论上有降氨作用,临床应用广泛。②纠正氨基酸代谢紊乱药物:口服或静脉输注以支链氨基酸为主的氨基酸混合液,理论上可纠正氨基酸代谢不平衡,有利于恢复患者的正氮平衡。③GABA/BZ 复合受体拮抗药:氟马西尼是GABA/BZ 受体拮抗剂,通过抑制 GABA/BZ 受体发挥作用,剂量为 0.5~1mg 静脉注射或 1 mg/h 持续静滴,可在数分钟内起效,但维持时间短。④人工肝:有血浆置换、血液透析、血液灌流、分子吸附再循环系统(MARS)、生物人工肝等,对肝性脑病有一定疗效。

4. 对症治疗 ①纠正水、电解质和酸碱失衡:肝硬化腹水患者一般以尿量加 500mL 为标准控制入液量,以免血液稀释、血钠水平过低而加重昏迷。注意纠正低钾和碱中毒,及时补充氯化钾或静脉滴注精氨酸溶液。②保护脑细胞功能:可用冰帽降低颅内温度。③保持呼吸道通畅:对深昏迷者,应做气管切开排痰,给氧。④防止脑水肿:静脉滴注高渗葡萄糖、甘露醇等脱水剂。

5. 肝移植 为治疗各种终末期肝病的有效方法。对严重和顽固性肝性脑病患者,可行肝移植术。

【护理诊断/问题】

1. 意识障碍 与血氨水平增高干扰脑细胞能量代谢和神经传导有关。

2. 营养失调:低于机体需要量 与肝功能减退、消化吸收障碍及控制蛋白摄入有关。

3. 活动耐力下降 与肝功能减退、营养摄入不足有关。

4. 有感染的危险 与长期卧床、营养失调、抵抗力低下有关。

5. 照顾者角色困难 与患者意识障碍、照顾者缺乏有关照顾知识及经济负担过重有关。

6. 知识缺乏:缺乏预防肝性脑病的有关知识。

【护理措施】

1. 一般护理 及时去除或避免诱发因素,应协助医生迅速去除本次发病的诱发因素,并注意避免其他诱发因素。①防止感染,应遵医嘱及时、准确地应用抗生素,有效控制感染。②积极预防和控制上消化道出血,上消化道出血可使肠道产氨增多,使血氨水平增高,进而诱发本病,出血停止后应灌肠和导泻,以清除肠道内积血,减少氨的吸收。③保持大便通畅,防止便秘。可采用灌肠和导泻的方法清除肠内毒物。灌肠应使用生理盐水或弱酸性溶液;忌用肥皂水,因其为碱性,故可增加氨的吸收。④避免快速利尿和大量放腹水,及时处理严重的呕吐和腹泻,以免加重肝脏损害。⑤禁止大量输液,过多液体可引起低血钾、稀释性低血钠、脑水肿等,从而加重肝性脑病。⑥避免应用催眠镇静药、麻醉药等。

☞**考点提示:**肝性脑病灌肠用生理盐水或弱酸性溶液;忌用碱性肥皂水。

2. 病情观察 密切观察患者有无肝性脑病的早期表现,即性格、行为的异常,如表情欣快或淡漠、衣冠不整、随地便溺等,观察患者有无定向力障碍、理解力及记忆力减退等表现,有无嗜睡、昏睡、昏迷等意识障碍,有无扑翼样震颤、肌张力增高、腱反射亢进、Babinski 征阳性。密切监测体温、脉搏、呼吸、血压等生命体征及瞳孔变化等。定期检查血氨、肝功能、肾功能、电解质等。

3. 对症护理 尽量安排专人护理,训练患者的定向力,利用电视、收音机、报纸、探视者等提供环境刺激。对烦躁患者应注意保护,可加床栏,必要时使用约束带,以防止发生坠床及撞伤等意外。在患者清醒时向其讲解意识模糊的原因,安慰患者,尊重患者的人格。

4. 合理饮食 肝性脑病对营养的要求,重点不在于限制蛋白质的摄入,而在于保持正氮平衡。对肝性脑病患者补充蛋白质应遵循以下原则:①因食物中的蛋白质可被肠菌的氨基酸氧化酶分解并产生氨,故1~2 期肝性脑病患者开始数天应限制蛋白质,控制在 20g/d,随着症状的改善,每2~3 天增加 10~20g,逐步增加至指南推荐量;②对 3~4 期肝性脑病患者,禁止从肠道补充蛋白质;③口服或静脉使用支链氨基酸,特别是在蛋白质补充不足的情况下,可调整芳香族氨基酸/支链氨基酸(AAA/BCAA)值;④蛋白质以植物蛋白为宜,因植物蛋白含支链氨基酸较多,而含蛋氨酸、芳香族氨基酸较少,且能增加粪氮排泄,此外,植物蛋白含非吸收性纤维,被肠菌酵解产酸,有利于氨的排出及通便;⑤对慢性肝性脑病患者鼓励少食多餐,蛋白质摄入应个体化,可以每天摄入 30~40g 植物蛋白,逐步增加蛋白质总量。

每天供给足够的热量和维生素,每天理想的能量摄入为 147~167kJ/kg(35~40kcal/kg)。以碳水化合物为主要食物,可口服蜂蜜、葡萄糖、果汁、面条、稀饭等。昏迷患者以鼻饲 25% 葡萄糖液供给热量,以减少体内蛋白质的分解。糖类可促使氨转变为谷氨酰胺,有利于降低血氨水平。注意胃排空不良时应停止鼻饲,改用深静脉插管滴注 25% 葡萄糖溶液维持营养。因脂肪可延缓胃的排空,故应尽量少用。不宜用维生素 B_6,因其可使多巴在周围神经处转为多巴胺,影响多巴进入脑组织,减少中枢神经系统的正常传导递质。

5. 用药护理 ①应用谷氨酸钾和谷氨酸钠时,两者的比例应根据血清钾、钠浓度和病情而定。患者尿少时少用钾剂,明显腹水和水肿时慎用钠剂。②应用精氨酸时,滴注速度不宜过快,否则可出现流涎、呕吐、面色潮红等反应。因精氨酸呈酸性,含氯离子,故不宜与碱性溶液配伍使用。③乳果糖因在肠内产气较多,可引起腹胀、腹绞痛、恶心、呕吐及电解质紊乱等,故应用时应从小剂量开始。④因长期服用新霉素的患者中少数可出现听力或肾功能损害,故服用新霉素不宜超过 1 个月,用药期间应做好听力和肾功能的监测。⑤在大量输注葡萄糖的过程中,必须警惕低钾血症、心力衰竭和脑水肿等。

6. 昏迷患者的护理 ①患者取仰卧位,头偏向一侧,防止舌后坠阻塞呼吸道,或误吸引起吸入性肺炎等。②保持呼吸道通畅,可给予吸氧。对严重者,应进行气管插管或气管切开,并进行机械辅助呼吸。③做好皮肤、口腔、眼的护理。应保持床单、被褥清洁、干燥、平整,协助患者定时翻身,经常按摩受压部位,防止压疮。定时进行口腔护理。对眼睑不能完全闭合、有角膜外露者,应用眼药膏涂满眼睛,并覆盖生理盐水纱布,以防止损伤角膜。④经常帮助患者做肢体被动运动,防止肌肉萎缩及肢体静脉血栓形成。⑤对有尿潴留者,应给予留置导尿,并详细记录尿液的量、颜色、气味等。

7. 心理护理 本病常发生于严重肝病的基础上,病情重、病程长,患者逐渐丧失工作和自理能力,经济负担沉重,患者及其家属易产生焦虑、抑郁、恐惧等心理问题。在护理过程中,应重视患者及其家属的心理护理,注意观察和了解患者及其家属的心理状态,关心患者,了解患者的要求,尽可能给予帮助。同时还应与患者家属一起,讨论护理计划、护理措施,让其了解本病的特点,做好长期护理的准备。

【健康教育】

1. 疾病知识介绍和指导 向患者及其家属介绍肝性脑病的有关知识,使其充分了解引起本病的常见诱发因素、临床表现(尤其是早期性格、行为异常表现)、治疗及护理的要点。

2. 避免诱因 指导患者注意避免感染、上消化道出血、大量排钾利尿、大量放腹水、高蛋白饮食、便秘、低钾性碱中毒、低血糖、使用麻醉剂和安眠镇静药等。

3. 用药指导 指导患者遵医嘱合理用药,使患者了解药物的主要不良反应,避免使用对肝脏有损害的药物。

4. 家庭指导 使患者家属了解疾病的严重性,认识肝性脑病发生时的早期表现,以便能及时发现并将患者送到医院诊治。告诉患者家属应做好长期护理的准备,积极给予患者心理支持和生活照顾,帮助患者树立战胜疾病的信心。

第九节 急性胰腺炎

课件

案例导学

患者,男,44岁,大量饮酒后左中上腹部持续性钝痛向左腰部放射4小时,伴恶心、呕吐,吐出食物和胆汁,呕吐后腹痛不减轻,无腹泻。

身体评估:体温36.8℃,脉搏86次/分,呼吸19次/分,血压117/76mmHg,左中上腹压痛。血清淀粉酶876U/L。

请思考:

1. 该患者目前最主要的护理问题是什么?

2. 为减轻腹痛,针对该患者可采取哪些护理措施?

急性胰腺炎(acute pancreatitis AP)是指各种病因使胰酶在胰腺内被激活,导致胰腺及其周围组织自身消化,进而导致水肿、出血甚至坏死的炎症性损伤,是消化系统常见急症之一。临床上以急性腹痛、恶心、呕吐及血和尿淀粉酶增高为特点,重症患者可伴有腹膜炎、休克等并发症。本病可见于任何年龄,但以青壮年居多。

【病因与发病机制】

1. 病因 引起急性胰腺炎的病因繁多,我国急性胰腺炎的常见病因为胆源性,西方国家则以饮酒引起者多见。

(1)胆道疾病:胆石症、胆道感染或胆道蛔虫是急性胰腺炎的主要病因。国内报道约50%以上的急性胰腺炎并发于胆石症、胆道感染等胆道系统疾病。引起胆源性胰腺炎的机制可能为:①胆石、感染、蛔虫等因素致Oddi括约肌水肿、痉挛,使十二指肠壶腹部出口梗阻,胆道内压力高于胰管内压力,胆汁逆流入胰管,造成胰管黏膜完整性受损,使消化酶易于进入胰实质,引起急性胰腺炎;②胆石在移行过程中损伤胆总管、壶腹部或胆道感染引起Oddi括约肌松弛,使十二指肠液反流入胰管,引起急性胰腺炎;③胆道感染时,细菌毒素、游离胆酸、非结合胆红素等可通过胆胰间淋巴管交通支扩散到胰腺,激活胰酶,引起急性胰腺炎。

☞**考点提示**:胆道疾病是急性胰腺炎的主要病因。

(2)胰管梗阻:常见病因是胰管结石。胰管结石、狭窄、肿瘤或蛔虫钻入胰管等均可引起胰管阻塞,胰管内压过高,使胰管小分支和胰腺腺泡破裂,胰液外溢到间质造成胰液排泄障碍,引起急性胰腺炎。

(3)酗酒和饮食不节、暴饮暴食:大量饮酒和暴饮暴食均可致胰液分泌增加,并刺激Oddi括约肌痉挛、十二指肠乳头水肿,使胰液排出受阻、胰管内压力增高,引起急性胰腺炎。嗜酒可使胰液内蛋白增高,沉淀后形成蛋白栓,堵塞胰管,致使胰液排泄不畅。

(4)其他:腹腔手术,特别是胰、胆或胃手术,腹部钝挫伤等,某些急性传染病,如流行性腮腺炎、传染性单核细胞增多症等,某些药物,如噻嗪类利尿剂、糖皮质激素等,都可能损伤胰腺组织,引起急性胰腺炎。尽管急性胰腺炎病因繁多,多数可找到致病因素,但仍有5%~25%的患者病因不明,称为特发性胰腺炎。

2. 发病机制 虽然急性胰腺炎可由多种病因引起,但都具有相同的病理生理过程,即一系列胰腺消化酶被激活导致胰腺的自身消化。正常胰腺分泌的消化酶有2种形式:一种是有生物活性的酶如淀粉酶、脂肪酶等;另一种是以酶原形式存在的无活性的酶,如胰蛋白酶原、糜蛋白酶原等。正常情况下,胰腺合成的胰酶是无活性的酶原,在各种病因作用下,胰腺自身防御机制中某些环节被破坏,酶原被激活为有活性的酶,使胰腺发生自身消化。近年来的研究表明,在胰腺组织损伤过程中,一系列炎性介质,如氧自由基、血小板活化因子、前列腺素等,可引起胰腺血液循环障碍,导致急性胰腺炎的发生和发展。

急性胰腺炎的病理变化一般分为水肿型和出血坏死型。水肿型可见胰腺肿大、分叶模糊、间质水肿、充血和炎性细胞浸润等改变;出血坏死型可见明显出血、分叶结构消失,胰实质有较大范围的脂肪坏死,坏死灶周围有炎性细胞浸润,病程稍长者可并发脓肿、假性囊肿或瘘管形成。

【临床表现】

急性胰腺炎的临床表现和病程,取决于其病因、病理类型,以及治疗是否及时。水肿型胰腺炎症状相对较轻,有自限性;出血坏死型胰腺炎起病急骤,症状严重,患者可于数小时内猝死。

1. 症状

(1)腹痛:为本病的主要表现和首发症状,常在暴饮暴食或酗酒后突然发作,呈钝痛、钻痛、绞痛或刀割样痛,疼痛剧烈而持续,可有阵发性加剧。腹痛常位于上腹正中或左上腹多见,常向腰背部呈带状放射,取弯腰抱膝位或前倾坐位可减轻疼痛,一般胃肠解痉药无效。水肿型患者腹痛一般3~5天可缓解。出血坏死型病情较重,疼痛时间持续较长,渗液扩散后可引起全腹痛。极少数患者腹痛较轻微或无腹痛。

(2)恶心、呕吐与腹胀:起病后常出现频繁恶心、呕吐,可吐出胃内容物、胆汁或咖啡渣样液体,呕吐后腹痛并不减轻。同时,还伴有腹胀,甚至出现麻痹性肠梗阻。

(3)发热:常源于急性炎症、胰腺坏死组织继发细菌感染或真菌感染,发热伴黄疸者多为胆源性胰腺炎。多数患者可出现中度以上发热,一般持续3~5天。若持续发热,呈弛张热并伴有白细胞升高,则应考虑有胰腺脓肿或胆道炎症等继发感染。

(4)水、电解质及酸碱平衡紊乱:多数有轻重不等的脱水,呕吐频繁者可有代谢性碱中毒。出血坏死型者可有显著脱水和代谢性酸中毒,并伴有低钾血症、低镁血症、低钙血症。低钙血症引起手足抽搐,为预后不佳的表现。部分患者可有血糖水平增高。

(5)低血压和休克:常见于出血坏死型患者,患者烦躁不安、皮肤苍白、湿冷、脉搏细弱。少数患者可在起病数小时突然出现,甚至猝死。其主要原因为有效循环血容量不足、胰腺坏死释放心肌抑制因子致心肌收缩不良、并发感染和消化道出血等。

2. 体征

(1)急性水肿型胰腺炎:腹部体征较轻,多数有上腹压痛,但无腹肌紧张和反跳痛,可有肠鸣音减弱。

(2)急性出血坏死型胰腺炎:患者常呈急性重症面容,痛苦表情,脉搏增快,呼吸急促,血压下降。出现急性腹膜炎体征,腹肌紧张,全腹显著压痛和反跳痛,伴麻痹性肠梗阻时有明显腹胀,肠鸣音减弱或消失。可出现移动性浊音,腹水多呈血性。少数患者由于胰酶或坏死组织液沿腹膜后间隙渗到腹壁下,致一侧或两侧腰部皮肤呈暗灰蓝色,称格雷·特纳(Grey-Turner)征,或出现脐周围皮肤青紫,称卡伦(Cullen)征。如有胰腺脓肿或假性囊肿形成,上腹部可扪及肿块。胰头炎性水肿压迫胆总管时,可出现黄疸。低血钙时有手足抽搐,提示预后不良。

3. 并发症　主要见于出血坏死型胰腺炎。局部并发症有胰腺脓肿和假性囊肿。假性囊肿常在起病3~4周后,由胰液和液化的坏死组织在胰腺内或其周围包裹所致。胰腺脓肿在重症胰腺炎起病2~3周后,由胰腺内、胰腺周围积液或胰腺假性囊肿感染发展而来。全身并发症常在病后数天出现,如并发急性肾损伤、急性呼吸窘迫综合征、心力衰竭、消化道出血、胰性脑病、弥散性血管内凝血、败血症及真菌感染、高血糖等,病死率极高。

笔记

【辅助检查】

1. 白细胞计数 白细胞计数增多,中性粒细胞占比明显增高、核左移。

2. 淀粉酶测定 淀粉酶是诊断急性胰腺炎最常用的指标。虽然血清淀粉酶55%～60%来源于唾液腺,但急性胰腺炎时血清淀粉酶浓度在起病后2～12小时开始升高,48小时达到高峰,而后逐渐下降,持续3～5天。血清淀粉酶浓度超过正常值3倍即可确诊本病,但淀粉酶浓度的高低不一定反映病情轻重,出血坏死型胰腺炎患者的血清淀粉酶浓度可正常或低于正常。尿淀粉酶浓度升高较晚,常在发病后12～14小时开始升高,持续1～2周,但尿淀粉酶浓度受患者尿量的影响。

☞ **考点提示:** 血清淀粉酶是诊断急性胰腺炎最常用的指标。

3. 血清脂肪酶测定 血清脂肪酶浓度常在发病后24～72小时内开始升高,持续7～10天,超过时正常上限的3倍有诊断意义。

4. 其他生化检查 因钙离子内流入胰腺细胞,故可有血钙浓度降低,若低于2mmol/L,则预后不良。血糖浓度升高较常见,持久空腹血糖高于11.2mmol/L反映胰腺坏死,提示预后不良。此外,可有血清 AST、LDH 浓度增加,血清清蛋白浓度降低。

5. 影像学检查 腹部 X 线平片可见肠麻痹或麻痹性肠梗阻征象;腹部 B 超与 CT 显像可见胰腺弥漫增大,其轮廓与周围边界模糊不清,坏死区呈低回声或低密度图像,对并发胰腺脓肿或假性囊肿的诊断有帮助。

【诊断要点】

有胆道疾病、酗酒、暴饮暴食等病史;突发剧烈而持续的上腹部疼痛,伴恶心、呕吐、发热及上腹部压痛;血、尿淀粉酶浓度显著升高即可诊断。

急性胰腺
炎的治疗
与护理

【治疗要点】

急性胰腺炎的治疗原则为减少胰液分泌、减轻腹痛、防止并发症。

1. 抑制或减少胰腺分泌 可采用以下方法。①禁食与静脉输液:多数患者需要短期禁食,减少胃酸与食物刺激胰液分泌,给予静脉输液,维持水、电解质和酸碱平衡。②抑制胃酸和胰液分泌:胃酸也可促进胰液分泌,适当抑制胃酸可减少胰液量,缓解胰管内高压,常用质子泵抑制剂(PPI)或 H_2 受体拮抗剂,如奥美拉唑、雷尼替丁等。③生长抑素及其类似物:生长抑素具有抑制胰液和胰酶分泌、抑制胰酶合成的作用。可给予外源性生长抑素250～500μg/h,或生长抑素类似物奥曲肽25～50μg/h 持续静脉滴注,疗程3～7天。④胃肠减压与通便:对有明显腹胀者应给予胃肠减压,可用甘油、大黄水或生理盐水灌肠,或口服生大黄、硫酸镁或乳果糖,促进排便。

2. 解痉镇痛 疼痛剧烈时,在严密观察下可注射镇痛药,如盐酸布桂嗪50mg 肌内注射、盐酸哌替啶25～100mg 肌内注射,注意观察有无呼吸抑制、低血压等不良反应。因吗啡可引起 Oddi 括约肌痉挛、加重疼痛,故禁用吗啡。

☞ **考点提示:** 因吗啡可引起 Oddi 括约肌痉挛、加重疼痛,故对急性胰腺炎患者禁用吗啡。

3. 抗感染 因多数急性胰腺炎与胆道疾病有关,故多应用抗生素,可针对革兰氏阴性菌选用第三代头孢菌素(如头孢哌酮)。

4. 液体复苏与营养支持 积极补充液体和电解质,维持有效循环血容量。对重症患者应给予清蛋白、全血及血浆代用品;对休克者在扩容的基础上用血管活性药,注意纠正酸碱失衡。早期一般采用肠外营养,如无肠梗阻,尽快过渡到肠内营养。

5. 并发症的处理 对出血坏死型胰腺炎患者,伴腹腔内大量渗液者,或伴急性肾衰竭者,可采用腹膜透析治疗;对急性呼吸窘迫综合征患者,除药物治疗外,可做气管切开和应用呼吸机治疗;对并发糖尿病者,可使用胰岛素。对急性出血坏死型胰腺炎经内科治疗无效,或胰腺并发脓肿、假性囊肿、弥漫性腹膜炎、肠穿孔、肠梗阻及肠麻痹坏死的患者,需实施外科手术治疗。

6.中医治疗 中医治疗对急性胰腺炎效果良好。常用中药有柴胡、黄连、黄芩、枳实、厚朴、木香、白芍、芒硝、大黄(后下)等,可根据症状加减用量。

7.急诊内镜 对胆总管结石、急性化脓性胆管炎、胆源性败血症等胆源性急性胰腺炎,应尽早行内镜下 Oddi 括约肌切开术、取石术、放置引流管等,既有利于降低胰管内高压,还有利于快速控制感染。

【护理诊断/问题】

1.疼痛:腹痛 与胰腺及其周围组织炎症、水肿或出血坏死有关。

2.有体液不足的危险 与呕吐、禁食、胃肠减压、出血有关。

3.体温过高 与胰腺炎症、坏死和继发感染有关。

4.潜在并发症: 低血容量性休克、急性腹膜炎、急性呼吸窘迫综合征、急性肾衰竭等。

5.恐惧 与腹痛剧烈及病情进展急骤有关。

6.知识缺乏: 缺乏有关本病的病因和预防知识。

【护理措施】

1.一般护理

(1)休息和体位:患者应绝对卧床休息,以降低机体代谢率,增加脏器血流量,促进组织修复和体力恢复。协助患者取弯腰、屈膝侧卧位,以减轻疼痛。对因剧痛辗转不安者应防止坠床,周围不要有危险物,以保证安全。

(2)饮食护理:具体如下。①禁食和胃肠减压:轻症急性胰腺炎经过 3～5 天禁食和胃肠减压,当疼痛减轻、发热消退时,即可先给予少量无脂流质饮食。②加强营养支持:及时补充水及电解质,保证有效血容量,早期一般给予全胃肠外营养(TPN),如无梗阻,则宜早期行空肠插管,过渡到肠内营养,营养支持可增强肠道黏膜屏障,减少由肠内细菌移位引发感染的可能。③鼻空肠管肠内营养:若患者禁食、禁饮在 1 周以上,则可以考虑在 X 线引导下经鼻腔置空肠营养管,实施肠内营养。

2.病情观察 注意观察呕吐物的量及性质。对行胃肠减压者,应观察和记录引流液的量及性质。观察患者皮肤和黏膜的色泽、弹性有无变化,判断失水程度。准确记录 24 小时出、入量,将之作为补液的依据。定时留取标本,监测血、尿淀粉酶、血糖、血清电解质的变化,做好动脉血气分析的测定。对出血坏死型胰腺炎患者,应注意有无多器官功能衰竭的表现。随时观察患者体温的变化,注意热型及体温升高的程度。监测血象中白细胞计数和分类的变化。

3.对症护理

(1)缓解疼痛:禁食 3～5 天,明显腹胀者需行胃肠减压。协助患者取弯腰、屈膝侧卧位,以减轻疼痛。遵医嘱给予生长抑素或奥曲肽。对疼痛剧烈者,遵医嘱配合使用哌替啶,禁用吗啡,以防引起 Oddi 括约肌痉挛,加重病情。指导并协助患者采用非药物止痛方法,如松弛疗法、皮肤刺激疗法等。注意观察用药后疼痛有无减轻,疼痛的性质和特点有无改变。若疼痛持续存在伴高热,则应考虑是否并发胰腺脓肿;如疼痛剧烈,腹肌紧张,压痛和反跳痛明显,则提示并发腹膜炎,应报告医生并及时处理。

(2)维持水、电解质平衡:禁食患者每天的液体入量常需达 3000mL 以上。应根据患者脱水程度、年龄和心、肺功能调节输液速度,及时补充因呕吐、发热和禁食而丢失的液体和电解质,纠正酸碱平衡失调。

(3)防止低血容量性休克:定时测量患者的体温、血压、脉搏、呼吸,特别注意患者血压、神志及尿量的变化,如出现神志改变、血压下降、尿量减少、皮肤和黏膜苍白、冷汗等低血容量性休克的表现,则应积极配合医生进行抢救:①迅速准备好抢救用物,如静脉切开包、人工呼吸器、气管切开包等;②协助患者取仰卧中凹位,注意保暖,给予氧气吸入;③保持通畅的静脉通路,必要时静脉切开,遵医嘱输注液体、血浆或全血,补充血容量,根据血压调整给药速度,必要时测定中心静脉压,以决定输液量和速度;④如循环衰竭持续存在,则应遵医嘱给予升压药。

(4)高热的护理:高热时可采用头部冰敷、酒精擦浴等物理降温的方法,并观察降温效果。注意定期进行病房的空气消毒,减少探视人员,协助患者做好皮肤、口腔的清洁护理,并遵医嘱使用抗生素,严格执行无菌操作原则。

【健康教育】

(1)向患者及其家属介绍本病的主要诱发因素和发展过程。

(2)指导患者积极治疗胆道疾病,注意防治胆道蛔虫。

(3)指导患者及其家属掌握饮食卫生知识,平时养成规律的进食习惯,避免暴饮暴食。腹痛缓解后,应从少量低脂、低糖饮食开始,逐渐恢复正常饮食,避免刺激强、产气多、高脂肪和高蛋白食物,戒烟、酒,防止复发。如出现腹痛、腹胀或腹泻等消化道症状,则说明胃肠道对脂肪的消化、吸收还不能耐受,饮食中脂肪、蛋白质的量还要减少,甚至暂停。

第十节　溃疡性结肠炎

课件

案例导学

患者,男,33 岁,腹泻、脓血便 5 周,5～7 次/天,伴下腹阵痛,有里急后重感,便后症状缓解。

结肠镜检查:病变黏膜充血、水肿、粗糙(呈颗粒状)、质脆、易出血。黏膜有多发性浅溃疡,散在分布。

诊断:溃疡性结肠炎。

请思考:

1. 溃疡性结肠炎与克罗恩病的区别有哪些?

2. 该患者目前存在哪些护理问题?护理措施有哪些?

溃疡性结肠炎(ulcerative colitis UC),是一种病因不明的慢性直肠和结肠非特异性炎性疾病。病变主要位于大肠黏膜与黏膜下层。其主要症状有腹泻、黏液脓血便和腹痛等,病程漫长,病情轻重不一,常反复发作。本病多见于青壮年,也可见于儿童或老年人,男女发病率无明显差别。

【病因与发病机制】

溃疡性结肠炎的病因与发病机制至今尚未明确,目前认为可能与下列因素有关。

1. 环境因素　饮食、吸烟、卫生条件、生活方式或暴露于某些不明因素,都是可能的环境因素。

2. 免疫因素　为近年来最受关注的因素,一般认为本病为促发因素作用于易感者,激发肠黏膜亢进的免疫炎症反应。相关研究发现,某些侵犯肠壁的病原体与结肠上皮细胞抗原簇之间存在共同抗原性,患者经病原体重复感染后,使机体对自身结肠上皮细胞产生免疫反应。此外,相关研究还发现,正常结肠上皮有一种抗原,在溃疡性结肠炎患者中可检出该抗原的特异性抗体。

3. 遗传因素　在不同家族,本病的发病率差异悬殊,文献统计患者直系亲属中有10% ～20% 的发病;单卵双胎可同患本病,均说明本病有一定遗传性。

4. 肠道微生态　患者的肠道微生态与正常人不同,抗生素治疗对某些患者有效。

5.精神因素 生活中的应激事件和遭受重大精神创伤可诱发本病,患者常有精神抑郁和焦虑表现。

【临床表现】

本病多数起病缓慢,少数急性起病。本病病程长,呈慢性经过,常有发作期与缓解期交替。

1.症状

(1)消化系统表现:具体如下。

1)腹泻伴黏液脓血便:腹泻为最主要的症状,典型者呈黏液或黏液脓血便,为炎症渗出和黏膜糜烂及溃疡所致。大便次数和便血程度可反映病情的严重程度,轻者每天排便 2 或 3 次,粪便呈糊状,可混有黏液、脓血;重者腹泻每天可达 10 次以上,大量脓血,甚至呈血水样粪便。大多数患者伴有里急后重,为直肠炎症刺激所致。病变限于直肠和乙状结肠的患者,偶有腹泻与便秘交替的现象,与病变直肠排空功能障碍有关。

2)腹痛:轻者或缓解期患者多无腹痛或仅有腹部不适,活动期有轻或中度腹痛,为左下腹或下腹的阵痛,亦可涉及全腹,有疼痛—便意—便后缓解的规律。若并发中毒性巨结肠或炎症波及腹膜,则腹痛剧烈而持续。

3)其他症状:可有腹胀、食欲不振、恶心、呕吐等。

(2)全身表现:中重度患者活动期有低热或中等度发热,高热多提示有并发症或见于急性暴发型。重症患者可出现衰弱、低蛋白血症、水和电解质紊乱等表现。

(3)肠外表现:本病可伴有一系列肠外表现,包括口腔黏膜溃疡、结节性红斑、关节炎、虹膜睫状体炎等。

2.体征 患者呈慢性病容,精神状态差,重者呈消瘦贫血貌。轻者仅有左下腹轻压痛,有时可触及痉挛的降结肠和乙状结肠。重症者常有明显的腹部压痛和鼓胀。若有反跳痛、腹肌紧张、肠鸣音减弱等,则应注意中毒性结肠扩张和肠穿孔等并发症。

3.并发症 可并发中毒性巨结肠、直肠结肠癌变、大出血、急性肠穿孔、肠梗阻等。

4.临床分型 临床上可根据本病的病程、严重程度、病变范围和病期进行综合分型。

(1)根据病程经过分型:具体如下。①初发型:指无既往史的首次发作。②慢性复发型:最多见,指缓解后再次出现症状,常表现为发作期与缓解期交替。

(2)根据病情严重程度分型:具体如下。①轻型:多见,腹泻每天 4 次以下,便血轻或无,无发热,贫血轻或无,血沉正常。②重型:腹泻每天 6 次以上,有明显黏液血便,体温 >37.5℃,脉搏 >90 次/分,血红蛋白 <75% 正常值,血沉 >30mm/h。③中型:介于轻型和重型之间。

(3)根据病变范围分型:可分为直肠炎、直肠乙状结肠炎、左半结肠炎、全结肠炎、区域性结肠炎。

【辅助检查】

1.血液检查 可有红细胞和血红蛋白减少。白细胞计数增高、血沉增快和 C 反应蛋白增高是活动期的标志。

2.粪便检查 在粪便常规检查中,肉眼观察有黏液脓血,显微镜下见大量红细胞和脓细胞,急性发作期可见巨噬细胞。

3.结肠镜检查 为本病诊断的重要手段之一,可直接观察病变肠黏膜并取活检。内镜下可见病变黏膜充血、水肿、粗糙(呈颗粒状)、质脆、易出血。黏膜上有多发性浅溃疡,散在分布,亦可融合,表面附有脓性分泌物,也可见假性息肉形成,结肠袋变钝或消失。

4.X 线钡剂灌肠检查 可见黏膜粗乱或有颗粒样改变,也可呈多发性小龛影或小的充盈缺损,有时病变肠管缩短,结肠袋消失,肠壁变硬,可呈铅管状。重型或暴发型患者一般不宜做此检查,以免加重病情或诱发中毒性结肠扩张。

【诊断要点】

临床上有持续或反复发作的腹泻、黏液血便、腹痛、不同程度的全身症状,在排除细菌性痢疾、阿米巴痢疾、克罗恩(Crohn)病、肠结核等基础上,结合结肠镜检所见特点和黏膜活检呈炎性反应,以及X线钡剂灌肠检查所示征象,可以确诊本病。溃疡性结肠炎与 Crohn 病的鉴别见表4-3。

表4-3 溃疡性结肠炎与 Crohn 病的鉴别

项目	溃疡性结肠炎	Crohn 病
病变部位	直肠和乙状结肠为主	回盲部
病变分布	连续性	节段性
疼痛部位	左下腹多见	右下腹多见
脓血便	多见	少见
肠腔狭窄	少见	多见
瘘管形成	少见	多见
内镜特点	浅溃疡、黏膜充血水肿	纵行溃疡、周围黏膜正常,呈鹅卵石样改变
病理特点	弥漫性炎症、隐窝脓肿	裂隙状溃疡

☞**考点提示:**溃疡性结肠炎与 Crohn 病的区别。

【治疗要点】

治疗溃疡性结肠炎的目的是控制急性发作、黏膜愈合、缓解病情,减少复发,防止发生并发症。

1. *一般治疗* 急性发作期应卧床休息。对病情严重者应禁食,给予完全肠外营养治疗;对轻中度者可给予流质饮食;对腹痛明显患者可服用阿托品。

2. *药物治疗*

(1)氨基水杨酸制剂:5-氨基水杨酸(5-ASA)和柳氮磺吡啶(简称 SASP)适用于轻中度 UC 的诱导缓解及维持治疗。用药方法:诱导期治疗5-氨基水杨酸 3~4g/d 分次口服或顿服,症状缓解后以相同剂量或减量维持治疗。可联合5-ASA 栓剂局部用药或灌肠剂灌肠。SASP 的疗效与5-ASA 的相似,但不良反应较多。

(2)糖皮质激素:对急性发作期有较好疗效。其基本作用机制为非特异性抗炎和抑制免疫反应。用于对5-ASA 疗效不佳的中度及重度患者的首选治疗。一般给予泼尼松 40~60mg/d,口服。重症患者常先予氢化可的松 200~300mg/d 或地塞米松 10mg/d,静脉滴注 7~14 天后,改为口服泼尼松 60mg/d,病情好转后逐渐减量至停药。减量期间加用免疫抑制剂或5-ASA 维持治疗。

(3)免疫抑制剂:硫唑嘌呤或硫嘌呤用于对糖皮质激素治疗效果不佳或对糖皮质激素依赖的慢性活动性患者。

(4)手术治疗:对并发大出血、肠穿孔、中毒性结肠扩张、结肠癌或经积极内科治疗无效者可选择手术治疗。

【护理诊断/问题】

1. **腹泻** 与炎症导致结肠黏膜对水、钠吸收障碍及结肠运动功能失常有关。

2. **腹痛** 与肠道炎症、溃疡有关。

3. **营养失调:低于机体需要量** 与长期腹泻及吸收障碍有关。

4. **体温过高** 与肠道炎症有关。

5. **有体液不足的危险** 与肠道炎症致长期频繁腹泻有关。

6. **潜在并发症:**中毒性结肠扩张、直肠结肠癌变、大出血。

7. **焦虑** 与病情反复迁延有关。

8. **知识缺乏:**缺乏预防与治疗本病的知识。

【护理措施】

1. **病情观察** 严密观察腹痛的性质、部位及生命体征的变化,以了解病情的进展情况。如腹痛性质突然改变,则应注意是否发生大出血、肠梗阻、中毒性结肠扩张、肠穿孔等并发症。

2. **用药护理** 遵医嘱给予柳氮磺吡啶(SASP)和(或)糖皮质激素,以减轻炎症,使腹痛缓解。注意药物的疗效及不良反应,如应用 SASP 时,患者可出现恶心、呕吐、皮疹、粒细胞减少及再生障碍性贫血等,应嘱患者餐后服药,服药期间定期复查血象;应用糖皮质激素者,要注意激素的不良反应,不可随意停药,以防止发生反跳现象。

3. **饮食护理** 指导患者食用质软、易消化、少纤维素、富含营养、有足够热量的食物,以利于吸收,减轻对肠黏膜的刺激,供给足够的热量,维持机体代谢的需要。避免食用冷饮、水果、多纤维的蔬菜及其他刺激性食物,忌食牛乳和乳制品。对急性发作期患者,应进流质或半流质饮食;对病情严重者,应禁食,遵医嘱给予静脉高营养,以改善全身状况。应注意给患者提供良好的进餐环境,避免不良刺激,以增进患者的食欲。观察患者的进食情况,定期测量体重,监测血红蛋白和清蛋白,了解营养状况的变化。

☞ **考点提示:**溃疡性结肠炎的饮食护理。

【健康教育】

(1)指导患者合理休息与活动。在急性发作期或病情严重时,均应卧床休息,缓解期也应适当休息,注意劳逸结合。

(2)指导患者合理饮食,摄入足够的营养,忌食冷、硬及刺激性食物。

(3)引导患者及其家属正确对待疾病,让患者保持情绪稳定,树立战胜疾病的信心。

(4)嘱患者坚持治疗,教会患者识别药物的不良反应,不要随意更换药物或停药。如用药期间出现疲乏、头痛、发热、手脚发麻、排尿不畅等症状,则应及时就诊,以免耽误病情。

第十一节 肠结核及结核性腹膜炎

课件

案例导学

患者,男,38 岁,右下腹疼痛 3 天,近 2 个月来低热、乏力,2 天前出现腹泻,每天 4 或 5 次,为糊状便,不含黏液脓血。右下腹有压痛,腹部未触及明显包块。患者有肠结核病史 1 年余。

辅助检查:胃肠 X 线钡餐检查发现回盲部有跳跃征象,乙状结肠和直肠未见明显异常。

初步诊断为肠结核。

请思考:

1. 该患者目前主要的护理问题有哪些?

2. 针对该患者应采取的治疗及护理措施有哪些?

一、肠结核

肠结核(intestinal tuberculosis)是结核分枝杆菌侵犯肠道引起的慢性特异性炎症,常继发于肺结核,多见于青壮年,女性略多于男性。

【病因】

肠结核主要由人型结核分枝杆菌引起,少数由牛型结核分枝杆菌肠结核引起。

其感染途径有以下几种。①胃肠道感染:是结核分枝杆菌侵犯肠道的主要途径。患者多有开放性肺结核或喉结核,因经常吞咽含结核分枝杆菌的痰液而致病,或经常与开放性肺结核患者共餐,餐具未经消毒隔离。肠结核易发生在回盲部,可能与如下因素有关:结核杆菌进入肠道后,含有结核杆菌的肠内容物在回盲部停留时间较长,且回盲部淋巴组织丰富,结核杆菌又容易侵犯淋巴组织。其他肠段亦可受累。②血行播散:肠外结核病灶经血行播散至肠道,多见于粟粒性肺结核。③直接蔓延:由腹腔内结核病灶直接蔓延至肠壁。

肠结核的发病是人体和结核分枝杆菌相互作用的结果,当入侵的结核分枝杆菌数量多、毒力大,并且人体免疫功能低下,肠功能紊乱引起局部抵抗力削弱时,就可发病。

肠结核主要位于回盲部,即回盲瓣及其相邻的回肠和结肠,其他部位依次为升结肠、空肠、横结肠、降结肠、阑尾、十二指肠和乙状结肠,少数见于直肠。本病的病理变化随人体对结核分枝杆菌的免疫力与过敏反应的情况而定。若人体过敏反应强,则病变以渗出性为主;若感染菌量多、毒力大,则可有干酪样坏死并形成溃疡,称为溃疡型肠结核;如果机体免疫状况好、感染较轻,则表现为肉芽组织增生、纤维化,称为增生型肠结核;兼有 2 种病变者,称为混合型肠结核。

【临床表现】

肠结核大多起病缓慢、病程较长、早期症状不明显,容易被忽略。

1.症状

(1)腹痛:多位于右下腹,也可因回盲部病变引起上腹或脐周牵涉痛。疼痛性质一般为隐痛或钝痛,进食易诱发或加重,出现腹痛与排便。排便后,疼痛可有不同程度的缓解。增生型肠结核或并发肠梗阻时,有腹部绞痛,伴腹胀。

(2)腹泻和便秘:腹泻是溃疡型肠结核的主要表现之一。每天排便 2~4 次,粪便呈糊状或稀水状,不含黏液或脓血,如直肠未受累,则无里急后重感。若病变严重而广泛,则腹泻次数可达每天十余次,粪便可有少量黏液、脓液,也可有便秘、腹泻交替出现。增生型肠结核多以便秘为主要表现。

(3)全身症状和肠外结核表现:溃疡型肠结核常有结核毒血症及肠外结核(特别是活动性肺结核)的临床表现;增生型肠结核全身情况一般较好。

2.体征
患者呈慢性病容、消瘦、苍白。腹部肿块为增生型肠结核的主要体征。当溃疡型肠结核同时有肠系膜淋巴结结核时,也可出现腹部肿块。

3.并发症
以肠梗阻及合并结核性腹膜炎多见,瘘管、腹腔脓肿、肠出血少见。

☞考点提示:肠结核的临床表现。

【辅助检查】

1.血液检查
血常规检查可有不同程度的贫血,无并发症者的白细胞计数一般正常。红细胞沉降率多明显增快,可作为评估结核病活动程度的指标之一。

2.粪便检查
粪便多为糊状,一般不混有黏液脓血,但显微镜下可见少量脓细胞和红细胞。粪便浓缩,有时可查到结核分枝杆菌,这对痰菌阴性者有意义。

3.X 线检查
X 线钡餐造影或钡剂灌肠检查对肠结核的诊断具有重要意义。其 X 线表现主要是肠黏膜皱襞粗乱、增厚、溃疡形成。在溃疡型肠结核,钡剂在病变肠段排空很快,显示充盈不佳,呈激惹状态,而在病变的上、下肠段则钡剂充盈良好,称为 X 线钡影跳跃征象。此外,尚可见肠腔狭窄、肠段缩短变形、回肠盲肠正常角度丧失等。

4.结肠镜检查　可直接观察全结肠和回肠末段,内镜下病变肠黏膜充血、水肿、溃疡形成,可伴有大小及形态各异的炎性息肉、肠腔狭窄等。如果活检找到干酪样坏死性肉芽肿或结核分枝杆菌,则可以确诊。

5.其他　结核菌素试验强阳性及聚合酶链反应(PCR)阳性也有辅助诊断的作用。

【诊断要点】

如有下列各点,则应考虑本病:①青壮年患者有肠外结核,特别是肺结核;②临床表现有腹痛、腹泻、右下腹压痛、腹部肿块、原因不明的肠梗阻,伴有发热、盗汗等结核毒血症状;③X线钡餐检查、结肠镜检查及活检有肠结核征象;④结核菌素试验强阳性。

【治疗要点】

肠结核的治疗目的是消除症状、改善全身情况、促使病灶愈合及防治并发症。

1.抗结核化学药物治疗　目前多主张采用短程疗法,疗程6~9个月。治疗方案详见第二章第九节的相关内容。

2.对症治疗　对腹痛者,可用阿托品或其他抗胆碱药物;对严重腹泻或摄入不足者,应注意纠正水、电解质与酸碱平衡紊乱;对不完全性肠梗阻患者,需进行胃肠减压,以缓解梗阻近端肠曲的膨胀与潴留。

3.手术治疗　当肠结核并发完全性肠梗阻、急性穿孔、慢性穿孔肠瘘形成、肠道大量出血经积极抢救不能止血时,需要采取手术治疗。

二、结核性腹膜炎

结核性腹膜炎(tuberculous peritonitis)是由结核分枝杆菌引起的慢性、弥漫性腹膜炎症,可见于任何年龄,但以青壮年多见,男女发病率之比约为1:2。

【病因与发病机制】

肠结核由结核分枝杆菌感染腹膜引起,常继发于肺结核或体内其他部位结核病。依据侵入腹腔的结核分枝杆菌的数量、毒力及机体免疫力的不同,常表现为3种基本的病理类型,即渗出型、粘连型、干酪型,以前两型多见。也可有2种或3种类型的病变并存,称为混合型。

【临床表现】

结核性腹膜炎的临床表现因病理类型不同、病变活动性及机体反应性不一而临床表现各异。多数起病缓慢,少数起病急骤,以急性腹痛、高热为主要表现。

1.症状

(1)全身症状:有结核病的毒血症状,主要为发热和盗汗。以低热和中等热多见,高热主要见于渗出型、干酪型,或伴有粟粒型肺结核、干酪型肺炎等严重结核病的患者。部分患者可有食欲不振、体重减轻、贫血等表现。

(2)腹部症状:具体如下。

1)腹痛、腹胀:多位于脐周、下腹或全腹,为持续或阵发性隐痛。如腹痛呈阵发性加剧,则应考虑有并发不完全性肠梗阻的可能。偶可表现为急腹症,是由肠系膜淋巴结结核、腹腔内其他结核的干酪样坏死病灶破溃或肠结核急性穿孔所致。多数患者可出现不同程度的腹胀。

2)腹泻、便秘:腹泻常见,一般每天2~4次,重者每天达10余次。粪便呈糊样,一般不含脓血,不伴有里急后重感。腹泻主要与腹膜炎引起的胃肠功能紊乱有关,偶可由伴有的溃疡性肠结核或干酪样坏死病变引起的肠管内瘘等所致。少数患者可腹泻与便秘交替出现。

2. 体征

（1）患者呈慢性病容：后期有明显的营养不良，表现为消瘦、水肿、苍白、舌炎、口角炎等。

（2）腹部压痛与反跳痛：多数患者有腹部压痛，一般轻微，少数压痛明显，且有反跳痛，常见于干酪型结核性腹膜炎。

（3）腹壁柔韧感：为结核性腹膜炎的临床特征，是由腹膜慢性炎症、增厚、粘连所致。

（4）腹部包块：见于粘连型或干酪型，常由增厚的大网膜、肿大的肠系膜淋巴结、粘连成团的肠曲或干酪样坏死脓性物积聚而成，常位于脐周，大小不一，边缘不清，不易推动。

（5）腹水：多为少量至中等量腹水，腹水超过1000mL时可出现移动性浊音。

3. 并发症 以肠梗阻多见，主要发生在粘连型结核性腹膜炎后。此外，也可发生急性肠穿孔、肠瘘及腹腔脓肿等并发症。

☞**考点提示**：结核性腹膜炎的临床表现。

【辅助检查】

1. 实验室检查 白细胞计数一般正常，干酪型患者可增高。部分患者可有轻中度贫血。血沉增快，可作为活动性结核病变的判断指标。结核菌素试验呈强阳性有助于对本病的诊断。

2. 腹水检查 本病腹水为渗出液，多数呈草黄色，少数呈血性，偶见乳糜性。腹水普通细菌培养一般为阴性，腹水结核分枝杆菌培养阳性率较低。腹水比重一般超过1.018，蛋白质含量 >30g/L，白细胞计数超过 $500 \times 10^6/L$，以淋巴细胞为主。但有时因低清蛋白血症或合并肝硬化，腹水性质可接近漏出液。如果腹水葡萄糖浓度 <3.4mmol/L、pH 值 <7.35，则提示为细菌感染；若腹水腺苷脱氨酶活性增高，则提示可能是结核性腹膜炎。

3. 腹部影像学检查 腹部 B 超、CT、MRI 等检查可见增厚的腹膜、腹腔积液、腹腔内包块及瘘管等。X 线胃肠钡餐造影检查可发现肠粘连、肠结核、肠瘘、肠腔外肿块等，对本病的诊断有辅助作用。

4. 腹腔镜检查 一般适用于有游离腹水或诊断困难者，可见腹膜、大网膜及腹腔内脏器表面有黄白色或灰白色细小结节，浆膜混浊粗糙，取活组织检查可确诊。当腹膜有广泛粘连时，禁做腹腔镜检查。

【诊断要点】

本病的主要诊断依据如下：①青壮年患者，有结核病史，伴有其他器官结核病证据；②不明原因发热达 2 周以上，伴有腹痛、腹胀、腹水、腹壁柔韧感或腹部包块；③腹腔穿刺有渗出性腹水，以淋巴细胞为主，一般细菌培养结果阴性；④结核菌素试验呈强阳性；⑤X 线胃肠钡餐检查发现肠粘连等征象。

【治疗要点】

治疗本病的关键是及早给予规则、全程的抗结核化学药物治疗，以达到早日康复、避免复发和防止并发症的目的。

1. 抗结核化学药物治疗 抗结核化学药物的选择、用法、疗程详见第二章第九节的相关内容。

2. 腹腔穿刺放液治疗 对大量腹水者，可适当放腹水，以减轻症状。

3. 手术治疗 对经内科治疗未见好转的肠梗阻、肠穿孔及肠瘘者，可行手术治疗。

【护理诊断/问题】

1. 疼痛：腹痛 与结核分枝杆菌侵犯肠壁，结肠痉挛，肠蠕动增加，腹膜炎症及伴有活动性肠结核、肠梗阻或盆腔结核有关。

2. 腹泻 与结核分枝杆菌感染致肠功能紊乱有关。

3.营养失调:低于机体需要量 与结核分枝杆菌毒素所致毒血症、消化吸收功能障碍有关。

4.潜在并发症: 肠梗阻、肠穿孔、肠瘘等。

【护理措施】

1.一般护理

(1)休息与活动:休息是本病的重要辅助治疗措施,嘱患者应注意多休息,以降低身体代谢率、减少毒素的吸收。

(2)加强营养补充:保证供给充足的营养,以改善全身情况,有效提高机体的抗病能力,促进疾病的痊愈,这也是本病重要的辅助治疗措施。

1)饮食护理:应给予高热量、高蛋白、高维生素、易于消化、无刺激性的食物。对腹泻明显者,应嘱其少食乳制品、高脂肪和粗纤维丰富食物,以免肠蠕动增加,加重腹泻。对并发急性肠穿孔、肠道大量出血、肠梗阻者,应暂时禁食,通过静脉补充营养。

2)静脉补充营养:对于严重营养不良或并发肠梗阻、肠穿孔、肠道大量出血者,应积极通过静脉补充营养,以满足机体代谢的需要。

2.病情观察

(1)疼痛的观察与护理:严密观察腹痛的性质、特点,正确评估病程进展状况。如患者疼痛突然加重、压痛明显或出现便血等,则应及时报告医生并积极配合采取抢救措施。当患者出现腹痛症状时,护士可与患者多交流,分散其注意力,教会患者相应的心理防卫机制,以提高疼痛阈值,使疼痛减轻;也可采用热敷、按摩、针灸方法来缓解疼痛;遵医嘱给予解痉、止痛药物;对肠梗阻所致疼痛加重者,应行胃肠减压。

(2)腹泻的观察与护理:监测患者的排便情况、伴随症状、全身情况及粪便化验结果,以便及时发现病情变化。对腹泻患者,指导其选择恰当的饮食,注意腹部保暖,加强肛周皮肤的护理。

3.用药护理

(1)遵医嘱给予抗结核化学药物:嘱患者按时、按剂量服用药物,可帮助患者制订一个切实可行的用药计划,以免漏服。

(2)遵医嘱给予解痉、止痛药物:向患者解释药物的作用和可能出现的不良反应,如阿托品可松弛肠道平滑肌,缓解疼痛,但由同时可抑制唾液腺的分泌,出现口干现象,故应嘱患者多饮水,以消除不适。

4.心理护理 由于结核毒血症状及腹痛、腹泻等不适,加之病程长,需长期服药,患者易产生焦虑情绪。护士应多与患者交谈,介绍有关肠结核和结核性腹膜炎的相关知识,说明早期、合理应用抗结核药物,症状可以逐渐缓解或治愈。指导患者掌握放松的技巧,改变生活方式,保持轻松愉快的心情,以缓解紧张、焦虑情绪。

【健康教育】

1.病因与疾病预防指导 向患者及其家属解释有关病因,配合医师对原发结核病进行积极治疗。告知患者有关消毒、隔离的知识,如注意个人卫生,提倡用公筷进餐及分餐制,对结核病患者的粪便要消毒处理等,以防止结核菌的传播。

2.生活指导 加强身体锻炼、合理营养、规律生活、劳逸结合、保持良好心态,以增强抵抗力。

3.用药指导 指导患者坚持遵医嘱服药,不要自行停药,同时注意药物的不良反应,如恶心、呕吐等胃肠道反应及肝、肾功能损害等。定期复查,及时了解病情变化,以利于治疗方案的调整。

第十二节　上消化道出血

课件

案例导学

患者,男,45岁,上腹节律性疼痛反复发作5年,餐前常出现腹痛,进食后缓解,有夜间痛。今日早餐后连续呕血4次,总量约1300mL,呕吐物初为咖啡色,后为鲜红色,有稀黑便、头晕、心慌。

身体评估:体温36.4℃,脉搏112次/分,呼吸21次/分,血压82/54mmHg。

初步诊断:十二指肠溃疡并发上消化道大出血伴休克。

请思考:

1. 诊断该患者上消化道大出血的依据有哪些?

2. 上消化道大出血的病因有哪些?

3. 如何对上消化道大出血患者进行抢救护理?

上消化道出血(upper gastrointestinal hemorrhage)是指曲氏韧带以上的消化道出血,包括食管、胃、十二指肠、胰腺、胆道或胃空肠吻合术后的空肠等病变引起的出血。上消化道大出血是指在数小时内失血量超过1000mL或占循环血容量的20%,临床表现以呕血和(或)黑便为主,常伴有急性周围循环衰竭,严重者可导致失血性休克而危及生命。

【病因】

上消化道出血最常见于消化性溃疡、食管胃底静脉曲张破裂、急性胃黏膜病变和胃癌等。

1. 上消化道疾病　①胃、十二指肠疾病:消化性溃疡最为常见,其次为胃癌、急慢性胃炎、十二指肠炎等。②食管、空肠疾病:食管癌、食管炎、食管物理性或化学性损伤、空肠Crohn病、胃肠吻合术空肠溃疡等。

考点提示:消化性溃疡是上消化道出血的最常见病因。

2. 门静脉高压引起食管胃底静脉曲张破裂　①肝硬化失代偿期;②门静脉炎、门静脉血栓形成或受邻近肿块压迫而致门静脉阻塞等。

3. 上消化道邻近器官或组织的疾病　①胆道出血,如胆管或胆囊结石或癌症、胆道蛔虫病等;②胰腺疾病累及十二指肠,如胰腺癌等。

4. 全身性疾病　①血液病;②应激性溃疡;③其他,如尿毒症、流行性出血热等。

【临床表现】

本病的临床表现取决于出血病变性质、出血部位、出血量与出血速度。

1. 症状与体征

(1)呕血与黑便:为上消化道出血的特征性表现。呕血是指上消化道出血时,胃内或反流入胃的血液经口呕出;黑便是由上消化道出血后,血红蛋白中的铁在肠道经硫化物作用形成黑色的硫化铁随大便排出所致。上消化道大出血后均有黑便,出血部位在幽门以上者常有呕血,若出血量少、速度较慢,也可无呕血而仅见黑便;出血在幽门以下者,可仅有黑便,如出血量大、速度快,则可因血液反流入胃而引起呕血。

(2)失血性周围循环衰竭:急性周围循环衰竭的程度与出血量、出血速度有关。若出血量较大且速度快,则循环血容量可迅速减少,导致心排血量降低,可出现一系列表现,如头晕、心悸、出汗、脉细数、血压下降、皮肤湿冷、烦躁不安或意识不清,收缩压低于80mmHg,脉压小于25mmHg,心率加快至

120 次/分以上等休克状态。

(3)氮质血症：血尿素氮常增高，称为肠源性氮质血症，一般出血后数小时血尿素氮浓度开始上升，约 24~48 小时达到高峰，大多数不超过 14.3mmol/L，出血停止后 3~4 天后降至正常。其主要是由大量血液进入肠道，血液中蛋白质被消化吸收所致。

(4)发热：上消化道大量出血被控制后，多数患者出现低热，一般不超过 38.5℃，持续 3~5 天。这可能与血容量减少、急性循环衰竭，导致体温调节中枢功能障碍有关。临床上分析发热原因时，要注意寻找有无并发肺炎或其他感染等引起发热的因素。

(5)血象变化：出血 24 小时内网织红细胞增高，出血停止后逐渐恢复正常；白细胞计数可暂时增高，血止后 2~3 天即恢复正常；肝硬化合并脾功能亢进者白细胞计数可不高。

2.并发症　出血量大者可并发失血性休克、急性肾功能衰竭等。

【辅助检查】

1.血液检查　检测红细胞、白细胞、血小板计数、血红蛋白浓度、红细胞比容、网织红细胞计数、肝功能、肾功能等。

2.胃镜检查　出血 24~48 小时内行急诊胃镜检查，可以直接观察出血部位，明确出血病因，并可进行镜下止血治疗。胃镜检查是上消化道出血病因诊断的首选检查。

3.影像学检查　①X 线钡餐对明确病因有价值；②选择性动脉造影（如腹腔动脉、肠系膜上动脉造影）可帮助确定出血部位。

4.其他　粪便隐血试验等。

☞**考点提示**：上消化道出血的临床表现与胃镜检查。

【诊断要点】

(1)有引起上消化道出血疾病的病史。

(2)有呕血、黑便、周围循环衰竭的表现。

(3)粪便隐血试验阳性，红细胞、血红蛋白低于正常；上消化道胃镜检查有阳性发现。

【治疗要点】

本病的治疗原则是迅速补充血容量、控制休克、积极采取有效止血措施及对症处理。

上消化道出血案例分析

1.补充血容量　立即开放静脉、取血配血，迅速补充血容量，输液开始宜快，可先输入平衡液、右旋糖酐、羟乙基淀粉等，必要时尽早输入全血。因库存血含氨多，故肝硬化患者需输新鲜血，易诱发肝性脑病。紧急输注浓缩红细胞的指征：①收缩压 <90mmHg，或较基础收缩压降低幅度 >30mmHg；②心率增快（>120 次/分）；③血红蛋白 <70g/L，或血细胞比容 <25%。输血量以使血红蛋白浓度达到 70g/L 为宜。输液量可根据估计的失血量来确定。

2.止血措施

(1)食管胃底静脉曲张破裂出血的止血措施如下。

1)药物止血：具体如下。①血管升压素及其类似物：血管升压素为常用药物，其作用机制是使内脏血管收缩，从而减少门静脉血流量，降低门静脉及其侧支循环的压力，以控制食管胃底曲张静脉的出血。用法为血管升压素 0.2U/min 持续静滴，根据治疗反应，可逐渐增加至 0.4U/min，同时用硝酸甘油静脉滴注或舌下含服，以减轻大剂量用血管升压素的不良反应，并且硝酸甘油有协同降低门静脉压力的作用。特利加压素是合成的血管升压素类似物，该药对全身血流动力学影响较小，起始剂量为 2mg/4h，出血停止后可改为每次 1mg，每天 2 次，维持 5 天。②生长抑素及其拟似物：止血效果肯定，为近年来治疗食管胃底静脉曲张破裂出血的最常用药物。临床使用的 14 肽天然生长抑素,用法为首剂 250μg 缓慢静脉滴注,继以 250μg/h 持续静脉滴注。因此药半衰期短,故应确保用药的持续性,如静脉滴注中断超过 5 分钟,则应重新静脉滴注首剂 250μg。奥曲肽是人工合成的 8 肽长抑素拟似物,常用首剂 100μg 缓慢静脉滴注,继以 25 ~ 50μg/h 持续静脉滴注。

2)三(四)腔气囊管压迫止血:适用于食管胃底静脉曲张裂出血,止血效果肯定、经济,但患者痛苦、并发症多、早期再出血率高,常用于药物止血效果不好时应用。经鼻腔插入三(四)腔管,进入胃内后使胃囊充气,然后向外牵拉,以压迫胃底曲张静脉;必要时再充食管气囊,以压迫食管曲张静脉。

3)内镜治疗:治疗食管胃底静脉曲张预防再出血,目前采用注射硬化剂至曲张静脉,或用套圈结扎曲张的静脉,达到有效止血的目的,也可 2 种方法联合应用,此种治疗的并发症主要有局部溃疡、出血、穿孔、瘢痕狭窄等。

4)介入治疗:当食管胃底静脉曲张破裂大出血内科治疗无效时,可考虑行经颈静脉肝内门体静脉分流术。

(2)非曲张静脉上消化道大出血的止血措施:具体如下。

1)药物治疗:具体如下。①抑制胃酸分泌药:临床常用 H_2 受体拮抗药或质子泵抑制剂,以抑制胃酸分泌,提高和保持胃内较高的 pH。常用药物及用法:西咪替丁 200 ~ 400mg,每 6 小时 1 次;雷尼替丁 50mg,每 6 小时 1 次;法莫替丁 20mg,每 12 小时 1 次;奥美拉唑 40mg,每 12 小时 1 次。急性出血期均为静脉给药。因血小板聚集及血浆凝血功能所诱导的止血过程需要 pH > 6.0 时方能起到有效作用,且新形成的凝血块在 pH < 5.0 的环境中会被胃液消化,故对消化性溃疡和急性胃黏膜损伤引起的出血用抑制胃酸分泌药。②口服药物止血:去甲肾上腺素 8mg 加入 100mL 生理盐水中分次口服,也可经胃管注入,亦可服用凝血酶等,适用于胃、十二指肠出血。

2)内镜治疗:激光、热探头、高频电凝、微波、注射疗法、上止血夹等,适用于有活动性出血或暴露血管的溃疡。

3)介入治疗:血管栓塞治疗。

4)手术治疗:详见外科护理学的相关内容。

☞ 考点提示:上消化大出血的治疗:迅速补充血容量、有效止血及对症处理。

【护理诊断/问题】

1.**体液不足** 与上消化大量出血有关。

2.**活动耐力下降** 与上消化道大出血引起失血性周围循环衰竭有关。

3.**有窒息的危险** 与呕出血反流入气管或三(四)腔气囊管过度压迫气管有关。

4.**恐惧** 与上消化道大量出血对生命及全身健康带来威胁有关。

5.**潜在并发症**:血容量不足。

【护理措施】

1.**休息与体位** 绝对卧床休息,取平卧位并将下肢略抬高,以保证脑部供血;呕血时,将头偏向一侧,以防止发生窒息或误吸;必要时,用负压吸引器清除呼吸道内的分泌物、血液或呕吐物,保持呼吸道通畅。

2.**饮食护理** 食管胃底静脉曲张破裂出血、急性大出血伴恶心、呕吐者应禁食,少量出血无呕吐者,可进温凉、清淡流质食物;消化性溃疡患者进食可减少胃收缩运动,并可中和胃酸,促进溃疡愈合。出血停止后改为营养丰富、易消化、无刺激性半流食饮食,宜少量多餐,逐步过渡到正常饮食。食管胃底静脉曲张破裂出血的患者,止血后 1 ~ 2 天可进高热量、高维生素流食,无再出血后,可逐渐改为半流质饮食,限制蛋白质摄入,避免粗糙、坚硬、刺激性食物,应细嚼慢咽,防止因损伤曲张静脉而再次出血。

3. 用药护理 立即建立静脉通道,配合医生迅速、准确地实施输血、输液、各种止血治疗及用药等抢救措施,并观察治疗效果及不良反应。积极补充血容量,必要时,可先用右旋糖酐或其他血浆代用品,输液开始宜快,以尽快恢复和维持有效循环血量,必要时,测定中心静脉压,将之作为调整输液量和速度的依据;治疗中避免因输液、输血过多、过快而引起急性肺水肿,对老年人和心肺功能不全者尤应注意。因垂体后叶素可引起腹痛、血压升高、心律失常、心肌缺血等,故滴注速度宜缓慢,并严密观察有无胸部不适、腹痛、腹泻等不良反应;对肝病患者禁用吗啡、巴比妥类药物。

4. 病情观察

(1)观察内容:①严密观察患者的意识状态,监测心率、血压、呼吸变化,必要时进行心电监护。②密切注意上消化道出血的早期征象,如患者有无头晕、心悸、大汗、腹痛、肠鸣音活跃等;如患者出现烦躁不安、面色苍白、皮肤湿冷、四肢冰凉,则提示微循环血液灌注不足;如患者皮肤逐渐变暖、出汗停止,则提示血液灌注好转。③观察呕吐物和粪便的性质、颜色及量,正确估计出血量。④准确记录出、入量,必要时留置导尿管。⑤测每小时尿量,应保持尿量>30mL/h。⑤定期复查红细胞计数、血细胞比容、血红蛋白、网织红细胞计数、血尿素氮,以了解贫血的程度及出血是否停止。⑥因急性大出血时,经由呕吐物、鼻胃管抽吸和腹泻,可丢失大量的水和电解质,故应密切监测血清电解质的变化。

(2)出血量的观察:详细询问呕血和(或)黑便的发生时间、次数、量及性状,以便准确估计出血量。①粪便隐血阳性提示每天出血量>5mL。②出现黑便表明每天出血量>50mL。③胃内积血量>250mL时可引起呕血。④一次出血量在400mL以下,一般不引起全身症状;如出血量超过400mL,则可引起头晕、心悸、乏力等症状。⑤短期内出血量超过1000mL或循环血量的20%时,即出现急性周围循环衰竭的表现,严重者可引起失血性休克。如心率超过120次/分,收缩压低于90mmHg,则可出现表情淡漠、烦躁不安、面色苍白、四肢湿冷、尿量减少等表现。

(3)出血是否停止或再出血的观察:患者出血后,黑便持续时间受排便次数的影响,如每天排便1次,约3天大便颜色恢复正常。因此,需根据患者的一般情况、排便状况、血压、心率等综合判断出血是否停止。下列情况提示继续出血或有再出血的可能:①反复呕血,甚至呕血由咖啡色转为鲜红色;②黑便持续存在,或次数增多,粪质稀薄,甚至变成暗红色,伴肠鸣音亢进;③周围循环衰竭的表现经补液、输血而未改善,或好转后又恶化,血压波动,中心静脉压不稳定;④红细胞计数、血细胞比容、血红蛋白测定不断下降,网织红细胞计数持续增高;⑤在补液足量、尿量正常的情况下,血尿素氮持续或再次升高;⑥原有脾大、门静脉高压的患者,在出血后常暂时缩小,如不见脾恢复肿大,则提示出血未止。

根据以下资料可对出血量和出血是否停止作出评估(表4-4、表4-5)。

表4-4 上消化道出血量的评估

失血量	血压	脉搏	血红蛋白	临床表现
轻:<500mL	基本正常	基本正常	基本正常	症状轻
中:500~1000mL	收缩压下降	>100次/分	70~100g/L	口渴、心悸、烦躁、尿少等
重:>1500mL	收缩压<80mmHg	>120次/分	<70g/L	休克、意识障碍、少尿或无尿等

表4-5 上消化道出血是否停止的临床特征

项目	活动性出血	停止出血
血压	下降	逐渐稳定
脉压	减小	增大
脉搏	细速	变缓
尿量	<25mL/h	>30ml/h

项目	活动性出血	停止出血
皮肤黏膜	苍白	逐渐恢复
呕血	反复出现	无
黑便	有,次数增加、变稀、暗红	逐渐正常
意识	模糊	清醒
口渴	有	少
肠鸣音	亢进	正常

5. 对症护理　持续吸氧,加强生活护理,如口腔、皮肤清洁等。对卧床者(特别是老年人和重症患者)注意预防压疮。对排便次数多者,加强肛周皮肤的清洁和护理,同时注意防止继发感染。

6. 心理护理　关心、安慰患者,向其解释安静休息有利于止血,以减轻患者的紧张情绪;大出血时,不断巡视并陪伴患者,使其有安全感;呕血或黑便后,及时清除血迹、污物,以减少对患者的不良刺激;留置三(四)腔气囊管会给患者带来不适感,有过插管经历的患者尤其易出现恐惧感,故应向患者耐心解释本治疗方法的目的、过程、重要性及注意事项,并加以安慰和鼓励,取得患者的配合;解释各项检查、治疗措施的意义,听取并解答患者家属的提问,以减少疑虑。

☞**考点提示:**上消化道出血停止或再出血的观察。

7. 三(四)腔二囊管压迫止血的护理

(1)插管前护理:仔细检查气囊,分别向胃气囊和食管气囊内注气,确认无漏气后,抽尽囊内气体,做好标记,用液状石蜡润滑管及囊外部。协助医生为患者做鼻腔、咽喉部局部麻醉,经鼻腔或口腔插管至胃内。

(2)插管护理:①协助医生插管时操作应轻柔、熟练,当胃管插入约15cm时,嘱患者做吞咽动作,以减少咽喉部的摩擦和黏膜损伤,保证胃管顺利进入食管。②插管至65cm时,抽取胃液,明确管腔在胃内,并抽出胃内积液。③向胃气囊先充气150~200mL,压力约50mmHg(6.7kPa),封闭管腔口,缓慢向外牵拉,使用胃气囊压迫胃底扩张的静脉。如单用胃气囊压迫已止血,则食管气囊不必充气。如未能止血,而后向食管气囊内注气约100mL,压力约40mmHg(5.3kPa),封闭管口,压迫食管扩张的静脉。④气囊管的外端用绷带连接0.5kg的沙袋,放于患者床尾端的牵引架上做持续牵引。⑤牵引绷带和水平面呈30°角,以防止压迫鼻腔,牵引重物距地面5~10cm。⑥将食管引流管、胃管连接负压吸引器或定时抽吸,观察出血是否停止,并记录引流液的性状、颜色及量;经胃管冲洗胃腔,以清除积血,可减少氨在肠道的吸收,以免血氨浓度增高而诱发肝性脑病。

(3)气囊压迫护理:具体如下。①防止创伤:留置三(四)腔二囊管期间,定时测量气囊内的压力,以防因压力不足而不能止血,或因压力过高而引起组织坏死。气囊充气加压12~24小时后应放松牵引,放气15~30分钟,如出血未止,则再注气加压,以免因食管胃底黏膜受压时间过长而发生糜烂、坏死。②防止窒息:当胃气囊充气不足或破裂时,食管气囊和胃气囊可向上移动,阻塞于喉部而引起窒息,一旦发生,就应立即抽出囊内气体,拔出管道。对昏迷患者尤应密切观察有无突然发生的呼吸困难或窒息表现。必要时,约束患者双手,以防烦躁或神志不清的患者试图拔管而发生窒息等意外。③防止误吸:应用四腔管时,可经食管引流管抽出食管内积聚的液体,以防误吸引起吸入性肺炎;三腔管无食管引流管腔,必要时可另插一管进行抽吸。床旁置备弯盆、纸巾,供患者及时清除鼻腔、口腔分泌物。嘱患者勿咽下唾液等分泌物。

(4)拔管护理:出血停止后,放松牵引,放出囊内气体,保留管道,继续观察24小时,若未再出血,则可考虑拔管,对昏迷患者亦可继续留置管道,用于注入流质食物和药液。拔管前,口服液体石蜡

20～30mL,润滑黏膜及管、囊的外壁,抽尽囊内气体,以缓慢、轻巧的动作拔管。气囊压迫一般以3～4天为限,继续出血者可适当延长。

☞**考点提示**:三(四)腔二囊管的护理。

【健康教育】

1. **疾病知识介绍** 向患者及其家属介绍引起上消化道出血的病因、诱因、表现、治疗及护理知识,使其了解如何预防再次出血及出血后的应急处理措施。

2. **饮食指导** 合理饮食是避免诱发上消化道出血的重要环节。注意养成良好的饮食卫生习惯,定时定量、细嚼慢咽、少量多餐,避免过饥或暴饮暴食,平时宜进食营养丰富、易消化、无刺激性的食物,避免坚硬、粗糙、油炸的食物,避免食用过冷、过热、产气多的食物,戒烟、酒。

3. **生活指导** 生活要有规律,劳逸结合,保持乐观情绪,保证充足的休息。

4. **用药指导** 遵医嘱规律用药,注意观察药物的不良反应,一旦发生,就应立即停药,并咨询医师。

5. **其他** 慢性病者应定期到医院门诊随访,注意观察、识别出血征象,一旦发生,就应在进行应急处理后,立即到医院治疗。

第十三节 消化系统常用诊疗技术及护理

课件

一、腹腔穿刺术

腹腔穿刺术(abdominocentesis)是借助穿刺针直接从腹前壁刺入腹膜腔,用穿刺技术抽取腹腔液体,以明确腹水的性质、降低腹腔压力或向腹腔内注射药物进行局部治疗的一项诊疗技术,其确切的名称应该是腹膜腔穿刺术。

腹腔穿刺术

【适应证】

(1)抽取腹水进行各项实验室检查,以寻找病因,协助临床诊断。

(2)对大量腹水患者,可适当抽放腹水,以缓解胸闷、气短等症状。

(3)腹腔内注射药物,以协助治疗疾病。

【禁忌证】

(1)肝性脑病先兆。

(2)粘连性结核性腹膜炎、棘球蚴病、卵巢肿瘤。

(3)出、凝血障碍,严重心、肺功能不全。

【护理措施】

1. **操作前护理**

(1)患者准备:①向患者及其家属解释穿刺目的、操作步骤及术中注意事项,消除紧张情绪,取得患者配合;②腹腔穿刺术是一种有创性操作,术前患者应签署知情同意书;③检查前嘱患者排尿,以免穿刺时损伤膀胱。

(2)术前评估:①完善肝功能、肾功能,出、凝血时间,血小板计数,心电图等相关检查;②评估受检者体重、腹围、尿量、腹部等身体情况;③对年老体弱、心肺功能差者,评估对穿刺的耐受性。

(3)物品准备:备好靠背高度适中的椅子或可摇动病床、穿刺包(内有8号、9号,长度9cm的穿刺针各 1 根、无菌试管 2 根、无菌纱布 2 块或创可贴 2 块、5mL 和 10mL 无菌注射器各 1 支、三通活塞 1 套、止血钳 2 把)、无菌手套、医用口罩、帽子、麻醉剂、心电监护、氧气、盛腹水的容器、胶布,备好急救药物,以防发生意外。

2. 操作中护理

(1)穿刺体位:操作前,协助患者坐在靠椅上或可摇动病床,或平卧、半卧、稍左侧卧位,并告知患者在操作过程中保持穿刺体位,不要随意活动,避免咳嗽或深呼吸,避免说话,回答问题可用摇头、点头或手势应答,以免损伤腹膜或腹腔内脏器、组织。

(2)穿刺部位:常选择左下腹部脐与髂前上棘连线中外 1/3 交点处,也有取脐与耻骨联合中点上 1cm,偏左或右 1.5cm 处,或侧卧位脐水平线与腋前线或腋中线的交点。对少量或包裹性腹水,必要时术前经超声检查确定穿刺部位(图 4-3)。

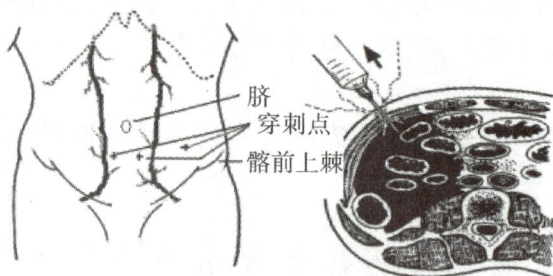

图 4-3 腹腔穿刺点和深度

(3)协助穿刺:①常规消毒穿刺部位,术者戴无菌手套,铺消毒洞巾;②自皮肤至壁腹膜用 2% 利多卡因局部逐层浸润麻醉;③先夹闭穿刺橡皮管;④术者左手固定穿刺部位皮肤,右手持针经麻醉处逐步刺入腹壁,待感到针尖抵抗突然消失时,表示针尖已穿过腹膜壁层进入腹腔,进针深度根据受检者皮脂厚度,一般在 1.5~2.5cm;⑤打开穿刺橡皮管;⑥抽取和引流腹水,放液速度不宜过快,以防因腹压骤然降低、内脏血管扩张而发生血压下降甚至休克等现象,肝硬化患者一次放腹水不超过 3000mL,在输注大量白蛋白的基础上可适当增加放液量,并做好记录;⑦无菌试管或器皿采取腹水标本送检;⑧诊断性穿刺可选用 7 号针头进行穿刺,直接用无菌的 20mL 或 50mL 注射器抽取腹水,大量放液时,可用针尾连接橡皮管的 8 号或 9 号针头,在放液过程中,助手用血管钳固定针头并夹持橡皮管(图 4-4)。

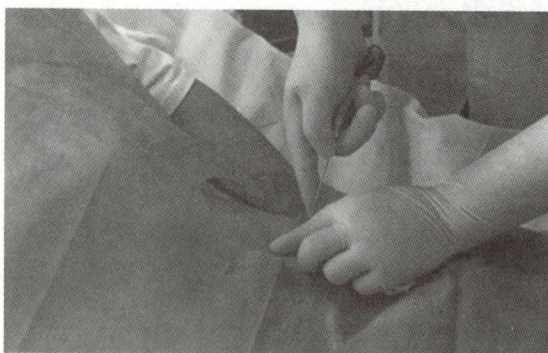

图 4-4 腹腔穿刺

(4)术中观察:密切观察患者有无头晕、恶心、心悸、气短、面色苍白等,一旦出现,就应立即停止操作,给予对症处理。观察是否因过多放液而诱发肝性脑病和电解质紊乱等并发症。

(5)术毕拔针:放液结束后,拔出穿刺针,消毒穿刺部位,覆盖无菌纱布,按压 3~5 分钟,并用多头腹带将腹部包扎,如遇穿刺处继续有腹水渗漏,则可用蝶形胶布或涂上火棉胶封闭。

3.操作后护理

（1）术后卧床休息 8～12 小时，根据病情指导饮食。

（2）密切观察穿刺部位有无渗液、渗血，有无腹部压痛、反跳痛和腹肌紧张等腹膜炎刺激征象，如有渗漏，则可用消毒棉垫或腹带加压压迫。

（3）观察患者面色、血压、血氧、脉搏等变化，如有异常，则应及时处理。

（4）测量腹围、体重，观察腹水消长前后的变化情况，做好记录。

二、上消化道内镜检查术

上消化道内镜检查亦称胃镜检查（gastroscopy），包括食管、胃、十二指肠的检查。通过胃镜检查可直接观察食管、胃、十二指肠黏膜炎症、溃疡或肿瘤等病变的性质、大小、部位及范围，并可进行组织取材，行组织学或细胞学的病理学检查。

【适应证】

（1）有明显消化道症状，但原因不明。

（2）上消化道出血需要查明原因。

（3）疑有上消化道肿瘤，但 X 线胃肠钡餐造影不能确诊。

（4）上消化道病变随访观察，如消化性溃疡、萎缩性胃炎、胃手术后及药物治疗前后对比等。

（5）拟行内镜下治疗疾病，如消化道息肉切除、取异物、内镜下止血、食管静脉曲张内镜治疗、消化道狭窄经内镜扩张或支架置入治疗等。

【禁忌证】

（1）严重心、肺疾病，如严重心律失常、心力衰竭、严重呼吸衰竭及哮喘发作等。

（2）各种原因所致休克、昏迷等危重状态。

（3）急性消化道穿孔、肠梗阻、腐蚀性食管炎的急性期。

（4）严重咽喉部疾病、主动脉瘤及严重的颈胸段脊柱畸形等。

（5）相对禁忌证为智力障碍、神志不清、精神失常不能配合检查。

【护理措施】

1.操作前护理

（1）患者准备：①向患者详细介绍检查的目的、方法，如何配合及可能出现的不适，消除其紧张情绪，取得主动配合。②签署检查知情同意书。③检查前，禁食 6～8 小时，对胃排空延迟者应延长禁食时间。伴有幽门梗阻者，检查前 2～3 天进流质食物，必要时，行经胃管负压引流术。④嘱有 X 线胃肠钡餐造影检查史者，3～5 天内不宜做胃镜检查。

（2）术前评估：①完善血常规，出、凝血功能，肝、肾功能，传染病相关指标，胃三项，肿瘤指标等相关检查；②完善身体评估，仔细询问病史，如有无青光眼、高血压、是否装有心脏起搏器、有无胃肠道传染病等；③对年老体弱，心、肺功能差者评价患者对检查的耐受性；④为减少胃蠕动和胃液分泌，可于术前半小时遵医嘱给予山莨菪碱 10mg 或阿托品 0.5mg 静脉滴注。

（3）物品准备：电子胃镜、光源主机、活检钳、细胞刷、各种治疗器械、无菌手套、医用口罩、帽子、麻醉剂、各种急救药品、内镜消毒设备、心电监护仪及氧气等。

2.操作中护理

（1）麻醉：检查前 5～10 分钟口服咽部局麻药、消泡剂或全身麻醉药，取下活动性义齿、眼镜等。

（2）体位：协助患者取左侧卧位，双腿屈曲，头垫低枕，使颈部松弛，松开领口及腰带。在患者口唇边铺一次性防渗透治疗单或弯盘，嘱其咬紧口垫。

（3）插镜：①术者左手持操作部，右手执镜端约 20cm 处，将镜端插入患者口腔，缓缓沿舌背、咽后壁向下推进至环状软骨水平，可见食管上口，并将胃镜轻轻插入；②当胃镜插入 15cm 到达咽喉部时，嘱患者做吞咽动作、深呼吸、肌肉放松，但不可咽下唾液，以免呛咳，协助患者让唾液流入弯盘；③胃镜进入胃腔内时，适量注气，使胃腔张开，直至视野清晰为止；④镜下仔细观察食管、胃、十二指肠病情情况。

（4）过程观察并配合处理：具体如下。

1）插镜过程中，应密切观察患者的反应，嘱患者保持头部位置不动。

2）镜检过程中，随时观察患者面色、脉搏、呼吸等改变，若患者过度紧张，则可遵医嘱给予地西泮 5～10mg 肌内注射或静脉滴注。

3）若插镜困难，则其原因可能是食管入口未对准或食管入口处的环咽肌痉挛、有器质性病变。应查明原因，切不可暴力操作。必要时，在全身麻醉辅助下再次插镜。

4）若插镜刺激迷走神经及患者憋气引发低氧血症，则患者可能发生心脏骤停、心肌梗死等。一旦发生，就应立即停止检查并积极抢救。

5）若镜头在咽喉部打弯，则患者会出现明显疼痛不适，术者应还原内镜角度，慢慢将内镜退出并重新插入。

6）当镜头送入气管后，术者可看到环形气管壁，患者有明显呛咳，应立即将内镜取出，重新进镜。

7）当镜面被黏液、血迹、食物遮挡时，应注水冲洗。

（5）退镜：术毕，退出内镜时应尽量抽气，以防止患者发生腹胀。进行胃镜的清洗、消毒。

3. 操作后护理

（1）术后饮食指导：因患者咽喉部麻醉作用尚未消退，故应嘱其不要吞咽唾液，以免发生呛咳。麻醉作用消失后，可先饮少量水，如无呛咳，则可进饮食。当天饮食以流质、半流质为宜。行活检的患者应在禁食 4 小时后，进食温凉饮食。

（2）术后病情观察：检查后少数患者可出现咽痛、咽喉部异物感等，应嘱患者不要用力咳嗽，以免损伤咽喉部黏膜。若患者出现腹痛、腹胀，则可进行按摩，以促进排气。检查后数天内应密切观察患者有无消化道穿孔、出血、感染等并发症，一旦发现，应及时协助医生进行对症处理。

三、胶囊内镜检查术

胶囊内镜（capsule endoscopy）全称为"智能胶囊消化道内镜系统"，又称"医用无线内镜"。受检者通过口服内置摄像与信号传输装置的智能胶囊，借助消化道蠕动，使之在消化道内运动并拍摄图像，医生利用体外的图像记录仪和影像工作站，了解受检者的整个消化道情况，从而对其病情作出诊断。

【适应证】

（1）原因不明的消化道出血。

（2）其他检查提示的小肠影像学异常。

（3）原因不明的腹痛、腹泻，疑有小肠器质性病变。

（4）各种炎症性肠病，不含肠梗阻者及肠狭窄。

（5）疑有小肠肿瘤、多发性息肉及克罗恩病。

（6）原因不明的缺铁性贫血。

（7）小肠吸收不良综合征。

胶囊内镜
检查术

【禁忌证】

（1）经检查证实或怀疑患有消化道畸形、胃肠道梗阻、消化道穿孔、狭窄或瘘管。

(2)体内植入心脏起搏器或其他电子医学仪器。

(3)严重胃肠动力障碍,包括未经治疗的贲门失弛缓症和胃轻瘫。

(4)严重吞咽困难。

(5)妊娠妇女。

【护理措施】

1. 操作前护理

(1)患者准备:①向受检者讲解胶囊内镜的构造和应用原理、检查步骤、安全可靠性、检查目的和配合方法,以消除受检者紧张、焦虑、恐惧的心理;②并签署知情同意书;③检查前8小时禁食禁饮,检查前1天进无渣饮食。检查前1天按照结肠镜检查要求进行肠道准备;④嘱受检者检查前2天勿做钡餐或钡剂灌肠造影,以免钡剂残留影响检查结果;⑤体毛较多时需备皮,检查当天着宽松的衣物,以利于穿戴背心记录仪。

(2)术前评估:①完善血常规、出凝血功能、肝功能、肾功能、胃三项、肿瘤指标等相关检查;②完善身体评估,仔细询问病史,如有无高血压、是否装有心脏起搏器、有无胃肠道疾病等;③对年老体弱、心肺功能差者评价患者对检查的耐受性。

(3)物品准备:影像工作站、智能胶囊、图像记录仪、图像记录仪天线单元分布示意图、清肠剂、饮用水、医用口罩、帽子、手套、必要的各种治疗器械、备好各种急救药品等。

2. 操作中护理

(1)吞服前:吞服胶囊前口服祛泡剂。

(2)吞服胶囊:受检者穿戴背心记录仪,检查和调整天线单元位置,确定胶囊工作正常后,用50～100mL水送服胶囊。已做过胃镜检查的受检者,可遵医嘱在吞服胶囊后立即予甲氧氯普胺10mg肌内注射,有助于胶囊尽快通过幽门,争取有更充分的时间在小肠内。

(3)服后2小时:在吞服胶囊内镜2小时后可进少量水(100mL以下),待实时监视中胶囊进入小肠2小时后,受检者可少量进食简餐,如面包、蛋糕等。

(4)检查记录:检查期间,受检者可日常活动,但避免剧烈运动、屈体、弯腰及可造成图像记录仪天线移动的活动,切勿撞击图像记录仪。避免受外力的干扰。不能接近任何强磁场区域。受检者如出现腹痛、恶心、呕吐或低血糖等情况,应及时予以对症处理。每15分钟确认1次记录仪上的指示灯是否闪烁或进行实时监视,如指示灯闪烁变慢或停止,则立即通知医生,并记录当时的时间,同时也需记录进食、饮水及感觉异常的时间,检查结束后交给医生。

(5)排出胶囊:一般胶囊内镜在胃肠道内8～72小时后可随粪便排出体外,应嘱受检者观察胶囊内镜排出情况。

3. 操作后护理
术后护士应与受检者确定胶囊内镜是否已经排出,询问患者有无不适反应。若患者出现难以解释的腹痛、呕吐等肠道梗阻症状,或检查后72小时仍不能确定胶囊内镜是否还在体内,则应及时告知医生,必要时行X线检查。

四、结肠镜检查术

结肠镜检查术(colonoscopy)是通过结肠镜经肛门插入,进行肛管、直肠、乙状结肠、结肠、回盲部黏膜的直视检查,借助该手术既可了解肠道病变情况,还可进行肠道组织取材,用于病理学检查,或行内镜下治疗术。该手术是诊断和治疗结直肠疾病安全有效的方法之一。随着内镜设备和内镜技术水平的提升,结肠镜检查对于结直肠早期癌症和癌前病变的诊断和治疗有着重大意义。

【适应证】

(1)原因不明的慢性腹泻、下消化道出血。

结肠镜检查术

（2）结肠息肉和结直肠早期癌症的内镜治疗。

（3）钡剂灌肠有可疑病变者需进一步明确诊断。

（4）不能排除结肠和回肠末端疾病的腹部肿块。

（5）结直肠肿瘤的筛查，结直肠癌术前诊断、术后随访，内镜治疗的术后随访。

（6）原因不明的低位肠梗阻。

【禁忌证】

（1）严重心、肺功能不全，休克及精神病，或不能配合检查。

（2）肛门、直肠严重狭窄。

（3）急性重度结肠炎，如急性细菌性痢疾、急性重度溃疡性结肠炎及憩室炎等。

（4）急性弥漫性腹膜炎、腹腔脏器穿孔、多次腹腔手术、腹内广泛粘连及大量腹水。

（5）妊娠期女性、月经期女性。

（6）极度虚弱，不能配合术前肠道准备。

【护理措施】

1. 操作前护理

（1）患者准备：具体如下。

1）取得配合：向患者详细介绍检查的目的、方法，如何配合及可能出现的不适，消除紧张情绪，取得检查配合，并签署检查知情同意书。

2）饮食准备：嘱患者检查前3天进食无渣或少渣饮食，检查前1天进无渣流质饮食。

3）肠道准备：目前临床多采用药物导泻的方法，常用的容积型泻药是复方聚乙二醇电解质散剂。聚乙二醇不被消化道吸收，可在消化道产生高渗透压，刺激肠蠕动并引发渗透性腹泻。将其溶于2000mL温水中，分次服用，直至排泄物为淡黄色清亮无渣水样物，完成肠道清洁准备。

（2）术前评估：①完善血常规，出、凝血功能，肝、肾功能，传染病相关指标，肠道肿瘤标志物等相关检查；②完善身体评估检查，仔细询问病史，如有无青光眼、高血压，是否装有心脏起搏器，有无胃肠道传染病等；③对年老体弱、心肺功能差者评价患者对检查的耐受性；④为减少肠痉挛，可遵医嘱术前半小时给予阿托品0.5mg或山莨菪碱10mg肌内注射。

（3）物品准备：电子结肠镜、光源主机、活检钳、细胞刷、各种治疗器械、麻醉剂、医用口罩、帽子、手套、各种急救药品、内镜消毒设备、心电监护仪及氧气等。

2. 操作中护理

（1）体位：协助患者穿上检查裤后取左侧卧位，双腿屈曲，腹部放松，嘱患者尽量在检查中保持身体不要摆动。

（2）插镜：①术者先对受检者做直肠指检，了解有无肿瘤、狭窄、痔疮、肛裂等；②将镜前端涂上润滑剂（一般用硅油，不可用液状石蜡）后，嘱患者深呼吸，放松肛门括约肌；③术者以右手执镜端，使镜端滑入肛门，此后术者遵照循腔进镜原则，配合滑镜、适量注气、取短取直、防袢解袢等插镜技巧缓慢插入肠镜，必要时护士协助医生按压患者腹部，以配合术者进镜，完成结肠镜检查；④必要时，可行组织取样，进行病理学检查，或行内镜下治疗。

（3）术中观察与配合处理：检查过程中，由于术前药物会使患者对疼痛的反应性降低，发生肠穿孔等并发症时腹部症状可不明显，术中护士应密切观察患者反应，如患者出现腹胀不适，则可嘱其做缓慢深呼吸。对于高度紧张或高度肠痉挛的受检者，可酌情使用镇静药或解痉药。如出现面色、呼吸、脉搏改变，则应停止进镜，同时配合医生采取相应急救措施。

（4）退镜：检查结束退镜时，应尽量抽气，以减轻腹胀。进行结肠镜的清洗、消毒。

3.操作后护理

（1）肛周清洁:术毕,做好肛门及其周围皮肤的清洁护理。

（2）休息与饮食:①术后嘱患者适当休息,观察 15～30 分钟再离去;②检查后若无明显不适,则未取活检者半小时后可进食少渣食物;③取活检者或术后腹胀明显者,宜在 2 小时后进食温凉流食,必要时在腹部症状缓解后进食;④对行息肉摘除、止血治疗者,应给予抗生素治疗,禁食 48 小时,卧床休息 3～4 天,避免剧烈运动。

（3）病情观察:观察体温、脉搏、呼吸、血压等生命体征情况。观察腹痛、腹胀、排便情况等,必要时行粪便隐血试验,如剧烈腹痛、腹胀、面色苍白、心率增快、血压下降、大便次数增加呈柏油样色,则提示并发肠出血、肠穿孔;如腹胀明显,则可行膝胸体位排气。上述并发症一旦发生,就应立即报告医生,并积极配合医生处理。

（何勇勇　秦抗洪　李子刚）

目标检测

1.胃溃疡患者上腹部疼痛的典型节律是（　　）。

 A.疼痛—进食—疼痛　　　　　B.进食—疼痛—缓解　　　　　C.缓解—疼痛—进食

 D.进食—缓解—疼痛　　　　　E.疼痛—进食—缓解

2.抑制胃酸作用最强的药物是（　　）。

 A.H_2受体拮抗剂　　　　　B.抗胆碱能药物　　　　　C.丙谷胺

 D.奥美拉唑　　　　　E.前列腺素

3.肝硬化患者的内分泌功能异常主要是（　　）。

 A.雄激素增多　　　　　B.雌激素增多　　　　　C.肾上腺皮质激素增多

 D.雌激素减少　　　　　E.甲状腺激素减少

4.肝硬化伴门脉高压症的临床表现是（　　）。

 A.黄疸、腹水、脾大

 B.腹水、脾大、肾功能衰竭

 C.黄疸、腹水、侧支循环的建立和开放

 D.腹水、脾大、侧支循环的建立和开放

 E.腹水、上消化道出血、侧支循环的建立和开放

5.原发性肝癌患者最常见和最主要的症状是（　　）。

 A.低热　　　　　B.肝区疼痛　　　　　C.腹胀、乏力

 D.食欲不振　　　　　E.消瘦

6.患者,男,49 岁,肝硬化病史 5 年,今天患者出现性格改变,多动,诊断为肝性脑病早期。护士对该患者进行健康教育时,嘱其保持大便通畅的目的是（　　）。

 A.促进消化吸收功能　　　　　B.避免因便秘而增加心脏负担　　　　　C.增加食欲

 D.减少腹胀　　　　　E.减少肠道毒物的吸收

7.下列关于肝性脑病患者饮食护理的叙述,正确的是（　　）。

 A.每天总热量以脂肪为主

 B.对血氨浓度偏高者限制蛋白质摄入

 C.病情好转后主要选择动物蛋白

 D.应控制饮食中维生素 C 的摄入

 E.每天饮水量不少于 2000mL

8.肝硬化最严重的并发症是（　　）。

 A.上消化道出血　　　　　B.肝性脑病　　　　　C.感染

参考答案

D. 肝肾综合征　　　　　　　　　　E. 原发性肝癌

9. 患者,女,41 岁,因"急性胰腺炎"入院,主诉"剧烈腹痛"。对该患者应选用的止痛药为(　　　)。

　　A. 哌替啶　　　　　　　　　B. 阿司匹林　　　　　　　　　C. 苯巴比妥

　　D. 吗啡　　　　　　　　　　E. 地西泮

10. 下列不属于上消化道出血继续或再出血判断依据的是(　　　)。

　　A. 反复呕血

　　B. 黑便次数增加伴肠鸣音亢进

　　C. 血红蛋白测定与红细胞计数继续下降

　　D. 网织红细胞计数持续下降

　　E. 血压继续下降

第五章　泌尿系统疾病患者的护理

思维导图

素质目标：具有高尚的职业道德，尊重患者、关爱生命；形成严谨求实，精益求精的科学态度。

知识目标：掌握泌尿系统常见症状、体征的临床表现及护理措施；掌握急性肾小球肾炎、慢性肾小球肾炎、肾病综合征、尿路感染、急性肾损伤、慢性肾衰竭患者的临床表现、护理诊断/问题、护理措施与健康指导；熟悉泌尿系统的解剖结构及生理功能；熟悉泌尿系统常见疾病的辅助检查及治疗要点；了解泌尿系统常见疾病的病因及发病机制。

能力目标：能配合医生进行泌尿系统常用诊疗技术的操作及护理；能够运用护理程序对患者实施整体护理。

第一节　泌尿系统概述

课件

泌尿系统由肾、输尿管、膀胱、尿道及其有关的血管、神经组成。其中，肾脏是维持机体内环境相对恒定的重要器官。其主要功能是排泄新陈代谢产物；调节维持水、电解质和酸碱代谢的平衡；产生内分泌物质，如肾素、1α-羟化酶、促红细胞生成素等，参与调节容量、骨矿物质代谢、红细胞生成等。泌尿系统的其余器官均为排尿管道。在内科疾病中，泌尿系统疾病主要为肾脏疾病。本系统疾病与其他系统疾病联系密切。

引起泌尿系统疾病的原因很多，如变态反应、感染、肾血管病变、代谢异常、先天性疾病、药物、毒素、创伤、结石、肿瘤及肾血流减少等。泌尿系统疾病多呈久治不愈的慢性过程，持续发展，可导致严重的肾功能不全，使全身各系统均受到损害，严重威胁患者的生命。

一、肾脏的解剖和组织学结构

肾脏属于腹腔外实质性器官，位于腹膜后间隙内脊柱两侧，约平对第 11 胸椎到第 3 腰椎之间，左、右各一。一般情况下，女性肾脏的位置低于男性，儿童肾脏的位置低于成年人。肾脏的位置可以随呼吸及体位而轻度改变。肾脏的体积各人有所不同，正常成年男性的平均体积为 $11cm \times 6cm \times 3cm$，左肾略长于右肾。女性肾脏的体积和重量均略小于同龄的男性，平均重量男性约为 150g，女性约为 135g。在肾的冠状切面，肾实质可分为皮质和髓质（图 5-1）。皮质由肾小体和肾小管曲部组成；髓质由 10 余个肾锥体构成，主要为髓袢和集合管，锥体的尖端终止于肾乳头。肾单位和集合管生成的尿液，经集合管在肾乳头的开口处流入肾小盏，再进入肾大盏和肾盂，最后经输尿管进入膀胱。

肾单位由肾小体和肾小管组成，是肾结构和功能的基本单位，每个肾约有 100 万个肾单位。①肾小体是由肾小球和肾小囊构成的球状结构。肾小球由入球小动脉、毛细血管网丛、出球小动脉和球内系膜组织构成。肾小囊包绕肾小球，分为为脏、壁两层，脏层与肾小球毛细血管共同构成滤过膜，壁层则延续至肾小管。肾小体是血液滤过器，滤过膜由毛细血管内皮细胞、基膜及肾小囊脏层上皮细胞组成（图 5-2），此三层都有大小不同的筛孔，毛细血管的内皮细胞表面有带有负电荷的白蛋白，基膜带有负电荷,起阻止带负电荷的蛋白滤过的作用。②肾小管可分为近端小管、细段、远端小管。集合管与远曲小管相连接,具有浓缩尿液和调节酸碱平衡的作用。肾小管之间有少量结缔组织和间质细胞,称为肾间质。动脉出入肾小球处,称为血管极,位于血管极旁有球旁颗粒细胞、致密斑和球外血管系膜细胞组成的肾小球旁器,它是肾素-血管紧张素系统的主要结构成分。肾的血液供应来自腹主动脉发出的肾动脉。出球小动脉离开肾小球后发出分支,形成肾小管周围毛细血管网,或形成直小血管,与髓袢平行,呈"U"形走向,且协同作用形成髓质高渗状态。

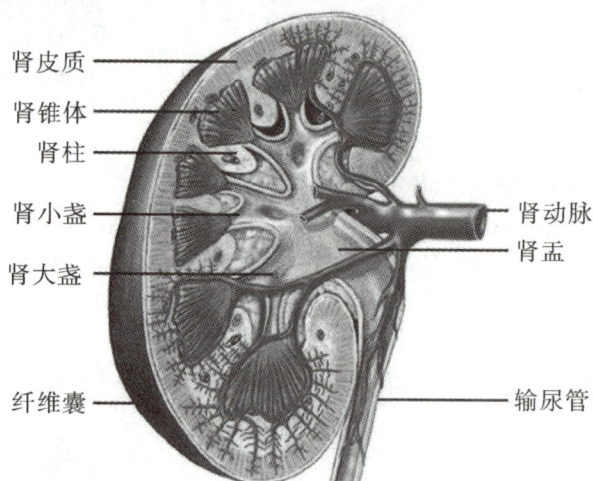

图5-1　肾脏结构示意图

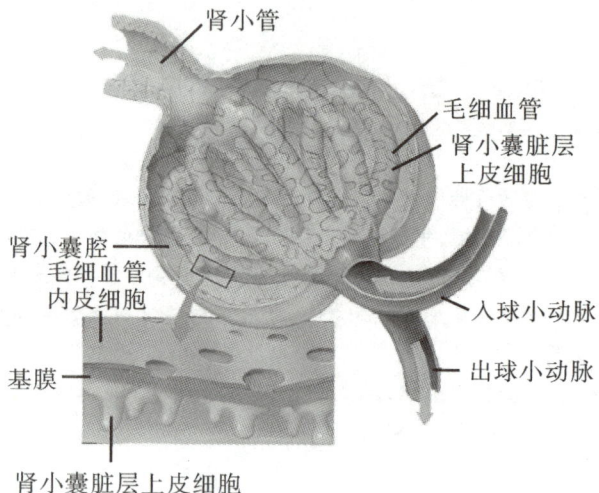

图5-2　肾小球滤过膜示意图

二、肾脏的生理功能

1. 肾小球的滤过功能　血液流经肾小球时,除了血细胞和大分子的蛋白质不能通过滤过膜外,几乎所有血浆成分可滤过到肾小囊腔内形成与血浆等渗的原尿,即肾小球超滤液。原尿的生成与肾小球滤过膜的面积和通透性、有效滤过压及肾血流量等因素有关。

2. 肾小管的重吸收和分泌功能

(1)重吸收功能:当原尿流经肾小管和集合管时,其中几乎全部的葡萄糖、氨基酸、蛋白质及大部分的钠、氯、钾、钙、无机磷和约40%的尿素在近端小管被重吸收。原尿每天约180L,其中多数在近端小管随钠等物质一起呈等渗重吸收,其余水分在髓袢、远端小管和集合管,受逆流倍增的作用及ADH的调节再部分重吸收,最后形成约1.5L的终尿。

(2)浓缩和稀释功能:通过逆流倍增、髓质渗透压梯度和ADH的作用,肾脏对水具有强大的调节功能。体内水过多时,肾脏稀释尿液,排水量增加;体内缺水时,肾小管对水的重吸收增加,排水量减少。肾脏的浓缩和稀释功能可反映远端肾小管和集合管对水平衡的调节能力。

(3)分泌和排泄功能:肾小管上皮细胞可将自身产生的或血液内的某些物质排泌到尿中,肾通过生成尿液借以排泄代谢终末产物(如尿素、肌酐等含氮物质)、过剩的盐类及有毒物质等,同时会吸收有用物质。经肾的滤过、分泌、重吸收、排泄等功能维持体内水、电解质和酸碱平衡。

3. 肾脏的内分泌功能

肾脏具有重要的内分泌功能,所分泌的激素分为血管活性激素和非血管活性激素。前者作用于肾脏本身,参与肾的生理功能,调节肾脏的血流动力学和水、钠代谢,包括肾素、血管紧张素、前列腺素、激肽释放酶、内皮素和利尿肽等。后者作用于全身,包括1,25-二羟维生素 D_3 和促红细胞生成素等。

(1)肾素:主要由肾小球入球小动脉壁上肾小球球旁颗粒细胞分泌。当肾内血压下降、交感神经兴奋和肾小球超滤液钠浓度减少时,均能使其分泌肾素。肾素以酶的方式作用于肝脏产生的血管紧张素原,使之转变为血管紧张素Ⅰ,再经肺的血管紧张素转换酶作用转化成血管紧张素Ⅱ,血管紧张素Ⅱ可直接引起小动脉平滑肌收缩,使血压上升,同时血管紧张素Ⅱ还可刺激醛固酮的分泌,促进钠的潴留,增加血容量,使血压升高。

当血压升高时,可引起肾分泌激肽释放酶,致激肽增多,激肽能扩张小动脉,促进钠和水的排泄,使血压下降。激肽、儿茶酚胺、血管紧张素均可使肾间质细胞生成和分泌前列腺素 A_2、E_2,前列腺素 A_2、E_2 有扩张血管、增加钠和水排泄的作用,因而可使血压下降。综上所述,肾在调节血压并保持其稳定方面起着重要作用。

(2)前列腺素:肾脏的前列腺素大部分由肾髓质的间质细胞分泌,主要有 PGE_2、PGA_2 和少许的 $PGF_{2\alpha}$,前两者能扩张肾血管,使血压降低,$PGF_{2\alpha}$ 能收缩血管。

(3)激肽释放酶:肾皮质可产生激肽释放酶,使激肽原生成激肽,激肽具有扩张小动脉,增加肾脏血流量,并刺激前列腺素的分泌。

(4)1,25 - 二羟维生素 D_3:维生素 D_3 在肝内羟化成 25 - (OH)D_3,肾脏近端小管细胞分泌 1 - α 羟化酶,促使活性最强的 1,25 - 二羟维生素 D_3 在肾内生成,它能促进小肠和肾小管对钙、磷的吸收及骨钙动员等作用,维持钙、磷代谢平衡。

(5)促红细胞生成素(EPO):90% 以上的促红细胞生成素由肾分泌。EPO 具有促进骨髓造血细胞和原红细胞分化成熟、促进网织红细胞释放入血、加速血红蛋白合成的作用。

三、实验室及其他检查

1. 尿液检查　①一般性状检查:包括尿量、颜色、浊度、气味、比重及渗透压等。②生化检查:包括酸碱度、蛋白质、尿糖、酮体、尿隐血、胆红素、亚硝酸盐检查等。③尿沉渣显微镜检查:包括红细胞、白细胞、上皮细胞、管型检查等。④尿液细菌检查。

2. 肾功能检查

(1)肾小球滤过功能评估:具体如下。①血肌酐:体内肌酐绝大部分为机体内肌肉代谢的产物,在血液循环中不与蛋白质结合,可经肾小球自由滤过,不被肾小管重吸收,是目前间接评价肾小球滤过率(GFR)最广泛的指标,即将患者血清肌酐等指标值代入公式,如 Cockcroft - Cault 公式、MDRD 公式、简化 MDRD 公式和 CKD - EPI 公式,计算 GFR 估算值(estimated glomerular filtration rate,eGFR)。②内生肌酐清除率(endogenous creatinine clearance rate,Ccr):指肾小球在单位时间内清除体内多少毫升血浆内的肌酐。正常值为(100 ± 10)mL/(min·1.73m²)。测定前 3 天,应进低蛋白饮食,并严格禁食肉类,避免剧烈运动。后留取 24 小时尿液。Ccr 是目前临床最常用的反映肾功能的指标,基本能反映肾实质损害的程度。因为肾小管可分泌少量的肌酐,所以实测的 Ccr 较真实的 GFR 高。③血尿素氮:可自由经肾小球滤过,不与蛋白质结合,在原尿中的尿素氮 40%~60% 在肾小管与集合管被重吸收。只有当肾脏 GFR 下降到正常的 50% 以下时,血尿素氮浓度才会明显上升。因此,血尿素氮对判断早期有无肾功能损伤不敏感。但在大量食用高蛋白饮食,消化道出血,烧伤,严重感染,使用糖皮质激素等时,可使血尿素氮浓度升高。一般不单独用血尿素氮浓度来判断 GFR。

(2)肾小管功能测定:包括近端肾小管功能检测和远端小管功能检测。

检查近端肾小管功能常用尿氨基酸、N - 乙酰 - β - 氨基葡萄糖酶(NAG)、尿 $β_2$ 微球蛋白和 $α_1$ 微球蛋白测定。①尿氨基酸绝大部分通过近端小管重吸收,但尿中出现氨基酸时,说明近端小管重吸收功能受损。②NAG 主要位于近端小管的溶酶体系统中,血清中的 NAG 不能从肾小球滤过,当尿中 NAG 升高时,提示近端小管上皮细胞损伤,故尿 NAG 是反映近端小管损伤的早期敏感指标。③$β_2$ 微球蛋白和 $α_1$ 微球蛋白为低分子量蛋白,自肾小球滤过后,被近端肾小管重吸收并分解。当发生近端

笔记

肾小管功能障碍时,尿中 β_2 微球蛋白和 α_1 微球蛋白排泄增多,称为肾小管性蛋白尿。

检查远端小管功能常采用尿浓缩稀释试验和尿渗量(尿渗透压)测定。尿浓缩稀释试验是在日常或特定的饮食条件下,通过测定尿量及其比重,以判断肾单位远端(髓袢、远端小管、集合管)对水平衡的调节能力。常用方法有昼夜尿比重试验(又称莫氏试验)和 3 小时尿比重试验。莫氏试验要求患者保持正常饮食,少饮水。3 小时尿比重试验患者仅需保持日常饮食和活动即可。早期浓缩功能不佳多表现为夜尿量增多。

尿渗量和尿比重均可反映尿中溶质的含量,但因尿蛋白、葡萄糖等对尿比重的影响较尿渗量大,故在判断肾浓缩 – 稀释功能方面,测定尿渗量较尿比重更有意义。尿渗量测定:前一天晚餐后,需禁饮水 8 小时,然后留取晨尿,同时采集静脉血。尿渗量/血浆渗量值降低,说明肾浓缩功能受损;尿渗量/血浆渗量值等于或接近 1,说明肾浓缩功能接近完全丧失。

3. 免疫学检查　许多原发性肾脏疾病与免疫炎症反应有关,因此,免疫学检查有助于疾病类型及病因的判断。常用的检查项目包括血清补体成分测定(血清总补体、C3 等)、血清抗链球菌溶血素"O"的测定。血清抗链球菌溶血素"O"滴度增高对肾小球肾炎的诊断有重要价值。

4. 肾穿刺活组织检查(renal biopsy,RB)　肾穿刺活组织检查有助于确定肾脏病的病理类型,对协助肾实质疾病的诊断、指导治疗及判断预后有重要意义。目前最常用的肾活组织检查是经皮肾穿刺活检。肾穿刺活组织检查为创伤性检查,最常见的并发症是镜下血尿、肉眼血尿、肾周血肿、动静脉瘘及血管和周围器官损伤等,故应做好术前和术后护理。

5. 影像学检查　可了解泌尿系统器官的形态、位置、功能及有无占位性病变,以协助诊断。常用的检查项目包括腹部 X 线平片、静脉肾盂造影(intravenous pyelography,IVP)及逆行肾盂造影(retrograde pyelography)、肾血管造影、膀胱镜检查、B 超、CT、MRI、放射性核素检查等。进行尿路器械操作时,应注意严格执行无菌操作原则,以避免引起尿路感染。

静脉肾盂造影和逆行肾盂造影检查前,患者应给予少渣饮食,避免摄入豆类等产气食物;检查前一天晚饭后 2 小时开水冲服番泻叶,以清洁肠道;检查日晨禁食,造影前 12 小时禁饮水。另外,检查前,应做碘过敏试验。检查后,嘱患者多饮水,以促进残留在体内的造影剂尽快排出,减少对肾脏的毒性作用。

第二节　泌尿系统疾病患者常见症状及体征的护理

🔍 **案例导学**

课件

患者,女,28 岁,反复血尿、蛋白尿 3 年,5 天前感冒后出现乏力、食欲减退。
身体评估:眼睑、颜面水肿,血压 149/90mmHg,血红蛋白浓度 90g/L,夜尿增多。
辅助检查:蛋白尿(＋＋),尿红细胞 5/HP。
请思考:
1. 目前该患者存在的健康问题有哪些?
2. 对该患者的主要护理措施有哪些?

泌尿系统疾病的常见症状和体征主要有肾源性水肿、尿路刺激征、肾性高血压、尿异常等。

一、肾源性水肿

水肿(edema)是肾小球疾病最常见的临床表现,多出现在组织疏松部位(如眼睑)及身体下垂部位(如脚踝、胫前部位),长期卧床者最易出现在骶尾部。肾源性水肿的性质软而易移动,临床上呈凹陷性水肿。依发病机制可将肾源性水肿分为以下 2 类。

1. 肾炎性水肿 主要指肾小球滤过率下降,而肾小管重吸收功能相对正常,造成球 - 管失衡和肾小球滤过分数(肾小球滤过率/肾血浆流量)下降,导致水钠潴留而产生水肿。肾炎性水肿组织间隙蛋白含量高,水肿多从眼睑、颜面部开始,指压凹陷不明显。受水钠潴留、血容量扩张的影响,血压常可升高。而高血压、毛细血管通透性增加等因素又可导致水肿持续和加重。

2. 肾病性水肿 大量蛋白尿使血浆白蛋白减少,胶体渗透压下降,血管内水分移入组织间隙,因血容量减少又引起醛固酮和 ADH 分泌增加,使肾小管回吸收钠、水增多,从而导致水肿,常见于肾病综合征。肾病性水肿一般较严重,多从下肢部位开始,常为全身性、体位性和凹陷性,可无高血压及循环淤血的表现。

☞ **考点提示:**肾炎性水肿主要由肾小球滤过率下降、球 - 管失衡引起;肾病性水肿主要由大量蛋白尿、血浆胶体渗透压降低引起。

【护理评估】

1. 健康史 询问水肿发生的部位、时间、原因及诱因;水肿的特点、程度、进展情况,是否出现全身性水肿;有无尿量减少、头晕、乏力、呼吸困难、心跳加快、腹胀等伴随症状;水肿的治疗经过,尤其是用药情况,应详细了解所用药物的种类、剂量、用法、疗程及其效果等;对曾用过激素和免疫制剂的患者,应评估其治疗的依从性和治疗效果如何;评估患者每天水和钠盐摄入量、输液量、尿量及透析量;评估患者有无精神紧张、焦虑、抑郁等不良情绪。

2. 身体状况 评估患者的生命体征、尿量及体重的改变,检查皮肤水肿的范围、程度、特点及皮肤完整性;心、肺检查有无啰音、胸腔积液;有无腹部膨隆和移动性浊音。

3. 实验室及其他检查 了解尿常规、尿蛋白定性和定量检查、血清电解质、肾功能指标(包括 GFR、血尿素氮、血肌酐)、尿浓缩稀释试验等有无异常。了解患者是否做过静脉尿路造影、B 超、尿路 X 线平片、肾活组织检查等,以及其结果如何。

【护理诊断/问题】

1. 体液过多 与肾小球滤过功能降低、大量蛋白尿导致血浆胶体渗透压降低等因素有关。

2. 有皮肤完整性受损的危险 与皮肤水肿、营养失调、机体抵抗力降低有关。

【护理措施】

1. 一般护理

(1)休息与活动:嘱患者卧床休息,因平卧可增加肾血流量,提高肾小球滤过率,减少水钠潴留。眼睑及颜面部水肿者,头部应稍高;胸腔积液者,宜取半卧位;下肢明显水肿者,卧床休息时可抬高下肢;轻度水肿者可休息与活动交替进行,但应注意限制活动量;严重水肿者以卧床休息为主。

(2)限制水、钠盐摄入:限制钠盐摄入,给予少盐饮食,每天以 2 ~ 3g 为宜。液体入量视水肿程度及尿量而定。若尿量 >1000mL/d,则一般不需要严格限水,但不可过多饮水。若尿量少于 500mL/d 或有严重水肿,则需限制水的摄入,重者应"量出为入",每天液体入量不应超过前一天 24 小时尿量加上不显性失水量(约 500mL)。

(3)蛋白质摄入:对低蛋白血症所致水肿者,若无氮质血症,则可给予优质蛋白饮食 0.8 ~ 1g/(kg·d),如鸡蛋、鱼、瘦肉、鲜牛奶等,不宜给予高蛋白饮食,因为高蛋白饮食可致尿蛋白增多而加重病情;有氮质血症的水肿患者,因为血中含氮物质浓度升高,所以应限制食物中蛋白质的摄入,一般可给予 0.6 ~ 0.8g/(kg·d)优质蛋白。对慢性肾衰竭的患者,可根据 GFR 来调节蛋白质的摄入量。对低蛋白饮食的患者,需注意提供足够的热量,每天摄入的热量不应低于 126kJ/(kg·d),以免引起负氮平衡。

☞考点提示：肾源性水肿患者的饮食护理。

2. 病情观察　观察患者进食情况及身体有何不适。观察皮肤水肿消长的情况，以及有无破损、化脓等情况的发生，同时注意患者体温有无异常。对有腹水者，应定期测量腹围、体重及尿量，同时注意观察其动态变化。必要时记录 24 小时出、入量，以便监测尿量的动态变化。如患者出现尿量急剧减少，水肿程度加重，有严重呼吸困难、发绀、咳嗽并咳出大量粉红色泡沫样痰等急性心力衰竭的症状时，则应通知医生进行紧急处理。

3. 用药护理　遵医嘱使用利尿剂，观察药物的疗效及不良反应。对长期使用利尿剂者，应监测血清电解质和酸碱平衡的情况，注意有无低钾血症和低氯性碱中毒的表现。低钾血症表现为肌无力、腹胀、恶心、呕吐及心律失常等。低钠血症可出现无力、恶心、肌痛性痉挛、嗜睡和意识淡漠等。低氯性碱中毒表现为呼吸浅慢、手足抽搐、肌痉挛、烦躁和谵妄等。利尿过快、过猛还可导致有效血容量不足，出现恶心、直立性眩晕、口干、心悸等症状。呋塞米等强效利尿剂具有耳毒性，可引起耳鸣、眩晕及听力丧失等，应避免与链霉素等具有相同不良反应的氨基糖苷类抗生素同时使用。

4. 皮肤护理　指导和协助患者做好皮肤的清洁，同时注意保护水肿部位的皮肤。清洗时，勿过分用力，避免使用刺激性强的肥皂，避免损伤皮肤。水肿严重的患者，应避免紧身的衣服。卧床休息时抬高下肢，增加静脉回流，以减轻水肿的症状。卧床的患者应经常变换体位。对年老体弱者，可协助翻身，并给予适当按摩，避免皮肤长期受压破损。也可用气垫床、减压贴或用软垫支撑受压部位。对水肿严重者进行穿刺或注射时，拔针后可延长穿刺点按压时间。各项操作应严格执行无菌操作原则，必要时遵医嘱使用抗生素，以防止发生感染。

二、尿路刺激征

尿路刺激征（urinary irritation symptoms）指膀胱颈和膀胱三角区受炎症或机械刺激而引起的尿频、尿急、尿痛，可伴有排尿不尽感及下腹坠痛。

尿频是指单位时间内排尿次数增多。正常成人白天 4～6 次，夜间 0～2 次。引起尿频的常见原因有以下几种。①多尿性尿频：指排尿次数增多，而每次尿量不少，全天总尿量增多，见于糖尿病、尿崩症和急性肾损伤的多尿期。②炎症性尿频：排尿次数增多，而每次尿量少，多伴有尿急和尿痛，见于膀胱炎、尿道炎、前列腺炎等。③神经性尿频：排尿次数增多，不伴有尿急和尿痛，见于癔症和神经源性膀胱。④其他原因导致膀胱容量减小：如膀胱占位性病变。

尿急是指患者一有尿意即迫不及待地需要排尿，难以控制，见于泌尿道炎症，尤其是膀胱三角区和后尿道黏膜炎症，尿急症状特别明显；此外，膀胱和尿道结石或异物刺激黏膜等也可导致尿急。

尿痛是指患者排尿时感觉耻骨上区、会阴部和尿道内疼痛或烧灼感，是由炎症刺激，使膀胱收缩、痉挛或尿液流经发炎的尿道而引起。

【护理评估】

1. 健康史　询问患者尿频的程度，单位时间排尿频率，包括每天排尿次数、尿量，每次排尿间隔时间及排尿时是否伴有疼痛等。对于伴有尿痛的患者，应询问尿痛的部位和时间；询问患者病前有无明显诱因，是否有发热、腰痛等伴随症状；有无导尿、尿路器械检查等明显诱因；有无泌尿系统畸形、前列腺增生、妇科炎症、结核病等相关病史；有无尿路感染的反复发作史；询问患病以来的治疗经过，曾使用过哪些药物，药物的剂量、用法、疗程及疗效如何，有无不良反应。

2. 身体状况　评估患者的精神、营养状况、体温有无升高，肾区有无疼痛、叩击痛，尿道口有无红肿；因膀胱刺激征易反复出现，故部分患者可能会发展为慢性肾盂肾炎，患者常有紧张、焦虑等不良心理反应，应评估患者的心理状态。

3. 实验室及其他检查　通过尿液检查了解有无白细胞尿（脓尿）、血尿和菌尿，24 小时尿量有无异常,有无夜尿增多和尿比重降低。通过影像学检查了解肾脏大小、外形有无异常,尿路有无畸形或梗阻。

【护理诊断/问题】

1. **排尿障碍:尿频、尿急、尿痛** 与炎症或理化因素刺激膀胱有关。

2. **焦虑** 与病情反复发作、患者舒适的改变有关。

3. **体温过高** 与尿路感染有关。

【护理措施】

1. **一般护理**

(1)休息与活动:急性发作期应注意卧床休息,宜取屈曲位,尽量勿站立。因过分紧张可加重尿频,故应嘱患者保持心情愉快,减轻患者的心理负担。同时可以通过听舒缓的音乐、看电视或聊天等,分散患者的注意力,减轻其紧张、焦虑的情绪,从而缓解尿路刺激征的症状。可根据患者排尿习惯选择合适的便器和排尿方式。

(2)水分摄入:在无禁忌证的情况下,指导患者多饮水、勤排尿,达到不断冲洗尿路、减少细菌在尿路停留的目的。尿路感染者每天饮水量不低于2000mL,保证每天尿量在1500mL以上,且每2~3小时排尿1次。

(3)保持皮肤、黏膜清洁:指导患者注意个人卫生,保持外阴部的清洁干燥,教会患者正确清洁外阴的方法;指导患者便后擦拭由前向后,减少肠道细菌侵入尿路而引起感染的机会。教会患者正确清洗会阴的方法,以减少尿路感染的机会。对需留取尿标本者,应指导其掌握正确留取尿标本的方法。女性患者月经期尤其应注意会阴部的清洁。与性生活相关的反复发作者,应注意性生活后立即排尿。

2. **病情观察** 观察排尿情况,体温和伴随症状的变化。对疼痛的患者,指导其进行膀胱区热敷或按摩,以缓解局部肌肉的痉挛,减轻疼痛;对高热、头痛及腰痛者,给予退热镇痛剂。

3. **用药护理** 遵医嘱给予抗生素和口服碳酸氢钠,注意观察药物的疗效及不良反应。碳酸氢钠可碱化尿液,减轻尿路刺激征。

4. **缓解疼痛** 指导患者进行膀胱区热敷式按摩,以缓解局部肌肉痉挛,减轻疼痛。必要时,遵医嘱用解痉镇痛药。

三、肾性高血压

肾脏疾病常伴有高血压,称肾性高血压。按病因可将肾性高血压分为肾血管性高血压和肾实质性高血压2类。前者少见,由肾动脉狭窄导致肾缺血而引起,其高血压程度较重,易进展为急进性高血压,在整个肾性高血压中所占比例尚不及一半。由其他单侧或双侧肾实质疾病所引起的高血压,统称为肾实质性高血压。几乎每一种肾实质疾病都可以引起高血压。肾脏疾病引起的高血压与其病变的性质、疾病对肾小球功能的影响、肾实质缺血的程度及病变的范围等密切相关。常见疾病有急性或慢性肾小球肾炎、慢性肾衰竭等肾实质性疾病。

肾性高血压按其发生机制可分为容量依赖型高血压和肾素依赖型高血压。

1. **容量依赖型高血压** 肾实质受损后,肾脏处理钠、水的能力减弱,导致机体内水钠潴留。如果水钠潴留在血管内,使血容量扩张,即可发生高血压。容易依赖型高血压见于急、慢性肾炎和大多数肾功能不全者,限制水、钠摄入或增加水、钠排出可降低血压。

2. **肾素依赖型高血压** 肾动脉狭窄、肾内灌注压降低和肾实质疾病,以及分泌肾素的细胞肿瘤,均能使球旁细胞释放大量肾素,从而引起血管紧张素Ⅱ活性增高、全身小动脉管壁收缩,进而导致血压升高。肾素及血管紧张素Ⅱ又能促使醛固酮分泌增多,导致水钠潴留,使血容量增加而导致血压升高。一般降压药物效果差,限制水钠或使用利尿剂后反而可使病情加重,可应用血管紧张素转化酶抑制剂、血管紧张素Ⅱ受体拮抗剂和钙通道阻滞剂降压,多见于肾血管疾病和少数慢性肾衰竭晚期患者。在肾实质性高血压中,80%以上为容量依赖型,仅10%左右为肾素依赖型,部分患者2种因素可同时存在。

【护理评估】

1.健康史 询问患者开始出现高血压的时间、有无诱因或神经紧张及血压波动情况;是否用过降压药物进行治疗,疗效如何,有无头晕、头痛、呕吐、恶心等伴随症状;有无高血压家族史。评估症状是否影响患者的学习、工作和日常生活;询问患者家庭环境及人际关系情况;了解患者的心理状态及家庭和社会的支持等。

2.身体状况 评估患者的生命体征,特别是血压的情况,必要时进行24小时动态血压监测;评估患者四肢活动、视力情况。

3.辅助检查 动态监测24小时血压变化,有助于血压的诊断和预后的判断;评估患者的心电图有无异常;肾功能检查可提示肾实质有无损害。

【护理诊断/问题】

1.疼痛 头痛 与血压升高有关。

2.有受伤的危险 与头晕、意识模糊有关。

【护理措施】

1.一般护理 保持病室安静、光线柔和,尽量减少探视,保证充足的睡眠。血压较高时,指导患者改变体位时要慢,以免引起不适。避免劳累、精神紧张、情绪波动、吸烟、酗酒等不良生活方式。嘱患者合理安排休息与工作时间。

2.病情观察 严密观察患者生命体征的变化,特别是血压的监测,要注意定期测量血压,同时要观察患者有无剧烈头痛、呕吐、抽搐、意识障碍、惊厥等高血压脑病的症状。

3.用药护理 遵医嘱给予降压药物,并密切观察血压的变化、疗效和药物的不良反应;嘱患者遵医嘱规律服药,不得随意停药和加减药量;使用噻嗪类和袢利尿剂时,应注意补钾,防止低钾血症。

四、尿异常

1.尿量异常 正常人每天平均尿量约为1500mL,尿量的多少取决于肾小球滤过率和肾小管的重吸收功能。尿量的异常包括少尿、无尿、多尿和夜尿增多等。

(1)少尿和无尿:少尿(oliguresis)指24小时尿量少于400mL,或每小时尿量少于17mL;如24小时尿量少于100mL,12小时完全无尿,则称为无尿(anuresis)。导致少尿和无尿的因素有以下几种。①肾前性因素:肾脏血流灌注不足,如血容量不足或肾血管痉挛等。②肾脏因素:肾脏本身器质性病变,如急性肾炎、慢性肾炎、急性肾小管坏死及慢性肾衰竭等。③肾后性因素:如输尿管病变、膀胱颈病变、尿道病变、结石等。这些因素均可导致双侧肾盂积水,严重时可引起无尿、少尿。若无尿的现象持续时间较长,则提示预后较差。

(2)多尿:每天尿量超过2500mL称为多尿,尿量>4000mL/d称为尿崩。多尿可分为肾源性多尿和非肾源性多尿2类。前者见于各种原因所致的肾小管功能不全;后者见于糖尿病、垂体性尿崩症、神经性烦渴或癔症性多尿。

(3)夜尿增多:指夜间尿量超过白天尿量或夜间尿量超过750mL。如持续出现夜尿增多且尿比重低而固定,则提示肾小管浓缩功能减退。

2.尿成分异常 包括尿色异常、蛋白尿、血尿、白细胞尿/脓尿和菌尿、管型尿,以及血红蛋白尿、肌红蛋白尿、卟啉尿和乳糜尿等。

（1）尿色异常：正常尿液的外观为淡黄色透明状，大量饮水后可呈无色透明状，限水后颜色加深。尿色异常既可由药物、食用色素导致，也可由全身性疾病或泌尿系统疾病导致尿中出现异常成分而发生颜色改变。

（2）蛋白尿：健康人的尿液中含有极微量的蛋白质和红细胞，尿常规检查尿蛋白及红细胞呈阴性。如每天尿蛋白定量持续超过 150mg 或尿蛋白定性阳性，则称为蛋白尿（albuminuria）。若每天尿蛋白含量持续超过 $3.5g/1.73m^2$（体表面积）或者 $50mg/kg$ 体重，则称为大量蛋白尿，尿蛋白定性试验表现为 $+++\sim++++$。生理状况下，白蛋白不能通过肾小球滤过膜；当肾小球有轻微受损时，可在尿液中检出漏出的白蛋白；当 24 小时尿白蛋白排泄达到 $30\sim300mg$ 时，称为微量白蛋白尿。根据蛋白尿的性质可分为生理性蛋白尿和病理性蛋白尿。生理性蛋白尿可因发热、剧烈运动、充血性心力衰竭后出现的一过性蛋白尿，患者的肾脏无器质性病变。还有一种特殊的蛋白尿，称直立性蛋白尿，常见于发育期青少年，当直立或脊柱前凸姿势时出现蛋白尿，卧位时尿蛋白消失。

病理性蛋白尿按发生机制可分为 5 类。

1）肾小球性蛋白尿：主要是因肾小球毛细血管屏障的损伤，使血浆中大量蛋白质超过肾小管的重吸收能力而出现蛋白尿。病变轻时，仅有白蛋白为主的中小分子量蛋白质滤过，称为选择性蛋白尿；当病变加重，更高分子量的蛋白无选择性滤过时，称为非选择性蛋白尿。

2）肾小管性蛋白尿：当肾小管受损或功能紊乱时，可抑制近端肾小管对正常滤过的蛋白质重吸收，导致小分子蛋白质从尿中排出，包括 β_2 微球蛋白、溶菌酶等。

3）混合性蛋白尿：为肾脏病变同时累及肾小球及肾小管时产生的蛋白尿，尿中所含的蛋白成分具有上述 2 种蛋白尿的特点，见于各种肾小球疾病的后期。

4）溢出性蛋白尿：是由血中异常蛋白（血红蛋白、肌红蛋白、本周蛋白等）增多，经肾小球滤过后不能被肾小管全部重吸收所致，多见于急性溶血性疾病、多发性骨髓瘤等。

5）组织性蛋白尿：尿中肾脏或尿道分泌的蛋白增多，多见于肾和尿路肿瘤、感染及结石等。

（3）血尿（hematuria）：按其轻重程度可分为肉眼血尿和镜下血尿。当出血量 >1mL 时，尿外观呈血样、酱油样或洗肉水样，称肉眼血尿（gross hematuria）。新鲜尿沉渣镜检每高倍视野红细胞超过 3 个，或 1 小时尿红细胞计数超过 10 万，或 12 小时计数超过 50 万，称为镜下血尿（microscopic hematuria）。临床上可通过新鲜尿沉渣相差显微镜检查或尿红细胞容积分布曲线这 2 种检查方法，将血尿分为肾小球源性血尿和非肾小球源性血尿。血尿可由各种泌尿系统疾病及某些全身性疾病引起，如肾小球疾病（特别是肾小球肾炎），其血尿常为无痛性、全程血尿，可呈镜下或肉眼血尿，持续性或间断性发作。导致血尿的主要原因是肾小球基底膜破裂，红细胞通过该裂缝时受到挤压受损，受损的红细胞在通过肾小管各段时，受到渗透压和 pH 作用，呈现变形红细胞血尿。

（4）白细胞尿、脓尿、菌尿：新鲜离心尿液每高倍镜视野白细胞超过 5 个，或 1 小时新鲜尿液白细胞数超过 40 万个，或 12 小时尿中超过 100 万者，称为白细胞尿（leucocyturia）或脓尿（pyuria）。白细胞尿增多见于尿路感染、急性肾小球肾炎和肾结核等。如在清洁外阴后无菌技术下采集的中段尿标本，经涂片镜检每个高倍视野均可见细菌，或培养菌落计数超过 10^5 CFU/mL（菌落形成单位/mL），则称为菌尿（bacteriuria），是尿路感染的重要诊断指标。

（5）管型尿（cylindruria）：健康人尿中可偶见透明管型及颗粒管型，若 12 小时尿沉渣计数管型超过 5000 个，或镜检时发现大量或其他类型管型，称为管型尿。管型尿的出现表示蛋白质在肾小管内凝固，其形成与尿蛋白的性质、浓度、尿酸碱度及尿量密切相关。红细胞管型见于急性肾小球肾炎，白细胞管型是活动性肾盂肾炎的特征，是区分上、下尿路感染的重要依据。颗粒管型见于各种肾小球疾病和肾小管损伤。肾病综合征患者尿中可出现脂肪颗粒。蜡样管型见于慢性肾衰竭。

考点提示：注意尿量异常、蛋白尿、血尿、管型尿、白细胞尿、菌尿的概念及临床意义。

第三节 肾小球肾炎

案例导学

课件

患者,女,50岁,有10余年的肾炎病史,坚持正规治疗病情较稳定。1周前因受凉诱发感冒,使病情复发并加重,出现颜面和下肢水肿、头晕、头痛、视物模糊等症状。

辅助检查:尿常规检查提示尿蛋白(＋＋＋),尿红细胞(＋),血肌酐浓度172μmol/L,血尿素氮浓度21.5mmol/L,以"慢性肾小球肾炎、慢性肾衰竭"入院。

请思考:

1. 该患者目前主要的护理问题有哪些?

2. 如何为该患者进行健康指导?

一、肾小球疾病概述

肾小球疾病是一组病变主要累及双肾肾小球的疾病,以血尿、蛋白尿、水肿、高血压和不同程度肾功能损害为主要临床表现。它是我国慢性肾脏病的主要病因。根据病因可将肾小球疾病分为原发性、继发性和遗传性三大类。原发性肾小球疾病是指仅局限于肾脏本身发生的疾病,原因尚未确定;继发性肾小球疾病是指继发于全身性疾病(如系统性红斑狼疮、糖尿病等)的肾小球损害;遗传性肾小球疾病为遗传变异基因所致的肾小球病(如 Alport 综合征等)。

本节着重介绍原发性肾小球疾病,它占肾小球疾病的大多数,是我国引起慢性肾衰竭最主要的疾病。

【分类】

原发性肾小球疾病的临床及病理分型具体如下。

1. 原发性肾小球疾病的临床分型

(1)急性肾小球肾炎。

(2)急进性肾小球肾炎。

(3)慢性肾小球肾炎。

(4)无症状性血尿或(和)蛋白尿(隐匿性肾小球肾炎)。

(5)肾病综合征。

肾小球病变常常以某种临床综合征的形式出现,根据临床表现可分为肾炎综合征(nephritic syndrome)和肾病综合征(nephrotic syndrome)。肾炎综合征以肾小球源性血尿为主要表现,常伴有蛋白尿,但也可以为单纯血尿,可有水肿和高血压。根据起病急缓又可将肾炎综合征分为急性肾炎综合征、慢性肾炎综合征和急进性肾炎综合征。肾病综合征以大量蛋白尿和低白蛋白血症为主要表现,常伴有水肿和高脂血症。

2. 原发性肾小球疾病的病理分型 肾脏疾病的病理诊断是临床诊断必要而有益的补充,有时也是确诊的唯一方法。肾小球疾病依据基本病变的性质和病变累及的范围可分为以下几种病理类型。

(1)轻微型肾小球病变:包括微小病变型肾病。

(2)局灶性节段性病变:包括局灶性肾小球肾炎和局灶节段性肾小球硬化。

(3)弥漫性肾小球肾炎:包括以下类型。

1）膜性肾病。

2）增生性肾炎：①系膜增生性肾小球肾炎；②毛细血管内增生性肾小球肾炎；③系膜毛细血管性肾小球肾炎；④新月体性肾小球肾炎。

3）硬化性肾小球肾炎。

（4）未分类的肾小球肾炎。

肾小球疾病的临床和病理类型之间有一定联系，并随着认识的深化可找到更多的规律。但两者之间又常难以有肯定的对应关系，同一病理类型可呈现多种不同的临床表现，而相同的临床表现可来自多种不同的病理类型。肾活检是确定肾小球疾病病理类型和病变程度的必要手段，而正确的病理诊断又必须与临床密切结合。

【病因与发病机制】

原发性肾小球疾病的病因与发病机制目前尚不完全明确。目前认为，多数肾小球疾病是免疫介导性炎症疾病，免疫机制是肾小球疾病的始发机制，在此基础上引起的炎症反应最终可导致肾小球损伤。但在慢性进展过程中，也有非免疫、非炎症因素参与，有时可成为病变持续和恶化的重要因素。此外，遗传因素在肾小球疾病中的作用也日益受到重视。

1. 免疫反应 原发性肾小球疾病的主要发病机制是免疫系统功能异常导致肾小球损伤，包括体液免疫和细胞免疫。

（1）体液免疫：在肾小球肾炎发病机制中的作用已被公认，主要通过下列 2 种途径致病。

1）循环免疫复合物沉积：为肾小球免疫损伤中最常见的免疫复合物形成机制，某些外源性或内源性抗原能刺激机体产生相应抗体，并在血液循环中形成免疫复合物，沉积于肾小球系膜区和基膜的内皮细胞下，激活有关介质系统，导致肾小球损伤。

2）原位免疫复合物形成：指肾小球中的某些固有抗原（如肾小球基底膜抗原）或种植于肾小球的外源性抗原，刺激机体产生抗体，在肾小球局部形成原位免疫复合物而发病。此外，典型的寡免疫沉积性肾小球肾炎与自身抗体（如抗中性粒细胞胞质抗体）所引发的肾小球免疫炎症反应有关。

（2）细胞免疫：近些年还发现细胞免疫（如 T 淋巴细胞、单核细胞以及肾小球固有细胞等）在肾小球肾炎的疾病机制中也起着重要作用。

2. 炎症反应 免疫反应可激活炎症细胞（如中性粒细胞、单核细胞、血小板等），使之释放炎症介质（如补体激活物质、凝血及纤溶因子、生物活性肽等），在两者的共同参与及相互作用下导致肾小球受损。

3. 非免疫、非炎症的作用 在肾小球疾病慢性进展的过程中，存在着非免疫、非炎症致病机制。血压控制不佳可加速肾小球硬化和肾小动脉硬化；蛋白尿作为独立致病因素参与肾脏的病变过程；高脂血症也是加重肾小球损伤的重要因素之一；药物肾毒性可加重肾间质损害；严重感染常可诱发急性间质性肾炎，加重肾损害，尿路感染亦可加重肾损害；过度疲劳可促进病情进展；精神因素在疾病进展中亦可起重要作用。

二、慢性肾小球肾炎

慢性肾小球肾炎（chronic glomerulonephritis，CGN）简称慢性肾炎，是一组以蛋白尿、血尿、高血压和水肿为基本临床表现，可有不同程度的肾功能减退的肾小球疾病。其临床特点为病程长，起病初期常无明显症状，以后缓慢持续进行性发展，最终可发展至慢性肾衰竭。

【病因与发病机制】

多数慢性肾炎的病因不明，与急性肾炎无肯定的因果关系。仅少数为急性链球菌感染后急性肾炎迁延不愈转为慢性,其常见病理类型为系膜增生性肾炎、系膜毛细血管性肾炎、膜性肾病、局灶性节段性肾小球病变等。其发病机制主要与原发病的免疫炎症损伤有关,除免疫因素外,非免疫因素,如肾小球内的高灌注、高滤过、高压状态等,可促使肾小球进一步硬化,而疾病发展过程中出现的高血压、大量蛋白尿和高脂血症等也会加重肾损害。

【临床表现】

本病可发生于任何年龄,以青中年男性多见。多数起病隐匿,可有一个相当长的无症状尿异常期,或仅有倦怠、食欲减退、腰膝酸软等非特异性症状。慢性肾炎患者的临床表现呈多样性,个体差异较大。现将常见的共同表现归纳如下。

1. 蛋白尿和血尿 出现较早,多为轻度蛋白尿和镜下血尿,部分患者可出现大量蛋白尿或肉眼血尿。

2. 水肿 早期水肿时有时无。水肿程度及持续时间不一,多为眼睑水肿和(或)轻度至中度的下肢水肿,晚期持续存在。水肿主要由低蛋白血症、球-管失衡所致,晚期肾小球滤过率下降为主要原因,继发性醛固酮增多和心功能不全也为水肿加剧的因素。

3. 高血压 多数患者会出现不同程度的高血压,部分患者为首发或突出表现,多呈持续性升高,亦有呈间歇性。持续性血压升高可加速肾小球硬化,使肾功能恶化较快,预后较差。

4. 肾功能损害 随着疾病的进展,肾功能逐渐减退,先为肾小球功能减退,以后出现夜尿多、尿比重降低等肾小管功能损害。到晚期,被毁损的肾单位增多,遇有应激状态,如感染、创伤及应用肾毒性药物等时,使处于代偿阶段的肾功能急骤恶化,最后发展为慢性肾衰竭而出现相应的临床表现。

慢性肾炎的进程主要取决于疾病的病理类型,如系膜毛细血管性肾小球肾炎进展较快,膜性肾病进展较慢,但下列因素可使肾功能急剧恶化:感染、劳累、妊娠、应用肾毒性药物、预防接种及高蛋白、高脂或高磷饮食。

☞**考点提示:**慢性肾炎的临床表现。

【辅助检查】

1. 尿液检查 常有尿蛋白(+～+++),24小时蛋白定量多在1～3g。镜下可见畸形红细胞,可有红细胞管型;尿渗透压降低,尿液NAG酶、β_2微球蛋白水平上升。

2. 血液检查 贫血患者可见红细胞数量及血红蛋白含量降低,部分患者可有血脂浓度升高,血浆清蛋白浓度降低。另外,血清补体C3始终正常或持续降低8周以上不恢复正常。

3. 肾功能检查 随病情进展,内生肌酐清除率下降,血尿素氮及血肌酐浓度增高。晚期出现低张尿,24小时尿比重<1.020,晚期常固定在1.010。

4. B超检查 晚期可见肾脏缩小、皮质变薄、肾内结构紊乱、肾脏表面不平等改变。

5. 肾组织活检 可以确定本病的类型。

☞**考点提示:**尿蛋白定量多在1～3g/24h,尿红细胞为多形性红细胞,可有蜡样管型。

【诊断要点】

凡尿常规化验异常(蛋白尿、血尿)、伴或不伴水肿及高血压病史持续3个月以上者,无论有无肾功能损伤,排除其他继发性肾小球疾病及遗传性肾小球肾炎后,临床即可诊断为慢性肾炎。

【治疗要点】

慢性肾炎的治疗应以防止或缓解肾功能进行性恶化、改善或缓解临床症状及防治严重并发症为主要原则。

1.**积极控制高血压**　高血压是加速肾小球硬化、促进肾功能恶化的重要因素,积极控制高血压和减少尿蛋白是十分重要的环节。尿蛋白<1g/d患者的血压最好控制在130/80mmHg以下;尿蛋白≥1g/d,无心脑血管并发症者,血压应控制在125/75mmHg以下。

（1）非药物治疗,低盐饮食(<3g/d),调整饮食蛋白质与含钾食物的摄入,限制饮酒,减肥,适当锻炼等。

（2）药物治疗,使用降压药,应该在限制钠盐饮食的基础上服用,应尽可能选择对肾脏有保护作用的降压药。降压药首选血管紧张素转换酶抑制剂(ACEI)和血管紧张素Ⅱ受体拮抗剂(ARB)。研究证实,这2种药物除具有降压作用外,还可降低肾小球内高压、高灌注、高滤过状态,减少蛋白尿,延缓肾功能恶化。其用药剂量常需要高于其降压所需剂量,但应该预防低血压的发生。肾功能损害的患者应用ACEI或ARB时,要防止高血钾,血肌酐>264μmol/L(3mg/dl)时,务必在严密观察下谨慎使用,少数患者应用ACEI有持续性干咳的副作用。掌握好适应证和应用方法,监测血肌酐、血钾,防止严重副作用尤为重要。若单用效果不佳,则可联合其他降压药,如钙通道阻滞剂、β受体拮抗剂、血管扩张剂和利尿剂也可选用。若肾功能较差者使用噻嗪类利尿剂无效,则应改用袢利尿剂。

2.**减少尿蛋白并延缓肾功能的减退**　对肾功能不全者应给予优质低蛋白、低磷饮食,减轻肾小球毛细血管内的高灌注、高压力和高滤过状态,延缓肾小球硬化。为了防止负氮平衡,进低蛋白饮食时,可使用必需氨基酸或α-酮酸。极低蛋白饮食者[0.4g/(kg·d)]应增加必需氨基酸的摄入(8~10g/d)。

3.**免疫抑制治疗**　因慢性肾炎的病因、病理类型、临床表现和肾功能等变异较大,故一般不主张积极应用。对于肾功能正常或轻度异常、病理类型轻,但尿蛋白较多者可试用。

4.**防治引起肾损害的各种原因**　包括:①预防与治疗各种感染,尤其上呼吸道感染,因其可使慢性肾炎急性发作,导致肾功能急剧恶化;②禁用肾毒性药物,包括中药(如含马兜铃酸的中药)和西药(如氨基糖苷类抗生素、两性霉素、磺胺类等);③及时治疗高脂血症、高尿酸血症等。

5.**其他**　使用抗血小板聚集药、抗凝血药、他汀类降脂药、中医中药等。

☞**考点提示**:控制高血压和减少蛋白尿是延缓慢性肾炎患者肾功能恶化的重要措施,首选ACEI或ARB。

【护理诊断/问题】

1.**营养失调:低于机体需要量**　与低蛋白饮食、尿蛋白损失、代谢紊乱有关。

2.**体液过多**　与肾小球滤过率下降导致水钠潴留等因素有关。

3.**焦虑**　与长期卧床、病情反复发作、治疗效果不显著有关。

4.**有感染的危险**　与皮肤水肿、营养失调、应用糖皮质激素和细胞毒性药物致机体抵抗力下降有关。

5.**潜在并发症**:慢性肾衰竭。

【护理措施】

1.**一般护理**

（1）休息与活动:对急性发作期及高血压、水肿严重伴肾功能不全者,应协助其卧床休息,同时做好基础护理。病情好转后可逐渐增加活动。

（2）饮食:给予低盐、低脂、优质低蛋白、低磷、丰富维生素饮食。蛋白质摄入可根据肾功能减退的程度确定。轻度肾功能减退者每天摄入蛋白质0.6~0.8g/(kg·d),以优质蛋白为主,可适当增加α-酮酸及必需氨基酸。在低蛋白饮食时,糖类和脂类在饮食热量中的比例适当增加,以达到机体能量需要,防止负氮平衡。控制磷的摄入。同时注意补充多种维生素及锌元素,因锌有刺激食欲的作用。若有肾功能不全,则应限制蛋白质的摄入。对高血压和水肿者,应限制盐的摄入,给予低盐饮食(3g/d 以下)。高度水肿者应忌盐。对高脂血症患者,应限制食物中脂肪的摄入。

(3)口腔和皮肤护理:定期做好病室空气的消毒,保持空气清新。减少病区的探视人数,有上呼吸道感染的探视者应限制入内。医务人员应严格执行无菌操作原则,以防止发生感染;指导和协助患者做好全身皮肤、黏膜的清洁卫生,同时保护好水肿部位的皮肤。

☞**考点提示**:慢性肾炎患者的饮食护理。

2.病情观察 观察患者水肿的情况,包括水肿的分布、部位、特点及消长等。注意观察患者有无出现胸腔积液、腹腔积液等全身水肿的征象,定期测量体重。做好皮肤护理,以预防感染。严格记录24 小时出、入液量,尤其是尿量的变化情况,遵医嘱定期留尿送检。观察患者有无精神和神经系统方面的变化。如出现头痛、精神萎靡、意识恍惚、抽搐、恶心、呕吐及尿量减少等,则应考虑有尿毒症的可能,应及时报告医生。

3.用药护理 对有明显水钠潴留的患者遵医嘱应用利尿剂时,应注意观察利尿剂的效果、不良反应,有无电解质紊乱,有无高凝状态和加重高脂血症等。对肾功能不全的患者应用血管紧张素转换酶抑制剂时,要注意监测有无出现高钾血症。

4.心理护理 本病有病程长、反复发作的特点,患者易产生焦虑、悲观的消极情绪,护士应当加强与患者的交流,鼓励患者正确对待疾病,树立战胜疾病的信心。

【健康教育】

1.疾病知识指导 向患者及其家属介绍慢性肾炎的疾病特点,使其掌握疾病的临床表现,及时发现病情变化。指导患者学会自我护理的知识,重视自我保养,如合理饮食,不吸烟、饮酒,适当锻炼,增强体质,避免呕吐、腹泻、感染、劳累、妊娠等其他能加重肾损伤的因素。

2.饮食指导 向患者解释优质低蛋白、低磷、低盐、高热量饮食的重要性,指导患者根据自己的病情选择合适的食物和量。

3.用药指导与病情监测 介绍各类降压药的疗效、不良反应及使用时的注意事项。不擅自用药,特别是庆大霉素、阿米卡星和链霉素等。慢性肾炎病程长,需定期随访疾病的进展,随访内容包括肾功能、血压、水肿等的变化。

第四节 原发性肾病综合征

课件

🔍 **案例导学**

患者,女,25 岁,全身严重水肿 1 个月入院。患者 1 个月前开始出现晨起时眼睑水肿,逐渐发展到全身。

辅助检查:尿常规检查发现大量蛋白尿,24 小时尿蛋白定量测定大于6g,血清白蛋白低于 30g/L。血脂浓度偏高。拟诊为肾病综合征。

请思考:

1.该患者存在的主要的护理诊断有哪些?

2.针对该患者主要的护理措施有哪些?

肾病综合征(nephrotic syndrome,NS)是由各种肾脏疾病导致的,以大量蛋白尿(尿蛋白 >3.5g/d)、低白蛋白血症(<30g/L)、水肿和高脂血症为临床表现的一组综合征。

【病因与发病机制】

1. 病因　凡能引起肾小球滤过膜损伤的因素都可导致肾病综合征,遗传、免疫、感染、药物及环境因素均可参与其中。肾病综合征按病因可分为原发性肾病综合征和继发性肾病综合征两大类。

(1)原发性肾病综合征:由原发性肾小球疾病引起,约占肾病综合征的75%,常见于微小病变肾病、膜性肾病、局灶节段性硬化、系膜毛细血管性肾炎和系膜增生性肾炎等。

(2)继发性肾病综合征:指继发于全身性或其他系统疾病的肾损害,约占25%,如系统性红斑狼疮肾炎、过敏性紫癜肾炎、糖尿病肾病、肾淀粉样变性等,病理表现各有特点。

2. 发病机制　本节仅讨论原发性肾病综合征的发病机制。原发性肾病综合征的主要发病机制为免疫介导性炎症所致的肾脏损害。

【临床表现】

原发性肾病综合征的起病缓急与病理类型有关。系膜增生性肾小球肾炎半数起病急骤,部分为隐匿性;系膜毛细血管性肾小球肾炎大多起病急骤;局灶性节段性肾小球硬化和膜性肾病多起病隐匿。典型原发性肾病综合征的临床表现如下。

1. 大量蛋白尿　24小时尿蛋白 >3.5g 即可定义为大量蛋白尿,是肾病综合征最主要的诊断依据。其发生机制为肾小球滤过膜的屏障作用(尤其是电荷屏障)受损,致使原尿中蛋白含量增多(以白蛋白为主),当其增多明显超过近曲小管的回吸收量时,即可形成大量蛋白尿。在此基础上,高血压、高蛋白饮食或大量输注血浆蛋白等均可加重尿蛋白的排出。

2. 低蛋白血症　血清白蛋白浓度 <30g/L 是肾病综合征的核心特征,长期低白蛋白血症会致营养不良。低蛋白血症主要与大量蛋白尿有关。肝代偿性合成白蛋白不足、胃黏膜水肿致蛋白质摄入与吸收减少等因素可进一步加重低白蛋白血症。除白蛋白浓度降低外,血中免疫球蛋白和补体成分、抗凝及纤溶因子、金属结合蛋白等其他蛋白成分也可减少。

3. 水肿　水肿是肾病综合征的最突出体征,其发生主要与低白蛋白血症所致的血浆胶体渗透压明显下降有关。肾灌注不足可激活RAAS,进而促进水钠潴留。水肿开始多发生在眼睑及面部,然后逐渐波及全身。水肿常随体位而变动,晨起以颜面部明显,下午以下肢明显。水肿的程度不一,严重者遍及全身并出现体腔积液,水肿呈指压凹陷性,严重者尿量常明显减少。

4. 高脂血症　患者常伴有高脂血症,其中以高胆固醇血症最为常见。TG、LDL-C、VLDL-C和脂蛋白a也常可增加。其发生与低白蛋白血症刺激肝脏代偿性地增加脂蛋白合成及脂蛋白分解减少有关。高脂血症可使患者的心血管风险升高,也可进一步加重肾脏损伤。

5. 并发症

(1)感染:为肾病综合征最常见且严重的并发症。也是导致本病复发和疗效不佳的主要原因,是肾病综合征患者的主要死亡原因之一,与大量尿蛋白的丢失、使用激素及免疫抑制剂治疗等有关。常发生感染部位的顺序为呼吸道、泌尿道、皮肤感染等。

(2)血栓及栓塞:血栓形成和栓塞是直接影响肾病综合征治疗效果和预后的重要因素。多数患者血液呈高凝状态,主要是由于血浆凝血因子的改变。利尿剂和糖皮质激素的应用可进一步加重高凝状态,高脂血症也是引起血液黏稠度增加的因素。因此,肾病综合征易发生血栓和栓塞并发症,最常见的并发症为肾静脉血栓,但3/4患者因慢性形成而常无症状,其次见于下肢静脉血栓等。

(3)急性肾损伤:为肾病综合征最严重的并发症,与血浆胶体渗透压下降,引起有效循环血容量减少、肾血流量不足有关,经扩容、利尿治疗后多可恢复。少数患者可出现急性肾损伤,多见于微小病变型,表现为无明显诱因出现少尿、无尿,扩容、利尿无效,其发生机制可能是肾间质高度水肿压迫肾小管及大量蛋白管型阻塞肾小管,引起肾小管高压、肾小球滤过率骤减所致。

（4）其他：长期高脂血症易引起动脉硬化、冠心病等心血管并发症；长期大量蛋白尿可导致严重的蛋白质营养不良、儿童生长发育迟缓；金属结合蛋白丢失可导致体内微量元素（铁、锌、铜等）缺乏；内分泌激素结合蛋白不足可导致内分泌紊乱。

☞**考点提示**：感染是肾病综合征最常见的并发症；血栓及栓塞以肾静脉血栓最多见。

【辅助检查】

1. 尿液检查　尿蛋白定性一般为＋＋＋～＋＋＋＋，尿蛋白定量＞3.5g/d，尿沉渣镜检可见各种管型及红细胞。

2. 血液检查　血清白蛋白小于30g/L，血中胆固醇、TG、低密度及极低密度脂蛋白浓度均可增高，血中补体 C_3 浓度可正常或降低，血 IgG 浓度可降低。

3. 肾功能检查　内生肌酐清除率正常或降低，血肌酐、尿素氮浓度可正常或升高。

4. 肾B超检查　发病早期双肾正常，晚期双肾缩小。

5. 肾活检　可明确原发性肾小球病变的病理类型，指导治疗及判断预后，为必要检查。

☞**考点提示**：尿蛋白定性一般为＋＋＋～＋＋＋＋，尿蛋白定量＞3.5g/d；血浆清蛋白浓度低于30g/L。

【诊断要点】

根据尿蛋白定量超过3.5g/d、血浆白蛋白低于30g/L、水肿与高脂血症，排除继发性肾病综合征后即可确立诊断。其中尿蛋白定量超过3.5g/d、血浆白蛋白低于30g/L为诊断所必需。最好进行肾活检，作出病理诊断。

【治疗要点】

治疗原发性肾病综合征的目的为去除病因和诱因、消除水肿、降低血压，使尿蛋白含量减少乃至消失、提高血浆蛋白含量、治疗高脂血症、保护肾功能、避免复发。

1. 一般治疗　因卧床时肾血流量增加，有利于利尿，故有严重水肿、低蛋白血症者需卧床休息。但因长期卧床会增加血栓形成机会，故应保持适度的床上及床旁活动。水肿消失、一般情况好转后，可逐步增加活动量，给予高热量、高维生素、低脂、低盐及富含可溶性纤维的饮食。对肾功能良好者，可给予正常量的优质蛋白；对肾功能减退者，则可给予优质低蛋白。

2. 对症治疗

（1）利尿消肿：多数患者经使用糖皮质激素和限水、限钠后可达到利尿消肿的目的。经上述治疗水肿不能消退者可用利尿剂，常用利尿剂包括以下几种。①噻嗪类利尿剂：常用氢氯噻嗪25mg，每天3次口服。②保钾利尿剂：常用氨苯蝶啶50mg或螺内酯20mg，每天3次，作为基础治疗，与噻嗪类利尿剂合用可提高利尿效果，减少钾代谢紊乱。③袢利尿剂：常用呋塞米，20～120mg/d。④渗透性利尿剂：常用不含钠的低分子右旋糖酐静脉滴注，随后加用袢利尿剂可增强利尿效果。少尿者应慎用渗透性利尿剂，因其易与蛋白一起形成管型而阻塞肾小管。此外，应注意利尿不能过猛，以免血因容量不足而诱发血栓形成和肾损害。一般以每天体重下降0.5～1kg为宜。⑤血浆或白蛋白：对于严重低白蛋白血症、高度水肿而有少尿者，可静脉输注血浆或白蛋白，以提高血浆胶体渗透压，一般同时加用袢利尿剂可获得良好的利尿效果。

（2）减少尿蛋白：持续大量蛋白尿可致肾小球高滤过，加重损伤，促进肾小球硬化。应用血管紧张素转化酶抑制剂或血管紧张素Ⅱ受体拮抗剂，除可有效控制高血压外，还可通过降低肾小球内压和直接影响肾小球基膜对大分子的通透性而达到不同程度的减少尿蛋白的作用。

（3）降脂治疗：高脂血症可加速肾小球疾病的发展，增加心、脑血管病的发生概率，因此，对高脂血症者应给予降脂药物治疗。以羟甲基戊二酰单酰辅酶 A（HMG－CoA）还原酶抑制剂为首选。常见制剂有洛伐他汀、辛伐他汀、阿托伐他汀等。该类药物以降低胆固醇为主。对以甘油三酯（TG）增高为主者,可应用苯氧酸类药物,如非诺贝特、苯扎贝特等。用药期间应定期复查肝功能。肾病综合征缓解、低白蛋白血症纠正后,高脂血症可自然缓解。此时则无须继续给予降脂药物。

3. 糖皮质激素 为治疗本病的主要药物。

（1）糖皮质激素治疗作用机制:通过抑制免疫反应及免疫介导的炎症反应减少渗出、细胞增生和浸润,改善肾小球基底膜的通透性,抑制醛固酮和 ADH 的分泌,达到利尿消肿,减少、消除尿蛋白的目的。

（2）糖皮质激素的使用原则:具体如下。①起始足量:常用药物为泼尼松 1mg/（kg·d）,口服 8 周,必要时延长至 12 周。②缓慢减药:足量治疗后每 2 周减原用量的 10%,当减至 20mg/d 左右时,症状易反复,应更加缓慢减量。③长期维持:最后以较小有效剂量（10mg/d）再维持半年左右。对激素可采取全天量顿服或在维持用药期间 2 天量隔天 1 次顿服,以减轻激素的副作用。水肿严重、有肝功能损害或泼尼松疗效不佳时,可更换为泼尼松龙（等剂量）口服或静脉滴注。

4. 其他免疫抑制剂 用于激素依赖型或激素抵抗型肾病综合征,常与激素合用。常用的药物有以下几种。

（1）细胞毒药物:环磷酰胺最常用,每天 100～200mg,分 1 或 2 次口服,或隔天静脉滴注,总量达到 6～8g 后停药。副作用主要有骨髓抑制（如白细胞减少）、脱发、肝损害、出血性膀胱炎、睾丸损害等,故用药期间应定期查血、尿常规和肝功能。苯丁酸氮芥是一种细胞毒性烷化剂,用于环磷酰胺的替代治疗,常用剂量为 0.2mg/（kg·d）,分 2 次口服,累计总量不超过10mg/kg。

（2）环孢素:用于激素抵抗和细胞毒药物无效的难治性肾病综合征。环孢素可通过选择性抑制 T 辅助细胞及 T 细胞毒效应细胞而起作用,常用剂量为 3～5mg/（kg·d）,分 2 次空腹口服,服药期间需监测并维持其血药浓度谷值为 100～200ng/mL。服药 2～3 个月后缓慢减量,疗程至少 1 年。

（3）霉酚酸酯:对部分难治性肾病综合征有效。霉酚酸酯在体内代谢为霉酚酸,后者可通过选择性阻止 T 细胞和 B 细胞增殖和抗体形成而起效。霉酚酸酯的常用剂量为 1.5～2g/d,分 2 次口服,服药 3～6 个月后逐步减量,疗程 1 年。

（4）来氟米特:为一种新型的具有抗增生活性的免疫抑制剂,可与糖皮质激素联合应用治疗难治性肾病综合征,起始剂量为 20～30mg/d,疗程至少 6 个月。

5. 中医中药治疗 中医药治疗与激素及免疫抑制剂联合应用能有效地减轻西药的副作用,缓解症状快,可使撤停激素顺利、缩短疗程、疗效提高。中药雷公藤有抑制免疫反应、抗炎及改善肾小球毛细血管通透性等作用。有些中药（如丹参、当归、川芎、红花、桃仁等）具有抗血小板凝聚和促进纤维蛋白溶解的作用,也可以选用。

6. 防治并发症

（1）感染:在进行激素治疗时,无须应用抗生素预防感染,否则不但达不到预防目的,反而可能诱发真菌二重感染。一旦发现感染,应及时选用对致病菌敏感、强效无肾毒性的抗生素治疗,有明确感染灶者应尽快去除。

（2）血栓及栓塞:对于有明显的血液浓缩、血脂增高、血清白蛋白低于 20g/L 的患者,有必要给予抗凝治疗。常用的药物有肝素、双香豆素类及抗血小板聚集药物。发生血栓或栓塞时,应及早给予尿激酶或链激酶溶栓,并配合抗凝治疗。

（3）急性肾损伤:对利尿无效且达到透析指征者,应给予血液透析以维持生命。

☞**考点提示**:肾病综合征治疗常首选糖皮质激素。

【护理诊断/问题】

1. **体液过多**　与低蛋白血症致血浆胶体渗透压下降等有关。

2. **营养失调：低于机体需要量**　与大量蛋白尿、摄入不足及吸收障碍有关。

3. **有感染的危险**　与机体抵抗力下降、激素和（或）免疫抑制剂的应用有关。

4. **有皮肤完整性受损的危险**　与皮肤水肿、营养不良有关。

5. **焦虑**　与疾病复发影响工作和学习有关。

6. **知识缺乏：**缺乏疾病自我管理知识。

7. **潜在并发症：**血栓及栓塞、急性肾损伤、感染、心脑血管并发症。

【护理措施】

1. **一般护理**

（1）活动与休息：凡有重度水肿、低蛋白血症者，需卧床休息。因长期卧床会增加血栓形成的机会，故应保持适度的床上及床旁活动。待水肿消失、一般情况好转后，可起床活动。

（2）饮食护理：一般给予正常量 0.8 ~ 1g/(kg·d) 的优质蛋白饮食，但当肾功能不全时，应根据肾小球滤过率调整蛋白质的摄入量。保证热量供给，每天每公斤体重不少于 126 ~ 147kJ（30 ~ 35kcal）。尽管患者丢失了大量尿蛋白，但因高蛋白饮食可增加肾小球滤过、加重蛋白尿并促进肾脏病变进展，故目前一般不主张应用。水肿时给予低盐（<3g/d）饮食。为降低高脂血症，应少进富含饱和脂肪酸（动物油脂）的饮食，而应多吃富含多聚不饱和脂肪酸（如植物油、鱼油）及富含可溶性纤维（如燕麦、米糠）的饮食。注意对患者营养的监测，记录进食情况，了解饮食结构是否合理、热量供给是否充足。定期监测血浆清蛋白、血红蛋白等指标，评估机体的营养状态。

☞**考点提示：**对原发性肾病综合征患者，一般给予正常量优质蛋白饮食；对有水肿者，给予低盐 <3g/d 饮食。

2. **病情观察**　监测患者的生命体征和体重，详细记录患者 24 小时出、入液量，特别是尿量变化。中重度水肿患者应严格控制水的摄入。饮水原则：前一天尿量加 500mL，并给予低盐饮食。观察有无感染征象，定期监测尿常规、肾功能、血浆白蛋白、血清电解质等变化。

3. **用药护理**　因长期应用利尿剂可能导致低血钠、低血钾的发生，故应定期监测血电解质的变化；激素用药过程中应注意用药时间及使用原则，长期应用激素的患者可出现感染、骨质疏松等副作用，少数患者还可能发生股骨头无菌性缺血性坏死，需加强监测，及时处理；对使用免疫抑制剂者，应注意有无骨髓抑制及肝毒性、肾毒性、胃肠道反应、出血性膀胱炎、高血压、高尿酸血症、多毛及牙龈增生等。

4. **预防感染**　保持环境清洁，定时开门窗，以通风换气，定期进行空气消毒（可用紫外线或过氧乙酸空气喷雾）；保持室内温度和湿度适宜；每天用消毒溶液拖地、擦桌椅；尽量减少探访人次，特别应限制上呼吸道感染者探访。指导患者养成良好的卫生习惯，加强口腔护理，进餐后、睡前、晨起用生理盐水或氯己定溶液、碳酸氢钠溶液交替漱口，口腔黏膜有溃疡时，可增加漱口次数或遵医嘱用药；保持皮肤清洁，尽量穿柔软宽松的清洁衣裤，勤剪指甲，受蚊虫叮咬时，应正确处理，避免抓伤皮肤；注意个人卫生，勤换内衣裤等，避免尿路感染。指导其加强营养和休息，增强机体抵抗力；遇寒冷季节，注意保暖。

5. **心理护理**　护士应多与患者沟通交流，取得患者的信任；尽可能为患者提供更多的舒适感；现身教育，让治疗效果好的患者多与其他患者交流，为其树立战胜疾病的信心。

【健康教育】

1. **疾病知识指导**　向患者及其家属介绍本病的特点，讲解常见的并发症及预防方法，如避免受凉、注意个人卫生,以预防感染等。注意休息,避免劳累,应适当活动,以防发生血栓等并发症。告诉患者优质蛋白、高热量、低脂、丰富的膳食纤维和低盐饮食的重要性,指导患者根据病情合理安排饮食。

2. 用药指导与病情监测 告知患者不能擅自减量或停服激素,介绍药物的种类、作用、副作用、用药的剂量及用法,患者必须理解即使症状消失也要坚持用药的重要性,指导患者学会对疾病的自我监测,如监测水肿、尿蛋白、血压和肾功能的变化。指导患者当症状加重或出现严重副作用时应及时就诊。

3. 预防感染 指导患者感染能加重病情,应避免受凉、感冒,特别是天气变化时,要及时加减衣物;服用激素期间,尽量不去人员密集的地方,注意个人卫生。

第五节 尿路感染

课件

案例导学

患者,女,32 岁,以"发热、畏寒及腰酸 4 天,症状加重伴尿频、尿急、尿痛 3 天"入院。

身体评估:体温 38.8℃,脉搏 106 次/分,呼吸 20 次/分,血压 130/80mmHg,呈急性病容,双侧中段输尿管压痛点阳性,肋脊角区轻度叩击痛。

辅助检查:白细胞计数 20.6×10^9/L,中性粒细胞占比 93%。尿白细胞 + + + +,红细胞 2~6 个/高倍视野;中段尿培养菌落计数 1×10^6/mL;肾功能正常。

初步诊断:急性肾盂肾炎。

请思考:

1. 该患者目前主要的护理问题有哪些?

2. 针对该患者应采取哪些护理措施?

尿路感染(urinary tract infection,UTI)是由各种病原微生物在尿路中生长、繁殖所致的尿路急、慢性炎症,多见于育龄期女性、老年人、免疫力低下及尿路畸形者。根据感染发生部位可将尿路感染分为上尿路感染和下尿路感染。前者系指肾盂肾炎(pyelonephritis),后者包括膀胱炎(cystitis)和尿道炎(urethritis)。根据有无尿路结构或功能的异常,又可将尿路感染分为复杂性尿路感染(complicated UTI)和非复杂性尿路感染(non - complicated UTI)。留置导尿管或拔除导尿管 48 小时内发生的感染,称为导管相关性尿路感染(catheter - associated UTI)。

【病因与发病机制】

1. 病因 主要是细菌感染所致,致病菌以革兰氏阴性杆菌为主,其中以大肠埃希菌(大肠杆菌)最常见,约占全部尿路感染的 85%。其次为克雷伯菌、变形杆菌、柠檬酸杆菌属。5%~10% 的尿路感染由革兰氏阳性菌引起,主要是肠球菌和葡萄球菌。大肠埃希菌最常见于无症状细菌尿、非复杂性尿路感染或首次发生的尿路感染。医院内感染、复杂性或复发性尿路感染、尿路器械检查后发生的尿路感染多为肠球菌、变形杆菌、克雷伯菌和铜绿假单胞菌所致。近年,随着抗生素、免疫抑制剂的广泛应用和人口老龄化,尿路感染病原体谱发生了明显变化,革兰氏阳性菌与真菌性尿路感染的发病率增高,耐药甚至耐多药病原体也呈现明显增加的趋势。

2. 发病机制

(1)感染途径:①上行感染:指病原体经尿道进入膀胱、输尿管和肾盂肾盏导致的感染,是最常见的尿路感染途径。正常情况下,尿道口周围有少量细菌寄居。当机体抵抗力下降、尿道黏膜有损伤或入侵细菌毒力大、致病力强时,细菌可沿尿路逆行上至肾脏而发生上行感染。②血行感染:细菌经由血循环到达肾脏和尿路其他部位,临床少见,多发生于机体免疫功能极差者,病原体以金黄色葡萄球菌为主。

(2)机体防御功能:细菌进入泌尿系统后是否引起感染与机体的防御功能和细菌本身的致病力有关。机体的防御功能包括:①尿液的冲刷作用可清除绝大部分入侵的细菌;②尿液中高浓度尿素和酸性环境不利于细菌生长;③尿路黏膜及其所分泌 IgA 和 IgG 等可抵御细菌入侵;④男性前列腺分泌物中含有抗菌成分。

(3)易感因素:具体如下。

1)女性泌尿系统解剖结构:女性尿道短而直,仅 3~5cm,且尿道口距离肛门、阴道口近,易被细菌污染,因尿道括约肌作用较弱,故细菌易沿尿道口上行至膀胱。尤其在月经期、妊娠期、绝经期和性生活后更易感染。老年女性易发尿路感染,除了与女性尿道短、年老抵抗力下降有关,雌激素水平下降致尿道局部抵抗力减退也是重要原因。

2)尿流不畅或尿液反流:尿流不畅是尿路感染最重要的易感因素。尿流不畅时,上行的细菌不能被及时冲刷出尿道,易在局部停留、生长和繁殖而发生感染。最常见于尿路结石、膀胱癌、前列腺增生等各种原因所致的尿路梗阻。此外,膀胱输尿管反流可使膀胱内的含菌尿液进入肾盂而引起感染。

3)使用尿道插入性器械:如导尿或留置导尿管、膀胱镜检查、尿道扩张术等可引起尿道黏膜损伤,并可将前尿道或尿道口的细菌带入膀胱或上尿路而致感染。

4)机体抵抗力降低:糖尿病、肝硬化、慢性腹泻、长期卧床的重症慢性疾病及长期应用糖皮质激素等免疫抑制剂使机体抵抗力下降,易并发本病。

5)泌尿系统畸形或功能异常:如肾发育不全、多囊肾、海绵肾、铁蹄肾、双肾盂或双输尿管畸形及巨大输尿管等,均易使局部组织对细菌抵抗力降低。

考点提示: 尿路感染的最常见病因为大肠埃希菌;上行感染为最常见的感染途径;尿路流通不畅是最主要的易感因素。

【临床表现】

1. 膀胱炎 约占尿路感染的60%,患者主要表现为尿频、尿急、尿痛等膀胱刺激症状,伴耻骨上不适。一般无全身毒血症状。常有白细胞尿,30%有血尿,偶有肉眼血尿。

2. 急性肾盂肾炎 临床表现与炎症程度有关,多数起病急骤,表现如下。

(1)全身表现:起病急,常有寒战、高热,伴有头痛、全身酸痛、无力、食欲减退。轻者全身表现较少。

(2)泌尿系统表现:常伴尿频、尿急、尿痛等尿路刺激症状,多伴有腰痛或肾区不适,肋脊角压痛和(或)叩击痛。可见脓尿或血尿。部分患者可无明显的膀胱刺激症状,而以全身症状为主或表现为血尿伴低热和腰痛。

(3)并发症:较少,但伴有糖尿病和(或)存在复杂因素且未及时合理地治疗时,可发生肾乳头坏死和肾周脓肿。前者主要表现为高热、剧烈腰痛和血尿,可有坏死组织脱落并随尿排出,发生肾绞痛;后者除原有肾盂肾炎症状加重外,常出现明显的单侧腰痛,向健侧弯腰时疼痛加剧。

3. 无症状性菌尿 又称隐匿型尿路感染,即有真性菌尿但无尿路感染的症状,排除尿液污染后,连续 2 次清洁中段尿培养的细菌菌落计数均≥10^5CFU/mL(菌落形成单位/mL),且为相同菌株。其致病菌多为大肠埃希菌,多见于老年人、糖尿病患者、孕妇、肾移植受者、留置导尿者。如不治疗,则无症状菌尿也可在病程中出现急性尿路感染的症状。

【辅助检查】

1. 尿液检查

(1)尿液常规检查:尿液混浊,可有异味。急性期尿沉渣镜检的白细胞 >5 个/HP(即白细胞尿),

对尿路感染诊断意义较大;部分患者尿中可见白细胞管型,提示肾盂肾炎;40%～60%急性尿路感染的患者会出现镜下血尿(每个高倍视野平均有3个以上的红细胞),少数人可有肉眼血尿;尿蛋白常为阴性或微量。

(2)尿细菌定量培养:为诊断的主要依据。可用清洁中段尿、导尿及膀胱穿刺尿做细菌培养。新鲜清洁中段尿细菌定量培养 $\geq 10^5 CFU/ml$,如能排除假阳性,即为真性菌尿。耻骨上膀胱穿刺尿细菌定性培养有细菌生长,即为真性菌尿。

(3)尿液检查的注意事项:因晨尿较浓缩,有利于尿液有形成分的检出,且又可避免饮食因素的干扰,故尿液检查可用任何时间段的新鲜尿液,尿沉渣检查原则上留取晨起第一次尿液的中段尿。尿标本留取后宜立即送检,从标本采集到检验完成,夏天不应超过1小时,冬天不应超过2小时。若不能立即送检,则应加防腐剂并用4℃冰箱冷藏保存。收集标本的容器应清洁干燥,留尿前避免剧烈运动,女性患者应避开月经期,防止阴道分泌物或经血混入。蛋白定量试验应留取24小时尿标本,并加防腐剂。尿细菌学培养需用无菌试管留取清晨第1次清洁中段尿、导尿或膀胱穿刺尿,应注意以下几点:①在应用抗菌药之前或停用抗菌7天之后留取尿标本;②应确保尿液在膀胱内已停留至少4小时;③留取尿液时要严格执行无菌操作原则,先充分清洁外阴,消毒尿道口,避免大便和白带污染;④尿标本必须在1小时内做细菌培养,否则需冷藏保存。

2.血常规 急性期白细胞计数 $>10 \times 10^9/L$,中性粒细胞核左移。

3.肾功能检查 慢性期可出现肾功能异常,如夜尿增多,尿渗透压降低、血尿素氮、血肌酐增高等。

4.其他检查 对于尿路感染反复发作者,可行腹部X线平片、肾盂造影、B超等检查,以确定有无结石、梗阻、先天性畸形和膀胱输尿管反流。尿路感染急性期不宜做静脉尿路造影检查,可做B超检查。

☞**考点提示**:尿细菌培养检查为诊断尿路感染的最主要依据。

【诊断要点】

可根据有尿路刺激征结合尿液改变和尿液细菌学检查对尿路感染进行确诊。无症状性细菌尿的诊断主要依靠尿细菌学检查。尿细菌学检查的诊断标准为新鲜清洁中段尿细菌定量培养菌落计数 $\geq 10^5 CFU/mL$ 。对于留置导尿管的患者出现典型的尿路感染临床表现且无其他原因可以解释,尿标本细菌培养菌落计数 $>10^3 CFU/mL$ 时,可考虑导管相关性尿路感染的诊断。对于有明显的全身感染症状、腰痛、肋脊角压痛和叩击痛、血液中白细胞计数增高的患者,多考虑为肾盂肾炎。下尿路感染常以膀胱刺激征为主要表现,少有发热、腰痛等。

【治疗要点】

1.一般治疗 急性期注意休息,多饮水,勤排尿。膀胱刺激征和血尿明显者,可口服碳酸氢钠或者枸橼酸钾,以碱化尿液、缓解膀胱痉挛症状、抑制细菌生长和避免血凝块形成。对反复发作者,应积极寻找病因,及时去除诱发因素。

2.抗菌治疗

(1)急性膀胱炎:①单剂量疗法,可选用磺胺甲噁唑2g、甲氧苄啶0.4g、碳酸氢钠1g,1次顿服(简称STS单剂),或氧氟沙星0.4～0.6g,1次顿服。②短程疗法,多用3天疗法,可给予磺胺类、喹诺酮类、半合成青霉素或头孢菌素类等。与单剂疗法相比,短程疗法更加有效,可减少复发,增加治愈率。停服抗生素7天后,需进行尿细菌定量培养。如为阴性,则表示已治愈;如仍有真性细菌尿,则应继续给予2周抗生素治疗。

(2)急性肾盂肾炎:①轻型肾盂肾炎宜口服有效抗菌药物14天,可选用喹诺酮类(剂量同急性膀胱炎)、半合成青霉素类(如阿莫西林)或头孢菌素类(如头孢呋辛),一般用药72小时可显效。若无效,则应根据药物敏感试验结果更改药物;②对严重肾盂肾炎有明显毒血症状者需静脉用药,可选用青霉素类(如氨苄西林)、头孢菌素类(如头孢噻肟钠等)、喹诺酮类(如左氧氟沙星等),获得尿培养结果后应根据药物敏感试验结果选药,必要时联合用药。氨基糖苷类肾毒性大,应慎用。若治疗后病情好转,则可于热退后继续用药3天再改口服抗生素,继续治疗2周。

(3)无症状菌尿症:对非妊娠妇女和老年人的无症状细菌尿,一般不予治疗;对妊娠妇女的无症状细菌尿则必须治疗,宜选用肾毒性较小的抗菌药物,如头孢菌素类等,不宜用氯霉素、四环素、喹诺酮类;对学龄前儿童的无症状细菌尿也应予以治疗。

(4)再发性尿路感染:可分为复发和重新感染。①复发:指在停药6周内原来的致病菌再次引起感染。应积极寻找并去除易感因素,如尿路梗阻等,并根据药物敏感试验结果选用有效的强力杀菌性抗生素,疗程不少于6周。②重新感染:指在停药6周后再次出现真性细菌尿,菌株与上次不同。80%的再发性尿路感染为重新感染。重新感染提示患者的尿路防御功能低下,可采用长程低剂量抑菌疗法做预防性治疗,如每晚临睡前排尿后口服小剂量抗生素1次,常用药物有复方磺胺甲噁唑、氧氟沙星、呋喃妥因,每7~10天更换1次药物,疗程半年。

(5)导管相关性尿路感染:全身应用抗生素、膀胱冲洗、局部应用消毒剂等均不能将其清除,最有效的方式是避免不必要的导管留置,并尽早拔除导尿管。

3. 疗效评定 治愈标准:症状消失,尿菌阴性,疗程结束后第2周、第6周复查尿菌仍为阴性。治疗失败标准:治疗后尿菌仍为阳性或治疗后尿菌为阴性,但第2周、第6周复查尿菌又转为阳性,且为相同菌株。

☞**考点提示:**尿路感染抗菌治疗措施及疗效评定;碳酸氢钠可碱化尿液,增强部分抗菌药物疗效。

【护理诊断/问题】

1. 排尿障碍:尿频、尿急、尿痛 与泌尿系统感染有关。

2. 体温过高 与急性肾盂肾炎有关。

3. 疼痛 与急性肾盂肾炎有关。

4. 焦虑 与尿路感染反复发作有关。

5. 知识缺乏:缺乏疾病自我管理的知识。

6. 潜在并发症:肾乳头坏死、肾周脓肿。

【护理措施】

1. 一般护理

(1)休息与活动:急性期应卧床休息,体温正常、症状明显减轻后可起床活动;慢性期根据病情酌情活动,避免劳累。

(2)饮食护理:宜进清淡而富于营养的饮食,多饮水,勤排尿,如无禁忌,则每天饮水量应多于2000mL,使尿量增加,以冲洗尿路,促进细菌及炎性分泌物排出,有助于发热的控制,且是缓解尿路刺激症状的有效措施。

☞**考点提示:**多饮水,可冲洗尿路,促进细菌排出。

2. 病情观察 观察肾区疼痛有无加剧及肾区和输尿管压痛、叩击痛情况,监测体温、尿液性状、尿成分、尿沉渣镜检及尿细菌培养结果的变化。若高热持续不退或体温升高,且出现腰痛加重,则应注意有无肾周脓肿、肾乳头坏死等并发症发生,应及时报告医生。

3.对症护理

(1)高热:①密切观察体温变化,当体温在38.5℃以下时,可给予冰敷或酒精擦浴等物理降温措施;当体温在38.5℃以上时,遵医嘱选用药物降温,并注意观察和记录降温效果。②高热持续不退或体温进一步升高,同时出现腰痛加剧,应考虑是否出现肾周脓肿、肾乳头坏死等并发症,应及时通知医生处理。

(2)尿路刺激症状:具体护理措施见本章第二节中"尿路刺激征"的护理。

4.用药护理 遵医嘱根据药物敏感试验结果给予抗菌药物,注意药物用法、剂量、疗程和注意事项,如口服复方磺胺甲噁唑期间要注意多饮水,并同时服用碳酸氢钠,以增强疗效、减少磺胺结晶的形成。

【健康教育】

1.疾病预防指导 ①保持规律生活,避免劳累,坚持体育运动,增加机体免疫力。②多饮水、勤排尿是预防尿路感染最简便而有效的措施。每天应摄入足够水分,以保证足够的尿量和排尿次数。③注意个人卫生,尤其女性,要注意会阴部及肛周皮肤的清洁,特别是月经期、妊娠期、产褥期。学会正确清洁外阴部的方法。④与性生活有关的反复发作者,应注意性生活后立即排尿。⑤膀胱输尿管反流者,需要"二次排尿",即每次排尿后数分钟再排尿1次。

2.疾病知识指导 告知患者尿路感染的病因、疾病特点和治愈标准,使其理解多饮水、勤排尿及注意会阴部、肛周皮肤清洁的重要性,确保其出院后仍能严格遵从。教会患者识别尿路感染的临床表现,一旦发生尽快诊治。

3.用药指导 嘱患者按时、按量、按疗程服药,勿随意停药,并遵医嘱定期随访。

第六节 肾衰竭

课件

一、急性肾损伤

案例导学

患者,女,54岁,因"急性溶血并发急性肾衰竭"收治入院。24小时尿量150mL,血钾6.5mmol/L,血尿素氮27mmol/L。
请思考:
1.该患者目前主要的护理问题有哪些?
2.针对该患者主要的护理措施有哪些?

急性肾损伤(acute kidney injury,AKI)是一组由各种因素引起的短时间内肾功能急剧减退而出现的临床综合征,主要表现为肾小球滤过率下降,氮质等代谢产物潴留,水、电解质和酸碱平衡紊乱,甚至引起全身各系统并发症。急性肾损伤既可发生于原来无肾脏疾病者,也可在原有慢性肾脏病基础上发生。AKI以往称为急性肾衰竭(acute renal failure,ARF),AKI概念的提出将关注的焦点由危及生命的液体潴留、电解质紊乱和酸碱失衡的肾功能严重受损阶段扩展至无临床症状、仅有肾功能标志物轻微改变的早期阶段,体现了对疾病早期识别及早期干预的重视。

急性肾损伤有广义和狭义之分。广义的急性肾损伤根据损伤最初发生的解剖部位可分为肾前性、肾性和肾后性3类。狭义的急性肾损伤指急性肾小管坏死(acute tubular necrosis,ATN),为最常见的急性肾损伤类型,占75%~80%。AKI是临床常见的危重症,在重症监护室的发生率为30%~

60%,危重患者的死亡率高达30%~80%。

【病因与发病机制】

1.病因

（1）肾前性AKI：又称肾前性氮质血症，指各种原因引起肾血流灌注不足，以致肾小球滤过率下降而发生的缺血性肾损伤。初期肾实质组织结构完好。常见原因有：①呕吐、腹泻、大面积烧伤、大手术或严重组织创伤、大出血、休克等引起体液丢失或有效循环血容量减少；②严重心律失常、充血性心力衰竭等导致心输出量减少；③使用去甲肾上腺素、ACEI等导致肾血管收缩及肾自身调节受损；④变态反应、应用扩血管药物等使周围血管扩张。

（2）肾后性AKI：由急性尿路梗阻所致，梗阻可发生在从肾盂到尿道的任一水平，常见病因有双侧肾结石、肿瘤、前列腺增生、肾乳头坏死堵塞、腹膜后肿瘤压迫、神经源性膀胱等。

（3）肾性AKI：由于肾实质损伤所致，最常见的是肾缺血或肾毒性物质损伤肾小管上皮细胞，还包括急性间质性肾炎、肾小球疾病、肾血管疾病和肾移植排斥导致的损伤。

2.发病机制

急性肾小管坏死的发病机制尚未完全明了，一般认为不同病因、不同的病理损害类型，有其不同的始动机制和持续发展因素，主要与肾小球滤过率（GFR）下降、肾小管上皮细胞损伤有关。

（1）肾血流动力学改变：肾前性AKI时肾灌注不足，肾通过自我调节机制扩张入球小动脉并收缩出球小动脉，以维持GFR和肾血流量。当血容量严重不足超过肾自我调节能力时，可导致GFR降低。如果肾低灌注持续超过6小时未得到纠正、肾内血流重新分布，则可引起肾皮质缺血、髓质淤血缺氧，进而发展为急性肾小管坏死。

（2）肾小管上皮细胞损伤：当肾小管上皮细胞因急性肾缺血或肾毒性物质损伤时，肾小管重吸收钠减少，管–球反馈增强，使入球小动脉和肾血管收缩，肾血管阻力增加引起GFR下降；肾小管上皮细胞脱落形成管型，引起肾小管梗阻，梗阻近端肾小管内压力增高，进而使肾小球囊内压力升高，引起肾小球滤过停止；肾小管严重受损时导致肾小球滤过液反漏至肾间质，引起肾间质水肿，压迫肾单位，加重肾缺血。上述因素相互作用，肾小管上皮细胞损伤随肾缺血的持续而加重，引起细胞凋亡和坏死，最终导致GFR进一步降低。

（3）炎症反应：肾缺血及恢复血液灌注时可引起血管内皮细胞损伤、缺血再灌注损伤和炎症反应，导致白细胞浸润和小管上皮细胞释放多种炎症介质（如TNF–α、IL–6、IL–8、IL–18、IL–1β、TGF–β等），引起肾实质进一步损伤。

【临床表现】

急性肾小管坏死是肾性急性肾损伤最常见的类型，典型病程可分为3期，即起始期、维持期、恢复期。

1.起始期

指肾脏受到缺血或肾毒性物质打击，尚未发生明显的肾实质损伤的阶段。此期有严重肾缺血，但尚未发生明显的肾实质损伤，以原发病的症状体征为主要表现，伴有尿渗透压和滤过钠排泄分数下降。起始期可持续数小时至数周，此阶段若及时采取有效措施，常可阻止病情进展，否则随着肾小管上皮细胞损伤加重，GFR逐渐下降，进入进展期。

2.维持期

此阶段肾实质损伤已经发生，GFR进行性下降，之后维持在5~10mL/min的低水平。典型为7~14天，也可短至几天，有时可长至4~6周。许多患者可出现少尿或无尿，但有些患者可没有少尿，尿量在400mL/d，称非少尿型急性肾损伤，其病情大多较轻，预后较好。然而不论尿量是否减少，随着肾功能减退，临床上均可出现一系列尿毒症症状。

（1）急性肾损伤的全身表现：具体如下。

1）消化系统症状：为最早出现的系统症状，可有食欲减退、恶心、呕吐、腹胀、腹泻等，严重者可发生消化道出血。

2）呼吸系统症状：主要与容量过多导致的急性肺水肿和感染有关，可出现呼吸困难、咳嗽、憋气等症状。

3）循环系统症状：多因尿少和水钠潴留而出现高血压、心力衰竭和肺水肿表现；因毒素滞留、电解质紊乱、贫血及酸中毒而引起各种心律失常及心肌病变。

4）神经系统症状：可出现意识障碍、躁动、谵妄、抽搐、昏迷等尿毒症脑病症状。

5）血液系统症状：可有出血倾向和轻度贫血现象，表现为皮肤、黏膜、牙龈出血，头晕，乏力等。

6）其他：常伴有感染，其发生与进食少、营养不良、免疫力低下等因素有关，感染是急性肾损伤的主要死亡原因之一。常见感染部位依次为肺部、泌尿道、伤口及全身。此外，在急性肾损伤的同时或在疾病发展过程中还可合并多脏器功能衰竭。

（2）水、电解质和酸碱平衡失调：具体如下。

1）水过多：见于水摄入量未严格控制、大量输液时，表现为稀释性低钠血症、高血压、心力衰竭、急性肺水肿和脑水肿等。

2）代谢性酸中毒：因肾小管泌酸和重吸收碳酸氢根下降，使酸性代谢产物排出减少，同时又因急性肾损伤常合并高分解代谢状态，使酸性产物明显增多，表现为恶心、呕吐、疲乏、嗜睡和呼吸深长等。

3）高钾血症：为少尿期的重要死因。少尿期钾排泄减少使血钾升高；若合并感染、热量摄入不足及组织大量破坏，则均可使钾从细胞内释放到细胞外液，引起高钾血症；此外，酸中毒也可引起血钾浓度升高。严重者可发生房室传导阻滞、室内传导阻滞、心室颤动或心脏骤停等心律失常。

4）低钠血症：主要是由水钠潴留引起稀释性低钠血症，或呕吐、腹泻引起钠盐丢失过多所致。

5）其他：可有低钙、高磷、低氯血症等，但远不如慢性肾衰竭时明显。

3. 恢复期 此期肾小管上皮细胞再生、修复，肾小管完整性恢复。肾小球滤过率逐渐恢复至正常或接近正常范围。少尿型患者开始出现尿量增多，继而多尿，尿量可达每天 3～5L。一般持续 1～3 周，然后逐渐恢复正常。肾小管上皮细胞功能（溶质和水的重吸收）的恢复相对迟缓，常需 3～6 个月才能恢复正常。

【辅助检查】

1. 血液检查 血清肌酐和尿素氮浓度进行性上升，高分解代谢者上升速度较快。血钾浓度常高于 5.5mmol/L。血 pH 值常低于 7.35，碳酸氢根离子浓度低于 20mmol/L。有轻、中度贫血者，可有高钾、低钠、低钙、高磷血症。

2. 尿液检查 尿液外观浑浊，尿蛋白 +～++，以小分子蛋白质为主，尿沉渣中可有红细胞、白细胞、颗粒管型、细胞管型等。尿比重降低（<1.015）且固定，尿渗透压 <350mOsm/（kg·H_2O），尿与血渗透浓度之比 <1.1。尿钠浓度增高。滤过钠排泄分数（FE_{Na}）可反映肾脏排出钠的能力，即 FE_{Na} =（尿钠/血钠）/（尿肌酐/血肌酐）×100%，ATN 者 FE_{Na} >1%。尿液指标检查必须在输液、使用利尿剂和高渗药物之前，否则结果会有偏差。

3. 影像学检查 首选 B 超检查，尿路超声显像对排除尿路梗阻和慢性肾功能不全很有帮助。必要时 CT 等检查可显示是否存在与压力相关的扩张。必要时，行肾血管造影、逆行性或静脉肾盂造影，但造影剂可加重肾损伤。

4. 肾组织活检 为重要的诊断手段。在排除肾前性及肾后性原因后，若病因不明的肾性 AKI 患者无禁忌证，则应尽早行肾活组织病理检查。

【诊断要点】

患者尿量突然明显减少，肾功能急剧恶化，结合临床表现、原发病因和实验室检查，一般不难作出

笔记

判断。

AKI 的诊断标准:血清肌酐浓度 48 小时内升高 ≥0.3mg/dL(≥26.5μmol/L),或 7 天内血清肌酐浓度升高 ≥1.5 倍基础值,或尿量 <0.5mL/(kg·h) 并持续 ≥6 小时。根据血清肌酐和尿量进一步分期。单独采用尿量为诊断和分期依据时,须综合考虑影响尿量的其他因素,如利尿剂使用、血容量状态、尿路梗阻等。

【治疗要点】

AKI 治疗的原则:早期识别,及时干预,以避免肾脏进一步损伤,维持水、电解质和酸碱平衡,适当营养支持,积极防治并发症并适时进行肾脏替代治疗。治疗包括以下方面。

1. 尽早纠正可逆病因　AKI 治疗首先要纠正可逆的病因。对各种严重外伤、心力衰竭、急性失血等患者,给予积极扩容,纠正血容量不足、休克和感染。停用影响肾灌注或具有肾毒性的药物等。对尿路梗阻引起的肾后性 AKI 应及时解除梗阻。对继发于肾小球肾炎、小血管炎的 AKI 给予糖皮质激素和(或)免疫抑制剂治疗。

2. 维持体液平衡　每天补液量应为显性失液量加上非显性失液量减去内生水量。每天大致的入液量可按前一天尿量加 500mL 计算。发热患者只要体重不增加,就可适当增加入液量。透析治疗者入液量可适当放宽。

3. 营养支持　补充营养,以维持机体的营养状态和正常代谢,有助于损伤细胞的修复和再生,提高存活率。

4. 纠正高钾血症　密切监测血钾浓度,当血钾浓度超过 6mmol/L 或心电图有高钾相关异常表现时,应紧急处理。①立即停用含钾药物和含钾食物。②拮抗钾离子对心肌的毒性作用:10% 葡萄糖酸钙 10~20mL 稀释后缓慢静脉注射(不少于 5 分钟)。③转移钾:50% 葡萄糖 50~100mL 或 10% 葡萄糖 250~500mL,加普通胰岛素 6~12U 缓慢静脉滴注,以促进糖原合成,使钾离子向细胞内转移;对合并代谢性酸中毒者给予 5% 碳酸氢钠补碱,以纠正酸中毒并促使钾离子向细胞内转移。④清除钾:紧急透析,以血液透析最为有效;利尿剂缓慢静脉滴注,以增加尿量,促进钾离子排出;口服降钾药物,如离子交换树脂(聚磺苯乙烯磺酸钠、聚苯乙烯磺酸钙、离子交换聚合物 Patiromer),或新型钾离子结合剂环硅酸锆钠,但口服降钾药物起效慢,不作为高钾血症的急救措施。

5. 纠正代谢性酸中毒　应及时处理,如 $HCO_3^- <15mmol/L$,给予 5% 碳酸氢钠 125~250mL 静脉滴注。对严重酸中毒者应立即开始透析治疗。

6. 控制感染　尽早根据细菌培养和药物敏感试验结果选用对肾无毒或毒性低的抗生素治疗,并按 GFR 调整用药剂量。

7. 急性左心衰的处理　利尿剂和洋地黄对 AKI 并发心力衰竭的疗效较差,且易发生洋地黄中毒。药物治疗以扩血管、减轻后负荷的药物为主。尽早进行透析对治疗容量负荷过重的心力衰竭最为有效。

8. 透析治疗　为 AKI 治疗的重要组成部分,常选择间歇性血液透析或连续性肾脏替代治疗。紧急透析指征包括:严重高钾血症($K^+ >6.5mmol/L$ 或已出现严重心律失常)、严重代谢性酸中毒(动脉血 pH <7.2)、利尿剂治疗无效的严重肺水肿、出现严重尿毒症症状(如脑病、心包炎、癫痫发作等)。对非高分解型、尿量不少的患者可试行内科保守治疗。对重症患者宜早期开始透析,治疗目的是尽早清除体内过多的水分、尿毒症毒素,稳定机体内环境,有助于液体、热量、蛋白质及其他营养物质的补充,促进肾损伤细胞的修复和再生。

9. 恢复期治疗　AKI 恢复早期肾小球滤过功能尚未完全恢复,肾小管浓缩功能仍较差,每天尿量较多,治疗重点仍为维持水、电解质和酸碱平衡,控制氮质血症,治疗原发病和防治各种并发症。已进行透析者应维持透析,直至血肌酐和尿素氮浓度降至接近正常。

【护理诊断/问题】

1. 体液过多　与 GFR 下降致水钠潴留、水摄入控制不严引起的容量过多有关。

2. 营养失调:低于机体需要量　与患者食欲减退、限制蛋白质摄入、透析和原发疾病等因素有关。

3. 有感染的危险　与机体抵抗力降低及侵入性操作等有关。

4. 潜在并发症:水、电解质、酸碱平衡失调、高血压脑病、急性左心衰竭、心律失常、多脏器功能衰竭等。

5. 恐惧　与肾功能急骤恶化、病情危重等因素有关。

6. 有皮肤完整性受损的危险　与体液过多、抵抗力下降有关。

【护理措施】

1. 一般护理

(1)饮食:给予充足热量、优质蛋白饮食,控制水、钠、钾的摄入量。每天供给 84～126kJ/kg (20～30kcal/kg)热量,其中 2/3 由碳水化合物提供,1/3 由脂类提供,以减少机体蛋白质分解。对于能进食的患者,给予高生物效价的优质蛋白,蛋白质摄入量应限制为 $0.8g～1g/(kg \cdot d)$,并适量补充必需氨基酸。对于有高分解代谢或营养不良及接受透析的患者,其蛋白质摄入量可适当放宽至 $1g～1.5g/(kg \cdot d)$。优先经胃肠道提供营养支持,告知患者及其家属保证营养摄入的重要性,少量多餐,以清淡流质或半流质食物为主。对不能经口进食者给予管饲或肠外营养。

(2)休息:应绝对卧床休息,以减轻肾脏负担。对下肢水肿者,抬高下肢,以促进血液回流。对昏迷者,按昏迷患者护理常规进行护理。

2. 病情观察　密切观察患者的生命体征,定期监测血尿素氮、血肌酐、血电解质等变化。注意有无感染的出现。观察有无体液过多的表现:①皮肤、黏膜有无水肿;②每天体重有无增加,若 1 天增加 0.5 kg 以上,则提示补液过多;③血清钠浓度是否正常,若偏低且无失盐,则提示液体潴留;④若中心静脉压 >12cmH$_2$O,则提示体液过多;⑤胸部 X 线血管影有无异常,若有肺充血征象,则提示体液潴留;⑥若无感染征象,出现心率快、呼吸加速和血压增高,则应怀疑为体液过多。

3. 对症护理　维持电解质和液体平衡:①密切观察有无高钾血症的征兆,如脉率不齐、肌无力、心电图改变等。血钾高者应限制钾的摄入,少用或忌用富含钾的食物,如紫菜、菠菜、薯类、山药、坚果、香蕉、香菇、榨菜等。预防高钾血症的措施还包括积极预防和控制感染、及时纠正代谢性酸中毒、禁止输入库存血、避免使用可能引起高钾血症的药物,如非甾体类药物、中药制剂等。②限制钠盐。③密切观察有无低钙血症的征象,如手指麻木、易激惹、腱反射亢进、抽搐等。若发生低钙血症,则可摄入含钙量高的食物如牛奶,并遵医嘱使用活性维生素 D 及钙剂等。若为急性低钙血症,则需通过静脉给予钙剂。

【健康指导】

1. 疾病预防指导　慎用氨基糖苷类等肾毒性抗生素。尽量避免需用大剂量造影剂的 X 线检查,尤其是老年人及肾血流灌注不良者。加强劳动防护,避免接触重金属、工业毒物等。误服或误食毒物时,应立即进行洗胃或导泻,并给予有效解毒剂。

2. 疾病知识指导　恢复期患者应加强营养,增强体质,适当锻炼;注意个人清洁卫生,注意保暖,防止受凉;避免妊娠、手术、外伤等。强调检测肾功能、尿量的重要性,叮嘱患者定期随访,并教会其测量和记录尿量的方法。

二、慢性肾衰竭

案例导学

患者,男,50 岁,因"反复水肿,血尿、高血压 5 年,食欲缺乏,恶心 1 周"入院。患者于 5 年前因"感冒"发热后出现眼睑、双下肢水肿,曾以"肾炎"进行治疗。

护理体检:体温 39.5℃,脉搏 110 次/分,律齐。肝、脾未触及,双下肢明显水肿。

尿液检查:有红细胞和尿蛋白。

血液检查:血红蛋白浓度 45g/L,血清钾浓度 6.0mmol/L,血肌酐浓度 700μmol/L,血尿素氮 25mmol/L。

请思考:

1. 对该患者目前主要的护理诊断有哪些?

2. 针对该患者主要的护理措施有哪些?

慢性肾衰竭(chronic renal failure,CRF)简称慢性肾衰,指各种原发性或继发性慢性肾脏病持续进展引起肾小球滤过率(CFR)下降和肾功能损害,出现以代谢产物潴留,水、电解质和酸碱平衡紊乱和全身各系统症状为主要表现的临床综合征。

【定义和分期】

美国肾脏病基金会(National Kidney Foundation,NKF)制定的"肾脏病预后质量倡议"(Kidney/Disease Outcomes Quality Initiative,K/DOQI)提出了慢性肾脏病(chronic kidney disease,CKD)的定义,即各种原因引起的肾脏结构或功能异常≥3 个月,伴或不伴 GFR 下降,表现为肾脏病理学检查异常或肾脏损伤(血、尿成分异常或影像学检查异常),或不明原因的 GFR 下降(<60mL/min)≥3 个月。慢性肾脏病概念的提出强调了疾病早期识别和防治的重要性。目前国际公认的慢性肾脏病分期是依据肾脏病预后质量倡议(K/DOQI)制定的指南将慢性肾衰竭分为 1~5 期(表 5-1)。

表 5-1 慢性肾脏病的分期和建议

分期	特征	GFR[ml/(min·1.73m²)]	防治目标-措施
1	GFR 正常或稍高	≥90	CKD 病因诊治,缓解症状;保护肾功能,延缓 CKD 进展
2	GFR 轻度降低	60~89	评估、延缓 CKD 进展
3a	GFR 轻到中度降低	45~59	评估、预防、诊断并发症
3b	GFR 中到重度降低	30~44	治疗并发症
4	GFR 重度降低	15~29	准备肾脏替代治疗
5	终末期肾病	<15 或透析	肾脏替代治疗

我国以往将慢性肾衰竭根据肾功能损害程度分 4 期,即肾功能代偿期、肾功能失代偿期、肾衰竭期和尿毒症期,分别相当于慢性肾脏病 2 期和 3a 期、3b 期、4 期、5 期。

【病因与发病机制】

1. 病因 各种原发性和继发性肾脏疾病均可导致慢性肾衰竭。国外常见的病因依次为糖尿病肾病、高血压肾小动脉硬化等;我国常见的病因依次为原发性肾小球肾炎、糖尿病肾病、高血压肾病、狼疮性肾炎、多囊肾、梗阻性肾病等。

慢性肾衰竭进展缓慢,但在一些诱因下短期内可急剧加重。引起慢性肾衰竭持续进展、恶化的危险因素主要有高血糖、高血压、蛋白尿、低白蛋白血症、吸烟等。引起慢性肾衰竭急剧加重的危险因素包括:①累及肾脏的疾病复发或加重;②有效血容量不足;③肾脏灌注急剧减少(如肾动脉狭窄应用 ACEI、ARB 类药物);④严重高血压未有效控制;⑤肾毒性药物;⑥尿路梗阻;⑦其他,如严重感染、其他器官功能衰竭等。

☞ **考点提示:**慢性肾衰竭最常见病因是慢性肾小球肾炎。

2.发病机制　慢性肾衰竭的发病机制未完全明了,目前主要有以下几种学说。

(1)慢性肾衰竭持续进展、恶化的发生机制:具体如下。

1)肾小球血流动力学改变:各种病因引起肾单位被破坏,导致残存肾单位代偿性肥大,单个肾单位的肾小球滤过率增高(高滤过)、血浆流量增高(高灌注)和毛细血管跨膜压增高(高压力),这种高血流动力学状态使细胞外基质(ECM)增加和系膜细胞增殖,加重肾小球进行性损伤,导致肾小球硬化和肾单位进一步减少。

2)肾小管高代谢:残余肾单位肾小管出现高代谢状况,可致氧自由基产生增多,加重细胞和组织损伤,是肾小管萎缩、间质纤维化和肾单位进行性损害的重要原因之一。

3)其他:细胞因子、生长因子(如 TGF、IL-1 等)和血管活性物质(如血管紧张素Ⅱ)、细胞外基质降解不足、细胞凋亡、醛固酮过多也参与肾小球硬化和间质纤维化的过程。

(2)尿毒症症状的发生机制:尿毒症的症状及各系统损坏的表现,主要包括以下原因。

1)水、电解质和酸碱平衡失调。

2)尿毒症毒素的作用:肾功能减退时肾脏对溶质清除率下降,对某些激素灭活减少,导致多种物质在体内蓄积并引起相应的症状和(或)功能异常,此类物质称为尿毒症毒素。常见的尿毒症毒素包括:尿素、尿酸、胍类等小分子物质;甲状旁腺激素(PTH)等中分子物质;核糖核酸酶、β_2-微球蛋白等大分子物质。

3)肾脏内分泌功能障碍:肾脏是分泌激素和调节物质代谢的重要器官之一。肾脏分泌的某些激素,如促红细胞生成素(EPO)、骨化三醇[$1,25(OH)_2D_3$]的缺乏,可分别引起肾性贫血和肾性骨病。

☞ **考点提示:**我国引起慢性肾衰竭最重要的原因是原发性肾小球肾炎。EPO 减少可引起肾性贫血,骨化三醇[$1,25-(OH)_2D_3$]减少及继发性甲状旁腺亢进可引起肾性骨病。

【临床表现】

慢性肾脏病起病缓慢,早期(慢性肾脏病 1~3 期)常无明显临床症状或仅有乏力、腰酸、夜尿增多、食欲减退等症状。当发展至残存肾单位无法代偿满足机体的最低需求时,才出现明显症状。当发生尿毒症时,可出现全身多个系统的功能紊乱。

慢性肾衰竭的临床表现与辅助检查

1.尿毒症毒素引起的各系统症状

(1)消化道表现:食欲缺乏是患者最早、最常见的症状,还可表现为恶心、呕吐、腹泻,晚期患者可出现口腔黏膜溃烂、口中有尿味、消化道大出血等。其产生的原因主要是尿素在肠道被转化为氨或铵盐刺激胃肠道黏膜引起炎症、溃烂所致。

(2)神经肌肉系统表现:神经系统异常包括中枢及周围神经病变 2 类。慢性肾衰竭中枢神经系统异常称为尿毒症脑病,早期表现为疲乏、头痛、注意力不集中、记忆力和智力减退、失眠等,进而出现精神萎靡、烦躁或抑郁及其他精神症状如幻觉、妄想,最后出现嗜睡或反应淡漠、谵语、昏迷等。周围神经病变以肢端袜套样分布的感觉丧失最常见,也可出现肢体麻木、下肢疼痛,深反射减弱或消失。尿毒症时可出现肌肉震颤、肌肉痉挛、肌无力和肌萎缩等。

(3)心血管系统表现:具体如下。①高血压和左心室肥大:多数患者有不同程度的高血压,主要由水钠潴留引起,也与肾素-血管紧张素水平升高、交感神经反射增强、血管舒张因子分泌减少有关。高血压可引起动脉硬化、左心室肥厚、心力衰竭并加重肾损害。②心力衰竭:为慢性肾衰竭的主要死亡原因之一,引起心力衰竭的诱因最常见的是水钠潴留,部分与尿毒症性心肌病相关,表现为心悸、气促、端坐呼吸、颈静脉怒张、肝大、水肿等,一般发绀不明显,严重者可发生急性肺水肿。③尿毒症性心肌病:指尿毒症毒素所致的特异性心肌功能障碍。其发生可能与代谢废物潴留和贫血等因素有关,表现为左心室肥厚和舒张功能下降、心脏扩大、充血性心力衰竭、持续性心动过速、心律失常等。④心包炎:包括尿毒症性心包炎和透析相关性心包炎,主要与尿毒症毒素、水和电解质紊乱、心力衰竭、感染、出血等因素有关。前者可发生于透析前或透析早期,现已少见;后者主要见于透析不充分、肝素使用过量者。心包积液多为血性,其他临床表现与一般心包炎相似,轻者可无症状,典型者表现为胸痛并在卧位、深呼吸时加重,可有心包积液体征,严重者可发生心脏压塞。⑤血管钙化和动脉粥样硬化:血管钙化在慢性肾衰竭心血管病变中起重要作用,与高磷血症、钙分布异常等因素有关。动脉粥样硬化常发展迅速,可引起冠状动脉、脑动脉和全身周围动脉粥样硬化和钙化,与高血压,脂质代谢紊乱,钙、磷代谢紊乱等因素有关。冠心病是患者主要死亡原因之一。

(4)血液系统表现:主要为肾性贫血和出血倾向。慢性肾衰竭时,由于肾脏促红细胞生成素(EPO)生成减少导致的贫血,称为肾性贫血。多数患者有轻至中度贫血,且多为正细胞正色素性贫血。造血物质铁、叶酸、蛋白质等缺乏,营养不良,失血等可加重贫血程度。轻度出血倾向表现为皮肤或黏膜出血点、瘀斑、牙龈出血、鼻出血、月经过多等,重者可出现消化道出血、颅内出血等。出血倾向主要与血小板功能障碍及凝血因子减少等有关。

(5)呼吸系统表现:常表现为气促,合并代谢性酸中毒时可表现为呼吸深而长。体液过多、心功能不全时可发生肺水肿或胸腔积液。尿毒症的毒素可诱发肺泡毛细血管渗透性增加、肺充血,引起"尿毒症肺水肿",此时肺部 X 线检查可出现"蝴蝶翼"征。

(6)皮肤表现:皮肤瘙痒是慢性肾衰竭的常见表现,与继发性甲状旁腺功能亢进和皮下组织钙化有关。皮肤干燥、脱屑无光泽。尿毒症患者可因贫血出现面色苍白或色素沉着而呈黄褐色,为尿毒症患者的特征性面容。

(7)肾性骨营养不良症:由慢性肾脏病所致的矿物质与骨代谢异常综合征称为慢性肾脏病-矿物质和骨异常(CKD－mineral and bone disorder,CKD－MBD),表现为钙、磷、甲状旁腺素或维生素 D 代谢异常,骨转化、骨矿化、骨量、骨线性生长或骨强度异常,以及血管或其他软组织钙化。慢性肾衰竭时出现的骨骼病变,称为肾性骨病或肾性骨营养不良,包括纤维囊性骨炎、骨软化症、骨质疏松症和骨硬化症等。典型者表现为骨痛、行走不便和自发性骨折。早期有症状者少见,需依靠骨活组织检查诊断。

(8)内分泌失调:慢性肾衰竭时除肾脏产生的内分泌激素异常外(如骨化三醇减少、EPO 缺乏、肾素－血管紧张素Ⅱ过多),还可出现性激素紊乱(雌激素、雄激素水平下降,催乳素、黄体生成素水平升高等),女性患者常表现为闭经、不孕,男性患者常表现为阳痿、不育等。由于血 PTH 水平升高,多数患者有继发性甲状旁腺功能亢进。部分患者甲状腺素水平降低,表现为基础代谢率下降。肾脏对胰岛素的清除减少、骨骼肌等外周组织器官摄取糖能力下降,可导致糖耐量异常和胰岛素抵抗。

(9)免疫系统:慢性肾脏病患者常合并呼吸系统、泌尿系统、皮肤等的感染,其发生与机体免疫功能低下、白细胞功能异常、淋巴细胞和单核细胞功能障碍等有关。透析者可发生血管通路或腹膜透析管相关感染、肝炎病毒感染等。

2. 水、电解质及酸碱平衡失调 可出现水钠潴留或低钠血症、高钾或低钾血症、高磷血症、低钙血症、高镁血症、代谢性酸中毒等。

3. 糖、脂肪、蛋白质代谢障碍 可表现为糖耐量减低,低血糖,高甘油三酯血症,高胆固醇血症,蛋白质合成减少、分解增加及负氮平衡。

> 👁 **考点提示**:慢性肾衰竭的典型表现。注意消化道症状是最早表现;心力衰竭是最主要死因;贫血是必有表现;皮肤瘙痒与钙沉着有关。

【辅助检查】

1. 血常规 红细胞数目减少,绝对网织红细胞计数减少,血红蛋白含量下降,白细胞计数可增多或减少。

2. 尿液检查 常见蛋白尿,其中白蛋白尿对慢性肾脏病病情严重程度和预后判断有预测价值,常用尿白蛋白/肌酐值(ACR)评价白蛋白尿程度。尿沉渣中可有红细胞、白细胞、颗粒管型、蜡样管型等。尿比重或尿渗透压下降,至慢性肾脏病5期尿比重(1.010)和尿渗透压$[300mOsm/(kg·H_2O)]$低且固定,称等比重尿和等渗尿。

3. 肾功能及电解质的检查 内生肌酐清除率下降,血肌酐、血尿素氮升高,血清电解质升高或降低,有代谢性酸中毒等。

4. 血生化检查 血清白蛋白浓度降低,血钙浓度降低,血磷浓度增高,PTH水平升高,血钾浓度和血钠浓度可增高或降低,可有代谢性酸中毒等。

5. 其他实验室检查 可有出、凝血功能障碍,出血时间延长;缺铁时血清铁水平偏低,血清铁蛋白浓度<200ng/ml,转铁蛋白饱和度<20%。

6. B超或X线平片 慢性肾脏病早期B超显示肾脏大小正常,回声增多且不均匀,晚期显示皮质变薄,皮、髓质分界不清,双肾缩小。

【诊断要点】

(1)反复发作的慢性肾脏病史。

(2)慢性肾衰竭的临床表现。

(3)必要的实验室检查,如肾功能、血清电解质、影像学等检查可显示双肾缩小。

结合上述条件者可以诊断慢性肾衰竭。

【治疗要点】

慢性肾脏病的治疗原则为:早期治疗原发疾病和加重因素,根据慢性肾脏病分期所处的不同阶段采取不同的防治策略,以延缓肾功能减退、减少并发症、提高患者生活质量。

1. 治疗原发病并去除使肾功能恶化的因素 积极治疗引起慢性肾衰竭的原发疾病,如狼疮性肾炎、高血压、糖尿病肾病等,纠正某些使肾损害加重的可逆因素,如循环血容量不足,使用肾毒性药物,尿路梗阻、感染,水、电解质和酸碱平衡紊乱,严重高血压、心力衰竭等,以延缓或防止肾功能减退,保护残存肾功能。

2. 营养治疗

(1)饮食治疗:控制饮食可以缓解尿毒症症状,延缓残存肾单位的破坏速度。给予低蛋白饮食时应个体化,并监测营养指标,以避免发生营养不良。

(2)应用必需氨基酸或α-酮酸:一般在低蛋白饮食$[0.6g/(kg·d)]$的基础上配合使用。因必需氨基酸可补充机体对氨基酸的需求,改善蛋白质合成,避免负氮平衡。α-酮酸为氨基酸的前体,可利用体内的尿素通过转氨基作用转化为相应的氨基酸,故补充α-酮酸具有减轻尿毒症毒素蓄积、改善蛋白质营养的优点。

3. 纠正水、电解质和酸碱平衡失调

(1)水、钠平衡:水和钠的入量可根据尿量、有无水肿、高血压情况而定。可水肿者,应限制钠盐和水的摄入,补液不宜过多过快。对有明显水肿、高血压者,可应用利尿剂,如呋塞米20mg,每天2或3次口服,对已透析者,应加强超滤。对严重水钠潴留、急性左心衰竭者,应尽早进行透析治疗。

(2)低钾血症和高钾血症治疗:低钾血症轻者,去除诱因,多食含钾食物,口服氯化钾或枸橼酸钾1~2g,每天3次。高钾血症的防治见急性肾损伤的相关内容。

（3）钙、磷代谢失调和肾性骨营养不良：治疗除限制含磷食物外，还应口服碳酸钙或醋酸钙，进餐时服，这样即可使磷从肠道排出增多，又可纠正酸中毒。司维拉姆、碳酸镧为不含钙的磷结合剂，餐中服用能有效降低血磷水平，同时不增加动脉钙化的风险。肾性骨营养不良者血钙低、继发性甲状旁腺功能亢进明显时，可口服骨化三醇，同时监测血钙、血磷、全段甲状旁腺激素（intact parathyroid hormone，iPTH）浓度。继发性甲状旁腺功能亢进合并高磷、高钙的患者可口服新型拟钙剂西那卡塞。未透析者 iPTH 应维持于 35～110pg/mL，透析者应维持于 150～300pg/mL。

（4）纠正代谢性酸中毒：尿毒症患者发生酸中毒后应及时纠正，一般可通过口服碳酸氢钠（3～10g/d）纠正。注意防止因纠正酸中毒后发生低血钙而手足搐搦。

4. 对症治疗

（1）促进肠道清除尿毒症毒素：通过口服氧化淀粉、活性炭制剂、大黄制剂等，可促进尿毒症毒素由肠道排出，减轻氮质血症，缓解尿毒症症状，适用于未接受透析治疗的慢性肾衰竭患者。

（2）高血压：有效控制血压是延缓慢性肾衰竭进展的重要措施之一，目标为将非透析患者的血压控制在 130/80mmHg 以下，将透析患者的血压控制在 140/90mmHg 以下。一般首选 ACEI 或 ARB，两者可有效降低血压、减少肾小球高滤过、减轻蛋白尿，同时具有抗氧化、减轻肾小球基底膜损害的作用，可延缓肾功能减退，还能延缓心肌重塑，减少心血管事件发生率。此外，还可应用利尿剂、钙通道阻滞剂及 β 受体阻滞剂等药物。对高血压进行及时、合理的治疗，不仅是为了控制高血压的某些症状，而且是为了积极主动地保护靶器官（如心、肾、脑等）。

（3）肾性贫血的治疗：血红蛋白浓度＜100g/L 时，可给予促红细胞生成素治疗，每次 2000～3000U，每周 2 或 3 次，皮下注射，有明显疗效。治疗靶目标为血红蛋白浓度 110～120g/L。治疗期间应同时静脉补充铁剂（如蔗糖铁、葡萄糖醛酸铁、右旋糖酐铁）、叶酸等造血原料。低氧诱导因子脯氨酰羟化酶抑制剂（HIF－PHI）罗沙司他为纠正肾性贫血的新型口服药物。绝大多数慢性肾衰竭患者无须输血，仅严重贫血需迅速纠正时才给予输注红细胞。

（4）心力衰竭：处理原则同非尿毒症引起的心力衰竭，洋地黄制剂易蓄积，与体内蛋白结合力高，易引起中毒，因此宜选用作用快的制剂，如毛花苷丙、毒毛花苷 K，剂量要小，也可用大剂量呋塞米利尿及应用血管扩张剂（如酚妥拉明）或透析疗法等。

（5）控制感染：合并感染时，应及时使用有效抗生素，并根据 GFR 来调整药物剂量。忌用对肾有损害的抗生素（如庆大霉素、卡那霉素）等氨基糖苷类药物及多黏菌素、磺胺类药物等。

（6）皮肤瘙痒：对皮肤瘙痒者，可外用炉甘石洗剂或乳化油剂涂抹，口服抗组胺药、控制高磷血症及强化透析对部分患者有效。甲状旁腺切除术对部分顽固性皮肤瘙痒患者有效。

5. 肾脏替代治疗

（1）透析治疗：包括腹膜透析和血液透析 2 种。

1）腹膜透析：包括连续性和间歇性腹膜透析 2 种。近年来，随着腹膜透析连接系统的改进，包括自动腹膜透析机的应用，使腹膜透析有关的感染并发症减少。其操作简单、安全有效以及残存肾功能保护较好的特点在肾脏替代治疗中起了非常重要的作用。

2）血液透析：通过扩散、对流及吸附清除体内积聚的毒性代谢产物，清除体内潴留的水分，纠正酸中毒，达到治疗目的。随着透析设备更趋先进，治疗效果更好、更安全。

（2）肾移植：成功的肾移植可以使患者恢复正常的肾功能（包括内分泌和代谢功能）。肾移植后长期需用免疫抑制剂，以防止发生排斥反应。近年来，随着新型免疫抑制剂的应用，肾移植患者的存活率明显改善。肾移植是目前治疗终末期肾衰竭最有效的方法。

6. 中医中药治疗
在西医治疗基础上进行中医辨证施治，加用黄芪、川芎、冬虫夏草、大黄等中药有助于保护残存肾功能、延缓病情进展。

☞ **考点提示**:慢性肾衰竭的治疗要点。注意高血压、肾性贫血、高磷低钙血症、肾脏替代治疗等。

【**护理诊断/问题**】

1. **体液过多** 与肾小球的滤过功能降低、心功能不全等因素有关。

2. **营养失调:低于机体需要量** 与长期限制蛋白质摄入、消化吸收功能紊乱等因素有关。

3. **活动耐力下降** 与心血管并发症,贫血,水、电解质和酸碱平衡紊乱等有关。

4. **有皮肤完整性受损的危险** 与皮肤水肿、弹性下降、凝血机制障碍、机体抵抗力下降有关。

5. **有感染的危险** 与机体免疫功能低下、白细胞功能异常、透析等有关。

6. **知识缺乏**:缺乏疾病自我管理知识。

7. **潜在并发症**:上消化道出血、心力衰竭、肾性骨病、尿毒症肺炎等。

【**护理措施**】

1. 一般护理

(1)休息与活动:病情严重者卧床休息,病情缓解后适当活动,避免劳累。对能起床活动的患者,应鼓励其适当活动,如室内散步、在力所能及的情况下自理生活等,但应避免劳累和受凉。活动时要有人陪伴,以不出现心慌、气促、疲乏为宜。一旦有不适症状,应暂停活动、卧床休息。贫血严重时,应卧床休息,应告知患者坐起、下床时动作宜缓慢,以免发生头晕。有出血倾向者,活动时应注意安全,避免皮肤、黏膜受损。

(2)饮食护理:饮食治疗在慢性肾衰竭的治疗中具有重要意义,因为合理的营养膳食调配不仅能减少体内氮代谢产物的积聚及体内蛋白质的分解,维持氮平衡,还能在维持营养、增强机体抵抗力、延缓病情进展等方面发挥重要作用。应给予高热量、高维生素、优质低蛋白、低磷高钙饮食。有高钾血症时,应限制含钾高的食物的摄入;有低钙血症时,应摄入含钙较高的食物(如牛奶),或遵医嘱使用活性维生素 D 及钙剂。

1)合理摄入蛋白质:限制蛋白饮食是治疗的重要环节,能够减少含氮代谢产物生成、减轻症状及相关并发症,甚至可能延缓病情进展。对慢性肾脏病 1 或 2 期的患者,无论是否有糖尿病,均推荐蛋白摄入量 $0.8 \sim 1g/(kg \cdot d)$。对从慢性肾脏病 3 期起至没有进行透析治疗的患者,推荐蛋白摄入量 $0.6 \sim 0.8g/(kg \cdot d)$。在低蛋白饮食中,约 50% 的蛋白质应为高生物价蛋白,如蛋、瘦肉、鱼、牛奶等。透析患者的蛋白摄入详见本章第七节的相关内容。

2)保证充足的热量供给:充足的热量可减少体内蛋白质的分解,以避免发生负氮平衡。供给量为 $105 \sim 147kJ/(kg \cdot d)[25 \sim 35kcal/(kg \cdot d)]$,以碳水化合物为热量的主要来源,最好选用含蛋白质少的纯淀粉类食品(如麦淀粉、玉米淀粉等)代替米、面等谷类食品。另外,含蛋白质低而热量高的食物有土豆、白薯、淮山、芋头、藕、菱角粉、粉丝、凉粉、南瓜等。

3)其他:具体如下。①脂肪:摄入不超过总热量的 30%,不饱和脂肪酸和饱和脂肪酸摄入比例为 2:1,胆固醇摄入量 <300mg/d。②钠:一般每天钠摄入量不超过 2g,水肿、高血压、少尿者需进一步限制食盐摄入量。③钾:$GFR < 10ml/(min \cdot 1.73m^2)$、每天尿量 <1000mL 或血钾 >5.0mmol/L 时,需限制饮食中钾的摄入,禁用含钾高的低钠盐、平衡盐等特殊食盐,少用酱油等调味品,慎食含钾高的食物,如蘑菇、海带、豆类、桂圆、莲子、卷心菜、榨菜、香蕉、橘子等,含钾高的蔬菜在烹饪前浸泡、过沸水捞出可有效减少钾的含量。④磷:低磷饮食,每天磷摄入量 $800 \sim 1000mg$。避免含磷高的食物,如全麦面包、动物内脏、干豆类、坚果类、奶粉、乳酪、蛋黄、巧克力等。可选择磷/蛋白值低的食物摄入,如鸡蛋白、海参等;减少磷/蛋白值高的食物摄入,如蘑菇、葵花籽、酸奶等。限制含磷添加剂含量较高的食物和饮料摄入。⑤补充水溶性维生素和矿物质,如维生素 C、维生素 B_6、叶酸、铁等。

☞**考点提示**：慢性肾衰竭患者的饮食护理，尤其注意蛋白质摄入。

2. 病情观察 密切观察患者的生命体征，定时测量体重，准确记录出、入水量。定期监测血尿素氮、血肌酐、血电解质、血清蛋白、血红蛋白等的变化。观察有无液体量过多的症状和体征，注意有无感染的出现，有无高钾血症、低钙血症的征象，若发现异常，则应及时通知医生处理。

3. 对症护理

（1）维持电解质和液体平衡：有少尿、水肿、高血压和心力衰竭者，应限制饮水量及盐的摄入量。饮水量一般为 500mL 加上前一天的尿量再减去当天输液量，如果尿量＞1000mL/d 且无水肿，则不必限制；当患者血钾水平高、尿量少于 1000mL/d 时，应避免食含钾高的食物；出现骨质疏松和贫血时，应补充钙和铁含量多的食物。

（2）减轻恶心、呕吐可采取如下措施：具体如下。

1）于夜间睡前饮水 1 或 2 次，以防止因夜间脱水引起的尿毒素浓度升高而导致早晨恶心、呕吐。

2）及时清除呕吐物，保持口腔清洁、湿润。

3）对顽固性呕吐者可遵医嘱给予氯丙嗪肌内注射。

4）采用透析疗法，以清除血液中的代谢废物及有毒物质，可有效地减轻恶心、呕吐。

（3）皮肤护理：具体如下。

1）保持皮肤清洁，以温和的香皂或沐浴液清洗皮肤，洗后涂以润肤露，以避免皮肤干燥，加重瘙痒。

2）避免皮肤损害：指导患者将指甲修理平整并保持清洁，以防患者挠痒时抓破皮肤并造成感染。

3）保护水肿皮肤：水肿患者应注意皮肤清洁。指导患者抬高水肿部位，且每 2 小时改变一次姿势，以避免因水肿部位皮肤长期受伤而发生感染甚至压疮。

（4）预防感染：具体如下。

1）对病室每天通风 2 次，每次 15～30 分钟，以保持空气新鲜；每天用紫外线或空气喷雾消毒 1 次。

2）护士给患者进行各项护理操作时，应严格执行无菌操作原则。

3）进行保护性隔离，减少探视，告知患者及其家属拒绝上呼吸道感染及其他传染病者接触患者，告知患者应避免去公共场所。

4）加强生活护理，做好全身皮肤，口腔、外阴等的清洁，嘱患者保持个人卫生并解释其重要性。

5）合理饮食，以维持患者于最佳健康状况，提高机体抵抗力，注意保暖，防止受凉。

6）接受血液透析的患者，其乙型和丙型肝炎的发生率明显高于正常人群，可进行乙肝疫苗的接种，并尽量减少输注血液制品。

4. 用药护理 由于慢性肾衰竭治疗药物的种类较多，应注意观察其疗效和副作用。当患者蛋白质摄入低于 0.6g/（kg·d）时，应补充必需氨基酸或 α-酮酸。以 8 种必需氨基酸配合低蛋白、高热量的饮食治疗尿毒症，可使患者达到正氮平衡，并改善症状。必需氨基酸有口服制剂和静滴制剂 2 种，成人用量为每天 0.1～0.2g/kg，能口服者以口服为宜。静脉输入时应注意输液速度，如有恶心、呕吐，则应及时减慢输液速度，同时可给予止吐药。切勿在氨基酸溶液内加入其他药物，以免引起不良反应。

积极纠正患者的贫血，遵医嘱应用促红细胞生成素（EPO），每次皮下注射应更换注射部位。因 EPO 可使血压增高、促进血栓形成引发卒中的风险，血红蛋白升高过快（2 周内升高幅度＞10g/L）可引起心血管事件发生，故治疗期间需严格控制血压，Hb＞110g/L 时应减少 EPO 的使用剂量，观察有无高血压、头痛、血管通路栓塞、肌病或流感样症状、癫痫、高血压脑病等不良反应。每月定期监测血红蛋白、血清铁、转铁蛋白饱和度、铁蛋白等。

5.心理护理

（1）建立良好的护患关系：护士应通过与患者语言及非语言交流给予患者精心照顾，以取得患者的信任，获得良好的心理护理效应。

（2）稳定患者情绪：给予心理支持和疏导，主动倾听患者对感受的诉说，进行心理卫生指导，使其掌握自我调节的方法，如听音乐、看书、看电视、闭目养神、消除杂念等，以避免焦虑，绝望情绪的产生。

（3）提高患者对疾病的认识：护士应以坦诚的态度，实事求是地帮助患者分析现实健康状况、有利条件及可能产生的预后，使患者认识到心理状况对疾病康复的重要性，激发其生存欲望，使其树立战胜疾病的信心。

【健康教育】

1.疾病预防指导 早期发现和积极治疗各种可能导致肾损害的疾病，如高血压、糖尿病等。老年、高血脂、肥胖、有肾脏疾病家族史是慢性肾脏病的高危因素，此类人群应每半年检查尿常规、肾功能，以早期发现慢性肾脏病。已有肾脏基础病变者，注意避免加速肾功能减退的各种因素，如血容量不足、肾毒性药物的使用、尿路梗阻等。

2.疾病知识指导 向患者及其家属讲解慢性肾衰竭的基本知识，使其理解本病虽然预后较差，但只要坚持积极治疗，消除或避免加重病情的各种因素，就可以延缓病情进展，提高生存质量。指导患者根据病情和活动耐力进行适当的活动，以增强机体抵抗力，但需避免劳累，做好防寒保暖。注意个人卫生，注意室内空气清洁，经常开窗通风，但应避免对流风。避免与呼吸道感染者接触，尽量避免去公共场所。指导家属关心、照料患者，给患者以情感支持，使患者保持稳定积极的心理状态。

3.饮食指导 指导患者严格遵从慢性肾衰竭的饮食原则，强调合理饮食对治疗本病的重要性，教会患者在保证足够热量供给、限制蛋白质摄入的前提下，选择适合自己病情的食物品种及数量。指导患者在血压升高、水肿、少尿时，应严格限制水钠摄入。口渴时，可采用漱口、含小冰块、嚼口香糖等方法缓解。有高钾血症时，应限制含钾量高的食物。

4.病情监测指导 ①指导患者准确记录每天的尿量和体重。②指导患者掌握自我监测血压的方法，每天定时测量，慢性肾脏病 1~5 期者确保用药期间血压控制目标为 <130/80mmHg。③合并糖尿病者定期监测血糖，控制目标为空腹血糖 5~7.2mmol/L（睡前 6.1~8.3mmol/L），HbA1c <7%。④监测体温变化。⑤定期复查血常规、尿常规、肾功能、血清电解质等情况。其中尿蛋白、血肌酐、GFR 的理想控制目标为尿蛋白 <0.5g/24h，血肌酐浓度升高速度每年小于 50μmol/L，GFR 下降速度每年小于 4mL/min。⑥一般每 1~3 个月返院随访 1 次，出现下列情况时需及时就医：体重迅速增加超过 2kg、水肿、血压显著增高、气促加剧或呼吸困难、发热、乏力或虚弱感加重、嗜睡或意识障碍。

5.治疗指导 遵医嘱用药，避免使用肾毒性药物，不要自行用药。向患者解释有计划地使用血管以及尽量保护前臂、肘等部位的大静脉对于日后进行血透治疗的重要性，使患者理解并配合治疗。对已行血液透析者，应指导其保护好动静脉瘘管；对腹膜透析者，应指导其保护好腹膜透析管道。

第七节 泌尿系统疾病常用诊疗技术及护理

课件

一、血液透析术

血液透析（hemodialysis，HD）简称血透，是最常用的血液净化方法之一。它是指利用体外循环的血泵将患者的血液从体内引出，通过人工肾（透析器）半透膜清除血液中的小分子代谢废物（如尿素氮、肌酐）和水分，再输入体内的方法。

【血液透析原理】

1. **弥散(diffusion)**　指由于半透膜两侧的浓度差使溶质从浓度高的一侧跨膜移动到浓度低的一侧,最后达到膜两侧的浓度平衡的过程。在血液透析过程中,溶质的弥散与溶质的分子量大小、溶质的浓度差及透析器表面积、厚度和膜溶质渗透性等因素有关,此外,还与透析时的血流量和透析液流量有关。

2. **容量控制(又称超滤)**　指水分在压力梯度的作用下,从压力高的一侧跨膜移动到压力低的一侧,达到清除过多的液体负荷的过程。超滤量与透析器的超滤系数(超滤系数又与半透膜的面积和通透性相关)、跨膜压、透析时间有关。

【适应证和相对禁忌证】

1. **适应证**

(1)急性肾损伤:①心包炎和严重脑病;②高钾血症;③严重代谢性酸中毒;④对利尿剂无效的液体负荷;⑤少尿及无尿;⑥严重的钠代谢紊乱及高热。

(2)慢性肾衰竭:①非糖尿病肾病 GFR <10mL(min · 1.73m²),糖尿病肾病 GFR <15mL(min · 1.73m²)L;②严重的代谢性酸中毒,CO_2结合力 <13mmol/L;③有明显水潴留,如高度水肿、肺水肿、容量型高血压及高容量的心力衰竭等;④高钾血症,血 K^+ >6.5mmol/L;⑤合并有心包炎及严重的贫血。

(3)急性药物或毒物中毒:对凡是分子量小、水溶性高、与组织蛋白结合率低、能通过透析膜的药物或毒物所致的中毒,均可采取血液透析治疗。药物或毒物包括:如巴比妥类、地西泮、氯丙嗪、水合氯醛等镇静安眠药;阿米替林等三环类抗抑郁药;氨基苷类(庆大霉素、卡那霉素、链霉素)、利福平、异烟肼、万古霉素等抗生素;有机磷、汞、铝等金属;海洛因;某些造影剂;鱼胆及内源性毒素(氨、尿酸、乳酸等)。

(4)其他疾病:顽固性心力衰竭,严重的水、电解质紊乱及酸碱失衡,肝性脑病,常规治疗难以纠正。

2. **相对禁忌证**　血液透析无绝对禁忌证,其相对禁忌证有颅内出血或颅内压升高、药物难以纠正的休克、心律失常、心力衰竭、严重出血或感染、晚期恶性肿瘤、极度衰竭患者以及精神病不合作等。

【血液透析的护理】

1. **透析前的护理**　对首次透析者,应评估健康状况,包括生命体征、有无水肿、体重增长情况、有无出血倾向,特别是血管情况,并向患者介绍透析的有关知识,加强心理护理,消除患者的恐惧心理,取得其配合。对维持性透析的患者,透析前应测量患者的干体重,干体重指患者体内既没有多余水分潴留,也没有脱水时的体重,是一个相对的数值。具体数值的确定需结合患者的症状、食欲、营养状态及实验室检查结果综合评价,具体指患者无不适症状、血压正常、无水肿和体腔积液、X 线胸片心胸比<50%、无肺淤血表现时的体重。应了解患者的透析方式、透析次数、透析时间及抗凝血药应用情况。检查患者的血管通路是否通畅,局部有无感染、渗血、渗液等,中心静脉留置导管患者的导管是否固定完好。如有血液检查项目,则一般应在透析前取血标本送检。

2. **透析中的观察**　严密观察患者生命体征及透析的各项监测指标是否正常,如血流量、跨膜压、静脉压、超滤量、空气监测器、超滤时间等。同时观察有无并发症发生、监护系统有无报警、透析机运行是否正常。

3. **常见透析并发症的预防及处理**

(1)急性低血压:急性低血压是透析最常见的并发症之一,表现为透析过程中收缩压下降≥20mmHg 或平均动脉压下降≥10mmHg。原因:①超滤过多过快致急性低血容量;②透析时血浆胶体渗透压的下降也是低血压的机制之一,它与透析效率直接有关;③醋酸盐透析液有扩张血管的副作用;④患者自主神经功能紊乱、服用降压药、透析中进食、合并心肌病变和心律失常等情况。患者可出现恶心、呕吐、胸闷、面色苍白、出冷汗、头晕、心悸甚至一过性意识丧失等,多在血液透析第3、第4小时发生。处理措施:①立即降低血流量,减慢超滤,患者取头低脚高仰卧位,并给予氧气吸入;②静脉输注50%葡萄糖或生理盐水等;③严密监测血压变化,必要时可用升压药,若血压仍不升,则应停止透析。

（2）失衡综合征:指透析中或透析结束后不久出现的以神经精神症状为主的临床综合征,易发生于高尿素氮血症患者开始透析时,透析前升高的血清 BUN 和较高的血浆渗透压,再加上高效率透析,导致短时间内血清 BUN、血浆渗透压突然降低。在透析过程中,血清中的尿素和渗透压下降的速度比脑脊液中的快,促使水向脑细胞内转移而导致颅内高压,表现为头痛、视物模糊、恶心、呕吐、肌肉收缩、意识障碍甚至昏迷等。预防与处理措施:①对首次透析者,应采用诱导透析方式,即缩短透析时间（一般 2~3 小时）,脱水速度不能过快;②透析结束前 1 小时适当提高透析液中的钠浓度和葡萄糖浓度;③发生失衡综合征时,静脉注射高渗糖、高渗钠;④对严重者立即终止透析,静脉滴注甘露醇并进行相应抢救。

（3）透析器反应:指因使用新透析器产生的一组症状,又称为首次使用综合征,表现为皮肤瘙痒、荨麻疹、流涕、腹痛、胸痛、背痛,重者可发生呼吸困难甚至休克、死亡,常在透析开始 1 小时左右发生。预防与处理措施:①一般给予吸氧、抗组胺药物、止痛药物等对症处理后可缓解,无须停止透析;②若发生透析器反应,则应立即给予异丙嗪肌内注射、地塞米松 2~5mg 静脉注射或氢化可的松 100~200mg 静脉滴注,并注意保暖。

（4）出血:多由肝素应用不当、高血压、血小板功能不良等所致,表现为牙龈出血、消化道出血甚至颅内出血。处理措施:注意调整肝素的用量;严密观察患者的病情,一旦发现有出血,就应遵医嘱进行处理,对严重的颅内出血者,应停止透析。

（5）其他:如肌肉痉挛、心律失常、心肌梗死、心绞痛、栓塞（如空气栓塞、血栓栓塞）、失血等。

二、腹膜透析术

腹膜透析（peritoneal dialysis,PD）,简称腹透,是慢性肾衰竭患者最常用的替代疗法之一,指利用腹膜的半透膜特性,将适量透析液引入腹腔并停留一段时间,借助腹膜毛细血管内血液及腹腔内透析液中的溶质浓度梯度和渗透梯度进行水和溶质交换,以清除蓄积的代谢废物,纠正水、电解质、酸碱平衡紊乱。腹膜具有分泌、吸收、防御、调整、渗透及弥散功能。渗透和弥散功能使腹膜成为天然生物半透膜,从而具有透析功能。

腹膜透析具有操作简单,不需要特殊设备、血管通路及抗凝剂,可持续 24 小时,可平稳、缓慢、温和地清除毒素和水分,对心血管系统的干扰较少,可大大改善患者的预后,因此,其应用前景较好。常见的腹膜透析方式包括持续非卧床腹膜透析（continuous ambulatory peritoneal dialysis,CAPD）、间歇性腹膜透析（intermittent peritoneal dialysis,IPD）、持续循环腹膜透析（continuous cycle peritoneal dialysis,CCPD）、夜间间歇性腹膜透析（nocturnal intermittent peritoneal dialysis,NIPD）和自动腹膜透析（automated peritoneal dialysis,APD）等。目前以双连袋可弃式"Y"形管道系统（简称双联系统）的持续非卧床腹膜透析在临床应用最广。

【腹膜透析原理】

1. 弥散作用　腹膜是一种半透膜,腹膜两侧的浓度差使溶质从浓度高的一侧跨膜移动到浓度低的一侧,最终达到膜腹两侧浓度的平衡。

2. 渗透超滤　由于腹透液具有高渗透性,与血液间形成渗透梯度,水分可从血液移向腹膜透析液中,达到清除水分的目的。

【适应证和禁忌证】

1. 适应证 同血液透析。

2. 禁忌证

(1)绝对禁忌证:①腹膜感染或肿瘤导致腹膜广泛粘连或纤维化;②腹壁广泛感染或严重烧伤或其他皮肤病。

(2)相对禁忌证:①腹部有创伤或手术后3天内;②肠梗阻、肠麻痹、严重肠胀气、妊娠晚期或腹内巨大肿瘤;③膈肌缺损;④局限性腹膜炎及腹腔脓肿、肠造瘘或腹部引流;⑤严重呼吸功能障碍;⑥精神病患者或不合作者。

【腹膜透析的护理】

1. 饮食护理 因腹膜透析时导致体内蛋白质及多种营养成分丢失,故应增加患者蛋白质的摄入。蛋白质的摄入量为 $1.2 \sim 1.3g/(kg \cdot d)$,高分解状态者可加至 $1.5g/(kg \cdot d)$,50% 以上为优质蛋白。热量摄入为 $147kJ/(kg \cdot d)$ [$35kcal/(kg \cdot d)$]。水分的摄入根据尿量及超滤量而定,如患者没有明显的高血压、水肿等,则每天水分摄入量 = 500mL + 前一天尿量 + 前一天腹膜超滤量。同时注意能量、钾、钙、铁及维生素等的摄入,维持患者的营养平衡。

2. 腹透操作注意事项 ①分离和连接各种导管前要注意消毒和严格执行无菌操作原则,腹膜透析换液的场所应清洁、相对独立、光线充足,每天进行紫外线消毒;②在将腹膜透析液输入腹腔前要加热至37℃;③观察透析管出口处的皮肤有无渗血、漏液、红肿等;④嘱患者沐浴时注意保护透析管,可用防水的胶布包好并固定,淋浴后将其周围皮肤轻轻擦干并重新消毒包扎;⑤准确记录透析液进出腹腔的时间、液量,定期送引流液做各种检查,监测生命体征;⑥保持导管和皮肤出口处清洁、干燥。

3. 常见并发症的观察及护理

(1)透析液引流不畅或腹膜透析管堵塞:为常见并发症,若发生,则可影响腹膜透析的正常进行,多由导管移位、受压、扭曲、纤维蛋白堵塞、大网膜包裹等所致。处理措施:①改变患者体位;②排空膀胱;③应用导泻剂或灌肠,增加患者的肠蠕动;④向腹膜透析管内注入肝素、尿激酶、生理盐水等溶解纤维蛋白;⑤也可在 X 线透视下调整透析管的位置或手术重新置管。

(2)腹膜炎:为腹膜透析严重的并发症,是导致腹膜透析失败的常见原因之一,以细菌性腹膜炎多见,常表现为透析液混浊、腹痛,或伴有发热(为低中度发热)、恶心、呕吐等症状。处理措施:冲洗腹腔及腹膜透析液中加入抗生素,也可全身应用抗生素。

(3)腹膜透析液渗漏:由腹膜切口过大或荷包缝合不当所致。手术结束时,应在确认腹膜透析液灌入无渗漏后方可关腹。

(4)腹腔脏器损伤(如肠梗阻、膀胱损伤等):多见于临时腹膜透析管穿刺时,当膀胱充盈或肠粘连时易发生,术前应排空膀胱,有阻力感时避免硬插,以防止损伤发生。

(5)腹痛:可因放液或滤液速度过快、透析液 pH 过低、透析液温度过高或过低、透析液中的某些化学成分刺激引起,而腹膜炎为腹痛的常见原因。处理:注意调节透析液的温度;控制好透析液的进出速度;积极预防及治疗腹膜炎。

(6)其他并发症:如低血压、脱水、血性腹水、低钾血症、肺功能不全、胸腔积液及导管出口处皮肤感染等。

三、肾穿刺术

肾穿刺术又称经皮肾穿刺活组织检查术,是常用的诊断肾脏疾病的重要辅助检查方法。肾穿刺术创伤小、操作简单、成功率高(可达 90% 以上),对明确肾脏病的诊断、病理类型和指导治疗、判断预后具有重要价值。

【适应证和禁忌证】

1. 适应证 原发性肾小球疾病、原发性肾病综合征、原因不明的肾小球性蛋白尿或肾小球性血尿、原因不明的急性肾损伤、全身免疫性疾病所致的肾损害、判断肾移植后排斥反应等。

2. 禁忌证 有明显出血倾向未纠正或严重贫血或穿刺部位皮肤感染、精神病或不合作、重度高血压未控制、固缩肾、孤立肾、多囊肾、慢性肾衰竭尿毒症、肾结核、肾脓肿、肾肿瘤及高度腹水、心力衰竭、妊娠、全身衰竭等。

【肾穿刺术的护理】

1. 术前准备

（1）用物准备：治疗盘、肾脏穿刺包、2% 利多卡因或 1% 普鲁卡因、注射器、小剪刀、无菌手套、棉签、胶布、多头腹带、沙袋、甲醛及戊二醛固定液、标本瓶、冰瓶等。

（2）患者准备：①向患者说明穿刺的目的、过程和术中注意事项，消除患者的恐惧心理，签属知情同意书。②指导患者练习俯卧位呼吸末屏气（每次屏气在 15 秒以上）及床上排尿、排便。③抽血，查出、凝血时间，血小板计数及凝血酶原时间，以了解有无出血倾向；查血肌酐、尿素氮，以了解肾功能情况；查血型并备血；留尿，做尿常规和细菌培养，以排除上尿路感染；做肾 B 超、肾区平片检查，以帮助定位、测量肾大小及排除孤立肾和多囊肾。④监测生命体征，将血压控制在 140/90mmHg 以下。⑤术前 2～3 天肌内注射维生素 K，术前禁食 8 小时，术前 1 小时肌内注射地西泮。

2. 术中配合 ①安置患者于俯卧位，在其腹下垫 10cm 厚的硬枕，将肾脏顶向背侧和避免穿刺时滑动移位；②在 B 超定位下确定穿刺部位，常取右肾下极；③协助术者常规消毒局部皮肤，戴无菌手套，铺无菌洞巾，用 0.2% 利多卡因于穿刺点进行局部麻醉；④根据 B 超测量的皮肾距离，穿刺针刺入肾包膜脂肪囊时嘱患者于吸气末屏气，立即快速将 Turkel 肾穿刺针刺入肾脏 3cm 左右，取出肾组织并迅速拔针，告知患者恢复呼吸；⑤拔针后，立即局部压迫 5 分钟，然后置小沙袋，再用腹带包扎腰腹部，安置患者俯卧休息。

3. 术后护理 ①术后绝对卧床 24 小时，先俯卧 4～6 小时，定时测量血压及脉搏，6 小时后如无异常，且无持续性腰痛、腹痛、肉眼血尿等，则可解除小沙袋，改为仰卧。如血压、脉搏稳定，则术后 24 小时可解除腹带，协助患者下床活动，但应避免剧烈活动，以防伤口出血。②密切观察患者表情、尿液颜色等，如出现血尿、呼吸困难、面色苍白、出冷汗等，则应立即通知医生处理。③鼓励患者多饮水，以尽快排出尿路中的凝血块。可给予 5% 碳酸氢钠静脉滴注，碱化尿液，以促进造影剂排泄。④必要时，使用止血药及抗生素，以防出血和感染。⑤术后 3 周内避免举重物及进行其他剧烈活动。

（余 霞 曾琛琛 吴绪红）

目标检测

1. 肾病综合征水肿的特点是（ ）。

　　A. 下肢水肿明显　　　　　　B. 呈低垂性水肿　　　　　　C. 以眼睑、面部水肿为主

　　D. 无胸腹水发生　　　　　　E. 水肿一般不严重

2. 反映肾小球滤过功能最可靠的指标是（ ）。

　　A. 内生肌酐清除率　　　　　B. 血肌酐　　　　　　　　　C. 血尿素氮

　　D. 血尿酸　　　　　　　　　E. 尿肌酐

3. 患者，女，50 岁，慢性肾炎 20 年，近来精神萎靡，食欲差，24 小时尿量 80mL，下腹部空虚，无胀痛，请评估该患者的

参考答案

排尿型态为(　　)。

　　A. 尿潴留　　　　　　　　　　B. 尿失禁　　　　　　　　　　C. 少尿

　　D. 无尿　　　　　　　　　　　E. 排尿正常

4. 患者,男,表现为高度水肿、低蛋白血症、高胆固醇血症、大量蛋白尿,可考虑为(　　)。

　　A. 慢性肾盂肾炎　　　　　　　B. 慢性肾炎高血压型　　　　　C. 急性肾小球肾炎

　　D. 肾病综合征　　　　　　　　E. 急进性肾炎

5. 原发性肾病综合征水肿的最主要原因是(　　)。

　　A. 肾小球滤过率降低　　　　　B. 肾小管重吸收增加　　　　　C. 大量白蛋白丢失

　　D. 继发性醛固酮增多　　　　　E. 继发性心功能不全

6. 患者,男,30 岁,近年来出现乏力、眼睑水肿,尿检有蛋白尿及颗粒管型。给予优质低蛋饮食。优质蛋白
　　为(　　)。

　　A. 植物蛋白　　　　　　　　　B. 动物蛋白　　　　　　　　　C. 人工合成蛋白

　　D. 氨基酸　　　　　　　　　　E. 含人体不能合成的氨基酸的食物蛋白

7. 患者,女,27 岁,反复尿频、尿急、尿痛史,肾区叩击痛阳性。下列健康指导中对其不妥的是(　　)。

　　A. 多饮水　　　　　　　　　　B. 保持大便通畅　　　　　　　C. 保持外阴清洁

　　D. 禁用盆浴　　　　　　　　　E. 经常预防性服用抗菌药物

8. 患者,女,28 岁,畏寒、发热 1 天,腰痛伴尿路刺激征半天入院,初步诊断为急性肾盂肾炎。鼓励患者多饮水的主
　　要目的是(　　)。

　　A. 加速退热　　　　　　　　　B. 保持口腔清洁　　　　　　　C. 保持体液平衡

　　D. 减少药物不良反应　　　　　E. 促进细菌、毒素排出

9. 下列关于肾衰竭少尿期患者护理的描述,正确的是(　　)。

　　A. 大量补液　　　　　　　　　B. 摄入含钾食物　　　　　　　C. 禁用库存血

　　D. 及时补充钾盐　　　　　　　E. 加强蛋白质摄入

10. 患者,男,50 岁,患慢性肾衰竭,出现胸闷、心慌、咳嗽、烦躁不安。查体:端坐位,口唇发绀,颈静脉怒张。心界向
　　两侧扩大,心音减弱,两肺底有湿啰音。此时该患者最可能发生的情况是(　　)。

　　A. 尿毒症性肺炎　　　　　　　B. 尿毒症性胸膜炎　　　　　　C. 尿毒症性心力衰竭

　　D. 尿毒症性心包炎　　　　　　E. 尿毒症性心律失常

第六章 血液系统疾病患者的护理

思维导图

学习目标

素质目标：具备爱岗敬业、关爱患者的职业精神和善于沟通的职业素质，具有严谨求实的科学态度，乐于思考、勇于探索的科学精神，具有高尚的职业道德，尊重患者、关爱生命。

知识目标：掌握血液系统疾病患者的常见症状、体征及护理；掌握贫血、出血性疾病、白血病、淋巴瘤患者的临床表现、护理诊断/问题、护理措施与健康指导；熟悉造血组织功能、血细胞的组成与生理功能，熟悉血液系统疾病的病因和治疗要点；了解血液系统疾病的发病机制、辅助检查。

能力目标：能够正确运用化疗药物，能够根据骨髓象检查判断结果，可进行骨髓穿刺术、外周穿刺中心静脉导管技术、静脉输液港技术、造血干细胞移植的配合与护理；能够运用护理程序对患者实施整体护理。

第一节 血液系统概述

血液系统疾病是指原发或主要累及血液和造血器官的疾病，简称血液病。血液病的病种较多，包括各类红细胞疾病、白细胞疾病及出血性疾病，其共同特点多表现为骨髓、肝、脾、淋巴结等器官的病理损害，周围血细胞成分质和量的改变，机体免疫功能低下及出、凝血机制的障碍。近年来，随着基础医学研究的不断深入和发展，促进了血液学的研究，使血液病的治疗进展很快，如联合化疗、造血干细胞移植、血液分离、免疫治疗、细胞因子的临床应用及成分输血等，尤其是近年来广泛开展的造血干细胞移植，有可能根治血液系统恶性疾病。在配合开展新技术、新疗法的过程中，血液病的专科护理也得到发展，包括饮食护理、心理护理、症状护理（特别是预防和控制感染、出血的护理）、各种化疗药物的配制与应用、成分输血的护理等，使某些危重血液患者能够度过危险期，使病情得到控制，对提高疾病缓解率、延长患者生存期及改善生活质量起到了重要作用。

一、造血组织、造血功能与造血调控

1. 造血组织 包括骨髓、胸腺、肝、脾、淋巴结、胚胎及胎儿的造血组织。卵黄囊是胚胎期最早出现的造血场所，卵黄囊退化后，由肝、脾代替其发挥造血功能；胚胎后期及出生后，骨髓成为主要的造血器官。当机体需要时，如感染、慢性溶血时，已经停止造血的肝、脾可部分地恢复其造血功能，成为髓外造血的主要场所。

骨髓是人体内最重要的造血器官，位于骨髓腔内，占体重的4.5%，可分为红骨髓和黄骨髓。红骨髓为造血组织，黄骨髓为脂肪组织。婴幼儿时期，所有骨髓均为红骨髓，造血功能旺盛。随着年龄的增长，除了四肢长骨的骨骺端及躯干骨，其余骨髓腔内的红骨髓逐渐被黄骨髓取代。但当机体需要大量血细胞时，黄骨髓可转变为红骨髓而参与造血。

2. 造血干细胞（hemopoietic stem cell, HSC） 是各种血细胞的起始细胞，具有不断自我更新、多向分化和增殖的能力，又称为多能或全能干细胞。在一定条件和某些因素的调节下，HSC能增殖、分化

为各类血细胞的祖细胞,即造血祖细胞。因祖细胞已经失去多向分化的能力,只能向一个或几个血细胞系定向增殖与分化,如红细胞系、巨核细胞系和粒细胞系,故又称为定向干细胞。造血干细胞最早起源于胚胎期第3周初的卵黄囊中的血岛,后经血流迁移到胚胎的肝、脾和骨髓。脐带血和胎盘血中也含有较多的 HSC。出生后,HSC 主要存在于红骨髓,外周血中的含量明显减少。HSC 在体内形成 HSC 池,在细胞因子的调控下,其自我更新与多向分化之间保持动态平衡,以维持 HSC 数量的稳定。当一些致病因素使 HSC 受损时,可导致一些造血系统疾病。

3. 造血微环境　主要由微血管系统、进入骨髓的神经、基质及其他结缔组织组成,是造血干细胞定居、存活、增殖、分化和成熟的场所。造血微环境可直接与造血细胞接触或释放某些因子,影响或诱导造血细胞的生成。其包括:正调控因子,如促红细胞生成素(erythropoietin,EPO)、集落刺激因子(colony - stimulating factor,CSF)及白介素 - 3(IL - 3)等;负调控因子,如肿瘤坏死因子 - α(TNF - α)、γ 干扰素(IFN - γ)等。正调控因子与负调控因子互相制约,维持着体内造血功能的平衡。

二、血液组成及血细胞的生理功能

血液是循环流动在心脏和血管系统中的液体,由血浆和血细胞组成,血细胞种类和正常参考值见表 6 - 1。正常成人血液占体重的 7%~8%,其中血浆占血液容积的 55%,为一种淡黄色的透明液体;细胞成分约占血液容积的 45%,包括红细胞、白细胞和血小板。

表 6 - 1　血细胞分类及正常参考值

分类	正常参考值
红细胞($\times10^{12}$/L)	成年男性 4~5.5,成年女性 3.5~5
白细胞($\times10^9$/L)	4~10
杆状核(%,$\times10^9$/L)	0~5(0.04~0.05)
分叶核(%,$\times10^9$/L)	50~70(2~7)
嗜酸性粒细胞(%,$\times10^9$/L)	0.5~5(0.05~0.5)
嗜碱性粒细胞(%,$\times10^9$/L)	0~1(0~0.1)
淋巴细胞(%,$\times10^9$/L)	20~40(0.8~4)
单核细胞(%,$\times10^9$/L)	3~8(0.12~0.8)
血小板($\times10^9$/L)	100~300
网织红细胞(%,$\times10^9$/L)	0.5~1.5(24~84)

红细胞(red blood cell,RBC)与网织红细胞(reticulocyte,RET):成熟红细胞是边缘较厚,中央略凹的圆盘形细胞,具有较大的表面积,有利于气体交换。成熟红细胞内无细胞核和细胞器,胞质内充满血红蛋白(hemoglobin,HB)。血红蛋白具有运输氧及二氧化碳能力。与氧结合的血红蛋白称为氧合血红蛋白,色鲜红。因为动脉血所含的血红蛋白大部分为氧合血红蛋白,所以颜色鲜红。与二氧化碳结合的血红蛋白称为碳酸血红蛋白。氧及二氧化碳同血红蛋白的结合都不牢固,容易分离。此外,红细胞还具有可塑变形性、渗透脆性与悬浮稳定性等生理特性。通过测定这些生理特性有无改变,有助于相关疾病的诊断。网织红细胞是存在于外周血液中的尚未完全成熟的红细胞。网织红细胞计数能反映骨髓造血功能,对贫血等血液病的诊断和预后估计有一定的临床意义。若红细胞数目明显减少,则可引起机体重要组织和器官缺氧,并引起功能障碍。

白细胞(white blood cell,WBC):分为 5 种,按照体积从小到大是淋巴细胞、嗜碱性粒细胞、中性粒细胞、单核细胞和嗜酸性粒细胞。白细胞具有变形、趋化、游走和吞噬等生理特性,是人体防御系统的重要组成部分。其中,中性粒细胞含量最多,具有吞噬异物(尤其是细菌)的功能,是人体抵御病原微生物入侵的第一道防线。单核细胞具有清除死亡或不健康的细胞及其破坏后的产物、微生物的作用，是人体抵御病原微生物入侵的第二道防线。嗜酸性粒细胞具有抗过敏和抗寄生虫作用。嗜碱性粒细胞能释放组胺及肝素。T淋巴细胞约占淋巴细胞的75%，参与人体细胞免疫（如抗肿瘤、排斥异体移植物等），并具有调节免疫的功能；B淋巴细胞又称抗体形成细胞，受到抗原刺激后可以增殖分化为浆细胞，产生抗体，参与人体体液免疫。当白细胞数目减少，尤其是粒细胞减少时，容易诱发各种感染。

血小板（platelet，PLT）：主要功能是凝血和止血，具有黏附、释放、聚集、收缩与吸附的生理特性。血浆成分复杂，含有多种蛋白质、凝血与抗凝血因子、补体、抗体、酶、各种激素与营养物质。当血小板数目减少、血小板功能障碍或各种凝血因子缺乏时，均可导致出血。

☛**考点提示**：红细胞、白细胞与血小板的生理功能。

三、辅助检查

1. 血象检查 为临床血液病诊断和病情观察最基本的实验室检查方法，主要包括血细胞计数、血红蛋白测定、网织红细胞计数及血涂片进行血细胞的形态学检查等。外周血细胞的质和量的改变常可反映骨髓造血的病理变化。

2. 骨髓细胞学检查 可了解骨髓造血细胞生成的质与量的变化，对多数血液病的临床诊断和鉴别诊断起着决定性作用。其包括骨髓涂片与骨髓活检（骨髓象）检查，可判断骨髓的增生程度和骨髓中各种细胞及其各发育阶段细胞的比例，为最常用的评价指标。骨髓的增生程度，按骨髓中有核细胞数量，可分为增生极度活跃、明显活跃、活跃、减低和明显减低5个等级。通过血细胞化学染色检查可了解血细胞的类型，对某些血液病的诊断和疗效评价具有重大意义，其中铁染色可用于缺铁性贫血的诊断及指导铁剂治疗。

3. 影像学检查 主要包括B超、CT、MRI、PET、放射性核素等。

4. 其他检查 包括免疫学、细胞遗传学及分子生物学检查，止血、凝血功能检查，溶血试验及血红蛋白电泳检测，血清铁蛋白及血清铁检测，病理活检及组织学检查等。

第二节 血液系统疾病患者常见症状及体征的护理

🔍 **案例导学**

课件

> 患者，女，30岁，1年多来反复发生双下肢瘀斑，月经量增多。
>
> 辅助检查：体温36.2℃，脉搏88次/分，呼吸20次/分，血压110/70mmHg，血红蛋白浓度90g/L，红细胞计数 3.0×10^{12}/L，血小板计数 50×10^9/L，既往身体健康。
>
> 初步诊断：慢性特发性血小板减少性紫癜。
>
> **请思考：**
>
> 1. 该患者目前存在哪些护理问题？
>
> 2. 如何对该患者进行护理？

一、出血或出血倾向

出血是指机体自发性出血和（或）血管损伤后出血不止。

【护理评估】

1. 健康史 询问患者有无下列疾病。

(1)血管壁异常:如遗传性出血性毛细血管扩张症、过敏性紫癜及某些感染性疾病等。

(2)血小板异常:如特发性血小板减少性紫癜、脾功能亢进、再生障碍性贫血、白血病、血小板无力症等。

(3)凝血异常:如肝病致凝血因子缺乏、血友病、尿毒症性凝血异常、弥散性血管内凝血(DIC)等。

2.身体状况

(1)症状:出血部位可遍及全身,以皮肤、牙龈及鼻腔出血最为多见。此外,还可发生关节腔、肌肉及眼底出血。内脏出血多为重症,可表现为消化道出血(呕血、便血)、泌尿道出血(血尿)及女性生殖道出血(月经过多)等,严重者可因发生颅内出血而导致死亡。血管脆性增加及血小板异常所致的出血多表现为皮肤黏膜瘀点、瘀斑;凝血因子缺乏引起的出血常有关节腔出血或软组织血肿。

(2)体征:重点观察有无与出血相关的体征及特点,包括有无皮肤黏膜瘀点、瘀斑,及其数目、大小、分布情况;有无鼻腔黏膜与牙龈出血;有无伤口渗血,有无关节肿胀、压痛、畸形及功能障碍等。对于主诉头痛的患者,要注意检查瞳孔和脑膜刺激征。此外,还需监测患者的意识状态和生命体征。

☞考点提示:出血的症状与体征表现。

3.辅助检查 血小板计数、出血时间、凝血时间、凝血酶原时间、血管脆性试验。

4.心理和社会支持状况 反复和大量出血常引起患者恐惧心理,长期出血治疗效果不佳常导致患者抑郁、悲观。了解患者对疾病的认识、治疗的态度。了解患者的家庭情况(尤其是经济能力)、家属对患者的关心和支持程度。此外,还应了解其工作单位或社区能提供的支持及有无医疗保障。

【护理诊断/问题】

1.有出血的危险 与血管壁异常、血小板减少、凝血因子缺乏有关。

2.恐惧 与出血量大或反复出血有关。

【护理措施】

1.病情观察 注意观察患者出血的发生部位、发展或消退情况;及时发现新的出血、重症出血及其先兆,并应结合患者的基础疾病及相关辅助检查结果,作出正确的临床判断。如急性早幼粒细胞白血病(M_3)是出血倾向最为明显的一种白血病,当患者的血小板计数低于 $20 \times 10^9/L$ 时,可发生自发性出血,甚至是致命的颅内出血。此外,高热可增加患者出血的危险。

2.一般护理 为了避免增加出血的危险或加重出血,应做好出血患者的休息与饮食指导。若出血局限于皮肤黏膜且较为轻微,则无须太多限制;若血小板计数 $<50 \times 10^9/L$,则应减少活动,增加卧床休息时间;若严重出血或血小板计数 $<20 \times 10^9/L$,则必须绝对卧床休息,协助做好各种生活护理。鼓励患者进食高蛋白、高维生素、易消化的软食或半流食,禁食过硬的食物。保持大便通畅,排便时不可过于用力,以免因腹压突然升高而诱发内脏出血。对便秘者可使用开塞露或缓泻剂,以促进排便。

3.皮肤出血的预防和护理 避免因人为损伤而导致或加重出血。保持床单平整,被褥衣裤轻软。避免肢体的碰撞或外伤。清洗或沐浴时,避免水温过高和过于用力擦洗皮肤。勤剪指甲,以免抓伤皮肤。对高热患者禁用酒精擦浴降温。进行各项护理操作时,动作应轻柔,尽可能减少注射次数。进行静脉穿刺时,应避免用力拍打及揉擦。扎止血带时,不宜过紧和时间过长。注射或穿刺部位拔针后,应适当延长按压时间,必要时进行局部加压包扎。此外,注射或穿刺部位应交替使用,以防局部血肿形成。

4.鼻出血的预防与护理

(1)防止因鼻黏膜干燥而出血:保持室内相对湿度在 50%~60%。

(2)避免人为诱发出血:指导患者勿用力擤鼻;避免用手抠鼻痂或外力撞击鼻部。

(3)少量出血时,可用棉球或明胶海绵填塞,无效者可用 0.1% 肾上腺素棉球或凝血酶棉球填塞,并局部冷敷。出血严重(尤其后鼻腔出血)时,可用凡士林油纱条行后鼻腔填塞术,术后定时滴入无菌液状石蜡,3天后可轻轻取出油纱条。加强口腔护理,保持口腔湿润,以增加患者舒适感、避免局部感染。

5. 口腔、牙龈出血的预防与护理 为防止因口腔黏膜、牙龈损伤而导致或加重局部出血,可指导患者用软毛牙刷刷牙,忌用牙签剔牙;尽量避免食用煎炸食物、带刺或含骨头的食物、带壳的坚硬食品及质硬的水果等;进食时要细嚼慢咽,避免损伤口腔黏膜。牙龈渗血时,可用凝血酶或0.1%肾上腺素棉球、明胶海绵片贴敷牙龈或局部压迫止血,并及时用生理盐水或1%过氧化氢清除口腔内的陈旧血块。

6. 关节腔出血或深部组织血肿的预防与护理 减少活动量,避免过度负重和易致创伤的运动。一旦发生出血,就应立即停止活动,卧床休息。对关节腔出血者,应抬高患肢并固定于功能位;对深部组织出血者,要注意测量血肿范围,局部冷敷冰袋,减少出血,同时进行局部压迫止血。当出血停止后,应改为热敷,以利于淤血的消散。

7. 内脏出血的护理 消化道出血者的护理详见第四章第十二节的相关内容;对月经量过多者,可遵医嘱给予三合激素(其组成为苯甲酸雌二醇、黄体酮、丙酸睾酮)治疗。

8. 眼底及颅内出血的预防与护理 保证充足睡眠,避免情绪激动、剧烈咳嗽和过度用力排便等。伴有高血压者需监测血压。若突发视野缺损或视力下降,则常提示眼底出血。应尽量让患者卧床休息,减少活动,避免揉擦眼睛,以免加重出血。若患者突然出现头痛、视物模糊、呼吸急促、喷射性呕吐甚至昏迷、双侧瞳孔变形不等大、对光反射迟钝,则提示有颅内出血。颅内出血是血液病患者死亡的主要原因之一,一旦发生,就应及时报告医生,并做好相关急救工作的配合:立即采取头高位,将患者头部偏向一侧;随时吸出呕吐物,保持呼吸道通畅;吸氧;迅速建立2条静脉通路,遵医嘱快速静脉滴注或静脉注射20%甘露醇、50%葡萄糖、地塞米松、呋塞米等,以降低颅内压,同时进行输血或成分输血;保留尿管;观察并记录患者的意识状态、生命体征及瞳孔、尿量的变化,做好交接班。

9. 输血或成分输血的护理 出血明显者,遵医嘱给予新鲜全血、浓缩血小板悬液、新鲜血浆或抗血友病球蛋白浓缩剂等。输血前应认真核对;新鲜血浆应于采集后6小时内输完;血小板取回后应尽快输入;用生理盐水抗血友病球蛋白浓缩剂稀释时,应沿瓶壁缓缓注入生理盐水,勿剧烈冲击或振荡,以免因泡沫形成而影响注射;观察有无输血反应。

10. 心理护理 加强沟通,耐心解释与疏导。简要介绍导致出血的原因、减轻或避免加重出血的方法、目前治疗与护理的主要措施及其配合要求等,特别要强调紧张与恐惧不利于控制病情。注意营造一个良好的住院环境,建立良好互信的护患关系,尽可能避免不良刺激对患者的影响。当患者突然出血时,护士应保持镇静,迅速通知医生并配合抢救。

☞**考点提示**:出血的护理措施。

二、发热

发热是血液病患者的常见症状之一。因为正常白细胞数量减少和(或)质量异常,机体免疫力降低及营养不良、化疗、贫血等因素的影响,所以血液病患者容易发生感染。继发感染是白血病患者最常见的死亡原因。

【护理评估】

1. 健康史 询问患者有无粒细胞缺乏症、白血病、再生障碍性贫血、淋巴瘤等疾病;有无受凉、不洁饮食史。

2. 身体状况

(1)症状:感染可发生在各个部位,其中以口腔炎、咽峡炎、牙龈炎最常见。肺部感染、皮肤或皮下软组织化脓性感染、肛周炎、肛周脓肿等亦常见。泌尿道感染以女性居多。发热常伴发以下表现：发热伴口腔黏膜溃疡或糜烂，为口腔炎；伴咽部充血、扁桃体肿大，为咽峡炎；伴咳嗽、咳痰及肺部干、湿啰音，为肺部感染；伴皮肤红肿、溃烂，为皮肤软组织感染；伴肛周局部红肿、疼痛、糜烂、出血，为肛周炎或肛周脓肿；伴尿频、尿急、尿痛等，为泌尿道感染。急性白血病和急性再生障碍性贫血患者严重感染时，可出现菌血症或败血症表现。

☞**考点提示**：血液系统疾病感染的好发部位。

（2）体征：患者的生命体征可发生改变，尤其是体温会升高；咽和扁桃体会充血、肿大；口腔黏膜出现溃疡；肺部出现啰音；肛周出现红肿等。

3. 辅助检查　血常规、尿常规、X线检查、骨髓检查有无异常。患者的分泌物、渗出物或排泄物的细菌涂片或培养结果有无异常。当中性粒细胞绝对值 $< 1.5 \times 10^9/L$ 时，称粒细胞减少症，$< 0.5 \times 10^9/L$ 时称粒细胞缺乏症，常见于病毒感染、再生障碍性贫血、粒细胞减少症等。正常白细胞分类中不应出现或偶尔可见少许幼稚细胞，若出现大量幼稚细胞，则应警惕白血病或类白血病，应进一步做检查以明确诊断。

4. 心理和社会支持状况　了解患者对疾病的认识、治疗的态度，疾病对其生活或工作的影响，是否存在角色适应不良。了解患者的家庭情况（尤其是经济能力）、家属对患者的关心和支持程度。此外，还应了解其工作单位或社区能提供的支持、有无医疗保障。

【护理诊断/问题】

体温过高　与继发感染、肿瘤细胞释放内源性致热因子有关。

【护理措施】

1. 病情观察　观察体温变化及热型，发热前有无寒战和伴随症状。观察感染部位的病情变化，注意呼吸、心率、脉搏、血压的变化。

2. 饮食护理　给予高热量、高蛋白、富有营养、易消化的流质或半流质饮食，以补充机体的热量消耗，提高机体的抵抗力。注意饮食卫生，忌食生冷及不洁之物。

3. 发热的护理　①病室应空气清新、安静、避免噪音，温湿度适宜；②鼓励患者多饮水，至少2000mL/d，以补充水分的消耗；③对高热患者可给予物理降温，包括前额、腋下、腹股沟等处局部冷敷，32～34℃温水擦浴，有出血倾向者禁用乙醇擦浴，以免因局部血管扩张而引起再出血；④降温无效时，遵医嘱应用药物降温，严格掌握药物的适应证及注意事项，降温不宜过速，防止发生虚脱，密切观察用药后的反应，有出血倾向者慎用解热镇痛药。

4. 皮肤、黏膜护理

（1）皮肤护理：患者宜穿棉质、透气衣服，注意保暖，防止受凉，勤剪指甲，避免抓伤皮肤，勤洗淋浴澡，勤换衣裤，保持皮肤清洁、干燥。对高热患者，应及时擦洗和随时更换汗湿的衣服、床单、被套等。对年老体弱长期卧床者，每天用温水擦洗皮肤，按摩受压部位，协助翻身，预防压疮、溃疡。女性患者应注意会阴部清洁，每天清洗会阴部2次，月经期间应增加清洗次数。

（2）鼻腔护理：忌用手指挖鼻腔，鼻腔干燥时可用抗生素软膏涂抹鼻腔黏膜。

（3）口腔护理：①每天进行口腔护理4次，根据口腔pH酌情选择合适的漱口液（如1%～4%碳酸氢钠液、3%硼酸水、呋喃西林液等），于进餐前后正确漱口。若疑为厌氧菌感染，则可选用1%～3%过氧化氢溶液；对口腔真菌感染的预防与治疗可选用1%～4%碳酸氢钠溶液、制霉菌素溶液（制霉菌素片剂250万单位研磨至细粉加入无菌蒸馏水250mL）。每次含漱时间为15～20分钟，至少每天3次，建议三餐前后以及睡前含漱。②不能用牙签剔牙。③出现口腔黏膜改变，应取分泌物做细菌培养加药物敏感试验，增加口腔护理次数。④出现口腔黏膜疼痛影响进食与睡眠时，可在漱口液内加入2%

利多卡因止痛。

（4）肛周皮肤护理：便后、睡前用 1∶5000 高锰酸钾溶液坐浴，每次 15 分钟以上，以防肛周皮肤感染；保持大便通畅，便后洗净肛门周围皮肤。对有肛裂或肛周感染者，给予局部湿热药敷，发现肛周脓肿时，应通知医生及时处理。

5. 用药护理　遵医嘱及时、准确使用抗生素，抗生素要现用现配。对长期使用抗生素的患者，应注意观察有无口腔黏膜真菌感染征象。

6. 预防院内感染　①保持病室整洁，空气新鲜，每天通风换气 2 次，每次 30 分钟。每天用紫外线灯进行空气消毒 1 或 2 次，每次 20～30 分钟。经常用消毒液擦拭地面、家具。②提供单人房间，限制探视的人数、次数。③当中性粒细胞计数 <0.5×10⁹/L 时，应对患者进行保护性隔离，有条件者可安排在无菌隔离室或层流室，告知家属，凡是有呼吸道感染或其他传染病者，应避免与患者接触，探视者应戴口罩方可进入病室内，工作人员或探视者在接触患者之前要认真洗手。④进行各项治疗及护理操作时，应严格执行无菌操作原则，避免各种导管及注射途径的感染。

☞ **考点提示：** 院内感染的护理措施。

第三节　贫　血

课件

案例导学

患者，女，38 岁，近 8 个月来乏力、心悸、活动后气短，晕厥 3 次，表情淡漠。既往有痔疮史。大便带血，平时月经量多，近日头晕，站起来眼前发黑、精神不振，来院就诊。

身体评估：体温 36℃，脉搏 80 次/分，呼吸 18 次/分，血压 100/70mmHg。面色苍白，毛发稀疏干枯。指端苍白，指甲脆裂呈匙状。

实验室检查：血红蛋白浓度 50g/L，红细胞计数 2.5×10¹²/L，白细胞计数 9.8×10⁹/L，血小板计数 130×10⁹/L，红细胞呈小细胞低色素，血清铁浓度 6.5mmol/L。骨髓检查：红系增生活跃、骨髓铁染色阴性。

请思考：

1. 该患者的临床诊断、护理诊断分别是什么？

2. 针对该患者的护理措施有哪些？

一、概述

贫血是指人体外周血红细胞总容量减少，低于正常范围下限，不能运输足够氧至组织而产生的综合征。由于红细胞总容量测定较复杂，临床上常以血红蛋白浓度来代替。相关血液病学专家认为，在我国海平面地区，成人血红蛋白浓度男性 <120g/L，女性 <110g/L，孕妇 <100g/L，即可诊断为贫血。但血容量的变化，特别是血浆容量的变化，可影响血红蛋白浓度，如婴儿、儿童及妊娠妇女的血红蛋白浓度较低，久居高原地区居民的血红蛋白浓度正常值较海平面居民为高，临床判断应予以注意。贫血不是独立的疾病，各系统疾病（如慢性肝炎、慢性肾炎、恶性肿瘤）、各种原因的失血等均可引起贫血。

【分类】

贫血有不同的分类方法，各有优缺点。

1. 按照贫血的病因和发病机制分类

（1）红细胞生成减少性贫血：红细胞的生成主要取决于造血干细胞、造血原料和造血调节三大因素。任一因素发生异常，均可导致红细胞生成减少而发生贫血。

1)造血干细胞异常:造血多能或定向干细胞受损、功能缺陷或质地异常可出现高增生、低分化,从而导致贫血,常见于再生障碍性贫血、骨髓增生异常综合征、白血病等。

2)造血原料不足或利用障碍:如铁或铁的利用障碍可使血红蛋白合成障碍,进而引起缺铁性贫血或铁粒幼细胞性贫血;叶酸或维生素 B_{12} 缺乏或利用障碍,可使 DNA 合成发生障碍而引起巨幼细胞贫血。

3)造血调节异常:主要是由骨髓基质细胞及造血微环境受损,如骨髓被异常组织浸润(如白血病、多发性骨髓瘤、淋巴瘤、转移癌等)、骨髓纤维化及各种感染或非感染性骨髓炎所致;各种造血调节因子水平异常也可导致贫血,如各种慢性病性贫血(包括慢性肾衰竭、重症肝病及垂体或甲状腺功能低下等)、因促红细胞生成素(EPO)生成不足而致的贫血。

(2)红细胞破坏过多性贫血:可见于各种原因引起的溶血、主要是由红细胞自身的缺陷,导致红细胞寿命缩短所致,如遗传性球形红细胞增多症、葡萄糖-6-磷酸脱氢酶缺乏、地中海贫血;也可由物理、化学、免疫及生物等外在因素导致红细胞大量破坏,超过骨髓的代偿功能所致,如免疫溶血性贫血、人造心脏瓣膜溶血性贫血、脾功能亢进、大面积烧伤等。

(3)失血性贫血:常见于各种原因引起的急性和慢性失血。根据失血原因可分为:①出、凝血疾病,如特发性血小板减少性紫癜、血友病、严重肝病等;②非出、凝血疾病,如外伤、肿瘤、消化性溃疡出血、功能性子宫出血、结核等。

2.按血红蛋白浓度分类 根据血红蛋白的浓度,可将贫血划分为 4 个等级(表 6-2)。

表 6-2 贫血严重程度的划分标准

贫血的严重度	血红蛋白浓度(g/L)	临床表现
轻度	>90	症状轻微
中度	60~90	活动后感心悸、气促
重度	30~59	安静时仍感心悸、气促
极重度	<30	常并发贫血性心脏病

3.按红细胞形态特点分类 根据红细胞形态、平均红细胞容积(MCV)和平均红细胞血红蛋白浓度(MCHC)可将贫血分为 3 类(表 6-3)。

表 6-3 贫血的细胞形态分类

类型	MCV(fl)	MCHC(%)	常见疾病
大细胞贫血	>100	32~35	巨幼红细胞贫血
正常细胞性贫血	80~100	32~35	再生障碍性贫血、溶血性贫血
小细胞低色素性贫血	<80	<32	缺铁性贫血、铁粒幼细胞贫血,珠蛋白生成障碍性贫血

4.按骨髓红系增生情况分类 可分为增生性贫血(如缺铁性贫血、巨幼细胞贫血、溶血性贫血等)和增生低下性贫血(如再生障碍性贫血)。

☞**考点提示**:贫血的诊断;贫血按照病因、血红蛋白浓度、红细胞形态特点和骨髓红系增生情况的分类。

【临床表现】

贫血的临床表现与贫血的病因、程度、贫血时血容量下降的程度、贫血发生的速度和个体的代偿能力及其对缺氧的耐受性等有关。血红蛋白含量减少后,血液携带氧气的能力下降,全身各器官和组织处于缺氧状态,可导致多系统功能障碍。

1.一般表现　疲乏、困倦、软弱无力是贫血最常见和最早出现的症状,可能与骨骼肌氧的供应不足有关。

2.皮肤、黏膜　皮肤、黏膜苍白是贫血最突出的体征,与皮肤、黏膜供血相对减少有关。睑结膜、口唇与口腔黏膜、舌质、甲床及手掌等部位的皮肤、黏膜颜色检查结果较可靠,但应注意环境温度、人种肤色及人为因素(如化妆)等的影响。

3.神经肌肉系统　头痛、头晕、耳鸣、晕厥、失眠、记忆力衰退、注意力不集中、畏寒、疲乏无力,是贫血常见的症状,主要由贫血引起脑组织缺氧所致。肢端麻木可由贫血并发的末梢神经炎所致,多见于维生素 B_{12} 缺乏性巨幼细胞贫血。

4.循环呼吸系统　轻度贫血对心肺功能影响不明显,中度贫血者体力活动后可出现心悸、气短,这与活动后组织得不到充分的氧气供应有关。严重贫血者轻微活动或休息状态均可发生呼吸困难,二尖瓣区或肺动脉瓣区可听到柔和的收缩期杂音。严重和长期贫血可引起心脏扩大、心力衰竭。

5.消化系统　胃肠黏膜因缺氧可引起消化液分泌减少和胃肠功能紊乱,患者常出现食欲减退、恶心、胃肠胀气、腹泻或便秘、舌炎及口腔炎等。

6.泌尿生殖系统　由于肾脏、生殖系统缺氧,患者可出现多尿、尿比重低、轻度蛋白尿、肾功能障碍、女性月经失调、男性性功能减退等。

☞**考点提示**:贫血的典型表现;乏力是贫血最早、最常见症状,活动后心悸、气短是贫血的突出表现,皮肤、黏膜苍白是贫血的典型体征。

【辅助检查】

1.血常规检查　血红蛋白浓度及红细胞计数是确定患者有无贫血及其严重程度的基本检查项目。

2.骨髓检查　骨髓检查是贫血病因诊断的必要检查方法,包括骨髓细胞涂片分类和骨髓活检,提示贫血时造血功能的高低及造血组织是否出现肿瘤性改变,是否有坏死、纤维化与大理石变等。

3.病因相关检查　根据患者的不同情况选择病因相关的检查项目,包括原发病诊断的相关检查、各种造血原料水平测定等。

【治疗要点】

1.对因治疗　积极寻找和去除病因是治疗贫血的关键环节。慢性失血只有根治出血原因,才能纠正并彻底治愈贫血。缺铁性贫血需要补充铁剂及治疗出血的原发病导致;巨幼细胞贫血需要补充维生素 B_{12} 或叶酸;免疫相关性贫血需要采用免疫抑制剂;造血干细胞异常性贫血可采用干细胞移植;各类继发性贫血要治疗原发病等。

2.对症治疗　目的是减轻重度血细胞减少对患者的致命影响。输血是纠正贫血的有效治疗措施。输血的指征:①急性贫血血红蛋白浓度 < 80g/L;②慢性贫血常规治疗效果欠佳,血红蛋白浓度 < 60g/L 伴缺氧症状;③老龄或合并心、肺功能不全的贫血。此外,对贫血合并的出血、感染、脏器功能不全还应给予相应的对症治疗。

☞**考点提示**:对因治疗是根治贫血的关键。

【护理诊断/问题】

1.活动耐力下降　与贫血所致的组织缺氧有关。

2.营养失调:低于机体需要量　与各种原因导致造血物质摄入不足,丢失过多或消耗增加有关。

【护理措施】

1.休息与活动 适当的休息可以减少氧的消耗,应根据患者贫血的程度及发生速度制订合理的休息与活动计划。轻度贫血者,无须太多限制,但要注意休息,避免过度疲劳。中度贫血者,增加卧床休息时间,若病情允许,应鼓励患者生活自理,活动量应以不加重症状为度;指导患者于活动中进行自我监测,若活动中自测脉搏≥100次/分或出现明显心悸、气促,则应停止活动;必要时,在患者活动时给予协助,防止跌倒。重度贫血者多伴有贫血性心脏病,缺氧症状明显,应给予舒适体位(如半坐卧位),从而缓解患者的呼吸困难或缺氧症状;给予吸氧,以改善组织缺氧症状。

2.饮食护理 贫血患者胃肠道功能往往减退,应给予高热量、高蛋白、高维生素、易消化饮食。缺铁性贫血患者应多食含铁量丰富的食物,如动物肝、瘦肉、蛋黄、鱼、豆类、海带、紫菜、香菇、木耳等食物,大多数蔬菜、水果和谷类中含铁量较低,乳类含铁量极低。巨幼红细胞贫血患者应多食富含叶酸和维生素 B_{12} 的食物,如新鲜绿叶蔬菜、水果、豆类、肉类、动物肝脏等某些溶血性贫血患者应忌食某些酸性食物和药物,如维生素 C、苯巴比妥、阿司匹林、磺胺等,以减少血红蛋白尿的发生。恶性血液系统肿瘤患者化疗后食欲下降,应给予流质、低脂、易消化饮食。

☞考点提示:不同类型贫血患者的饮食护理。

3.病情观察 对重症及急性患者要密切观察心率、脉搏、血压及呼吸改变。重度贫血患者常并发贫血性心脏病,在输液过程中稍有不慎即可发生左心功能不全。若患者出现心率加快、咳粉红色泡沫样痰的情况,则应立即停止输液,及时报告医生,并协助进行紧急处理。对这类患者进行输液、输血时,速度要控制在每小时 1mL/(kg·h)以内,对老年患者更应谨慎。

4.心理护理 根据贫血的不同原因、临床特点、疗效、预后做好必要的疏导和解释工作。热情主动地介绍病室环境和工作人员,讲明各种诊疗的目的、意义、方法,药物治疗的作用、用法,介绍新的治疗方法与技术,使患者乐于配合治疗和护理。

二、缺铁性贫血

缺铁性贫血(iron deficiency anemia,IDA)是指当机体对铁的需求与供给失衡,导致体内贮存铁耗尽(iron depletion,ID),继之使红细胞内铁缺乏(iron deficiency erythropoiesis,IDE)、血红蛋白合成减少而引起的一种小细胞低色素性贫血。缺铁性贫血是最常见的贫血。其发病率在发展中国家、经济不发达地区、婴幼儿、育龄妇女、孕妇明显增高。

【铁的代谢】

1.铁的分布 铁在体内广泛分布于各组织。正常成人含铁总量,男性为 50～55mg/kg,女性为 35～40mg/kg。其中血红蛋白铁占体内铁的 67%,贮存铁占体内铁的 29%,包括铁蛋白和含铁血黄素,余下的 4% 为组织铁,在于肌红蛋白、转铁蛋白及细胞内某些酶类中。

缺铁性贫血的定义、铁代谢与病因

2.铁的来源和吸收 正常成人每天用于造血的需铁量为 20～25mg,既来源于衰老红细胞破坏后释放的铁,也来源于食物中的铁。成人每天从食物中吸收铁为 1～1.5mg,乳妇为 2～4mg,动物食品铁吸收率较高,植物食品铁吸收率低。食物中的高价铁(Fe^{3+})需转化为亚铁(Fe^{2+})后才易被机体吸收。主要吸收铁的部位在十二指肠和空肠上段。胃肠功能(如胃酸水平等)、体内铁贮存量、骨髓造血功能及某些药物(如维生素 C)等是影响铁吸收的主要因素。

3.铁的转运、贮存、利用与排泄 吸收入血的 Fe^{2+} 经铜蓝蛋白氧化为 Fe^{3+} 后,与转铁蛋白结合后转运到组织或通过幼红细胞膜转铁蛋白受体胞饮入细胞内,再与转铁蛋白分离并还原为 Fe^{2+},与原卟啉结合形成血红素,血红素再与珠蛋白结合生成血红蛋白。一般情况下,转铁蛋白仅 33%～35% 与铁结合,多余的铁主要以铁蛋白和含铁血黄素的形式贮存在肝、脾、骨髓、肠黏膜中,当机体需铁量增加

时可动用。正常男性的贮存铁约为1000mg,女性仅为300~400mg。正常人铁排泄每天不超过1mg,主要由粪便排泄,少量通过尿液、汗液、乳妇乳汁排出。

☞**考点提示**:铁分布;铁吸收部位和形式;铁贮存形式。

【病因】

1. 铁需求量增加而摄入不足 婴幼儿、青少年、妊娠和哺乳期的妇女需铁量增加,若饮食结构不合理而导致铁摄入不足,则可引起缺铁性贫血。对人工喂养的婴儿,如不及时补充含铁量多的食品,则也可引起缺铁性贫血。

2. 铁吸收不良 主要见于胃大部切除后,胃酸分泌不足且食物快速进入空肠,绕过铁吸收的部位十二指肠,使铁吸收减少。此外,胃肠功能紊乱或某些药物作用,导致胃酸缺乏而影响铁的吸收,如长期原因不明的腹泻、慢性肠炎、服用制酸药及 H_2 受体拮抗剂等。

3. 铁丢失过多 慢性失血是成人缺铁性贫血最多见和最重要的原因,反复多次小量失血可使体内贮存铁逐渐耗竭,如消化性溃疡、肠息肉、肠道癌肿、月经过多、钩虫病、痔疮等。

☞**考点提示**:缺铁性贫血最常见的病因:成年人为慢性失血;儿童为铁需要量增加而摄入不足。

【临床表现】

1. 贫血的一般表现 如面色苍白、乏力、困倦、头晕、心悸、气急、耳鸣等。

2. 缺铁性贫血的特殊表现 缺铁可引起黏膜组织病变和外胚叶组织营养障碍。此外,细胞中的含铁酶及铁依赖酶的活性降低,可影响患者的精神、行为、体力、免疫功能及少年儿童的生长、发育和智力。

(1)组织缺铁的表现:皮肤干燥、角化、萎缩、无光泽,毛发干枯、易脱落,指(趾)甲扁平、不光整、脆薄易裂甚至出现反甲(匙状甲)等。黏膜损害多表现为口角炎、舌炎、舌乳头萎缩,严重者可引起吞咽困难。

(2)精神、神经系统异常:儿童较明显,如过度兴奋、易激惹、好动、难以集中注意力、发育迟缓、体力下降等。少数患者可有异食癖,如喜吃生米、冰块、泥土、石子等。约1/3的患者可发生末梢神经炎或神经痛,严重者可出现智力发育障碍等。

3. 缺铁原发病表现 如消化性溃疡、慢性胃炎、溃疡性结肠炎、功能性子宫出血、黏膜下子宫肌瘤等疾病相应的临床表现。

☞**考点提示**:缺铁性贫血的组织缺铁表现。

【辅助检查】

1. 血象 典型血象为小细胞低色素性贫血。平均红细胞血红蛋白浓度(MCHC)<32%,平均红细胞容积(MCV)<80fl,平均红细胞血红蛋白量(MCH)<27pg。血涂片中可见红细胞体积小、中央淡染区扩大。白细胞计数和血小板计数正常或减低。网织红细胞计数正常或轻度增高。

2. 骨髓象 增生活跃或明显活跃,以红系为主,粒系和巨核系无明显异常。红系中以中晚幼红细胞为主,体积变小、核染色质致密、胞浆少、边缘不整齐,有血红蛋白形成不良的表现,呈"核老浆幼"现象。

3. 铁代谢 血清铁浓度(serum iron, ST) < 8.95μmol/L;血清总铁结合力(total iron binding capacity,TIBC)升高 >64.44μmol/L;转铁蛋白饱和度(transferrin saturation,TS) < 15%;血清铁蛋白(serum ferritin,SF)低于14μg/L,是早期诊断贮存铁缺乏的常用指标。骨髓涂片用亚铁氰化钾(普鲁

士蓝反应)染色后,在骨髓小粒中无深蓝色的含铁血黄素颗粒;在幼红细胞内铁小粒减少或消失,铁粒幼细胞少于15%。因为骨髓铁染色可反映单核 – 吞噬细胞系统中的贮存铁,所以可作为诊断缺铁的"金指标"。

4.红细胞内卟啉代谢 游离原卟啉(FEP) > $0.9\mu mol/L$(全血),锌原卟啉(ZPP) > $0.96\mu mol/L$(全血),FEP/Hb > $4.5\mu g/g$ Hb。

5.血清转铁蛋白受体测定 血清转铁蛋白受体(soluble transferrin recept,sTfR)是至今反映缺铁性红细胞生成的最佳指标。一般 sTfR 浓度 > $26.5nmol/L$(> $2.25\mu g/mL$)可诊断为缺铁。

☞**考点提示:**缺铁性贫血是小细胞低色素性贫血;血清铁蛋白可早期诊断贮存铁缺乏;骨髓铁染色是诊断缺铁的最可靠指标。

【诊断要点】

缺铁性贫血的国内诊断标准(符合以下第①条和第②~⑨条中任2条或以上,可诊断为缺铁性贫血):①小细胞低色素性贫血,男性血红蛋白浓度 < $120g/L$,女性血红蛋白浓度 < $110g/L$,红细胞形态呈低色素性表现;②有明确的缺铁病因和临床表现;③血清铁蛋白浓度(SF) < $14\mu g/L$;④血清铁浓度 < $8.95\mu mol/L$,总铁结合力 > $64.44\mu mol/L$;⑤转铁蛋白饱和度 < 15%;⑥骨髓铁染色显示骨髓小粒可染铁消失,铁粒幼红细胞 < 15%;⑦红细胞游离原卟啉 > $0.9\mu mol/L$(全血),血液锌原卟啉 > $0.96\mu mol/L$(全血),或 FEP/Hb > $4.5\mu g/gHb$;⑧血清可溶性转铁蛋白受体(sTfR)浓度 > $26.5nmol/L$($2.25mg/L$);⑨铁剂治疗有效。

【治疗要点】

1.病因治疗 为根治缺铁性贫血的关键。应积极治疗原发病,如慢性胃炎、消化性溃疡、功能失调性子宫出血、子宫肌瘤等;针对婴幼儿、青少年和妊娠妇女营养不足引起的缺铁性贫血,应增加含铁丰富的食物或铁强化食物;对 Hp 感染者,给予有效的抗菌药物治疗。

2.补铁治疗 为纠正缺铁性贫血的有效措施。治疗性铁剂有无机铁与有机铁2类。无机铁以硫酸亚铁为代表;有机铁包括右旋糖酐铁、葡萄糖酸亚铁、山梨醇铁、富马酸亚铁和琥珀酸亚铁。应首选口服铁剂,如琥珀酸亚铁(0.1~0.2g,每天3次)、硫酸亚铁(0.3g,每天3次)、富马酸亚铁0.2~0.4g,每天3次)。若口服铁剂不能耐受或胃肠道病变影响铁的吸收,则可用铁剂肌内注射,常用右旋糖酐铁,首次给药应用0.5mL作为试验剂量,同时备好肾上腺素,做好急救的准备,1小时后若无过敏反应,则可给予足量治疗。铁的总需要量需按公式计算,以防止发生铁中毒。计算公式:

$$注射铁总量(mg) = [需达到的血红蛋白浓度(g/L) - 患者血红蛋白(g/L)] \times 体重(kg) \times 0.33$$

3.中药治疗 可作为辅助性治疗,主要药物有山楂、半夏、陈皮、茯苓、甘草等配伍服用。

☞**考点提示:**病因治疗是根治的关键;补铁治疗以口服铁剂为首选,注射铁剂以右旋糖酐铁最常用;铁剂治疗的注意事项。

【护理诊断/问题】

1.活动耐力下降 与缺铁性贫血引起全身组织缺血、缺氧有关。

2.营养失调:低于机体需要量 与铁摄入不足、吸收不良、需要增加或丢失过多有关。

3.潜在并发症:贫血性心脏病。

【护理措施】

除按贫血护理要求实施外,还应实施以下护理措施。

1.病情观察 观察患者的面色、皮肤和黏膜及患者的自我症状,如心悸、气促、头晕等有无改善,定期监测血象、血清蛋白铁等生化指标,以判断药物的疗效。

2. 饮食护理　食物是机体内铁的重要来源。不良的饮食习惯,如偏食或挑食,是导致铁摄入量不足的主要原因。因此,应指导患者保持均衡饮食,避免偏食或挑食;养成良好的进食习惯,定时、定量、细嚼慢咽,必要时可少量多餐。增加含铁丰富食物的摄取,血红素铁来源于红肉等动物性食物,鼓励患者多吃含铁丰富且吸收率较高的食物(如动物肉类、肝脏、血、蛋黄、海带与黑木耳等)或铁强化食物。

3. 用药护理

(1)口服铁剂治疗的护理:①口服铁剂会刺激胃肠道,可引起恶心、呕吐及胃部不适,餐后服药可减少反应,应避免空腹服药,反应过于强烈时,应减少剂量或从小剂量开始;②应避免铁剂与牛奶、茶、咖啡同服,还应避免同时服用抗酸药(如碳酸钙、硫酸镁等)及 H_2 受体拮抗剂;③为促进铁的吸收,可与维生素 C、乳酸或稀盐酸等酸性药物或食物同服;④口服液体铁剂时,为避免染黑牙齿,应使用吸管吸入;⑤服用铁剂期间,粪便会变成黑色,此为铁与肠内硫化氢作用生成黑色的硫化铁所致,应告知患者,以消除顾虑;⑥铁剂治疗 1 周后网织红细胞计数开始上升,网织红细胞计数增加可作为有效的指标。2 周左右血红蛋白浓度开始上升,1～2 个月后可恢复至正常。患者仍需继续服用铁剂 3～6 个月,以补充贮存铁,或待血清铁蛋白 $>50\mu g/L$ 后再停药。

(2)注射铁剂治疗的护理:①铁剂注射宜深,因药液的溢出可引起皮肤染色,故应避开皮肤暴露部位,并要经常更换注射部位,以免形成硬结;②抽取药液后,应更换另一空针头注射,可避免附着在针头的铁剂使组织着色;③可采用"Z"形注射法或留空气注射法,避免药液溢出;④注射铁剂的不良反应除局部肿痛外,还有面部潮红、恶心、头痛、肌肉关节痛、淋巴结炎及荨麻疹等过敏反应,严重者可发生过敏性休克。注射时,应备好肾上腺素。因部分患者用药后可出现尿频、尿急,故应嘱其多饮水。

☞**考点提示**:铁剂治疗的护理。

📖**知识链接**

"Z"形注射法

进行肌内注射前,以左手食指、中指和无名指使注射部位皮肤及皮下组织朝同一方向侧移(皮肤侧移 1～2cm),绷紧局部皮肤注射,拔针后迅速松开,侧移的皮肤和皮下组织位置复原,垂直针刺通道即变成"Z"形,故称"Z"形注射法。

4. 心理护理　应帮助患者及其家属掌握本病的有关知识,解释本病是完全可以治愈的,且痊愈后对身体无不良影响。告知患者出现的一些神经精神症状是暂时的,在消除病因积极治疗后,这些症状会很快消失,以解除患者的心理障碍,使其精神得到安慰。

【健康教育】

预防缺铁性贫血的发生,应重视在易患人群中开展防止缺铁的卫生知识教育,如对婴幼儿要及时添加辅食,包括蛋黄、肝泥、肉末和菜泥等;生长发育期的青少年要注意补充含铁丰富的食物,避免挑食或偏食;妊娠与哺乳期的女性应增加食物铁的补充,必要时可考虑预防性补充铁剂;及时治疗各种慢性失血性疾病等。

三、巨幼细胞贫血

巨幼细胞贫血(megaloblastic anemia,MA)是指由于叶酸、维生素 B_{12} 缺乏或某些影响核苷酸代谢药物的作用,导致细胞核脱氧核糖核酸(DNA)合成障碍所引起的贫血。其中90%是由叶酸、维生素B₁₂缺乏所引起的营养性巨幼细胞贫血。在我国,巨幼细胞贫血以叶酸缺乏为多。本病的特点是呈大红细胞贫血,骨髓内出现巨幼红细胞、粒细胞及巨核细胞系列。

【叶酸和维生素 B_{12} 的代谢】

1. 叶酸的代谢 叶酸由蝶啶、对氨基苯甲酸及 L – 谷氨酸组成,亦称蝶酰谷氨酸,属水溶性B族维生素。人体不能合成叶酸,所需叶酸必须由食物供给,需要量约为 $200\mu g/d$。新鲜蔬菜、水果及肉类食品中叶酸含量较高,但较长时间的烹煮或腌制可使其损失率高达 $50\% \sim 90\%$。叶酸的吸收部位主要在十二指肠及近端空肠。人体内叶酸的贮存量为 $5 \sim 20mg$,近50%在肝脏。叶酸主要经尿和粪便排出体外,每天排出 $2 \sim 5\mu g$。

2. 维生素 B_{12} 的代谢 水溶性B族维生素是机体细胞生物合成及能量代谢中不可缺少的重要物质。正常人每天需要量仅为 $1\mu g$,主要来源于动物肝、肾、肉,鱼、蛋及乳品类食品。两分子维生素 B_{12} 与来自胃黏膜上皮细胞的内因子(intrinsic factor, IF)形成 $IF – B_{12}$ 复合物。IF可保护维生素 B_{12} 不被胃肠道分泌液破坏,到达回肠末端与该处肠黏膜上皮细胞刷状缘 $IF – B_{12}$ 受体结合并进入肠上皮细胞,继而经门静脉入肝。人体内维生素 B_{12} 的储存量为 $2 \sim 5mg$,其中 $50\% \sim 90\%$ 在肝,主要经粪便、尿排出体外。

【病因】

1. 叶酸缺乏的原因

(1)需要量增加:婴幼儿、妊娠及哺乳期女性及溶血性贫血、恶性肿瘤、甲状腺功能亢进、慢性炎症或感染、白血病等消耗性疾病的患者,均对叶酸的需要量增加,若未能及时补充,则会导致叶酸缺乏。

(2)摄入量不足:主要与食物加工方法不当有关,如腌制食品、烹调时间过长或烹调温度过高,均可导致食物中的叶酸大量破坏;次之是偏食,如食物中缺少新鲜蔬菜与肉、蛋制品等。

(3)吸收障碍:小肠(尤其是空肠)的炎症、肿瘤及手术切除后,长期腹泻及某些药物(抗癫痫药物、柳氮磺胺、异烟肼、苯妥英钠)、酒精等,均可影响叶酸的吸收。

(4)利用障碍:抗核苷酸合成药物(如甲氨蝶呤、乙胺嘧啶、氨苯蝶啶等)均可干扰叶酸的利用。

(5)排出增加:如血液透析、酗酒等。

2. 维生素 B_{12} 缺乏的原因

(1)摄入量减少:见于长期素食、偏食等。由于维生素 B_{12} 每天需要量极少且可由肠肝循环再吸收,由此所导致的维生素 B_{12} 缺乏常需较长时间后才出现。

(2)吸收障碍:为维生素 B_{12} 缺乏最常见的原因,包括先天性因素或后天性原因使内因子分泌减少或体内产生内因子抗体,导致内因子缺乏而使维生素 B_{12} 吸收减少,如胃大部切除术后、胃体部糜烂性胃炎、胃体癌肿破坏壁细胞、慢性萎缩性胃炎等;此外,回肠疾病、细菌、寄生虫感染、外科手术后的盲袢综合征等均可影响维生素 B_{12} 的吸收或增加维生素 B_{12} 的消耗。

(3)其他:某些严重肝病可影响维生素 B_{12} 的贮备;麻醉药氧化亚氮可影响维生素 B_{12} 的血浆运转及细胞内的转换、利用。

☞考点提示:巨幼红细胞贫血的病因是缺乏叶酸、维生素 B_{12}。

【发病机制】

叶酸在体内的活性形式是四氢叶酸,它和维生素 B_{12} 是细胞合成DNA过程中的重要辅酶,而维生素 B_{12} 还可促进叶酸进入细胞并产生各种生化反应。当叶酸和维生素 B_{12} 缺乏达到一定程度时,细胞核中的DNA合成速度减慢,细胞分裂和增殖的时间延长,但胞浆内的RNA仍然继续成熟,细胞内

RNA/DNA 值增大,造成细胞体积变大,胞核发育滞后于胞浆,形成巨幼变。这种巨幼变也可发生在粒细胞和巨核细胞。巨幼变的细胞大部分在骨髓内未成熟就被破坏,又称无效造血。因为红细胞的生成速度变慢,进入血流中的成熟红细胞寿命缩短,所以引起贫血。DNA 合成障碍也可累及黏膜上皮组织,造成局部组织萎缩,影响口腔和胃肠道功能。维生素 B_{12} 缺乏还可导致相关依赖酶的催化反应发生障碍,进而引起神经精神异常。

【临床表现】

1. 血液系统的表现 起病缓慢,除了贫血的一般表现外,如疲乏无力、皮肤黏膜苍白、心悸、气短等,20% 左右的重症患者可伴有白细胞和血小板的减少,出现反复感染和(或)出血。少数有肝大、脾大。

2. 消化系统的表现 胃肠黏膜受累可出现食欲不振、腹胀、腹泻或便秘。部分患者可因发生口角炎、舌炎、舌乳头萎缩而使舌面光滑呈"镜面样舌"或舌质绛红呈"牛肉样舌"。

3. 神经精神系统的表现 可有末梢神经炎、深感觉障碍、共济失调;小儿生长、发育迟缓。其典型表现为四肢乏力,对称性远端肢体麻木,触、痛觉迟钝或缺失;少数患者出现肌张力增强、腱反射亢进和锥体征阳性。叶酸缺乏者常有易怒、妄想等精神症状;维生素 B_{12} 缺乏可出现抑郁、幻觉、妄想、精神失常、人格变态等。

【辅助检查】

1. 血象 典型血象为大细胞性贫血。红细胞计数与血红蛋白减少浓度可以不成比例,红细胞减少较血红蛋白浓度减少更明显,多数患者血红蛋白浓度 <60g/L,呈中重度贫血;红细胞平均体积增大,平均血红蛋白浓度正常;网织红细胞计数正常或略升高;重症者白细胞计数及血小板计数减少。血涂片中红细胞大小不等,以大卵圆形红细胞为主,可见点彩红细胞,中性粒细胞分叶过多(核右移)。

2. 骨髓象 骨髓增生活跃,以红系增生为主;贫血越严重,红系细胞与巨幼细胞的比例越高;胞核发育晚于胞浆,称"核幼浆老"现象。粒系可见巨中、晚幼粒细胞,巨杆状核粒细胞,成熟粒细胞分叶过多;巨核细胞体积增大、分叶过多。骨髓铁染色常增多。

3. 血清叶酸和维生素 B_{12} 浓度的测定 为诊断叶酸和维生素 B_{12} 缺乏的重要指标。放射免疫法测定:血清叶酸浓度 <6.8nmol/L(即 <3ng/mL)、红细胞叶酸浓度 <227nmol/L(即 <100ng/L)、血清维生素 B_{12} 浓度 <74pmol/L(即 <100pg/L)均有诊断意义。

4. 其他 内因子抗体测定、胃液分析、维生素 B_{12} 吸收试验等对恶性贫血的临床诊断有参考价值。

☞ **考点提示:** 巨幼红细胞贫血的血象与骨髓象检查。

【诊断要点】

根据患者有长期偏食、素食、婴幼儿喂养不当、服用影响叶酸和维生素 B_{12} 代谢的药物和慢性胃肠道疾病等原因,出现一般贫血及巨幼细胞贫血的特殊表现,结合典型的外周血象、骨髓象,即可作出临床诊断。

【治疗要点】

1. 病因治疗 为治疗巨幼细胞贫血的关键。应针对不同原因采取相应的措施。

2. 药物治疗

(1)叶酸:对叶酸缺乏者,给予叶酸 5～10mg 口服,每天 3 次,直至血象完全恢复正常。对伴有维生素 B_{12} 缺乏者,因单用叶酸治疗可加重神经系统症状,故必须同时注射维生素 B_{12}。

(2)维生素 B_{12}:对维生素 B_{12} 缺乏者,可给予维生素 B_{12} 500μg 肌内注射,每周 2 次;若胃肠道吸收功能好,则可口服维生素 B_{12} 片剂 $500\mu g$,每天 1 次,直至血象恢复正常。若有神经系统表现,则还应维持性治疗半年到 1 年。恶性贫血患者则需终身性维持治疗。

3.其他 若患者同时存在缺铁或在治疗过程中出现缺铁的表现,则需要及时补充铁剂。

☞**考点提示:**巨幼红细胞贫血的治疗。

【**护理诊断/问题**】

1.营养失调:低于机体需要量 与叶酸、维生素 B_{12} 摄入不足、吸收不良及需要量增加有关。

2.活动耐力下降 与贫血引起的组织缺氧有关。

3.口腔黏膜完整性受损 与贫血引起的舌炎、口腔溃疡有关。

4.感知觉紊乱 与维生素 B_{12} 缺乏引起神经系统损害有关。

5.有感染的危险 与白细胞计数减少致免疫力下降有关。

【**护理措施**】

1.饮食护理

(1)减少烹调时对叶酸的破坏:烹调时不宜温度过高或时间过长,且烹调后不宜久置。提倡急火快炒、凉拌或加工成蔬菜沙拉后直接食用。

(2)养成良好的饮食习惯:宜进食富含叶酸和维生素 B_{12} 的食品,叶酸缺乏者应多吃绿叶蔬菜、水果、谷类和动物肉类等;维生素 B_{12} 缺乏者要多吃动物肉类、肝、肾、禽蛋及海产品;婴幼儿和妊娠妇女要及时补充叶酸。对于长期偏食、素食及酗酒者,应劝其改正。

(3)改善食欲:对于胃肠道吸收不良的患者,可建议其少量多餐,细嚼慢咽,进食温凉、清淡的饮食。出现口腔炎或舌炎的患者,应注意保持口腔清洁,饭前或饭后用生理盐水漱口。

2.用药护理 遵医嘱正确用药,并注意观察药物的疗效及不良反应。进行维生素 B_{12} 肌内注射时,偶可发生过敏反应,要善于观察并及时处理。在治疗过程中,因为大量血细胞生成,可使细胞外 K^+ 内移,而导致血钾浓度突然降低,特别是老年人及有心血管疾病、进食量过少者,须遵医嘱预防性补钾。还要注意观察用药后患者的自觉症状、外周血象的变化。通常有效治疗 1 ~ 2 天,患者食欲开始好转,2 ~ 4 天后网织红细胞计数增加,1 周左右达高峰并开始出现血红蛋白浓度上升,2 周内白细胞计数和血小板计数可恢复正常,4 ~ 6 周后血红蛋白浓度恢复正常,半年到 1 年后患者的神经症状可得到改善。

【**健康教育**】

1.疾病知识教育 向患者及其家属介绍本病的病因、临床表现、对机体的危害性、有关辅助检查的目的、意义、配合治疗及护理的要求等,提高患者对疾病的认识,使其积极主动地参与疾病的治疗与康复。

2.高危人群的预防 婴幼儿要及时添加辅食,如菜泥和肝泥;生长发育的青少年、妊娠期的妇女要多进食富含叶酸的新鲜蔬菜和含维生素 B_{12} 的动物食品,必要时可遵医嘱给予预防性口服小剂量的叶酸和维生素 B_{12};对于服用甲氨蝶呤、氨苯蝶啶和乙胺嘧啶等核苷酸合成药物治疗的患者,也应同时补充叶酸和维生素 B_{12}。

3.自我监测病情 教会患者自我监测病情的方法,监测内容包括贫血的一般症状、神经精神症状及皮肤和黏膜情况等。贫血症状明显时,要注意卧床休息,以免加重心脏负担而诱发心力衰竭;症状减轻后可逐步增加活动量。注意口腔和皮肤的清洁,勤洗澡、更衣,预防损伤和感染。

四、再生障碍性贫血

再生障碍性贫血(aplastic anemia, AA)简称再障,是一种可能由不同病因和机制引起的骨髓造血功能衰竭症,其主要临床表现为骨髓造血功能低下、全血细胞减少、进行性贫血、出血和感染。

【病因与发病机制】

1. 病因　再障的发生可能与下列因素有关。

(1)药物与化学因素:为再障最常见的致病因素。已知具有高度危险性的药物有抗癌药、抗癫痫药、氯霉素、磺胺类药、保泰松等。化学物质以苯及其衍生物最为常见,主要存在于油漆、塑料、染料、杀虫药及皮革制品黏合剂中。

(2)电离辐射:长期接触各种电离辐射,如 X 射线、γ 射线及其他放射性物质。

(3)病毒感染:各型肝炎病毒、EB 病毒、巨细胞病毒、登革热病毒等均可引起再障。其中病毒性肝炎与再障的关系较明确,主要与丙型肝炎有关,其次是乙型肝炎,临床上又称为病毒性肝炎相关性再障,预后较差。

☞**考点提示:**再生障碍性贫血的常见病因。

2. 发病机制　近年来,多数学者认为再障的主要发病机制是免疫异常,造血微环境与造血干/祖细胞量的改变是异常免疫损伤所致的结果。

(1)造血干细胞的缺陷("种子"学说):包括造血干细胞质和量的异常。各种致病因素可直接造成骨髓造血干/祖细胞破坏,使造血干细胞的自我复制和分化能力减弱或消失,从而导致骨髓内各系造血细胞明显减少,继而引起外周血液中全血细胞的减少。

(2)造血微环境的异常("土壤"学说):造血微环境主要是指造血组织中支持造血的结构成分,主要由基质细胞及其产生的细胞因子组成。再障患者骨髓活检除可发现造血细胞减少外,还可发现骨髓"脂肪化"、静脉窦壁水肿、出血、毛细血管坏死等;部分骨髓基质细胞体外培养生长情况差;骨髓基质细胞受损的再障进行造血干细胞移植不易成功。

(3)免疫异常("虫子"学说):再障患者外周血及骨髓淋巴细胞比例增高,T 细胞亚群失衡。T 细胞分泌的造血负调控因子(IFN – γ、TNF)明显增多,髓系细胞凋亡亢进。多数患者采用免疫抑制治疗有效。

【临床表现】

再障的临床表现主要是进行性贫血、出血及感染,但多无肝大、脾大及淋巴结肿大。根据起病方式、进展速度、病情轻重、主要辅助检查及预后,可将再障分为重型再障(SAA)和非重型再障(NSAA),两者的区别见表 6 – 4。

表 6 – 4　重型、非重型再障的区别

判断指标	重型再障	非重型再障
首发症状	感染、出血	贫血为主,偶有出血
起病与进展	起病急,进展快	起病缓,进展慢
感染程度	重,难以控制	轻,易控制
败血症	常见,主要死因之一	少见
出血	严重,常发生内脏出血	轻,以皮肤、黏膜多见
贫血	症状重,易发生心力衰竭	症状轻,少有心力衰竭发生
网织红细胞绝对值	$< 15 \times 10^9/L$	$> 15 \times 10^9/L$
中性粒细胞绝对值	$< 0.5 \times 10^9/L$	$> 0.5 \times 10^9/L$

判断指标	重型再障	非重型再障
血小板计数	$<20\times10^9/L$	$>20\times10^9/L$
骨髓象	多部位增生极度减低	增生减低或有局部增生灶
病程与预后	病程短,预后差,多于 1 年内死亡	病程长,预后较好,少数死亡

注:3 项血象指标需有 2 项达标;中性粒细胞绝对值 $<0.2\times10^9/L$,称为极重型再障(VSAA)。

☞**考点提示:**重型再障与非重型再障的区别;重型再障患者的死亡原因主要是颅内出血、严重感染。

【辅助检查】

1. 外周血象　全血细胞减少,淋巴细胞比例相对增高,网织红细胞 0.5% 绝对值低于正常。重型再障呈重度全血细胞减少,重度正细胞正色素性贫血,网织红细胞占比多在 0.5% 以下且绝对值 $<15\times10^9/L$,多有中性粒细胞计数 $<0.5\times10^9/L$,血小板计数 $<20\times10^9/L$。非重型再障也呈全血细胞减少,但达不到重型再障的程度。

2. 骨髓象　为诊断再障的主要依据。重型再障多部位骨髓增生重度减低,粒、红细胞均明显减少,常无巨核细胞;淋巴细胞及非造血细胞比例明显增多。非重型再障多部位骨髓增生减低或呈灶性增生;可见较多脂肪滴,三系细胞均有不同程度的减少;淋巴细胞相对增多。

☞**考点提示:**再障的血象及骨髓象检查要点;骨髓象是确诊检查,尤其骨髓象很难找到巨核细胞。

【诊断要点】

根据患者有进行性贫血、出血、感染,无肝大、脾大、淋巴结肿大,结合辅助检查,可作出初步的临床诊断与分型;详细询问患者有无特殊药物服用史、放射线或化学药品接触史等,可以进一步明确相关原因。

【治疗要点】

1. 支持治疗

(1)纠正贫血:血红蛋白浓度 $<60g/L$ 且患者对贫血耐受性差时,可输浓缩红细胞。但多次输血会影响日后造血干细胞移植的效果。因为输注人类白细胞抗原不匹配的血制品可能引起同种免疫,增加移植排斥的概率,所以要严格掌握输血指征,尽量减少输血的次数。

(2)控制出血:用止血药,如酚磺乙胺(止血敏)等。有血浆纤溶酶活性增高者可用抗纤溶药,如氨基己酸。女性子宫出血可肌内注射丙酸睾酮。颅内出血、消化道大出血或血尿,可输注同血型浓缩血小板、新鲜冷冻血浆,效果不佳时可改输人类白细胞抗原配型相配的血小板。

(3)预防和控制感染:注意环境和饮食卫生,对重型再障患者应进行保护性隔离,减少感染机会。对感染性高热患者,应做细菌培养及药物敏感试验,并根据结果选择敏感的抗生素。必要时可先采用经验性广谱抗生素治疗,再根据细菌培养结果选择敏感的抗生素。对重症患者,为控制病情,防止感染扩散,多主张早期、足量、联合用药。长期应用广谱抗生素易继发二重感染或导致肠道菌群失调。若发生真菌感染,则还需同时进行抗真菌治疗。必要时,可输注白细胞混悬液。

2. 针对不同发病机制的治疗

(1)免疫抑制剂:主要包括合理应用抗胸腺细胞球蛋白(ATG)、抗淋巴细胞球蛋白(ALG)和环孢素。ATG 和 ALG 具有抑制 T 淋巴细胞或非特异性自身免疫反应的作用,主要用于重型再障的治疗。环孢素适用于各种类型的再障的治疗,与 ATG 或 ALG 合用可提高疗效,被认为是重型再障非移植治疗的一线方案。

(2)促进骨髓造血:具体如下。

1)雄激素:为治疗非重型再障的首选方法。其作用机理是刺激肾脏产生促红细胞生成激素,并直接作用于骨髓,促进红细胞生成。长期应用可促进粒细胞系统和巨核细胞系统细胞的增生。常用药物:①司坦唑醇 2mg,每天 3 次,口服;②达那唑 0.2g,每天 3 次,口服;③十一酸睾酮 40~80mg,每天 3 次,口服;④丙酸睾酮 100mg/d,肌内注射。

2)造血生长因子:适用于各种类型的再障,主要用于重型再障。单用无效,在免疫抑制剂治疗时或之后应用,有促进骨髓恢复的作用。常用药物有粒细胞 - 巨噬细胞集落刺激因子(GM - CSF)或粒系集落刺激因子(G - CSF),剂量为 $5\mu g/(kg \cdot d)$;重组人促红细胞生成素(EPO),常用 50~100U/(kg · d),疗程应在 3 个月以上。艾曲波帕是血小板生成素受体激动药,临床上已用于难治性重型再障的治疗。

(3)造血干细胞移植:主要用于重型再障的治疗,对 40 岁以下、无感染及其他并发症、有合适供体的重型再障患者,可考虑造血干细胞移植。详见本章第六节中"造血干细胞移植"。

☞**考点提示**:重型再障首选免疫抑制剂 ALG/ATG + CsA 治疗;40 岁以下无感染等并发症的重型再障首先考虑异基因造血干细胞移植;非重型再障首选雄激素治疗。

【护理诊断/问题】

1.**活动耐力下降**　与再障致贫血有关。

2.**有感染的危险**　与粒细胞减少有关。

3.**有出血的危险**　与血小板减少有关。

4.**体像紊乱**　与雄激素不良反应有关。

5.**潜在并发症**:颅内出血。

【护理措施】

贫血、出血、感染的护理详见本章第二节的相关内容。

1.**病情观察**　注意患者生命体征的变化,有无体温升高、脉搏增快、呼吸频率和节律改变、血压下降及视力变化等。对头痛、视物模糊的患者应注意检查瞳孔的变化。观察皮肤黏膜有无出血点、瘀点、瘀斑,凡迅速发生的紫癜、严重口腔或视网膜出血、血尿或血小板低于 $20 \times 10^9/L$ 而同时有感染者,应警惕合并颅内出血的危险。

2.**用药护理**

(1)免疫抑制剂:①应用 ATG/ALG 治疗过程中可出现超敏反应(寒战、发热、多型性皮疹、高血压或低血压)、血清病(如猩红热样皮疹、发热、关节痛、肌肉痛)、出血加重及继发感染等。用药前应做药物过敏试验;用药期间应遵医嘱联合应用小剂量糖皮质激素。②应用环孢素时,要定期检查血药浓度、骨髓象、血象、T 细胞免疫学改变、肝功能、肾功能,观察有无牙龈增生及消化道反应。

(2)雄激素:①本类药物的常见不良反应有男性化作用,如毛发增多、痤疮,女性患者停经或男性化等,用药前应向患者说明,以消除疑虑。②丙酸睾酮为油剂不易吸收,注射部位常可形成硬块,甚至发生无菌性坏死,因此应深部缓慢分层肌内注射,并轮换注射部位,检查局部有无硬结,发现硬结要及时理疗,以促进吸收,防止感染。③口服司坦唑醇、达那唑等易引起肝脏损坏和药物性肝内胆汁淤积,治疗过程中应注意观察有无黄疸并定期检查肝功能。④定期监测血红蛋白浓度、白细胞计数及网织红细胞计数,一般药物治疗 1 个月左右网织红细胞计数开始上升,然后血红蛋白浓度升高,经 3 个月后红细胞开始上升,而血小板上升需要较长时间。

3. 心理护理 向患者及其家属说明免疫抑制剂、雄激素类药是治疗再障较有效的药物,但效果出现较慢,需要 3~6 个月才见效。帮助患者认识不良心理状态对身体康复不利,在病情允许的情况下,鼓励患者进行自我护理。鼓励患者要与亲人、病友多交谈,争取家庭、亲友等社会支持系统的帮助,增强康复的信心,积极配合治疗。

☞**考点提示:**再障患者的用药护理:ATG/ALG、雄激素。

【健康教育】

1. 疾病知识指导 向患者及其家属简介疾病的可能原因、临床表现及目前的主要诊疗方法,增强患者的信心,积极主动地配合治疗和护理。告诫患者日常生活不可随便用药,特别是对造血系统有害的药物,如氯霉素、磺胺、保泰松、安乃近、阿司匹林等。注意保暖,避免受凉感冒,尽量少去公共场所,防止交叉感染,避免外伤,教会患者防治出血的简单方法。

2. 自我防护 尽可能避免或减少与再障发病相关的药物和理化物质的接触。针对危险品的职业性接触者,如油漆工、喷漆工,从事橡胶与制鞋、传统印刷与彩印、室内装修的工人等,要加强生产车间或工厂的室内通风,必须严格遵守操作规程,做好个人防护,定期体检,检查血象。使用绿色环保装修材料,新近进行室内装修的家居,要监测室内的甲醛水平,不宜立即入住或使用。使用农药或杀虫药时,应做好个人防护。加强锻炼,增强体质,预防病毒感染。

3. 用药指导 向患者及其家属详细介绍所用药物的名称、用量、用法、疗程及不良反应,应叮嘱必须在医生指导下按时、按量、按疗程用药,不可自行更改或停用相关药物,定期复查血象,以便了解病情变化。

第四节 出血性疾病

课件

案例导学

患者,女,22 岁,月经量增多 8 个月,2 周来牙龈出血,下肢皮肤散在出血点与瘀斑,自觉疲乏无力。

辅助检查:血红蛋白 70g/L,白细胞 $5.2×10^9$/L,血小板 $29×10^9$/L,妇科检查无异常发现。

确诊为原发免疫性血小板减少症。

请思考:

1. 对该患者首选的治疗措施是什么?

2. 对该患者主要的护理诊断有哪些?

3. 该患者主要的护理问题有哪些? 护理措施有哪些?

一、概述

出血性疾病是由多种因素导致止血机制缺陷或异常,而引起机体自发性出血或轻微损伤后过度出血为特征的一组疾病。

【正常止血、凝血、抗凝与纤维蛋白溶解机制】

1. 止血机制 正常机体局部小血管受损后引起出血,可在几分钟内自然停止的现象,称为生理性止血(hemostasis)。生理性止血是机体重要的保护机制,其过程包括血管收缩、血小板血栓形成、血液凝固 3 个环节。3 个环节既相继发生、相互重叠,又相互促进、关系密切,任何一个环节出现异常,均可能导致出血时间延长。

2. 凝血机制　血液由流动的液体状态转变成不能流动的凝胶状态的过程,称为血液凝固。血液凝固是一系列具有明显放大效应的复杂酶促反应过程,由各种无活性的凝血因子(酶原)按一定顺序相继被激活而生成凝血酶,最终使血浆中的可溶性纤维蛋白原转变为不溶性纤维蛋白。血浆与组织中直接参与血液凝固的物质,统称为凝血因子(coagulation factor)。凝血因子包括经典凝血因子 12 个和激肽系统 2 个。经典凝血因子采用罗马数字命名,除凝血因子Ⅳ外,其余均为蛋白质。除凝血因子Ⅲ外,其余凝血因子均存在于新鲜血浆中。另外,激肽释放酶原(PK)和高分子量激肽原(HMWK)亦参与凝血反应。

机体的生理性凝血过程大体上可分为凝血活酶(凝血酶原酶复合物)的生成、凝血酶原的激活和纤维蛋白的生成 3 个阶段。

(1)凝血活酶生成:凝血活酶可通过内源性和外源性 2 条途径生成。两者启动方式和参与的凝血因子有所不同,但密切相连,并不完全独立。

1)外源性凝血途径(extrinsic pathway):指血管受损时,内皮细胞表达组织因子并释放入血而启动的凝血过程。参与该凝血途径的凝血因子主要包括凝血因子Ⅲ(组织因子)、凝血因子Ⅶ(稳定因子)、凝血因子Ⅹ。

2)内源性凝血途径(intrinsic pathway):指血管受损时,内皮下胶原暴露,凝血因子Ⅻ与胶原接触而启动的凝血过程。参与该凝血途径的凝血因子主要包括凝血因子Ⅻ(接触因子或 Hageman 因子)、凝血因子Ⅺ、凝血因子Ⅸ、凝血因子Ⅷ。

上述 2 种途径激活凝血因子Ⅹ后,凝血过程进入共同途径。活化的凝血因子Ⅹ与凝血因子Ⅴ在 Ca^{2+} 存在的条件下,与磷脂形成的复合物,即为凝血活酶。

(2)凝血酶原的激活:凝血酶原在凝血活酶的作用下激活成凝血酶。凝血酶的生成是凝血连锁反应中的关键,它除参与凝血反应外,还有明显的加速凝血酶原向凝血酶转化、诱导血小板的不可逆性聚集并加速其活化、激活凝血因子Ⅻ、激活凝血因子ⅩⅢ、激活纤溶酶原增等多种作用。

(3)纤维蛋白生成:在凝血酶的作用下,纤维蛋白原转化成不稳定性纤维蛋白单体,再经活化的凝血因子ⅩⅢ的作用,形成稳定性交联纤维蛋白,从而完成整个凝血过程。

3. 抗凝与纤维蛋白溶解机制　正常情况下,人体凝血系统和抗凝及纤溶系统维持着动态平衡,以保持血流的通畅。

(1)抗凝系统:体内凝血的启动和凝血因子活化的同时,可引起抗凝血抑制物的干预。体内抗凝系统大致可分为细胞抗凝和体液抗凝 2 个方面,前者主要是单核 – 吞噬细胞系统对激活的凝血因子、凝血活酶和纤维蛋白单体的吞噬作用;后者的抗凝物质主要有以下几种。①抗凝血酶(antithrombin,AT):由肝脏及血管内皮细胞生成,为人体内最重要的抗凝物质,负责灭活 60% ~70% 的凝血酶,对内源性途径所产生的 FⅨa、FⅪa、FⅫa 等亦有一定的灭活作用。若与肝素结合,其灭活作用将显著加强,故肝素缺乏时,AT 的抗凝作用明显减弱。②蛋白 C 的系统:主要包括蛋白 C、蛋白 S 及血栓调节蛋白。蛋白 C 在肝内合成,合成时需要维生素 K 参与,以酶原形式存在于血浆中。蛋白 C 被激活后,可水解灭活 FⅤa 和 FⅧa;蛋白 S 及血栓调节蛋白是活化蛋白 C 的辅因子,可显著增强蛋白 C 的活化速度和对 FⅤa 和 FⅧa 的灭活作用。③组织因子途径抑制物(tissue factor pathway inhibitor,TFPI):由血管内皮细胞产生的外源性凝血途径的特异性抑制剂,可先后与 FⅩa 和 FⅦa 结合而抑制其活性。注射肝素可使血浆中 TFPI 的浓度升高。④肝素:主要由肥大细胞与嗜碱性粒细胞产生,可使 FⅩa 和凝血酶灭活,其抗凝作用主要是通过增强 AT 的活性而发挥,故其在体内的抗凝作用强于在体外的作用。

(2)纤维蛋白溶解系统,简称纤溶系统,主要由纤溶酶原(PLG)、组织型纤溶酶原激活剂(t – PA)、尿激酶型纤溶酶原激活剂(u – PA)和纤溶酶相关抑制物组成。纤溶可分为纤溶酶原激活和纤维蛋白(或纤维蛋白原)降解 2 个过程。随着生理性凝血过程中各种凝血因子的激活及止血栓形成后,纤溶酶原在各种活化素的作用下转化为纤溶酶。纤溶酶是血浆中活性最强的蛋白酶,可将纤维蛋白或纤维蛋白原分解为纤维蛋白降解产物(fibrin degradation product,FDP),还可降解 V、Ⅷ、X 等多种凝血因子。降解后的 FDP 不再发生凝固,其中部分小肽还具有抗凝血作用。当纤溶亢进时,可因大量的凝血因子分解和 FDP 的抗凝作用而产生出血倾向。

【出血性疾病的分类】

1. 血小板异常

(1)血小板数量减少:①血小板生成减少,如再生障碍性贫血、白血病等;②血小板破坏增多,如特发性血小板减少性紫癜;③血小板消耗过多,如弥散性血管内凝血、血栓性血小板减少性紫癜。

(2)血小板增多:如原发性血小板增多症、感染、创伤及脾切除术后等。

(3)血小板功能异常:①先天性或遗传性,如血小板无力症、血小板病、巨大血小板综合征;②继发性,如抗血小板药物、严重肝病、尿毒症、重症感染等引起。

2. 血管壁异常

(1)先天性或遗传性:如遗传性出血性毛细血管扩张症、先天性结缔组织病、家族性单纯性紫癜等。

(2)获得性:如营养缺乏与内分泌代谢障碍(如维生素 C、维生素 PP 缺乏症、糖尿病、Cushing 病)、过敏性紫癜、败血症、化学物质与药物作用等。

3. 凝血异常

(1)遗传性:如遗传性凝血酶原缺乏症、遗传性纤维蛋白原缺乏症、各型血友病等。

(2)获得性:如严重肝病、尿毒症及维生素 K 缺乏症。

4. 抗凝及纤维蛋白溶解异常　主要为获得性疾病,如纤溶酶原激活剂释放入血致纤溶亢进(甲状腺、前列腺、胰腺手术过度挤压)、肝素及双香豆素类药物过量、蛇或水蛭咬伤、溶栓药物过量、敌鼠钠中毒等。

5. 复合性止血机制异常

(1)遗传性:如血管性血友病。

(2)获得性:如弥散性血管内凝血。

【临床表现】

出血性疾病可以分为 3 类,即血小板疾病、血管性疾病与凝血障碍性疾病。其各自的临床特征见表 6-5。

表6-5　3类出血性疾病的临床特征

临床特征	血管性疾病	血小板疾病	凝血障碍性疾病
性别	多见于女性	多见于女性	多见于男性
阳性家族史	少见	多无	多见
出生后脐带出血	多无	多无	常见
出血部位	以皮肤黏膜为主,偶有内脏出血	以皮肤黏膜为主,重症有内脏出血	以深部组织和内脏出血为主
出血的表现(皮肤黏膜)	皮肤瘀点、紫癜	牙龈出血、皮肤瘀点、紫癜,可见大片瘀斑	少见瘀点、紫癜,可见大片瘀斑
血肿	多无	可见	常见
内脏出血	少见	常见	常见
眼底出血	多无	常见	少见

续表

临床特征	血管性疾病	血小板疾病	凝血障碍性疾病
月经过多	少见	多见	少见
关节腔出血	多无	多无	多见
手术或外伤后出血不止	少见	可见	多见
病程	短暂	迁延	终身性
预后	预后较好	预后一般	预后不定

【辅助检查】

辅助检查是出血性疾病诊断与鉴别诊断的主要手段和依据。

1. 筛选试验

（1）血管异常：出血时间、束臂试验。

（2）血小板异常：出血时间、束臂试验、血小板计数、血块回缩试验。

（3）凝血异常：凝血时间、活化部分凝血活酶时间、血浆凝血酶原时间、凝血酶时间等。

2. 特殊检查

（1）血管异常：包括血栓调节蛋白、内皮素、血管性血友病因子的测定等。

（2）血小板异常：包括血小板形态、血小板黏附试验、血小板聚集试验、血小板第3因子有效性测定、血小板相关抗体测定等。

（3）凝血障碍：包括凝血活酶时间纠正试验及凝血酶原时间纠正试验，有条件时直接测定凝血因子的含量及活性，以检出缺乏的凝血因子。

（4）抗凝异常：包括 AT－Ⅲ抗原及活性、凝血酶－抗凝血酶复合物测定和蛋白 C 测定等。

（5）纤溶异常：包括鱼精蛋白副凝试验，FDP、D－二聚体测定，纤溶酶原、t－PA 和纤溶酶原激活物抑制剂的测定等。

（6）其他：近年来，基因检测已成为遗传性出血性疾病的重要诊断手段，其中血友病基因携带者的检查已用于产前诊断和遗传咨询。

📖 **知识链接**

常用凝血试验

活化部分凝血活酶时间（APTT）：为内源性凝血系统较为灵敏和最为常用的筛选试验。参考值在不同方法、不同试剂结果中有较大差异。本试验需设立正常对照值比较，延长超过10秒以上为异常。

凝血酶原时间（PT）：为外源性凝血系统较为灵敏和最为常用的筛选试验。不同方法、不同试剂检测的结果有较大差异。本试验需设正常对照值。测定值超过正常对照值3秒以上为异常。

凝血时间（CT）：可反映内源凝血系统的凝血过程。参考值：试管法4～12分钟；硅管法15～32分钟；塑料管法10～19分钟。

【诊断要点】

根据患者的既往病史、家族史、典型的临床表现、某些药物和化学品长期接触史或过敏史等及筛选试验检查可初步诊断出血性疾病，再根据归类诊断的特殊检查，可进一步诊断具体的疾病以及类型。

笔记

【治疗要点】

1.病因治疗 主要针对获得性出血性疾病的病因进行治疗。

(1)积极治疗原发病:如各种严重肝病、慢性肾病、尿毒症、结缔组织疾病和重症感染等。

(2)避免接触和使用可加重出血的药物及物质:对血小板质量异常、血管性血友病等患者,应避免使用扩血管及抑制血小板聚集的药物,如阿司匹林类、双嘧达莫、吲哚美辛(消炎痛)、保泰松等。血友病患者应慎用华法林、肝素等抗凝药。过敏性紫癜患者应避免再次接触致敏物质。

2.止血治疗

(1)补充凝血因子或血小板:因凝血因子缺乏而引起的遗传性出血性疾病患者可补充相应的凝血因子。也可根据病情需要输注血浆或血小板悬液等。

(2)止血药物:具体如下。①维生素 K:可促进依赖维生素 K 的凝血因子的合成,通常用于重症肝病所致出血的患者。②促进血管收缩、改善血管通透性的药物:如维生素 C、卡巴克洛(安络血)、芦丁、酚磺乙胺、垂体后叶素及糖皮质激素等药物,常用于血管性疾病,如过敏性紫癜等。③重组活化因子Ⅶ(rFⅦa):为一种新的凝血制剂,可直接或与组织因子组成复合物,促使 FX 的活化和凝血酶的形成。④其他:包括促进止血因子释放的药物,如去氨加压素;抑制纤溶亢进的药物,如氨基己酸、氨甲苯酸等;促进血小板生成的药物,如血小板生成素等;局部止血药主要有凝血酶、巴曲酶及明胶海绵等。

3.其他治疗 包括脾切除、血浆置换、关节成形与置换术、基因治疗和中医中药等。

二、原发免疫性血小板减少症

原发免疫性血小板减少症(primary immune thrombocytopenia)又称特发性血小板减少性紫癜(idiopathic thrombocytopenic purpura,ITP),是一种主要与自身免疫有关的出血性疾病,主要由于血小板受到免疫性破坏,导致外周血中血小板数目减少。其临床特征为自发性皮肤、黏膜及内脏出血、血小板计数减少、骨髓巨核细胞发育成熟障碍、血小板生存时间缩短及抗血小板自身抗体出现。本病是血小板减少性紫癜中最常见的一种,发病率为(2~10)/10 万,育龄期女性发病率高于同年龄男性,可分为急性型和慢性型。急性型多见于儿童,慢性型多见于 40 岁以下女性。

【病因】

1.感染病毒或细菌感染 与 ITP 发病关系密切,尤其是上呼吸道感染。

2.免疫因素 感染本身不能直接导致 ITP 发病。免疫因素的参与可能是 ITP 发病的重要原因。血小板相关抗体(PAIg)的生成并作用于血小板,可能造成血小板破坏、血小板减少,这是导致出血的主要原因。

3.肝、脾与骨髓因素 肝、脾与骨髓不但是血小板相关抗体和抗血小板抗体产生的主要部位,也是血小板被破坏的主要场所。其中,以脾脏最为重要,因人体约 1/3 的血小板贮存于脾脏。与抗体结合后的血小板因其表面性状发生改变,在通过血流较为缓慢的脾内血窦时,易被单核吞噬细胞吞噬而遭到大量破坏。肝在血小板的破坏中有类似脾的作用。发病期间,血小板的寿命明显缩短,为 1~3 天(正常血小板平均寿命 7~11 天)。急性型更短,血小板更新率加速 4~9 倍。

4.其他因素 慢性型多见于成年女性,青春期后与绝经期前易发病,这可能与雌激素抑制血小板生成及促进单核吞噬细胞对抗体结合血小板的破坏有关。

👁**考点提示**:ITP 与感染、免疫、肝、脾、雌激素等因素有关,其发病机制主要与免疫因素有关。

【临床表现】

1.起病方式 成人 ITP 多起病隐匿。

2.出血的表现　多数患者出血轻且局限,反复发生。其主要表现为皮肤、黏膜的出血,如牙龈出血、鼻出血、瘀点、紫癜、瘀斑、外伤后不易止血等。女性患者常出现月经量过多,且可为部分患者唯一的临床症状。部分患者可因感染等致病情突然加重而出现广泛且严重的皮肤、黏膜出血,甚至内脏出血,也可因高热、情绪激动、高血压等诱发致命性的颅内出血。少数患者可无出血症状。

3.乏力　部分患者可出现明显的乏力表现。

4.其他　长期月经量过多,可出现不同程度的贫血;出血量过多可引起血压降低或失血性休克;部分患者有血栓形成倾向。ITP 患者一般无肝大、脾大及淋巴结肿大。

急性型与慢性型原发免疫性血小板减少症的区别见表 6-6。

表 6-6　急性型与慢性型 ITP 的区别

区别点	急性型	慢性型
好发人群	婴幼儿	育龄期女性
前驱感染史	有	无
起病情况	急骤	缓慢
口腔血泡	有	无
血小板计数	$<20\times10^9/L$	$(30\sim80)\times10^9/L$
自发缓解	80%以上	偶见
病程	2~6 周	数月、数年

☞**考点提示**:急性型 ITP 与慢性型 ITP 的区别。

【辅助检查】

1.血象　急性型发作期血小板常低于 $20\times10^9/L$,慢性型常为 $(30\sim80)\times10^9/L$。血小板平均体积偏大,易见大型血小板。反复出血或短期内失血过多者,红细胞计数和血红蛋白浓度可出现不同程度的下降。白细胞计数多正常。

2.骨髓象　巨核细胞计数增加或正常。急性型幼稚巨核细胞比例增大,胞体大小不一,以小型多见;慢性型颗粒型巨核细胞计数增多,胞体大小基本正常。有血小板形成的巨核细胞显著减少(<30%);巨核细胞呈现成熟障碍。

3.其他　80%以上的 ITP 患者血小板相关抗体(PAIgG)阳性,缓解期可降至正常值。束臂试验阳性、出血时间延长,血块收缩不良。

☞**考点提示**:ITP 血液检查及骨髓象检查特点。

【诊断要点】

至少 2 次检查血小板计数减少,但血细胞形态正常;脾无增大;骨髓巨核细胞计数增多或正常,有成熟障碍;排除其他继发性血小板减少症。

【治疗要点】

1.糖皮质激素　为首选药物,其作用是降低毛细血管通透性,减少 PAIgG 生成及减轻抗原抗体反应,抑制血小板与抗体结合并阻止单核吞噬细胞对血小板的破坏;刺激骨髓造血及血小板向外周的释放。常用泼尼松 $1mg/(kg\cdot d)$ 口服,待血小板接近正常后,可于 1 个月内逐渐减到最小剂量($<15mg/d$)维持,4 周后无效者应迅速减量至停用。对症状重者,可短期静脉滴注地塞米松或甲泼尼龙。

2. 二线治疗 适用于病程 3～12 个月的糖皮质激素依赖或无效的成人 ITP 患者,方法有药物治疗和脾切除。目前临床多采用非肽类口服血小板生成素受体激动药(TPO – RA)或利妥昔单抗治疗。当药物治疗失败时,可根据患者年龄和全身情况,考虑脾切除。

3. 急重症的处理 主要治疗措施有血小板输注、静脉输注丙种球蛋白和静脉注射大剂量甲泼尼龙,适用于消化系统、泌尿生殖系统、神经系统或其他部位有活动性出血,需要急诊手术的重症 ITP 患者。

☞**考点提示**:糖皮质激素为治疗 ITP 的首选药物。

【护理诊断/问题】

1. 有出血的危险 与血小板减少有关。

2. 有感染的危险 与糖皮质激素治疗有关。

3. 潜在并发症:颅内出血。

【护理措施】

1. 病情观察 注意观察皮肤、黏膜有无损伤出血,观察出血的部位和出血量。监测血小板计数、出血时间,血小板低于 $20 \times 10^9/L$ 时要严格卧床休息。严密观察患者生命体征及神志的变化,若出现头痛、呕吐、烦躁不安、嗜睡甚至惊厥、颈项抵抗,则提示发生颅内出血。颅内出血时,若出现呼吸变慢、不规则,双侧瞳孔大小不等,则提示合并脑疝。消化道出血时常出现腹痛、便血。血尿、腰痛提示发生肾出血。面色苍白加重,呼吸、脉搏增快,出汗,血压下降提示发生失血性休克。

2. 一般护理 出血严重者应绝对卧床休息,对其应给予高蛋白、高热量、高维生素饮食。根据病情做具体指导,告知患者有牙龈出血时,食物的温度不宜过高;多吃蔬菜、水果,防止便秘,忌吃坚硬、多刺、辛辣的食物。

3. 预防和避免加重出血 ①减少活动,血小板计数过低时应卧床休息。保持皮肤清洁,穿棉质宽松衣物,避免因皮肤受刺激而引起出血。避免一切可能造成身体受伤害的因素,如勤剪指甲,以防抓伤皮肤,禁用牙签剔牙或硬毛牙刷刷牙。②避免使用可能引起血小板减少或抑制其功能的药物,如阿司匹林、双嘧达莫、吲哚美辛、保泰松、噻氯匹定等。③便秘、剧烈咳嗽会引起颅内压增高,有可能导致颅内出血,要积极预防并及时处理。

4. 用药护理 应让患者了解药物的作用及不良反应,以主动配合治疗。长期应用糖皮质激素时,可引起医源性库欣综合征,易诱发或加重感染;长春新碱可引起骨髓造血功能抑制、末梢神经炎的发生;环磷酰胺可导致出血性膀胱炎等。因此,用药期间应定期检查血压、血糖、尿糖、白细胞分类计数,若发现药物出现不良反应,则应及时配合医生处理。

5. 心理护理 耐心解答患者提出的各种问题,鼓励其表达自己的感受,对其不良情绪(如烦躁、焦虑甚至恐惧等)给予理解与安慰。进行护理操作要沉着冷静、敏捷准确,以增加患者的安全感和信任感。

【健康教育】

1. 疾病知识教育 指导患者及其家属学会压迫止血的方法及识别出血征象(如瘀点、黑便等)的方法,一旦发生,就应及时就医。

2. 指导自我保护的方法 预防外伤,如不挖鼻孔、不使用硬质牙刷、不玩锐利的玩具、不做易发生外伤的运动等。服药期间不与感染患者接触,去公共场所需戴口罩,衣着适度,尽可能避免感染。若血小板在 $50 \times 10^9/L$ 以下,则不要做较强体力活动。

3. 用药指导 长期服用糖皮质激素者,不可突然停药或自行减量,否则会出现反跳现象。避免使用可引起血小板减少或抑制其功能的药物。给予低盐饮食,每周测体重,防止水钠潴留。

三、过敏性紫癜

过敏性紫癜(allergic purpura)是一种常见的血管变态反应性疾病,因机体对某些物质过敏而产生变态反应,导致毛细血管脆性和通透性增加,引起血液外渗,出现皮肤瘀点或紫癜,可伴有腹痛、便血、关节痛、血尿、血管神经性水肿和荨麻疹等为主要临床表现,多为自限性疾病。本病多见于儿童及青少年,男性略多于女性,多发生于春秋季节。

【病因与发病机制】

1.病因

(1)感染:为本病最常见的原因,包括细菌和病毒感染。细菌(尤其是 β 溶血性链球菌)引起的上呼吸道感染、猩红热及其他局灶性感染;病毒,如麻疹、水痘、风疹病毒及肠道寄生虫感染等。

(2)食物:主要由机体对某些动物性食物中的异性蛋白质过敏所致,如鱼、虾、蟹、蛋及乳类等。

(3)药物:可引起过敏性紫癜的药物有抗生素类(如青霉素、链霉素、红霉素、氯霉素以及头孢菌素类)、解热镇痛药(如水杨酸类、保泰松、吲哚美辛)及奎宁类等和其他类药物(如磺胺药类、异烟肼、阿托品、噻嗪类利尿剂等)。

(4)其他:寒冷刺激、昆虫咬伤、花粉、尘埃、疫苗接种等。

2.发病机制 目前认为过敏性紫癜是免疫介导的一种全身性小血管炎。各种致敏原作为抗原刺激机体产生大量抗体(主要为 IgA、IgE)和 TNF-α 等炎症因子,结合后形成免疫复合物,沉积于血管内膜,引起一系列变态反应而发生血管炎症反应,除累及皮肤、黏膜小动脉外,还可累及肠道、肾及关节腔的小血管。

【临床表现】

过敏性紫癜多为急性起病,起病前 1~3 周常有上呼吸道感染。首发症状以皮肤紫癜最常见,紫癜特点为压之不褪色。通常根据病变累及部位所出现的临床表现可将过敏性紫癜分为以下类型。

1.单纯型(紫癜型) 最常见,大多以皮肤反复出现瘀点、瘀斑为主要表现,最多见于下肢及臀部,对称分布、分批出现,瘀点大小不等,呈深红色,可融合成片或略高出皮肤表面。数天内逐渐变成紫色,而后转淡,1~2 周逐渐消退。紫癜同时可伴有皮肤水肿、荨麻疹等过敏表现。躯干及其他部位极少累及。

2.腹型(Henoeh 型) 为最具有潜在危险的类型,主要表现为腹痛,位于脐周围或下腹部,常呈阵发性绞痛或持续性钝痛,可伴有恶心、呕吐、腹泻、便血。因浆液血性分泌物渗入肠壁,致黏膜下水肿、出血,引起肠不规则蠕动而致肠套叠。本型症状若发生在皮肤紫癜之前,则易被误诊为急腹症。

3.关节型 除皮肤紫癜外,还可出现膝、踝、肘及腕关节等大关节肿胀、疼痛、压痛和功能障碍,呈游走性、反复发作,数天而愈且不留关节畸形。

4.肾型 又称为过敏性紫癜性肾炎,是最为严重的一种临床类型,由肾小球毛细血管袢炎症反应所致,多在皮肤紫癜发生 1 周后出现血尿、蛋白尿、管型尿,可伴有水肿、高血压和肾功能不全的表现。多数患者在 3~4 周内恢复,少数患者可因反复发作而发展为慢性肾炎或肾病综合征。

5.混合型 以上各型临床表现中如有 2 种以上同时存在,则称为混合型。

6.其他 因病变累及眼部、脑及脑膜血管,少数患者可出现视神经萎缩、虹膜炎、视网膜出血及水肿、中枢神经系统受累的表现。

☞**考点提示:**紫癜型、腹型、关节型、肾型和混合型过敏性紫癜的典型临床特点。

【辅助检查】

出血时间可能延长,其余均为正常。血清 IgA、IgE 浓度多增高。肾型或混合型过敏性紫癜可有血尿、蛋白尿、管型尿;肾功能受损时可出现血尿素氮浓度升高、内生肌酐清除率下降等。消化道出血者粪便隐血试验阳性。

☞**考点提示:**过敏性紫癜的辅助检查要点,注意与 ITP 辅助检查特点的区别。

【诊断要点】

根据患者发病前 1~3 周有低热、咽痛、全身乏力或上呼吸道感染史,出现典型的四肢皮肤瘀点、紫癜,伴有胃肠道、关节及肾脏的表现,血小板计数正常,血小板功能正常,凝血时间正常,排除其他原因引起的血管炎或紫癜,即可作出诊断。

【治疗要点】

1. 去除病因 寻找并清除过敏原很重要,如扁桃腺炎及其他感染病灶治愈后,本病也常获得缓解。应避免可疑的药物、食物及其他因素。

2. 药物治疗

(1)一般药物:应用异丙嗪、阿司咪唑、氯苯那敏等抗组胺类药物;应用维生素 C、钙剂、曲克芦丁、卡巴克络等改善血管通透性的药物。

(2)糖皮质激素:常用泼尼松 30mg/d,顿服或分次口服,重者可用甲泼尼龙或地塞米松静脉滴注,症状减轻后改为口服。疗程一般不超过 30 天,肾型患者可酌情延长。糖皮质激素可抑制抗原抗体反应、降低毛细血管通透性和减轻炎症渗出,主要用于关节肿痛、严重腰痛合并消化道出血及有急进性肾炎或肾病综合征等严重肾脏病变者。

(3)免疫抑制剂:对上述治疗效果不佳或反复发作者,可酌情使用免疫抑制剂,如环磷酰胺、环孢素等。

(4)对症治疗:腹痛较重的腹型患者可口服或皮下注射解痉药,如阿托品或山莨菪碱等;肾型患者可使用肝素抗凝;消化道出血的患者可用质子泵抑制剂等治疗;关节痛的患者可酌情使用止痛药。

☞**考点提示:**一般可应用抗组胺药、大剂量维生素 C 和钙剂;糖皮质激素对腹型和关节型过敏性紫癜疗效较好。

【护理诊断/问题】

1. 有出血的危险 与变态反应、血管炎有关。
2. 疼痛 与关节和肠道变态反应性炎症有关。
3. 潜在并发症:消化道出血、紫癜性肾炎。

【护理措施】

1. 皮肤的护理 观察皮疹的形态、数量、部位,是否反复出现,可通过绘制人体图形来记录皮疹变化情况。皮疹有痒感,应保持皮肤清洁,防止擦伤、抓伤,如有破溃,则应及时处理,防止出血和感染。除去可能存在的各种致敏原。遵医嘱使用止血药、脱敏药等。

2. 关节肿痛的护理 对关节型患者应观察疼痛及肿胀情况,保持患肢于功能位,协助患者选用舒适体位,做好日常生活护理。使用肾上腺皮质激素,对缓解关节痛效果好。对关节肿痛者,要制动局部关节,可给予湿冷敷止痛,但禁止热敷肿胀的关节。必要时,可遵医嘱使用消炎止痛药。

3. 腹痛的护理 患儿腹痛时,应卧床休息,护士尽量守护在床边,观察有无腹绞痛、呕吐、血便。注意大便性状,有时外观正常但潜血阳性。对有血便者,应详细记录大便次数及性状,留取大便标本。对腹痛者,禁止腹部热敷,以防发生肠出血。对腹型患儿应给予无动物蛋白、无渣的流食;对严重者应禁食,经静脉供给营养。

4.心理护理 本病可反复发作或并发肾损害,给患者及其家属带来不安和痛苦,应根据具体情况尽量予以解释,使其树立战胜疾病的信心,并应做好出院指导,使家属学会继续观察病情、合理调配饮食,嘱出院后必须定期来院复查,以及早发现肾脏并发症。

【健康教育】

1.疾病知识教育 向患者及其家属介绍本病的病因、临床表现及治疗的主要方法。说明本病是过敏性疾病,应避免引发疾病的有关因素。

2.预防过敏性紫癜的复发 保持病室内干净、整洁,温度 18~22℃,湿度 50%~60%,每天定时通风 1~2 小时,保持空气新鲜,每天用紫外线消毒 1~2 小时。紫癜轻者可适量活动,避免劳累;重者或合并其他部位出血者应卧床休息。每天晨起、饭后用漱口液漱口,保持口腔清洁,定期洗澡,更换棉质柔软内衣,每天用温水清洗外阴、肛门,防止感染。饮食应清淡,易消化,禁食辛辣、煎炸食品,可选用清热、凉血、收敛、止血的食物,如苦瓜、冬瓜、丝瓜、番茄等。若发现紫癜与某些食物有关,则应忌食。若出现紫癜肾,则应进低盐饮食,少活动。起居有规律,随时增减衣物,注意保暖,饮食有节制。

3.学会自我监测病情 教会患者对出血情况及其伴随症状或体征的自我监测。若发现新发大量瘀点或紫癜、明显腹痛或便血、关节肿痛、血尿、水肿、泡沫尿甚至少尿,则提示病情复发或加重,应及时就医。

四、血友病

血友病(hemophilia)是一组由遗传性凝血因子缺乏引起的出血性疾病。血友病以阳性家族史、幼年发病、自发或轻微外伤后出血不止、血肿形成、关节腔出血为临床特征。血友病的类型:①血友病 A,又称 FⅧ缺乏症,是临床上最常见的血友病,约占血友病患者的 85%;②血友病 B,又称遗传性 FⅨ 缺乏症,约占血友病患者数的 15%。在我国,血友病的社会人群发病率为(5~10)/10 万,婴儿发病率约为 1/5000。

【病因与遗传规律】

血友病 A/B 均属于性染色体(X 染色体)连锁隐性遗传,其遗传规律见图 6-1。其致病基因位于 X 染色体上,即女性传递,男性发病。

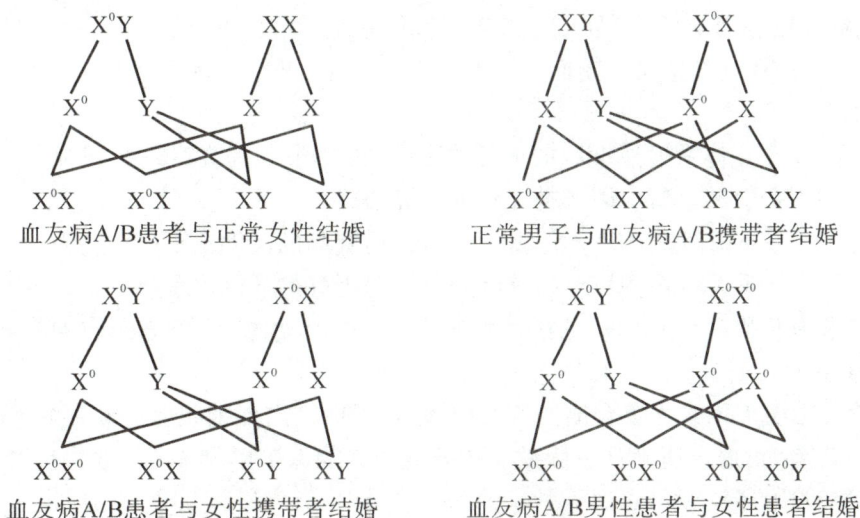

图 6-1 血友病 A/B 的遗传规律

注:XY 正常男性;XX 正常女性;X^0Y 血友病 A/B 男性患者;X^0X 血友病 A/B 女性携带者;X^0Y^0 血友病 A/B 女性患者。

👉 **考点提示**：血友病 A 缺乏 FⅧ，血友病 B 缺乏 FⅨ；血友病 A/B 的遗传规律。

【临床表现】

血友病主要表现为出血和局部血肿压迫等。

1. 出血　出血是血友病患者最重要的临床表现，多为自发性或轻度外伤、小手术（如拔牙、扁桃体摘除）后出血不止，其中血友病 A 出血较重，血友病 B 较轻。血友病的出血特点：①出血不止，多出现于轻度外伤、小手术后；②与生俱来，伴随终身；③常表现为软组织或深部肌肉内血肿；④负重关节（膝、踝关节等）反复出血甚为突出，最终可导致关节畸形，伴骨质疏松、关节骨化及相应肌肉萎缩（血友病关节）；⑤出血的轻重与血发病类型及相关因子缺乏的程度有关。

2. 血肿压迫表现　血肿压迫周围神经，出现局部肿痛、麻木和肌肉萎缩；颈部和咽喉部血肿压迫或阻塞气道，导致呼吸困难甚至窒息。

【辅助检查】

1. 筛查试验　血小板计数、血小板功能正常；出血时间、凝血酶原时间正常，活化部分凝血活酶时间延长，但无法鉴别血友病的类型。

2. 确诊试验　FⅧ活性测定辅以 FⅧ抗原测定和 FⅨ活性测定辅以 FⅨ抗原测定可分别确诊血友病 A 和血友病 B，同时可根据试验结果对血友病进行临床分型。

3. 基因诊断试验　主要用于携带者和产前诊断。目前常用的方法有 DNA 印迹法、限制性内切酶片段长度多态性检测等。产前诊断为妊娠第 10 周左右做绒毛膜活检检查，妊娠第 16 周左右做羊水穿刺检查。

【诊断要点】

根据遗传病史、出血表现及相关的辅助检查可作出诊断。

【治疗要点】

1. 一般治疗　包括加强自我防护，预防损伤性出血，及早有效地处理出血，避免并发症的发生，对出血严重的患者提倡预防治疗。

2. 替代疗法　即补充缺失的凝血因子，为主要疗法。

（1）常用制剂：FⅧ制剂主要有 FⅧ的浓缩剂或基因重组的纯化 FⅧ（rFⅧ）、冷沉淀物（FⅧ的含量高于血浆 5~10 倍）；FⅨ制剂主要有凝血酶原复合物（含 FⅨ、FⅩ、FⅦ、FⅡ）、FⅨ浓缩剂或基因重组的纯化 FⅨ（rFⅨ）。

（2）常用剂量：每千克体重输注 1IU 的 FⅧ，能使体内 FⅧ：C 提高2%；每千克体重输注 1IU 的 FⅨ，能使体内 FⅨ：C 提高1%。凝血因子补充量的计算公式：

$$FⅧ剂量（IU）= 体重（kg）× 所需提高的活性水平（\%）÷ 2$$

$$FⅨ剂量（IU）= 体重（kg）× 所需提高的活性水平（\%）$$

最低止血要求为 FⅧ：C 或 FⅨ：C 的活性水平达20%以上，出血严重或需行中型以上手术者，应使活性水平达 40%以上。

3. 药物治疗　去氨加压素为半合成的抗利尿激素，可促进内皮细胞释放储存的 FⅧ和 vWF，可用于轻症血友病 A 患者，对血友病 B 患者无效。抗纤溶药物能保护已形成的血凝块不溶解而发挥止血作用，如氨基己酸、氨甲环酸等。

👉 **考点提示**：血友病治疗以补充缺乏的凝血因子为主。

【护理诊断/问题】

1. 有出血的危险　与凝血因子缺乏有关。

2. 疼痛：肌肉、关节疼痛　与深部组织血肿或关节腔积血有关。

3. 有失用综合征的危险　与反复多次出血有关。

4. 焦虑　与终身出血倾向、担心丧失劳动力有关。

【护理措施】

1. 病情观察　观察有无自发性或轻微受伤后出血现象，如皮下大片瘀斑、肢体肿胀、皮肤出血、关节腔出血、关节疼痛、活动受限等。观察有无深部组织血肿压迫重要器官或重要脏器出血，如腹痛、消化道出血、颅内出血等。观察实验室检查结果，如凝血时间、部分凝血酶原时间纠正试验等。

2. 一般护理

（1）休息及活动：有出血倾向时，应限制活动，卧床休息，出血停止后逐步增加活动量。嘱患者动作轻柔，谨防外伤及关节损伤。

（2）饮食护理：饮食应以高蛋白质、高维生素 C 和少渣、易消化的食物为主，多食苜蓿、菜花、蛋黄、菠菜、肝脏及所有新鲜的绿叶蔬菜，不但可以补充促凝血物质、减少出血机会，还能促进人体健康。不宜多食辛辣、厚味的食物，如羊肉、狗肉、辣椒、肥肉等，因为此类食物可诱发出血而损伤脾胃。

（3）用药护理：快速静脉注射去氨加压素后，可出现头痛、心率加快、颜面潮红、血压升高及少尿等不良反应，要注意观察，必要时遵医嘱给予对症处理。凝血因子取回后，应立即输注。输注冷冻血浆或冷沉淀物前，应将冷冻血浆或冷沉淀物置于 37℃ 水浴箱中解冻、融化，并快速输入，输注过程中密切观察有无输血反应。禁忌使用阿司匹林等药物。

3. 出血的预防和护理

（1）预防出血：避免或减少各种不必要的穿刺或注射，必要时，拔针后局部按压 5 分钟以上，直至出血停止；禁止使用静脉留置套管针，以免针刺点渗血难止；尽量避免采取手术治疗，必须手术时，术前应根据手术规模大小常规补充足够量的凝血因子。在家中应做好各种安全防范，尽量避免使用锐器，如针、剪、刀等。

（2）出血的处理配合：对局部深层组织血肿形成和关节腔出血的患者，休息制动、局部压迫、冷敷及抬高患肢是最重要的非药物性治疗措施。可根据情况使用夹板、模具、拐杖或轮椅等，使患者出血的肌肉和关节处于休息位。局部给予冰敷或冷湿敷，每次 20 分钟，每 4～6 小时 1 次，直至局部肿胀或疼痛减轻。肌肉出血常为自限性，不主张进行血肿穿刺，以防发生感染。

4. 心理护理　血友病是一种遗传性疾病，属于终身疾病，目前还没有十分有效的治疗方法，常导致患者及其家属悲观、绝望。对长久反复出血影响生活质量的患者，应做好耐心劝慰，并指导其预防出血的方法，使其积极配合治疗和护理。

【健康教育】

1. 做好疾病知识宣教　剪短指甲，穿宽松衣服，避免各种外伤。避免从事易导致受伤的工作和劳动。适宜的运动能有效预防肌肉无力和关节腔反复出血，但应避免剧烈运动，以降低发生外伤和出血的危险。注意口腔卫生，避免牙龈出血。避免应用扩张血管及抑制血小板凝聚的药物。学会出血的急救处理方法。

2. 做好血友病遗传咨询工作　向患者及其家属进行优生优育教育，一般于妊娠第 16 周左右进行羊水穿刺，确定胎儿性别及基因型，从而明确胎儿是否为血友病患儿，决定是否终止妊娠。

笔记

出生缺陷防治能力提升计划(2023—2027年)

为落实《中共中央国务院关于优化生育政策促进人口长期均衡发展的决定》和《中国妇女发展纲要(2021—2030年)》《中国儿童发展纲要(2021—2030年)》要求,进一步提升出生缺陷防治能力,促进出生缺陷防治工作高质量发展,国家卫健委制定了《出生缺陷防治能力提升计划(2023—2027年)(以下简称《提升计划》)。《提升计划》包括4部分内容。一是总体要求。以习近平新时代中国特色社会主义思想为指导,深入贯彻落实党的二十大精神,聚焦关键环节,全面提升能力,促进出生缺陷防治工作高质量发展,更好满足群众健康孕育需求。二是工作目标。建立覆盖城乡居民,涵盖婚前、孕前、孕期、新生儿和儿童各阶段,更加完善的出生缺陷防治网络,显著提升出生缺陷综合防治能力。三是重点任务。通过健全服务网络、加强人才培养、深化防治服务、聚焦重点疾病、提升质量管理、强化支撑保障6方面措施,推进落实18项工作任务,补短板,强弱项,推动全面提升防治能力。四是组织实施。加强组织领导、监督管理和总结评估,推动《提升计划》各项重点任务落实。

五、弥散性血管内凝血

弥散性血管内凝血(disseminated intravascular coagulation,DIC)是在多种致病因素的作用下,以微血管体系损伤为病理基础,凝血和纤溶系统被激活,导致全身微血管血栓形成、凝血因子大量消耗并继发纤溶亢进,从而引起全身性出血、微循环衰竭的临床综合征。本病多起病急骤、病情复杂、进展迅速、死亡率高,是临床急重症之一。

【病因】

1.严重感染 为最常见的致病因素。各种严重的细菌感染(如脑膜炎双球菌、金黄色葡萄球菌、革兰氏阴性杆菌、中毒性菌痢、伤寒等)均可导致DIC。病毒感染(如流行性出血热、重症乙型脑炎等)、恶性疟疾、钩端螺旋体病、立克次体感染等也可引起DIC。

2.恶性肿瘤 常见于造血系统肿瘤[如急性白血病(尤其是急性早幼粒性白血病)、慢性白血病]、淋巴瘤和其他实体瘤如胰腺癌、前列腺癌、肝癌、肺癌等,广泛转移者更易发生DIC。

3.病理产科 如羊水栓塞、感染性流产、前置胎盘、胎盘早剥、重症妊娠高血压综合征、死胎滞留和子宫破裂等。

4.手术及创伤 富含组织因子的器官,如脑、胰腺、前列腺、子宫及胎盘等,可因手术及创伤等使大量组织因子释放而诱发DIC。大面积烧伤、骨折、严重挤压伤也易导致DIC。

5.其他 见于输血反应、毒蛇咬伤、移植排斥,以及全身各系统疾病,如肺心病、急性胰腺炎、糖尿病酮症酸中毒、系统性红斑狼疮等。

DIC病理变化主要表现为微血栓形成、凝血功能异常和微循环障碍。①全身微血管内有广泛的纤维蛋白沉着,形成微血栓。微血栓形成是DIC的基本和特异性病理变化。②凝血功能异常包括高凝血(DIC早期)、消耗性低凝血、继发性纤溶亢进(DIC后期)3个状态。当微循环内发生凝血时,可形成微血栓,造成微循环障碍。大量血小板和凝血因子被消耗,从而使高凝状态转变为低凝状态。体内的继发性纤维蛋白溶解产生大量纤溶酶,使纤维蛋白原裂解为X和A、B、C裂片,再进一步裂解为Y、D、E裂片。这些纤维蛋白(原)降解产物的抗凝作用可加重出血。③微循环障碍表现为毛细血管微血栓形成、血容量减少、血管舒缩功能失调等。微循环内的血栓可引起微循环阻塞,导致肺、肾、肝、脑、心等器官的功能衰竭。

【临床表现】

1.出血 具有自发性和多发性的特点,部位可遍及全身,多见于皮肤、黏膜和伤口等,少见于内脏出血,严重者可发生颅内出血。

2. 低血压及休克　表现为一过性或持续性血压下降。早期即可出现肾、肺及大脑等单个或多个重要器官功能不全,出现四肢皮肤湿冷、发绀、少尿或无尿、呼吸困难及不同程度的意识障碍等。休克的严重程度与出血量常不成比例,且常规处理效果不佳。顽固性休克是 DIC 病情严重及预后不良的先兆。

3. 微血管栓塞　器官内血管中有血栓时,可伴有相应器官的缺血性功能障碍甚至功能衰竭,肾脏有血栓时,常有腰痛、血尿、蛋白尿、少尿,甚至尿毒症及急性肾功能衰竭,肺栓塞可引起呼吸困难、发绀、呼吸窘迫综合征。

4. 微血管病性溶血　DIC 时微血管管腔变窄,当红细胞通过腔内的纤维蛋白条索时,可引起机械性损伤和碎裂,进而产生溶血,表现为进行性贫血,贫血程度与出血量不成比例。

☞ **考点提示:** DIC 的临床表现。

【辅助检查与诊断要点】

中华医学会血液分会血栓与止血学组于 2014 年建立了中国 DIC 诊断积分系统(China DIC Scoring System,CDSS),见表 6 - 7。

表 6 - 7　中国 DIC 诊断积分系统

积分项	分数
临床表现	
存在导致 DIC 的原发病	2
不能用原发病解释的严重或多发性出血倾向	1
不能用原发病解释的微循环障碍或休克	1
广泛性皮肤、黏膜栓塞,灶性缺血性坏死、脱落及溃疡形成或不明原因的肺、肾、脑等脏 器功能衰竭	1
实验室检查指标	
血小板计数	
非恶性血液病	
$\geq 100 \times 10^9/L$	0
$\geq 80 \times 10^9/L, < 100 \times 10^9/L$	1
$< 80 \times 10^9/L$	2
24 小时内下降 $\geq 50\%$	1
恶性血液病	
$< 50 \times 10^9/L$	1
24 小时内下降 $\geq 50\%$	1
D - 二聚体	
$< 5mg/L$	0
$\geq 5mg/L, < 9mg/L$	2
$\geq 9mg/L$	3
PT 及 APTT 延长	
PT 延长 < 3 秒且 APTT 延长 < 10 秒	0
PT 延长 ≥ 3 秒且 APTT 延长 ≥ 10 秒	1

续表

积分项	分数
PT 延长≥6 秒	2
纤维蛋白原	
≥1.0g/L	0
<1.0g/L	1

注:非恶性血液病,每天计分1次,≥7分时可诊断为DIC。恶性血液病,临床表现第1项不参与评分,每天计分1次,≥6分时可诊断为DIC。

【治疗要点】

1. **对病因及原发病的治疗** 为终止DIC病理过程的最关键和最根本的治疗措施,包括积极控制感染性疾病,进行产科及外伤处理,治疗肿瘤,防治休克,纠正缺血、缺氧和酸碱平衡的紊乱等。

2. **抗凝疗法** 为终止DIC、减轻器官损伤、重建凝血－抗凝血功能平衡的重要措施。抗凝治疗应在有效治疗基础疾病的前提下,与补充凝血因子的治疗同时进行。

(1)方法:急性DIC常选用肝素钠10000~30000U/d,一般为12500U/d,静脉滴注,每6小时用量不超过5000U,可连用3~5天。低分子肝素的常用剂量为75~150IUA Xa(抗活化因子X国际单位)/(kg·d),1次或分2次皮下注射,连续用药3~5天。

(2)适应证:①DIC早期(高凝期);②血小板及凝血因子急剧或进行性下降;③微血管栓塞表现明显;④处理消耗性低凝状态,但基础病变短期内不能被去除者,在补充凝血因子的情况下使用。

(3)禁忌证:①DIC晚期,患者存在多种凝血因子缺乏及明显纤溶亢进;②蛇毒所致DIC;③手术后或损伤创面未经良好止血;④近期有肺结核大咯血或消化性溃疡活动性大出血。

3. **替代疗法** 适用于凝血因子及血小板明显减少,且已进行病因及抗凝治疗,但DIC未能有效控制,有明显出血表现。常用血小板悬液、新鲜冷冻血浆等血液制品及纤维蛋白原等进行治疗。

4. **抗纤溶药物的应用** 仅用于原发病及诱发因素已得到有效治疗,但有明显纤溶亢进的临床或实验室检查证据,继发性纤溶亢进成了迟发性出血的主要或唯一原因的患者。常用药物有氨基己酸、氨甲苯酸等。

☞**考点提示**:DIC的治疗要点。

【护理诊断/问题】

1. **有出血的危险** 与DIC所致凝血因子被消耗、继发性纤溶亢进、肝素应用等有关。
2. **潜在并发症**:休克、多发性微血管栓塞、多器官功能衰竭。

【护理措施】

1. **病情观察** 注意观察出血的部位、范围及严重度。常见的出血有皮肤瘀点、紫癜、血肿、黏膜出血、消化道出血、泌尿道出血等。持续、多部位的出血或渗血,特别是手术伤口、穿刺点和注射部位的持续性渗血,是发生DIC的特征。出血加重,多提示病情进展或恶化;反之,可视为病情有效控制的重要表现。

2. **抢救配合与护理** 迅速建立2条静脉通道,保证液体补充和抢救药物的应用。遵医嘱正确配制和应用有关药物,普通肝素的主要不良反应是出血,在用药过程中,应注意观察患者的出血状况,监测相应实验室指标,其中APTT为肝素应用最常用的临床监测指标。应用普通肝素治疗时,APTT较正常参考值延长1.5~2倍为合适剂量,若过量而致出血,则可用鱼精蛋白中和。鱼精蛋白1mg可中和肝素100U。低分子肝素常规剂量使用时,一般不发生出血,无须进行严格的血液学监测。

3.一般护理 保持病室环境安静清洁,嘱患者绝对卧床休息,勿搬动患者,如有休克,则按休克患者护理,并注意保暖。对无休克者,给予高蛋白、高维生素、易消化饮食。如患者有消化道出血,则应禁食。对不能进食者,可给予鼻饲或遵医嘱给予静脉补充营养。应加强口腔、皮肤、会阴部的护理,以预防感染。

4.心理护理 因DIC病情变化迅速,患者及其家属精神、心理压力大,因此抢救时现场应保持安静,医护人员应态度认真、操作轻柔、动作敏捷,以使患者有安全感。对患者进行心理护理,并向家属做好解释和安抚工作,避免他们的不良情绪影响患者。

【健康教育】

1.生活指导 保证充足的睡眠和休息,适当活动;给予可口、易消化、富营养的饮食,少量多餐。

2.疾病知识宣教 向患者及其家属解释疾病的病因、主要表现、诊断和治疗配合等。特别要解释反复进行实验室检查的重要性、必要性,以及特殊治疗的目的、意义和不良反应。指导家属支持和关怀患者,以缓解患者的不良情绪,增强战胜疾病的信心,主动配合治疗。

第五节 白血病

课件

案例导学

患者,女,48岁,牙龈出血半个月。

身体评估:体温37℃,脉搏80次/分,呼吸18次/分,血压100/70mmHg,双颈淋巴结肿大,胸骨压痛(+),双踝关节肿、痛。肝肋下1.5cm可触及,脾肋下2cm可触及。

辅助检查:血红蛋白浓度98g/L,红细胞计数2.5×10^{12}/L,白细胞计数24.0×10^9/L,血小板计数82×10^9/L,中性粒细胞比例13.8%,淋巴细胞比例76.2%,单核细胞比例10.0%,可见幼稚淋巴细胞,骨髓原始淋巴细胞占35%。

请思考:

1. 对该患者的临床诊断及护理诊断是什么?

2. 急性白血病的临床表现有哪些?

3. 针对该患者应如何进行治疗和护理?

白血病(leukemia)是一类造血干细胞的恶性克隆性疾病。其克隆中白血病细胞增殖失控、分化障碍、凋亡受阻,而停滞在细胞发育的不同阶段。在骨髓和其他造血组织中,白血病细胞大量增生累积,并浸润其他器官和组织,而正常造血功能受抑制,以外周血中出现形态各异、为数不等的幼稚细胞为特征。

☞**考点提示**:白血病的定义。

【分类】

1.按病程和白血病细胞的成熟度分类

(1)急性白血病(acute leukemia,AL):起病急、进展快、病程短、仅为数月。细胞分化停滞在较早阶段,骨髓和外周血中以原始和早期幼稚细胞为主。

(2)慢性白血病(chronic leukemia,CL):起病缓、进展慢、病程长、可达数年。细胞分化停滞在较晚阶段,骨髓和外周血中多为较成熟幼稚细胞和成熟细胞。

笔记

2.根据主要受累的细胞系列分类 急性白血病可分为急性淋巴细胞白血病(ALL)与急性非淋巴细胞白血病(ANLL)或急性髓系白血病(AML)2类,这2类又可分成多种亚型,急性白血病的分类见表6-8。慢性白血病可分为慢性粒细胞白血病和慢性淋巴细胞白血病,少见类型有毛细胞白血病、幼淋巴细胞白血病等。

表6-8 急性白血病的分类

急性淋巴细胞白血病	急性髓系白血病	
L$_1$型 原始和幼淋巴细胞以小细胞(直径≤12μm)为主,胞浆较少	M$_0$	急性髓细胞白血病微分化型
	M$_1$	急性粒细胞白血病未分化型
	M$_2$	急性粒细胞白血病部分分化型
L$_2$型 原始和幼淋巴细胞以大细胞(直径>12μm)为主	M$_3$	急性早幼粒细胞白血病
	M$_4$	急性粒-单核细胞白血病
	M$_5$	急性单核细胞白血病
L$_3$型 原始和幼淋巴细胞以大细胞为主,大小较一致,细胞内有明显空泡,胞浆嗜碱性	M$_6$	红白血病
	M$_7$	急性巨核细胞白血病

3.按白细胞计数分类 多数患者白细胞计数增多,超过$10×10^9$/L,称为白细胞增多性白血病;若超过$100×10^9$/L,则称为高白细胞性白血病;部分患者白细胞计数在正常水平或减少,称为白细胞不增多性白血病。

【病因】

1.生物因素 主要包括病毒感染及自身免疫功能异常。目前已经证实,成人T细胞白血病是由C型逆转录病毒人类T淋巴细胞病毒I型(human T lymphotropic virus-I,HTLV-I)引起的。

2.放射因素 X射线、γ射线及电离辐射等有致白血病的作用。白血病的发生取决于人体吸收辐射的剂量,整个身体或部分躯体受到中等剂量或大剂量辐射后都可诱发白血病。放射线可引起骨髓抑制、机体免疫力缺陷及DNA发生断裂和重组等改变。

3.化学因素 多种化学物质或药物有致白血病的作用。苯及其衍生物、亚硝胺类物质,保泰松及其衍生物、氯霉素等均可致白血病,化学物质所致白血病多为急性非淋巴细胞白血病。某些抗肿瘤的细胞毒药物,如氮芥、环磷酰胺、丙卡巴肼、依托泊苷等,有致白血病的作用。

4.遗传因素 家族性白血病约占白血病的7/1000。某些遗传性疾病有较高的白血病发病率,如唐氏综合征、先天性再生障碍性贫血等。

5.其他因素 某些血液病,如骨髓增生异常综合征、淋巴瘤、多发性骨髓瘤等,最终可能发展为白血病。

☞**考点提示:**白血病的病因;成人T细胞白血病是由C型逆转录病毒人类T淋巴细胞病毒I型引起的。

【临床表现】

1.急性白血病 急性白血病是造血干细胞的恶性克隆性疾病,发病时骨髓中异常的原始细胞及幼稚细胞(白血病细胞)大量增殖并广泛浸润肝、脾、淋巴结等脏器,抑制正常造血。临床上以进行性贫血、持续发热或反复感染、出血和组织器官的浸润等为主要表现,以骨髓和外周血中出现大量原始和(或)早期幼稚细胞为特征。

(1)贫血:常为首发症状,呈进行性加重。半数患者就诊时已有重度贫血。部分患者因病程短,可无贫血。贫血主要是由骨髓中白血病细胞极度增生与干扰，造成正常红细胞生成减少所致。此外，无效红细胞生成、溶血及出血也可导致贫血。

（2）发热：为急性白血病最常见的症状。50%以上的患者以发热起病。发热多由继发感染引起，继发感染是导致急性白血病患者死亡最常见的原因之一，主要表现为持续低热或高热，甚至超高热，可伴畏寒或寒战及出汗等。口腔炎、牙龈炎、咽峡炎最常见，肺部感染、肛周炎、肛旁脓肿亦常见，严重时可致败血症或脓毒血症。最常见的致病菌是革兰氏阴性杆菌，如肺炎克雷伯菌、绿脓杆菌、大肠杆菌和产气杆菌等。疾病后期常伴有真菌感染。感染的主要原因是成熟粒细胞缺乏，其次是人体免疫力降低。患者出现免疫功能缺陷后也可引起病毒感染，如单纯疱疹、带状疱疹等。

肿瘤性发热：与白血病细胞的高代谢状态及其内源性致热原类物质的产生等有关，主要表现为持续低至中度发热，可有高热。常规抗生素治疗无效，但化疗药物可使患者体温下降。

（3）出血：近半数患者以出血为早期表现，主要原因为血小板减少、血小板功能异常、凝血因子减少、白血病细胞浸润、感染及细菌毒素对血管的损伤。出血可发生在全身各部位，以皮肤瘀点、瘀斑、鼻出血、牙龈出血、月经过多为多见。眼底出血可致视力障碍，严重者发生颅内出血后可导致死亡。急性早幼粒细胞白血病者易并发 DIC 而出现全身广泛性出血。

考点提示：急性白血病的贫血、发热、出血的特点。

（4）器官和组织浸润的表现：具体如下。

1）肝、脾、淋巴结：急性白血病可有轻中度肝大、脾大，主要与白血病细胞的浸润及新陈代谢增快有关。约50%的患者在就诊时伴有淋巴结肿大，多见于急性淋巴细胞白血病。

2）骨骼和关节：胸骨中下段局部压痛对白血病诊断有一定价值。急性粒细胞白血病患者由于骨膜受累，还可在眼眶、肋骨及其他扁平骨的骨面形成粒细胞肉瘤（又名绿色瘤），其中以眼眶部位最常见，可引起眼球突出、复视或失明。

3）口腔和皮肤：可有牙龈增生、肿胀；皮肤出现蓝灰色斑丘疹、皮下结节、多形红斑、结节性红斑等，多见于急性非淋巴细胞白血病亚型 M_4、M_5。

4）中枢神经系统白血病（central nervous system leukemia，CNSL）：由于多种化疗药物难以通过血脑屏障，隐藏在中枢神经系统的白血病细胞不能被有效杀灭，因而引起 CNSL。CNSL 可发生在疾病的各个时期，但多数患者的症状出现较晚，常发生在缓解期。CNSL 以急性淋巴细胞白血病最常见，儿童患者尤甚。患者表现轻者为头痛、头晕，重者为呕吐、颈项强直甚至抽搐、昏迷。

5）睾丸：受浸润时表现为无痛性肿大，多为一侧性，另一侧虽然无肿大，但在活检时往往也发现有白血病细胞浸润；多见于急性淋巴细胞白血病化疗缓解后的幼儿和青年，是仅次于 CNSL 髓外复发的根源。

6）其他：白血病还可浸润其他部位，如肺、心、消化道、泌尿生殖系统等。

考点提示：急性白血病组织器官浸润的表现。

2. 慢性白血病 慢性白血病按细胞类型可分为慢性髓系白血病（chronic myelogenous leukemia，Cml）、慢性淋巴细胞白血病（chronic lymphocytic leukemia，CLL）及少见类型的白血病。

（1）慢性髓系白血病：又称慢性粒细胞白血病，简称慢粒，其特点为病程发展缓慢，外周血粒细胞显著增多且不成熟，脾脏明显肿大。整个病程可以分为慢性期、加速期和急变期。①慢性期：最早出现的症状是乏力、低热、多汗或盗汗、体重减轻等代谢亢进的表现。巨脾为最突出的体征，可达脐平面，甚至可伸入盆腔，质地坚实、平滑，无压痛，但如发生脾梗死，则压痛明显。一般持续1～4年。②加速期：起病后1～4年间，70%慢性粒细胞白血病患者进入加速期，患者常有发热、虚弱、进行性体重下降、骨骼疼痛、贫血、出血，脾持续或进行性肿大等。白血病细胞对原来有效的药物发生耐药。③急变期：加速期从几个月到1～2年即进入急变期。其表现与急性白血病类似。本期预后极差，患者往往在数月内死亡。

☞**考点提示：**慢性粒细胞白血病最突出的体征是巨脾。

（2）慢性淋巴细胞白血病：简称慢淋，是一种进展缓慢的 B 淋巴细胞增殖性肿瘤，以外周血、骨髓、脾脏和淋巴结等淋巴组织中出现大量克隆性 B 淋巴细胞为特征。起病缓慢，常无自觉症状，淋巴结肿大常为首次就诊的原因，以颈部、腋下、腹股沟淋巴结为主。肿大的淋巴结无压痛、质中、可移动，随着病情的进展可逐渐增大或融合。病变早期表现为乏力，随后出现食欲减退、消瘦、低热和盗汗等；晚期易发生贫血，血小板计数减少，皮肤、黏膜紫癜。50%～70% 的患者有肝、脾轻至中度肿大。由于免疫功能失调，常并发自身免疫性疾病。

☞**考点提示：**慢性淋巴细胞白血病患者淋巴结肿大常为首次就诊的原因。

【辅助检查】

1. 外周血象

（1）急性白血病：白细胞计数多数在（10～50）×10^9/L，少数 <4×10^9/L 或 >100×10^9/L，白细胞计数过多或过少者预后较差。血涂片分类检查可见数量不等的原始和（或）幼稚细胞。患者常有不同程度的正常细胞性贫血，血小板计数减少。

（2）慢性白血病：①慢性粒细胞白血病外周血白细胞计数增多，常大于 20×10^9/L，疾病晚期可高达 100×10^9/L，可见各阶段幼稚粒细胞；②慢性淋巴细胞比率持续增大，晚期血小板计数逐渐减少，并出现贫血。

2. 骨髓象　骨髓穿刺检查是白血病的必查项目和确诊的主要依据，对临床分型、治疗指导和疗效判断、预后估计等意义重大。

（1）急性白血病：多数患者的骨髓象呈增生明显活跃或极度活跃，以原始细胞和（或）幼稚细胞为主，而较成熟的中间阶段细胞缺如，并残留少量成熟粒细胞，形成所谓"裂孔现象"。FAB 分型将原始细胞占全部骨髓有核细胞的 30% 以上作为急性白血病的诊断标准，WHO 分型则将这一标准下降至20%。正常的巨核细胞和幼红细胞减少。白血病细胞胞质中出现红色杆状小体，称奥尔小体（Auer 小体），仅见于急性非淋巴细胞白血病，有独立诊断意义。

（2）慢性白血病：具体如下。①慢性粒细胞白血病：骨髓增生明显至极度活跃，以粒细胞为主，粒/红比明显增大；原始细胞 <10%；嗜酸、嗜碱性粒细胞增多；红系细胞相对减少；巨核细胞正常或增多，晚期减少。②慢性淋巴细胞白血病：骨髓有核细胞增生明显活跃。红系粒系及巨核细胞均减少，淋巴细胞比例≥40%，以成熟淋巴细胞为主，可见幼稚淋巴细胞或不典型淋巴细胞，发生溶血时幼红细胞增多。

☞**考点提示：**急性白血病和慢性白血病血象与骨髓象的区别。

3. 细胞化学检查　常用方法有过氧化物酶染色、糖原染色、非特异性酯酶及中性粒细胞碱性磷酸酶测定等，主要用于协助鉴别各类白血病。

4. 免疫学检查　通过白血病细胞表达的特异性抗原的检测，分析细胞所属系列、分化程度和功能状态。

5. 细胞遗传学和分子生物学检查　白血病常伴有特异的细胞遗传学（染色体核型）和分子生物学改变（如融合基因、基因突变）。例如 99% 的 APL 有 t（15；17）（q22；q12），该易位使 15 号染色体上的PML（早幼粒白血病基因）与 17 号染色体上 RARA（维 A 酸受体基因）形成 *PML－RARA* 融合基因，这是 APL 发病及用全反式维 A 酸及砷剂治疗有效的分子基础。95% 以上的慢粒白血病患者血细胞中出现 Ph 染色体，t（9；22）（q34；q11），即 9 号染色体长臂上 *C－ABL* 原癌基因易位至 22 号染色体长臂的断裂点集中区（BCR），形成 *BCR－ABL* 融合基因。50%～80% 的慢性淋巴细胞白血病患者染色体出现异常。

6. 血生化检查　由于大量癌细胞被破坏，各型白血病血液中尿酸浓度及尿液中尿酸排泄量均增加,特别是在化疗期。血清乳酸脱氢酶浓度增高。

7.**其他**　CNSL 常需做脑脊液检查,可见脑脊液压力升高、白细胞计数升高、蛋白质增多、糖定量减少,涂片可找到白血病细胞。

【诊断要点】

1.**急性白血病**　根据患者有持续性发热或反复感染,进行性贫血,出血,骨骼、关节疼痛,肝大,脾大和淋巴结肿大等临床特征,外周血象中白细胞计数增多并出现原始或幼稚细胞,骨髓象中骨髓增生活跃,原始细胞占全部骨髓有核细胞的 20% 以上,即可作出诊断。

2.**慢性白血病**　凡有不明原因的持续性白细胞计数增多,根据典型的血象和骨髓象改变、脾大、Ph 染色体阳性等即可作出诊断。

【治疗要点】

根据患者的 MICM 分型结果及临床特点进行预后危险分层,综合患者的经济能力与意愿,选择并设计最佳治疗方案。

目前国内外白血病的治疗主要以支持治疗和多药联合化疗为主。化疗获得完全缓解后或慢性期可及早进行异基因造血干细胞移植(HSCT)。

1.**紧急处理高白细胞血症**　当血液中白细胞计数 $>100 \times 10^9/L$ 时,不仅会增加患者的早期死亡率,而且会增加髓外白血病的发病率和复发率。当循环血液中白细胞计数 $>200 \times 10^9/L$ 时,还可发生白细胞淤滞症,表现为呼吸困难甚至呼吸窘迫、低氧血症、头晕、反应迟钝、言语不清、颅内出血、阴茎异常勃起等。因此,一旦出现,可紧急使用血细胞分离机,单采清除过高的白细胞,同时给予化疗药物和水化,并预防高尿酸血症、酸中毒、电解质平衡紊乱、凝血异常等并发症。

2.**化学药物治疗**　为目前白血病治疗最主要的方法,也是造血干细胞移植的基础。

(1)急性白血病:急性白血病的化疗过程分为 2 个阶段,即诱导缓解和缓解后治疗。治疗白血病常用的化疗药物见表 6-9。

表 6-9　治疗白血病常用的化疗药物

种类	药名	缩写	主要不良反应
抗代谢药	甲氨蝶呤	MTX	骨髓抑制、口腔及胃肠道黏膜溃疡、肝损害
	6-巯基嘌呤	6-MP	骨髓抑制、消化道反应、肝损害
	氟达拉滨	FLU	骨髓抑制、神经毒性、自身免疫
	阿糖胞苷	Ara-C	骨髓抑制、消化道反应、肝功能异常、巨幼变、高尿酸血症
	羟基脲	HU	骨髓抑制、消化道反应
烷化剂	环磷酰胺	CTX	骨髓抑制、恶心、呕吐、脱发、出血性膀胱炎
	苯丁酸氮芥	CLB	骨髓抑制、免疫抑制
	白消安	BUS	骨髓抑制、皮肤色素沉着、精液缺乏、停经
植物碱类	长春新碱	VCR	末梢神经炎、共济失调
	高三尖杉酯碱	HHT	骨髓抑制、心脏损害、消化道反应、低血压
	依托泊苷	VP-16	骨髓抑制、脱发、消化道反应、过敏反应
蒽环类抗生素类	柔红霉素	DNR	骨髓抑制、心脏损害、消化道反应
	阿霉素	ADM	骨髓抑制、心脏损害、消化道反应
	阿克拉霉素	ACLA	骨髓抑制、心脏损害、消化道反应

续表

种类	药名	缩写	主要不良反应
酶类	门冬酰胺酶	ASP	肝损害、过敏反应、高尿酸血症、高血糖、胰腺炎、凝血因子及白蛋白合成减少
激素类	泼尼松	P	类库欣综合征、糖尿病、高血压
细胞分化诱导剂	维A酸	ATRA	皮肤、黏膜干燥,消化道反应,口角破裂,头晕,关节痛,肝损害
	三氧化二砷	ATO	疲劳、肝脏转氨酶异常、可逆性高血糖
酪氨酸激酶抑制剂	伊马替尼	IM	骨髓抑制、消化道反应、肌痉挛、肌肉骨骼痛、水肿、头痛、头晕

1)诱导缓解治疗:为急性白血病的起始阶段,是指从化疗开始到完全缓解(CR)的阶段,主要是通过联合化疗,迅速、大量地杀灭白血病细胞,恢复机体正常造血功能,使患者尽可能在较短的时间内达到完全缓解。CR即患者的症状和体征消失;外周血中性粒细胞绝对值≥1.5×10⁹/L,血小板计数≥100×10⁹/L,白细胞分类中无白血病细胞;骨髓三系造血恢复,原始细胞<5%;无髓外白血病。患者能否获得CR,是急性白血病治疗成败的关键。

急性淋巴细胞白血病的诱导方案:长春新碱加泼尼松组成的VP方案,儿童急性淋巴细胞白血病患者首选VP方案,成人急性淋巴细胞白血病推荐DVLP方案,即柔红霉素、长春新碱、门冬酰胺酶和泼尼松,也可用VAP(VP加门冬酰胺酶)或VDP(VP加柔红霉素)方案。

急性非淋巴细胞白血病的诱导方案:国内外普遍采用DA方案,即柔红霉素和阿糖胞苷或HA方案(高三尖杉酯碱和阿糖胞苷),急性早幼粒细胞性白血病采用全反式维A酸25~45mg/(m²·d)口服,直至缓解。

2)缓解后治疗:为CR治疗后的延续阶段。患者达到完全缓解后,体内尚存有10⁸~10⁹左右的白血病细胞,且在髓外某些部位仍可有白血病细胞的浸润,是白血病复发的根源。因此,必须进行缓解后的治疗。主要方法是化疗和造血干细胞移植。对ALL的化疗目前多数采用间歇重复原诱导方案,定期给予其他强化方案的治疗。强化治疗时化疗药物剂量宜大,不同种类的药物交替轮换使用。口服6-MP和MTX的同时间断给予VP方案的联合化疗,是目前普遍采用且有效的维持治疗方案。一般需持续2~3年。对APL患者,在获得分子学缓解后可采用化疗、维A酸及砷剂等药物交替维持治疗2年。非APL缓解后治疗方案主要包括大剂量Ara-C为基础的化疗、异体或自体造血干细胞移植。CNSL防治措施多采用早期强化全身治疗和鞘内注射化疗药(如MTX、Ara-C、糖皮质激素)和(或)高剂量的全身化疗药,CNSL发生时可进行颅脊椎照射。

考点提示:急性白血病诱导缓解的治疗方案。

(2)慢性白血病:酪氨酸激酶抑制剂(tyrosine kinase inhibitor,TKI)已成为治疗CML的首选用药。2011年,第一代TKI(代表药物为伊马替尼)因随意停药而容易产生BCR-ABL激酶区的突变,发生继发性耐药。第二代TKI(如尼洛替尼或达沙替尼)逐渐成为CML一线治疗方案可选药物。利妥昔单抗对于表达CD20的CLL可联合环磷酰胺及氟达拉滨,形成了3种药物的联合疗法——FCR疗法,这是目前初治CLL治疗反应最佳的方法。

3.防治感染 为急性白血病患者进行有效化疗或进行骨髓移植、降低死亡率的关键措施之一。患者在化疗、放疗后,常有粒细胞减少。患者宜住进层流病房或消毒隔离病房。可用粒细胞集落刺激因子(G-CSF)或粒细胞-巨噬细胞集落刺激因子(GM-CSF)来增多白细胞。当患者出现发热时,应积极查找原因,并做胸部X线检查、咽拭子、血培养及药物过敏试验,可先用广谱抗生素治疗,如用头孢菌素类、氨基糖苷类药物,当试验结果出来后,再更换敏感抗生素。若改药后体温仍未下降,则应考虑有真菌感染的可能,可试用两性霉素、氟康唑等。对病毒感染(如带状疱疹)可用阿昔洛韦口服等治疗。

4. 造血干细胞移植(HSCT)　详见本章第七节的相关内容。

5. 成分输血　严重贫血时,可输注浓缩红细胞。若血小板计数过低而引起出血,则应输注单采血小板悬液直至止血。

6. 放射治疗　CNSL 和睾丸白血病时,可给予头颅和骨髓放射治疗。对淋巴结肿大伴有局部压迫症状者或伴有胀痛的巨脾者,可采取局部放射治疗,以缓解症状。

【护理诊断/问题】

1. 有出血的危险　与血小板计数减少、白血病细胞浸润等有关。

2. 活动耐力下降　与长期、大量的持续化疗、白血病引起代谢增高及贫血有关。

3. 有感染的危险　与粒细胞减少、化疗有关。

4. 预感性悲哀　与白血病治疗效果差和死亡率高有关。

5. 潜在并发症:CNSL、化疗药物的不良反应、尿酸性肾病。

【护理措施】

1. 病情观察　监测患者的白细胞计数,观察体温、脉搏、呼吸的变化。观察血小板计数,若 < 50×10^9/L,则应卧床休息,防止出血,同时告知患者有头痛、视力改变时,应立即报告医生。应密切注意患者有无出血征兆,全身皮肤有无瘀点、瘀斑。经常询问患者有无咽部痒、痛、咳嗽,尿路刺激征等不适。对慢性粒细胞白血病患者应每天测量患者脾脏的大小、质地,检查有无压痛,并做好记录。

急性白血病的护理

2. 一般护理

(1)休息和活动:应保证充足的休息和睡眠,白血病患者因贫血可出现缺氧的表现,同时因白细胞大量增生而使机体代谢率升高,因此应根据患者的体力适当限制活动量。应加强生活方面的护理,将常用物品置于易取处,避免因体力消耗而加重心悸、气短等症状。观察脾的大小、质地并做好记录。嘱脾大者采取左侧卧位,尽量避免弯腰和碰撞腹部,以免发生脾破裂。

(2)饮食:宜给予高蛋白、高热量、高维生素,清淡、易消化、少渣饮食,避免辛辣刺激性食物,多饮水,多食蔬菜、水果,以保持排便通畅。

3. 感染的预防与护理　化疗药物不仅能杀伤白血病细胞,而且也能杀伤正常细胞。因此,患者在诱导缓解期间容易发生感染,当粒细胞绝对值≤0.5×10^9/L 时,应进行保护性隔离。应安排患者住在无菌层流室或单人病房,保持室内空气新鲜,定时进行空气和地面消毒,谢绝探视,以避免发生交叉感染。若患者生命体征显示有感染征象,则应立即协助医生做血液、咽部、尿液、粪便和伤口分泌物的培养。确诊有感染时,应遵医嘱使用抗生素。

4. 化疗药物应用的护理

(1)化学性静脉炎及组织坏死的护理:某些化疗药物(如长春新碱、阿霉素、氮芥、柔红霉素等)对组织刺激性大,多次注射或药液渗漏常会引起静脉周围组织炎症或坏死。对其防护的措施有以下几种。

1)化疗时应注意:①首选中心静脉置管,如外周穿刺中心静脉导管、植入式静脉输液港,如果应用外周浅表静脉,则应尽量选择粗直的静脉;②输入刺激性药物前后,要用生理盐水冲管,以减轻药物对局部血管的刺激;③输入刺激性药物前,一定要证实针头在血管内(液体低置看回血);④联合化疗时,先输注对血管刺激性小的药物,再输注刺激性大、发疱性药物。

2)发疱性化疗药物外渗的紧急处理:①停止,立即停止药物注入;②回抽,使用注射器回抽静脉通路中的残余药液后,拔除无损伤针;③行X线检查,深部组织发生中心静脉化疗药物外渗时,应遵医嘱行X线检查,确定导管尖端的位置;④评估肿胀范围及外渗液体量,确认外渗的边界并标记;观察外渗区域的皮肤颜色、温度、感觉、关节活动和外渗远端组织的血运情况;⑤解毒,遵医嘱可使用相应的解毒药和治疗药物,常用的解毒药有右丙亚胺、50%~100%二甲亚砜、硫代硫酸钠、150U/mL透明质酸。⑥封闭,遵医嘱应用利多卡因等进行局部封闭;⑦冷敷或热敷,化疗药物外渗发生24~48小时内,宜给予干冷敷或冰敷,每次15~20分钟,每天≥4次,当植物碱类化疗药物外渗时可给予热敷,成人温度不宜超过50~60℃,患儿温度不宜超过42℃;⑧抬高患肢,避免局部受压,若局部肿胀明显,则可给予50%硫酸镁、如意金黄散等湿敷;⑨记录症状和体征,记录外渗发生时间、部位、范围、局部皮肤情况、输液工具、外渗药物名称、浓度和剂量、处理措施。

3)化学性静脉炎的处理:对发生静脉炎的局部血管禁止静脉注射,患处勿受压,尽量避免患侧卧位。使用多磺酸黏多糖乳膏等药物外敷,鼓励患者多做肢体活动或进行红外线仪理疗,以促进血液循环。

(2)骨髓抑制的预防及护理:骨髓抑制是多种化疗药物共有的不良反应,可给患者带来不良后果。多数化疗药物骨髓抑制作用最强的时间为化疗后第7~14天,恢复时间为之后的5~10天,因此,从化疗开始到停止化疗2周内应加强预防感染和出血的措施。护士在操作时最好戴清洁的橡皮手套,以免不慎使药液沾染皮肤而影响自身健康。每次疗程结束后还要复查骨髓象,以了解化疗效果和有无骨髓抑制及其严重程度。此外,化疗期间患者应避免应用其他抑制骨髓的药物。

(3)消化道反应的预防及护理:许多化疗药物可引起恶心、呕吐、纳差等不良反应,患者一般第1次用药时反应较强烈,以后逐渐减轻。症状多在用药后1~3小时出现,持续数小时至24小时不等。因此,化疗期间应为患者提供一个安静、舒适、通风良好的休息与进餐环境,避免不良刺激。避免在治疗前后2小时内进食。饮食要清淡、可口,少食多餐,以半流质食物为主,避免进食高糖、高脂、产气过多和辛辣的食物。当患者出现恶心、呕吐时,应暂停进食,及时清除呕吐物,保持口腔清洁。进食后可适当活动,休息时取坐位和半卧位,避免饭后立即平卧。

(4)口腔溃疡的护理:甲氨蝶呤、阿糖胞苷、阿霉素、羟基脲等化疗药物可引起口腔溃疡。对已经发生口腔溃疡者,应加强口腔护理,每天2次。一般情况下可选用生理盐水、西吡氯铵含漱液漱口;疑为厌氧菌感染时,可选用1%~3%过氧化氢溶液;真菌感染时,可选用1%~4%碳酸氢钠溶液、2.5%制霉菌素溶液。每次含漱时间为15~20分钟,每天至少3次。对溃疡疼痛严重者,可在漱口药内加入2%利多卡因以止痛。

(5)心脏毒性的预防与护理:阿霉素、柔红霉素、高三尖杉酯碱类药物可引起心肌和心脏传导损害,用药前后应监测患者的心率、心律及血压的变化;药物要缓慢静脉滴注,<40滴/分;注意观察患者的面色和心率,以患者无心悸为宜。一旦出现毒性反应,就应立即报告医生。

(6)肝、肾功能损害的预防与护理:巯嘌呤、甲氨蝶呤、门冬酰胺酶对肝功能有损害作用,用药期间应观察患者有无黄疸,并定期监测肝功能。环磷酰胺可引起出血性膀胱炎,应鼓励患者多饮水,每天达2000mL以上,并观察小便的颜色和量,一旦出现血尿,就应停止使用。

(7)预防尿酸性肾病:注意患者的尿量和尿沉渣检查结果,鼓励患者多饮水,化疗期间饮水量达3000mL以上,注射药物后,最好每半小时排尿1次,持续5小时,就寝前排尿1次。每次小便后检查是否有血尿。遵医嘱口服别嘌呤醇,可抑制尿酸合成。

(8)鞘内注射化疗药物的护理:应协助患者采取头低抱膝侧卧位;协助医生做好穿刺点的定位和局部的消毒与麻醉;推药速度要慢;注毕,去枕平卧4~6小时,注意观察有无头痛、发热、呕吐等并发症。

(9)脱发的护理:化疗前向患者说明化疗的必要性,告知患者化疗可能导致脱发现象,但绝大多数患者在化疗结束后,头发会再生,使患者有充分的心理准备,坦然面对。出现脱发后,鼓励患者表达内心的感受,指导其使用假发或戴帽子,协助其重视自身的能力和优点,并给予正向回馈。鼓励亲友共同支持患者,鼓励其参与正常的社交活动。

☞**考点提示**:白血病患者应用化疗药物不良反应的护理。

5.心理护理　向患者及其家属说明白血病虽是骨髓造血系统难治性肿瘤性疾病,但目前治疗进展快、效果好,应树立战胜疾病的信心。家属要关心爱护患者,给予其物质上和精神上的支持与鼓励,给其创造一个安静、安全、舒适和愉悦宽松的环境,使其保持良好的心理状态,以利于身体的康复。帮助患者建立良好生活方式,化疗间歇期每天坚持适当活动,饮食起居规律,保证充足的休息、睡眠和营养,根据体力做些有益的事情,使患者感受到生命的价值,提高生存的信心。

【健康教育】

1.疾病预防指导　患者应避免接触对骨髓造血系统有损害的理化因素,如电离辐射、染发剂、油漆、亚硝胺类物质等含苯物质,保泰松及其衍生物、氯霉素等药物。长期接触放射性核素或苯类化学物质的工作人员,必须严格遵守劳动保护制度。

2.生活指导　指导患者注意个人卫生,少去人多拥挤的地方,经常检查口腔、咽部有无感染,学会自测体温。应保持良好的生活方式,生活要有规律,保证充足的休息和营养,保持乐观的情绪。预防和避免各种创伤。

3.用药指导　指导患者遵医嘱用药,向患者说明急性白血病缓解后仍应坚持定期巩固强化治疗,以延长急性白血病的缓解期和生存期。定期门诊复查血象,发现发热、出血及骨、关节疼痛时,要及时去医院检查。

4.预防感染和出血指导　注意保暖,避免受凉;讲究个人卫生,经常检查口腔、咽部有无感染,学会自测体温。勿用牙签剔牙,刷牙用软毛刷;勿用手挖鼻孔,天气干燥可涂金霉素眼膏或用薄荷油滴鼻;避免创伤。

5.心理指导　向患者及其家属说明白血病是造血系统肿瘤性疾病,虽然难治,但近年来白血病治疗已取得较大进展,疗效明显提高,应树立信心。家属应为患者创造一个安全、安静、舒适和愉悦宽松的环境,使患者保持良好的情绪状态,以利于疾病的康复。化疗间歇期,患者可做力所能及的家务,以增强自信心。

6.疾病知识指导　指导患者宜进食高蛋白、高热量、高维生素、清淡、易消化、少渣的食物,避免辛辣刺激食物,防止口腔黏膜损伤。多饮水,多食蔬菜、水果,以保持大便通畅。保证充足的休息和睡眠,适当加强健身活动,如散步、打太极拳等,以提高机体的抵抗力。避免损伤皮肤,沐浴时水温以37～40℃为宜,以防水温过高引起血管扩张,加重皮肤出血。

第六节　淋巴瘤

课件

案例导学

患者,女,48岁,因"胸痛、活动后气短1月"入院。

身体评估:右腋下淋巴结肿大,可活动,无压痛。

辅助检查:胸部X线片示右肺下叶实变伴胸腔积液。胸部增强CT示右侧胸膜多发结节伴右腋下淋巴结肿大。胸水病理检查可见大量淋巴样细胞。淋巴结活检示淋巴结结构破坏,代之以异形淋巴细胞。

最终诊断:淋巴瘤。

笔记

请思考：
1. 该患者主要的护理诊断有哪些？
2. 如何对该患者进行治疗和护理？

淋巴瘤（lymphoma）是一组起源于淋巴结或淋巴组织的恶性肿瘤。临床上以进行性、无痛性淋巴结肿大和（或）局部肿块为特征，同时可有相应器官受压迫或浸润受损的症状。淋巴瘤可发生在身体的任何部位，通常以实体瘤形式生长于淋巴组织丰富的组织器官中，其中最易受累的部位是淋巴结、扁桃体、脾及骨髓等。组织病理学上，可将淋巴瘤分为霍奇金淋巴瘤（Hodgkin lymphoma，HL）和非霍奇金淋巴瘤（non - Hodgkin lymphoma，NHL）两大类，两者均发生于淋巴组织。在我国以治疗效果欠佳的中、高度恶性 NHL 为主，HL 仅占淋巴瘤的 8%～11%。

【病因与发病机制】

淋巴瘤的病因与发病机制尚不清楚。病毒学说颇受重视。

1. 病毒感染　常见病毒：①EB 病毒可能是 Burkitt 淋巴瘤的病因；②逆转录病毒，人类 T 细胞白血病病毒 I 型（HTLV - I）已经被证明是成人 T 细胞白血病或淋巴瘤的病因；③Kaposi 肉瘤病毒也被认为是原发于体腔的淋巴瘤的病因。

2. 免疫缺陷　宿主的免疫功能也与淋巴瘤的发病有关。实验证明，动物胸腺切除、接受抗淋巴血清、细胞毒药物、放射等均可使机体的免疫功能处于低下状态，易发生肿瘤。近年来的研究发现，遗传性或获得性免疫缺陷伴淋巴瘤者较多。

3. 其他因素　Hp 可能是胃黏膜淋巴瘤的病因。

【临床表现】

HL 多见于青年，儿童少见。NHL 可见于各年龄组，随年龄增长而发病增多。临床表现因病理类型、分期及侵犯部位不同而错综复杂。

1. 淋巴结肿大　常以无痛性、进行性颈部或锁骨上淋巴结肿大为首发症状，其次是腋下和腹股沟淋巴结肿大，尤以 HL 多见。肿大的淋巴结可以活动，也可相互粘连，融合成团块，触诊有软骨样感觉。淋巴结肿大可压迫邻近器官，引起相应压迫症状，如纵隔淋巴结肿大可致咳嗽、胸闷、气促、肺不张及上腔静脉综合征等；腹膜后淋巴结肿大可压迫输尿管，引起肾盂积水等。

2. 发热　可有持续性或周期性发热，热型多不规则。30%～40% 的 HL 患者以原因不明的持续发热为首发症状。但 NHL 一般在病变较广泛时才发热，且多为高热。热退时大汗淋漓可为本病的特征之一。

3. 皮肤瘙痒　这是 HL 较特异的表现，为 HL 唯一的全身症状。全身瘙痒大多发生于纵隔或腹部有病变的患者，局灶性瘙痒发生于病变部淋巴引流的区域，多见于年轻患者，尤其是女性。

4. 酒精疼痛　有 17%～20% 的 HL 患者在饮酒后 20 分钟病变局部淋巴结发生疼痛，称为酒精疼痛，酒精疼痛是 HL 的特有症状。其发生机制不明。该症状可早于其他症状及 X 表现，具有一定的诊断意义。这些患者多有纵隔侵犯，且以女性居多。当病变缓解后，酒精疼痛即消失，复发时又可重现。

5. 全身各组织器官受累　肝受累可引起肝大和肝区疼痛，少数可发生黄疸。脾大不常见。胃肠道损害可出现食欲减退、腹痛、腹泻、肿块、肠梗阻和出血。肾损害表现为高血压、肾肿大、肾功能不全及肾病综合征。皮肤损害可有皮肤瘙痒、皮肤肿块、皮下结节、浸润性斑块、溃疡等。此外，还可见肺实质浸润、胸腔积液、脑膜和脊髓浸润、骨骼和骨髓损害、心脏和心包受累等。

【辅助检查】

1. 血象　HL 常有轻或中度贫血。NHL 白细胞数多正常，伴有淋巴细胞绝对或相对增多。

笔记

2.骨髓象　骨髓象多为非特异性,若能找到 R – S 细胞,则是 HL 骨髓浸润的依据,活检可提高阳性率;NHL 白细胞多正常,伴淋巴细胞绝对或相对增多。

3.组织学检查　淋巴结活检是确诊淋巴瘤及病理类型的主要依据。应选择颈部、腋下肿大的淋巴结或其他累及组织(如皮肤等)进行活检及印片。进行免疫学标志、细胞遗传学分析、分子生物学分析等,以指导临床分型和分期,判断预后。

4.其他　B 超、CT、放射性核素扫描等可辅助发现深部淋巴结肿大和结外淋巴瘤的分布范围;活动期有血沉增快、血清乳酸脱氢酶活力增加,骨髓受累时,血清碱性磷酸酶活力或血钙水平增加;NHL 可有抗人球蛋白试验阳性的溶血性贫血。

【诊断要点】

对进行性、慢性、无痛性淋巴结肿大,经淋巴结活检证实即可诊断。

【治疗要点】

以化疗为主、化疗与放疗相结合的综合治疗,是目前淋巴瘤治疗的基本原则。

1.化疗　多采用联合化疗。对 HL 常用 MOPP(氮芥、长春新碱、丙卡巴肼、泼尼松)方案,或 ABVD(阿霉素、博来霉素、长春新碱、达卡巴嗪)方案,或采用 MOPP 与 ABVD 交替治疗,其中以 ABVD 为首选。对 NHL 以化疗为主,化疗基本方案为 CHOP(环磷酰胺、阿霉素、长春新碱、泼尼松)。对恶性程度高者可加用博来霉素、甲氨蝶呤、亚叶酸钙等。

2.放疗　放疗对 HL 效果较好。NHL 放疗复发率较高,用扩大照射或全淋巴结照射可提高生存率,降低复发率。

3.生物治疗　干扰素、单克隆抗体(CD20),如利妥昔单抗等。

4.造血干细胞移植　对 55 岁以下,重要脏器正常,能耐受大剂量放、化疗的患者,进行异基因或自体干细胞移植,可取得较长的缓解期和无病存活期。

【护理诊断/问题】

1.体温过高　与淋巴瘤本身或感染有关。

2.有皮肤完整性受损的危险　与放疗引起局部皮肤烧伤和疾病致皮肤损害有关。

3.感染的危险　与化疗、放疗的毒副作用致粒细胞下降有关。

4.焦虑　与害怕死亡及化疗的不良反应等有关。

5.活动耐力下降　与肿瘤对机体的消耗或放、化疗有关。

6.知识缺乏:缺乏疾病防治和护理的有关知识。

【护理措施】

1.一般护理

(1)休息与活动:应根据病情与个体适应性而定。

(2)饮食:向患者及其家属讲解治疗期间饮食护理的重要性,给予高热量、高蛋白、高维生素、易消化的饮食,以保证足够的营养供给;发热时,可给予清淡、易消化的流质或半流质饮食;化疗时,鼓励患者进食清淡的流食或软食,少量多餐,避免食用甜食、油腻及刺激性食物,每天饮水量不少于 2000mL;对胃肠反应较重者,遵医嘱给予静脉输液。

2.发热护理　详见本章第二节的相关内容。

3.加强皮肤护理

(1)照射区的皮肤护理:照射区的皮肤在辐射作用下一般都有轻度损伤,对刺激的耐受性非常低,易发生二次皮肤损伤。因此,应避免局部皮肤受到强热或冷的刺激,尽量不用热水袋、冰袋,沐浴水温以 37～40℃为宜;外出时应避免阳光直接照射;不要用有刺激性的化学物品,如肥皂、乙醇、胶布等。放疗期间应穿着宽大、质软的纯棉或丝绸内衣,洗浴毛巾要柔软,擦洗照射区皮肤时动作应轻柔,以减少摩擦,并保持局部皮肤的清洁干燥,防止皮肤破损。

(2)放射性皮肤损伤的护理:Ⅰ级干性反应有痒感时,不能挠抓或撕脱局部皮肤,可用温水软毛巾轻轻擦洗局部皮肤,清除脱落的毛发,可轻拍局部,分散其注意力;遵医嘱使用重组人表皮生长因子喷剂或比亚芬乳膏涂抹并轻柔按摩。对Ⅱ级皮肤损伤者,创面清创后给予中流量氧气(4～6L/min)治疗,每次 5～10 分钟,再将重组人表皮生长因子均匀喷涂在创面上。对Ⅲ级皮肤损伤者,清洗创面后用水胶体敷料密闭覆盖创面或涂抹透明质酸类凝胶后用纱布覆盖。对Ⅳ级皮肤损伤者,可改用亲水性纤维含银敷料或泡沫敷料密闭覆盖创面,有感染者需要抗感染治疗。

4. 心理护理 耐心与患者交谈,向患者说明有些肿瘤,如淋巴瘤早期(尤其是霍奇金淋巴瘤),是可以治愈的,即使是中晚期,经过有计划和长期的治疗,也能获得较长时间的缓解,从而帮助患者克服恐惧心理,增强战胜疾病的信心。

【健康教育】

1. 疾病知识教育 向患者解释淋巴瘤虽属恶性疾病,但因为近年来治疗方法的改进,缓解率大大提高,所以应鼓励患者积极配合治疗,树立战胜疾病的信心。

2. 皮肤护理指导 注意个人卫生,勤剪指甲,皮肤瘙痒者避免用指甲抓搔,以免皮肤破溃。沐浴时,避免水温过高,应选择温和的沐浴液。

3. 自我监测与随访 若出现疲乏无力、发热、盗汗、消瘦、咳嗽、气促、腹痛、腹泻、皮肤瘙痒及口腔溃疡等身体不适,则应及早就诊。

第七节　血液系统疾病常用诊疗技术及护理

课件

一、骨髓穿刺术

骨髓穿刺术(bone marrow puncture)是一种常用的诊疗技术,通过采取骨髓液做细胞学、原虫和细菌学等几个方面检查,以协助诊断血液病、传染病和寄生虫病,有助于了解骨髓造血情况,可作为化疗和应用免疫抑制剂的参考。进行骨髓移植时,可经骨髓穿刺采集骨髓液。

【适应证及禁忌证】

1. 适应证 协助诊断各种血液病、造血系统肿瘤、血小板或粒细胞减少症、疟疾或黑热病等。

2. 禁忌证 血友病及有严重凝血功能障碍者。

【方法】

1. 选择穿刺部位 髂前上棘穿刺点、髂后上棘穿刺点、胸骨穿刺点、腰椎棘突穿刺点。其中,以髂后上棘穿刺点最常用。

2. 采取适当的体位 选用髂前上棘部位穿刺者,需取仰卧位;选用髂后上棘部位穿刺者,需取侧卧位或俯卧位;选用胸骨部位穿刺者,需取仰卧位且于后背垫以枕头;选用腰椎棘突穿刺点,需取取坐位,尽量弯腰,头俯屈于胸前,以使棘突暴露。

3. 消毒麻醉 经常规消毒皮肤、戴无菌手套、铺无菌洞巾后,用2%利多卡因进行局部皮肤、皮下及骨膜麻醉。

4. 穿刺抽吸 将骨髓穿刺针的固定器固定于距针尖 1.5cm 处(胸骨穿刺者固定于距针尖 1cm

处),用左手拇指和食指固定穿刺部位,以右手持穿刺针垂直刺入,当针尖接触骨膜后,将穿刺针左右旋转,缓缓钻刺骨质,穿刺针进入骨髓腔后拔出针芯,接上干燥的 5mL 或 10mL 注射器上,用适当力量抽吸骨髓液 0.1~0.2mL,然后滴于载玻片上,迅速送检,做有核细胞计数、形态学及细胞化学染色检查,如需做细菌培养,则可再抽取骨髓液 2~3mL,并应将注射器针座及培养基开启处用酒精灯火焰灭菌。

5.拔针　抽吸完毕,重新插入针芯,将无菌纱布置于针孔处,拔出穿刺针,按压 1~2 分钟后,用胶布固定纱布。

【护理措施】

1.术前准备

(1)解释:向患者解释穿刺的目的及注意事项,说明操作过程,消除患者的顾虑,取得合作。应告知患者骨髓穿刺是一种微小的有创性的检查操作,医生会在局部麻醉下操作,全过程约数分钟。正常人体的骨髓总量约为 2600g,骨髓穿刺仅抽取 0.2g,不足总量的 1/10000,不会影响健康。行骨髓穿刺后,穿刺局部会有轻微疼痛,属正常情况,很快即可恢复。操作过程中应保持体位不变。

(2)辅助检查和皮试:术前做血小板、出血时间、凝血时间检查。若用普鲁卡因进行局部麻醉,则术前需做皮试。

(3)用物准备:治疗盘、骨髓穿刺包(含骨髓穿刺针 1 枚、10mL 和 20mL 注射器各 1 副、7 号针头 1 个、纱布 2 块、无菌洞巾 1 条等)、棉签、2% 利多卡因、无菌手套 2 副、载玻片及推玻片若干、培养基、酒精灯、火柴、胶布等。

2.术后护理

(1)拔针后行局部加压,压迫伤口直至无渗血,对血小板计数减少者按压 3~5 分钟,观察穿刺部位有无出血。

(2)穿刺后局部覆盖无菌纱布,保持局部干燥,若纱布被血液或汗液浸湿,则应立即更换无菌纱布。

(3)穿刺后 2~3 天内禁止沐浴,应保持穿刺处皮肤干燥,以免污染创口。

二、外周穿刺中心静脉导管技术

外周穿刺中心静脉导管(peripherally inserted central catheter,PICC)是经上肢的贵要静脉、肘正中静脉、头静脉、肱静脉,颈外静脉(新生儿还可通过下肢的大隐静脉、头皮静脉、耳后静脉等)穿刺置管,尖端位于上腔静脉或下腔静脉的导管,可用于输注各种药物、营养支持治疗以及输血等,也可用于血液样本采集。PICC 留置时间可长达 1 年,能为患者提供中长期的静脉输液治疗,减少频繁静脉穿刺给患者带来的痛苦,且避免了刺激性药物对外周血管的损伤及化疗药物外渗引起的局部组织坏死,解决了外周血管条件差的患者输液的难题。

PICC、CVC 维护操作

【适应证】

(1)需长期静脉输液治疗超过 7 天或需长期间歇静脉输液治疗。

(2)需反复静脉输注刺激性强的药物,如肿瘤化疗药物、高渗溶液、pH 过低或过高的药物等。

(3)缺乏外周静脉通路。

(4)病情危重或低出生体重。

【禁忌证】

1.绝对禁忌证

(1)上腔静脉压迫综合征(上腔静脉完全阻塞)。

(2)确诊或疑似导管相关性血流感染、菌血症或脓毒血症。

(3)确诊或疑似导管材质过敏。

(4)感染性心内膜炎。

2.相对禁忌证

(1)上腔静脉压迫综合征(上腔静脉部分压迫)。

(2)严重的凝血功能异常。

(3)乳腺癌根治术后患侧手臂。

(4)预置管部位拟行放疗或有放疗史、血管外科手术史、血栓性静脉炎、上腔静脉置管血液透析、安装起搏器、置入式心律转复除颤器。

【留置 PICC 的护理措施】

1.定期更换导管接头　一般应每7天更换1次导管接头,减少血源性感染的机会。若肝素帽或无针接头内有血液残留、完整性受损或将之取下,则均应立即更换。

2.正确进行 PICC 的冲管与封管

(1)冲管方法及注意事项:具体包括以下几点。

1)冲管注射器的选择:冲管和封管应使用10mL及以上注射器或一次性专用冲洗装置。

2)冲管液及量:常规采用生理盐水冲管,成人20mL,儿童6mL。

3)冲管时机及要求:治疗期间输入化疗药物、氨基酸、脂肪乳等高渗和强刺激性的药物或输血前后,应及时冲管。治疗间歇期每7天需到医院冲管1次。

4)冲管方法:采用脉冲式方法,即冲—停—冲—停,有节律地推动注射器活塞,使盐水产生湍流,以冲净管壁。如果遇到阻力或者抽吸无回血,则应进一步确定导管的通畅性,不应强行冲洗导管。

(2)封管方法及注意事项:封管液为生理盐水或肝素盐水,封管液量应两倍于导管＋辅助延长管的容积,并以正压式方法封管。

(3)注药、冲管与封管:应严格遵循 S—A—S—H 的顺序,即生理盐水(S)、药物注射(A)、生理盐水(S)、肝素盐水(H)。

3.敷料的更换　无菌透明敷料应至少每7天更换1次,无菌纱布敷料应至少每2天更换1次。当穿刺部位发生渗液、渗血时,应及时更换敷料;穿刺部位的敷料发生松动、污染时则应立即更换。

4.常见并发症的观察及护理

(1)穿刺部位渗血:多发生在穿刺后24小时内。常因肘关节伸屈活动、上肢支撑用力而导致穿刺点渗血。因此,置管后应嘱患者进行前臂内旋和外旋活动,但应避免上肢用力过猛、进行肘关节的伸屈活动。

(2)导管堵塞:为非正常拔管的主要原因之一,主要表现为输液速度变慢、冲管时阻力大、回抽无回血或者回血不畅。一旦出现上述征象,首先应分析堵塞的可能原因,不宜强行推注生理盐水,并应遵医嘱及时处理和做好相关记录。导管堵塞的常见原因有以下几点。

1)血栓性堵塞:最常见。常因封管方法不正确、冲管不及时或不彻底、患者血液黏滞性高(如老年人、糖尿病等)、穿刺侧肢体活动过度或冲管压力过大,造成局部血管内膜损伤等,导致管腔内形成血凝块或血栓。因此,在两疗程之间的停药期间,应定期、规范冲洗导管,以防导管内血栓形成。对于血栓性堵塞,若能及时使用尿激酶等溶栓药,则可取得较好的复通效果。

2)非血栓性堵塞:主要原因为导管打折、扭曲,药物结晶沉积或异物颗粒堵塞等。

(3)静脉炎:也是非正常拔管的主要原因之一,表现为局部疼痛/触痛、红斑、发热、肿胀、硬化、化脓或可触及静脉条索,常见的有化学性静脉炎、机械性静脉炎及细菌性静脉炎。发生静脉炎时,应确定静脉炎的原因;将患肢抬高、制动,避免受压;局部可采用湿热敷,酌情外用银离子藻酸盐敷料、水胶体透明贴、液体敷料等;必要时,应停止使用该静脉导管。若按静脉炎常规处理2~3天后症状不缓解或加重,尤其疑为细菌性静脉炎者,则应立即拔管。

(4)静脉血栓形成:在静脉炎病理基础上易形成静脉血栓,患者若出现插管侧手臂、肩、颈肿胀及疼痛,则应提高警惕,指导患者抬高患肢并制动,禁止热敷、按摩、压迫,并立即通知医生。此外,应做好对症处理,记录置管侧肢体、肩部、颈部及胸部肿胀、疼痛、皮肤温度及颜色、出血倾向及功能活动情况。一旦彩超确诊,就应在溶栓治疗后拔除导管,以防因血栓脱落而形成栓塞。

(5)导管相关血流感染:当患者出现全身感染症状,而无其他明显感染来源,外周血培养及导管半定量、定量培养分离出相同的病原体时,可诊断为导管相关血流感染,应及时拔除导管,并遵医嘱酌情应用抗生素。

(6)导管异位:以导管位于颈内静脉最常见,主要与插管时患者体位不当、经头静脉穿刺、血管变异等有关。为减少导管异位的发生,进行头静脉穿刺置管时,应注意当导管到达肩部时嘱患者头转向穿刺侧手臂,下颌靠近肩部,以便导管顺利进入上腔静脉。

(7)导管脱出:与下列因素有关。①患者缺乏导管的自我护理知识;②穿、脱衣物时将导管拉出;③输液管道太短,以致患者体位改变时牵拉脱出;④导管固定不良;⑤更换贴膜敷料时因操作失误而带出导管。若导管不慎脱出,则严禁将脱出体外部分再行插入。要明确导管所在位置,以决定导管留置时间及是否拔管。若脱出部分超过5cm,则使用时间应<2周,并考虑拔管。

5.指导患者自我保护导管 适度抬高置管侧肢体;保持穿刺部位干燥,尤其是沐浴时应保护好穿刺部位。可淋浴,避免盆浴;避免置管侧肢体提重物,避免因过度外展、屈伸、旋转运动而增加对血管内壁的机械性刺激;避免压迫置管侧肢体,否则易导致血流缓慢;当置管侧肢体出现酸胀、疼痛等不适时,应及时到医院就诊。若导管折断,则应立即按住血管内导管残端,尽快到就近医院急诊处理。

三、静脉输液港技术

植入式静脉输液港(implantable venous access port)又称植入式中心静脉导管系统(central venous port access system,CVPAS),是一种可以完全植入体内的闭合静脉输液系统,包括尖端位于上腔静脉的导管部分及埋植于皮下的注射座。输液港的注射座经手术安置于皮下,只需使用无损伤针穿刺输液港的注射座,即可建立起输液通道,减少反复静脉穿刺的痛苦和难度。同时,输液港可将各种药物通过导管直接输送到中心静脉,依靠局部大流量、高流速的血液迅速稀释和输送药物,防止刺激性药物对静脉的损伤。因此,输液港可长期留置,术后不影响患者的日常生活且并发症较PICC少。

【适应证】

同"外周穿刺中心静脉导管技术"。

【禁忌证】

(1)对输液港材料过敏。
(2)患者体形不适宜任意规格植入式输液港的尺寸。
(3)预定的植入部位近期有感染。
(4)已知或怀疑有菌血症或败血症。
(5)在预定的植入部位曾经进行放疗或外科手术。
(6)患有严重的肺部阻塞性疾病。
(7)有严重的出血倾向。

【输液港的应用的护理措施】

1.输液港植入术后的护理
(1)抗生素治疗:了解术中患者情况,遵医嘱常规应用抗生素3天。

（2）伤口护理：术后第3天更换伤口敷料，如有伤口渗血、渗液多或有感染，则应及时更换敷料。7~10天拆线。一般在术后3天，待伤口基本愈合后，可开始使用。

2. 输液港的穿刺操作 ①暴露穿刺部位，评估及清洁皮肤，操作者洗手。②打开护理包，戴无菌手套，用2个注射器分别抽吸生理盐水10~20mL（必要时抽肝素盐水备用），连接、冲洗蝶翼针和肝素帽。③消毒皮肤，以输液港港体为中心，先用75%酒精，再用碘伏由内向外消毒皮肤3次，消毒范围为10cm×12cm以上（大于敷料范围）。④更换无菌手套，铺洞巾。⑤定位，左手（非主力手）触诊，找到输液港注射座，确认注射座边缘；拇指、食指、中指固定注射座，将注射座拱起。⑥穿刺，右手持蝶翼针，垂直刺入穿刺隔，经皮肤和硅胶隔膜，直达储液槽基座底部。⑦抽回血，用10~20mL生理盐水脉冲式冲管。⑧固定，可在无损伤针下方垫适宜厚度的小方纱，用10cm×12cm的无菌透明敷料固定好穿刺针，用胶布固定好延长管。

3. 输液港的冲洗及封管 ①冲管时机：抽血或输注高黏滞性液体后，应立即冲管，再接其他输液；输注2种有配伍禁忌的液体之间需冲管；输液期间每6~8小时用20mL生理盐水常规冲管1次。治疗间歇期每4周需冲管1次。②封管：脉冲式冲管后，用生理盐水或肝素盐水正压封管。

4. 输液港敷料的更换 输液期间，敷料每7天更换1次，如果纱布覆盖蝶翼针，则需要每3天更换1次，蝶翼针每7天更换1次。①去除敷料，用75%酒精、0.5%碘伏各消毒皮肤3次；用75%酒精擦拭露出皮肤的针头、延长管；②洗手、戴无菌手套；③覆盖无菌透明敷料，用胶布妥善固定延长管及静脉输液管道；④注明敷料更换日期、时间及操作者姓名。

5. 输液港无损伤针头的更换 输液期间每7天更换1次输液港无损伤针头（蝶翼针）。①去除敷料，消毒皮肤，移去静脉输液管道；②用酒精擦拭接口后，用20mL生理盐水冲管，正压封管；③用无菌纱布按压穿刺部位，同时拔出针头，检查针头的完整性；④止血后，消毒皮肤，覆盖无菌敷料，用胶布固定24小时。

6. 患者及其家属指导

（1）定期冲管及复查：出院后，每月到医院接受肝素稀释液冲洗导管1次，以避免导管堵塞。每3~6个月复查胸片1次。

（2）日常活动：待伤口痊愈后，患者可洗澡，日常生活可如常；避免撞击穿刺部位；避免术侧肢体过度外展、上举或负重，如引体向上、托举哑铃、打球、游泳等活动度较大的体育锻炼。

（3）自我监测：放置输液港的部位可能会出现瘀斑，1~2周后会自行消失。若肩部、颈部及同侧上肢出现水肿、疼痛，则可能为栓塞表现；输液港处皮肤出现红、肿、热、痛时，表明皮下有感染或渗漏，应立即回医院就诊。

四、造血干细胞移植

造血干细胞是指能自我更新，有较强分化发育和再生能力，可以产生各种类型血细胞的始祖细胞。造血干细胞移植（hematopoietic stem cell transplantation, HSCT）是指对患者进行全身照射、化疗和免疫抑制预处理后，将正常供体或自体的造血干细胞经血管输注给患者，使之重建正常的造血和免疫功能。造血干细胞移植是目前治疗白血病最为有效的方法，此外，许多恶性肿瘤、遗传性疾病及再生障碍性贫血也可通过此方法获得治愈。

【分类】

1. 根据造血干细胞供者的不同分类 可以分为异体造血干细胞移植和自体造血干细胞移植。异体造血干细胞移植又分为异基因移植和同基因移植。同基因造血干细胞移植是指遗传基因完全相同的同卵孪生间的移植，供、受者间不存在移植物被排斥和移植物抗宿主病等免疫学问题。

2. 根据造血干细胞采集部位的不同分类 可以分为骨髓移植（bone marrow transplantation, BMT）、外周血干细胞移植(peripheral blood stem cell transplantation, PBSCT)和脐带血干细胞移(cord blood transplantation, CBT)。目前临床上最常采用 PBSCT,其具有采集造血干细胞简便、供体无须住院,受者造血干细胞植入率高、造血重建快、住院周期短等优点,正逐渐取代骨髓移植。

【适应证】

1. 恶性疾病 造血系统恶性疾病,如急性淋巴细胞白血病、急性非淋巴细胞白血病、慢性粒细胞白血病、骨髓增生异常综合征、恶性淋巴瘤、多发性骨髓瘤等。

2. 非恶性疾病 如重型再生障碍性贫血首选造血干细胞移植、重型海洋性贫血等。

【方法】

1. 供体的选择

(1)自体造血干细胞(auto-HSCT):供体患者是自己,应承受大剂量放、化疗,能动员采集到不被肿瘤细胞污染且足量的造血干细胞。

(2)异体造血干细胞(allo-HSCT):供体选择是 allo-HSCT 的首要步骤,原则是以健康供者与受者的人白细胞抗原配型相合为前提,首选具有血缘关系的同胞或兄弟姐妹,无血缘关系的供者在骨髓库作为候选。若有多个人白细胞抗原相合者,宜选择年轻、男性、ABO 血型相合、巨细胞病毒阴性者。脐血移植除了配型外,还应确定新生儿有无传染性疾病。

2. 供者的准备

(1)身体评估:供者需在捐献造血干细胞移植前 1 个月内完成全面身体评估,以确定是否有血液系统、心脏、肝脏、肺脏和肾脏等方面的疾病,是否可以耐受麻醉、干细胞采集、粒细胞集落刺激因子动员。孕妇及哺乳期女性不宜捐献干细胞。

(2)身体准备:根据造血干细胞采集方法及其需要量的不同,可安排供者短期留观或住院,无血缘关系的供者在采集过程中需住院 7 天。若需采集外周血造血干细胞,则为扩增外周血中造血干细胞的数量,常需给予造血生长因子,如粒细胞集落刺激因子或其他动员剂。

(3)心理准备:首先要崇尚捐献造血干细胞以拯救他人生命的人道主义行为;结合既往异体供者的健康实例和成功救治的病例,向供者说明造血干细胞捐献过程安全,无严重不良事件报告,不会降低供者的抵抗力,不影响供者健康;不仅要介绍造血干细胞的采集过程,还需针对每个步骤的操作方法、目的、意义、注意事项与配合要求、可能出现的并发症及其预防和处理的方法等给予必要的解释和指导;可介绍医院现有的医疗设备和安全措施、医务人员的素质水平等,以提高异体供者的安全感和信任感,减轻顾虑,让供者完全自愿地签署知情同意书。

3. 造血干细胞的采集

(1)骨髓的采集:在手术室内严格无菌操作下对供者进行骨髓采集。应用硬膜外麻醉或全身麻醉,术者用采髓针在供者的双侧髂后上棘区域进行抽吸。采集量以受者的体重为依据,骨髓采集应一次性完成。

(2)外周血造血干细胞的采集:外周血造血干细胞的采集是通过血细胞分离机经多次采集而获得。采集过程中注意低血压、枸橼酸盐反应、低钙综合征等并发症的预防、观察与处理。自体移植采集的外周造血干细胞需要低温或冷冻保存,最常用的冷冻保护剂为二甲基亚砜;异体基因造血干细胞移植在采集后应立即回输。

(3)脐带血造血干细胞的采集:脐带血造血干细胞有特定的脐血库进行采集和保存。采集前应确定新生儿有无遗传性疾病、血型、HLA 配型、各类病原体的监测等,以确保脐带血质量。

4. 患者预处理 预处理的目的是最大程度地清除基础疾病及抑制受体的免疫功能,以避免排斥移植物。其方法主要包括全身照射、应用细胞毒药物和免疫抑制剂。根据预处理的强度,可将造血干细胞移植的方案可分为传统的清髓性方案、非清髓性方案及减低强度的方案（即介于前两者之间）。

5.造血干细胞的输注 经静脉将造血干细胞输注入患者体内（具体操作及注意事项详见护理措施部分内容）。

【护理措施】

需对 HSCT 患者进行全环境保护，即居住在 100 级无菌层流病房、进无菌饮食、进行肠道消毒及皮肤消毒。

1.患者入无菌层流病房前的护理

（1）心理准备：接受造血干细胞移植的患者需单独居住于无菌层流病房内半个月至 1 个月时间。因与外界隔离，且多有较严重的治疗反应，故患者极易产生各种负性情绪，如焦虑、恐惧、孤独、失望甚至绝望等。因此，需要帮助患者充分做好治疗前的心理准备。

（2）身体准备：具体如下。①做好相关检查：如心、肝、肾功能及人类巨细胞病毒检查，异体移植患者还需做组织配型、ABO 血型配型等。②清除潜在感染灶：请口腔科、眼科、耳鼻喉科和外科（肛肠专科）专家会诊，彻底治疗或清除已有的感染灶，如龋齿、疖肿、痔疮等；行胸片检查，以排除肺部感染、结核。③肠道及皮肤准备。入室前 3 天开始服用肠道不易吸收的抗生素；入室前 1 天剪指（趾）甲、剃毛发、洁脐；入室当天沐浴后，用 0.05% 醋酸氯己定药浴 30～40 分钟，再给予眼、外耳道、口腔和脐部的清洁，换穿无菌衣裤后进入层流室，对患者皮肤进行多个部位（尤其是皱褶处）的细菌培养样本采集，以做移植前对照。

2.患者入无菌层流病房后的护理 患者经预处理后，全血细胞明显减少，免疫功能也受到抑制，极易发生严重感染、出血，而层流室是通过高效过滤器，使空气净化，但无灭菌功能，必须加强全环境的保护及消毒隔离措施，以最大程度地减少外源性感染。除了加强无菌环境的保持及物品的常规消毒外，还要做好细致全面的护理，如食物消毒、患者全身消毒等生活护理，成分输血的护理，中心静脉导管的维护，用药护理及其疗效与不良反应的观察，以及心理护理等。

3.造血干细胞输注的护理

（1）骨髓输注的护理：在对患者进行预处理后，再采集供者或自体骨髓。采集后如果供、受者 ABO 血型相合，则可输注；如果 ABO 血型不合，则要待处理后（如清除骨髓中的红细胞）方可输注。输注前悬挂 30 分钟；应用抗过敏药物。建立 2 条静脉通路：一路输骨髓血，将最后的少量（约 5mL）骨髓弃去，以防发生脂肪栓塞；经另一静脉通道同步输入生理盐水及适量鱼精蛋白，以中和骨髓液中的肝素。

（2）外周血造血干细胞输注的护理：异体外周血造血干细胞采集当天应立即回输。自体外周血造血干细胞的回输要准备超净台、电热恒温水箱，并做好消毒，输注前备好氧气装置。输注过程中密切观察是否出现干细胞冷冻保护剂的不良反应，如恶心、呕吐、头痛、血压急剧升高、心率缓慢、呼吸困难等。

4.移植后并发症的观察与护理

（1）感染：为 HSCT 最常见的并发症之一，也是移植成败的关键。感染可发生于任何部位，病原体可包括各种细菌、真菌与病毒。一般情况下，移植早期（移植后第 1 个月），多以单纯疱疹病毒、细菌（包括革兰氏阴性菌与阳性菌）和真菌感染较常见；移植中期（移植后 2～3 个月），以巨细胞病毒和卡氏肺囊虫为多；移植后期（移植 3 个月后），则要注意带状疱疹、水痘等病毒感染及移植后肝炎等。

（2）出血：预处理后血小板极度减少是导致患者出血的主要原因，且移植后血小板的恢复较慢。因此，要每天监测血小板计数，观察有无出血倾向，必要时遵医嘱输注经 25Gy 照射后或白细胞过滤器过滤后的单采血小板。此外，移植后出血性膀胱炎的发生率较高，既可能是由预处理药物及其代谢物对移行上皮直接损害所致，也可能是由病毒感染累及泌尿道所致。需采取措施清除血块或需外科干预,加强病情观察,评估排尿的量、次数、颜色和性状,了解排尿的时间间隔,评估、出入量是否平衡,评估每天饮水量和输液量,嘱患者多饮水,2000～3000mL/d,以加强代谢物或毒素的排出,并遵医嘱给予碱化尿液,保护膀胱黏膜。

（3）移植物抗宿主病（GVHD）：为异基因 HSCT 后最严重的并发症,由供者 T 淋巴细胞攻击受者同种异型抗原所致。急性 GVHD 发生在移植后 100 天内,尤其是移植后的第 1～2 周,又称超急性 GVHD,主要表现为突发广泛性斑丘疹（最早出现在手掌、足掌、耳后、面部与颈部）、持续性厌食、腹泻（每天数次甚至数十次的水样便,严重者可出现血水样便）、发热、皮肤脱屑、水肿、黄疸与肝功能异常等。100 天后出现的则为慢性 GVHD,临床表现类似自身免疫性表现,如局限性或全身性硬皮病、皮肌炎、面部皮疹、干燥综合征、关节炎、闭塞性支气管炎、胆管变性和胆汁淤积等。发生 GVHD 后治疗常较困难,死亡率甚高。单独或联合应用免疫抑制剂（MTX、CSA、免疫球蛋白、ALG 等）和清除 T 淋巴细胞是目前预防 GVHD 最常用的 2 种方法。

（4）肝静脉闭塞病：又称肝窦阻塞综合征,主要由预处理中大剂量的化疗及放疗,肝血管和窦状隙内皮的细胞毒损伤并在局部呈现高凝状态所致。高强度预处理、移植时肝功能异常、接受 HBV 或 HCV 阳性供体的干细胞是本并发症的危险因素。一般在移植后 1 个月内发病,高峰发病时间为移植后 2 周,多以高胆红素血症为首发表现,伴有肝大、右上腹压痛、腹水、体重增加等。因此,移植后应注意观察患者有无黄疸等上述表现,并协助医生进行有关检查,如肝功能和凝血功能的检查。临床治疗以支持为主,包括限制钠盐摄入,改善微循环和利尿治疗。轻中型患者可自行缓解且无后遗症,重型患者预后差,多因进行性急性肝衰竭、肝肾综合征和多器官功能衰竭而死亡。

（5）神经系统并发症：HSCT 后中枢神经系统并发症及周围神经系统并发症均较常见。前者包括中枢神经系统感染、脑血管病、癫痫发作等。周围神经系统并发症最常见的为吉兰－巴雷综合征。应密切观察患者的意识状态,判断有无意识障碍、头痛、抽搐等表现。

（曾琛琛　左效艳　贺政龙）

目标检测

1. 贫血患者最具特征性的表现是（　　）。
   A. 皮肤黏膜苍白　　　　　　　B. 头痛　　　　　　　　　　C. 乏力
   D. 心悸　　　　　　　　　　　E. 气短

2. 治疗慢性再生障碍性贫血的首选药物是（　　）。
   A. 糖皮质激素　　　　　　　　B. 免疫抑制剂　　　　　　　C. 造血因子
   D. 雄激素　　　　　　　　　　E. 雌激素

3. 最能反映贫血的实验室检查指标是（　　）。
   A. 红细胞计数　　　　　　　　B. 红细胞沉降率　　　　　　C. 网织红细胞计数
   D. 血红蛋白量　　　　　　　　E. 血清蛋白总量

4. 血小板低于（　　）时,临床应警惕颅内出血。
   A. $100 \times 10^9/L$　　　　　　B. $80 \times 10^9/L$　　　　　C. $60 \times 10^9/L$
   D. $40 \times 10^9/L$　　　　　　E. $20 \times 10^9/L$

5. 由叶酸和（或）维生素 B_{12} 缺乏所致的贫血是（　　）。
   A. 缺铁性贫血　　　　　　　　B. 再生障碍性贫血　　　　　C. 地中海贫血
   D. 免疫性溶血性贫血　　　　　E. 巨幼红细胞贫血

6. 急性特发性血小板减少性紫癜治疗首选（　　）。
   A. 糖皮质激素　　　　　　　　B. 脾切除　　　　　　　　　C. 免疫抑制剂
   D. 输血　　　　　　　　　　　E. 抗感染

参考答案

笔记

7. 过敏性紫癜区别于特发性血小板减少性紫癜最重要的是(　　　)。

A. 对称性分布的下肢皮下紫癜　　　　B. 毛细血管脆性试验(＋)　　　　C. 血小板正常

D. 伴有腹痛　　　　E. 出血的部位和程度

8. 慢性粒细胞白血病早期最突出的体征是(　　　)。

A. 发热　　　　B. 出血　　　　C. 脾大

D. 胸骨压痛　　　　E. 贫血

9. 急性白血病患者突然出现高热,主要原因是(　　　)。

A. 代谢亢进　　　　B. 严重贫血　　　　C. 白血病细胞浸润

D. 化疗过敏反应　　　　E. 感染

10. 对于既有发热和出血征象,又伴有肝、脾大的患者,为明确诊断,最有鉴别价值的实验室检查方法是(　　　)。

A. 肝功能　　　　B. 血常规　　　　C. CT 检查

D. 骨髓检查　　　　E. 血生化检查

第七章　内分泌与代谢性疾病患者的护理

思维导图

学习目标

素质目标:具有高尚的职业道德,尊重患者,关爱生命;形成严谨求实、精益求精的科学态度。

知识目标:掌握内分泌与代谢性疾病患者的常见症状、体征及护理;掌握单纯性甲状腺肿、甲状腺功能亢进症、糖尿病、库欣综合征、高尿酸血症、痛风、血脂异常和脂蛋白异常、骨质疏松患者的临床表现、护理诊断/问题、护理措施与健康指导;熟悉人体主要内分泌腺(组织)、激素、靶器官(组织)及生理功能,熟悉内分泌与代谢性疾病的病因和治疗要点;了解内分泌与代谢性疾病的发病机制、辅助检查。

能力目标:学会测定基础代谢率、测血糖、胰岛素注射的方法;能够运用护理程序对患者实施整体护理。

第一节　内分泌与代谢性疾病概述

课件

内分泌与代谢性疾病主要包括内分泌系统疾病、代谢性疾病及营养性疾病。内分泌系统疾病包括下丘脑、垂体、甲状腺、肾上腺等疾病,其他系统疾病或激素药物的不规范使用等也可能引起内分泌系统疾病。代谢性疾病指机体新陈代谢过程中某一环节障碍引起的疾病,如糖尿病等。营养性疾病则是由营养物质不足、过剩或比例失调引起的,如肥胖症。长期营养和代谢障碍可影响个体的生长、发育、衰老过程,甚至影响下一代。

【人体主要内分泌腺(组织)、激素、靶器官(组织)及生理功能】

内分泌系统是由内分泌腺和分布于人体各组织的激素分泌细胞(或细胞团)及它们所分泌的激素组成的。

1. 激素(hormone)　是由细胞分泌的有机化学物质,通过各种方式到达靶器官或组织,实现相应的信息传递或功能调控。根据化学特性可将激素分为 4 类:肽类激素(如胰岛素)、氨基酸类激素(如甲状腺素)、胺类激素(如肾上腺素)、类固醇类激素(如糖皮质激素)。

(1)激素分泌方式:包括以下几种。

1)内分泌:激素分泌后进入血液循环,运输至人体的各种靶组织而发挥作用。

2)旁分泌:激素分泌后不进入血液,仅(或主要)通过细胞外液扩散而作用于邻近细胞。

3)自分泌:激素直接反馈作用于自身细胞,是细胞自我调节的重要方式之一。

4)胞内分泌:在细胞质合成的激素直接运送至细胞核而影响靶基因的表达。

5)神经分泌:激素由神经细胞分泌,沿神经轴突运送至所支配的组织,调节靶细胞激素的合成和分泌。

(2)激素的降解与转化:激素通过血液、淋巴液和细胞外液转运到靶细胞发挥作用,并经肝、肾和靶细胞代谢降解而灭活。激素水平是否能够保持动态平衡,决定于激素的分泌、在血液中与蛋白的结合及最终降解,而其中最主要的决定因素是激素的生成和分泌。

(3)激素的作用机制:激素要发挥作用,首先必须转变为具有活性的激素,如甲状腺素(T_4)转变为三碘甲状腺原氨酸(T_3),以便与其特异性受体结合。根据激素受体所在部位不同,可有 2 种不同的作用机制。

1)作用于细胞膜受体:主要为肽类激素、胺类激素、细胞因子、前列腺素等。

2)作用于细胞核内受体:主要为类固醇激素、甲状腺激素、活性维生素 D、维生素 A 等。

2. 内分泌腺和激素分泌细胞　人体的内分泌腺主要包括:①下丘脑和神经垂体;②松果体;③腺垂体;④甲状腺;⑤甲状旁腺;⑥胰岛和胰岛外的激素分泌细胞;⑦肾上腺;⑧性腺。激素分泌细胞主要分布在心血管、胃肠、肾上腺髓质、脂肪组织、脑等部位,它们分泌的激素辅助神经系统将信息物质传递到全身各靶器官,发挥其对细胞的生物作用。

【内分泌系统的调节】

1. 神经系统与内分泌系统的相互调节　下丘脑是联系神经系统和内分泌系统的枢纽,与垂体之间构成一个下丘脑-垂体-靶腺轴。内分泌系统直接由下丘脑调控周围内分泌腺和靶组织;而下丘脑、垂体与靶腺之间又存在反馈调节。反馈控制是内分泌系统的主要调节机制,使相距较远的腺体之间相互联系、彼此配合,保持机体内环境的稳定,维持正常的生理状态。

2. 免疫系统和神经-内分泌系统的相互影响　免疫和神经、内分泌 3 个系统之间可通过相同的肽类激素和共有的受体相互作用,形成一个完整的调节环路。一方面,淋巴细胞膜表面有多种神经递质及激素的受体,神经-内分泌系统通过其递质或激素与淋巴细胞膜表面受体结合,介导免疫系统的调节;另一方面,神经-内分泌系统细胞膜上有免疫反应产物的受体,免疫系统可通过细胞因子对其功能产生影响。许多内分泌疾病的发生都与自身免疫有关,如桥本甲状腺炎、甲状腺功能亢进症、1 型糖尿病、肾上腺皮质功能减退症等,其中大部分疾病使用肾上腺糖皮质激素治疗有效,也说明内分泌激素与自身免疫疾病有关。

【常用内分泌与代谢性疾病实验室检查及注意事项】

1. 实验室检查　主要用于内分泌腺的功能诊断和定位诊断。

(1)血液和尿生化测定:某些激素与血清中某些电解质之间有相互调节作用(如血清钠、钾与醛固酮和糖皮质激素,钙、镁、磷与 PTH,血糖与胰岛素和胰高血糖素等),测定基础状态下血糖、血脂、血电解质浓度等,可间接了解相关激素的分泌功能。

(2)激素测定:血液中的激素浓度是诊断内分泌腺功能的直接证据。一般采用空腹静脉血液标本来测定。部分激素呈脉冲性分泌,需要限定特殊的采血时间,如测定血浆皮质醇生理波动需采集当天清晨 8 时、下午 4 时及午夜 12 时的血液标本。尿液中的激素代谢产物也可以反映激素的水平,如测定 24 小时尿 17-羟皮质类固醇可间接反映全天肾上腺分泌皮质醇的情况。

激素浓度的测定对某些内分泌疾病的定位诊断也有帮助。若血浆 ACTH 浓度和皮质醇浓度均升高,则提示病变在垂体或为异位 ACTH 综合征;若 ACTH 浓度降低,皮质醇浓度升高,则病变在肾上腺皮质。同样,若血 TSH 浓度和 T_3、T_4 浓度均升高,则可能为垂体 TSH 瘤或 TSH 不敏感综合征;若 TSH 浓度明显降低,而 T_3、T_4 浓度升高,则为甲状腺病变所致的甲状腺功能亢进症。若血清 FSH 浓度和 LH 浓度均升高,提示病变在性腺;若减低,则提示病变在垂体或下丘脑。

(3)激素分泌动态试验:通过此类试验可进一步探讨内分泌腺功能状态及病变的性质。①抑制试验:多适用于分泌功能亢进的情况,观察其正常反馈调节是否消失,有无自主性激素分泌过多,是否有肿瘤存在等,如地塞米松抑制试验。②兴奋试验:多适用于分泌功能减退的情况,可估计激素的贮备功能,如 TRH 刺激试验、胰岛素低血糖兴奋试验、精氨酸兴奋试验等。常用的内分泌与代谢性疾病实验室检查及注意事项见表 7-1。

表 7 - 1　常用的内分泌与代谢性疾病实验室检查及注意事项

名称	检查目的	方法及注意事项
TRH 兴奋试验	原发性与中枢性甲状腺功能减退的鉴别	试验前先抽取静脉血 2mL，置于血清管中，测得 TSH 为基础值。然后将 TRH 200～500μg 溶于生理盐水 2～4mL 中快速静脉注射，于注射后 15 分钟、30 分钟、60 分钟、120 分钟各抽血 2mL，置于血清管中送检。本试验不需要空腹，试验前停用甲状腺激素、抗甲状腺激素、雌激素、糖皮质激素、左旋多巴等药物。注射 TRH 可引起暂时性心悸、头昏、恶心、面部潮红及尿意感，一般不需要处理，10～15 分钟后可缓解
血清甲状腺激素测定	判断甲状腺功能	清晨空腹抽取静脉血 2mL，置于血清管中，测定血清甲状腺激素水平。试验前 3 天停用避孕药、雌激素、糖皮质激素、苯妥英钠等药物
甲状腺摄^{131}I 率	评价甲状腺功能的传统方法，目前用于甲状腺毒症病因的鉴别	试验前 10 小时开始禁食。试验当天空腹口服 74MBq 的 Na^{131}I，在服药后 2 小时、4 小时和 24 小时分别做甲状腺部位放射性计数。做本试验前 3 个月不做碘油 X 线造影，2 个月内不用含碘药物及食物，1 个月内停用抗结核药、激素类及抗甲状腺药物。心脏病患者、妊娠、哺乳妇女不宜做本试验
口服葡萄糖耐量试验（OGTT）	糖尿病可疑者明确诊断	试验当天早晨，抽取静脉血送检空腹血糖，然后将 75g 无水葡萄糖（儿童为 1.75g/ kg，总量不超过 75g）溶于 300mL 水中，协助患者于 5 分钟内服下，从服糖第一口开始计时，于服糖后 2 小时抽取静脉血测血糖。嘱患者试验前禁食 8～10 小时。试验过程中禁止吸烟、饮水和进食，不做剧烈运动。试验前 3～7 天停服利尿剂、避孕药等药物，且试验前 3 天每天饮食需含碳水化合物至少 150g，试验当天早晨禁止注射胰岛素
尿儿茶酚胺及其代谢产物 VMA 测定	诊断嗜铬细胞瘤	用棕色瓶留 24 小时尿，在容器中加浓盐酸 5mL 防腐，混匀后计尿总量，取 30mL 送检。嘱患者试验前 3 天禁食咖啡、浓茶、柠檬汁、巧克力、茄子、番茄及香蕉，停用水杨酸、核黄素、胰岛素等药物，降压药应停 1 周以上
血浆 ACTH 测定	垂体 - 肾上腺疾病的鉴别诊断	抽取静脉血 2mL，置于 4℃冰槽或冰水中即刻送检。观察 ACTH 分泌节律，可于当天清晨 8 时、下午 4 时及午夜 12 时准时抽血
尿 17 - 羟皮质类固醇测定	测定肾上腺皮质功能	留 24 小时尿液，在容器中加浓盐酸 5mL 防腐，混匀后计总量尿，取 30mL 送检。试验前 3 天停用肾上腺糖皮质激素，嘱患者禁食咖啡、浓茶、青菜等有色食物，禁用 B 族维生素、氯丙嗪、利血平、奎宁、磺胺类、解热镇痛类、中药等药物
口服地塞米松抑制试验	诊断库欣综合征和病因鉴别	小剂量法：试验当天早晨 8 时抽血，测血浆皮质醇，午夜 12 时准时给予患者口服地塞米松 1mg，次日早晨 8 时再抽血，测血浆皮质醇。 大剂量法：小剂量不能抑制时，可进一步行大剂量法。方法是每 6 小时口服地塞米松 2mg，连服 2 天，于服药第 2 天留 24 小时尿，查尿游离皮质醇，服药第 3 天早晨 8 时抽血，测定 ACTH 和皮质醇

2.定位诊断　包括病变性质和病变部位的确定。

（1）影像学检查：借助 X 线、CT、MRI、B 超、骨密度检查等可鉴定下丘脑 - 垂体、甲状腺、性腺疾病，肾上腺、胰岛肿瘤，骨质疏松等。借助 PET 可以发现原位肿瘤及全身转移情况。

（2）放射性核素检查：内分泌肿瘤细胞摄取放射性核素标记的特定物质，可定位肿瘤的存在部位。例如，借助甲状腺核素扫描可以发现甲状腺肿瘤和甲状腺转移癌（如肺转移、骨转移等）。

（3）内分泌腺静脉导管采血：静脉导管插入内分泌腺静脉采血，测定激素浓度，明确该腺体是否有过量激素产生。

（4）选择性动脉造影：病灶直径较小、不能用 CT 和 MRI 等方法进行定位时，可采用此方法。

（5）细胞学检查：细针穿刺可获得肿瘤或结节的组织标本，评价其良、恶性。例如，借助甲状腺细针穿刺细胞病理活检可判断甲状腺包块的性质。

3. 病因诊断

（1）自身抗体检测：抗体测定有助于明确内分泌系统疾病的性质及自身免疫疾病的发病机制，甚至可作为早期诊断和长期随访的依据。例如，检测促甲状腺激素受体抗体可明确甲状腺毒症的病因；检测胰岛细胞抗体、胰岛素抗体、谷氨酸脱羧酶抗体有利于进行糖尿病分型。

（2）染色体检查：可诊断性分化异常疾病。

（3）基因检查：如人类白细胞相关抗原基因鉴定、基因突变位点筛查等。

第二节　内分泌与代谢性疾病常见症状及体征的护理

课件

案例导学

患者，女，32 岁，身高 154cm，体重 62kg。因"皮肤紫纹、向心性肥胖、满月脸"入院就诊。

诊断：库欣综合征。

请思考：

1. 该患者目前最主要的护理问题有哪些？

2. 针对该患者应如何进行护理？

一、特殊外形

特殊外形是指包括面貌、身高、体型、体态和毛发异常及皮肤黏膜色素沉着等，并可影响患者生理和心理状态的一组临床征象，多与内分泌疾病和代谢疾病有关。

【护理评估】

1. 健康史　应询问引起身体外形改变的原因，如既往有无产后大出血史、激素类药物服用史、家族中有无类似疾病及有无糖尿病、甲状腺疾病、高血压、肥胖、生长发育异常等疾病史。了解患者的生活规律、饮食习惯及爱好、运动参与程度、吸烟和饮酒情况等。

2. 身体状况

（1）体型变化：①身高超过正常人平均身高值的 40% 以上为身材过高。成人男性身高超过 200cm、女性超过 185cm，称巨人症，常见于发育成熟前生长激素分泌亢进。②成人男性身高低于 145cm、女性低于 135cm，称身材矮小，常见于侏儒症和呆小症。侏儒症患者在发育成熟前生长激素分泌减少，导致生长发育障碍、身材矮小，但智力不受影响；呆小症患者在发育成熟前甲状腺激素合成不足，影响神经系统发育和骨骼生长，导致智力障碍、身材矮小。

（2）毛发改变：表现为质地、分布的变化。皮质醇增多症患者因分泌的雄性激素过多而常有体毛增多；甲状腺功能减退症或垂体功能减退症患者常有头发干燥、稀疏，睫毛和眉毛脱落等表现。

（3）面容变化：具体如下。①满月脸：面圆似满月，皮肤发红，常伴痤疮和胡须生长，多见于库欣综合征及长期应用糖皮质激素。②甲亢面容：面容惊愕，眼球凸出，眼裂增宽，表情兴奋，见于甲状腺功能亢进症。③黏液性水肿面容：面色苍黄，颜面水肿，目光呆滞，反应迟钝，毛发稀疏，见于甲状腺功能减退症。④肢端肥大症面容：头颅增大，面部变长，下颌前凸，眉弓、双颧隆起，唇舌肥厚，耳、鼻增大，见于肢端肥大症。

(4)皮肤、黏膜色素沉着:由于表皮黑色素增多,以致皮肤颜色加深,称为色素沉着。慢性肾上腺皮质功能减退症患者可出现皮肤、黏膜色素沉着,尤以摩擦处、掌纹、乳晕及瘢痕处明显。伴全身色素沉着的内分泌疾病有原发性肾上腺皮质功能减退症、先天性肾上腺皮质增生症。

☞ **考点提示:**面容变化。

3. 辅助检查

(1)激素测定:通过激素测定了解垂体、肾上腺、甲状腺、甲状旁腺、胰岛素和性腺功能有无异常。

(2)影像学检查:借助 X 线检查、CT 和 MRI 可对某些内分泌疾病进行定位检查;借助 B 超检查可对甲状腺、甲状旁腺、肾上腺、胰腺和性腺进行定位检查。

4. 心理和社会支持状况 由于面貌、身高、体型和毛发异常等外形改变可使患者产生自卑心理,甚至出现焦虑、易怒情绪,严重者可发生精神分裂症。

【护理诊断/问题】

体象紊乱 与疾病引起身体外形改变等因素有关。

【护理措施】

1. **改善营养状况** 针对患者的具体情况调节饮食,改善患者的营养状况。

2. **修饰指导** 教会患者改善自身形象的方法,如有突眼的患者外出时可戴墨镜,以保护眼睛免受刺激;鼓励患者进行适当的修饰,以增加心理舒适和美感。

3. **心理护理** 向患者讲解疾病的有关知识,告知经过治疗后,身体外观可得到改善,使其消除紧张情绪,树立治愈的信心,积极配合治疗。鼓励患者表达自己的感受,给予正确引导,使患者勇于面对现实。鼓励患者家属和周围人群主动与患者沟通,切勿歧视患者,避免伤害患者自尊。

二、消瘦

消瘦是指摄入的营养低于机体需要量,体重指数(BMI) $<18.5\mathrm{kg/m^2}$。

【护理评估】

1. **健康史** 详细询问导致消瘦的原因,如有无消瘦的家族史,有无糖尿病、甲状腺功能亢进等内分泌疾病,有无结核病、消化系统疾病、呼吸系统疾病等,有无长期用药史。

2. **身体状况** 轻度消瘦表现为精神萎靡、食欲减退、贫血、记忆力下降及血压下降等。重度消瘦表现为表情淡漠、反应迟钝、皮肤干燥、皮下脂肪消失、劳动能力丧失、抵抗力下降,甚至出现低血糖昏迷。女性患者还可有月经失调或闭经,甚至是不孕。

3. **辅助检查** 血糖和胰岛素水平的测定、甲状腺功能及肾上腺皮质功能的检查、胃肠钡餐检查、胸部 X 线检查等有助于消瘦病因的诊断。

4. **心理和社会支持状况** 由于营养状况下降,患者反应迟钝、淡漠,易出现沉默寡言,甚至是焦虑、抑郁。

【护理诊断/问题】

营养失调:低于机体需要量 与营养摄入不足和(或)消耗过多有关。

【护理措施】

1. **饮食护理** 给予高热量、高蛋白、富含维生素、易消化的饮食。宜少量多餐,逐渐增加进食量。烹饪符合患者口味的食物。对不能进食者,给予鼻饲;对消化功能差者,给予要素饮食;对极度消瘦者,遵医嘱静脉补充营养液,如氨基酸、脂肪乳液等。

2.心理护理 了解患者的心理状况,向患者解释引起消瘦的原因,给予心理疏导和支持。指导患者积极配合治疗,改善消瘦症状。

三、肥胖

肥胖是指体内脂肪堆积过多和(或)分布异常,体重指数≥28kg/m²。根据病因不同,可将肥胖分为单纯性肥胖和继发性肥胖。

【护理评估】

1.健康史 详细询问导致肥胖的原因,如有无肥胖的家族史和内分泌疾病,了解患者的饮食习惯、每天的运动量。

2.身体状况 单纯性肥胖表现为脂肪分布均匀。幼年肥胖者,脂肪细胞数量增多,常引起终身肥胖,部分患者有外生殖器发育迟缓;成年后出现肥胖者,脂肪细胞数不变,主要为胞体肥大等。继发性肥胖者,表现为脂肪分布不均匀,如库欣综合征患者表现为向心性肥胖。

3.辅助检查 如血糖、血脂和胰岛素水平的测定,垂体、甲状腺功能及肾上腺皮质功能的检查,必要时给予影像学检查。

4.心理和社会支持状况 由于外形肥胖和动作迟缓,患者易产生自卑、焦虑、抑郁心理,在社会交往中,常遭遇他人的嘲笑,更加深了患者的自卑心理。

【护理诊断/问题】

营养失调:高于机体需要量 与饮食习惯不良和(或)消耗过少有关。

【护理措施】

1.饮食护理 给予低糖、低脂、低盐、适量蛋白质、富含纤维素的饮食。避免油炸食物、方便食品、快餐、零食和巧克力等。指导患者形成良好的饮食习惯,如增加咀嚼次数,减慢进食速度。

2.加强运动 鼓励患者积极参加体力活动,指导患者选择适合的有氧运动,逐渐增加运动量,避免剧烈运动。

3.心理护理 了解患者的心理状况,向患者解释引起肥胖的原因,给予心理疏导和支持。指导患者积极配合治疗,改善肥胖的症状。

第三节 甲状腺疾病

课件

🔍 **案例导学**

患者,女,32岁,心悸、怕热、多汗、多食、消瘦伴颈部增粗2个月。2个月前出现心悸,活动时加重,眼球突出,颈部增粗,怕热多汗,多食易饥,大便每天5或6次,未曾就诊。今天因劳累后出现发热、心悸加重、呼吸急促,烦躁不安、四肢无力、多汗等。既往体健。

身体评估:体温39.1℃,脉搏142次/分,呼吸28次/分,血压100/60mmHg。神志清,呈甲亢面容,眼球突出,甲状腺Ⅱ度弥漫性肿大,质中,甲状腺上极可闻及血管杂音。两肺无异常,心界不大,心率148次/分,心律不规则,心音强弱不一致,心尖部可闻及收缩期Ⅱ级吹风样杂音。腹平软,无压痛及反跳痛。双下肢无水肿。

辅助检查:白细胞计数5.4×10^9/L;FT_4、FT_3升高,TSH降低;心电图示心房颤动。

请思考：

1. 该患者的初步诊断是什么？
2. 该患者存在哪些护理问题？
3. 针对上述护理问题,应采取哪些护理措施?

一、单纯性甲状腺肿

单纯性甲状腺肿(simple goiter)是指由多种原因引起非炎症或非肿瘤性甲状腺弥漫性肿大,不伴有结节或甲状腺功能异常。单纯性甲状腺肿分地方性和散发性。单纯性甲状腺肿以散发为主,女性发病率是男性的 3～5 倍。如果某一地区儿童单纯性甲状腺肿的发病率超过 5%,则称为地方性甲状腺肿(endemic goiter)。

【病因】

1. 地方性甲状腺肿　环境因素是导致地方性甲状腺肿的主要原因,碘缺乏是其最常见的原因,多见于山区和远离海洋的地区。碘是甲状腺合成甲状腺激素(TH)的重要原料之一,碘缺乏时 TH 合成减少,促甲状腺激素(TSH)分泌反馈性增加,刺激甲状腺增生肥大。甲状腺肿的发病率和甲状腺体积随着碘缺乏程度的加重而增加,补充碘剂后,甲状腺肿的发病率显著下降。地方性甲状腺肿也可见于非缺碘地区甚至高碘地区,严重碘缺乏地区也可不发生甲状腺肿,提示甲状腺对 TSH 敏感性增加或其他因素也参与了甲状腺肿的发生。在机体碘需要量增加的情况下,也可出现代偿性甲状腺肿,如妊娠期、哺乳期和青春期等。

2. 散发性甲状腺肿　散发性甲状腺肿原因复杂。①外源性因素:食物中的碘化物、致甲状腺肿的物质和药物等。②内源性因素:遗传缺陷或基因突变引起甲状腺内的碘转运障碍、过氧化物酶(TPO)活性缺乏等甲状腺激素合成缺陷,造成甲状腺激素合成减少,TSH 分泌反馈性增加,导致甲状腺肿,严重者可以出现甲状腺功能减退症。嗜烟、酒及胰岛素抵抗等也可能与甲状腺肿的发生有关。

☞**考点提示:**单纯性甲状腺肿的定义、病因。

📖 知识链接

甲状腺激素的合成与分泌

甲状腺的主要功能是合成甲状腺素(T_4)和三碘甲状腺原氨酸(T_3)。甲状腺激素的主要原料为碘和酪氨酸,碘离子被摄取进入甲状腺上皮细胞后,经过氧化物酶(TPO)的作用与酪氨酸结合成一碘酪氨酸(MIT)及二碘酪氨酸(DIT),在 TOP 的作用下合成具有生物活性的 T_3 和 T_4。甲状腺素的合成与释放受垂体分泌的促甲状腺激素(TSH)和下丘脑分泌的促甲状腺素释放激素(TRH)控制,而血清中的 T_4 可通过负反馈作用降低垂体对 TRH 的反应性,减少 TSH 分泌。血浆中的 TH 主要与甲状腺结合球蛋白(TBG)结合。

【临床表现】

单纯性甲状腺肿可无症状,或仅因甲状腺肿大影响外观,严重时可出现压迫症状。甲状腺常呈轻至中度对称性、弥漫性肿大,表面光滑、质软、无压痛。当甲状腺进一步肿大可呈多发性结节。重度肿大时可压迫邻近组织、器官,出现压迫症状,如压迫气管引起咳嗽、气促、吸气性喘鸣,气管偏移;压迫食管可出现吞咽困难;压迫喉返神经可引起声音嘶哑;胸骨后甲状腺肿压迫上腔静脉,使上腔静脉回流受阻,可出现面部青紫、肿胀,颈、胸部浅表静脉扩张等表现。

【辅助检查】

1. **甲状腺功能检查** TSH、TT_3、TT_4一般正常。缺碘患者TT_4可轻度下降，TT_3/TT_4比值增高。

2. **甲状腺摄^{131}I率及T_3抑制试验** 甲状腺摄^{131}I率大多增高，但峰值不提前，可被T_3抑制。

3. **血清甲状腺球蛋白(Tg)测定** Tg水平正常或增高，增高的程度与甲状腺肿的体积呈正相关。

4. **甲状腺过氧化物酶抗体(TPOAb)滴度测定** 有助于排除自身免疫性甲状腺炎。

5. **尿碘检测** 尿碘中位数(MUI)为$100\sim200\mu g/L$表明碘营养状态适当；$MUI<100\mu g/L$为碘缺乏；$MUI\ 200\sim299\mu g/L$为碘超足量；$MUI>300\mu g/L$为碘过量。

6. **影像学检查** B超是确定甲状腺肿最主要的检查方法，可显示甲状腺的大小、形态、内部结构及血流状况。核素扫描主要通过甲状腺摄取核素的能力评估甲状腺形态和功能。CT或MRI主要用于明确甲状腺肿与邻近组织的关系及向胸骨后延伸的情况。

【诊断要点】

患者有甲状腺弥漫性肿大，而甲状腺功能基本正常，是诊断单纯性甲状腺肿的主要依据。地方性甲状腺肿的诊断需结合流行病史。

👁 **考点提示**：患者有甲状腺弥漫性肿大，而甲状腺功能基本正常。

【治疗要点】

本病一般无须治疗，主要是改善碘营养状态，有明确病因者应针对病因治疗。

1. **碘剂** 对由碘缺乏所致者，应补充碘剂。在地方性甲状腺肿流行地区，可采用碘化食盐防治。我国现行国家食用盐加碘标准规定食用盐碘含量为$20\sim30mg/kg$，各地区再根据当地人群实际碘营养水平，选择适合本地的食用盐碘含量。防治碘缺乏病的重点人群是妊娠期和哺乳期妇女，除保证正常饮食的碘摄入量之外，每天需要额外补碘$150\mu g$。因摄入致甲状腺肿物质所致者，停用后甲状腺肿一般可自行消失。

2. **甲状腺制剂治疗** 无明显原因的单纯性甲状腺肿患者，可采用甲状腺制剂治疗，以补充内源性TH的不足，抑制TSH的分泌。一般采用左甲状腺素($L-T_4$)或干甲状腺片口服，疗程$3\sim6$个月。

3. **手术治疗** 对甲状腺肿明显、有压迫症状或增长过快者应采取手术治疗，术后需长期用TH替代治疗。

【护理诊断/问题】

1. **体象紊乱** 与甲状腺肿大导致颈部外形改变等有关。

2. **知识缺乏**：缺乏正确的饮食方法及药物使用等知识。

3. **潜在并发症**：呼吸困难、吞咽困难、声音嘶哑、上腔静脉阻塞综合征等。

【护理措施】

1. **一般护理**

（1）活动与休息：甲状腺肿大不明显且无压迫症状者，患者可正常活动，避免过度劳累；甲状腺明显肿大且有压迫症状者，应注意休息，必要时卧床休息。

（2）饮食护理：指导患者食用碘盐，并多食海带、紫菜等含碘丰富的食物，预防缺碘引起的地方性甲状腺肿。一些食物，如卷心菜、木薯、白菜、花椰菜、甘蓝等，因含硫氰酸盐等致甲状腺肿物质，影响甲状腺对碘的利用，使甲状腺激素合成减少，引起甲状腺代偿性肿大，故应避免食用。含氟或钙过多的饮用水因含硫脲类物质，可使甲状腺激素合成减少，故应避免饮用。

2. **病情观察** 观察患者的甲状腺肿大的程度、质地及有无结节、压痛；观察患者有无呼吸困难、吞咽困难、声音嘶哑等压迫症状;若甲状腺结节在短时间内迅速增大,则应警惕癌变。

3.用药护理 指导患者遵医嘱补充碘剂或使用甲状腺素片,观察药物的疗效和不良反应,若患者出现心动过速、多食、怕热多汗等甲状腺功能亢进的表现,则应及时就诊。

4.心理护理 向患者及其家属讲解相关疾病知识,消除其紧张情绪,争取其积极配合治疗。鼓励患者表达自身感受,帮助患者进行适当的修饰,改善外在形象,使其树立信心;积极与患者家属沟通,促使家属给予患者必要的支持和理解。

二、甲状腺功能亢进症

甲状腺功能亢进症(hyperthyroidism)简称甲亢,是指由多种病因导致甲状腺本身分泌过多甲状腺激素(TH)而引起的一系列临床综合征。引起甲亢的病因中以 Graves 病最多见,下面对 Graves 病给予重点介绍。

Graves 病(Graves disease,GD)又称弥漫性毒性甲状腺肿或 Parry 病、Basedow 病,是一种伴 TH 分泌增多的器官特异性自身免疫性疾病。各年龄组均可发病,以 20～50 岁多见,女性多于男性,男女之比为 1:(4～6)。

【病因】

1.遗传因素 Graves 病有明显的遗传倾向,部分患者有家族史。

2.免疫因素 Graves 病患者的血清中存在促甲状腺激素(TSH)受体的特异性自身抗体,即 TSH 受体抗体(TRAb)。TRAb 可与 TSH 受体结合,产生 TSH 的生物学效应,即甲状腺细胞增生、TH 合成及分泌增多。

3.环境因素 如细菌感染、精神刺激、创伤、锂剂的应用、应激等,可破坏机体免疫稳定性,使有免疫监护和调节功能缺陷者发病。

因此,Graves 病是在遗传易感性基础上,在感染、应激、药物等因素作用下,引起体内的免疫功能紊乱,最后导致甲状腺功能异常。

考点提示:在各种病因所致的甲亢中,以 Graves 病最多见。

知识链接

甲状腺激素的主要生理功能

1.促进生长发育 主要是促进脑的发育、长骨的生长。

2.调节新陈代谢

(1)产热效应:提高组织耗氧量,增加产热量。

(2)对蛋白质、糖和脂肪代谢的作用:具体如下。①蛋白质:生理剂量时促进合成,大剂量时加速分解。②糖:升血糖作用大于降血糖作用,既可促进糖吸收和糖原分解,也可促进糖原利用。③脂肪:促进脂肪分解;促进胆固醇分解大于胆固醇合成。

3.其他作用 提高成人神经系统兴奋性;增加心率、增强心肌收缩力;增强肠蠕动等。

【临床表现】

甲亢多数起病缓慢,少数可在精神创伤或感染等应激状态后急性起病。其典型表现有 TH 分泌过多所致的高代谢综合征等甲状腺毒症、甲状腺肿及眼征,此三者出现先后与程度可不平行。

甲亢的临床表现

1.甲状腺毒症表现

(1)高代谢综合征:由于甲状腺激素分泌过多,导致交感神经兴奋性增高和新陈代谢加速,患者常有疲乏无力、怕热多汗、皮肤温暖而湿润(尤以手掌、足掌、脸、颈、前胸、腋下等处明显)、低热(危象时可有高热)、体重显著减轻等。甲状腺激素可促进肠道对糖的吸收,加速糖的氧化和肝糖原的分解,可导致糖耐量的减低或使糖尿病加重;甲状腺激素可促进脂肪的合成、氧化和分解,使胆固醇合成、转化及排泄加速,导致血总胆固醇浓度降低;使蛋白质分解增强,呈负氮平衡。

(2)精神、神经系统:由于甲状腺激素分泌过多,导致致交感神经兴奋性增高,表现为神经过敏、多言好动、紧张焦虑、失眠不安、焦躁易怒、注意力不集中。患者伸舌或双手向前平举时有细微震颤,腱反射亢进。

(3)心血管系统:心悸、持续性心动过速,睡眠和休息时有所降低,但仍高于正常。甲状腺毒症可增强心脏对儿茶酚胺的敏感性,直接作用于心肌收缩蛋白,增强心肌的正性肌力作用,导致外周血管扩张,使心排血量代偿性增加等,引起甲状腺毒症心脏病,亦称为甲亢性心脏病,主要表现为心房颤动等室上性心律失常、心脏增大、心力衰竭、心绞痛、心肌梗死。其心力衰竭可分为 2 种类型:一类是由心动过速和心排血量增加导致的心力衰竭,又称为高排血量型心力衰竭,多见于年轻患者,常随着甲亢的控制,心力衰竭得以恢复;另一类是诱发和加重已有或潜在的缺血性心脏病而引发的心力衰竭,属于心脏泵衰竭,多见于老年患者。收缩压增高、舒张压下降和脉压增大也为甲亢的特征性表现,可出现水冲脉、毛细血管搏动征及枪击音等周围血管征。

(4)消化系统:表现为食欲亢进、多食、消瘦、排便次数增多。严重者可有肝大、肝功能异常,偶有黄疸。老年患者可有食欲减退、厌食。

(5)肌肉骨骼系统:主要表现为甲状腺毒症性周期性瘫痪,好发于青壮年男性,发病诱因包括剧烈运动、高糖饮食、饱餐、注射胰岛素等,主要累及下肢,发作时有低钾血症。少部分患者可伴发重症肌无力。甲亢也可影响骨骼脱钙而发生骨质疏松。

(6)生殖系统:女性患者常出现月经稀少、周期延长或闭经;男性患者有勃起功能障碍,偶有乳腺发育。

(7)造血系统:外周血白细胞总数减少。血小板寿命缩短,可伴发血小板减少症;淋巴细胞和单核细胞增多。

(8)皮肤、毛发及肢端表现:皮肤温暖湿润,颜面潮红。胫前黏液性水肿为 Graves 病的特异性皮肤损害,多发生在胫骨前下 1/3 部位,也可出现在足背、踝关节、肩部、手背或手术瘢痕处,皮损大多对称。早期皮肤增厚、变粗,有广泛的大小不等的紫红色凸起不平的斑块或结节,边界清楚,直径 5 ~ 30mm,皮损周围皮肤变薄、发亮、紧张,病变表面及周围有毳毛增生、毛囊角化,伴有感觉过敏或减退;后期皮肤增粗变厚,呈橘皮样或树皮样,皮损融合,有深沟,覆以灰色或黑色疣状物,下肢粗大,似象皮腿。

(9)甲状腺危象:也称甲亢危象,是甲状腺毒症急性加重的一个综合征,发生原因可能与短时间内大量甲状腺激素释放入血有关。本病多发生于甲亢较重而未予治疗或治疗不充分的患者。

1)常见诱因:①应激状态,如感染、手术、放射性碘治疗、精神刺激、过度劳累、急性创伤等;②严重躯体疾病,如心力衰竭、低血糖症、败血症、脑卒中、急腹症等;③口服过量 TH 制剂;④甲状腺手术准备不充分或术中过度挤压甲状腺等。

2)典型临床表现:原有甲亢症状加重、高热(常在 39℃ 以上)、大汗、心动过速(140 次/分以上)、恶心、呕吐、腹痛腹泻、烦躁不安、谵妄,严重患者可有心力衰竭、休克及昏迷等。死亡率在 20% 以上,死亡原因多为高热虚脱,心力衰竭,肺水肿,严重水、电解质代谢紊乱等。诊断主要靠临床表现综合判断。

2.甲状腺肿 一般呈对称性、弥漫性甲状腺肿大,质地中等、无压痛,可随吞咽动作上下移动;腺体上、下极触及震颤、闻及血管杂音,为本病的重要特征。甲状腺肿大与甲亢轻重无明显关系,少数患者可无甲状腺肿大。

3.眼征 25%~50%的本病患者伴有眼征,其中突眼为重要的、特异的体征之一。突眼按病变程度可分单纯性突眼和浸润性突眼2种类型。

(1)单纯性突眼:又称良性突眼、非浸润性突眼,较常见,主要与交感神经兴奋和甲状腺激素的β肾上腺素能样作用致眼外肌和提上睑肌张力增高有关。其常见体征有以下几种。①眼球前突:突眼度一般在18mm以内。②眼睑和眼裂变化:上眼睑挛缩、眼裂增宽。③von Graefe征:眼向下看时,可因上眼睑挛缩而不能随眼球下垂。④Stellwag征:瞬目减少。⑤Joffroy征:眼球向上看时,前额皮肤不能皱起。⑥Mobius征:两眼看近物时,眼球辐辏不良。

(2)浸润性突眼:又称恶性突眼,较少见,多见于男性,与眶后组织的自身免疫性炎症有关。患者常有眼内异物感、眼部胀痛、畏光、流泪、视力减退,可有复视、斜视。检查可见眼球突出常不对称,突眼度超过3mm以上(中国人群突眼度参考值:女性16mm,男性18.6mm),眼睑肿胀,不能闭合,结膜充血水肿,眼球活动受限;严重者眼球固定,视野缩小,角膜外露而形成角膜溃疡、全眼球炎甚至失明。

4.特殊临床表现和类型

(1)T_3型甲状腺毒症:多见于碘缺乏地区人群和老年人,是由甲状腺功能亢进时,T_3和T_4比例失调,T_3显著多于T_4所致。在实验室检查中,血清总甲状腺素(TT_4)、游离甲状腺素(FT_4)水平正常,血清总三碘甲状腺原氨酸(TT_3)与游离三碘甲状腺原氨酸(FT_3)水平增高,TSH水平降低,甲状腺^{131}I摄取率增加。

(2)淡漠型甲亢:多见于老年人,起病隐匿,高代谢综合征、眼征和甲状腺肿大均不明显,主要表现为明显消瘦、心悸、乏力、神志淡漠、腹泻、厌食、头昏等,可伴有心房颤动和肌病等。临床上此类型易被误诊为恶性肿瘤和冠心病。

(3)亚临床甲亢:本类型主要依赖实验室检查结果诊断。血清TSH浓度降低,而T_3、T_4浓度正常,不伴或伴有轻微甲亢症状。少数可发展为临床甲亢。

(4)妊娠期甲状腺功能亢进症:简称妊娠甲亢,主要有以下几种特殊情况。①妊娠合并甲亢:如孕妇体重不随妊娠月份的增加而增加,或四肢近端肌肉消瘦,或休息时心率在100次/分以上时,应怀疑为甲亢。因为妊娠引起甲状腺激素结合球蛋白增高,使血清TT_4和TT_3浓度增高,所以妊娠甲亢的诊断应依赖血清FT_4、FT_3和TSH浓度。②妊娠一过性甲状腺毒症:人绒毛膜HCG与TSH具有相同的亚基单位,大量HCG刺激TSH受体而出现甲亢表现,主要发生在妊娠早期,病情较轻,病程自限。③新生儿甲状腺功能亢进症:母体的TRAb通过胎盘刺激胎儿的甲状腺可引起新生儿甲亢。④产后Graves病:为避免对胎儿造成损伤,妊娠期母体免疫系统常呈抑制状态,产后由于免疫抑制解除,容易发生Graves病。

☞**考点提示:**甲亢临床表现应注意甲状腺毒症表现、甲状腺肿大、眼征特点。

【辅助检查】

1.甲状腺激素测定

(1)血清总甲状腺素(TT_4)及总三碘甲状腺原氨酸(TT_3):甲亢时,两者均增高,但受血清甲状腺激素结合球蛋白(TBG)量和蛋白与激素结合力变化的影响。

(2)血清游离T_3及T_4(FT_3、FT_4):两者均增高。两者为循环血中甲状腺激素活性部分,其不受甲状腺结合球蛋白的影响,是诊断临床甲亢的主要指标。但血中FT_3、FT_4含量甚微,测定的稳定性不如TT_4、TT_3。

2.促甲状腺素(TSH)测定 血清TSH浓度变化是反映甲状腺功能最敏感的指标。

3. ^{131}I 摄取率盖革计数管测定　为诊断甲亢的传统方法，但不能反映病情严重程度与治疗中的病情变化，目前已被激素测定技术替代。^{131}I 摄取率的正常值为 3 小时 5% ~ 25% ,24 小时 20% ~ 45% ,高峰在 24 小时出现。甲亢时 ^{131}I 摄取率为总摄取量增加,摄取高峰前移。妊娠和哺乳期妇女不做此检查。

4. TSH 受体抗体(TRAb)测定　为鉴别甲亢病因和诊断 GD 的指标之一。新诊断的 GD 患者血中 TRAb 阳性检出率可达 98%,有早期诊断意义,可判断病情活动、复发,还可作为治疗停药的重要指标。

5. 甲状腺刺激抗体(TSAb)　与 TRAb 比较,它不仅反映了这种抗体与 TSH 受体的结合,而且产生了对甲状腺细胞的刺激功能。新诊断 GD 患者 TSAb 阳性率达 85% ~ 100%。

6. 基础代谢率(BMR)　正常范围为 ±10%。无基础代谢测定仪时,禁食 12 小时、睡眠 8 小时后,于清晨空腹静卧时测脉率、血压,再用下列公式计算:BMR% = 脉率(次数/分) + 脉压(毫米汞柱) − 111。大多患者高于正常,其增高程度与病情轻重呈正相关。 +20% ~ +30% 为轻度, +30% ~ +60% 为中度, > +60% 为重度。

7. 甲状腺放射性核素扫描　对于诊断甲状腺自主高功能腺瘤有意义。肿瘤区浓聚大量核素,肿瘤区外甲状腺组织和对侧甲状腺无核素吸收。

8. 彩色多普勒甲状腺血流的半定量测定　甲亢引起的甲状腺毒症血流信号增强,呈片状分布,可区别于甲状腺炎症破坏引起的甲状腺毒症的影像。

☞考点提示:甲亢患者血清甲状腺激素 FT$_3$、FT$_4$ 浓度增高,TSH 浓度减低;TRAb、TSAb 是诊断 GD 的一线指标。

【诊断要点】

在询问健康史的基础上,结合高代谢综合征、甲状腺肿大及突眼等典型表现可作出甲亢的初步诊断。对症状不典型的亢进患者,需进一步结合实验室检查进行确诊。GD 的诊断要点:①确诊甲亢;②甲状腺弥漫性肿大;③浸润性突眼;④TRAb 阳性;⑤其他甲状腺自身抗体阳性;⑥胫前黏液性水肿。具备①②两项即可确诊,其他 4 项可进一步支持诊断。

【治疗要点】

目前尚无对该病的病因治疗。甲亢的治疗主要有抗甲状腺药物(ATD)治疗、^{131}I 治疗和手术治疗。此外,还应重视对甲状腺危象的治疗。

1. 甲亢的治疗

(1)抗甲状腺药物(ATD)治疗:可分为硫脲类和咪唑类。前者有甲硫氧嘧啶(MTU)、丙硫氧嘧啶(PTU)等;后者有甲巯咪唑(他巴唑,MMI)、卡比马唑(甲亢平,CMZ)。我国普遍使用 PTU 和 MMI。其作用机制是通过抑制甲状腺内过氧化物酶的活性,使无机碘不能氧化为活性碘,从而使甲状腺激素合成减少。两药相比,倾向优先选择 MMI,因为 PTU 的肝毒性较为明显。但 PTU 能在外周组织抑制 T$_4$ 转变为 T$_3$,疗效快,为严重病例或甲状腺危象的首选用药。ATD 均可穿过胎盘抑制胎儿甲状腺激素的产生,但因为 PTU 致畸危险性小于 MMI,所以妊娠早期甲亢优选 PTU。

1)适应证:①轻中度病情;②甲状腺轻中度肿大;③孕妇、高龄者或由于其他严重疾病不适宜手术者;④手术前和 ^{131}I 治疗前的准备;⑤手术后复发且不适宜 ^{131}I 治疗者。

2)剂量与疗程:以 MMI 为例。①治疗期:10 ~ 30mg/d,每天 1 次口服,每 4 周复查血清甲状腺激素水平,至症状缓解或血 TH 恢复正常时减量。②减量期:每 2 ~ 4 周减量 1 次,每次减量 5 ~ 10mg,每 4 周复查甲状腺功能,待 TSH 正常后再减至最小维持量。③维持期:5 ~ 10mg/d 或更少,维持时间 12 ~ 18 个月,每 2 个月复查血清甲状腺激素 1 次。疗程中除非有较严重的反应,一般不宜中断,疗程不能少于一年。

甲亢缓解的标准是,停药 1 年,血清 TSH 和甲状腺激素正常。复发可以选择^{131}I 或者手术治疗。

(2)放射性^{131}I 治疗:利用甲状腺有高度摄取和浓集碘的能力,^{131}I 在组织内主要放出 β 射线,使甲状腺滤泡受其破坏而萎缩,致甲状腺激素合成和分泌减少。因为 β 射线在组织内的射程仅有 2mm,所以电离辐射仅局限于甲状腺局部,不影响毗邻组织。

1)适应证:①甲状腺肿大 Ⅱ 度以上;②对 ATD 过敏;③ATD 治疗或手术治疗后复发;④甲亢合并心脏病;⑤甲亢伴白细胞减少、血小板减少或全血细胞减少;⑥甲亢合并肝、肾等脏器功能损害;⑦拒绝手术或有手术禁忌证;⑧浸润性突眼。对轻度和稳定期的中重度突眼者,可单用^{131}I 治疗甲亢;对活动期患者,可以加用糖皮质激素。

2)禁忌证:妊娠或哺乳期妇女。

3)剂量:确定^{131}I 剂量的方法有 2 种。①计算剂量法:口服剂量(MBq)依甲状腺质量和甲状腺 24 小时摄碘率计算而得。②估算剂量法:国内单次给予的总剂量多选择 <185MBq(5mCi),而美国单次给予的总剂量可达到 370 ~ 555MBq(10 ~ 15mCi),其理由是儿童和青少年患者接受小剂量的^{131}I 辐射后导致甲状腺癌发生率增加。治疗前 ATD 治疗要停止 1 周,特别是对于选择小剂量^{131}I 治疗的患者,因为 ATD 可能减少^{131}I 对甲状腺的破坏作用。

(3)手术治疗:通常选择甲状腺次全切除术,两侧各保留 2 ~ 3g 甲状腺组织。该手术的治愈率可达 70% 以上,但可引起多种并发症。

1)适应证:①甲状腺显著肿大并压迫邻近器者;②中重度甲亢且长期服药无效、停药后复发、不能坚持长期服药;③胸骨后甲状腺肿伴甲亢;④细针穿刺细胞学检查(FNAC)怀疑恶变;⑤ATD 治疗无效或过敏的妊娠患者,手术需要在妊娠 T2 期(4 ~ 6 个月)施行。

2)禁忌证:①合并心、肝、肾、肺等疾病,全身情况差而不能耐受手术;②妊娠 T1 期(1 ~ 3 个月)及 T3 期(7 ~ 9 个月)。T1 期和 T3 期手术可以出现流产和麻醉剂致畸。

3)术前准备:术前应用抗甲状腺药物,直至症状控制,T_3、T_4 浓度恢复正常,心率低于 80 次/分,然后于术前 2 周加用碘剂,每次 3 ~ 5 滴,每天 3 次,以减少术中出血。

2. 甲状腺危象的治疗 去除诱因、积极治疗甲亢是预防甲状腺危象发生的关键,尤其应该注意防治感染和做好术前准备。

(1)抑制 TH 的合成:首选丙硫氧嘧啶,首剂 500 ~ 1000mg,口服或经胃管注入;以后每 4 小时给予 PTU 250mg,待症状缓解后改用一般治疗剂量。

(2)抑制 TH 的释放:常用复方碘液口服溶液,服用 PTU 1 小时后加用复方碘口服溶液 5 滴(0.25mL或者250mg),每 6 小时 1 次,或者碘化钠 0.5 ~ 1g 加入 5% 葡萄糖盐水中静脉滴注 12 ~ 24 小时,以后视病情逐渐减量,一般使用 3 ~ 7 天后停药。复方碘口服液的主要作用机制是抑制甲状腺球蛋白的分解、减少甲状腺激素的释放。可使甲状腺体积缩小、坚韧、血管减少。仅用于术前准备和甲状腺危象。

(3)降低周围组织对 TH 的反应:常用 β 受体拮抗药,如普萘洛尔 60 ~ 80mg/d,每 4 小时口服 1 次或 1mg 经稀释后缓慢静脉注射。其作用机制是阻断甲状腺激素对心脏的刺激作用和抑制外周组织中的 T_4 向 T_3 转换。

(4)糖皮质激素:如氢化可的松 300mg 首次静脉滴注,以后每次 100mg,每 8 小时 1 次。其作用机制是防止和纠正肾上腺皮质功能减退。

(5)降低和清除血浆 TH:如果上述治疗不满意,则可选用血液透析、腹膜透析或血浆置换等措施。

(6)对症和支持疗法:监测心、脑、肾功能;对高热者可选用氯丙嗪或物理降温,但应避免使用乙酰水杨酸类解热药;纠正水、电解质紊乱;给氧、防治感染;补充热量和维生素。

☞**考点提示:**注意 ATD 治疗、放射碘治疗、甲状腺危象治疗、Graves 眼病治疗、妊娠期甲亢治疗、甲状腺毒症心脏病治疗。

笔记

【护理诊断/问题】

1. 营养失调：低于机体需要量　与基础代谢率增高、腹泻等有关。

2. 活动耐力下降　与甲亢性心脏病、蛋白质分解增加等有关。

3. 组织完整性受损　与浸润性突眼有关。

4. 焦虑　与病情复杂、病程较长等有关。

5. 潜在并发症：甲状腺危象。

【护理措施】

1. 一般护理

（1）病室环境：病室宜安静、通风、舒适，避免强光刺激，将室温保持在20℃左右，以便减少出汗。应限制探访人次。

（2）活动与休息：病情轻的患者可适当活动，以不感疲劳为度；病情重、心功能不全或合并严重感染的患者，要严格卧床休息。护士应经常巡视病房，做好生活护理。

（3）饮食护理：可给予高热量、高蛋白、高维生素和含钾、钙丰富的饮食，以保证营养供给。嘱患者多饮水，每天饮水2000～3000mL，补充丢失的水分。避免摄入刺激性强的食物和饮料，如浓茶、咖啡或酒等。为减少对肠道的刺激和大便次数，应忌食生冷，限制高纤维素饮食，如粗粮、蔬菜、豆类等。避免吃含碘丰富的食物，如海带、紫菜等，以免促进甲状腺激素的合成。慎食卷心菜、甘蓝等致甲状腺肿食物。

> **考点提示**：避免食用紫菜、海带，慎食卷心菜、甘蓝等含碘丰富食物，给予少渣饮食。

2. 病情观察　定时观察患者的生命体征及心率、心律的变化；注意精神神经状态；密切观察患者甲状腺肿大的情况及变化、突眼程度和伴随症状；密切观察有无甲状腺危象发生，当出现原有症状加重、体温升高、心率增快、大汗淋漓等症状时，应立即报告医生并协助处理。

3. 用药护理　甲亢患者用药时间长、治疗较复杂，应做好用药的解释和指导工作，使患者严格遵医嘱用药，不可随意调整药物剂量或停药，学会观察药物的疗效和不良反应。

（1）使用ATD的护理：常见的不良反应包括以下几点。①粒细胞减少，严重时可致粒细胞缺乏症。此不良反应多发生在用药后2～3个月内，如外周血白细胞计数低于3×10^9/L或中性粒细胞计数低于1.5×10^9/L，应立即停药。②药疹，较常见，可用抗组胺药物控制，无须停药。如出现严重皮疹，则应立即停药。③如出现中毒性肝炎、肝坏死、胆汁淤滞综合征、味觉丧失、狼疮样综合征、精神病等，则应立即停药，并严密观察病情变化。

（2）使用^{131}I的护理：^{131}I的主要不良反应包括以下几点。①甲状腺功能减退，分暂时性和永久性甲状腺功能减退症，一旦发生，就应遵医嘱给予TH替代治疗；②放射性甲状腺炎，见于^{131}I治疗后7～10天，严重者遵医嘱给予糖皮质激素治疗；③甲状腺危象，主要发生于未控制的甲亢重症患者；④浸润性突眼恶化，^{131}I治疗前1个月开始应用糖皮质激素有一定预防作用。

> **考点提示**：用药护理。

4. 心理护理　向患者及其家属讲解相关疾病知识，消除其紧张情绪，争取其积极配合治疗。给予患者精神上的安慰，告知其甲状腺肿大、突眼等症状和情绪波动是由疾病引起的，给予合理的治疗后可得到改善，并鼓励其表达自身感受，帮助其进行适当的修饰，改善外在形象，树立信心；积极与患者家属沟通，促使家属给予患者必要的支持和理解。

5. 甲状腺危象的护理

（1）避免诱因：常见的诱因有以下几点。①感染，尤其是呼吸道感染；②手术；③创伤，如交通意外等；④应激，如心肌梗死、精神刺激等；⑤进行放射碘治疗或摄入碘过多；⑥其他，如不规则服药、过度疲劳、妊娠等。

（2）密切观察病情：观察生命征、神志及精神状态。如原有甲亢症状加重，出现高热、烦躁不安、呼吸急促、大汗淋漓、心悸、乏力，伴呕吐、神志障碍等，则应警惕甲状腺危象的发生，应立即通知医生并协助处理。

（3）紧急护理措施：①绝对卧床，呼吸困难时取半卧位，立即给予吸氧，快速建立静脉通道。②积极准备抢救药物，遵医嘱给予 PTU、复方碘溶液、氢化可的松等药物。③密切观察病情进展，定时监测生命体征和神志情况。④对症护理：对昏迷者，应加强口腔、皮肤护理，防止压疮和肺炎的发生；对腹泻严重者，应注意肛周护理，预防肛周感染；对高热者，应给予物理降温；对躁动不安者，应使用床栏，以保护患者安全。

6. 眼部护理

（1）保护眼睛：①戴深色眼镜，防止强光和灰尘的刺激，复视时可戴单侧眼罩。②经常用眼药水湿润眼睛，可用 1% 甲基纤维素或 0.5% 氢化可的松滴眼，可减轻水肿和局部眼睛刺激症状。睡前可用抗生素眼膏、纱布或眼罩等。③睡觉时，应取高枕卧位，以便减轻球后组织水肿。必要时，应限制食盐摄入，遵医嘱给予利尿剂。

（2）病情观察：定期至眼科行角膜检查，以防因角膜溃疡而造成失明，如有畏光、流泪、疼痛、视力改变等角膜炎、角膜溃疡先兆，则应立即复诊。

☞**考点提示：**Graves 眼病的眼睛护理。

【健康教育】

1. 疾病知识指导　给患者及其家属讲解甲亢的基本知识及防治要点。鼓励患者保持身心愉快，避免精神刺激，建立和谐的人际关系。同时家属应多体谅患者，减轻患者的精神压力。

2. 饮食及休息指导　指导患者合理安排休息时间，避免过度紧张和劳累，保持情绪稳定；多吃高热量、高蛋白、高维生素、高矿物质的食物，禁服大量海带、海藻、紫菜及加碘盐；禁饮兴奋性饮料及高纤维素食物；劝告患者戒烟戒酒。

3. 用药指导　详细讲解抗甲状腺药物的用法、不良反应、坚持用药的重要性。指导患者按时服药，定期到医院复查。

4. 出院指导　指导患者坚持服药、定期复查甲状腺功能，如出现异常表现，则应及时就诊。

三、甲状腺功能减退症

甲状腺功能减退症（hypothyroidism）简称甲减，是由各种原因导致的低甲状腺激素血症或甲状腺激素抵抗而引起的全身性低代谢综合征，其病理特征是黏多糖在组织和皮肤堆积，主要表现为黏液性水肿。

【分类】

1. 根据病变发生部位分类　①原发性甲减：因甲状腺腺体疾病引起的甲减。②中枢性甲减：因下丘脑和垂体疾病引起的 TRH 或 TSH 的产生和分泌减少引起的甲减。③甲状腺激素抵抗综合征：因甲状腺激素在外周发挥作用缺陷而引起的甲减。

2. 根据病变的原因分类　如自身免疫性甲减、[131]I 治疗后甲减、手术后甲减、特发性甲减和药物性甲减等。

3. 根据甲状腺功能减退的程度分类　可分为临床甲减和亚临床甲减。

【病因】

1. 自身免疫损伤　最常见的原因是自身免疫性甲状腺炎，包括桥本甲状腺炎、萎缩性甲状腺炎、亚急性淋巴细胞性甲状腺炎等。

2.甲状腺破坏 如手术、^{131}I治疗和产后垂体缺血坏死等。

3.碘过量 可引起潜在性甲状腺疾病者发生甲减,也可诱发和加重自身免疫性甲状腺炎。

4.抗甲状腺药物 如硫脲类、咪唑类和锂剂等。

5.下丘脑和垂体病变 由垂体外照射、垂体大腺瘤、颅咽管瘤及产后大出血引起的促甲状腺激素释放激素(TRH)和TSH产生和分泌减少所致。

【临床表现】

本病多见于中年女性,多数起病隐匿、发展缓慢。

1.一般表现 主要表现为易疲劳、畏寒、体重增加、记忆力减退、智力低下、反应迟钝、嗜睡、神经抑郁等。体检可见表情淡漠,面色苍白,皮肤干燥发凉、粗糙脱屑,颜面、眼睑和手部皮肤水肿,为非凹陷性。声音嘶哑,毛发稀疏、眉毛外1/3脱落。重症者呈痴呆、幻觉、木僵、昏睡或惊厥。受高胡萝卜素血症的影响,手足皮肤呈姜黄色。

2.心血管系统 心肌黏液性水肿导致心肌收缩力减弱、心动过缓、心排血量下降。心肌间质水肿、非特异性心肌纤维肿胀、左心室扩张和心包积液导致心脏增大。久病者由于血胆固醇增高,易并发冠心病。

3.消化系统 主要表现为厌食、腹胀、便秘等。严重者可出现麻痹性肠梗阻或黏液水肿性巨结肠。

4.血液系统 由于甲状腺激素缺乏引起血红蛋白合成障碍或肠道吸收铁、维生素B_{12}或叶酸等障碍,可导致贫血。

5.内分泌生殖系统 表现为性欲减退,女性患者常有月经过多或闭经。部分患者由于血清催乳素(PRL)水平增高,可发生溢乳。男性患者可出现阳痿。

6.肌肉与关节 肌肉软弱乏力,可有暂时性肌强直、痉挛、疼痛等,咀嚼肌、胸锁乳突肌、股四头肌及手部肌肉可出现进行性肌萎缩。部分患者可伴有关节病变,偶有关节腔积液。

7.黏液性水肿昏迷 见于病情严重者,常在冬季寒冷时发病。其诱发因素有寒冷、感染、手术、严重躯体疾病、中断TH替代治疗和使用麻醉、镇静剂等。其临床表现为嗜睡、低体温(体温<35℃)、呼吸缓慢、心动过缓、血压下降、四肢肌肉松弛、反射减弱或消失,甚至昏迷、休克,肾功能不全等。

【辅助检查】

1.血常规及生化检查 红细胞计数减少及血红蛋白浓度降低,多为轻中度正细胞正色素性贫血;血胆固醇、TG、LDL浓度增高,HDL浓度降低。

2.甲状腺功能检查 原发性甲减血清TSH浓度增高,TT_4、FT_4浓度降低是诊断本病的必备指标;血清TT_3和FT_3浓度早期正常,晚期降低。亚临床甲减仅有血清TSH浓度升高,血清T_4或T_4浓度正常。甲状腺摄^{131}I率降低。

3.病变部位及病因检查 ①TRH兴奋试验:主要用于原发性甲减与中枢性甲减的鉴别。静脉注射TRH后,血清TSH浓度无升高者提示为垂体性甲减;升高延迟者提示为下丘脑性甲减;血清TSH浓度在增高的基值上进一步增高者提示为原发性甲减。②甲状腺自身抗体:甲状腺过氧化物酶抗体(TPOAb)、甲状腺球蛋白抗体(TgAb)检测,阳性提示甲减的病因为自身免疫性甲状腺炎。

☞**考点提示:**TT_4、FT_4浓度降低,TSH浓度增高是诊断本病的主要指标。

【诊断要点】

甲减的诊断主要包括:①甲减的症状和体征;②实验室检查血清TSH浓度增高,T_4浓度降低,原发性甲减即可诊断;进一步寻找病因,如 TPOAb 阳性,可考虑病因为自身免疫性甲状腺炎;③实验室检查血清 TSH 浓度减低或正常、T_4 浓度减低,考虑为中枢性甲减,可通过做 TRH 兴奋试验进行确诊。

【治疗要点】

1. **替代治疗**　各种类型的甲减,均需用 TH 替代,永久性甲减者需终身服用。首选左甲状腺素（$L-T_4$）口服,其治疗剂量取决于甲减的程度、病因、年龄、性别、体重和个体差异。

2. **对症治疗**　有贫血者补充铁剂、维生素 B_{12}、叶酸等。胃酸低者补充稀盐酸,并与 TH 合用疗效好。

3. **亚临床甲减的处理**　亚临床甲减引起的血脂异常可促使动脉粥样硬化发生,部分亚临床甲减可发展为临床甲减。目前认为,只要患者有高胆固醇血症,血清 TSH 浓度 >10mU/L,就需要给予 $L-T_4$ 治疗。

4. **黏液性水肿昏迷的治疗**　①补充甲状腺激素,首次静脉注射 $L-T_4$ 300～500μg,以后每天 50～100μg,至患者清醒后改为口服;②对 24 小时无改善者可给予 T_3 10μg,每 4 小时 1 次,或 25μg,每 8 小时 1 次;③保暖,吸氧,保持呼吸道通畅,必要时行气管切开、机械通气等;④氢化可的松 200～300mg/d 持续静脉滴注,待患者清醒及血压稳定后减量;⑤根据需要补液,补液量不宜过多,监测心、肺功能,水、电解质、酸碱平衡及尿量等;⑥控制感染,治疗原发病。

☞ **考点提示**:治疗首选左甲状腺素。

【护理诊断/问题】

1. **便秘**　与代谢率降低和肠蠕动减慢有关。
2. **体温过低**　与疾病导致的基础代谢率降低有关。
3. **社交障碍**　与疾病导致的精神情绪改变有关。
4. **潜在并发症**:黏液性水肿昏迷。

【护理措施】

1. **一般护理**

（1）休息与体位:根据患者的病情合理安排休息时间。对一般情况较好者,鼓励其进行适当活动,以便刺激肠蠕动,促进排便;对有急性感染、心力衰竭或心包积液等的患者,嘱其需卧床休息。

（2）饮食护理:给予高蛋白、高维生素、低钠、低脂饮食。进食粗纤维食物,如蔬菜、水果或全麦制品,以促进肠胃蠕动。桥本甲状腺炎所致甲状腺功能减退症者应避免摄取含碘食物和药物,以免诱发严重黏液性水肿昏迷。

2. **病情观察**　观察该患者的精神状态以及排便次数、大便的性状及量的变化;观察有无腹胀、腹痛等麻痹性肠梗阻的表现;观察黏液性水肿的变化情况;如出现体温低于 35℃、呼吸浅慢、心动过缓、血压降低、嗜睡等表现,则应立即通知医生。

3. **用药护理**　指导患者按时服用左甲状腺素,注意观察有无不良反应,如出现脉率大于 100 次/分、心律失常、血压升高、多食消瘦、呕吐、腹泻、发热、出汗、情绪激动等症状,则应立即通知医生。对于老年人、冠心病等患者应慎重用药,应特别注意用药的准确性,不可任意减量或增量。

4. **心理护理**　给予患者心理支持,主动与患者交流,关心患者,鼓励患者说出自己的感受。鼓励患者家属多与患者沟通,理解患者的行为,使患者感受到温暖和关怀,以便增强自信心。制订活动计划时,鼓励患者做简单的家务劳动,学习自我照顾。鼓励患者参与社交活动,且多与病情已改善的病友交流,以便克服社交障碍。

5. **黏液性水肿昏迷的护理**　①建立静脉通路,遵医嘱给予急救药物;②保持呼吸道通畅,吸氧,必要时配合医生行气管插管或气管切开;③监测生命体征和动脉血气分析的变化,记录24小时出、入量;④注意保暖。

【健康指导】

1.疾病知识指导 向患者及其家属讲解甲减的基本知识及注意事项。

2.用药指导 向永久性甲减患者强调终身服药的重要性,嘱其按时服药,不可随意减量或停药;慎用镇静、催眠、止痛、麻醉等药物;若出现低血压、心动过缓、体温低于35℃等症状,则应立即就诊。

<h1 style="text-align:center">第四节 糖尿病</h1>

案例导学

课件

> 患者,女,65岁,因"多饮、多食、多尿、消瘦2个月"就诊。患者2个月前无明显诱因出现多尿,每天小便约10次,伴口渴、多饮,每天饮水约4L。食量增多,而体重2个月内减轻约2kg。既往体健。
>
> 身体评估:体温37℃,脉搏80次/分,呼吸18次/分,血压120/80mmHg。皮肤无黄疸,淋巴结无肿大。双肺呼吸音粗,未闻及干、湿啰音。心率80次/分,律齐,病理反射未引出。
>
> 辅助检查:尿糖(++),尿蛋白(-);空腹血糖10.6mmol/L。
>
> 初步诊断:2型糖尿病。
>
> 请思考:
>
> 1.该患者主要存在哪些护理问题?
>
> 2.对该患者应采取哪些护理措施?

糖尿病(diabetes mellitus,DM)是指由遗传和环境因素共同作用而引起的一组以慢性高血糖为特征的代谢性疾病。因胰岛素分泌和(或)作用缺陷导致碳水化合物、蛋白质、脂肪、水和电解质等代谢紊乱。随着病程延长,可出现心脏、神经、肾、眼、血管等多系统损害。病情严重或应激时,可发生糖尿病酮症酸中毒(DKA)、高渗性昏迷等急性代谢紊乱。目前按照WTO糖尿病专家委员会提出的病因学分型标准,可将糖尿病分为1型糖尿病(T1DM)、2型糖尿病(T2DM)、其他特殊类型糖尿病和妊娠期糖尿病4种类型。

糖尿病是常见的、多发的内分泌代谢疾病,其发病率随着居民生活水平的提高、人口老龄化、生活方式的改变而迅速增加,呈逐渐增长的流行趋势。据国际糖尿病联盟(IDF)统计,2019年全球糖尿病患者已达4.63亿,估计到2045年,全球将有接近7.00亿糖尿病患者。糖尿病已成为严重威胁国人健康的公共卫生问题。2019年我国成人糖尿病患者达到1.16亿,居世界第一位,用于糖尿病相关医疗支出达7000多亿元。

【病因与发病机制】

糖尿病的病因与发病机制极为复杂,且尚不完全清楚,但目前认为遗传因素和环境因素共同参与了其发病过程。

1.1型糖尿病 绝大多数的1型糖尿病是自身免疫性疾病,遗传和环境因素共同参与其发病过程。

(1)多因素遗传因素:1型糖尿病与某些人类白细胞抗原(HLA)类型有关。*HLA-D*基因决定了1型糖尿病的遗传易感性。

(2)环境因素:具体如下。①病毒感染:包括风疹病毒、腮腺炎病毒、柯萨奇病毒、脑心肌炎病毒和巨细胞病毒等。病毒感染可直接损伤胰岛β细胞,使胰岛β细胞数量逐渐减少,且暴露其抗原成分、启动自身免疫反应。②化学毒性物质和食物:灭鼠剂吡甲硝苯脲、四氧吡啶及链脲佐菌素可破坏胰岛β细胞;母乳喂养期短或缺乏母乳喂养的儿童 T1DM 发病率增高。

(3)自身免疫:在遗传的基础上,病毒感染或其他因素将启动自身免疫过程,包括体液免疫与细胞免疫,导致胰岛 β 细胞破坏和 T1DM 的发生。

2. 2 型糖尿病

(1)遗传因素与环境因素:T2DM 是由多个基因及环境因素综合引起的复杂病。

(2)胰岛素抵抗和 β 细胞功能缺陷:外周组织的胰岛素抵抗和 β 细胞功能缺陷导致的不同程度胰岛素缺乏是 2 型糖尿病发病的 2 个主要环节,并与动脉粥样硬化性心血管疾病、高血压、血脂异常、向心性肥胖等有关,是代谢综合征的重要表现之一。当胰岛素抵抗时,如果 β 细胞能代偿性增加胰岛素分泌,则血糖维持正常;如果 β 细胞功能缺陷,则可出现 T2DM。胰岛素抵抗是指胰岛素作用的靶器官(主要为肝脏、脂肪和肌肉)对胰岛素作用的敏感性降低。

(3)胰岛 α 细胞功能异常和胰高血糖素样肽 – 1(glucagon – like peptide 1,GLP – 1)分泌缺陷:可能在 2 型糖尿病发病中也起重要作用。GLP – 1 由肠道 L 细胞分泌,主要作用包括刺激 β 细胞葡萄糖介导的胰岛素合成和分泌,抑制胰高血糖素分泌,促进 β 细胞增殖和减少凋亡,延缓胃内容物排空,通过中枢抑制食欲来减少进食量,显著降低体重和改善 TG、血压,改善血管内皮功能和保护心脏功能等。正常情况下,进餐后,血糖浓度升高,可刺激胰岛素第一时相分泌和 GLP – 1 分泌,抑制 α 细胞分泌胰高血糖素,从而使肝糖输出减少,防止出现餐后高血糖。2 型糖尿病患者由于胰岛 β 细胞数量明显减少,α/β 细胞比例显著增大,而 α 细胞对葡萄糖敏感性下降,从而导致胰高血糖素水平升高,肝糖输出增加。同时,2 型糖尿病患者糖负荷后 GLP – 1 分泌和作用明显减弱。

3. 其他特殊类型糖尿病
病因相对明确,如胰腺炎、库欣综合征、糖皮质激素、巨细胞病毒感染等引起的高血糖状态。

4. 妊娠糖尿病(GDM)
妊娠期间首次发生或发现的糖尿病或糖耐量降低,不包括前期已诊断为糖尿病的患者。

【临床表现】

1. 代谢紊乱症群

(1)多尿、多饮、多食和体重减轻:由于血糖浓度升高引起渗透性利尿,进而导致尿量增多;多尿导致失水,患者口渴而多饮;由于机体不能利用葡萄糖,且蛋白质和脂肪消耗增加,引起消瘦、疲乏、体重减轻;为补充糖分,维持机体活动,患者常易饥多食。临床上将多尿、多饮、多食、体重减轻称为"三多一少",常见于 1 型糖尿病患者。

(2)皮肤瘙痒:由于高血糖及末梢神经病变导致皮肤干燥、瘙痒和感觉异常。女性患者可因尿糖刺激外阴局部皮肤而引起瘙痒。

(3)其他:四肢酸痛、麻木、腰痛、性欲减退、月经失调、便秘、视物模糊等。

👉**考点提示**:1 型糖尿病的典型症状为"三多一少",即多尿、多饮、多食和体重减轻。

2. 并发症

(1)糖尿病急性并发症:具体如下。

1)糖尿病酮症酸中毒(diabetic ketoacidosis,DKA):为糖尿病最常见的急性并发症。由于胰岛素严重不足或不能发挥作用,引起糖代谢紊乱加重,脂肪分解加速,大量脂肪酸在肝经 β 氧化产生酮体,称高酮血症。酮体包括丙酮、乙酰乙酸和 β – 羟丁酸,后二者系酸性产物,积聚至超过机体的调节能力时,即可产生酮症酸中毒。①诱因:T1DM 患者有自发 DKA 的倾向,T2DM 在一定诱因作用下也可发生。常见诱因有感染(最常见)、创伤、麻醉、大手术、饮食不当、妊娠、分娩、胰岛素中断或不适当减量等。有时可无明显诱因。②临床表现:早期"三多一少"症状加重。酸中毒失代偿后,出现疲乏、恶心及呕吐、食欲减退、头痛、嗜睡、呼吸深快、呼气有烂苹果味。后期脱水明显、尿量减少、眼眶下陷、皮肤和黏膜干燥、血压下降、心率加快、四肢厥冷;晚期可有不同程度的意识障碍、昏迷。少数患者表现为腹痛,酷似急腹症。③实验室检查:尿糖强阳性、尿酮阳性,尿中可有蛋白及管型,肾功能不全者尿糖、尿酮可呈弱阳性或阴性。血糖浓度显著增高,多在 16.7 ~ 33.3mmol/L;血酮体浓度增高,在 3.0mmol/L 以上;血 CO_2 结合力降低,酸中毒失代偿后血 pH 下降;血钠浓度、血氯浓度降低;血钾浓度初期正常或偏低,尿量减少后可偏高,治疗后,若补钾不足可降低。血白细胞异常增高,以中性粒细胞增高为主。

2)高渗高血糖综合征(hyperosmolar hyperglycemic syndrome,HHS):为糖尿病急性并发症,主要表现为严重高血糖、高血浆渗透压和脱水等,无明显酮症,患者有不同程度的意识障碍或昏迷。①诱因:常见诱因有使用糖皮质激素、利尿剂、甘露醇、免疫抑制剂等药物;急性感染、手术、外伤等;水摄入不足或失水、透析治疗、静脉高营养等。②临床表现:起病缓慢,最初表现为多尿、多饮,但多食不明显或食欲减退。逐渐出现严重脱水和神经精神症状,表现为反应迟钝、烦躁或淡漠、嗜睡、定向力障碍、偏瘫等。晚期陷入昏迷、抽搐、尿少甚至尿闭,无酸中毒深大呼吸。与 DKA 相比,失水更为严重,神经精神症状更为突出。③实验室检查:尿糖阳性、尿酮体阴性或弱阳性。血糖浓度显著增高,达到或超过 33.3 ~ 66.8mmol/L。血钠浓度正常或增高,血浆渗透压达到或超过 320mmol/L。

👉**考点提示:**糖尿病最常见的急性并发症为糖尿病酮症酸中毒,最常见的诱因为感染,患者呼吸深快且有烂苹果味。

(2)感染:糖尿病患者代谢紊乱,导致机体各种防御功能缺陷,对入侵微生物的反应能力减弱,因而极易感染且常较严重。同时,血糖浓度过高和血糖控制不佳,有利于致病菌的繁殖,尤其是呼吸道、泌尿道、皮肤和女性患者外阴部。临床上以肾盂肾炎和膀胱炎等泌尿系统感染最常见,常反复发作,严重者可发生肾及肾周脓肿、肾乳头坏死。疖、痈等皮肤化脓性感染多见,严重者可导致败血症和脓毒血症。牙周炎、足癣、体癣、真菌性阴道炎等也较常见。糖尿病患者合并肺结核的发生率亦显著增高。

(3)糖尿病慢性并发症:具体包括以下几点。

1)大血管病变:为糖尿病患者最严重和最突出的并发症,主要表现为动脉粥样硬化,可累及主动脉、冠状动脉、脑动脉、肾动脉和下肢动脉等,导致冠心病、缺血性或出血性脑血管疾病、高血压和下肢血管病变等。

2)微血管病变:为糖尿病的特异性并发症。①糖尿病肾病:常见于糖尿病病史超过 10 年的患者,是 T1DM 患者的主要死亡原因;对于 T2DM,仅次于心、脑血管疾病。病理改变包括结节性肾小球硬化型、弥漫性肾小球硬化型和渗出性病变 3 种类型,其中弥漫性肾小球硬化型最常见,对肾功能影响最大。尿微量白蛋白是糖尿病肾病的早期指标。②糖尿病性视网膜病变:多见于糖尿病病史超过 10 年的患者,是糖尿病患者失明的主要原因。除视网膜病变外,糖尿病还可引起黄斑病、白内障、青光眼、屈光改变、缺血性视神经病变等。③其他:糖尿病心脏微血管病变和心肌代谢紊乱可引起心肌广泛坏死,称糖尿病心肌病,可诱发心力衰竭、心律失常、心源性休克和猝死。

3)糖尿病神经病变:以周围神经病变最常见,其中以远端对称性多发性神经病变最常见,以手足远端感觉运动神经受累最多见,典型表现呈手套或袜套式对称分布,下肢较上肢严重。患者常先出现肢端感觉异常(麻木、烧灼、针刺感或踩棉花感),有时伴痛觉过敏,随后有肢体疼痛;后期感觉丧失,累及运动神经,可有手、足小肌群萎缩,引起感觉性共济失调、神经性关节病。糖尿病还可引起自主神经病变,表现为直立性低血压、晕厥、无痛性心肌梗死、心脏骤停或猝死;吞咽困难、呃逆、上腹饱胀、胃排空延迟、腹泻或便秘;尿失禁、尿潴留、阳痿、月经不调、瞳孔改变等,还可出现体温调节和出汗异常,对低血糖不能正常感知等。

4)糖尿病足(diabetic foot,DF):指与下肢远端神经异常和不同程度周围血管病变相关的足部感染、溃疡和(或)深层组织破坏,是糖尿病最严重和治疗费用最多的慢性并发症之一,是糖尿病非外伤性截肢的最主要原因。其基本发病因素是神经病变、血管病变和感染。其常见诱因有因糖尿病周围神经病变导致皮肤瘙痒而搔抓趾间或足部皮肤,进而导致皮肤溃破、水疱破裂、烫伤、修脚损伤及新鞋磨破伤等。轻者表现为足部畸形、胼胝、皮肤干燥和发凉;重者可出现足部溃疡、坏疽。

3.低血糖症 对于非糖尿病患者来说,低血糖的诊断标准为血糖浓度低于 2.8mmol/L,而糖尿病患者只要血糖浓度≤3.9mmol/L 就属于低血糖范畴。

(1)诱因:①使用外源性胰岛素或胰岛素促泌剂;②未按时进食或进食过少;③运动量增加;④酒精摄入,尤其是空腹饮酒;⑤胰岛素瘤等疾病;⑥胃肠外营养治疗等;⑦胰岛素自身免疫性低血糖;⑧肝衰竭、肾衰竭、心力衰竭、脓毒血症、营养不足、分娩、镇静药物的使用等。

(2)临床表现:具体如下。①交感神经兴奋:多有饥饿感、出汗、焦虑、感觉异常、心悸、震颤、面色苍白、心率加快、脉压增宽、腿软、周身乏力等。老年糖尿病患者由于常有自主神经功能紊乱而掩盖交感神经兴奋的表现,导致症状不明显,特别应注意防止夜间低血糖症状的发生。②中枢神经症状:初期为精神不集中、思维和语言迟钝、头晕、嗜睡、视物不清、步态不稳,继而可有幻觉、躁动、易怒、性格改变、认知障碍,严重时可发生抽搐、昏迷。

☞**考点提示**:微血管病变是糖尿病的特异性病变,糖尿病肾病是 T1DM 的主要死亡原因,心血管病变是 T2DM 的主要死亡原因,糖尿病足是糖尿病患者截肢的最主要原因,神经病变以周围神经病变最常见。

【辅助检查】

1.尿糖测定 空腹或餐后 2 小时尿糖阳性是诊断糖尿病的重要线索。尿糖阳性只提示血糖值超过肾糖阈(大约 10mmol/L),因多种因素可使肾糖阈值升高,故尿糖阴性不能排除糖尿病。

2.血糖测定 血糖浓度升高是诊断糖尿病的主要依据,也是判断病情和疗效的主要指标。以葡萄糖氧化酶法测定,空腹血糖(FPG)3.9 ~ 6.0mmol/L(70 ~ 108mg/dL)为正常;6.1 ~ 6.9mmol/L(110 ~ 123mg/dL)为空腹血糖调节受损(IFG);≥7.0mmol/L(126mg/dL)可考虑为糖尿病。

3.口服葡萄糖耐量试验(OGTT) 用于血糖浓度高于正常范围而未达到诊断糖尿病标准的患者。OGTT 餐后 2 小时血糖(2hPG)≤7.7mmol(139mg/dL)为正常糖耐量;7.8 ~ 11.0mmol/L(140 ~ 199mg/dL)为负荷后血糖调节受损(IGT);≥11.1mmol/L(200mg/dL)可考虑为糖尿病。

4.糖化血红蛋白(GHbA1)和糖化血浆白蛋白测定 GHbA1 是葡萄糖或其他糖与血红蛋白的氨基发生非酶催化反应的产物。GHbA1 有 a、b、c 3 种,其中 GHbA1C 最为主要。GHbA1C 正常为血红蛋白总量的 4%~6%,主要反映近 8~12 周总的血糖水平,可作为糖尿病患者病情监测的指标。血浆蛋白可与葡萄糖发生非酶催化的糖化反应而形成果糖胺(FA),反映近 2~3 周总的血糖水平,为糖尿病患者近期病情监测指标,正常参考值为 11%~17%。

5.胰岛 β 细胞功能检查 ①胰岛素释放试验:反映基础和葡萄糖介导的胰岛素释放功能,但受血清中胰岛素抗体和外源性胰岛素干扰。正常人空腹基础血浆胰岛素为 35 ~ 145pmol/L。口服 75g 无水葡萄糖或 100g 标准面粉制作的馒头后,血浆胰岛素 30 ~ 60 分钟升至高峰,峰值为基础值的 5 ~ 10 倍,3 ~ 4 小时后恢复到基础水平。②C 肽释放试验:因胰岛素和 C 肽是以等分子数从胰岛 β 细胞中生成和释放的,故 C 肽也能反映基础和葡萄糖介导的胰岛素释放功能,但不受血清中胰岛素抗体和外源性胰岛素的干扰。正常人基础血浆 C 肽水平不小于 400pmol/L。方法同上,高峰时间同上,峰值为基础值的 5 ~ 6 倍。

6.并发症检查 可根据病情选择血脂、肝功能、肾功能、血尿酮体、电解质及心、肝、肾、脑、眼科、神经等的辅助检查。

7. 有关病因和发病机制的检查 包括谷氨酸脱羧酶抗体（GADA）、胰岛素抗体（IAA）及胰岛细胞抗体（ICA）的检测,胰岛素敏感性检查,基因分析等。

☞**考点提示:** 诊断糖尿病的最主要检查为空腹静脉血糖;葡萄糖耐量试验用于血糖浓度增高但又未达到糖尿病诊断标准者;糖化血红蛋白可反映近 8~12 周的血糖水平;C 肽可反映胰岛 β 细胞功能。

【诊断要点】

典型病例根据"三多一少"的症状,结合实验室检查结果,即可诊断。对症状不典型者,主要依靠血糖检查结果来确诊本病。1999 年,WHO 糖尿病专家委员会提出糖尿病诊断标准,糖尿病诊断基于 FPG、任意时间或 OGTT 中 2hPG 血糖值。糖尿病诊断标准是糖尿病症状加任意时间血浆葡萄糖 ≥11.1mmol/L（200mg/dL）或空腹血糖 ≥7.0mmol/L（126mg/dL）,或 OGTT 2hPG ≥11.1mmol/L（200mg/dL）。需重复一次确认,诊断才能成立。空腹是指至少 8 小时没有热量的摄入。详见表 7 - 2 和表 7 - 3。

表 7 - 2　糖尿病的诊断标准

诊断标准	静脉血浆葡萄糖水平（mmol/L）
典型糖尿病症状 + 随机血糖检测或加上	≥11.1
空腹血糖（FPG）或加上	≥7.0
OGTT 2 小时血糖（2h PG）	≥11.1
无糖尿病症状者,需改天重复检查	

表 7 - 3　糖代谢状态分类

糖代谢分类	静脉血浆葡萄糖水平（mmol/L）	
	空腹血糖（FPG）	OGTT 2 小时血糖（2h PPG）
正常血糖（NGR）	<6.1	<7.8
空腹血糖受损（IFG）	≥6.1,<7.0	<7.8
糖耐量减低（IGT）	<7.0	≥7.8,<11.1
糖尿病	≥7.0	≥11.1

☞**考点提示:** 糖尿病诊断及分类标准。

【治疗要点】

糖尿病的治疗原则为早期、长期、综合、个体化;治疗目的为纠正代谢紊乱,消除症状,防止或延缓并发症的发生,降低病死率,提高患者的生活质量。糖尿病综合治疗要点包括 6 个方面,即糖尿病健康教育、医学营养治疗、运动疗法、病情监测、药物治疗、心理治疗,同时也包括降糖、降压、调脂和改变不良生活习惯等措施。

1. **健康教育** 健康教育是一项重要的糖尿病基础管理措施,包括患者及其家属和民众的卫生保健教育,糖尿病防治专业人员的培训,医务人员的继续医学教育等。良好的健康教育能充分调动患者的主观能动性,使其积极配合治疗,有利于疾病控制达标、防止各种并发症的发生和发展、提高患者的生活质量。

2. **医学营养治疗** 医学营养治疗又称饮食治疗,是所有糖尿病治疗的基础,是预防和控制糖尿病必不可少的措施。总体原则是确定合理的总能量摄入,合理、均衡地分配各类营养物质,维持理想体重,保证未成年人的正常生长发育,纠正已发生的代谢紊乱,使血糖、血脂浓度达到或接近正常水平,减少动脉粥样硬化性心血管病的危险因素,减缓胰岛 β 细胞功能障碍的进展。详见本节"饮食护理"。

3. 运动疗法 运动能促进糖代谢及提高胰岛素的敏感性。根据患者的年龄、性别、体力、病情及有无并发症等进行有规律的合适运动,可结合患者的爱好采取散步、体操、打太极拳、慢跑、打球等运动方法,运动量要适当,循序渐进,持之以恒。

4. 病情监测 定期监测血糖,并建议患者在家里使用血糖仪进行自我监测;定期复查,及时调整治疗方案。患者初诊时都应该常规检查,开始治疗时每 3 个月检查 1 次,血糖达标后每年也应该至少监测 2 次。患者应定期测量血压,每年至少 1 次检查血脂以及心、肾、神经、眼底和足部等。

5. 药物治疗

(1)口服降糖药物:具体包括以下几种。

1)促进胰岛素分泌剂:具体如下。①磺酰脲类(SU):主要作用为刺激胰岛 β 细胞表面受体,促进胰岛素分泌,适用于机体尚保存一定数量有功能的 β 细胞。此类药适用于用饮食和运动治疗血糖控制不理想的非肥胖的 2 型糖尿病患者。禁忌证为 1 型糖尿病、有严重并发症的 2 型糖尿病、孕妇、哺乳期妇女、大手术围手术期或全胰切除术后等。第一代有甲苯磺丁脲(D-860)、氯磺丙脲等;第二代有格列苯脲(优降糖)、格列喹酮(糖适平)等。②非磺酰脲类:主要为格列奈类。其作用机制也是直接刺激胰岛 β 细胞分泌胰岛素,可改善胰岛素第一时相分泌,降糖作用快而短,适用于餐后高血糖的 2 型糖尿病患者。此类药物包括瑞格列奈和那格列奈 2 种制剂。③DPP-4 抑制剂:内源性 GLP-1(胰高血糖素样肽-1)迅速被 DPP-4(二肽基肽酶4)降解而失活。抑制 DPP-4 活性而减少 GLP-1 的失活,提高内源性 GLP-1 水平。适应证:单独应用或与二甲双胍联合应用治疗 T2DM。禁忌证:禁用于孕妇、儿童和对 DPP-4 抑制剂有超敏反应的患者。目前国内上市的有西格列汀、沙格列汀、利格列汀等。

2)增加胰岛素敏感性的药物:具体如下。①双胍类:主要作用机制为抑制肝葡萄糖输出,改善外周组织对胰岛素的敏感性、增加外周组织对葡萄糖的摄取和利用。此类药适用于肥胖或超重的 2 型糖尿病患者。单独使用不导致低血糖。禁忌证为 1 型糖尿病,合并有急、慢性并发症的 2 型糖尿病,孕妇,哺乳期妇女,酗酒者等。主要药物包括二甲双胍(甲福明)和格华止。②噻唑烷二酮(TZD,格列酮类):主要作用机制为增强靶组织对胰岛素的敏感性,减轻胰岛素抵抗。此类药物适用于肥胖、胰岛素抵抗明显的 2 型糖尿病患者。禁忌证为 1 型糖尿病、孕妇、哺乳期妇女和儿童。主要药物包括罗格列酮、吡格列酮 2 种制剂。

3)α-葡萄糖苷酶抑制剂(α-glucosidase inhibitor,AGI):主要作用机制为通过抑制小肠黏膜上皮细胞表面的 α-葡萄糖苷而延缓碳水化合物的吸收,降低餐后高血糖,适用于空腹血糖正常而餐后血糖浓度明显升高的 2 型糖尿病患者。不宜用于胃肠功能紊乱、孕妇、哺乳期妇女和儿童。常用药物有阿卡波糖(拜糖平)和伏格列波糖(倍欣)。

4)SGLT-2 抑制剂:通过抑制近端肾小管管腔侧细胞膜上的钠-葡萄糖共转运蛋白2(SGLT-2)的作用,抑制葡萄糖重吸收,降低肾糖阈,促进尿葡萄糖排泄,从而达到降低血糖水平的作用。该药可使 HbA1c 下降 0.5% ~ 1.0%,还能减轻体重和降低血压。单独使用或与其他口服降糖药物及胰岛素联合使用治疗 2 型糖尿病。禁用于 1 型糖尿病患者。中度肾功能不全的患者应减量使用,重度肾功能不全者慎用。常用药物包括达格列净、坎格列净、恩格列净等。

(2)胰岛素治疗:具体如下。

1)适应证:①1 型糖尿病;②2 型糖尿病经饮食、运动疗法和口服降糖药治疗无效,β 细胞功能明显减退,新诊断并伴有明显高血糖,无明显诱因出现体重继续下降;③各种严重糖尿病伴急、慢性并发症或处于应激状态,如急性感染、创伤、手术前后、妊娠、分娩;④新发病且与 1 型糖尿病鉴别困难的消瘦糖尿病。

2)制剂类型:按起效和维持时间的快慢可分为超短效(速效)胰岛素类似物、常规(短效)、中效、长效和预混胰岛素(各种制剂的类型及作用时间见表7-4);按来源不同可分为动物胰岛素(猪和牛)、人胰岛素、胰岛素类似物。

表7-4 胰岛素制剂的类型及作用时间

作用类别		制剂类型	皮下注射作用时间		
			起效	高峰	持续
胰岛素	短效	常规人胰岛素(RI)	15~60分钟	2~4小时	5~8小时
	中效	低精蛋白锌人胰岛素(NPH)	2.5~3小时	5~7小时	13~16小时
	长效	精蛋白锌胰岛素(PZI)	3~4小时	8~10小时	长达20小时
	预混	HI30R、HI70/30	0.5小时	2~12小时	14~24小时
		50R	0.5小时	2~3小时	10~24小时
胰岛素类似物	速效	门冬胰岛素	10~15分钟	1~2小时	4~6小时
		赖脯胰岛素	10~15分钟	1~1.5小时	4~5小时
		谷赖胰岛素	10~15分钟	1~2小时	4~6小时
	长效	甘精胰岛素	2~3小时	无峰	30小时
		地特胰岛素	3~4小时	3~14小时	24小时
		德谷胰岛素	1小时	无峰	42小时
	预混	预混门冬胰岛素30	10~20分钟	1~4小时	14~24小时
		预混门冬胰岛素50	10~20分钟	1~4小时	14~24小时
		预混赖脯胰岛素25	15分钟	30~70分钟	16~24小时
		预混赖脯胰岛素50	15分钟	30~70分钟	16~24小时

3)治疗原则和剂量调节:胰岛素治疗应在饮食和运动疗法的基础上进行,一般从小剂量开始,根据血糖水平逐渐调整用量。①对于1型糖尿病患者,应严格控制血糖,采用胰岛素强化治疗:每天3或4次(三餐前半小时短效胰岛素及睡前中效胰岛素)皮下注射。②对于2型糖尿病患者,胰岛素作为补充治疗,经饮食和口服降糖药治疗后仍未达到理想血糖时,白天继续用口服降糖药,临睡前注射中效胰岛素或每天注射1或2次长效胰岛素。

知识链接

黎明现象与 Somogyi 效应

黎明现象即夜间血糖控制良好,也无低血糖发生,仅于黎明短时间内出现高血糖,可能由清晨皮质醇、生长激素等分泌增多所致。Somogyi 效应:在夜间曾有低血糖,在睡眠中未被察觉,但导致体内胰岛素拮抗激素分泌增加,继而发生低血糖后的反跳性高血糖。夜间多次(于0、2、4、6、8时)测定血糖,有助于鉴别早晨高血糖的原因。

(3)GLP-1(胰高血糖素样肽-1)受体激动剂:通过激动GLP-1受体,以葡萄糖浓度依赖的方式增加胰岛素分泌、抑制胰高血糖素分泌,并能延缓胃排空,通过中枢性的食欲抑制来减少进食量,可使HbA1c降低1.0%~1.5%,且有显著的降低体重作用。临床常用艾塞那肽、利拉鲁肽、利司那肽和贝那鲁肽,给药方式为皮下注射。可单独使用或与其他口服降糖药合用,尤其是肥胖、胰岛素抵抗明显者。慎用于1型糖尿病或DKA的治疗,有胰腺炎病史者禁用。

6. 糖尿病急性并发症的治疗

（1）糖尿病酮症酸中毒的治疗：治疗原则为尽快补液，以便恢复血容量，降低血糖，纠正水、电解质、酸碱失调，消除诱因，防治并发症，降低死亡率。

1）补液：为治疗的关键措施，通常用生理盐水，输液量和速度根据失水量的多少而定。基本原则为"先快后慢，先盐后糖"。如心功能正常，则初始补液速度应较快，2小时内输入1000～2000mL，以便迅速补充血容量，改善周围循环和肾功能，前4小时输入量为失水量的1/3，以后可根据血压、尿量、心率及末梢循环等调整输液量和速度。

2）小剂量胰岛素治疗：以每小时每千克体重0.1U短效胰岛素加入生理盐水中持续静脉滴注或泵入，如2～4小时后血糖浓度无明显下降，则调整胰岛素剂量。当血糖浓度下降至≤13.9mmol/L时，将生理盐水改为5%葡萄糖液或葡萄糖生理盐水，并加入适量的胰岛素（2～4g葡萄糖加入1U胰岛素）。尿酮体阴性，根据患者病情，改用胰岛素每4～6小时皮下注射一次短效胰岛素4～6U，使血糖水平稳定在较安全的范围内，然后恢复平时的治疗。

3）纠正电解质及酸碱平衡失调：①治疗前已有严重低钾血症时，应立即补钾，当血钾浓度升至3.5mmol/L时，再开始胰岛素治疗；在开始治疗后，患者每小时尿量在40mL以上，血钾低于5.2mmol/L即可静脉补钾。在整个治疗过程中需定时监测血钾水平，并结合心电图、尿量调整补钾量和速度。病情恢复后，仍需继续口服补钾数天。②轻、中度酸中毒经充分静脉补液及胰岛素治疗后可纠正，无须补碱。pH≤6.9的严重酸中毒者应采用1.4%碳酸氢钠等渗溶液静脉输入，一般仅给1或2次，且不宜过快，以避免诱发或加重脑水肿。同时，补碱后需监测动脉血气情况。

4）处理诱因和防治并发症：在治疗初期就应该重视防治并发症，如休克、心力衰竭、心律失常、肾功能衰竭、脑水肿、继发感染等，特别是脑水肿和肾衰竭，维持重要脏器的功能。

（2）高渗高血糖综合征的治疗：治疗基本同DKA。严重失水时，24小时补液量可达6000～10000mL。治疗开始时用生理盐水，当血糖降至16.7mmol/L时，即可改用5%葡萄糖溶液加入短效胰岛素控制血糖。补钾要更及时，一般不补碱。根据病情可考虑同时给予胃肠道补液。对休克患者应另外给予血浆或全血。

7. 低血糖的治疗

一旦患者发生低血糖，应尽快补充糖分，防止脑细胞损伤。低血糖的诊治流程见图7-1。

> 👁 **考点提示**：糖尿病治疗原则；口服降糖药适应证、服用方法、作用、不良反应；胰岛素适应证、不良反应；糖尿病酮症酸中毒治疗。

【护理诊断/问题】

1. 营养失调：高于机体需要量或低于机体需要量 与胰岛素不足引起糖、蛋白质和脂肪代谢紊乱有关。

2. 知识缺乏：缺乏糖尿病防治及自我护理等方面的知识。

3. 潜在并发症：酮症酸中毒、高血糖高渗状态、低血糖。

【护理措施】

1. 一般护理

（1）饮食护理：与患者及其家属共同制订饮食计划，合理的饮食可以减轻胰岛负担，有利于缓解病情。

血糖仪测血糖的操作流程

1）计算每天所需的总热量：按照患者的年龄、性别、身高算出理想体重。理想体重（kg）＝身高（cm）－105。根据理想体重及工作性质，估计每天所需的总热量：成年人在休息状态下每千克体重给予105～126kJ（25～30kcal）；轻体力劳动者给予126～147kJ（30～35kcal）；中度体力劳动者给予147～167kJ

（35～40kcal）；重体力劳动者给予167kJ（40kcal）以上。儿童、孕妇、哺乳期妇女、营养不良及患有消耗性疾病者总热量酌情增加，肥胖者酌减，使体重逐渐恢复到理想体重±5%。

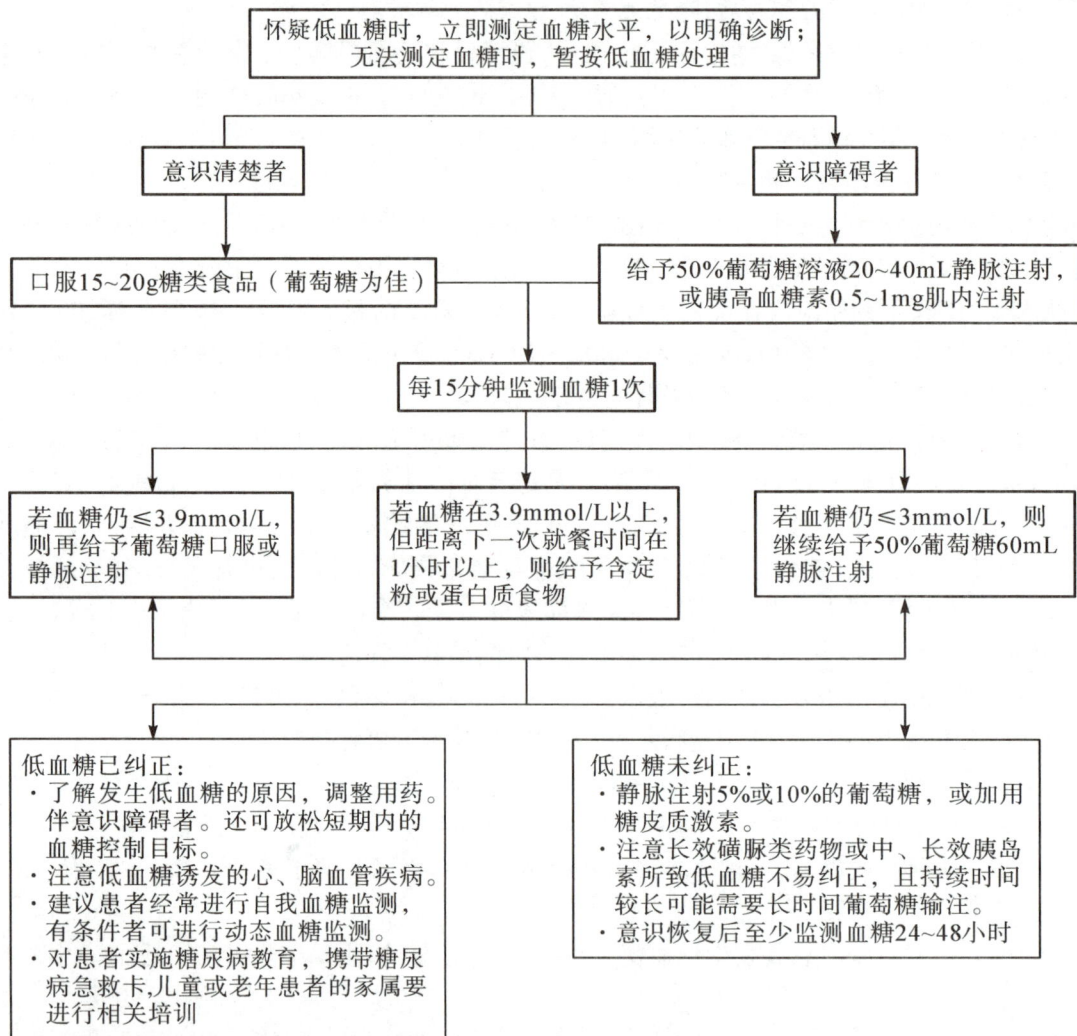

怀疑低血糖时，立即测定血糖水平，以明确诊断；
无法测定血糖时，暂按低血糖处理

意识清楚者 → 口服15～20g糖类食品（葡萄糖为佳）

意识障碍者 → 给予50%葡萄糖溶液20～40mL静脉注射，或胰高血糖素0.5～1mg肌内注射

每15分钟监测血糖1次

若血糖仍≤3.9mmol/L，则再给予葡萄糖口服或静脉注射

若血糖在3.9mmol/L以上，但距离下一次就餐时间在1小时以上，则给予含淀粉或蛋白质食物

若血糖仍≤3mmol/L，则继续给予50%葡萄糖60mL静脉注射

低血糖已纠正：
· 了解发生低血糖的原因，调整用药。伴意识障碍者，还可放松短期内的血糖控制目标。
· 注意低血糖诱发的心、脑血管疾病。
· 建议患者经常进行自我血糖监测，有条件者可进行动态血糖监测。
· 对患者实施糖尿病教育，携带糖尿病急救卡，儿童或老年患者的家属要进行相关培训

低血糖未纠正：
· 静脉注射5%或10%的葡萄糖，或加用糖皮质激素。
· 注意长效磺脲类药物或中、长效胰岛素所致低血糖不易纠正，且持续时间较长可能需要长时间葡萄糖输注。
· 意识恢复后至少监测血糖24～48小时

图7-1　低血糖的诊治流程

2）三大营养物质的分配：碳水化合物占总热量的50%～65%，成年患者每天主食摄入量为250～400g。提倡用粗制米、面和适量的杂粮，禁食葡萄糖、蔗糖、蜜糖及其制品；肾功能正常的糖尿病患者蛋白质不超过占总热量的15%～20%，至少1/3来自优质蛋白，以保证必需氨基酸的供给；脂肪占总热量20%～30%。胆固醇摄入量应在每天300mg以下。多食富含膳食纤维的食物，每天饮食中的膳食纤维含量以2.4～3.3g/kJ（10～14g/kcal）为宜。

3）血糖指数和血糖负荷：血糖指数（glycemic index, GI）用于比较不同碳水化合物对人体餐后血糖的影响，定义为进食恒量的某种碳水化合物类食物后（通常为1份含有50g碳水化合物的食物），2～3小时内的血糖曲线下面积相比空腹时的增幅除以进食某种标准食物（通常为葡萄糖）后的相应增幅。GI≤55%为低GI食物，56%～69%为中GI食物，GI≥70%为高GI食物。糖尿病患者提倡低GI食物，包括燕麦、大麦、大豆、小扁豆、裸大麦面包、苹果、柑橘、牛奶、酸奶等。

4）合理分餐：每克糖类、蛋白质产热16.7kJ（4kcal）；每克脂肪产热37.7kJ（9kcal），然后将热量换算为食品后制订食谱，并按照患者的生活习惯、病情和药物治疗需要进行安排。每天3餐分配为1/5、2/5、2/5或1/3、1/3、1/3；每天4餐分配为1/7、2/7、2/7、2/7。

（2）运动护理：运动能促进糖代谢及提高胰岛素在周围组织中的敏感性，降低血糖浓度；促进体重

减轻并维持适当的体重；促进肌肉利用脂肪酸，降低胆固醇水平，有利于预防冠心病、动脉硬化等并发症的发生。

1）运动方式：可结合患者的爱好，以有氧运动为主，如散步、做体操、打太极拳、慢跑、打球等。

2）运动量：宜适当，以不感到疲劳为度，运动时应使患者心率达到 170 - 年龄（个体 60% 的最大耗氧量）。活动时间为每周至少 150 分钟，每次 30～40 分钟，包括运动前准备活动和运动结束整理时间，可根据患者情况延长活动时间，每天 1 次。

3）注意事项：①最佳运动时间是餐后 1 小时（以进食开始计时），不宜在空腹时进行，以免发生低血糖。尽量避免在恶劣天气，如酷暑及炎热的阳光下或严冬凛冽的寒风中运动。②预防低血糖，运动中应注意补充水分，随身携带糖果和饼干等食物，如出现饥饿感、心慌、出冷汗、头晕及四肢无力等低血糖反应，应立即停止运动，并进食，一般休息 10 分钟左右即可缓解，若不能缓解，则应即送医院治疗。③糖尿病患者并发心脏病、肾病及视网膜病变时，运动量不宜过大，时间不宜过长。有过脑卒中或心肌梗死的糖尿病患者，尤其应避免剧烈运动。剧烈运动可使心肌耗氧量增加、心肌供血不足而引起心绞痛、心肌梗死，还可因肾血流减少使糖尿病肾病加重；运动时血压上升，可诱发玻璃体和视网膜出血，应注意有无视物模糊，如有上述症状，则应及时就诊。④不可单独进行运动，尤其是爬山、游泳、远足等。运动时需穿合适的鞋袜，避免扭伤脚部，运动后要检查双足，观察有无损伤。⑤运动时，随身携带糖尿病卡，以备急需。⑥运动后做好运动日记，以便观察疗效和不良反应。⑦运动禁忌证：空腹血糖 >16.7mmol/L，反复低血糖或血糖波动大，发生 DKA 等急性并发症，合并急性感染、增生型视网膜病变、严重肾病、严重心脑血管疾病等。待病情控制稳定后方可逐步恢复运动。

2.病情观察　观察患者有无"三多一少"的症状，当出现烦躁不安、嗜睡、昏迷、呼吸深快、呼出的气体为烂苹果味等时，应立即通知医生并配合医生抢救；观察患者生命体征、神志、瞳孔的变化；观察患者有无瘙痒、感觉异常、感染及破损，特别是足部的情况；定时监测血糖、血压、血脂、眼底、肝功能、肾功能、身高、体重等。

3.用药护理

(1) 口服降糖药的护理：遵医嘱给予口服降糖药，观察药物的不良反应。

1）磺酰脲类药物的护理：普通片剂早餐前半小时服用，缓释片、控释片和格列美脲早餐前立即服用。严密观察药物有无引起低血糖反应。此外，还应注意水杨酸类、磺胺类、保泰松、利血平、β 受体拮抗剂等可增强磺酰脲类降糖药的作用；而噻嗪类利尿剂、糖皮质激素等可降低磺酰脲类降血糖的作用。

2）非磺酰脲类药物的护理：瑞格列奈于餐前 15 分钟服用，那格列奈于餐前 10 分钟服用，米格列奈临于餐前 5 分钟内服用，每天 3 次。

3）双胍类药物的护理：餐中或餐后服药，从小剂量开始，可减轻胃肠道不良反应。

4）噻唑烷二酮类药物的护理：空腹或进餐时服用，密切观察有无水肿、体重增加、缺血性心血管疾病及骨折风险等，一旦出现，应立即停药。

5）α - 葡萄糖苷酶抑制剂类药物的护理：应与第一口淀粉类食物同时嚼服。与胰岛素促泌剂或胰岛素合用时，可能出现低血糖，处理时应直接给予葡萄糖口服或静脉注射，进食淀粉类食物或蔗糖无效。

6）DPP - 4 抑制剂和 SGLT - 2 抑制剂：服药时间不受进餐时间的影响。

(2) 胰岛素的护理：具体如下。

1）胰岛素的不良反应：包括以下几点。①低血糖反应：为最主要的不良反应，可由剂量过大、进食失调或活动量增大所致。低血糖临床表现呈发作性，发作时间、频率随病因的不同而异，与血糖水平以及血糖下降速度有关。为预防低血糖反应，在使用胰岛素治疗时，应告知患者胰岛素可能引起低血糖；随身携带糖果、饼干类食品，在有强烈饥饿感时，应立即进食，以防止低血糖的发生。治疗过程中密切观察血糖、尿糖变化,随时调整胰岛素用量。②过敏反应:表现为注射部位瘙痒,继而出现荨麻疹、血管神经性水肿,甚至过敏性休克。处理措施包括更换胰岛素制剂种类、使用抗组胺药和糖皮质激素等,严重过敏反应者需停止或暂时中断胰岛素治疗。③注射部位皮下脂肪萎缩或增生:采用多点、多部位皮下注射和针头一次性使用可预防其发生。若发生,则停止使用该部位注射后可缓慢恢复。④水肿:胰岛素治疗初期可因水钠潴留而发生轻度水肿,可自行缓解。⑤视物模糊:部分患者出现,多为晶状体屈光改变所致,常于数周内自然恢复。

2)注意事项:包括以下几点。①胰岛素的保存:未开封的胰岛素需置于冰箱的冷藏室(2～8℃)内存放;注射前1个小时自冰箱内取出升温后再用,过冷的药物注射后不易吸收,并可致脂肪萎缩。若没有冰箱,则可放在阴凉处,且不宜长时间储存。使用中的胰岛素可放在室温下(不超过25～30℃),时间不超过28天,无须放入冰箱,但应避免过冷、过热、太阳直晒、剧烈晃动等,否则可因蛋白质凝固变性而失效。②混合胰岛素的配制方法:混合使用胰岛素时,应先抽吸短效胰岛素,再抽吸长效胰岛素,然后混匀;若先抽长效胰岛素,长效胰岛素混入短效中,则会影响短效胰岛素的速效作用。③准确用药:剂量必须准确,采用1mL注射器抽药。抽吸药物时避免振荡。④注射时间:正规胰岛素须在饭前15～30分钟皮下注射,鱼精蛋白锌胰岛素须在早餐前1小时皮下注射。使用胰岛素时,注意笔与笔芯相互匹配。⑤注射部位:常选择皮肤疏松部位,如上臂三角肌、臀大肌、大腿前侧及腹部等。注射部位应经常更换,以防注射部位组织硬化、脂肪萎缩。腹部吸收胰岛素最快。尽量每天同一时间在同一部位注射,并进行腹部、上臂、大腿和臀部的"大轮换",如餐时注射在腹部,晚上注射在上臂等;在同一部位注射时,也需要进行"小轮换",即与每次注射点相距1cm以上,且选择无硬结、脂肪增生或萎缩的部位。⑥注意低血糖反应并告知患者防治方法。

4. 心理护理　耐心向患者及其家属解释病情、告知糖尿病的疾病知识,使其了解糖尿病虽然目前不能根治,但是可以有效控制。通过终身治疗,再加上适当的体育锻炼,就能控制好血糖及避免并发症发生,消除其心理紧张和顾虑。鼓励患者说出自己的感受,对患者的焦虑和消极情绪给予理解和关心。了解患者的需要并尽力满足,使其感到安全可信赖,对治疗有信心。

5. 防治潜在并发症

(1)防治酮症酸中毒:具体如下。

1)患者应根据饮食和运动情况及时增减对胰岛素的用量,不能突然停用或减少用量;一旦患有急性感染或慢性感染急性发作时,就应及时诊治,以控制病情发展;避免精神创伤及过度劳累。

2)观察有无口渴、多饮、多尿、食欲减退、恶心、呕吐、头痛、烦躁、嗜睡、呼吸深快有烂苹果味、昏迷等。一旦发现,就应立即通知医生处理,积极配合抢救。①绝对卧床休息,安排专人护理,给予持续低流量吸氧;②寻找并避免诱因;③密切观察生命体征的变化,记录神志、瞳孔的改变。正确记录24小时出、入水量,及时抽血、留尿标本,用以检测血糖、血酮、尿糖、尿酮、CO_2CP、pH、血钾等;④迅速建立静脉通道,遵医嘱补液、给药配合抢救;⑤注意保暖,加强口腔、眼睛、皮肤护理,预防压疮、感染。

(2)防治糖尿病足:具体如下。

1)勤检查:每天检查患者双足1次,了解足部有无感觉减退、麻木及刺痛感等;观察足部皮肤颜色、温度改变及足背动脉搏动的情况,定期做足部感觉测试;注意检查趾甲、趾间、足底部皮肤有无异常改变。

2)保清洁、防感染:勤换鞋袜,每晚用温水洗脚,不超过10分钟,水温低于37℃,并用柔软而吸水性强的毛巾将脚擦干,尤其要擦干足趾缝间,保持趾间干燥;皮肤干燥者,可采用油膏类护肤品涂擦,但不应涂在趾缝间。

3)防外伤:不要赤脚行走,以免不慎受伤、高跟鞋,不穿拖鞋;应选择宽大、轻柔的鞋子,鞋袜不宜过紧,应宽松合脚,透气性要好;最好下午买鞋,需穿袜子试穿,若为新鞋,则第1次先穿20～30分钟,之后再逐渐增加穿鞋时间。剪指甲时注意剪平,不要剪得太深,以免伤及甲沟;不用锐器挑老茧和鸡眼。若出现足部疾病,则应及时就诊。

4)促进循环:如步行运动、腿部运动,足部保温、轻轻按摩等。鼓励患者戒烟。

【健康教育】

1.疾病知识指导　通过个人教育、集体教育等多种方式,使患者及其家属认识到糖尿病是一种终身疾病,其预后与血糖的控制程度和有无并发症有关,增加其对疾病的认识,提高患者对治疗的依从性。鼓励患者保持身心愉快,避免精神刺激。

2.饮食及运动指导　指导患者学会自我调节及自觉执行饮食治疗。让患者了解运动的重要意义,掌握运动的具体方法及注意事项,运动时需随身携带糖果和饼干等食品,一旦出现低血糖反应,就应立即食用。

3.用药指导　患者掌握口服降糖药的使用方法和可能出现的不良反应;掌握胰岛素的注射方法、可能出现的不良反应和低血糖反应的处理。

4.疾病监测　教会患者使用便携性血糖测定仪的使用方法,使患者学会记录糖尿病日记(包括时间、血糖、饮食、运动、用药等)。

5.防治并发症　告知患者可能引起糖尿病急、慢性并发症的诱因,避免并发症的产生。

☞**考点提示:**糖尿病饮食护理、运动护理、用药护理、酮症酸中毒护理。

第五节　库欣综合征

🔍 **案例导学**

课件

　　患者,女,43岁,发现血压升高,向心性肥胖半年,半年前,患者体检发现血压升高,最高达200/110mmHg,服用依那普利10mg,每天2次降压治疗,血压控制不理想。逐渐出现肥胖,以面部、躯干和腹部为主,半年来体重增加约15kg,伴有乏力、双下肢水肿等。既往体健。

　　身体评估:体温36.3℃,脉搏92次/分,呼吸20次/分,血压180/100mmHg。神志清,满月脸,向心性肥胖,皮肤变薄。两肺无异常,心界向左扩大,心率92次/分,心律规则。腹部隆起,脂肪厚,无压痛及反跳痛。双下肢中度水肿。

　　辅助检查:多时段血皮质醇测定均高于正常值,昼夜规律消失。24小时尿游离皮质醇测定:486nmol/L。蝶鞍部MRI示:直径8mm占位性病变。

　　初步诊断:库欣综合征、垂体性库欣病、继发性高血压。

　　请思考:

　　1.该患者存在哪些护理问题?

　　2.针对这些护理问题应采取哪些护理措施?

　　皮质醇增多症是一组因下丘脑-垂体-肾上腺轴调控失常,分泌过多糖皮质激素而导致的以向心性肥胖、满月脸、多血质外貌、紫纹、高血压和骨质疏松等症状为表现的临床综合征,也称库欣(Cushing)综合征。其中以垂体ACTH分泌亢进所引起的临床类型最为多见,称为库欣病。库欣综合征多发生于20~45岁,成人多于儿童,女性多于男性。

☞**考点提示:**库欣综合征主要是由肾上腺皮质分泌过量糖皮质激素所致。

【病因】

1.ACTH依赖性库欣综合征　①库欣病:最常见,占库欣综合征的65%~75%,指垂体ACTH分泌过多,伴肾上腺皮质增生;垂体多有微腺瘤,少数为大腺瘤,也有未能发现肿瘤者。②异位 ACTH 综合征:指垂体以外的肿瘤分泌大量 ACTH,刺激肾上腺皮质增生,分泌过量的皮质醇。

2. ACTH 非依赖性库欣综合征 包括:①肾上腺皮质腺瘤;②肾上腺皮质癌;③不依赖 ACTH 的双侧性肾上腺小结节性增生,又称 Meador 综合征;④不依赖 ACTH 的双侧肾上腺大结节性增生。

3. 医源性皮质醇增多症 由长期或大量使用 ACTH 或糖皮质激素所致。

☞ **考点提示**:库欣综合征中最常见的是库欣病。

【临床表现】

1. 脂肪代谢障碍 特征性表现为满月脸、水牛背、四肢相对瘦小。皮质醇可促进脂肪的动员,引起脂肪代谢紊乱及脂肪重新分布,患者的面部和躯干脂肪堆积,形成典型的向心性肥胖;因肌肉消耗、脂肪转移而使四肢显得相对瘦小。

2. 蛋白质代谢障碍 大量皮质醇可促进蛋白质分解,抑制蛋白质合成,导致蛋白质过度消耗,表现为皮肤菲薄、毛细血管脆性增加,轻微损伤即可引起瘀斑;肥胖、皮肤薄、皮肤弹力纤维断裂等原因使患者腹下侧、臀部、大腿等处出现典型的皮肤紫纹;病程长者可出现肌肉萎缩、骨质疏松等。

3. 糖代谢障碍 大量皮质醇可促进肝糖原异生,并拮抗胰岛素的作用,减少外周组织对葡萄糖的利用,使血糖浓度升高、葡萄糖耐量降低,部分患者可出现类固醇性糖尿病。

4. 电解质紊乱 大量皮质醇有潴钠、排钾作用。明显的低钾性碱中毒主要见于肾上腺皮质癌和异位 ACTH 综合征。低钾血症使患者乏力加重,并引起肾浓缩功能障碍,部分患者因潴钠而出现轻度水肿。因为皮质醇有排钙作用,所以病程较久者可出现骨质疏松、脊椎压缩畸形、身材变矮,有时会发生骨折或呈佝偻态。儿童患者生长、发育受到抑制。

5. 心血管病变 高血压常见,与皮质醇激活肾素-血管紧张素系统有关。同时,患者常伴有动脉硬化和肾小动脉硬化,使部分患者治疗后血压仍不能降至正常。长期高血压可并发左心室肥大、心力衰竭和脑血管意外。由于脂肪代谢紊乱、凝血功能异常,患者易出现动静脉血栓,使心血管疾病发生率增加。

6. 感染 长期皮质醇分泌增多可使免疫功能减弱,患者容易发生各种感染,以肺部感染多见;化脓性细菌感染不容易局限化,可发展成蜂窝组织炎、菌血症、败血症。患者在感染后,炎症反应往往不显著、发热不明显,易因漏诊而造成严重后果。

7. 造血系统及血液改变 皮质醇刺激骨髓,使红细胞计数和血红蛋白浓度偏高,且患者皮肤菲薄,易呈多血质面容。大量皮质醇可使白细胞总数及中性粒细胞增多,但可使淋巴组织萎缩、淋巴细胞和嗜酸性粒细胞再分布,使得淋巴细胞和嗜酸性粒细胞绝对值和白细胞分类中的百分率均减少。

8. 其他 ①性功能障碍:由于肾上腺雄激素产生过多及皮质醇对垂体 GTH 的抑制作用,女性患者大多出现月经减少、不规则或停经,多伴有不孕、痤疮等。男性患者出现性欲减退、阴茎缩小、睾丸变软、男性性征改变等。②神经、精神障碍:如情绪不稳定、烦躁、失眠,严重精神变态,个别患者可发生偏执狂。③皮肤色素沉着:异位 ACTH 综合征及较重库欣病患者皮肤色素明显加深。

☞ **考点提示**:库欣综合征的特征性表现。

【辅助检查】

1. 血浆皮质醇测定 正常情况下,皮质醇分泌有昼夜节律。库欣综合征患者的血浆皮质醇增高且昼夜节律稍快,即早晨 8 时血浆皮质醇浓度高于正常,而下午 4 时或午夜 12 时不明显低于早晨。

2. 尿 17-羟皮质类固醇 24 小时尿 17-羟皮质类固醇浓度增高。

3. 地塞米松抑制试验 ①小剂量地塞米松抑制试验:尿 17-羟皮质类固醇不能被抑制到对照值的 50% 以下。②大剂量地塞米松抑制试验:能被抑制到对照值的 50% 以下者病变大多为垂体性;不能被抑制者可能为原发性肾上腺皮质肿瘤或异位 ACTH 综合征。

4. ACTH 兴奋试验　垂体性库欣病和异位 ACTH 综合征者常有反应,原发性肾上腺皮质肿瘤者多数无反应。

5. 影像学检查　包括肾上腺超声检查、蝶鞍区断层摄片、CT、MRI 等,可显示病变部位的影像学改变。

【诊断要点】

结合典型的临床表现(如满月脸、向心性肥胖、多血质面容、皮肤变薄等)。实验室检查(皮质醇分泌增多,失去昼夜分泌节律,且不能被小剂量地塞米松抑制)可作出诊断。对早期以及不典型者,主要通过实验室及影像学检查进行诊断。

【治疗要点】

根据不同病因给予相应治疗。

1. 库欣病　经蝶窦切除垂体微腺瘤是治疗本病的首选方法。对病情严重者,宜做一侧肾上腺全切,另侧肾上腺大部切除或全切,术后给予激素替代治疗和垂体放疗;对大腺瘤患者,可通过开颅手术切除肿瘤,为避免复发,术后可辅以放疗。

2. 肾上腺肿瘤　对肾上腺腺瘤,手术切除后可根治,腺瘤大多为单侧性,术后需长时间使用氢化可的松或可的松替代治疗;对肾上腺腺癌,应早期给予手术治疗,对不能根治或已有转移者,可用肾上腺皮质激素合成阻滞剂治疗,以减少肾上腺皮质激素的产生。

3. 不依赖 ACTH 的小结节性或大结节性双侧肾上腺增生　进行双侧肾上腺切除,术后给予激素替代治疗。

4. 异位 ACTH 综合征　首先治疗原发病。如术后能根治,则该病症状缓解;如不能根治,则可使用肾上腺皮质激素合成阻滞剂治疗,如米托坦、酮康唑等。

【护理诊断/问题】

1. 体象紊乱　与皮质醇增多引起的向心性肥胖等体型改变有关。

2. 体液过多　与皮质醇增多引起水钠潴留有关。

3. 有感染的危险　与皮质醇增多引起机体免疫力下降有关。

4. 有受伤的危险　与疾病导致的骨质疏松有关。

5. 潜在并发症:心力衰竭、脑血管意外、类固醇性糖尿病。

【护理措施】

1. 一般护理

(1)休息与活动:根据患者自身情况制订休息与活动计划,指导患者适当参加体育锻炼,避免劳累,保持充足的睡眠。水肿时,取平卧位,抬高下肢,减轻水肿。

(2)饮食:给予高蛋白、高维生素、高钾、高钙、低热量、低脂、低盐饮食。饮食中适当增加含钙及维生素 D 丰富的食物,以防止发生骨质疏松及骨折。鼓励患者食用香蕉、橘子等含钾较高的水果。避免刺激性食物,忌烟、酒。

2. 病情观察　密切观察体温、血压及血糖变化;观察水肿情况,每天测量体重,记录 24 小时出入量;密切观察患者的精神和情绪变化。

3. 用药护理　遵医嘱按时服用药物,并观察药物的疗效和不良反应,当出现食欲减退、恶心、头痛、乏力、眩晕、嗜睡等症状时,应立即通知医生并配合医生治疗。

4. 心理护理　耐心向患者及其家属解释病情、告知库欣综合征的相关知识,使其了解目前的变化是疾病引起的,经积极治疗可恢复正常,增加患者克服疾病的信心。鼓励患者说出自己的感受,对患者的焦虑和消极情绪给予理解和关心。让患者家属多与患者交流,使患者感到温暖,从而积极配合治疗。

【健康教育】

1. 疾病指导 向患者及其家属介绍疾病的基本知识,并告知经有效治疗后,病情可逐渐好转,但预后与引起该疾病的病因有关。

2. 饮食指导 给予高蛋白、高维生素、高钾、高钙、低热量、低脂、低盐饮食,以防止水、电解质失调。

3. 用药指导 指导患者正确使用药物并观察药物的不良反应,特别是对使用激素替代疗法者,应详细介绍激素的使用方法和注意事项。

第六节 高尿酸血症和痛风

课件

案例导学

患者,男,72岁,右足部跖趾关节疼痛1天。1天前患者饮酒后右足部跖趾关节出现红、热及明显压痛,关节迅速肿胀,疼痛剧烈,难以忍受,影响睡眠和活动。既往有高血压史,经正规降压治疗后血压控制较好。

身体评估:体温37.1℃,脉搏88次/分,呼吸20次/分,血压130/80mmHg。神志清楚,呈痛苦面容,两肺无异常,心界不大,心率88次/分,心律规则,无杂音。腹平软,无压痛及反跳痛。右足部跖趾关节皮肤红肿,皮温高,压痛明显。

辅助检查:血白细胞计数10.4×10^9/L,血沉30mm/h,血清尿酸458μmol/L。右足跖趾关节X线片提示符合痛风关节表现。

请思考:

1.该患者可能的诊断是什么?

2.该患者存在哪些护理问题?针对这些护理问题应采取哪些护理措施?

高尿酸血症(hyperuricemia,HUA)是一种常见的生化异常,由尿酸盐生成过量和(或)肾脏尿酸排泄减少,或两者共同存在而引起。少数患者可以发展为痛风(gout)。

痛风是嘌呤代谢紊乱和(或)尿酸排泄障碍所致的一组异质性疾病,其临床特征为高尿酸血症、反复发作的痛风性关节炎、痛风石、间质性肾炎、关节畸形、尿酸性尿路结石。痛风可分为原发性和继发性两大类,临床以原发性痛风占绝大多数。

【病因与发病机制】

1. 高尿酸血症形成 尿酸是嘌呤代谢的终产物,主要由细胞代谢分解的核酸和其他嘌呤类化合物及食物中的嘌呤经酶的作用分解而来。人体尿酸的主要来源为内源性,大约占总尿酸的80%,所以内源性嘌呤代谢紊乱较外源性更重要。血清尿酸在37℃时的饱和浓度约为420μmol/L,高于此值则为高尿酸血症。导致高尿酸血症的主要原因:①尿酸生成过多,主要由酶的缺陷所致;②肾对尿酸排泄减少,是引起高尿酸血症的主要因素,包括肾小球滤过率下降、肾小管重吸收增加、肾小管分泌减少及尿酸盐晶体泌尿系统沉积。

2. 痛风的形成 临床上只有5%～15%的高尿酸血症者发生痛风。当血尿酸浓度过高或在酸性环境中时,尿酸可析出结晶,沉积在皮下、肾和骨关节等处,导致痛风性肾病、痛风石和痛风性关节炎。

☞**考点提示**:痛风的生化标志是高尿酸血症。

【临床表现】

临床多见于40岁以上的男性、更年期后女性,常有痛风家族史。主要表现为高尿酸血症、反复发作的痛风性关节炎、痛风石、间质性肾炎,严重者可出现关节畸形及功能障碍,常伴有尿酸性尿路结石。

1.无症状期 仅有血尿酸持续性或波动性增高。从血尿酸增高至症状出现,时间可长达数年至数十年,有些可终身不出现症状。

2.急性关节炎期及间歇期 以中青年男性多见,表现为突然发作的单个、偶尔双侧或多个关节红、肿、热、痛及功能障碍,可有关节腔积液,伴发热、白细胞计数增多等全身反应。常在午夜或清晨突然发作,关节剧痛,呈撕裂样、刀割样或咬噬样疼痛,数小时出现受累关节的红、肿、热、痛及功能障碍。最易受累部位是第一跖趾关节,其后依次为趾、踝、膝、腕、指、肘等关节。初次发作常呈自限性,一般数天至2周内自行缓解,受累关节局部皮肤偶可出现脱屑和瘙痒。痛风急性发作时可伴高尿酸血症,但部分患者发作时血尿酸水平正常。饮酒、劳累、关节受伤、手术、感染、寒冷、摄入高蛋白高和嘌呤食物等为常见的发病诱因。间歇期是指两次痛风发作之间的无症状期。

> 👁 **考点提示**:急性关节炎期是痛风的首发症状,注意最常受累关节及诱发因素。

3.痛风石及慢性关节炎期 痛风石(tophi)是痛风的特征性损害,是由尿酸盐沉积所致。痛风石的典型部位在耳郭,也常见于反复发作的关节周围,呈黄白色大小不一的隆起,小如芝麻,大如鸡蛋,初起质软,随着纤维增多逐渐变硬如石。严重时痛风石处皮肤发亮、菲薄、容易经皮破溃排出白色尿酸盐结晶,瘘管不易愈合,但很少感染。关节内大量沉积的痛风石可造成关节骨质破坏、关节周围组织纤维化、继发退行性改变等。临床表现为持续关节肿痛、压痛、畸形及关节功能障碍。

> 👁 **考点提示**:注意痛风石的特点。

4.肾脏病变期 痛风性肾病是痛风特征性的病理变化之一,为尿酸盐在肾间质组织沉积所致。可出现夜尿增多、低比重尿,进而发生高血压、氮质血症等肾功能不全表现。10%~25%的痛风患者有尿酸性尿路结石,呈泥沙样,常无症状,较大者有肾绞痛、血尿。

5.眼部病变 肥胖的痛风患者常反复发生睑缘炎,在眼睑皮下组织中发生痛风石。部分患者可出现反复发作性结膜炎、角膜炎与巩膜炎。

【辅助检查】

1.血尿酸测定 正常男性血尿酸浓度为208~416μmol/L(3.5~7.0mg/dL);正常女性为149~358μmoL/L(2.5~6.0mg/dL),绝经期后接近男性。血尿酸浓度存在反复波动,应反复监测。当血尿酸浓度超过约420μmol/L(7.0mg/dL)时,为高尿酸血症。

2.尿尿酸测定 限制嘌呤饮食5天后,每天经尿液排出的尿酸量>3.57mmol(600mg),提示尿酸生成增多。

3.滑囊液或痛风石检查 急性关节炎期行关节腔穿刺,抽取滑囊液,在偏振光显微镜下,可见针形尿酸盐结晶。

4.其他检查 X线检查、关节镜等有助于发现骨、关节的相关病变或尿酸性尿路结石影。

> 👁 **考点提示**:滑囊液穿刺或痛风石活检可确诊。

【诊断要点】

中老年男性,常有家族史及代谢综合征表现,在有诱因的基础上,突然午夜典型关节炎发作或尿酸性结石发作,血尿酸增高,可确诊为痛风。有条件做关节腔穿刺、痛风石活检证实为尿酸盐结晶时,可作出诊断。

【治疗要点】

目前尚无有效的办法根治原发性痛风。防治目的:①控制高尿酸血症,预防尿酸盐沉积;②迅速终止急性关节炎发作;③防止尿酸结石形成和肾功能损害。

1. 一般治疗 调节饮食,控制总热量摄入;限制高嘌呤食物,严禁饮酒;多饮水,每天在 2000mL 以上,增加尿酸的排泄;适当运动,防止肥胖;避免使用抑制尿酸排泄的药物,如噻嗪类利尿剂;避免各种诱发因素的发生。

2. 高尿酸血症的治疗 治疗目的是使血尿酸浓度维持在正常水平。①排尿酸药:抑制近端肾小管对尿酸盐的重吸收,从而增加尿酸的排泄,降低尿酸浓度,适用于肾功能良好者,常用药物为苯溴马隆。②抑制尿酸生成的药物:通过抑制黄嘌呤氧化酶,使尿酸的生成减少,适用于尿酸生成过多或不适合使用排尿酸药物者,常用药物为别嘌醇。③碱性药物:可碱化尿液,使尿酸不易在酸性尿液中积聚并形成结晶,常用药物为碳酸氢钠。④新型降尿酸药物:尿酸氧化酶可将尿酸分解为可溶性产物,促进尿酸排出,常用药物为拉布立酶和普瑞凯希。

3. 急性痛风性关节炎期的治疗 ①秋水仙碱:对制止炎症、止痛有特效。90% 的患者症状可缓解。②NSAID:常用药物有吲哚美辛、双氯芬酸、布洛芬、美洛昔康、塞来昔布、罗非昔布等,效果不如秋水仙碱,但较温和,发作超过 48 小时也可应用,症状消退后应减量。③糖皮质激素:若上述两类药无效或有禁忌,则可使用糖皮质激素。

> ☞**考点提示**:秋水仙碱、NSAID、糖皮质激素为治疗急性痛风性关节炎的一线用药。

4. 发作间歇期和慢性期处理 治疗目标是使血尿酸浓度 $<360\mu mol/L(6mg/dL)$,以减少或清除体内沉积的单钠尿酸盐晶体。使用降尿酸药物的指征:急性痛风复发、多关节受累、出现痛风石、慢性痛风石性关节炎、受累关节出现影像学改变及并发尿酸性肾石病等。常用的降尿酸药物有排尿酸药和抑制尿酸生成药物,均应在急性发作缓解 2 周后从小剂量开始,逐渐加量,根据血尿酸的目标水平调整至最小有效剂量并长期维持。

5. 继发性痛风的治疗 除治疗原发病外,对痛风的治疗原则同前。

【护理诊断/问题】

1. 疼痛:关节痛 与尿酸盐结晶沉积在关节引起炎症反应有关。

2. 躯体移动障碍 与关节受累、关节畸形有关。

3. 知识缺乏:缺乏与痛风有关的饮食知识。

【护理措施】

1. 一般护理

(1)休息与体位:急性关节炎发作时,应卧房休息,抬高患肢,避免受累关节负重,待关节痛缓解 72 小时后,方可恢复活动。缓解期患者应适当运动,以不感到疲劳为标准,避免剧烈运动,以防诱发痛风。

> ☞**考点提示**:急性关节炎发作时,要卧床休息。疼痛缓解 72 小时后方可恢复活动。

(2)饮食护理:控制饮食的总热量,应限制在 5040 ~ 6300kJ/d(1200 ~ 1500kcal/d),碳水化合物占总热量的 50% ~ 60%,应控制蛋白质在 1g/(kg·d)。严禁饮酒和进食高嘌呤食物,如动物内脏、鱼虾、蛤蟹、肉类、菠菜、蘑菇、黄豆、扁豆、豌豆、浓茶等。饮食宜清淡、易消化,忌辛辣和刺激性食物。可进食碱性食物,如各种水果、蔬菜、鸡蛋、牛奶等,使尿液的 pH 值在 7.0 或 7.0 以上,减少尿酸盐结晶的沉积。多饮水,每天饮水 2000mL 以上,以促进尿酸的排泄。

> ☞**考点提示**:注意痛风患者的食物要求及每天饮水量。

2. 病情观察 观察关节疼痛的部位、性质、间隔时间,有无午夜因剧痛而惊醒等,受累关节有无红、肿、热及功能障碍;观察有无过度疲劳、寒冷、紧张、饮酒、高嘌呤饮食、脚扭伤等诱发因素,有无痛风石体征及部位;观察患者的体温变化,监测血尿酸、尿尿酸的变化。

3. 用药护理 指导患者正确用药,观察药物的疗效及不良反应。①秋水仙碱:主要不良反应为胃肠道反应。若患者一开始口服即出现恶心、呕吐、水样腹泻等严重胃肠道反应,则应立即停药。②苯溴马隆:可有皮疹、发热、胃肠道不适等不良反应。使用期间,嘱患者多饮水、口服碳酸氢钠等碱性药物。③NSAID:使用时注意观察有无活动性消化道溃疡或消化道出血等不良反应。④别嘌醇:常见的不良反应有皮疹、发热、胃肠道不适、肝损害、骨髓抑制等,在肾功能不全者,宜减半量应用。⑤糖皮质激素:观察其疗效,注意停药后容易出现症状"反跳",若同时口服秋水仙碱,则可防止症状"反跳"。

4. 心理护理 患者因疾病引起疼痛而影响进食和休息,疾病反复发作可能导致关节畸形和肾功能损害,思想负担重,常表现情绪低落、忧虑、孤独。应向其讲解痛风的有关知识,并给予精神上的安慰和鼓励。

【健康指导】

1. 疾病指导 向患者及其家属讲解疾病有关知识,告知本病虽是终身性疾病,但经积极治疗,患者可维持正常的生活与工作。应防止受凉、劳累、感染、外伤等诱因。

2. 饮食指导 指导患者严格控制饮食,避免进食高蛋白和高嘌呤的食物,忌饮酒,每天至少饮水2000mL,以促进尿酸随尿液排出。

3. 适度运动与保护关节 ①不提倡本病患者于清晨进行运动,而提倡于下午至晚餐前进行有氧运动;②尽量使用大肌群,不用手指负重;③不要长时间持续进行重体力工作;④经常改变姿势,保持受累关节舒适,急性期制动。

4. 学会自我监测 观察痛风石的大小、数量等,定期复查血尿酸。

第七节 血脂异常和脂蛋白异常血症

课件

案例导学

患者,女,43岁,身高160cm,体重75kg,伴有乏力。既往体健。

身体评估:体温36.3℃,脉搏92次/分,呼吸17次/分,血压120/80mmHg。神志清楚,腹部隆起,脂肪厚,无压痛及反跳痛。

辅助检查:TC 7.2mmol/L,TG 1.6mmol/L。

请思考:

1. 该患者存在哪些护理问题?

2. 对该患者应采取哪些护理措施?

血脂异常(dyslipidemia)通常指血浆中胆固醇(CH)和(或)TG,LDL-C浓度升高,HDL-C浓度降低。因为在血浆中脂质以脂蛋白的形式存在,所以血脂异常实为脂蛋白异常血症。

【血脂异常的分类】

血脂异常的常用分类方法有表型分类、病因分类和临床分类。其中临床分类较为实用。

1. 表型分类 WHO根据脂蛋白的种类和严重程度将血脂异常分为5型(Ⅰ、Ⅱ、Ⅲ、Ⅳ、Ⅴ型),其中第Ⅱ型又分为Ⅱa和Ⅱb 2个亚型。Ⅱa、Ⅱb和Ⅳ型较常见。

2. 病因分类 按病因可将血脂异常分为原发性血脂异常和继发性血脂异常。

3. 临床分类 临床上将血脂异常分为高甘油三酯血症、高胆固醇血症、混合型高脂血症和低高密度脂蛋白胆固醇血症。

【病因与发病机制】

脂蛋白代谢过程极为复杂,各种原因引起的脂质来源、脂蛋白合成、代谢过程关键酶异常或降解过程受体通路障碍等,均可导致血脂异常。

1. 原发性血脂异常 原因不明,是遗传与环境因素相互作用的结果。大部分原发性血脂异常患者存在单一或多个基因突变。环境因素包括不良饮食习惯、运动不足、肥胖、年龄、吸烟及酗酒等。

2. 继发性血脂异常

(1)全身系统性疾病:如糖尿病、甲减、库欣综合征、肝疾病、肾疾病、系统性红斑狼疮、骨髓瘤等可引起血脂异常。

(2)药物:如噻嗪类利尿剂、某些 β 受体拮抗剂等。长期大量使用糖皮质激素可促进脂肪分解、血浆总胆固醇和 TG 水平升高。

【临床表现】

1. 黄色瘤、早发性角膜环和眼底改变 由脂质在局部沉积所致,其中以黄色瘤较为常见。黄色瘤是一种异常的局限性皮肤隆起,颜色可为黄色、橘黄色或棕红色,多呈结节、斑块或丘疹状,质地一般柔软,最常见的是眼睑周围扁平黄色瘤。角膜环见于 40 岁以下患者,位于角膜外缘,呈灰白色或白色。严重高甘油三酯血症可产生脂血症眼底改变。

2. 动脉粥样硬化 脂质在血管内皮下沉积可引起动脉粥样硬化,导致心脑血管和周围血管病变。血脂异常作为代谢综合征的一部分,常与肥胖症、高血压、冠心病、糖耐量异常或糖尿病等疾病同时存在或先后发生。严重的高胆固醇血症有时可出现游走性多关节炎,严重的高甘油三酯血症可引起急性胰腺炎。

【辅助检查】

通过辅助室检查可对血脂异常进行诊断及分型。测定空腹(禁食 12 ~ 14 小时)血浆或血清 TC、TG、HDL – C、LDL – C。抽血前一天的晚餐忌食高脂食物,不饮酒。《中国成人血脂异常防治指南(2016 年修订版)》中的血脂水平分层标准见表 7 – 5。

表 7 –5　血脂异常诊断及分层标准(mmol/L)

分层	TC	LDL – C	HDL – C	非 HDL – C	TG
理想水平		<2.60		<3.40	
合适水平	<5.20	<3.40		<4.10	<1.70
边缘升高	5.20 ~ 6.19	3.40 ~ 4.09		4.10 ~ 4.89	1.70 ~ 2.29
升高	≥6.20	≥4.10		≥4.90	≥2.30
降低			<1.00		

【诊断要点】

结合患者的饮食和生活习惯、有无引起继发性血脂异常的相关疾病、药物应用史和家族史及辅助检查可作出诊断。

【治疗要点】

治疗措施应是综合性的,包括生活方式干预、药物治疗,必要时可考虑脂蛋白血浆置换或手术治疗。对继发性血脂异常应以治疗原发病为主,如原发病经过治疗恢复正常一段时间后,血脂异常仍然存在,则考虑同时有原发性血脂异常,需给予相应治疗。

1. 生活方式干预　为首要的基本治疗措施,具体包括以下几点。

（1）饮食控制:为治疗血脂异常的基础,需长期坚持。改善饮食结构,根据患者血脂异常的程度、分型及性别、年龄和劳动强度等制订食谱。减少总能量摄入。对高胆固醇血症者,要求采用低饱和脂肪酸、低胆固醇饮食,增加不饱和脂肪酸;对外源性高甘油三酯血症者,要求采用严格的低脂肪饮食,脂肪摄入量＜总热量的30%;对内源性高甘油三酯血症者,要注意限制总热量及糖类,减轻体重,并增加多不饱和脂肪酸的摄入。

（2）增加运动:每天进行30分钟中等强度有氧运动,每周5～7天,保持合适的体重指数。

（3）其他:戒烟、限盐、限酒、禁烈性酒。

2. 药物治疗

（1）羟甲基戊二酸单酰辅酶A还原酶抑制剂（他汀类）:适应证为高胆固醇血症和以胆固醇升高为主的混合型高脂血症。常用药物:洛伐他汀、辛伐他汀、普伐他汀、氟伐他汀、托伐他汀、瑞舒伐他汀等。

（2）依折麦布:为肠道胆固醇吸收抑制剂,口服后迅速吸收,可抑制胆固醇和植物固醇吸收。适应证为高胆固醇血症和以胆固醇升高为主的混合型高脂血症。

（3）普罗布考:通过渗入脂蛋白颗粒中影响脂蛋白代谢,进而产生调脂作用。适应证为高胆固醇血症。

（4）胆酸螯合剂:适应证为高胆固醇血症和以TC升高为主的混合型高脂血症。常用药物:考来烯胺、考来替泊、考来维仑等。

（5）贝特类:适应证为高甘油三酯血症和以TG浓度升高为主的混合型高脂血症。常用药物:非诺贝特、苯扎贝特等。

（6）烟酸类:属B族维生素。常用药物:烟酸、阿昔莫司。

（7）高纯度鱼油制剂:适应证为高甘油三酯血症和以TG浓度升高为主的混合型高脂血症。

（8）中药:基本治疗原则是化痰、活血、理气。可选用的中成药有血脂康、脂必妥、蒲参胶囊等,可与其他调脂药物联用。

（9）调脂药物的联合应用:多由他汀类与另一种作用机制不同的调脂药物组成。

3. 脂蛋白血浆置换　为纯合子型家族性高胆固醇血症的重要辅助治疗措施,是有创治疗,也用于极个别对他汀类药物过敏或不耐受的严重难治性高胆固醇血症者。

4. 手术治疗　对非常严重的高胆固醇血症,如FH或对药物无法耐受的严重高胆固醇血症患者,可考虑手术治疗,如部分回肠末段切除术、门腔静脉分流术、肝移植术等。

【护理诊断/问题】

1. **潜在并发症:**冠心病、脑卒中。

2. **知识缺乏:**缺乏血脂异常饮食调节及药物治疗的有关知识。

3. **超重/肥胖**　与能量摄入和消耗失衡等因素有关。

【护理措施】

1. **饮食与运动指导**　对患者的不良生活方式进行护理干预,做到均衡饮食及适量运动。

（1）饮食护理:避免进食高脂、高胆固醇食物,如肥肉、禽肉皮、动物油脂、棕榈油、蛋黄、动物内脏、鱼子、鱿鱼、墨鱼等。摄入低热量饮食,如淀粉、玉米、鱼类、豆类、奶类、蔬菜、瓜果等,可减少总热量摄入,减少胆固醇合成。摄入高纤维饮食,如粗粮、杂粮、干豆类、蔬菜、水果等,以增加食物纤维含量。

笔记

戒烟限酒,禁用烈性酒,以减少引起动脉粥样硬化的危险因素。

(2)运动指导:提倡中低强度的有氧运动方式,如进行快走、慢跑、游泳及打太极拳等,运动频率为每周5次以上,运动时间为每次30分钟,运动强度以微汗、不疲劳为宜,做到循序渐进、持之以恒,有利于减轻体重,降低 TC 水平和 TG 水平,升高 HDL - C 水平。

2. 用药护理

(1)他汀类药物:除阿托伐他汀和瑞舒伐他汀可在任何时间服药外,其余制剂均为晚上服用。他汀类药物 LDL - C 降幅较好。少数患者可出现腹痛、便秘、肌肉疼痛、失眠、转氨酶升高,极少数严重者可因引起横纹肌溶解而致急性肾损伤。因他汀类与其他调节血脂药(如贝特类,烟酸等)合用时可增加药物不良反应,故联合用药应慎重。他汀类不宜用于儿童、孕妇、哺乳期妇女及准备生育的妇女。

(2)胆酸螯合剂:主要不良反应为恶心、呕吐、腹胀、腹痛、便秘,也可干扰其他药物的吸收,如叶酸、地高辛、贝特类、他汀类、抗生素、甲状腺素、脂溶性维生素等,应在服用本类药物前 1 ~ 4 小时或 4 小时后服用其他药物。

(3)贝特类药物:主要不良反应为胃肠道反应,还可见皮疹、血白细胞减少,少数可出现一过性血清转氨酶升高,如有明显异常,则应及时停药。肝、肾功能不全者,儿童,孕妇,哺乳期妇女忌用。此类药可加强抗凝血药作用,合用时抗凝血药剂量宜减少。

(4)烟酸类药物:不良反应有面部潮红、瘙痒、高血糖、高尿酸及胃肠道症状,严重不良反应可使消化性溃疡恶化,偶见肝功能损害,应在饭后服用。

(5)其他药物:①依折麦布的常见不良反应为头痛和恶心,有时可引起转氨酶浓度升高;②普罗布考的常见不良反应为恶心,偶见 QT 间期延长,是最严重的不良反应。

【健康指导】

1. 疾病预防指导 在健康人群中普及血脂异常的健康教育,提倡均衡饮食,增加体力活动及体育运动,预防肥胖,建立良好的生活习惯。对 45 岁以上及有高血压、高血脂家族史的高危人群,应定期监测血脂,早发现、早治疗。

2. 疾病知识指导 告知患者血脂异常对健康的危害,血脂异常与糖尿病、肥胖症及心、脑血管疾病的关系。指导患者改变不良生活方式,坚持饮食控制和适当运动,控制体重,进食低脂、低胆固醇的饮食,增加纤维素的摄入,戒烟限酒。

3. 用药指导与病情监测 告知患者服用药物的重要性及长期调脂治疗的意义,使血脂保持在适当水平,以减少高血脂对心、脑血管的损害。药物治疗过程中,应监测血脂水平,以指导治疗,监测不良反应,定期检查肌酶、肝功能、肾功能和血常规等。应密切观察心、脑血管疾病的临床征象,以利于早期治疗。

第八节 骨质疏松症

课件

案例导学

患者,男,62 岁,腰背疼痛 4 个月。4 个月前无明显诱因出现腰背疼痛,为持续性隐痛,活动后明显,休息可以稍缓解,疼痛不向下肢放射。疼痛未影响睡眠,对活动稍有影响。既往体健。

身体评估:体温 36.1℃,脉搏 86 次/分,呼吸 20 次/分,血压 100/60mmHg。神志清楚,中等体型。两肺无异常,心界不大,心率 86 次/分,心律齐,无杂音。腹平软,无压痛及反跳痛。腰椎无明显压痛,直腿抬高试验阴性。双下肢无水肿。

骨密度测定:骨质疏松。腰椎定量 CT 检查:骨质疏松。

请思考:

1. 对该患者的初步诊断是什么?

2. 该患者存在哪些护理问题? 针对这些护理问题应采取哪些护理措施?

骨质疏松症(osteoporosis,OP)是一种以骨量降低和骨组织微结构破坏为特征,导致骨骼脆性增加和易发生骨折的代谢性疾病。本病各年龄期均可发病,但常见于老年人,尤其是绝经后的女性。骨质疏松症按病因可分为两大类。①原发性:又分为 2 种亚型,即 I 型(绝经后骨质疏松症)和 II 型(老年性骨质疏松症)。②继发性:继发于其他疾病,如甲亢、库欣综合征等内分泌代谢疾病或全身性疾病。

【病因】

正常成熟骨的代谢主要以骨重建形式进行。在激素、细胞因子和其他调节因子的调节作用下,骨组织不断吸收旧骨,形成新骨。当骨吸收过多或形成不足引起平衡失调时,就会形成骨质疏松。

1.骨吸收因素

(1)性激素:雌激素缺乏时可引起破骨细胞功能增强,从而加速骨的丢失,这是绝经后骨质疏松症的主要病因;而雄激素缺乏在老年性 OP 发病中起了重要作用。

(2)$1,25-(OH)_2D_3$ 缺乏:$1,25-(OH)_2D_3$ 刺激钙结合蛋白生成,增加肠钙吸收,提高血清钙水平。$1,25-(OH)_2D_3$ 缺乏和甲状旁腺素(PTH)代偿性增高,促进骨吸收。

(3)细胞因子表达紊乱:骨组织的 IL-1、IL-6、肿瘤坏死因子(TNF)等分泌增加而护骨素减少,导致破骨细胞活性增加和骨吸收增加。

2.骨形成因素

(1)峰值骨量降低:青春发育期是人体骨量增加最快的时期,可在 30 岁左右达到峰值骨量(peak bone mass,PBM)。PBM 主要由遗传因素决定,并与种族、骨折家族史、瘦高身材等临床表象及发育、营养和生活方式等相关联。

(2)骨重建功能衰退:成骨细胞的功能与活性缺陷可导致骨形成不足和骨丢失,可能是老年性 OP 的重要原因。

3.骨质量下降　骨质量主要与遗传因素有关,包括骨的几何形态、矿化程度、微损伤累积、骨矿物质与骨基质的理化与生物学特性等。骨质量下降可导致骨脆性增大和骨折风险增加。

4.不良的生活方式和生活环境　高龄、吸烟、长期卧床、体力活动过少、酗酒、蛋白质摄入不足、维生素 D 摄入量不足、光照少、长期服用糖皮质激素等为骨质疏松症的危险因素。

【临床表现】

1.骨痛和肌无力　轻者无症状;病情较重者常诉腰背疼痛、乏力或全身骨痛。骨痛通常为弥漫性,无固定部位,检查不能发现压痛区(点)。仰卧或坐位时疼痛减轻,直立后伸或久立、久坐时疼痛加重;日间疼痛轻,夜间或清晨醒来时疼痛加重。劳累或运动后可加重,不能负重或负重能力下降。

2.骨折　常因轻微活动、创伤、弯腰、负重、挤压或摔倒而发生骨折。脊柱压缩性骨折多见于绝经后 OP,可引起驼背和身高变矮,多在突发性腰背疼痛后出现。髋部骨折多在股骨颈部,以老年性 OP 多见。

3.并发症　驼背和胸廓畸形者常伴胸闷、气促、呼吸困难、发绀等;肺活量、肺最大换气量和心排血量下降,极易并发上呼吸道和肺部感染。髋部骨折者常因感染、心血管病或慢性衰竭而死亡;幸存者生活自理能力下降或丧失,长期卧床加重骨丢失,使骨折极难愈合。

【辅助检查】

1.骨量的测定　骨矿含量(bone mineral content,BMC)和骨密度(bone mineral density,BMD)测量

是判断低骨量、确诊骨质疏松的重要手段,是评价骨丢失率和疗效的重要客观指标,包括单光子吸收测定法、双能 X 线吸收测定法、定量 CT 和超声检查等。

2.骨转换的生化测定

(1)与骨吸收有关的生化指标:具体如下。①空腹尿钙:是反映骨吸收最简易的方法,但可受钙摄入量、肾功能等多种因素的影响。②尿羟脯氨酸和羟赖氨酸:在一定程度上可反映骨的转换吸收状况。③血浆抗酒石酸酸性磷酸酶(TRAP):主要由破骨细胞分泌,骨吸收增强时,血中 TRAP 浓度升高。

(2)与骨形成有关的生化指标:包括血清碱性磷酸酶(ALP)、血骨钙素、血清Ⅰ型胶原羧基前肽。

【诊断要点】

详细的病史、症状和体征是临床诊断的基本依据,BMD 或 BMC 明显减少、X 线摄片阳性可确诊为骨质疏松症。根据 WHO1994 年的诊断标准,依据骨密度测定情况,可将骨质疏松症按病情分为低骨量、骨质疏松和严重骨质疏松症。

【治疗要点】

1.一般治疗

(1)适当运动:多从事户外活动,加强负重锻炼,增强应变能力,减少骨折意外的发生。

(2)合理膳食:进低钠、高钾、高钙和高非饱和脂肪酸饮食,戒烟忌酒。

(3)补充钙剂和维生素 D:骨质疏松症者均需补充适当钙剂,每天元素钙的总摄入量应达 800 ~ 1200mg。同时服用维生素 D400 ~600IU/d,以利于钙的吸收。

2.对症治疗

对骨痛者可给予适量的非甾体类镇痛药或短期应用降钙素制剂,如依降钙素。有畸形者应局部固定或用其他矫形措施防止畸形加剧。有骨折时,应给予牵引、固定、复位或手术治疗,同时应尽早辅以物理治疗和康复治疗。

3.特殊治疗

(1)性激素补充疗法:①雌激素,主要用于绝经后骨质疏松症的预防,雌激素补充治疗的疗程一般不超过 5 年,治疗期间要定期进行妇科和乳腺检查;②雄激素,用于治疗男性骨质疏松者。应按患者的具体情况选择性激素的种类、用药剂量和途径。

(2)二磷酸盐:此药能抑制破骨细胞生成和骨吸收,主要用于骨吸收明显增强的代谢性骨病。常用制剂有依替膦酸二钠、帕米膦酸钠和阿仑膦酸盐等。

(3)其他:①降钙素,为骨吸收的抑制剂,且有镇痛作用,孕妇和过敏反应者禁用,应用降钙素制剂前需补充数天钙剂和维生素 D;②甲状旁腺素,小剂量可促进骨形成,增加骨量。

4.继发性 OP 的治疗

应针对病因进行治疗。

【护理诊断/问题】

1.有受伤的危险

与骨质疏松导致骨骼脆性增加有关。

2.疼痛:骨痛

与骨质疏松有关。

3.躯体移动障碍

与骨骼变化引起活动范围受限有关。

4.潜在并发症:骨质疏松性骨折。

【护理措施】

1.一般护理

(1)休息与活动:疼痛明显时,可使用硬板床,取仰卧位或侧卧位,卧床休息 1 周,可缓解疼痛。疼痛缓解后,鼓励患者进行适当的运动,避免剧烈的运动。

（2）饮食护理：给予高钙、低糖、低盐、低磷、适当蛋白质、富含维生素的食物。富含钙质的食物有牛奶、骨头汤、虾皮、鱼、鸡蛋、大豆等；富含维生素 D 的食物有肝、蛋、鱼肝油等。适度摄取蛋白质及脂肪。戒烟、酒，少喝咖啡和浓茶。

2. 病情观察　密切观察血钙浓度变化；观察疼痛的部位、程度、性质。

3. 用药护理　遵医嘱给药，告知患者药物的使用方法和注意事项。①服用钙剂时最好空腹服用，服药期间要增加饮水量，以增加尿量，减少泌尿系统结石形成的机会。维生素 D 不可和绿叶青菜一起服用，以免形成钙螯合物而减少钙的吸收。②慎用性激素。雌激素必须在医生的指导下使用，剂量要准确，并与钙剂、维生素 D 同时服用。乳腺癌和原因不明妇科出血的患者禁用雌激素，肝、肾功能减退者慎用雌激素。使用雄激素时，应定期监测肝功能。③服用二磷酸盐时，护士应指导患者空腹服用，同时饮清水 200～300mL，至少在半小时内不能进食或喝饮料，取立坐或坐位，以减轻对食管的刺激，如果出现咽下困难、吞咽痛或胸骨后疼痛，则应警惕可能发生食管炎、食管溃疡和食管糜烂，应立即停止用药。④服用降钙素时，应注意观察不良反应，如食欲减退、恶心、颜面潮红等。

4. 心理护理　该病患者由于疼痛与害怕骨折，常不敢运动而影响日常生活。当发生骨折时，需限制活动，因此护士要协助患者及其家属适应其角色及责任，尽量减少对患者康复治疗的不良因素。

5. 预防跌倒　保证住院环境安全，加强巡视，预防意外发生。室内灯光明暗适宜，家具不可经常变换位置，避免过道有障碍物等。加强日常生活护理，将日常所需用物（如茶杯、开水、呼叫器等）尽量置于床边，以利于患者取用。指导患者维持良好姿势，且在改变姿势时动作缓慢。必要时，可建议患者使用手杖或助行器，以增加其活动时的稳定性。衣服和鞋要合适、大小适中且有利于活动。

【健康教育】

1. 疾病指导　向患者及其家属讲解疾病有关知识，告知虽本病是终身性疾病，但经积极治疗，患者可维持正常的生活与工作。防止受凉、劳累、感染、外伤等诱因。成年后的预防主要是尽量延缓骨量丢失的速度和程度。绝经后骨质疏松者，应在医生指导下正确补充雌激素等。

2. 饮食指导　多食富含钙的食物。补充足够的蛋白质和维生素。适量摄取蛋白质和脂肪。避免酗酒。

3. 加强运动　运动时，肌肉收缩是增加骨质的重要因素，有利于骨质疏松的预防。老年人规律的户外活动还有助于锻炼全身肌肉和关节运动的协调性和平衡性，对预防跌倒、减少骨折的发生很有好处，但应避免进行剧烈的、有危险的运动。运动要循序渐进，持之以恒。

4. 用药指导　嘱患者按时服用各种药物，学会观察药物的不良反应。应用激素治疗者应定期检查，以便早期发现激素的不良反应。

5. 预防跌倒　加强预防跌倒的宣传教育和保护措施，如在家庭、办公场所采取防滑、防绊、防碰撞措施。

（陈少蕾）

目标检测

1. 患者，女，30 岁，妊娠 7 个月。尿糖＋＋＋。血糖：空腹 7.8mmol/L，餐后 2 小时 16.7mmol/L。对其治疗应选择（　　）。

    A. 饮食治疗　　　　　　　　B. 体育锻炼　　　　　　　　C. 口服降糖药

    D. 胰岛素　　　　　　　　　E. 无须治疗

2. 患者，女，25 岁，甲亢半年，服用甲硫氧嘧啶治疗。此药的作用机制是（　　）。

    A. 抑制甲状腺激素合成

参考答案

B. 抑制抗原 – 抗体反应

C. 抑制甲状腺激素释放

D. 降低外周组织对甲状腺激素的反应

E. 使甲状腺激素分泌降低

3. 下列关于痛风的描述,不正确的是(   )。

A. 多见于 40 岁以上的女性　　　　B. 急性关节炎为痛风的首发症状　　　C. 初次发作常呈自限性

D. 多见于春秋发病　　　　　　　　E. 可伴高尿酸血症

4. 用于治疗高血脂的药物不包括(   )。

A. 阿托伐他钙分散片　　　　　　　B. 辛伐他汀片　　　　　　　　　　　C. 伏格列波糖胶囊

D. 瑞舒伐他汀钙片　　　　　　　　E. 罗伐他汀

5. 下列关于糖尿病运动治疗的说法,错误的是(   )。

A. 循序渐进、定时定量　　　　　　B. 每天坚持半小时至 1 小时　　　　C. 餐后 1 小时进行运动

D. 可空腹运动　　　　　　　　　　E. 运动量的计算方法为脉率 = 170 – 年龄

6. 下列关于降糖药物服用方法的说法,错误的是(   )。

A. 磺脲类药物在饭前半小时口服　　B. 双胍类药物进餐时服　　　　　　C. 双胍类药物进餐后服

D. 阿卡波糖应与第一口饭同时嚼服　E. 阿卡波糖应饭后服

7. 库欣综合征患者体内显著增多的是(   )。

A. 甲状腺激素　　　　　　　　　　B. 生长激素　　　　　　　　　　　　C. 糖皮质激素

D. 黄体生成素　　　　　　　　　　E. 胰岛素

8. 骨质疏松患者常见的症状是(   )。

A. 疼痛　　　　　　　　　　　　　B. 驼背　　　　　　　　　　　　　　C. 骨折

D. 呼吸困难　　　　　　　　　　　E. 胸闷

9. 下列属于甲亢患者高代谢综合征表现的是(   )。

A. 神经兴奋性增高　　　　　　　　B. 甲状腺肿大　　　　　　　　　　　C. 怕热多汗

D. 突眼　　　　　　　　　　　　　E. 心动过速

10. 患者,男,40 岁,患有痛风 3 年,近日工作繁忙,应酬多,今天清晨突然右脚第 1 趾关节剧痛,局部出现红、肿、热及活动困难。患者意识到是痛风急性发作。为缓解局部症状,应采取正确的护理方式(   )。

A. 加强局部活动,促进血液循环

B. 患肢下垂,避免影响其他关节

C. 进行局部冷敷,减少渗出

D. 进行局部热敷,促进吸收

E. 早期局部冷敷,24 小时后进行热敷

第八章　风湿性疾病患者的护理

思维导图

素质目标:具有高尚的职业道德,尊重患者、关爱生命;形成严谨求实、精益求精的科学态度。

知识目标:掌握风湿性疾病患者的常见症状、体征及护理;掌握系统性红斑狼疮、类风湿关节炎的临床表现、护理诊断/问题、护理措施与健康指导;熟悉风湿性疾病的病因、临床特点及治疗要点;了解风湿性疾病的发病机制、辅助检查。

能力目标:能够运用护理程序对系统性红斑狼疮、类风湿关节炎患者实施整体护理。

第一节　风湿性疾病概述

风湿性疾病(rheumatic diseases)简称风湿病,是指病变累及骨、关节及其周围软组织
(包括肌肉、肌腱、滑膜、韧带等)及其他相关组织和器官的一组慢性疾病。其病因复杂,主要与感染、免疫、代谢、内分泌、环境、遗传、肿瘤等因素有关。风湿病的主要临床表现有关节疼痛、肿胀、活动功能障碍,病程进展缓慢,发作与缓解交替出现,部分患者可发生脏器功能损害,甚至功能衰竭。血清自身抗体检查及各种影像学检查的深入研究,使某些风湿性疾病的早期诊断和鉴别诊断有了新的突破。

【分类及临床特点】

1.风湿性疾病的分类　根据发生机制、病理及临床特点,可将风湿性疾病分为十大类。

(1)弥漫性结缔组织病:如系统性红斑狼疮、类风湿关节炎、硬皮病、多肌炎等。

(2)脊柱关节炎:如强直性脊柱炎、反应性关节炎、肠病性关节炎等。

(3)退行性变:如骨关节炎(原发性、继发性)等。

(4)遗传、代谢和内分泌疾病相关的风湿病:如痛风、假性痛风、马方综合征等。

(5)感染相关风湿病:如反应性关节炎、风湿热等。

(6)肿瘤相关风湿病:如滑膜肉瘤、多发性骨髓瘤等。

(7)神经血管疾病:如神经性关节病、压迫性神经病变等。

(8)骨及软骨病变:如骨质疏松、骨软化、肥大性骨关节病、骨炎等。

(9)非关节性风湿病:如关节周围病变、椎间盘病变、特发性腰痛等。

(10)其他有关节症状的疾病:如周期性风湿病、药物相关风湿综合征等。

2.风湿性疾病的临床特点

(1)慢性病程:表现为发作期与缓解期交替出现。如系统性红斑狼疮、类风湿关节炎等病程均较长、起伏不定,由于多次反复发作可造成脏器和局部组织严重损害。

(2)免疫学异常或生化改变:风湿病患者常有免疫学或生化检查的改变,如类风湿关节炎患者类风湿因子(rheumatoid factor,RF)多呈阳性,系统性红斑狼疮患者抗双链 DNA 抗体阳性等,是相关疾病

临床诊断、病情判断和预后评估的重要依据。

（3）异质性：表现为同一疾病在不同患者的临床表现、抗风湿药的剂量、耐受量、疗效及不良反应等方面差异很大，以系统性红斑狼疮为例，有的患者以皮肤损害为主，出现典型的蝶形红斑；而有的患者无明显皮肤损害，却表现为狼疮性肾炎，甚至肾衰竭。

☞**考点提示**：风湿性疾病的临床特点。

【护理评估】

1. 健康史

（1）患病及治疗经过：具体如下。

1）发病过程：风湿病多为慢性病程，病情反复发作。应详细了解患者发病的时间、起病急缓、有无明显诱因、主要症状及其特点等。

2）既往就诊情况：询问既往进行过的检查、结果，治疗及疗效，服药情况，包括药物种类、剂量、用法、不良反应、有无特殊的药物摄入史，如系统性红斑狼疮的发生可能与普鲁卡因胺、异烟肼、氯丙嗪、甲基多巴等药物有关。

3）目前病情与一般状况：关节疼痛、肿胀、活动障碍等是否进行性加重；一般状况（如体重、营养状况、饮食、睡眠及大小便）有无异常。

（2）生活史与家族史：应详细询问患者的年龄、职业、工作环境等，如长期生活在寒冷、阴暗、潮湿环境中者，类风湿关节炎的发病率较高。还应询问患者亲属中是否有类似疾病的发生。

2. 身体状况

（1）全身状况：生命体征、精神状态、营养状况，有无发热、消瘦等。

（2）皮肤、黏膜：皮肤有无红斑、皮疹或破损，有无皮下结节、雷诺现象和口腔黏膜溃疡等。

（3）肌肉、关节及脊柱：有无肌肉萎缩、肌力减退，关节及脊柱有无红肿、压痛、畸形及活动受限等。

（4）其他：评估心、肺、肝、脾、肾、眼等脏器功能，评估有无发音困难、吞咽障碍、眼部异常及视力变化，心率、心律是否正常，有无肝大、脾大。

3. 辅助检查

（1）常规检查：血、尿、粪常规检查，肝、肾功能检查，血沉、C反应蛋白、补体检查等，如白细胞计数变化、血小板计数下降、蛋白尿、贫血等均可能与风湿病有关。

（2）自身抗体检测：具体如下。

1）抗核抗体（ANA）及抗双链DNA（dsDNA）抗体：对筛选SLE有较高的价值。

2）类风湿因子（RF）：RF阳性主要见于类风湿关节炎（RA），且其滴度与RA的活动性和严重性成正比。

（3）关节液检查：穿刺关节腔，抽取关节液，关节液的白细胞计数有助于区分炎性、非炎性关节炎和化脓性关节炎，对RA的诊断有一定价值。关节液中找到尿酸盐结晶或病原体，有助于痛风或感染性关节炎的确诊。

（4）关节影像学检查：X线检查是最常用的影像学诊断方法，有助于骨关节病变的诊断和病程分期。CT、MRI及血管造影等有助于早期诊断。

（5）其他：如关节镜、肌电图、活组织检查，对不同病因所致的风湿病各具不同的诊断价值。

☞**考点提示**：常见风湿病关节疼痛的特点。

第二节 风湿性疾病患者常见症状及体征的护理

笔记

课件

案例导学

患者,女,66岁,1年前无明显诱因反复出现双手关节肿痛,指间关节僵硬、活动受限,尤以晨起后明显,活动后逐渐缓解。

身体评估:双手近端指间关节呈梭形肿胀,局部皮肤发红,有压痛。

辅助检查:血沉70mm/h,类风湿因子阳性。

请思考:

1. 该患者目前主要的护理问题有哪些?

2. 对该患者如何进行护理?

一、关节疼痛与肿胀

关节疼痛是关节受累最常见的首发症状,也是风湿病患者就诊的主要原因。几乎所有的风湿病均可引起关节疼痛,常见于系统性红斑狼疮、类风湿关节炎、强直性脊柱炎、骨关节炎等。疼痛的关节均可有肿胀和压痛,多由关节腔积液或滑膜增生所致,是滑膜炎或周围组织炎的重要体征。

【护理评估】

1. 健康史 询问关节疼痛与肿胀时应注意:①疼痛的起始时间、起病特点、发病年龄,是缓慢发生还是急骤发作,是游走性还是固定部位;②疼痛呈急性发作还是持续性,有无明确诱发因素或缓解因素或方法;③疼痛的严重程度、与活动的关系;④具体受累的关节,是多关节还是单关节;⑤疼痛是否影响关节的附属结构(肌腱、韧带、滑膜等);⑥有无关节畸形和功能障碍;⑦有无晨僵,晨僵持续时间、缓解方法等;⑧是否伴随其他症状,如长期低热、乏力、食欲不振、皮肤日光过敏、皮疹、蛋白尿、少尿、血尿、心血管或呼吸系统症状、口眼干燥等。

2. 身体状况 进行身体评估时应当注意患者的营养状况、生命体征、关节肿胀程度,受累关节有无压痛、触痛、局部发热及活动受限情况。

不同风湿病关节疼痛的起病形式、部位、性质等特点有所区别。类风湿关节炎以近端指间、掌指、腕关节等小关节多见,呈对称性多关节受累,疼痛呈持续性,活动后可减轻;风湿热关节痛多为游走性;骨关节炎累及多关节时,多侵犯远端指间关节、腕、膝、腰等关节,活动后疼痛加剧;强直性脊柱炎主要侵犯脊柱中轴关节,多为不对称性,呈持续性疼痛;痛风多累及单侧第一跖趾关节,疼痛剧烈。

3. 辅助检查 自身抗体测定、滑液检查及关节影像学检查等有助于明确病因、判断病变严重程度及预后等。

4. 心理和社会支持状况 由于关节疼痛和肿胀反复发生,病情迁延不愈,影响日常生活或工作,患者可产生焦虑、抑郁、失望等负性情绪,对治疗失去信心和耐心。评估时应注意了解患者的心理变化,了解疾病对患者的影响。

【护理诊断/问题】

1. 疼痛:慢性关节疼痛 与炎性反应有关。

2. 躯体移动障碍 与关节持续疼痛有关。

3. 焦虑 与疼痛反复发作、病情迁延不愈有关。

【护理措施】

1. **休息与活动** 急性期关节肿胀伴体温升高时,应卧床休息。避免疼痛部位受压,可用支架支起床上盖被。帮助患者取舒适体位,尽可能保持关节的功能位置,必要时给予石膏托、小夹板固定。缓解期的患者应参与各种力所能及的活动,根据受累关节的部位及疾病特点,指导患者进行有规律的功能锻炼,并向患者讲解活动对维持关节功能的作用,活动应循序渐进,活动量应控制在患者能忍受的程度。同时鼓励患者坚持生活自理,进行日常生活活动。

2. **对症护理** 协助患者减轻疼痛的措施包括以下几点。①为患者创造适宜的环境,避免嘈杂、吵闹或过于寂静,以免患者因感觉超负荷或感觉剥夺而加重疼痛感;②合理应用非药物性止痛措施,如松弛术、皮肤刺激疗法(冷敷、热敷、加压、震动等)、分散注意力;③根据病情使用物理治疗方法缓解疼痛,如蜡疗、水疗、磁疗、超短波、红外线等;④遵医嘱给予止痛药物,常用非甾体类抗炎药,如洛索洛芬、美洛昔康、塞来昔布等,告诉患者遵医嘱服药的重要性和有关药物的不良反应。

3. **心理护理** 鼓励患者说出自身感受,并与患者一起分析原因,在协助患者认识自身心理不适表现的同时,向患者说明可能对身体状况产生的不良影响,帮助患者提高解决问题的能力,并采取积极的应对措施。劝导其家属多给予患者关心、理解及心理支持。对脏器功能受损、预感生命受到威胁而悲观失望者,应主动介绍治疗成功的病例及治疗进展,鼓励患者增强战胜疾病的信心。

二、关节僵硬与活动受限

关节僵硬是指经过一段时间的静止或休息后,患者试图再活动某一关节时,感到局部不适、难以达到平时关节活动范围的现象,常在晨起时表现最明显,又称为晨僵(morning stiffness)。晨僵是判断滑膜关节炎症活动性的客观指标,其持续时间与炎症的严重程度相一致,晨僵持续时间 1 小时以上者意义较大。早期关节活动受限主要由肿胀、疼痛引起,晚期则主要由关节骨质破坏、纤维骨质粘连和关节半脱位引起,此时关节活动出现严重障碍,最终导致功能丧失。

☞**考点提示**:晨僵的概念及临床意义。

【护理评估】

1. **健康史** 引起晨僵的病因较多,如类风湿关节炎、强直性脊柱炎、骨炎、大骨节病等。评估关节僵硬与活动受限的发生时间、部位、持续时间、缓解方式,活动受限是突发的或是渐进的,对生活自理的影响程度,是否伴有紧张、恐惧等不良心理状态。

2. **身体状况** 评估患者的全身状态、僵硬关节的部位、活动受限的程度、有无关节畸形和功能障碍;评估患者的肌力情况及有无肌萎缩;评估患者皮肤的完整性,尤其是耳郭、肩胛、肘、骶骨等骨突处有无发红、有无局部缺血;评估有无肢体发红、温度升高、局部肿胀、血栓性静脉炎、腓肠肌痛等。

3. **辅助检查** 如自身抗体测定、关节影像学检查、关节镜检查等。

4. **心理和社会支持状况** 评估患者有无因生活自理能力、活动能力下降及活动受限而产生不良心理反应,如焦虑、恐惧等,评估患者及其家属对疾病的认识程度和对治疗的支持程度。

【护理诊断/问题】

躯体移动障碍 与关节疼痛、僵硬及关节、肌肉功能障碍有关。

【护理措施】

1. **生活护理** 根据患者活动受限的程度,协助患者进行洗漱、进食、大小便及个人卫生等生活护理,将患者使用的生活物品放在患者健侧手伸手可及处,鼓励患者使用健侧手从事自我照料,帮助患者尽可能地恢复生活自理能力。

2. 休息与活动 夜间睡眠时对病变关节保暖有利于预防晨僵。关节急性期出现肿痛时,应限制活动。缓解期鼓励患者坚持每天定时进行被动和主动的全关节活动锻炼,并逐步过渡到功能性活动,以恢复关节功能和肌肉力量,活动量以患者能够忍受为度,若活动后出现疼痛或不适,则应减少活动量。必要时给予帮助或提供适当的辅助工具,如拐杖、助行器、轮椅等,并告知患者个人安全的注意事项,指导患者及其家属正确使用辅助性器材,使患者能在活动时掌握安全措施,避免受伤。

3. 病情观察及预防并发症 ①评估患者的营养状况,注意有无营养摄入不足或负氮平衡;②严密观察患病肢体的情况,并进行肢体按摩,防止肌肉萎缩;③应鼓励卧床患者有效咳嗽和深呼吸,防止肺部感染;④协助患者定时翻身,适当使用气垫等,以预防压疮;⑤加强保护措施,防止受伤;⑥预防便秘,保证足够的液体摄入,多食富含纤维素的食物,适当活动,必要时给予缓泻剂。

4. 心理护理 鼓励患者表达自己的感受,注意疏导、理解、支持和关心患者。帮助患者接受活动受限的事实,重视发挥自身残存的活动能力,以增强自我照顾的能力和信心。

> ☞ **考点提示:** 晨僵的护理措施。

三、皮肤损害

风湿病常见的皮肤损害有皮疹、红斑、水肿、溃疡及皮下结节等,多由血管炎性反应引起。

【护理评估】

1. 健康史 了解皮肤受损的起始时间、演变特点;有无日光过敏、口眼干燥、胸痛等症状。

2. 身体状况 评估皮损的部位、形态、面积大小和表面情况;评估有无指尖和肢体的溃疡;评估肢体末梢的颜色和温度及皮肤有无苍白、发绀等;评估有无甲床瘀点或瘀斑。

系统性红斑狼疮患者最具特征性的皮肤损害为面部蝶形红斑,口腔、鼻黏膜主要表现为溃疡或糜烂。类风湿关节炎患者可有皮下结节,多位于尺骨鹰嘴附近、枕、跟腱等关节隆突部及受压部位的皮下。类风湿性血管疾病累及皮肤时,可见棕色皮疹、甲床瘀点或瘀斑。皮肌炎皮损为对称性的眼睑、眼眶周围紫红色斑疹及实质性水肿。部分患者可因寒冷、情绪激动等刺激,导致突然发作的肢端和暴露部位皮肤苍白,继而青紫发红,并伴有局部发冷、疼痛的表现,称为雷诺现象。

> ☞ **考点提示:** 不同疾病的特征性皮肤受损表现。

3. 辅助检查 如皮肤狼疮带试验、自身抗体测定、肾活检等。

4. 心理和社会支持状况 患者因皮肤损害影响容貌,自尊心受挫,不愿与人接触交流,常表现出悲观、抑郁、孤独等心理。

【护理诊断/问题】

1. 皮肤完整性受损 与血管炎性反应及应用免疫抑制剂等因素有关。

2. 组织灌注无效 与肢端血管痉挛、血管舒缩功能调节障碍有关。

【护理措施】

1. 饮食护理 保证足够蛋白质、维生素和水分的摄入,以维持正氮平衡、满足组织修复的需要。

2. 皮肤护理 除常规的皮肤护理外,还应注意:①保持皮肤清洁干燥,每天用温水擦洗,忌用碱性肥皂。②有皮疹、红斑或光敏感者,指导患者外出时采取遮阳措施,避免阳光直射皮肤,禁忌日光浴。皮疹或红斑处避免涂各种化妆品或护肤品,可遵医嘱局部涂用药物性软(眼)膏。若局部溃疡合并感染,则应遵医嘱使用抗生素治疗,同时做好局部清创换药处理。③避免接触刺激性物品,如染发剂或烫发剂等。④避免使用易诱发风湿病症状的药物,如普鲁卡因胺、肼屈嗪等。

3. 避免诱因 ①寒冷天气注意保暖,尽量减少户外活动,避免皮肤在寒冷空气中暴露时间过长,指导患者外出时戴帽子、口罩、手套和穿保暖袜子等,保持肢体末梢的温度;②用温水清洗皮肤,勿用冷水洗手、洗脚;③避免吸烟,饮浓茶、咖啡等,以防交感神经兴奋,小血管痉挛,组织缺血、缺氧加重;④保持良好的心态,避免因情绪激动和劳累而诱发血管痉挛。

4.用药护理

(1)NSAID:为常用的抗风湿药物,包括阿司匹林、布洛芬、洛索洛芬、美洛昔康、塞来昔布等。具有抗炎、解热、镇痛作用,能迅速减轻炎症引起的症状。其主要不良反应为胃肠道反应,表现为消化不良、上腹痛、恶心、呕吐等,严重者可致出血性糜烂性胃炎。因此,应指导患者饭后服药或同时服用胃黏膜保护剂、H_2受体拮抗剂或米索前列醇等可减轻不良反应。此外,可出现神经系统不良反应,如头痛、头晕、精神错乱等。因长期使用此类药物时,可出现肝毒性、肾毒性、抗凝作用及皮疹等,故用药期间应严密观察有无不良反应,监测肝、肾功能。

(2)糖皮质激素:有较强的抗炎、抗过敏和免疫抑制作用,能迅速缓解症状,主要不良反应是继发感染、无菌性骨坏死等;长期使用可导致向心性肥胖、血压升高、血糖升高、电解质紊乱,加重或引起消化性溃疡、骨质疏松,也可诱发精神失常,患者不能自行停药或减量过快,以免引起停药"反跳"现象。在服药期间,应给予低盐、高蛋白、高钾、高钙饮食,补充钙剂和维生素 D,定期测量血压,监测血糖、尿糖浓度的变化。做好皮肤和口腔黏膜的护理。

(3)免疫抑制剂:通过不同途径产生免疫抑制作用,主要的不良反应有白细胞计数减少,也可引起胃肠道不适、黏膜溃疡、皮疹、肝功能损害、肾功能损害、脱发、出血性膀胱炎、畸胎等。应鼓励患者多饮水,观察尿液颜色,及早发现出血性膀胱炎。育龄女性服药期间应避孕。

(4)生物制剂:利用抗体靶向性特异性阻断疾病发病中的某个重要环节而发挥作用,是近 20 多年来风湿免疫领域最大的进展之一,目前应用于 RA、脊柱关节炎、SLE 等的治疗。其主要的不良反应是感染、过敏等。

(5)改善微循环药物:遵医嘱给予血管扩张剂和抑制血小板聚集的药物,如地巴唑、硝苯地平、山莨菪碱或低分子右旋糖酐等。肢端血管痉挛引起皮肤苍白、疼痛时,可局部涂硝酸甘油膏,以扩张血管,改善血液循环,缓解症状。

> **考点提示:**皮肤护理、避免诱因、用药护理。

第三节 系统性红斑狼疮

课件

案例导学

> 患者,女,30 岁,关节疼痛 1 年,全身水肿伴尿量减少 1 个月。
> 身体评估:面部有蝶形红斑,表面光滑。体温 38 ~ 39℃,其他生命体征正常。
> 辅助检查:抗核抗体、抗 Sm 抗体、抗 dsDNA 抗体均呈阳性。关节 X 线检查正常。
> **请思考:**
> 1.该患者目前存在哪些护理问题?
> 2.如何对该患者进行健康指导?

系统性红斑狼疮(systemic lupus erythematosus,SLE)是一种多系统受累、高度异质性的自身免疫性疾病,血清中存在以抗核抗体为代表的多种自身抗体。本病病情反复发作、病程迁延,若有内脏损害(尤其是肾脏、中枢神经系统),则预后较差。SLE 的发病率随地区、种族、性别、年龄而异,我国的发病率为(30 ~ 70)/10 万,以女性多见,尤其是 20 ~ 40 岁的育龄女性。

【病因与发病机制】

1. 病因 本病病因未明,可能与遗传、雌激素、环境等因素有关。

(1)遗传因素:具有 SLE 易感基因的人群患病率明显高于正常人群,单卵双胞胎患 SLE 者5～10 倍于异卵双胞胎。多年研究已证明 SLE 是多基因相关疾病,SLE 的发病有家族聚集倾向。

(2)雌激素:女性发病率显著高于男性,更年期前成年女性与男性发病率之比为 9:1,儿童及老年女性与男性发病率之比均为 3:1;妊娠可诱发本病或加重病情,特别是妊娠早期和产后 6 周。

(3)环境因素:日光、食物、药物、病原微生物等环境因素与 SLE 有关。①日光:40% 的 SLE 患者对日光过敏。②食物:某些含补骨脂素的食物(如芹菜、香菜、无花果等)可增强 SLE 患者对紫外线的敏感性;含联氨集团的食物(如烟熏食物、蘑菇等)可诱使 SLE 发病;含 L-刀豆素类的食物(如苜蓿类种子、其他豆荚类等)也与本病有关。③药物:也是 SLE 重要的致病因素,某些患者在使用普鲁卡因胺、肼屈嗪、异烟肼、氯丙嗪、甲基多巴等药物后或用药过程中,可出现狼疮样症状,停药后症状大多消失。④感染:SLE 与某些病毒感染有关。SLE 血清中抗病毒抗体滴度增高,提示与病毒感染有关。

☞ **考点提示**:SLE 的病因。

2. 发病机制 SLE 的发病机制尚不明确,某些 SLE 易感者,可能在各种致病因子(感染、药物、紫外线等)的作用下,促发了异常的免疫应答,从而持续产生大量的免疫复合物和致病性自身抗体,引起组织损伤。一般认为 T 辅助淋巴细胞的功能亢进促使 B 淋巴细胞的高度活化而产生多种自身抗体,是本病的免疫学特点,也是本病发生和延续的主要因素之一。免疫复合物可沉积于肾小球,在炎症细胞及其所产生的介质参与下,引起狼疮肾炎。免疫复合物的形成及沉积是 SLE 发病的主要机制。

【病理】

SLE 的主要病理改变为炎症反应和血管异常,可以出现在身体的任何器官。中小血管因免疫复合物沉积或抗体直接侵袭而出现管壁的炎症和坏死,继发的血栓使管腔变窄,导致局部组织缺血和功能障碍。受损器官的特征性改变具体如下。①苏木紫小体:即细胞核受抗体作用变性为嗜酸性团块,为诊断 SLE 的特征性依据。②"洋葱皮样病变":即小动脉周围有显著的向心性纤维增生,尤以脾中央动脉明显。心瓣膜的结缔组织反复发生纤维蛋白样变性而形成赘生物。此外,心包、心肌、肺、神经系统等亦可出现上述基本病理变化。③狼疮性肾炎:病理表现多样,典型的肾小球免疫病理表现为 IgG、IgA、IgM、C3、C4、C1q 均呈阳性,称为"满堂亮"。

【临床表现】

大多数患者起病缓慢,但也有急性发病者,临床表现复杂多样,一般呈发作与缓解交替的病程。早期可仅累及 1 或 2 个器官,以后可侵犯多个器官。

1. 全身症状 活动期大多数患者有全身症状。约 90% 的患者可出现发热,热型不一,以长期低中度热多见。此外,部分患者还可有疲倦、乏力、体重减轻等表现。

2. 皮肤、黏膜 约 80% 的患者可有皮肤损害,多见于日晒部位,蝶形红斑是最具特征性的皮肤损害,表现为鼻梁和双颧颊部呈蝶形分布的红斑。亦可为其他皮疹,如盘状红斑、指掌部和甲周红斑、指端缺血、丘疹、紫癜或紫斑、水疱和大疱等。部分患者有光过敏、雷诺现象。SLE 的各种皮疹多无明显瘙痒。若出现明显瘙痒,则常提示局部过敏或并发皮肤真菌感染,口腔及鼻黏膜无痛性溃疡和脱发较常见,常提示疾病活动。

3. 关节和肌肉 关节痛是常见的症状之一,大多数是首发症状,最常见于指、腕、膝等关节,偶有指关节变形,伴红肿者少见。常出现对称性多关节疼痛、肿胀,较少引起畸形。关节 X 线检查多无关节骨破坏。患者可出现肌痛和肌无力,5%~10%的患者可出现肌炎。

4.肾 肾脏是 SLE 最常见的受累脏器,肾活检显示几乎所有的 SLE 患者有肾损害。早期多无症状,随着病程进展,出现蛋白尿、血尿(肉眼或显微镜下)、各种管型尿、氮质血症、水肿和高血压等,病情未有效控制时,甚至可引起慢性肾衰竭。慢性肾衰竭是 SLE 患者死亡的常见原因。

5.心血管 ①心包炎:最为常见,可为纤维蛋白性心包炎或渗出性心包炎。②心肌炎:约 10% 的患者有心肌损害,可有气促、心前区不适、心律失常,严重者可发生心力衰竭而致死亡。③心内膜炎:疣状心内膜炎是 SLE 的特殊表现之一,多无相应的临床症状或体征,但疣状赘生物可脱落引起栓塞,或并发感染性心内膜炎。④心肌缺血:部分 SLE 患者可因冠状动脉受累而出现心肌缺血的表现,如心绞痛和心电图 ST-T 段改变,甚至出现急性心肌梗死。

6.肺与胸膜 约 35% 的患者出现双侧、中小量胸腔积液。肺间质性病变的特点为急性、亚急性期的磨玻璃样改变和慢性期的纤维化,主要表现为活动后气促、干咳、低氧血症,肺功能检查常显示弥散功能下降。约 2% 的患者可并发弥漫性肺泡出血(DAH),病情凶险,病死率高达 50% 以上。肺泡灌洗液或肺活检标本的肺泡腔中发现大量充满含铁血黄素的巨噬细胞,或肺泡灌洗液呈血性,有助于 DAH 的诊断。临床主要表现为咳嗽、咯血、低氧血症、呼吸困难,还可出现肺动脉高压、肺梗死等。

7.神经系统 神经精神狼疮(neuropsychiatric lupus,NP-SLE),又称为狼疮脑病。中枢神经系统和外周神经系统均可累及。NP-SLE 的出现提示疾病处于活动期,病情严重且预后不佳。腰穿脑脊液检查及 MRI 检查有助于诊断。①中枢神经系统表现:如癫痫、狼疮性头痛、无菌性脑膜炎、脑血管病变、运动障碍、脊髓病、急性意识错乱、焦虑状态、认知功能减退、情绪障碍及精神病等。②周围神经系统表现:如吉兰-巴雷综合征、自主神经病、重症肌无力、脑神经病变等。

8.消化系统 患者可出现食欲不振、腹痛、呕吐、腹泻等。部分患者以消化系统症状为首发症状。早期出现肝损伤者,预后不佳。少数患者可发生急腹症,如胰腺炎、肠坏死、肠梗阻等,往往提示 SLE 活动。SLE 的消化系统症状与肠壁和肠系膜的血管炎有关。

9.血液系统 活动性 SLE 可有慢性贫血、白细胞、血小板减少。部分患者因淋巴组织反应性增生而出现无痛性轻中度淋巴结肿大,以颈部和腋窝多见,少数患者有脾大。

10.眼 少数患者出现眼底出血、视盘水肿、视网膜渗出等,可影响视力,主要病因是视网膜血管炎,严重者可在数天内致盲。如及时治疗,则多数可逆转。

11.其他 SLE 活动期患者可伴有继发性抗磷脂综合征(APS),主要表现为动脉和(或)静脉血栓形成、习惯性自发性流产、血小板减少、血清抗磷脂抗体阳性等。约 30% 的患者伴有继发性干燥综合征,表现为口干、眼干等。

👁**考点提示:**SLE 的临床表现,尤其应掌握典型皮肤损害、肾脏受累表现。

【辅助检查】

1.一般检查 血象可表现为贫血、白细胞计数减少、血小板减少、血沉增快;尿常规可有蛋白尿、血尿、管型尿等;肝功能和肾功能检查可出现异常。

2.免疫学检查

(1)抗核抗体谱包括以下几点。

1)抗核抗体(ANA):见于几乎所有的 SLE 患者,是目前 SLE 首选的筛查项目。但因为特异性低,所以单纯的 ANA 阳性不能用于鉴别 SLE 与其他结缔组织病。

2)抗双链 DNA (dsDNA)抗体:是诊断 SLE 的特异性抗体,为 SLE 的标记抗体之一,多出现在 SLE 的活动期。抗 dsDNA 抗体的滴度既与疾病活动性密切相关,也与疾病的预后有关。

3)抗可提取核抗原(ENA)抗体谱:是一组临床意义不相同的抗体,包括以下类型。①抗 Sm 抗体:是诊断 SLE 的标记抗体之一,特异性 99%,但敏感性仅 25%,且与病情活动性无关,有助于早期和不典型患者的诊断或回顾性诊断。②抗 RNP 抗体:阳性率 40% ,对 SLE 诊断特异性不高,往往与 SLE 的雷诺现象和肺动脉高压相关。③抗 SSA(Ro)抗体:与 SLE 中出现光过敏、血管炎、皮损、白细胞减低、平滑肌受累、新生儿狼疮等相关。④抗 SSB(La)抗体:与抗 SSA 抗体相关联,与继发干燥综合征有关,但阳性率低于抗 SSA(Ro)抗体。⑤抗 rRNP 抗体:往往提示有 NP-SLE 或其他重要内脏损害。

(2)其他自身抗体:抗磷脂抗体、抗组织细胞抗体(抗红细胞膜抗体、抗血小板抗体、抗神经元抗体)、类风湿因子(RF)等。

(3)补体:补体 C3、C4、总补体(CH50)低下,尤其是补体 C3 低下提示有 SLE 活动。

3.肾穿刺活检 对狼疮肾炎的诊断、治疗、预后估计均有价值。

4.其他检查 X 线、CT 及超声心动图检查有利于早期发现肺部浸润、心血管病变、出血性脑病等。

📖**考点提示:**SLE 的免疫学检查。

【诊断要点】

根据 1997 年美国风湿病学会(ACR)提出标准,下列 11 项中符合 4 项或以上者可诊断为 SLE:①颊部红斑。②盘状红斑。③光过敏。④口腔溃疡。⑤关节炎。⑥浆膜炎:胸膜炎或心包炎。⑦肾脏病变:蛋白尿 > + + +(或 > 0.5g/24h)或管型。⑧神经病变:癫痫发作或精神症状。⑨血液学疾病:溶血性贫血,或白细胞减少,或淋巴细胞减少,或血小板减少。⑩免疫学异常抗 dsDNA(+),或抗 Sm(+),或抗磷脂抗体阳性。⑪抗核抗体:在任何时候和未用药物诱发"药物性狼疮"的情况下,抗核抗体滴度异常。

【治疗要点】

对 SLE 目前尚无根治方法,治疗目的为控制病情及维持临床缓解。治疗原则是对活动期且病情重者,给予强有力的药物控制;病情缓解后,给予维持性缓解治疗。对 SLE 患者宜早期诊断、早期治疗。

1.一般治疗 活动期患者以卧床休息为主,积极控制感染,避免日晒等各种诱因。

2.药物治疗

(1)NSAID:主要用于发热、关节肌肉疼痛、关节炎、浆膜炎等,但无明显内脏或血液病变的轻症患者。常用药物有阿司匹林、吲哚美辛、布洛芬、萘普生等。该类药物可损伤肝细胞,使肾小球滤过率降低,血肌酐浓度上升,对肾炎患者应慎用。

(2)抗疟药:氯喹口服后主要聚积在皮肤,能抑制 DNA 和抗 DNA 抗体的结合,具有抗光敏和控制 SLE 皮疹的作用,主治 SLE 引起的皮肤损害。

(3)糖皮质激素:在诱导缓解期,根据病情泼尼松剂量为每天 0.5 ~ 1mg/kg,病情稳定 2 周或 6 周后缓慢减量。如果病情允许,则以 < 10mg/d 泼尼松的小剂量长期维持。对出现狼疮危象者,应进行激素冲击治疗,即甲泼尼龙 500 ~ 1000mg,静脉滴注每天 1 次,连用 3 ~ 5 天为 1 疗程。如病情需要,则 1 ~ 2 周后可重复使用,这样能较快控制病情活动,达到诱导缓解的目的。

(4)免疫抑制剂:加用免疫抑制剂有利于更好地控制 SLE 活动,减少 SLE 暴发及减少激素的剂量和副作用。在有重要脏器受累的 SLE 患者中,诱导缓解期建议首选环磷酰胺(CTX)、吗替麦考酚酯(MMF)治疗,如无明显副作用,则建议至少应用 6 个月以上。在维持治疗中,可根据病情选择 1 或 2 种免疫抑制剂长期维持。目前认为,羟氯喹应作为 SLE 的背景治疗,可在诱导缓解和维持治疗中长期应用。

(5)对于威胁生命的狼疮危象(急进性肾小球肾炎、神经精神狼疮、重症血小板减少性紫癜、弥漫性出血性肺泡炎、严重的肠系膜血管炎),推荐使用激素冲击联合免疫抑制剂进行治疗。重症血小板减少、溶血性贫血、难治性(经常规治疗效果不佳)SLE 或合并感染时可考虑使用静脉注射免疫球蛋白(IVIG)、血浆置换或免疫吸附治疗。

(6)其他:中医辨证施治可获得一定效果,雷公藤对狼疮性肾炎有一定疗效;还可应用生物制剂(如贝利木单抗(抗 – BLyS 单抗)、利妥昔单抗(抗 CD20)等)进行治疗。

☞**考点提示:**糖皮质激素是目前治疗 SLE 的首选药物。

【护理诊断/问题】

1.皮肤完整性受损 与疾病所致的血管炎性反应等因素有关。

2.疼痛:慢性关节疼痛 与自身免疫反应有关。

3.口腔黏膜完整性受损 与自身免疫反应、长期使用激素等因素有关。

4.焦虑 与病情反复发作、迁延不愈、面容毁损及多脏器功能损害等有关。

5.潜在并发症:慢性肾衰竭。

【护理措施】

1.休息与活动 急性活动期应卧床休息,以减少体力消耗,保护脏器功能,卧床期间注意进行翻身和床上被动活动,防止受累关节受压,预防并发症。在疾病缓解期,患者可适当活动,可参加日常工作和社会活动,但要注意劳逸结合,避免过度劳累。

2.饮食护理 给予高热量、高蛋白、富含维生素、营养丰富、易消化饮食,少食多餐,宜进软食,忌食芹菜、无花果、蘑菇、烟熏食物及辛辣等刺激性食物,以促进组织愈合,减少口腔黏膜损伤和疼痛。对肾功能不全者应给予低盐、优质低蛋白饮食,限制水、钠摄入。对意识障碍者,给予鼻饲流质饮食。必要时,遵医嘱静脉补充营养。

☞**考点提示:**系统性红斑狼疮的饮食护理。

3.病情观察 监测生命体征、意识状况;观察受累关节、肌肉疼痛的性质和程度、皮损等情况;注意有无感染、狼疮性肾炎、心肌损害等并发症发生;测量体重、观察水肿的程度、尿量、尿色变化;监测尿液、血清电解质、血肌酐、血尿素氮检查的结果等。

4.对症护理

(1)口腔护理:注意保持口腔清洁。有口腔黏膜破损时,每天晨起、睡前和进餐前后用漱口液漱口;有口腔溃疡者在漱口后用中药冰硼散或锡类散涂敷溃疡部,可促进愈合;有细菌感染者用 1∶5000 呋喃西林液漱口,局部涂以碘甘油;有真菌感染者用 1%~4% 碳酸氢钠液漱口,或用 2.5% 制霉菌素甘油涂敷患处。

(2)皮肤护理:详见本章对第二节的相关内容。

(3)慢性肾衰竭的护理:具体如下。①休息:急性活动期应卧床休息,以减少消耗,保护脏器功能,预防并发症发生。②营养支持:对肾功能不全者,应给予低盐、优质、低蛋白饮食,限制水、钠摄入。对有意识障碍者,给予鼻饲流质饮食。必要时,遵医嘱给予静脉补充足够的营养。③病情监测:定时测量生命体征、体重,观察水肿的程度、尿量、尿色、尿液检查结果的变化。

☞**考点提示:**系统性红斑狼疮的皮肤护理、慢性肾衰竭的护理。

5.用药护理 雷公藤的不良反应较大,对性腺具有毒性作用,女性可发生月经不调及停经,男性可出现精子数量减少,亦可有肝损害、胃肠道反应、皮疹、白细胞和血小板计数减少等。停药后可消失。长期应用氯喹可引起视网膜退行性变和心肌损害,应定期检查眼底,监测心脏功能。CTX 的不良反应有胃肠道反应、脱发、肝损害、骨髓抑制等,尤其应注意性腺抑制、致畸、出血性膀胱炎。MMF 的主要不良反应有胃肠道反应、骨髓抑制、感染、致畸等。

6.心理护理 多与患者及其家属沟通,倾听患者的身心诉求,耐心解释。鼓励患者说出自身感受,帮助患者提高解决问题的能力,劝导家属给予患者关心、理解及心理支持。向患者及其家属介绍治疗进展及治疗成功的病例,鼓励其树立战胜疾病的信心。教会患者及其家属使用音乐疗法、放松训练、指导式想象、按摩方法等减轻焦虑情绪。注意观察患者有无精神症状,对情绪不稳定、精神障碍或意识不清者,应做好安全防护和抢救准备,防止发生意外。

【健康教育】

1.疾病知识指导 向患者及其家属介绍本病的有关知识,使其了解本病并非"不治之症",若能及时有效治疗,则病情可以长期缓解,过正常生活。在疾病的缓解期,患者应逐步增加活动,可参加日常工作和社会活动,但要注意劳逸结合,避免过度劳累。

2.生活指导 教育患者避免一切可能诱发本病的因素,如阳光照射、妊娠、分娩、药物及手术等。为避免日晒和寒冷的刺激,外出时可戴宽边帽子,穿长袖上衣及长裤。注意个人卫生,切忌挤压、抓挠皮疹或皮损部位,预防皮损处感染。病情处于缓解期达半年以上者,无中枢神经系统、肾脏或其他脏器严重损害,口服泼尼松剂量低于15mg/d,一般能安全妊娠,并分娩出正常婴儿。SLE患者应尽可能在疾病稳定时接种疫苗,应接种灭活疫苗,避免使用减毒活疫苗。

3.用药指导 坚持严格遵医嘱治疗,不可擅自改变药物剂量或突然停药,保证治疗计划得到落实。应向患者详细介绍所用药物的名称、剂量、给药时间和方法等,并教会其观察药物疗效和不良反应。

4.定期复查 若病情复发,则应及早就医,以免重要脏器受损。SLE急性期患者的死亡原因主要是多脏器严重损害和感染,尤其是伴有严重神经精神性狼疮、肺动脉高压、急进性狼疮性肾炎者;慢性肾功能不全、药物(尤其是长期使用大剂量激素)的不良反应及冠心病等是SLE患者远期死亡的主要原因。

第四节 类风湿关节炎

课件

案例导学

患者,女,59岁,10年前无明显诱因出现双手关节肿胀、疼痛,寒冷季节加剧,近1年来指关节稍有变形。

辅助检查:血红蛋白浓度100g/L,血沉70mm/h,抗核抗体阴性,类风湿因子阳性,X线检查示食指关节骨质疏松、关节间隙狭窄。

请思考:

1.该患者目前最主要的护理诊断是什么?

2.如何指导该患者保护关节功能?

类风湿关节炎(rheumatoid arthritis,RA)是一种以侵蚀性、对称性多关节炎为主的慢性、全身性自身免疫病,主要病理改变为关节滑膜炎、血管翳形成,关节软骨和骨破坏,最终引起关节畸形、功能障碍。本病是引起劳动力丧失和致残的主要原因之一,早期诊断和早期治疗十分重要。

RA在我国的发病率为0.32%~0.36%,发病与遗传、感染等因素密切相关。RA可见于任何年龄,其中以30~50岁多见。女性患者为男性患者的2~3倍。

【病因与发病机制】

1.病因 确切的病因至今未明,可能与下列因素相关。

（1）遗传因素：RA 发病有家族聚集现象，单卵双生子远较双卵双生子发病率高。单卵双生子同患RA 的概率为12%～30%，而双卵双生子同患 RA 的概率仅为4%。

（2）感染研究表明：一些细菌、病毒、支原体、原虫的感染与 RA 发病有着密切的关系，一般认为，病原微生物感染是类风湿关节炎的诱发或启动因素，可导致易感者或有遗传背景者发病。

（3）其他：RA 发病常与受寒、受潮、外伤、精神刺激等因素相关，这些因素可能是发病的诱因。

2. 发病机制　免疫紊乱是 RA 的主要发病机制。活化的 CD4$^+$T 细胞和MHC－Ⅱ型阳性的抗原提呈细胞（antigen presenting cell，APC）浸润关节滑膜。关节滑膜组织的某些特殊成分或体内产生的内源性物质也可能作为自身抗原被 APC 提呈给活化的 CD4$^+$T 细胞，启动特异性免疫应答，导致相应的关节炎症状。此外，活化的 B 细胞、巨噬细胞及滑膜成纤维细胞等作为抗原提呈及自身抗体来源细胞，在 RA 滑膜炎症性病变的发生及演化中发挥了重要作用。

☞**考点提示：**免疫紊乱是 RA 的主要发病机制。

【病理】

滑膜炎和血管炎是 RA 的基本病理改变，滑膜炎是关节表现的基础，血管炎是关节外表现的基础。

1. 滑膜炎　为 RA 的基本病理改变。疾病早期，滑膜下层血管充血，内皮细胞肿胀，间质水肿和中性粒细胞浸润。晚期，滑膜增厚，并形成许多绒毛样突起，伸入关节腔内，亦可侵入软骨和软骨下骨质。这些绒毛大部分为具有巨噬细胞样功能的 A 型细胞及成纤维细胞样的 B 型细胞。增生的滑膜细胞具有很强的破坏性，是造成关节破坏、畸形和功能障碍的病理基础。

2. 血管炎　可发生在 RA 关节外的任何组织，累及中、小动脉和（或）静脉，管壁有淋巴细胞浸润、纤维素沉着，内膜有增生，可导致血管腔狭窄或堵塞。

3. 类风湿结节　为血管炎的一种表现，结节中心部是纤维素样坏死组织，周围有上皮细胞浸润，排列成环状，外被以肉芽组织，常见于关节伸侧受压的皮下组织，也可见于肺、胸膜、心包、心肌等部位。

☞**考点提示：**类风湿关节炎的基本病理改变。

【临床表现】

RA 多缓慢隐匿起病，在出现明显的关节症状前可有数周的低热，少数患者可有高热、乏力、全身不适、体重下降等症状，以后逐渐出现关节症状。少数患者急性起病，数天内便出现多个关节症状。

类风湿关节炎的病因、临床表现

1. 关节表现　典型患者表现为对称性多关节炎。主要侵犯小关节，以腕关节、近端指间关节、掌指关节最常见，其次为足趾、膝、踝、肘、肩等关节，远端指间关节、脊柱、腰骶关节极少受累。可有滑膜炎症状和关节结构破坏的表现，前者经治疗后有一定可逆性，但后者却很难逆转。

（1）晨僵：95% 以上的 RA 患者可出现晨僵。受累关节因炎症所致的充血水肿和渗液，使关节肿胀、僵硬、疼痛，不能握紧拳头或持重物，活动后可减轻。晨僵是 RA 突出的临床表现，持续时间超过1 小时者意义较大，活动后可减轻。晨僵持续时间与关节滑膜炎症的严重程度成正比，是观察本病活动的一个重要指标。

（2）关节痛与压痛：关节痛往往是最早的关节症状，呈对称性、持续性，时轻时重，伴有压痛。受累关节的皮肤可出现褐色色素沉着。

（3）关节肿胀：凡受累的关节均可发生肿胀，多由关节腔内积液或关节周围软组织炎症引起，病程较长者可因慢性炎症致滑膜肥厚而引起梭形肿胀，多呈对称性。指间关节呈梭形肿胀，是类风湿关节炎的特征。

（4）关节畸形：多见于较晚期患者，因滑膜炎的绒毛破坏软骨和软骨下的骨质结构而造成关节纤维性或骨性强直，又因关节周围肌肉的萎缩、痉挛而使畸形更为加重。常出现手指关节的半脱位，如尺侧偏斜、屈曲畸形、"纽扣花样"畸形、"天鹅颈样"畸形(图 8-1)等。

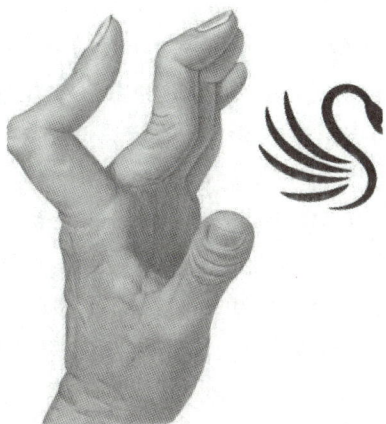

图 8-1 食指纽扣花样畸形,其他指"天鹅颈样"畸形

(5)功能障碍:关节肿痛、结构破坏和畸形都会引起关节的活动障碍。严重者,患者生活不能自理。

☞**考点提示:**类风湿关节炎的关节表现。

2. 关节外表现 当病情严重或关节症状突出时易见。受累的脏器既可以是某一器官,也可同时伴有多个脏器受累,受累程度也可不同。

(1)类风湿结节:20%~30%的 RA 患者有类风湿结节,是本病特异的皮肤表现,提示病情活动。结节常发生在关节隆突部及经常受压的部位,如前臂伸面、尺骨鹰嘴突附近、足跟腱鞘、膝关节周围等部位。结节呈圆形或卵圆形,数量不等,大小不一,触之有坚韧感,按之无压痛。结节也常见于心包、胸膜、心和肺等实质组织、脑等内脏,若结节影响脏器功能,则可出现受损脏器的症状。

(2)类风湿血管炎:为 RA 关节外损害的病理基础,常发生于长病程、血清类风湿因子阳性且处于活动期的患者。多影响中、小血管,可发生于任何部位。皮肤表现为瘀点、紫癜、指(趾)坏死、网状青斑、小腿溃疡等,需应用免疫抑制剂治疗。

(3)器官系统受累:侵犯肺部可出现胸膜炎、肺间质性病变。心脏受累最常见的是心包炎,冠状动脉炎可引起心肌梗死。神经系统受累可出现脊髓受压、周围神经炎的表现。眼受累多为巩膜炎,严重者可因巩膜软化而影响视力。

(4)其他:30%~40%的患者可出现干燥综合征,表现为口干、眼干等。RA 伴有脾大、中性粒细胞计数减少,甚至出现贫血和血小板计数减少,称弗尔他(Felty)综合征。长期 RA 可并发肾淀粉样变性。

📖 **知识链接**

Felty 综合征

Felty 于 1924 年首次描述了关节炎、脾大、白细胞减少的"三联征"。Felty 综合征好发于病程长、血清阳性、破坏性 RA 的患者,发病率不到 1%。患者会出现皮肤表现,如类风湿结节、腿部溃疡、胫骨和脚踝周围的色素沉着等。

☞**考点提示:**类风湿结节的表现特点及临床意义。

【辅助检查】

1. 血液检查 有轻至中度贫血。活动期患者血小板计数多,白细胞计数及分类多正常,活动期可有血沉增快、C反应蛋白浓度增高。

2.免疫学检查

（1）RF：为一种自身抗体，有 IgM 型、IgG 型、IgA 型及 IgE 型。其中 IgM 型 RF 阳性可见于 70% 的患者，其数量与疾病的活动性和严重性成正比。70% 的 RA 患者血清中可检出不同类型的免疫复合物，尤其是活动期和急性期患者。但 RF 并不是 RA 的特异性抗体。急性期和活动期患者的血清补体浓度均升高，但少数有血管炎者可出现低补体血症。

（2）抗瓜氨酸化蛋白抗体（ACPA）：均有助于 RA 的早期诊断，尤其是血清 RF 阴性、临床症状不典型的患者，包括抗核周因子（APF）抗体、抗角蛋白抗体（AKA）、抗聚丝蛋白（AFA）抗体和抗环瓜氨酸肽（CCP）抗体和抗突变型瓜氨酸化波形蛋白（MCV）抗体，其靶抗原为细胞基质的聚角蛋白微丝蛋白，其中抗 CCP 抗体可以在 75% 的 RA 患者中出现，特异性为 93% ～ 98%，并可在疾病早期出现，与预后相关。

3.关节滑液检查

正常人的关节腔内滑液不超过 3.5mL，患者滑液的黏度差，含糖量低于血糖，白细胞计数明显增多，其中，中性粒细胞占优势。

4.关节影像学检查

本项检查对本病的诊断、关节病变的分期、监测病变的演变均很重要，其中以手指及腕关节的 X 线片最有价值。X 线片早期可见关节周围软组织的肿胀阴影，关节端骨质疏松（Ⅰ期）；关节间隙因软骨的破坏而变得狭窄（Ⅱ期）；关节面出现虫蚀样破坏性改变（Ⅲ期）；晚期可出现关节半脱位和关节破坏后的纤维性和骨性强直（Ⅳ期）。

5.类风湿结节活检

其典型的病理改变有助于本病的诊断。

☞ **考点提示**：类风湿因子检查的意义。

【诊断要点】

目前 RA 诊断普遍采用的 ACR 1987 年对 RA 的分类标准：①关节内或周围晨僵持续至少1小时；②至少同时有 3 个关节区软组织肿或积液；③腕、掌指、近端指间关节中，至少 1 个关节区肿胀；④对称性关节炎；⑤有类风湿结节；⑥血清 RF 阳性；⑦X 线片改变（至少有骨质疏松和关节间隙狭窄）。符合 7 项中 4 项者可诊断为 RA（要求①～④项病程至少持续 6 周）。该标准容易遗漏一些早期或不典型病例，对此，应根据本病特点，结合辅助检查进行全面综合考虑。

【治疗要点】

目前临床上尚无根治和预防本病的方法。治疗目的包括：①减轻或消除因关节炎引起的关节肿痛、压痛、晨僵或关节外症状；②控制疾病的发展，防止和减少关节骨的破坏，保持受累关节的功能；③促进已破坏的关节骨修复，并改善其功能。为达到上述目的，早期诊断和尽早治疗极为重要。治疗措施包括一般治疗、药物治疗、外科手术治疗，其中以药物治疗最为重要。

1.一般治疗 包括卧床休息、关节制动（急性期）、关节功能锻炼（恢复期）、物理疗法等。卧床休息只适用于急性期、发热及内脏受累的患者。

2.药物治疗 WHO 将抗类风湿关节炎的药物根据其作用分为改善症状的药物和控制疾病发展的药物两大类。后一类药物目前尚在探索和实验阶段，下面主要介绍改善症状的药物。这类抗风湿药包括 NSAID、慢作用抗风湿药、糖皮质激素、生物制剂等。

（1）NSAID：主要是通过抑制环氧酶活性、阻止前列腺素合成，达到抗炎、解热、镇痛作用，能缓解发热、关节肿痛和晨僵的症状。常用药物有阿司匹林、吲哚美辛、布洛芬等。该类药物会引起胃肠道反应，使用中必须加以注意，剂量应个体化。只有在一种 NSAID 足量使用 1～2 周无效后才更改为另一种；避免 2 种或 2 种以上同时服用，因其疗效不叠加，而不良反应增多；老年人宜选用半衰期短的 NSAID，有消化道溃疡病史的老年人，宜服用选择性环氧化酶－2（COX－2）抑制剂，以减少胃肠道不良反应。

（2）慢作用抗风湿药：起效时间长，可作用于病程中的不同免疫成分，并有控制病情进展的可能，同时又有抗炎作用，多与 NSAID 联合应用。常用药物有甲氨蝶呤（MTX）、来氟米特、金制剂、青霉胺、硫唑嘌呤、环孢素等，一般首选 MTX。

（3）糖皮质激素：抗炎作用强，缓解症状快，但不能控制疾病发展，停药后容易复发，长期使用可引起明显的不良反应，仅适用于活动期有关节外症状者，或关节炎明显而 NSAID 无效者，或慢作用抗风湿药尚未起效的患者，有心、肺、眼和神经系统等器官受累的重症患者。

（4）生物制剂靶向治疗：生物制剂靶向治疗是目前治疗类风湿关节炎快速发展的治疗方法，疗效显著。目前最常用的是 TNF-α 拮抗剂、IL-6 拮抗剂，宜与甲氨蝶呤联合应用。主要不良反应为注射部位局部的皮疹、感染，尤其是结核感染。有些长期使用引发肿瘤的潜在风险增加。

以肿瘤坏死因子-α（TNF-α）为靶点的生物制剂率先在 RA、脊柱关节炎治疗中获得成功。这类生物制剂可迅速改善病情，阻止关节破坏，改善关节功能。抗 CD20 单克隆抗体（利妥昔单抗）最早应用于非霍奇金淋巴瘤的治疗，近来已被批准应用于难治性 RA 的备选治疗，并在难治性 SLE、溶血性贫血、免疫相关血小板减少性紫癜及难治性血管炎等有治疗成功的报道。此外，已上市的生物制剂还有 IL-1 受体拮抗剂、IL-6 受体拮抗剂、共刺激分子受体 CTLA-4 1g（阿巴西普），用于治疗 RA。

（5）植物药制剂：雷公藤多苷、白芍总苷、青藤碱等对缓解关节症状有较好的作用。雷公藤多苷可导致骨髓抑制、性腺抑制、肝损伤等不良反应。

3. 外科手术治疗　用于经正规内科治疗无效及严重畸形和关节功能障碍的患者，包括肌腱修补术、滑膜切除术及人工关节置换术等。

考点提示：RA 的药物治疗及常用药物不良反应。

【护理诊断/问题】

1. 有失用综合征的危险　与关节疼痛、畸形引起功能障碍有关。

2. 疼痛：慢性关节痛　与关节炎性反应有关。

3. 悲伤　与疾病久治不愈、关节可能致残、影响生活质量有关。

4. 知识缺乏：缺乏疾病的治疗和自我护理知识。

【护理措施】

1. 休息与体位　急性活动期，除关节疼痛外，常伴有发热、乏力等全身症状，应卧床休息，以减少体力消耗，保护关节功能，避免脏器受损。限制受累关节活动，保持关节功能位，但不宜绝对卧床。如肩两侧可顶枕头等物品，防止肩关节外旋；在体侧与肘间放置枕头等，以维持肩关节外展位；双手掌可握小卷轴，以维持指关节伸展；在髋关节两侧放置靠垫，预防髋关节外旋；平卧者膝下放一平枕，使膝关节保持伸直；在足下放置足板，定时给予按摩和被动运动，防止足下垂。每天至少俯卧 2 或 3 次，每次半小时，以预防髋关节屈曲挛缩。由于膝、腕、指、趾关节不易做到维持功能位，尤其在夜间休息时，肌肉处于松弛状态，容易加重畸形，可于每晚睡前使用可塑夹板固定受累关节，晨起拆除，日常梳洗、早餐后再次固定夹板，根据具体情况，每天应拆除夹板 2 或 3 次，并进行局部按摩，适度活动关节后再给予固定。

2. 饮食护理　给予高热量、高蛋白质、高维生素、含丰富纤维素、易消化、无刺激性的清淡饮食。伴有贫血者，应增加含铁丰富的食物。

3. 病情观察　①了解关节疼痛的部位、性质，关节肿胀和活动受限的程度，有无畸形，晨僵的程度，以判断病情及疗效；②注意关节外症状，如出现胸闷、心前区疼痛、腹痛、消化道出血、头痛、发热、咳嗽、呼吸困难等，则提示病情严重，应尽早给予适当的处理。

仰卧位
bobath 握手

4. 晨僵护理 鼓励患者早晨起床后行温水浴,或用热水浸泡僵硬的关节,而后活动关节。夜间睡眠期间戴弹力手套保暖,可减轻晨僵程度。其他护理措施详见本章第二节的相关内容。

5. 预防关节失用 为保持关节功能、防止关节畸形和肌肉萎缩,护士应指导患者在恢复期尽早进行关节功能锻炼。在症状基本控制后,避免长时间不活动,应鼓励患者及早下床活动,必要时使用辅助工具。肢体锻炼应循序渐进,由被动运动向主动运动过渡,活动强度应以患者能承受为限。也可配合理疗、按摩,以增加局部血液循环,松弛肌肉,活络关节,防止关节失用。对四肢功能基本消失的长期卧床者,应注意帮助患者经常更换体位,防止发生压疮。对手指关节畸形、肘关节屈伸不利、两膝关节及踝关节变形、行走不便者,要及时照顾,给予帮助。

6. 心理护理 护士在与患者的接触中要态度和蔼,采取心理疏导、解释、安慰、鼓励等方法做好心理护理。建立社会支持体系,嘱家属及亲友给予患者支持和鼓励。亲人的关心会使患者情绪稳定,从而增强战胜疾病的信心。

☞**考点提示**:晨僵护理、预防关节失用的护理。

【健康教育】

1. 疾病知识指导 帮助患者及其家属了解疾病的性质、病程和治疗方案。避免感染、寒冷、潮湿、过劳等各种诱因,注意保暖。

2. 生活指导 强调休息和治疗性锻炼两者兼顾的重要性,养成良好的生活方式和习惯,在疾病缓解期每天有计划地进行锻炼,增强机体的抗病能力,保护关节功能,延缓功能损害的进程。

3. 用药指导 患者用药期间应严密观察药物疗效及不良反应,定期检测血、尿常规及肝、肾功能等,一旦发现有严重的不良反应,就应立即停药并及时处理。自觉遵医嘱用药,不要随便停药、换药、增减药量,坚持治疗,减少复发。

4. 定期复查 若病情复发,则应及早就医,以免重要脏器受损。

(石海燕 秦抗洪)

目标检测

1. 系统性红斑狼疮属于( )。
   - A. 感染性疾病
   - B. 组织炎症性疾病
   - C. 自身免疫性疾病
   - D. 遗传性疾病
   - E. 药物诱导产生的疾病

   参考答案

2. 糖皮质激素治疗系统性红斑狼疮的主要机制是( )。
   - A. 抑制过敏反应
   - B. 抗休克,改善微循环
   - C. 控制炎症,抑制免疫反应
   - D. 降低内毒素反应
   - E. 抑菌,避免继发感染

3. 系统性红斑狼疮最常见的受损器官是( )。
   - A. 心
   - B. 肾
   - C. 肺
   - D. 关节
   - E. 肝

4. 系统性红斑狼疮的特异性最高的抗体是( )。
   - A. 抗核抗体(ANA)
   - B. 抗 Sm 抗体
   - C. 抗双链 DNA 抗体
   - D. 抗磷脂抗体
   - E. 抗 SSA 抗体

5. 患者,女,36 岁,被确诊为"系统性红斑狼疮",面部蝶形红斑明显。此时护士对该患者的健康指导错误的是( )。
   - A. 禁忌日光浴
   - B. 可用化妆品
   - C. 不用碱性肥皂
   - D. 外出时戴遮阳帽或打遮阳伞
   - E. 用清水洗脸

6. 类风湿性关节炎最常累及的关节是( )。

A. 肘关节　　　　　　　　　B. 膝关节　　　　　　　　　C. 肩关节

D. 踝关节　　　　　　　　　E. 四肢小关节

7. 类风湿关节炎应用 NSAID 的机制是(　　　)。

A. 抑制体内前列腺素的合成　　　B. 抑制滑膜炎　　　　　　　C. 抑制 T 细胞功能

D. 抑制 B 细胞功能　　　　　　　E. 抑制细胞内的二氢叶酸还原酶

8. 患者,女,36 岁,因类风湿关节炎引起关节疼痛。在服用阿司匹林时,护士嘱该患者饭后服用的目的是(　　　)。

A. 提高药物疗效　　　　　　　B. 减少对消化道的刺激　　　　C. 减少对肝脏的损害

D. 降低药物的毒性　　　　　　E. 避免尿少时析出结晶

9. 下列关于类风湿关节炎主要特点的描述,不正确的是(　　　)。

A. 以关节疼痛、功能减退为主　　B. 呈持续、反复发作过程　　　C. 可出现关节畸形

D. 对称性多关节炎　　　　　　　E. 病理性骨折

10. 患者,女,50 岁,双手腕、掌指、肘关节疼痛、肿胀,时轻时重,病程约 5 年,被诊断为"类风湿关节炎"。该患者病情缓解后,对其最主要的护理措施是(　　　)。

A. 多休息　　　　　　　　　　B. 关节制动　　　　　　　　　C. 注意保暖

D. 温水浸泡关节　　　　　　　E. 指导患者进行功能锻炼

第九章　神经系统疾病患者的护理

思维导图

学习目标

素质目标:具有高尚的职业道德,尊重患者、关爱生命;形成严谨求实、精益求精的科学态度。

知识目标:掌握神经系统疾病患者常见症状、体征及护理;掌握短暂性脑缺血发作、脑梗死、脑出血、蛛网膜下腔出血、帕金森病、癫痫、三叉神经痛、面神经炎、吉兰-巴雷综合征的临床表现、护理诊断/问题、护理措施与健康指导;熟悉神经系统的结构及生理功能,熟悉神经系统疾病的病因和治疗要点;了解神经系统疾病的发病机制、辅助检查。

能力目标:学会神经系统疾病的常见体格检查;能够运用护理程序对患者实施整体护理。

第一节　神经系统疾病概述

课件

　　神经系统是人体结构和功能最复杂的系统,按解剖结构可分为中枢神经系统(脑、脊髓)和周围神经系统(脑神经、脊神经),按其功能又可分为躯体神经系统和自主神经系统。神经系统疾病的常见病因有血管病变、变性、感染、内分泌、遗传、外伤、中毒、营养障碍等。神经系统疾病的主要临床表现为运动、感觉和反射障碍,当病变累及大脑时,常常出现意识障碍与精神症状。神经系统疾病具有起病急、病情重、症状广泛而复杂的特点,是导致人类死亡和残疾的主要原因之一。据统计,在我国城市居民主要疾病死亡率前10位中脑血管疾病位居第2位,仅次于恶性肿瘤。

一、神经系统的解剖结构

　　神经系统由中枢神经系统和周围神经系统两大部分组成,中枢神经系统由脑和脊髓组成,周围神经系统由脑神经、脊神经和内脏神经组成。

　　1.脑　由大脑(又称端脑)、间脑、小脑和脑干(中脑、脑桥和延髓)组成(图9-1)。大脑由左、右半球,基底核,侧脑室组成,表面由大脑皮质覆盖,皮质表面有脑回和脑沟。大脑半球分为额叶、顶叶、颞叶、枕叶、岛叶和边缘系统。两侧大脑半球的功能不完全对称,分为优势半球和非优势半球。优势半球(多为左侧大脑半球)在语言、逻辑思维、分析能力及计算能力方面占优势。非优势半球(右侧大脑半球)主要在音乐、美术、空间、几何图形和人物面部的识别、综合能力及视觉记忆功能等方面占优势。

　　2.脊髓　是中枢神经的低级部分,为四肢和躯干的初级反射中枢,呈椭圆形条索状,位于椎管内。其上端于枕骨大孔水平与脑干相连接,下端以圆锥终止于腰1椎体下缘,并以终丝固定在骶管盲端。由脊髓共发出31对脊神经,主要分布到四肢和躯干。脊髓和脑的各级中枢之间存在广泛的联系,脊髓的正常活动总是在大脑的控制下进行的。成人脊髓全长40～45cm,相当于椎管长度的约2/3。脊髓由3层结缔组织的被膜包围,由内向外依次为软膜、蛛网膜和硬膜。软膜与蛛网膜之间的腔隙充满脑脊液,称为蛛网膜下腔。蛛网膜与硬膜之间为硬膜下腔。在脊髓的横断面上可见白质和灰质2种组织,中央区为神经细胞核团组成的灰质,呈蝴蝶形或"H"形,外周为由上、下行传导束组成的白质。脊髓的主要功能具体如下。①传导功能:传导从周围到脑的神经冲动,一方面把大脑皮质的运动兴奋性经过脊髓、脊神经传到效应器官;另一方面把肌肉、关节和皮肤的痛觉、温度觉、触觉等感觉经脊神经、脊髓、脑干传到大脑半球。②反射功能:当脊髓失去大脑控制后,仍能自主完成较为简单的骨骼肌反射和躯体内脏反射活动,如牵张反射、屈曲反射、浅反射及膀胱、直肠反射等。

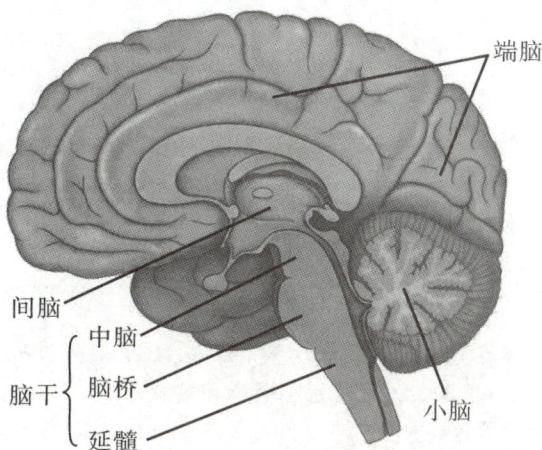

图9-1 脑的组成

3. **脑神经** 共12对,采用罗马数字按次序命名,除第 I 、II 对脑神经进入大脑外,其他 10 对脑神经均与脑干互相联系,各脑神经的排列顺序与功能见表 9-1。

表9-1 脑神经的排列顺序与功能

对数	名称	起源组织	主要功能
I	嗅神经	端脑	传导嗅觉
II	视神经	间脑	视力、视野,将视网膜信息传至大脑
III	动眼神经	中脑	眼球动动、瞳孔调节、眼睑调节
IV	滑车神经	中脑	眼球运动(支配上斜肌)
V	三叉神经	脑桥	颜面感觉、咀嚼作用
VI	展神经	脑桥	眼球运动(支配外直肌)
VII	面神经	脑桥	面部表情、运动、味觉、外耳道感受器
VIII	前庭蜗神经	脑桥	听觉、平衡
IX	舌咽神经	延髓	味觉、涎液分泌、吞咽及呕吐反射
X	迷走神经	延髓	咽部的感觉和运动,调节内脏活动,呕吐反射
XI	副神经	延髓	支配胸锁乳突肌和斜方肌
XII	舌下神经	延髓	舌肌运动

4. **脊神经** 位于脊髓内,共有 31 对,分别为颈神经 8 对,胸神经 12 对,腰神经 5 对,骶神经 5 对,尾神经 1 对。每对脊神经由后根(感觉纤维)和前根(运动纤维)组成。

二、神经系统的生理功能

神经系统是人体的"指挥中枢",能感受内、外环境传递的信息,使机体作出适当的反应,调节机体的运动、感觉功能及自主神经活动,以保证体内各器官、系统之间的协调统一,以及与外界环境之间的相互平衡,并参与人类的意识、学习、记忆和综合等高级神经活动,具有抽象思维的能力,是人体复杂生物学机器的调控中心。

　　神经系统活动的基本方式是反射,反射的构成基础是反射弧。反射弧一般由5个部分构成:感受器、传入神经、中枢、传出神经和效应器。感受器接受刺激,产生兴奋;传入神经将冲动传入中枢,在中枢变换神经元后兴奋由神经传出至效应器,使其产生运动。

　　总之,周围神经系统主管传递神经冲动(包括传入和传出),中枢神经系统分析综合体内外环境传来的信息。

　　☞**考点提示**:神经系统的解剖、生理。

第二节　神经系统疾病患者常见症状及体征的护理

案例导学

> 患者,女,60岁,有高血压、糖尿病史10余年,午休后突发头痛、眩晕、四肢无力。
> 身体评估:血压150/90mmHg,心率80次/分,意识清楚,双下肢肌力3级,巴宾斯基(Babinski)征阳性。
> 辅助检查:头颅CT显示大脑中动脉栓塞。
> 请思考:
> 1.该患者目前主要的护理问题有哪些?
> 2.对该患者如何进行护理?

　　神经系统疾病是指神经系统与骨骼肌由于血管性病变、感染、变性、肿瘤、外伤、中毒、免疫障碍、遗传因素、先天发育异常、营养缺陷和代谢障碍等所致的疾病。神经系统疾病常见症状和体征有头痛、意识障碍、运动障碍、感觉障碍、言语障碍等。

一、头痛

　　头痛是常见的临床症状,一般指局限于头颅上半部,包括眉弓、耳轮上缘和枕外隆凸连线以上部位的疼痛。头痛可分为偏头痛、高颅压性头痛、低颅压性头痛、颅外局部因素所致头痛(眼源性、耳源性、鼻源性头痛)和紧张性头痛(神经性或精神性头痛)、药物过度使用性头痛、丛集性头痛等。

　　1.偏头痛　偏头痛是临床常见的原发性头痛,主要由颅内外血管收缩与舒张功能障碍引起,其特征是发作性、多为偏侧、中重度、搏动样头痛,一般持续4~72小时,可伴恶心、呕吐,声、光刺激或日常活动均可加重头痛,安静休息、睡眠后或服用止痛药物后可缓解,但常反复发作,多有偏头痛家族史。

　　2.高颅压性头痛　颅内肿瘤、血肿、脓肿、囊肿等占位性病变可使颅内压增高,刺激、挤压颅内血管、神经及脑膜等疼痛敏感结构而出现头痛。头痛常为持续性的整个头部胀痛,阵发性加剧,伴有喷射状呕吐及视力障碍。

　　3.低颅压性头痛　为脑脊液压力降低($<60mmH_2O$)导致的头痛,以双侧枕部或额部多见,也可为颞部或全头痛,但很少为单侧头痛,呈轻度至中度钝痛或搏动样疼痛;多为体位性,患者常在直立15~30分钟内出现头痛或头痛明显加剧,卧位后头痛缓解或消失。

　　4.颅外局部因素所致头痛　此种头痛可以为急性发作,也可以为慢性持续性头痛。常见的局部因素有以下几点。

　　(1)眼源性头痛:由青光眼、虹膜炎、视神经炎、眶内肿瘤、屈光不正等眼部疾病引起头痛。常位于眼眶周围及前额,一旦眼部疾病治愈,头痛也将得到缓解。

　　(2)耳源性头痛:急性中耳炎、外耳道的疖肿、乳突炎等耳源性疾病均会引起头痛,多表现为单侧颞部持续性或搏动性头痛,常伴有乳突的压痛。

（3）鼻源性头痛:由鼻窦炎症引起前额头痛,多伴有发热、鼻腔脓性分泌物等。

5. 紧张性头痛 多表现为双侧枕部或全头部紧缩性或压迫性头痛,头痛部位不定,通常呈持续性轻中度钝痛,有头周紧箍感、压迫感或沉重感,常伴有头昏、失眠、焦虑或抑郁等症状。典型病例多在20 岁左右发病,发病高峰 40～49 岁,女性较男性稍多见。

6. 药物过度使用性头痛 为仅次于紧张性头痛和偏头痛的第三大常见的头痛类型。多见于 30 岁以上的女性患者,常有慢性头痛史,频繁使用头痛急性对症药物,多伴有焦虑、抑郁等情绪障碍或药物滥用的家族史。

7. 丛集性头痛 为一种原发性神经血管性头痛,表现为一侧眼眶周围发作性剧烈疼痛,有反复密集发作的特点,伴有同侧眼结膜充血、流泪、瞳孔缩小、眼睑下垂及头面部出汗等自主神经症状,常在一天内固定时间发作,可持续数周至数月。

☜ **考点提示:**常见头痛的特点。

【护理评估】

1. 健康史 了解有无颅内的血管、神经和脑膜及颅外的骨膜、血管、头皮、颈肌、韧带等头痛敏感结构受挤压、牵拉或移位、炎症,血管的扩张与痉挛,肌肉的紧张性收缩等。

2. 身体状况 ①评估头痛的部位、性质和程度;②询问头痛发作的规律与频率,激发、加重或缓解的因素,是否与季节、气候、体位、饮食、情绪、睡眠、疲劳及与脑脊液压力暂时性升高(咳嗽、喷嚏、屏气、用力、排便)等有关;③有无头痛先兆及伴发症状等;④检查意识是否清楚、瞳孔是否等大等圆、对光反射是否灵敏;⑤面部表情、精神状态及生命体征是否正常;⑥头部有无外伤、眼睑是否下垂;⑦有无脑膜刺激征阳性等。

3. 辅助检查

（1）脑脊液检查:有无压力增高,颜色和性状有无改变。

（2）TCD、CT 或 MRI 检查:有无异常。

4. 心理和社会支持状况

（1）了解患者的睡眠、职业情况及服药史、头部外伤史、中毒史和家族史。

（2）评估头痛对患者日常生活、工作和社交有无影响,患者是否因长期反复头痛而出现情绪改变,恐惧、忧郁或焦虑心理。

【护理诊断/问题】

疼痛:头痛 与颅内外血管舒缩功能障碍或脑部器质性病变等因素有关。

【护理措施】

1. 病情观察 密切观察头痛部位、性质和程度,以及意识、瞳孔和生命体征的变化,判断是否伴有头晕、恶心、呕吐、复视、耳鸣、失语等先兆或伴随症状。

2. 避免诱因 告知患者可能诱发或加重头痛的因素,如情绪紧张、进食某些食物与酒、月经来潮、用力性动作等;保持环境安静、舒适、光线柔和。

3. 对症护理 根据不同病因采用不同的缓解疼痛的方法。如对偏头痛患者采用松弛疗法,如局部按摩、热水浴、局部热疗、针灸、生物反馈训练等;三叉神经痛患者洗脸、刷牙、剃须、咀嚼时动作要轻柔,吃软食小口咽,以免诱发疼痛;对蛛网膜下腔出血头痛患者给予镇痛药,对过度烦躁不安的患者可适量用镇静药;高颅压性头痛患者绝对卧床休息,床头抬高 15°～30°,有利于颅内静脉血液的回流,以减轻脑水肿、降低颅内压;避免咳嗽、打喷嚏、以免加重颅内压升高。低颅压性头痛者应卧床休息,避免因立位而加重头痛。

4. 心理护理 长期反复发作的头痛，患者可能出现焦虑、紧张心理，要理解、同情患者的痛苦，耐心解释、适当诱导，解除其思想顾虑，训练身心放松，鼓励患者树立信心，积极配合治疗；同时也应协助患者家属对其头痛作出积极反应。

二、眩晕

眩晕是一种运动性或位置性错觉，可造成人与周围环境空间关系在大脑皮质中反应失真，产生旋转、倾倒及起伏等感觉。临床上按眩晕的性质可将眩晕分为真性眩晕与假性眩晕，真性眩晕存在自身或对外界环境空间位置的错觉，而假性眩晕仅有一般的晕动感。按病变的解剖部位可将眩晕分为系统性眩晕和非系统性眩晕，前者由前庭神经系统病变引起，后者由前庭系统以外病变引起。

1. 系统性眩晕 按照病变部位和临床表现的不同，可将系统性眩晕分为周围性眩晕与中枢性眩晕。前者指前庭感受器及前庭神经颅外段（未出内听道）病变而引起的眩晕，常伴恶心、呕吐、心慌等自主神经症状，眩晕感严重，持续时间短，常见于梅尼埃病、良性发作性位置性眩晕、前庭神经元炎等。后者指前庭神经颅内段、前庭神经核、小脑和大脑皮质病变引起的眩晕，眩晕感可较轻，但持续时间长，常见于椎基底动脉供血不足、颈椎病、脑干梗死、小脑梗死或出血等疾病。

2. 非系统性眩晕 非系统性眩晕临床表现为头晕眼花、站立不稳，通常无外界环境或自身的旋转感、摇摆感，很少伴有恶心、呕吐，为假性眩晕，常由眼部疾病（眼外肌麻痹、屈光不正、先天性视力障碍）、心血管系统疾病（高血压、低血压、心律不齐、心力衰竭）、内分泌代谢疾病（低血糖、糖尿病、尿毒症）、中毒、感染和贫血等疾病引起。

【护理评估】

1. 健康史 了解有心血管系统疾病、内分泌代谢疾病、眼部和耳部疾患及感染、贫血、中毒等疾病。

2. 身体状况 应了解：①眩晕的表现形式和持续时间；②有无伴随症状及特点；③有无诱发因素。

3. 辅助检查
（1）CT 或 MRI 检查
（2）脑干诱发电位。

【护理诊断/问题】

1. 舒适度减弱 与突发眩晕、恶心、呕吐有关。

2. 有受伤的危险 与眩晕发作时平衡失调、步态不稳有关。

【护理措施】

1. 避免诱因 平卧位时枕头不宜太高（以 15°~20° 为宜），避免突然变换体位（突然起坐、站立或突然从站立位到卧位）；仰头、低头或头部转动时应动作缓慢且转动幅度不宜太大，以防诱发眩晕。慢性眩晕患应者积极治疗原发病，预防直立性低血压、低血糖；某些镇静药物、前庭抑制药物、小脑毒性药物及心血管药物可导致药源性眩晕发作，尤其应提醒服用多种药物的老年患者注意遵医嘱正确服药；慢性眩晕或复发性眩晕患者，平时应备好前庭抑制药物。

2. 对症护理 患者出现头晕、身体不适或不稳感等先兆症状时，应平卧休息，急性发作期应固定头部，不宜搬动；眩晕发作期间不要独自如厕、沐浴或接触热水瓶、茶杯等，以防跌倒、坠床和烫伤。协助恶心、呕吐患者漱口，保持个人卫生，同时协助饮水、进食，注意水分和营养的补充，防止水、电解质平衡紊乱；对频繁呕吐的患者，应遵医嘱使用止吐药，指导位置性眩晕患者正确变换体位，做好卧床患者的大小便护理。

三、言语障碍

言语障碍(language disorders)可分为失语和构音障碍。失语是指在意识清楚,发音和构音没有障碍的情况下,大脑皮质语言功能区病变所致的语言交流能力障碍,根据患者自发语言、听语理解、口语复述、命名、阅读及书写6个基本方面能力残缺或丧失,可将失语分为布罗卡(Broca)失语(运动性失语)、韦尼克(Wernicke)失语(感觉性失语)、传导性失语、命名性失语和完全性失语、失写、失读(表9-2);构音障碍则是与发音有关的中枢神经、周围神经或肌肉疾病导致的一类言语障碍的总称,患者的语言形成及接受能力正常,仅表现为口语的声音形成困难,主要为发音不清、发声困难,声音、音调及语速异常,严重者不能发音。导致构音障碍的疾病有脑神经疾病(如面神经炎)、多发性硬化、重症肌无力和小脑疾病等。如上运动神经元病变时,双侧皮质延髓束损害导致的假性延髓麻痹,表现为说话带鼻音、声音嘶哑、言语缓慢不清晰。

表9-2 常见失语症的临床特点、伴随症状及病变部位

类型	临床特点	伴随症状	病变部位
Broca失语	典型非流利型口语、言语缺乏、语法缺失、电报样言语	轻偏瘫	由优势半球额下回后部(Broca区)受损所致
Wernicke失语	流利型口语,口语理解严重障碍,语法完好;有新语、错语和词语堆砌	视野缺损	Wernicke区(颞上回后部)
传导性失语	复述不能、理解和表达完好		缘上回皮质或深部白质区的弓状纤维束受损
命名性失语(遗忘性失语)	命名不能		颞中回后部
完全性失语(混合性失语)	所有语言功能明显障碍	偏瘫、偏身感觉障碍	大脑半球大范围病变
失写	能抄写,不能自发书写,或写出的句子有遗漏错误	运动或感觉性失语	优势半球额中回后部
失读	不认识文字、词句、图画	既不能书写,也不能抄写	优势半球顶叶角回

考点提示:不同类型失语症的特点。

【护理评估】

1. 健康史 了解患者有无感染、脑血管病、脑外伤、脑肿瘤、重症肌无力等。向家属了解患者起病的急缓和病程长短;评估患者以往的语言能力,有无类似发作及治疗效果如何。

2. 身体状况

(1)评估言语障碍的类型、程度和残存能力。

(2)检查有无听觉和视觉缺损。

(3)评估是右利手还是左利手,能否自动书写或听写、抄写。

(4)口、咽、喉等发音器官有无肌肉瘫痪及共济运动障碍,有无面部表情改变、流涎或口腔滞留食物等。

(5)评估患者的意识水平、精神状态及行为表现,有无定向力、注意力、记忆力和计算力障碍。

3.辅助检查 头部 CT、MRI 检查有无异常,新斯的明试验是否为阳性反应等。

【护理诊断/问题】

言语沟通障碍 与大脑语言中枢病变或发音器官的神经肌肉受损有关。

【护理措施】

1.沟通方法指导 鼓励患者采取任何方式向医护人员或家属表达自己的需要,可借助卡片、笔、书本、图片、表情或手势等提供简单而有效的双向沟通方式。与感觉性失语患者沟通时,应减少外来干扰,除去患者视野中不必要的物品(如关掉收音机或电视),避免患者注意力分散,和患者一对一谈话等;对于运动性失语的患者尽量提出一些简单的问题,让患者回答"是""否",或点头、摇头示意;与患者沟通时说话速度要慢,应给予足够的时间作出反应;听力障碍的患者可利用实物图片法进行简单的交流,文字书写法适应于有一定文化素质、无书写障碍的患者。

2.语言康复训练 由语言康复治疗师为患者制订个体化的语言康复计划,护士协助组织实施。康复训练遵循由易到难的原则,当患者进行尝试和获得成功时给予肯定和表扬,鼓励坚持训练。对于 Broca 失语者,侧重于训练口语表达;对于 Wernicke 失语者,侧重于训练理解、会话、复述等;对于构音障碍者,侧重于训练发音。具体方法有以下几种。

(1)肌群运动训练:指进行唇、舌、齿、软腭、咽、喉与颌部肌群运动,包括缩唇、叩齿、伸舌、卷舌、鼓腮、吹气、咳嗽等活动。

(2)发音训练:循序渐进训练张口诱发唇音(a、o、u)、唇齿音(b、p、m)、舌音,发单音节音(pa、da、ka),当能够完成单音节发音后,让患者复诵简单句。如早—早上—早上好。

(3)复述训练:复述单词和词汇,可出示与需要复诵内容一致的图片,让患者每次复述 3~5 遍,轮回训练,巩固效果。

(4)命名训练:让患者指出常用物品的名称及说出家属的姓名等。

(5)刺激法训练:采用患者所熟悉的、常用的、有意义的内容进行刺激,要求语速、语调和词汇长短调整合适;刺激后应诱导而不是强迫患者应答;多次反复给予刺激,且不宜过早纠正错误;可利用相关刺激和环境刺激法等,如听语指图、指物和指字。避免产生疲劳感、注意力不集中、厌烦或失望情绪。

3.心理支持 耐心解释不能说话或说话吐词不清的原因,关心、体贴、尊重患者,避免挫伤其自尊心的言行;鼓励克服羞怯心理,大声说话,当患者进行尝试和获得成功时给予肯定和表扬;鼓励家属、朋友与患者交谈,并耐心、缓慢、清楚地解释每一个问题,直至患者理解、满意;营造一种和谐的亲情氛围和轻松、安静的语言交流环境。

四、感觉障碍

感觉是指作用于躯体感觉器的各种刺激在人脑中的反映。感觉障碍(sense disorders)是指机体对各种形式的刺激(如痛、温度、触、压、位置、振动等)无感知、感知减退或异常的一组综合征。解剖学上将感觉分为内脏感觉(由自主神经支配)、特殊感觉(包括视、听、嗅和味觉,由脑神经支配)和一般感觉。一般感觉由浅感觉(痛、温度及触觉)、深感觉(运动觉、位置觉和振动觉)和复合感觉(实体觉、图形觉及两点辨别觉等)组成。

1.感觉障碍的临床表现 临床上将感觉障碍分为抑制性症状和刺激性症状两大类。

(1)抑制性症状:指感觉传导通路受到破坏或功能受到抑制时,出现感觉缺失或减退。同一部位各种感觉均缺失为完全性感觉缺失。同一部位仅有某种感觉障碍,而其他感觉保存者为分离性感觉障碍。

(2)刺激性症状:指感觉传导通路受刺激或兴奋性增高时出现的感觉过敏、感觉过度、感觉异常、感觉倒错、疼痛等。

1)感觉过敏:指在正常人中仅有轻微感觉或不引起不适感觉的刺激,但在患者中却引起强烈的其至难以忍受的感觉。常见于浅感觉障碍。

2)感觉过度:多发生在感觉障碍的基础上,感觉的潜伏期长、兴奋阈增高、反应剧烈、时间延长。当刺激达到阈值时,经过一段潜伏期,可产生一种强烈的、定位不明的不适感,患者不能正确指出刺激的部位、性质与强度,且可有刺激点向四周扩散之感,当刺激停止后,刺激感仍持续一段时间后才消失。常见于带状疱疹疼痛、烧灼性神经痛等。

3)感觉异常:没有外界任何刺激而出现的感觉,常见的感觉异常有麻木感、痒感、发重感(沉重感)、针刺感、蚁行感、电击感、紧束感、冷热感、肿胀感等。常见于自主神经或周围神经病变。

4)感觉倒错:是指对刺激产生错误感觉,如热刺激引起冷觉感,触觉刺激引起疼痛感觉。常见于癔症或顶叶病变。

5)疼痛:为临床上最常见的症状,可分为局部疼痛、放射性疼痛、扩散性疼痛、灼性疼痛、牵涉性疼痛。

2.感觉障碍的定位诊断 不同部位的损害可产生不同类型的感觉障碍,典型的感觉障碍的类型具有特殊的定位诊断价值(图9-2)。

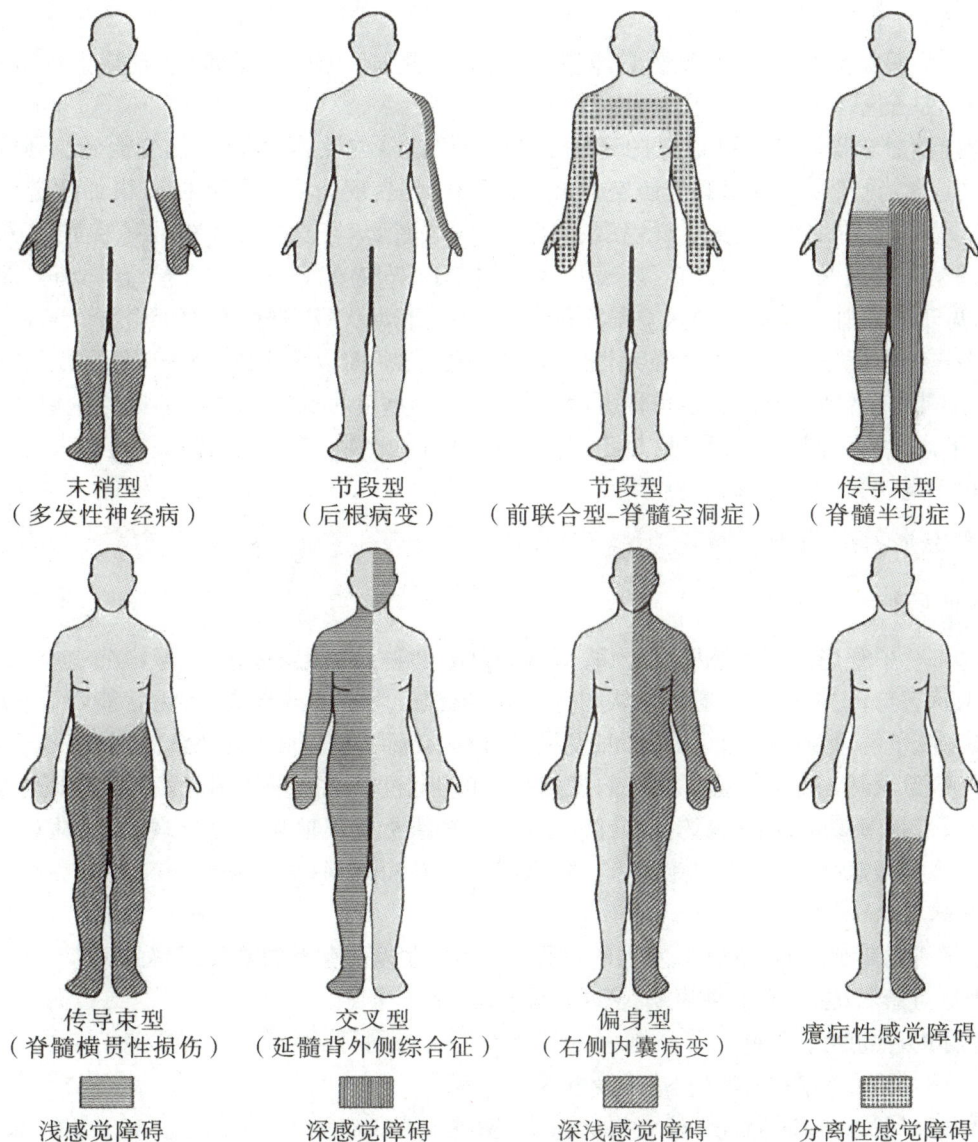

末梢型
(多发性神经病)

节段型
(后根病变)

节段型
(前联合型-脊髓空洞症)

传导束型
(脊髓半切症)

传导束型
(脊髓横贯性损伤)

交叉型
(延髓背外侧综合征)

偏身型
(右侧内囊病变)

癔症性感觉障碍

浅感觉障碍　　深感觉障碍　　深浅感觉障碍　　分离性感觉障碍

图9-2 各种感觉障碍的分布

（1）末梢型感觉障碍：表现为袜子－手套样分布的四肢对称性末端感觉障碍（痛觉、温度觉、触觉和深感觉），见于多发性周围神经病。

（2）神经干型感觉障碍：表现为受损害的某一神经干分布区内各种感觉消失或减退，如尺神经麻痹、腓总神经损伤等单神经病。

（3）后根型感觉障碍：表现为单侧节段性感觉障碍，常伴有剧烈的神经痛等，感觉障碍范围和神经根的分布一致，如髓外肿瘤、腰椎间盘脱出等。

（4）脑干型感觉障碍：表现为交叉性感觉障碍，如延髓外侧或脑桥病变时，常出现病变同侧的面部和对侧肢体的分离性感觉障碍（痛、温觉缺失而触觉存在）。

（5）皮质型感觉障碍：中央后回及旁中央小叶后部为大脑皮质的感觉中枢，受损时有2个特点：①出现病灶对侧的精细感觉障碍，如实体觉、图形觉、两点辨别觉、定位觉障碍，而痛、温觉障碍轻；②部分皮质感觉区域损害，可出现对侧一个上肢或一个下肢分布的感觉缺失或减退，称为单肢感觉减退或缺失。如为刺激性病灶，则出现局限性感觉性癫痫（发作性感觉异常）。

（6）丘脑型感觉障碍：丘脑损害时出现对侧偏身（包括面部）完全性感觉缺失或减退。其特点是深感觉和触觉障碍重于痛、温觉，远端重于近端，并常伴发患侧肢体的自发性疼痛（丘脑痛），多见于脑血管病。

（7）内囊型感觉障碍：为偏身型感觉障碍，即病灶对侧偏身（包括面部）感觉缺失或减退，常伴有偏瘫及偏盲，称三偏综合征，见于脑血管病。

（8）髓内型感觉障碍：①后角型，表现为损伤侧节段性分离性感觉障碍、病变侧痛、温觉障碍，但触觉或深感觉正常，见于髓内肿瘤和脊髓空洞症；②后索型，表现为受损平面以下精细触觉障碍和深感觉障碍，出现感觉性共济失调，见于脊髓痨、糖尿病等；③侧索型，表现为病变对侧平面以下的痛、温觉缺失而深感觉和触觉保存；④前连合型，表现为受损部位双侧节段性分布的痛、温觉消失而触觉和深感觉存在，见于髓内肿瘤早期和脊髓空洞症；⑤脊髓半离断型，又称脊髓半切综合征，表现为病变侧损伤平面以下深感觉障碍及上运动神经元性瘫痪，对侧损伤平面以下1或2个节段痛、温觉缺失，见于脊髓损伤、髓外占位性病变等；⑥横贯性脊髓损伤，表现为病变平面以下所有感觉（痛、温、触、深）均减弱或缺失，平面上部可能有过敏带，常见于脊髓炎和脊髓肿瘤等；⑦马尾圆锥型，表现为肛门周围及会阴部呈鞍状感觉缺失，见于肿瘤、炎症等。

👁考点提示：常见感觉障碍的临床表现。

【护理评估】

1.健康史 了解患者有无感染、脑血管病、脑外伤、药物及中毒、脑肿瘤、尿毒症、糖尿病等。评估患者的意识状态与精神状况，注意有无认知、情感或意识行为方面的异常；有无智能障碍，是否疲劳或注意力不集中；了解感觉障碍出现的时间、发展的过程、传播方式、加重或缓解的因素，是否有麻木、冷热感、潮湿感、重压感、针刺感、震动感或自发疼痛，如感觉过敏常见于浅感觉障碍，感觉过度常见于烧灼性神经痛、带状疱疹疼痛、丘脑的血管性病变，感觉倒错常见于顶叶病变或癔症，感觉异常常见于周围神经或自主神经病变等；还应注意患者是否因感觉异常而烦闷、忧虑或失眠。

2.身体状况

（1）了解感觉障碍出现的时间、发展的过程、传播的方式及有无加重或缓解的因素。

（2）既往健康状况，如有无糖尿病、酒精中毒病史等。

（3）查体时注意以下几点。

1）评估感觉障碍的部位、类型、范围及性质。

2）评估意识状态与精神状况，注意有无认知、情感或意识行为方面的异常，有无智能障碍，是否疲劳或注意力不集中。

3）有无运动障碍及类型,肌力如何。

4）评估全身情况及有无伴随症状,注意相应区域的皮肤颜色、毛发分布,有无烫伤或外伤瘢痕、皮疹、出汗等。

3.辅助检查　诱发电位、MRI、CT 检查有无异常。

【护理诊断/问题】

感知觉紊乱　与脑、脊髓病变及周围神经受损有关。

【护理措施】

1.一般护理　保持床单整洁、干燥,防止感觉障碍的身体部位受压或机械性刺激,避免高温或过冷刺激,慎用热水袋或冰袋,防止烫伤、冻伤。对感觉过敏的患者尽量避免不必要的刺激。

2.感觉训练　包括在运动训练中,应建立感觉 – 运动训练一体化的概念。可进行肢体的拍打、按摩、理疗、针灸、被动运动和各种、热、电的刺激。如每天用温水擦洗感觉障碍的身体部位,以促进血液循环;被动活动关节时反复适度地挤压关节,牵拉肌肉、韧带,让患者注视患肢并认真体会其位置、方向及运动感觉,让患者闭目寻找停滞在不同位置的患肢的不同部位,多次重复直至找准,这些方法可促进患者本体感觉的恢复。上肢运动感觉功能的训练可使用木钉盘,如使用砂纸、棉布、毛织物、铁皮等缠绕在木钉外侧,当患者抓木钉时,通过各种材料对患者肢体末梢的感觉刺激,提高中枢神经的感知能力。还可以通过患侧上肢的负重训练改善上肢的感觉和运动功能。

五、运动障碍

运动障碍是指运动系统的任何部位受损所导致的骨骼肌活动异常,可分为瘫痪、不自主运动及共济失调。

1.瘫痪　指个体随意运动功能的减低和丧失。按病变部位和瘫痪的性质可分为上运动神经元性瘫痪和下运动神经元性瘫痪,两者的区别见表 9 – 3;按瘫痪的程度可分为完全性瘫痪（肌力完全丧失）和不完全性瘫痪（肌力减弱）,肌力的分级标准见表 9 – 4;按瘫痪的分布可分为偏瘫、交叉性瘫痪、四肢瘫、截瘫、单瘫、局限性瘫痪等;按瘫痪的肌张力状态可分为痉挛性瘫痪和弛缓性瘫痪;按瘫痪的病因可分为神经源性瘫痪、神经肌肉接头性瘫痪及肌源性瘫痪。

表 9 – 3　上、下运动神经元性瘫痪的鉴别

体征	上运动神经元性瘫痪	下运动神经元性瘫痪
瘫痪分布	整个肢体为主	肌群为主
肌张力	增高,呈痉挛性瘫痪	减低,呈迟缓性瘫痪
腱反射	增强	减低或消失
病理反射	阳性	阴性
肌萎缩	无或轻度失用性萎缩	明显
肌束颤动	无	有
皮肤营养障碍	多无	常有
肌电图	神经传导正常,无失神经电位	神经传导异常,有失神经电位

表 9 – 4　肌力的分级

分级	临床表现
0 级	肌肉无任何收缩（完全瘫痪）
1 级	肌肉可轻微收缩,但不能产生动作（不能活动关节）

分级	临床表现
2级	肌肉收缩可引起关节活动,但不能抵抗地心引力,即不能抬起
3级	肢体能作抵抗重力离开床面,但不能抵抗阻力
4级	肢体能作抗阻力动作,但未达到正常
5级	正常肌力

常见的瘫痪形式有以下几种。

(1)单瘫:单个肢体的运动不能或运动无力,多为一个上肢或一个下肢。病变部位在大脑半球、脊髓前角细胞、周围神经或肌肉等。

(2)偏瘫:一侧面部和肢体瘫痪,常伴有瘫痪侧肌张力增高、腱反射亢进和病理征阳性等体征。常见于一侧大脑半球病变,如内囊出血、大脑半球肿瘤、脑梗死等。

(3)交叉瘫:指病变侧脑神经麻痹和对侧肢体瘫痪。中脑病变时表现为病灶侧动眼神经麻痹,对侧肢体瘫痪;脑桥病变时表现为病灶侧展神经、面神经麻痹和对侧肢体瘫痪;延脑病变时表现为病灶侧舌下神经麻痹和对侧肢体瘫痪。常见于脑干肿瘤、炎症和血管性病变。

(4)截瘫:双下肢瘫痪。常见于脊髓胸腰段的炎症、外伤、肿瘤等引起的脊髓横贯性损害。

(5)四肢瘫痪:四肢不能运动或肌力减退。常见于高颈段脊髓病变(如外伤、肿瘤、炎症等)和周围神经病变(如急性炎症性脱髓鞘性多发性神经病)。

2.不自主运动 指患者在意识清醒的情况下,出现不受主观控制的无目的的异常运动。临床可分为震颤、舞蹈、手足徐动、扭转痉挛、投掷动作等。所有不自主运动的症状随睡眠而消失。

3.共济失调 指由小脑、本体感觉及前庭功能障碍导致的运动笨拙和不协调,累及躯干、四肢和咽喉肌时可引起身体平衡、姿势、步态及言语障碍。根据病变部位可分为小脑性共济失调、大脑性共济失调、感觉性共济失调、前庭性共济失调。

☞**考点提示**:上运动神经元性瘫痪与下运动神经元性瘫痪的区别,肌力的分级。

【护理评估】

1.健康史 了解患者有无感染、脑血管病变、肿瘤、外伤、中毒、脑先天畸形及寄生虫病等。了解患者起病的缓急,运动障碍的性质、分布、程度及伴发症状;注意有无热、抽搐或疼痛,是否继发损伤;询问饮食和食欲情况,是否饱餐或酗酒;了解过去有无类似发作病史及其效果。

2.身体状况

(1)检查肌肉的外形、体积,有无萎缩、肥大及其部位、范围和分布。评估肌力。

(2)观察有无不自主运动及其形式、部位、程度、规律,与休息、活动、情绪、睡眠和气温等的关系。

(3)观察患者的姿势和步态,注意起步、抬足、落足、步幅、步基、方向、节律、停步和协调动作的情况。

(4)检查腱反射是否亢进、减退或消失,有无病理反射。

(5)患者卧床时是否有被动或强迫体位,能否在床上向两侧翻身坐起,日常活动是否需要辅助或支持等。

(6)评估营养和皮肤情况。

3.辅助检查 借助CT、MRI检查了解中枢神经系统有无病灶;借助EMG检查了解是否有失神经电位和神经传导速度的改变;借助血液生化检查了解有无血清铜蓝蛋白、抗O、血沉、肌酶谱、血钾的异常。

4.心理及社会支持状况 评估患者是否因肢体运动障碍而产生急躁、焦虑情绪或悲观、抑郁心理;评估患者家属对病情的认识程度及对患者的支持、关心情况;评估社会支持系统或社区康复的可能性等。

【护理诊断/问题】

1.躯体移动障碍 与大脑、小脑、脊髓病变及神经肌肉受损、肢体瘫痪或协调能力异常有关。

2.有失用综合征的危险 与肢体瘫痪、僵硬、长期卧床/体位不当或异常运动模式有关。

【护理措施】

1.生活协助 瘫痪卧床、生活不能自理的患者卧气垫床或按摩床,取舒适卧位;保持床单整洁、干燥、无渣屑;协助翻身、拍背、活动关节和按摩骨隆突处;每天全身温水擦拭1或2次,促进肢体血液循环,增进睡眠;鼓励和协助患者摄取充足的水分和均衡的饮食,保持大便通畅,便秘者可适当运动和按摩下腹部,促进肠蠕动;患者需在床上大小便时,为其提供方便的条件、隐蔽的环境和充足的时间,并指导其学会和配合使用便器;注意口腔卫生,保持口腔清洁。

2.康复护理 早期康复干预有助于抑制和减轻肢体痉挛姿势的出现与发展,能预防并发症,促进康复、减轻致残程度和提高患者生活质量。一般认为,缺血性脑卒中患者只要意识清楚、生命体征平稳、病情不再发展后48小时即可进行;多数脑出血患者可在病后10~14天开始康复训练;其他疾病所致运动障碍的康复应尽早进行,只要不妨碍治疗,康复训练开展得越早,功能康复的可能性就越大,预后也就越好。早期康复护理的内容包括以下几点。

(1)重视患侧刺激:加强患侧刺激可以对抗其感觉丧失,避免忽略患侧身体和患侧空间。如床头柜、电视机应置于患侧;洗漱、进食、测脉搏等所有护理工作都应在患侧进行;家属与患者交谈时应握住患侧手,引导偏瘫患者头转向患侧等;避免手的损伤,尽量不在患肢静脉输液;慎用热水袋热敷等。

(2)保持良好的肢体位置:正确的卧位姿势可以减轻患肢的痉挛、水肿,增加舒适感。患者宜取平卧位,尽量避免半卧位和不舒适的体位。协助患者保持良肢位,使肢体处于功能位,避免让手处于抗重力的姿势,勿在足部放置坚硬的物体。不同的体位均使用数个不同大小和形状的软枕支持,避免被褥过重或太紧。指导患者进行主动运动或被动运动。

(3)正确的体位变换(翻身):翻身是抑制痉挛和减少患侧受压最具治疗意义的活动。偏瘫、截瘫患者每2~3小时翻身1次。①患侧卧位:为所有体位中最重要的体位,协助患者肩关节向前伸展并外旋,肘关节伸展,前臂旋前,手掌向上放在最高处,患腿伸展、膝关节轻度屈曲。②仰卧位:为过渡性体位,因为受颈牵张性反射和迷路反射的影响,异常反射活动增强,所以应尽可能少用。③健侧卧位:患肩前屈,手平放于枕头上,伸肘,下肢患侧膝、髋屈曲,髋稍内旋。

(4)床上运动训练:根据患者的年龄、性别、体能、疾病性质及程度选择合适的运动方式、持续时间、运动频度和训练进程。瘫痪患者肌力训练应从助力活动开始,鼓励主动活动,逐步训练抗阻力活动。当肌力小于2级时,一般选择助力活动;当肌力达到3级时,训练患肢独立完成全范围关节活动;肌力达到4级时应给予渐进抗阻训练。正确的运动训练有助于缓解痉挛和改善已形成的异常运动模式。①关节被动运动:进行每个关节的各方位的被动运动,可维持关节活动度,预防关节僵硬和肢体挛缩畸形。②Bobath握手:两手握在一起,十指交叉,患侧拇指位于最上面,双手叉握充分向前伸,然后上举至头上。鼓励患者在双手与躯体成90°和180°位置稍作停留,以放松上肢和肩胛的痉挛,避免手的僵硬收缩,刺激躯干活动与感知觉。应鼓励患者每天多次练习,即使静脉输液,也应小心地继续上举其患肢,以充分保持肩关节无痛范围的活动。③桥式运动(选择性伸髋):指导患者抬高臀部,使骨盆呈水平位,治疗师一手下压患侧膝关节,另一只手轻拍患侧臀部,刺激其活动,帮助伸展患侧髋部。该运动可以训练患腿负重,为患者行走做准备,防止患者在行走中膝关节锁住(膝过伸位),同时有助于卧床患者床上使用便器。④起坐训练:鼓励患者尽早从床上坐起来,由侧卧位开始,健足推动患足,将小腿移至床缘外。坐位时应保持患者躯干的直立,可用大枕垫于身后,髋关节屈曲90°双上肢置于移动桌上,防止躯干后仰,肘及前臂下方垫软枕以防肘部受压。坐轮椅活动时,应在轮椅上放一桌板,保证患手平放于桌板上,而不是悬垂在一边。

3.安全护理 运动障碍的患者床铺要有保护性床栏;走廊、厕所要装扶手,以方便患者起坐、扶行;地面要保持平整干燥,防湿、防滑;呼叫器和经常使用的物品置于床头或患者伸手可及处;运动场所要宽敞、明亮,没有障碍物阻挡;穿防滑软橡胶底鞋和棉布衣服,衣着应宽松;患者在行走训练时避免在其身旁擦过或在其面前穿过,不要突然呼唤患者,以免分散其注意力;上肢肌力下降的患者不要自行打开水或用热水瓶倒水,防止烫伤;行走不稳或步态不稳者,选用三角手杖等合适的辅助具,并有人陪伴,防止受伤。

4.心理支持 给患者提供有关疾病、治疗及预后的可靠信息;关心、尊重患者,营造一种和谐的亲情氛围和舒适的休养环境;多与患者交谈,鼓励患者表达自己的感受,避免任何不良刺激和伤害患者自尊的言行;正确对待康复训练过程中所出现的畏难情绪、悲观和急躁情绪等,鼓励患者克服困难,摆脱对照顾者的依赖心理,增强自我照顾能力与自信心。

☞**考点提示:** 运动障碍的康复护理。

六、意识障碍

意识障碍是指人体对外界环境刺激缺乏反应的一种精神状态。任何病因引起的大脑皮质、皮质下结构、脑干上行网状激活系统等部位的损害或功能抑制,均可导致意识障碍。意识障碍可表现为觉醒度下降和意识内容变化,临床常通过患者的言语反应、对针刺的痛觉反应、瞳孔对光反射、吞咽反射、角膜反射等来判断意识障碍的程度。

【护理评估】

1.健康史 了解患者有无中枢神经系统炎症(如脑炎、脑膜炎等)、脑血管意外(如脑出血、脑梗死等)、颅内占位性病变(如脑肿瘤、颅内血肿等);全身性疾病见于严重感染(如败血症、中毒性肺炎等)、心血管疾病(如阿-斯综合征、肺性脑病、高血压脑病等)、内分泌与代谢性疾病(如肝性脑病、糖尿病酮症酸中毒、尿毒症等)、理化因素所致疾病(如中暑、CO中毒、安眠药中毒等)。

2.身体状况

(1)以觉醒度改变为主的意识障碍:具体如下。

1)嗜睡:是意识障碍的早期表现,患者表现为睡眠时间过长,但能被唤醒,醒后可勉强配合检查及回答简单问题,停止刺激后患者又继续入睡。

2)昏睡:是较嗜睡重的意识障碍,患者处于沉睡状态,正常的外界刺激不能唤醒,需大声呼唤或较强烈的刺激才能使其觉醒,可做含糊、简单而不完全的答话,停止刺激后很快入睡。

3)昏迷:为最严重的意识障碍,患者意识完全丧失,各种强刺激不能使其觉醒,无有目的的自主活动,不能自发睁眼。昏迷按严重程度可分为以下几种。①浅昏迷:意识完全丧失,仍有较少的无意识自发动作。对周围事物及声、光刺激全无反应,对强烈的疼痛刺激可有回避动作及痛苦表情,但不能觉醒。吞咽反射、咳嗽反射、角膜及瞳孔对光反射存在,生命体征无明显改变。②中昏迷:对外界正常刺激均无反应,自发动作少。对强刺激的防御反射、角膜反射及瞳孔对光反射减弱,大小便潴留或失禁,生命体征发生变化。③深昏迷:对外界任何刺激均无反应,全身肌肉松弛,无任何自主运动,眼球固定,瞳孔散大,各种反射消失,大小便失禁。生命体征明显变化,如呼吸不规则、血压下降等。

(2)以意识内容改变为主的意识障碍:具体如下。

1)意识模糊:表现为情感反应淡漠、定向力障碍、活动减少、语言缺乏连贯性,对外界刺激可有反应,但低于正常水平。

2）谵妄：为一种急性的脑高级功能障碍，患者对周围环境的认识及反应能力均有下降，表现为认知、注意力、定向与记忆功能受损，思维推理迟钝，语言功能障碍，错觉、幻觉，觉醒－睡眠周期紊乱等，可出现紧张、恐惧、兴奋、不安，甚至可有冲动和攻击行为。引起谵妄的常见神经系统疾病有脑炎、脑血管病、脑外伤及代谢性脑病等。高热、中毒、酸碱平衡紊乱、营养缺乏等也可导致谵妄。

（3）特殊类型的意识障碍：具体如下。

1）去皮质综合征：双侧大脑皮质广泛损害而导致的皮质功能减退或丧失，皮质下功能仍保存。患者对外界刺激无反应，无自发性言语及有目的的动作，能无意识地睁眼、闭眼或做吞咽动作，瞳孔对光反射、角膜反射及觉醒－睡眠周期存在，大小便失禁。身体姿势为上肢屈曲内收、双下肢伸直、足屈曲，亦称为去皮质强直。去皮质综合征常见于缺氧性脑病、脑炎、中毒和严重颅脑外伤等。

2）无动性缄默症：又称睁眼昏迷。为脑干上部和丘脑的网状激活系统损害所致，而大脑半球及其传出通路无病变。患者可以注视周围的环境和人，貌似觉醒，但不能活动或言语。四肢肌张力低，腱反射消失，肌肉松弛，大小便失禁，无病理征，对任何刺激无意识反应，觉醒－睡眠周期存在，常见于脑干梗死。

3）植物状态：指大脑半球严重受损而脑干功能相对保留的一种状态。患者对自身和外界的认知功能全部丧失，呼之不应，有自发或反射性睁眼，存在吮吸、咀嚼和吞咽等原始反射，有觉醒－睡眠周期，大小便失禁。颅脑外伤后植物状态持续 12 个月以上，其他原因持续 3 个月以上，称持续植物状态。

考点提示：意识障碍的临床表现。

3. 伴随身心状况 昏迷患者常伴有生命体征的不稳定，应注意是否伴有呼吸过快、过慢或节律不规则，如呼吸呈深而稍快的库斯莫尔呼吸，则可能是糖尿病或尿毒症所致的代谢性酸中毒；鼾音呼吸伴有一侧面肌瘫痪致呼吸时，患侧面颊如风帆样随呼吸而起落，提示脑出血。昏迷时间过长时要注意是否伴有：①呼吸道分泌物潴留，咳嗽反射减弱或消失，诱发肺部感染，可发生窒息；②吞咽困难所致营养失调，体重减轻；③肢体丧失自主运动，皮肤黏膜受压、红肿，发生压疮，肌肉失用性萎缩，关节功能障碍；④恶心、呕吐、瞳孔大小不等、对光反射消失，可能是并发脑疝。

知识链接

Glasgow 昏迷评定量表

为了较准确地评价意识障碍的程度，国际通用 Glasgow 昏迷评定量表。最高得分 15 分，最低得分 3 分，分数越低，病情越重。通常在 8 分以上恢复机会较大，7 分以下预后较差，3～5 分并伴有脑干反射消失的患者有潜在死亡的危险。

检查项目	临床表现	评分
睁眼反应	自动睁眼	4
	呼之睁眼	3
	疼痛引起睁眼	2
	不睁眼	1
言语反应	定向正常	5
	应答错误	4
	言语错乱	3
	言语难辨	2
	不语	1

续表

检查项目	临床表现	评分
运动反应	能按指令动作	6
	对针痛能定位	5
	对针痛能躲避	4
	刺痛肢体屈曲反应	3
	刺痛肢体过伸反应	2
	无动作	1

【护理诊断/问题】

1.意识障碍 与各种原因导致大脑皮质高度抑制有关。

2.有误吸的危险 与意识障碍、呼吸道分泌物、咳嗽反射减弱有关。

3.有皮肤完整性受损的危险 与意识障碍、患者长期卧床、皮肤受压、营养不良有关。

4.有感染的危险 与意识障碍、机体抵抗力下降、呼吸道分泌物排出不畅、留置导尿等有关。

【护理措施】

1.密切观察病情

（1）密切观察生命体征,昏迷的程度,瞳孔的变化,注意有无瘫痪、脑膜刺激征、抽搐等伴随症状,并详细记录,随时分析病情进展,以便及时通知医生并做相应的护理。

（2）若出现体温急骤升高、脉搏渐弱转慢、呼吸不规则、血压波动、瞳孔散大,对光反应消失,均提示病情严重,须及时与医生联系并配合抢救。

2.确保呼吸道通畅

（1）观察患者意识障碍的程度及患者的呼吸状态。为保持呼吸道通畅,患者应取平卧位,头侧向一边（平卧头侧位或侧卧位）,防止呕吐物被误吸入呼吸道,在患者肩下垫物,使肩部抬高、颈部伸展,防止舌根后坠阻塞气道。

（2）准备配套的吸痰器,对痰液较多者应及时吸痰;对痰多有窒息可能或病情严重者,应做好气管切开及使用呼吸机的准备工作。

3.尿、便异常的护理

（1）对尿失禁患者可采用尿布、蓄尿袋,必须勤更换,会阴部应及时擦洗干净,防止尿路感染和压疮发生。

（2）长期尿潴留或尿失禁患者酌情留置导尿管,在护理过程中应注意:定期开放,防止膀胱失用性功能萎缩;定期更换导尿管;观察导尿管是否通畅,记录尿量、尿色;意识恢复清醒后及时拔除导尿管,诱导自主排尿。

（3）昏迷患者出现便意,有时会出现不安的表情和姿势,可提供便具。便秘3天以上应及时处理,如用缓泻剂,保持大便通畅,以防用力排便时导致颅内压增高。大便失禁时,应注意做好肛门及会阴部卫生,涂保护性润滑油。

（4）在尿、便异常的护理中,应保持会阴部的清洁、干燥,保持床铺干燥、平整。

4.并发症的预防及护理

（1）预防呼吸道感染:取下活动性义齿,每天清洁牙齿2次;有口腔溃疡时,可涂甲紫或锡类散;张口呼吸患者,应把消毒纱布叠成三层沾湿温水后盖在口鼻上。患者应每2小时翻身1次,同时拍其背部,并吸取分泌物。在吸取患者口咽部及气管内分泌物时,严格执行无菌操作原则。患者长期卧床易发生坠积性肺炎,在整个昏迷期间,应密切观察患者体温、呼吸及痰的性质、量、颜色等变化,发现异常表现应及时与医生联系并采取相应护理措施。

(2)保持皮肤清洁,预防压疮:具体如下。

1)昏迷患者因丧失自主运动,肢体受压时间过长,最易发生压疮,如骶尾部、股骨大转子、足跟、外踝等处,应定时翻身、按摩,每2小时翻身1次,翻身时动作要轻柔,避免拖、拉、推等粗鲁动作。翻身后肢体关节应放置功能位置。对受压部位皮肤,放置气垫圈、棉垫。如发现皮肤红、肿、热,则应及时采取措施。

2)保持皮肤的清洁与干燥,有大小便失禁、呕吐及出汗等患者应及时擦洗干净,保持床铺清洁干燥、平整、无碎屑。

3)昏迷患者不能自主进食,常出现营养不良,易诱发压疮,应给予鼻饲高蛋白、高维生素等营养丰富的流质饮食,保持每天总热量的摄入,并注意鼻饲管应用的护理。

七、认知障碍

认知是指人脑接受外界信息,经过加工处理,转换成内在的心理活动,从而获取知识或应用知识的过程。它包括记忆、语言、视觉空间、执行、计算和理解判断等方面。认知障碍是指上述几项认知功能中的1项或多项受损,当上述认知域有2项或2项以上受累,并影响个体的日常生活或社会能力时,可考虑为痴呆。

1. 记忆障碍 记忆是信息在脑内储存和提取的过程,一般分为瞬时记忆、短时记忆和长时记忆三类。瞬时记忆为大脑对事物的瞬时映象,有效作用时间不超过2秒。短时记忆时间不超过1分钟,如记电话号码。短时记忆中的信息经过反复的学习、系统化,在脑内储存,进入长时记忆,可持续数分钟、数天,甚至终身。临床上多根据长时记忆将记忆障碍分为遗忘、记忆减退、记忆错误和记忆增强。

(1)遗忘:指对识记过的材料与情节不能再认与回忆,或者表现为错误的再认或回忆。根据遗忘的具体表现,最重要的遗忘类型有顺行性遗忘和逆行性遗忘。

1)顺行性遗忘:指回忆不起在疾病发生以后一段时间内所经历的事件,近期事件记忆差,不能保留新近获得的信息,而远期记忆尚保存。常见于阿尔茨海默病的早期、癫痫、双侧海马梗死、间脑综合征、严重的颅脑外伤等。

2)逆行性遗忘:指回忆不起疾病发生之前某一阶段的事件,过去的信息与时间梯度相关的丢失。常见于脑震荡后遗症、缺氧、中毒、阿尔茨海默病的中晚期、癫痫发作后等。

(2)记忆减退:指识记、保持、再认和回忆普遍减退。早期往往是回忆减弱,特别是对日期、年代、专有名词、术语概念等的回忆发生困难,以后表现为近期和远期记忆均减退。临床上常见阿尔茨海默病、血管性痴呆、代谢性脑病等。

(3)记忆错误:包括以下几种。

1)记忆恍惚:包括似曾相识、旧事如新、重演性记忆错误等,与记忆减退过程有关。常见于颞叶癫痫、中毒、神经症、精神分裂症等。

2)错构:指患者记忆有时间顺序上的错误,如患者将过去生活中所经历的事件归之于另一无关时期,而患者并不自知,并且坚信自己所说的完全正确。常见于更年期综合征、精神发育迟滞、乙醇中毒性精神病和脑动脉硬化症等。

3)虚构:指患者将过去事实上从未发生的事或体验回忆为确有其事,患者不能自己纠正错误。常见于Korsakoff综合征,可以由脑外伤、乙醇中毒、感染性脑病等引起。

(4)记忆增强:指对远事记忆的异常性增加。患者表现出对很久以前所发生的、似乎已经遗忘的时间和体验,此时又能重新回忆起来,甚至一些琐碎的毫无意义的事情或细微情节都能详细回忆。多见于躁狂症、妄想或服用兴奋剂过量。

2.视觉空间障碍 指患者因不能准确地判断自身及物品的位置而出现的功能障碍,例如回家时因判断错方向而迷路,不能准确地将锅放在炉灶上而将锅摔到地上等。患者不能准确地临摹立体图,严重时连简单的平面图也无法画出。生活中可出现穿衣困难,不能判断衣服的上下、左右和里外,将衣服及裤子穿反等。常由中央区后方病变引起。

3.执行功能障碍 执行功能是一种综合运用知识、信息的能力。执行功能障碍与额叶－皮质下环路受损有关,患者表现为不能作出计划,不能进行创新性的工作,不能根据规则进行自我调整,不能对多件事进行统筹安排,不能按照要求完成较为复杂的任务。常见于血管性痴呆、阿尔茨海默病、帕金森病痴呆、路易体痴呆和额颞叶痴呆等。

4.计算力障碍 指患者计算能力减退,以前能做的简单计算无法正确算出。最初表现为患者买菜购物不知道该付多少钱,该找回多少。随着病情的进展,患者甚至不能进行如 $2+3$、$1+2$ 等非常简单的计算,甚至不认识数字和算术符号。计算力障碍是优势半球顶叶特别是角回损伤的表现。

5.失语 详见本节中"言语障碍"相关内容。

6.失用 是指在意识清楚、语言理解及运动功能正常情况下,患者丧失完成有目的的复杂活动的能力。失用可分为以下几种。

(1)观念性失用:是指患者对复杂精细的动作失去了正确概念,导致其不能把一组复杂精细动作按逻辑次序分解组合,使得各个动作的前后次序混乱,目的错误,无法正确完成整套动作。常由大脑半球受累引起。

(2)观念运动性失用:是指患者在自然状态下可以完成相关动作,但不能按指令去完成这类动作。如向患者发出指令命其张口,患者不能张口,但给他苹果则会自然张嘴去咬。病变多位于优势半球顶叶。

(3)肢体运动性失用:通常表现为上肢远端失去执行精细熟练动作的能力,自发动作、执行口令及模仿均受到影响,如患者不能弹琴、书写和编织等。病变多位于双侧或对侧皮质运动区。

(4)结构性失用:是指对空间分析和对动作概念化的障碍。表现为患者绘制或制作包含有空间位置关系的图像或模型有困难,不能将物体的各个成分连贯成一个整体。病变多位于非优势半球顶叶或顶枕联合区。

(5)穿衣失用:是指丧失了穿衣能力。表现为患者穿衣时上下颠倒、正反及前后颠倒、扣错纽扣、将双下肢穿入同一条裤腿等。病变多位于非优势侧顶叶。

7.失认 指患者无视觉、听觉和躯体感觉障碍,在意识正常情况下,不能辨认以往熟悉的事物。失认可表现为:

(1)视觉失认:患者的视觉足以看清周围物体,但看到以前熟悉的事物时却不能正确识别、描述及命名,而通过其他感觉途径则可认出。视觉失认包括物体失认、面容失认、颜色失认,多与枕叶视中枢损害有关。

(2)听觉失认:指患者听力正常但却不能辨认以前熟悉的声音,如以前能辨认出来的手机铃声、动物叫声、汽车声、钢琴声等,病变多位于双侧颞上回中部。

(3)触觉失认:即实体觉缺失,患者无初级触觉和位置觉障碍,闭眼后不能通过触摸辨别以前熟悉的物品,如牙刷、钥匙、手机等,但如睁眼看到或用耳朵听到物体发出的声音就能识别,病变多位于大脑顶叶。

（4）体象障碍：指患者基本感知功能正常，但对自身躯体的存在、空间位置及各部位之间的关系失去辨别能力，临床可表现为偏侧忽视、病觉缺失、手指失认、自体认识不能、幻肢现象等。体象障碍可见于脑器质性损害和精神疾病，前者包括偏头痛、癫痫、脑卒中、脑肿瘤、脑损伤和其他弥漫性脑病变，后者多见于精神分裂症、抑郁症、神经性厌食症等。

8. 轻度认知障碍和痴呆

（1）轻度认知障碍：是介于正常衰老和痴呆之间的一种中间状态，是一种认知障碍综合征。与年龄和教育程度匹配的正常老人相比，患者存在轻度认知功能减退，有记忆、执行功能、语言、运用、视空间结构技能等其中的 1 项或 1 项以上功能减退，导致相应的临床症状，但日常生活活动能力基本正常，复杂的工具性日常生活活动能力可以有轻微损害。

（2）痴呆：是由于脑功能障碍而产生的获得性、持续性智能损害综合征，既可由脑退行性变如阿尔茨海默病，额、颞叶变性等引起，也可由其他原因如脑血管病、外伤、中毒等导致。与轻度认知障碍相比，痴呆患者必须有 2 项或 2 项以上认知域受损，并导致患者的日常生活或社会能力明显减退。痴呆患者除记忆、语言、视觉空间技能、执行功能、运用、计算等受损外，还可以伴发睡眠障碍及幻觉、妄想、抑郁、徘徊、藏匿物品、攻击等精神行为异常。

【护理评估】

1. 健康史 了解患者的文化程度、职业、既往病史、家族史等。评估患者对疾病的认识及社会支持情况。了解患者的记忆、视觉空间、执行、计算和理解、判断等能力发生障碍的主要症状及特点、发病时间、症状变化或演变情况；伴随症状的特点、发生时间，与认知障碍有关的其他疾病情况；病程中的一般情况，如睡眠、饮食、体重、精神状态及大小便情况等。

2. 身体评估 可采用床边问诊、体格检查、相关量表评估患者认知障碍的程度、类型和残存能力等。

（1）总体认知功能评估：评估工具包括多个认知领域的检测项目，能较全面地了解患者的认知状态及认知特征，可选择 MMSE 和 MoCA 进行初步筛查，阳性者进行针对性标准化测验与系统评估。临床常用评估量表包括简易智能精神状态评价量表（MMSE）、蒙特利尔认知评估量表（MoCA）、阿尔茨海默病评估量表（认知部分）、临床痴呆评定量表等。

（2）记忆功能评估：临床记忆评估主要集中于情景记忆，包括听觉词语学习测验、韦氏记忆量表逻辑记忆分测验等。

（3）注意/执行功能评估：注意的评估工具包括简易注意测验、韦氏记忆量表逻辑记忆分测验、日常注意测验、注意力变化测验和连线测验等。执行功能评估分别针对抽象概括能力、精神灵活性、信息处理速度、判断力、推理和转换能力、对干扰的抵制能力和解决问题能力等进行测验。注意/执行功能评估是鉴别皮质性痴呆和皮质下痴呆的重要依据。

（4）语言功能评估：认知障碍患者都应进行语言功能评估。

（5）视空间和结构功能评估：常用的视空间和结构功能测验包括气球划销测验、钟划销测验、Benton 面孔再认测验、复杂图形测验、画钟测验、积木测验等。

（6）运用功能评估：①按照测试者指令进行手势命名、物品命名、手势判断与辨认；②按照测试者指令做手势表演；③请患者模仿测试者动作，如刷牙、吹口哨等；④将所需物品及材料置于患者面前的桌子上，请患者快递物品等。

（7）非认知功能评估：应根据患者和知情者提供的信息进行 ADL、情绪、行为及社会功能等综合评估。

笔记

【护理诊断/问题】

1. **记忆功能障碍**　与轻度认知障碍或痴呆有关。

2. **生活自理缺陷**　与认知障碍所致记忆、运用、执行、语言及日常生活活动能力减退有关。

3. **有走失的危险**　与记忆力、定向力等认知功能减退/受损有关。

4. **有受伤/伤人的危险**　与视觉空间障碍、执行能力缺失，情绪异常及精神症状等有关。

【护理措施】

1. **记忆功能康复训练**

（1）病情监测：定期评估患者的记忆功能，及时发现记忆功能的变化，尽早进行康复训练，降低患者从轻度认知障碍转化为痴呆的风险。

（2）提供个性化的记忆康复训练：如认知刺激训练、学习训练、体育锻炼、音乐疗法、数独训练等，鼓励患者回忆过去的生活经历、参加力所能及的社交活动、编制日常生活活动安排表、参加益智游戏等，帮助改善和维持记忆功能。

2. **日常生活能力康复训练**　①定期评估患者的认知状况和日常生活能力，提供以患者为中心的康复训练计划，最大程度地利用和保存患者的残留功能。对于轻度认知障碍患者，尽可能给予自我生活照料的机会，并进行生活技能训练，帮助维持和改善工具性日常生活能力，如处理财务、乘车、做家务、使用家电等。②当患者认知功能逐渐减退，日常生活能力降低时，应帮助其应对生活中的各种障碍，协助患者进行简单、有规律的生活自理，培养患者的自信心和安全感，陪同患者完成力所能及的任务，体会参与的乐趣。生活自理能力完全丧失的患者应由专人护理，加强日常生活的照料和护理，如穿衣、进食、睡眠、沐浴、如厕等。

3. **加强风险管理**　①帮助建立家庭护理系统，为照护者提供预防走失等相关风险管理知识和信息。给患者制作并佩戴胸卡，内容包括姓名、年龄、家庭住址、疾病名称、联系电话、联系人（多个），以便走失时方便他人及时联系照护者。痴呆患者应有专人看护，佩戴 GPS 定位器，避免让其独自外出。②加强巡视，住院期间应加强巡视，随时掌握患者动态，做好床边交接班。

4. **安全护理**　为患者提供较为固定和安全的生活环境，居室内家具简洁、摆放固定，放置熟悉的个人物品、醒目的时间和定向标识，防止发生跌倒、烫伤、误服、自伤等意外事件。定期评估患者有无激越行为及严重程度，根据激越行为的类型给予相应干预措施。

☞ **考点提示**：认知障碍的知识见神经系统症状的护理。

第三节　急性脑血管疾病

课件

一、概述

脑血管疾病（cerebral vascular diseases，CVD）是指脑血管病变导致脑功能障碍的一类疾病的总称，包括血管腔闭塞或狭窄、血管破裂、血管畸形、血管壁损伤或通透性发生改变等各种脑血管病变引起的局限性或弥漫性脑功能障碍。脑卒中（stroke）是各种原因引起的脑血管疾病急性发作，可分为缺血性脑卒中和出血性脑卒中两大类，其临床特征通常表现为患者迅速出现局限性或弥漫性脑功能障碍。我国脑血管疾病的分类见表 9 - 5。

表 9 - 5　中国脑血管疾病分类 2015（简表）

Ⅰ.缺血性脑血管病	Ⅲ.头颈部动脉粥样硬化、狭窄或闭塞（未导致脑梗死）
1.短暂性脑缺血发作	Ⅳ.高血压脑病
（1）颈动脉系统	Ⅴ.颅内动脉瘤
（2）椎基底动脉系统	Ⅵ.颅内血管畸形
2.脑梗死（急性缺血性卒中）	Ⅶ.脑血管炎
（1）大动脉粥样硬化脑梗死	Ⅷ.其他脑血管疾病
（2）脑栓塞	Ⅸ.颅内静脉系统血栓形成
（3）小动脉闭塞性脑梗死	Ⅹ.无急性局灶性神经功能缺损症状的脑血管病
（4）脑分水岭梗死	Ⅺ.脑卒中后遗症
（5）出血性脑梗死	Ⅻ.血管性认知障碍
（6）其他原因所致脑梗死	ⅩⅢ.脑卒中后情感障碍
（7）原因未明脑梗死	
Ⅱ.出血性脑血管病	
1.蛛网膜下腔出血	
2.脑出血	
3.其他颅内出血	

在我国,脑卒中已成为当今严重危害中老年人生命与健康的主要公共卫生问题,《中国脑卒中防治报告 2020》显示,我国脑卒中患病率为 1471/10 万,年发病率为 201/10 万,农村居民脑卒中死亡率为 160/10 万,城市脑卒中死亡率 129/10 万。脑卒中还成为重要的严重致残疾病。

【病因】

1.血管壁病变　以高血压性动脉硬化和动脉粥样硬化最多见,其次是动脉炎（结核、梅毒、结缔组织疾病等所致）、先天性血管病（动脉瘤、血管畸形、先天性血管狭窄）、血管损伤（外伤、颅脑手术、穿刺）等。

2.血液流变学及血液成分异常　高脂血症、高糖血症、红细胞增多症等导致的血液黏度增高;原发免疫性血小板减少症、血友病、DIC 等导致的凝血机制异常。

3.心脏病和血流动力学改变　高血压、低血压或血压的急骤搏动、心脏功能障碍、传导阻滞、风湿性心脏瓣膜病、心律失常等。

4.其他　空气、脂肪、肿瘤等栓子进入颅内,脑血管受压、痉挛和外伤等。

【危险因素】

1.无法干预的因素　年龄、性别、种族、家族遗传性、出生体重等。随着年龄的增长,脑卒中的危险因素持续增加,55 岁以后发病率明显增加,年龄每增加 10 岁,发病率约增加 1 倍;男性发病率高于女性;父母双方有脑卒中史的子女卒中风险增加;出生体重小于 2500g 者患脑卒中的风险是出生体重4000g 者 2 倍以上。

2.可干预的因素　高血压、心脏病、糖尿病被一致认为是脑血管病发病最重要的危险因素;高脂血症、血黏度增高、吸烟、酗酒、肥胖、体力活动减少、饮食因素等与脑血管病发病有关。若对以上因素进行积极的干预,则可以减少脑血管病的发生。

☞**考点提示**:脑血管疾病病因及危险因素、脑血管疾病分类。

二、短暂性脑缺血发作

案例导学

患者,女,61 岁,因"阵发性意识不清 2 天"入院。约 5 分钟恢复,无神经系统后遗症。既往有高血脂 5 年,未做治疗。

身体评估:体温 36.8℃,脉搏 67 次/分,呼吸 18 次/分,血压 145/80mmHg。

辅助检查:头颅 CT 未见明显异常。

请思考:

1. 该患者目前主要的护理问题有哪些?

2. 对该患者应如何进行护理?

短暂性脑缺血发作(transient ischemic attack,TIA)是指由局部脑或视网膜缺血引起的短暂性神经功能缺损,临床症状一般不超过 1 小时,最长不超过 24 小时,且无责任病灶的证据。

【病因与发病机制】

关于本病的病因与发病机制,目前仍不完全清楚,多数认为系多病因综合征,但主要的病因是动脉粥样硬化。发病机制有多种学说,目前多数学者支持微栓子学说,其他还有血流动力障碍学说和脑血管痉挛学说等。

☞**考点提示:**微栓塞是 TIA 的最常见病因与发病机制。

【临床表现】

1. 症状与体征

(1)临床特征:①50~70 岁中老年多见,男性多于女性;②多伴有高血压、动脉粥样硬化、糖尿病、高血脂和心脏病等脑血管疾病的高危因素;③突发局灶性脑或视网膜功能障碍,历时短暂,最长不超过 24 小时,不遗留神经功能缺损症状;④可反复发作,且每次发作表现相似。

(2)颈动脉系统 TIA:①常表现为病灶对侧发作性肢体单瘫、偏瘫和面瘫、单肢或偏身麻木;②特征性症状为眼动脉交叉瘫(病变侧单眼一过性黑蒙、对侧偏瘫及感觉障碍),优势半球缺血时可有失语;③可能出现的症状,如病灶对侧同向性偏盲。

(3)椎-基底动脉系统 TIA:①通常表现为眩晕、恶心和呕吐、平衡失调。②特征性症状,如跌倒发作和短暂性全面性遗忘症。前者表现为转头或仰头时,双下肢无力而跌倒,常可很快自行站起,无意识丧失;后者表现为发作时出现短时间记忆丧失,对时间、地点定向障碍,但对话、书写和计算能力正常,无意识障碍,持续数分钟或数小时。③可能出现的症状有吞咽障碍、构音不清、共济失调(小脑缺血)、交叉性瘫痪(脑干缺血)等。

2. 并发症 TIA 发作后约 1/3 的患者可自行停止;1/3 发展为脑梗死;1/3 继续发作,可能会引起外伤、骨折等。

☞**考点提示:**TIA 的临床特点。

【辅助检查】

1. 影像学检查 MRA 可见颅内动脉狭窄;DSA 可明确颅内外动脉的狭窄程度;经颅多普勒超声可见动脉狭窄、粥样硬化斑块等。

2. 其他 血常规、凝血功能、血脂、血糖、心电图、经胸超声心动图等检查有助于发现病因。

【诊断要点】

因绝大多数 TIA 患者就诊时症状和体征已经消失,而头颅 CT 或 MRI 检查无异常发现,故其诊断主要依靠病史。中老年人突然出现局灶性脑损害症状或体征并在 24 小时内完全恢复者,应考虑有 TIA 的可能。

【治疗要点】

TIA 是卒中的高危因素,需积极进行治疗。TIA 治疗的目的是消除病因、减少及预防复发、保护脑功能、防止脑梗死发生。

1. 病因治疗 是预防 TIA 复发的关键。应积极查找病因,针对可能存在的危险因素进行治疗,如控制血压、调节血脂和血糖、治疗心律失常、改善心功能、纠正血液成分异常、防止颈部活动过度等。

2. 药物治疗 根据发作的频率可分为偶发和频发 2 种形式。对无论何种原因引起的偶发,均应看作是永久性卒中的重要危险因素而进行适当的药物治疗。对在短时间内频繁发作者,应视为神经科急症进行处理,迅速控制其发作。

(1) 抗血小板聚集:可减少微栓子的发生,预防复发。常用药物有阿司匹林、双嘧达莫、氯吡格雷、奥扎格雷等。对卒中高复发风险和伴有症状性颅内动脉狭窄的 TIA 患者,应尽早给予阿司匹林联合氯吡格雷治疗。

(2) 抗凝:心源性栓塞性 TIA 一般推荐抗凝治疗。可在神经影像排除脑出血后尽早开始实施。常用药物有肝素、低分子肝素、华法林及新型口服抗凝药(如达比加群、利伐沙班)。

(3) 扩容治疗:主要纠正低灌注,适用于血流动力型 TIA。

(4) 溶栓治疗:TIA 患者不作为静脉溶栓治疗的禁忌证,对于反复发作、临床有脑梗死诊断可能的患者,应积极进行溶栓治疗。

(5) 中药:常用药物有川芎、丹参、红花、三七等。

3. 外科手术和血管内介入治疗 经血管造影确定 TIA 是由颈部大动脉病变(如动脉硬化斑块)引起明显狭窄或闭塞者,为了消除微栓塞,改善脑血流量,建立侧支循环,可考虑外科手术和血管内介入治疗。常用方法有颈动脉血管成形和支架置入术(CAS)和颈动脉内膜切除术(CEA)。对有或无症状、单侧重度颈动脉狭窄≥70%、血管造影发现狭窄>50% 或药物治疗无效者,可考虑行 CAS 或 CEA 治疗。

☞**考点提示:** TIA 的治疗要点。

【护理诊断/问题】

1. 有跌倒的危险 与突发眩晕、平衡失调及一过性失明等有关。

2. 知识缺乏: 缺乏疾病防治与自我保健知识。

3. 潜在并发症: 脑卒中。

【护理措施】

1. 一般护理 发作时卧床休息,注意枕头不宜太高,以 15°～20° 为宜,以免影响头部的血液供应;仰头或头部转动时应缓慢、动作轻柔,转动幅度不要太大,防止颈部活动过度过急而诱发发作或摔伤。频繁发作的患者应避免重体力劳动,必要时如厕、沐浴以及外出活动时应有家属陪伴。

2. 运动指导 散步、慢跑、踩脚踏车等规律的体育锻炼既可以改善心脏功能、增加脑血流量、改善微循环,也可以降低已升高的血压、控制血糖水平和降低体重,应增加和保持适当的体育运动,注意运动量和运动方式,劳逸结合。

3. 用药护理 遵医嘱正确服药,不可随意更改、终止或自行购药服用。告知患者药物的作用机制、不良反应及用药注意事项。进行肝素抗凝治疗时,应密切观察有无出血倾向,如皮肤瘀点和瘀斑、牙龈出血、大便颜色等,有消化性溃疡和严重高血压者禁用。使用阿司匹林等抗血小板聚集药治疗时,可出现食欲缺乏、皮疹或血细胞减少等不良反应,发现异常情况应及时报告医生处理。

4.**病情观察** 对频繁发作的患者应注意观察和记录每次发作的持续时间、间隔时间和伴随症状,观察肢体无力或麻木是否减轻或加重,有无头痛、头昏或其他脑功能受损的表现,警惕完全性缺血性脑卒中的发生。

【健康教育】

1.**疾病知识指导** 让患者及其家属了解脑卒中的基本病因、主要危险因素和危害、早期症状、就诊时机以及治疗与预后的关系;帮助寻找和去除自身的危险因素,主动采取预防措施,积极治疗相关疾病,改变不健康的生活方式、

2.**饮食指导** 向患者及其家属说明肥胖、吸烟、酗酒及不合理饮食与疾病发生的关系。进食低盐、低脂、充足蛋白质和丰富维生素的饮食,如多食入谷类和鱼类、新鲜蔬菜、水果、豆类、坚果等,限制钠盐的摄入量,每天不超过6g。少摄入糖类和甜食,忌食辛辣、油炸食物和暴饮暴食;注意粗细搭配、荤素搭配,戒烟、限酒,控制食物热量,保持理想体重。

3.**保持心态平衡** 长期精神紧张不利于控制血压和改善脑部的血液供应,甚至还可以诱发某些心脑血管病。应积极调整心态、稳定情绪,培养自己的兴趣爱好,多参加有益身心的社交活动。

4.**积极治疗相关疾病** 告知患者及其家属TIA为脑卒中的一种先兆表现或警示,未经正确治疗而任其自然发展,约1/3的患者在数年内发展成为脑卒中。积极治疗高血压、动脉硬化、心脏病、糖尿病、高脂血症和肥胖症等。遵医嘱正确服药,禁止自行停药、减量或换药。

5.**定期体检** 了解自己的心脏功能、血糖、血脂水平和血压高低,尤其有高血压病史者应经常测量血压,糖尿病患者监测血糖变化等,以便及时调整药物剂量。出现肢体麻木无力、头晕、头痛、复视或突然跌倒时,应引起高度重视,及时就医。

☞**考点提示**:TIA患者的饮食护理、用药护理。

三、脑梗死

案例导学

患者,男,50岁,患高血压多年,于2天前起床时突然跌倒在地。家属将其扶起后,发现其右侧肢体不能抬起,口角歪斜,言语不清,但意识清楚,急送医院。入院时呈昏睡状态。

身体评估:体温38.5℃,脉搏76次/分,血压180/120mmHg。

脑CT检查发现右侧基底节区低密度梗死灶。经抢救已清醒,但语言仍含糊不清,饮水有呛咳。咯黄色黏痰,两肺可闻及湿啰音,左侧上下肢瘫痪。患者时常流泪,心情低落。

请思考:

1.对该患者的主要护理诊断有哪些?

2.对该患者应采取哪些护理措施?

脑梗死(cerebral infarction,CI)又称缺血性脑卒中(cerebral ischemic stroke,CIS),是各种脑血管病变所致脑部血液供应障碍,导致局部脑组织缺血、缺氧性坏死,而迅速出现相应神经功能缺损的一类临床综合征。脑梗死是卒中最常见类型,占70%~80%。由脑供血动脉闭塞或严重狭窄所致的脑梗死包括脑血栓形成和脑栓塞。

☞**考点提示**:脑梗死的概念及分类。

脑血栓形成

脑血栓形成(cerebral thrombosis,CT)是脑梗死中最常见的类型,指在脑动脉粥样硬化等动脉壁病变的基础上,脑动脉主干或分支管腔狭窄、闭塞或形成血栓,造成该动脉供血区局部脑组织血流中断而发生缺血、缺氧性坏死,引起偏瘫、失语等相应的神经症状和体征。

【病因与发病机制】

1. 脑动脉粥样硬化 是脑血栓形成最常见的病因,高血压常与脑动脉硬化并存,两者相互影响,使病变加重;高脂血症、糖尿病等往往可加速脑动脉硬化的进展。

2. 脑动脉炎 结缔组织疾病、细菌和钩端螺旋体等感染均可致脑动脉炎症,使管腔狭窄或闭塞。

3. 其他 真性红细胞增多症、血小板增多症、弥漫性血管内凝血、脑淀粉样血管病、颅内外夹层动脉瘤等。

在颅内血管壁病变的基础上,睡眠、失水、心力衰竭、心律失常等原因导致血压下降、血流缓慢、血液黏度增高时,在病变的动脉壁处,血小板及纤维素等血液中有形成分黏附、聚集、沉着,形成血栓,从而使动脉管腔变狭窄,以至完全闭塞,受累血管供应区的脑组织则缺血、水肿、坏死。

☞**考点提示:**脑血栓形成最常见、最基本的病因。

急性脑梗死病灶由缺血中心区及其周围的缺血半暗带组成。缺血中心区脑组织已发生不可逆性损害;缺血半暗带是指梗死灶中心坏死区周围可恢复的部分血流灌注区,因此区内有侧支循环存在而可获得部分血液供给,尚有大量存活的神经元。有效挽救缺血半暗带脑组织的治疗时间,称治疗时间窗。目前研究表明,在严格选择病例的条件下,急性缺血性脑卒中溶栓治疗时间窗一般不超过6小时;机械取栓的治疗时间窗一般不超过8小时,个别患者可延长至24小时。如果血运重建的时间超过治疗时间窗,则不能有效挽救缺血脑组织,甚至可能因再灌注损伤和继发脑出血而加重脑损伤。

【临床表现】

1. 症状与体征

(1)多见于50岁以上有动脉粥样硬化、高血压、高血脂、糖尿病者。

(2)安静休息或睡眠中发病,部分患者发病前有肢体麻木、无力等前驱症状或TIA发作。

(3)起病缓慢,症状多在发病后10小时或1~2天达高峰。

(4)以失语、偏瘫、偏身感觉障碍和共济失调等局灶症状为主,部分患者可有头痛、呕吐、意识障碍等全脑症状。

2. 并发症 约半数患者留有不同程度的后遗症,部分大面积梗死或脑干梗死患者可并发脑水肿、颅内高压、肺部感染或因呼吸循环衰竭而致死。

3. 临床类型 根据起病形式和病程可分为以下临床类型:

(1)完全型:起病后6小时内病情达高峰,病情重,表现为一侧肢体完全瘫痪甚至昏迷。

(2)进展型:发病后症状在48小时内逐渐进展或呈阶梯式加重。

(3)缓慢进展型:起病2周以后症状仍逐渐发展,多见于颈内动脉颅外段血栓形成,与全身或局部因素所致脑灌注减少有关。

(4)可逆性缺血性神经功能缺失:症状和体征持续时间超过24小时,但在1~3周内完全恢复,不留任何后遗症,可能与缺血未导致不可逆的神经细胞损害,侧支循环代偿迅速而充分,发生的血栓不牢固,伴发的血管痉挛及时解除等有关。

☞**考点提示:**脑血栓形成的临床特点。

【辅助检查】

1. 血液检查 血常规、血糖、血脂、血液流变学、凝血功能。

2. 影像学检查 ①CT：为最常用的检查方法，多数病例发病24小时以后梗死区逐渐显示低密度灶。②MRI检查：可以早期显示缺血组织的大小、部位，甚至可以显示脑干、小脑及小梗死灶。③数字减影血管造影（DSA）和核磁共振血管成像（MRA）：可以发现血管狭窄、闭塞和其他血管病变，如动脉炎、动脉瘤和动静脉畸形等。其中DSA是脑血管病变检查的"金标准"。④经颅多普勒超声（TCD）检查：对判断颅内外血管狭窄或闭塞、血管痉挛、侧支循环建立程度有帮助，还可用于溶栓监测。

☞**考点提示**：脑血栓形成的辅助检查。

【诊断要点】

根据以下临床特点可明确诊断：①中、老年患者，有高血压、动脉粥样硬化及糖尿病等脑卒中的危险因素；②在安静休息或睡眠中突然发病，病前有反复的TIA发作史；③偏瘫、失语、感觉障碍等神经系统局灶性神经功能缺损的症状和体征在数小时或数天内达高峰，多无意识障碍；④头部CT或MRI检查发现梗死灶。

【治疗要点】

1. 急性期治疗

（1）早期溶栓：发病后3~4.5小时内采用溶栓治疗使血管再通，及时恢复血流和改善组织代谢，可以挽救梗死周围仅有功能改变的缺血半暗带组织，避免坏死范围扩大。常用的溶栓药物有重组组织型纤溶酶原激活剂（rt-PA）、尿激酶（UK）。应用溶栓药物期间应严密监护患者。rt-PA可与血栓中纤维蛋白结合成复合体，后者与纤溶酶原有高度亲和力，使之转变为纤溶酶，溶解新鲜的纤维蛋白。rt-PA只引起局部溶栓，而不产生全身溶栓状态。剂量为0.9mg/kg（最大剂量90mg），其中输注总量的10%在最初1分钟内静脉注射，其余输液泵持续静脉滴注1小时。UK渗入血栓内，可同时激活血栓内和循环中的纤溶酶原，起到局部溶栓作用，并使全身处于溶栓状态。剂量为100万~150万IU，溶于生理盐水100~200mL中，持续静脉输注30分钟。应用溶栓药物期间应严密监护患者。

（2）调整血压：脑血栓形成患者急性期的血压应维持在发病前平时稍高的水平，防止血压过低而导致脑血流量不足而加重脑梗死。卒中发作后血压≥220/110mmHg时，初始降压<15%相对安全。

（3）防治脑水肿：当梗死范围大或发病急骤时可引起脑水肿，脑水肿常于发病后3~5天达高峰。严重脑水肿和颅内压增高是急性重症脑梗死患者的常见并发症和主要死亡原因。当患者出现剧烈头痛、喷射性呕吐、意识障碍等高颅压征象时，常用20%甘露醇125~250mL，快速静脉滴注，6~8小时1次；心、肾功能不全的患者可改用呋塞米20~40mg，静注，6~8小时1次。亦可用10%复方甘油、白蛋白等。

（4）控制血糖：急性期患者血糖升高较常见，可能为原有糖尿病的表现或应激反应。血糖超过10mmol/L时可给予胰岛素治疗。加强血糖监测，可将高血糖患者血糖浓度控制在7.8~10mmol/L，血糖浓度低于3.3mmol/L时，可给予10%~20%葡萄糖口服或注射治疗。目标是达到正常血糖。

（5）抗血小板聚集：未行溶栓治疗的患者应在发病后48小时内服用阿司匹林150~300mg/d，但不主张在溶栓后24小时内应用，以免增加出血风险。急性期过后改为预防剂量（50~300mg/d）。不能耐受阿司匹林者可口服氯吡格雷75mg/d。

（6）抗凝治疗：常用药物包括肝素、低分子肝素和华法林。一般不推荐发病后急性期应用，抗凝药物可预防卒中复发、阻止病情恶化或改善预后。对长期卧床患者，尤其是合并高凝状态有深静脉血栓形成和肺栓塞趋势者，可应用低分子肝素预防治疗。对心房颤动者，可遵医嘱应用华法林和利伐沙班等新型口服抗凝药治疗。

（7）脑保护治疗：目前推荐早期（2小时）应用头部或全身亚低温治疗，药物可用胞磷胆碱、尼莫地平等，可通过降低脑代谢，干预缺血引发细胞毒性机制而减轻缺血性脑损伤。

知识链接

亚低温疗法

　　亚低温疗法是一种以物理方法将患者的体温降低到30～35℃，以达到治疗疾病目的的方法。近几年，国外率先开始使用亚低温(30～35℃)治疗脑缺血、脑缺氧和脑出血患者，取得了令人瞩目的研究成果。

　　研究发现，亚低温对脑血流有调节作用、降低脑氧代谢率和改善细胞能量代谢、减少兴奋性氨基酸的释放、减少氧自由基的生成、减少细胞内钙超载、增加神经元泛素的合成、减少神经元坏死和凋亡、促进细胞间信号传导的恢复、减少脑梗死的面积、减轻脑水肿和降低颅内压等。研究还发现，低温对血压、血氧分压、二氧化碳分压、血 pH 值和血糖无影响，对实验动物心、肺、肾、小肠也未见病理性损害，说明低温并不增加其他组织、器官的损害。

　　(8)中医中药治疗：丹参、川芎嗪、三七、葛根素、银杏叶制剂等可降低血小板聚集和血液黏滞度、抗凝、改善脑循环。

　　(9)血管内介入治疗：包括动脉溶栓、桥接、机械取栓、血管成形和支架术等。

　　(10)早期康复治疗：如果患者神经功能缺损的症状和体征不再加重，生命体征稳定，即可进行早期康复治疗，目的是减少并发症出现和纠正功能障碍，调控心理状态，为提高患者的生活质量打好基础。如加强卧床患者体位的管理，进行良肢位的摆放，加强呼吸道管理和皮肤的管理，以预防感染和压力性损伤，进行肢体被动或主动运动，以防关节挛缩和肌肉萎缩等。

　　2.恢复期治疗　继续稳定患者的病情，高血压患者控制血压，高血脂患者调节血脂等。恢复期患者的患侧肢体由迟缓性瘫痪逐渐进入痉挛性瘫痪，康复治疗是重要的治疗手段。原则是综合各种康复手段，如物理疗法、针灸、言语训练、认知训练、吞咽功能训练、合理使用各种支具，促进患者患肢随意运动的出现，强化日常生活活动能力(ADL)训练，为患者早日回归家庭和社会做好必要的准备。

　　考点提示：脑血栓形成的治疗要点，尤其注意超早期溶栓治疗、防治脑水肿、血压调控等。

【护理诊断/问题】

　　1.躯体移动障碍　与偏瘫或平衡能力降低有关。

　　2.吞咽障碍　与意识障碍或延髓麻痹有关。

　　3.言语沟通障碍　与大脑语言中枢功能受损有关。

【护理措施】

　　1.一般护理　瘫痪患者卧气垫床或按摩床，保持肢体功能位，定时翻身；观察患者能否自口进食，有无吞咽困难和饮水呛咳，有无营养障碍。

　　2.饮食指导　经口进食的护理：①体位选择。能坐起的患者采取坐位进食，头略前屈，不能坐起的患者取仰卧位，将床头摇起30°，在头下垫枕，使头部前屈。②食物的选择。选择患者喜爱的营养丰富、易消化的食物，为防止误吸，便于食物在口腔内的移送和吞咽，可通过改变食物性状，使其易于形成食团，便于吞咽。食物性状的改变是通过切碎、研磨或与液体混合等，也可将稀薄的液体增加增稠剂，对原食品黏稠度进行机械改变，从而使其更易食用，且不易松散，有一定黏度，能够变形，利于顺利通过口腔和咽部，不易粘在黏膜上。③吞咽方法的选择。空吞咽和吞咽食物交替进行；侧方吞咽指吞咽时头偏向健侧肩部，防止食物残留在患侧梨状隐窝内，尤其适合偏瘫的患者；点头样吞咽指吞咽时配合头前屈、下颌内收如点头样的动作，以加强对气道的保护，利于食物进入食管。对严重吞咽困难且预计>7天者，或需机械通气并伴随意识水平下降的危重症患者，应尽早开始肠内营养。

　　3.防止窒息　保持进餐环境的安静、舒适；进食前注意休息，进餐时不要讲话，减少环境中分散注意力的干扰因素，如关闭电视、收音机，停止护理活动等；避免使用吸水管吸水和低头饮水的体位；用杯子饮水时,保持水量在半杯以上,以防患者低头饮水的体位增加误吸的危险;床旁备吸引装置,如果患者呛咳、误吸或呕吐,则应立即让患者取头侧位,及时清理口、鼻腔内的分泌物,保持呼吸道通畅,预防窒息和吸入性肺炎。

4.用药护理 常联合应用溶栓、抗凝、脑代谢活化剂等多种药物治疗。护士应熟悉所用药物的药理作用、用药注意事项、不良反应和观察要点,遵医嘱正确用药。

(1)溶栓、抗凝药物:应严格掌握药物剂量,监测出、凝血时间和凝血酶原时间,观察有无皮肤及消化道出血倾向。密切观察症状和体征的变化,如患者原有症状和体征加重,或出现严重头痛、血压增高、脉搏减慢、恶心、呕吐等,应考虑继发颅内出血,立即停用溶栓和抗凝剂,协助紧急头颅 CT 检查。观察有无栓子脱落所致其他部位栓塞的表现,如肠系膜上动脉栓塞引起的腹痛、下肢静脉栓塞所致的皮肤肿胀、发红及肢体疼痛和功能障碍,发现异常应及时报告医生处理。

(2)20% 甘露醇:选择较粗大的静脉给药,以保证药物能快速静滴(125～250mL 20% 甘露醇在 15～30 分钟内滴完),注意观察用药后患者的尿量和尿色,准确记录 24 小时出、入量;定时复查尿常规、血生化和肾功能,观察有无药物结晶阻塞肾小管所致少尿、血尿、蛋白尿及血尿素氮升高等急性肾功能衰竭的表现;观察有无脱水速度过快所致头痛、呕吐、意识障碍等低颅压综合征的表现。

5.心理护理 卒中患者容易产生无用感、孤独感、失落感和死亡恐惧,不利于患者的有效康复,影响患者的生活质量,因此应重视对精神情绪变化的监控,及时发现患者的心理问题,进行针对性心理治疗,以消除患者思想顾虑,稳定情绪,增强战胜疾病的信心。

6.语言沟通障碍护理 详见本章第二节的相关内容。

7.安全护理和康复护理 详见本章第二节的相关内容。

【健康教育】

1.生活指导 ①合理饮食,进食高蛋白、低盐、低脂清淡饮食,多吃新鲜蔬菜、水果、谷类、鱼类和豆类,戒烟、限酒;②建立正常的生活方式,如每天坚持适当运动,做力所能及的家务,合理休息和娱乐等;③起床、起坐等体位变换时动作宜缓慢,转头不宜过猛过急,洗澡时间不宜过长,训练或外出时有人陪伴等,防止跌倒;④气候变化时注意保暖,防止感冒。

2.康复指导 偏瘫康复和语言康复都需要较长的时间,应鼓励患者树立信心,克服急于求成的心理,循序渐进,坚持锻炼。康复过程中应经常和康复治疗师联系,以便及时调整训练方案。

3.定期体检预防复发 遵医嘱正确服用降压、降糖和降脂药物;定期到门诊检查,动态了解血压、血糖、血脂变化和心脏功能情况;预防并发症和脑卒中复发。当患者出现头痛、一侧肢体麻木无力、讲话吐词不清或进食呛咳、发热、外伤时,家属应及时协助就诊。

4.鼓励生活自理 鼓励患者从事力所能及的家务劳动,日常生活不过度依赖他人;嘱照顾者指导家属应关心体贴患者,给予精神支持和生活照顾,但要避免养成患者的依赖心理,鼓励和督促患者坚持锻炼,增强自我照顾的能力。告知患者和家属功能恢复需经历的过程,使其克服急于求成的心理,做到坚持锻炼、循序渐进。

脑栓塞

脑栓塞(cerebral embolism)是由各种栓子沿血液循环进入脑动脉,使血管急性闭塞或严重狭窄,导致局部脑组织缺血、缺氧性坏死,而迅速出现相应神经功能缺损的一组临床综合征。

【病因】

脑栓塞的栓子来源可分为心源性、非心源性、来源不明性三大类,其中心源性栓子为脑栓塞最常见的病因,约 80% 的心源性栓子栓塞于脑部。引起脑栓塞的常见心脏病有心房颤动、心脏瓣膜病、感染性心内膜炎、心肌梗死和二尖瓣脱垂。非心源性病因中,主动脉弓及其发出的大血管动脉粥样硬化斑块与附着物脱落形成栓子,沿颈内动脉或椎-基底动脉进入颅内,也是脑栓塞的重要原因,此种栓塞又称血栓栓塞;其他如感染性脓栓、长骨骨折的脂肪栓子、寄生虫虫卵栓子、癌性栓子、气体栓子、异物栓子等均可引起脑栓塞。有少数栓子来源不明。

☞**考点提示:**栓子来源;心源性栓子是引起脑栓塞最常见的原因。

【临床表现】

1.**发病年龄** 任何年龄均可发病,风湿性心脏病引起者以中青年为多,冠心病及大动脉病变引起者以中老年居多。

2.**起病形式** 安静与活动时均可发病,以活动中发病多见;起病急骤,在数秒钟或很短的时间内症状发展至高峰,是所有急性脑血管病中发病速度最快者。

3.**主要表现** 以偏瘫、失语等局灶定位症状为主要表现,有无意识障碍及其程度取决于栓塞血管的大小和梗死的部位与面积,重者可表现为突发昏迷、全身抽搐、因脑水肿或颅内高压继发脑疝而死亡。

4.**并发症** 急性期可因严重脑水肿、脑疝、肺部感染和心力衰竭而死亡,存活者多遗留严重后遗症。

与脑血栓形成相比,脑栓塞易导致多发性梗死,并易复发和出血,病情波动较大。但因血管的再通,部分患者临床症状可迅速缓解;如并发出血,则临床症状亦可急剧恶化;如栓塞再发,稳定或一度好转的临床症状,则可再次加重。此外,如栓子来源未消除,脑栓塞可反复发作;感染性栓子栓塞并发颅内感染,病情较危重。

☞**考点提示:**脑栓塞临床特点;脑栓塞是发病速度最快的急性脑血管疾病。

【辅助检查】

1.**CT 或 MRI 检查** 可显示脑栓塞的部位和范围。在发病后 24~48 小时内病变部位呈低密度缺血性梗死影像。发生出血性梗死时,在低密度梗死区可见 1 个或多个高密度影像。

2.**其他** 应常规进行心电图、胸部 X 线和超声心动图检查。疑为感染性心内膜炎时,应进行血常规和细菌培养等检查。心电图检查可作为确定心律失常的依据和协助诊断心肌梗死。超声心动图检查有助于证实是否存在心源性栓子。

【诊断要点】

(1)中青年多见,有心脏病史或大动脉粥样硬化病史、严重骨折等病史。

(2)突起偏瘫、失语、一过性意识障碍,可伴有抽搐发作。

(3)CT 或 MRI 可确定栓塞部位、数目及伴发出血等。

【治疗要点】

1.**脑栓塞治疗** 与脑血栓形成的治疗相同,包括急性期的综合治疗,尽可能恢复脑部血液循环,进行物理治疗和康复治疗等。因本病易并发脑出血,故溶栓治疗应严格掌握适应证。

(1)心源性栓塞:因心源性脑栓塞容易再复发,故急性期应卧床休息数周,避免活动量过大,减少再发的危险。

(2)感染性栓塞:感染性栓塞应用足量有效的抗生素,禁行溶栓或抗凝治疗,以防感染在颅内扩散。

(3)脂肪栓塞:应用肝素、低分子右旋糖酐、5% $NaHCO_3$ 及脂溶剂等静脉滴注溶解脂肪。

(4)空气栓塞:指导患者采取头低左侧卧位,进行高压氧治疗。

笔记

2.原发病治疗 心脏瓣膜病的介入和手术治疗、感染性心内膜炎的抗生素治疗和控制心律失常等,可消除栓子来源,防止复发。

3.抗凝和抗血小板聚集治疗 应用肝素、华法林、阿司匹林,能防止被栓塞的血管发生逆行性血栓形成和预防复发。相关研究表明,脑栓塞患者抗凝治疗导致的梗死区出血很少对最终转归带来不利影响。

当发生出血性梗死时,应立即停用溶栓、抗凝和抗血小板聚集的药物,防止出血加重,并适当应用止血药物、脱水降颅压、调节血压等。脱水治疗过程中应注意保护心功能。

【护理诊断/问题】与【护理措施】

见本节"脑血栓形成"。

☞**考点提示:**脑梗死的护理措施,注意一般护理措施、用药护理、康复训练护理措施等。

四、脑出血

案例导学

患者,男,59 岁,6 小时前因生气突发头痛、恶心、呕吐、右侧肢体活动障碍。此后病情迅速加重,意识不清,大小便失禁,无抽搐。既往高血压病史 6 年,不规律服降压药。

身体评估:体温 36℃、脉搏 68 次/分、呼吸 12 次/分、血压 204/108mmHg,昏迷,双侧瞳孔 2mm,等大,对光反射迟钝,右侧鼻唇沟浅,右侧肢体偏瘫。

影像学检查:头颅 CT 左侧基底节区及侧脑室旁脑出血。

请思考:

1. 对该患者进行病情观察时,要注意哪些重点内容?

2. 该患者目前主要的护理诊断有哪些?

3. 对该患者应采取哪些护理措施?

脑出血(intracerebral hemorrhage,ICH)指原发性非外伤性脑实质内出血,也称自发性脑出血,占急性脑血管病的 20%~30% ,在脑出血中,大脑半球出血占 80%,脑干和小脑出血占 20% 。脑出血年发病率为 45/10 万,急性期病死率为 30%~40% ,是病死率最高的脑卒中类型。

【病因与发病机制】

1.病因 高血压合并细小动脉硬化为脑出血最常见的病因,其次是动静脉畸形、脑淀粉样血管病、血液病、烟雾病、抗凝及溶栓治疗等。

☞**考点提示:**脑出血的最常见病因。

2.发病机制 颅内动脉壁薄弱,中层肌细胞和外膜结缔组织较少,且无外弹力层。①长期高血压致脑细小动脉发生玻璃样变及纤维素性坏死,管壁弹性减弱,当情绪激动,用力过度等使血压骤然升高时,血管易破裂出血;②在血流冲击下,弹性减弱的病变血管壁向外膨出形成微小动脉瘤,当血压剧烈波动时,微小动脉瘤破裂导致出血;③高血压可致远端血管痉挛,引起小血管缺血、缺氧、坏死而发生出血;④高血压脑出血的发病部位以基底核区多见,是因为供应此处的豆纹动脉从大脑中动脉呈直角发出,在原有血管病变的基础上,承受压力较高的血流冲击,易导致血管破裂出血,又称为出血动脉(图 9-3)。

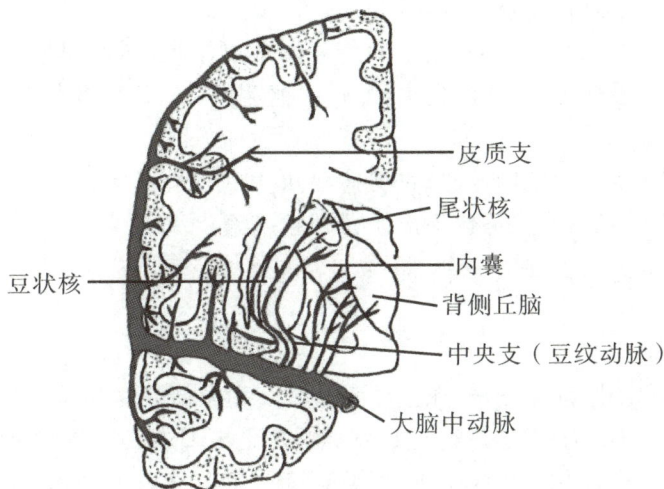

图9-3 豆纹动脉解剖示意图

【临床表现】

1. 症状和体征

（1）多见于50岁以上有高血压病史者，男性较女性多见，冬季发病率较高。

（2）多在情绪紧张、兴奋、排便、用力时发病；起病突然，往往在数分钟至数小时内病情发展至高峰。

（3）颅内高压：血压常明显升高，并出现头痛、呕吐、意识障碍，呼吸深沉带有鼾声，重则呈潮式呼吸或不规则呼吸。

（4）神经功能受损：偏瘫、失语、大小便失禁、轻度脑膜刺激症状等。

（5）常见的临床类型及特点：具体如下。

1）壳核出血：最常见，占脑出血的50%~60%，由豆纹动脉破裂所致。壳核出血最常累及内囊出现三偏征（病灶对侧偏瘫、偏身感觉障碍和同向性偏盲），优势半球出血可有失语。当出血量较大（>30mL）时，可出现意识障碍和占位效应，甚至引起脑疝而危及生命。

2）丘脑出血：占脑出血的10%~15%。患者常出现丘脑性感觉障碍、失语（丘脑性失语表现为言语缓慢而不清、重复语言、发音困难、复述相对较好、朗读存在障碍等）、痴呆（丘脑性痴呆表现为记忆力减退、计算力下降、情感障碍、人格改变等）和眼球运动障碍，侵及内囊可出现对侧肢体瘫痪，下肢重于上肢。

3）脑干出血：约占10%，大多为脑桥出血（脑干出血最常见的部位），常表现为突然发病，剧烈头痛、呕吐、眩晕、复视；交叉性瘫痪或偏瘫、四肢瘫等。大量出血（血肿>5mL）者，两侧瞳孔极度缩小；还可出现中枢性高热和呼吸改变，病情多迅速发展，在48小时内死亡。

4）小脑出血：约占脑出血的10%，眩晕和共济失调明显，可伴有频繁呕吐和枕部疼痛。小量出血者主要表现为小脑症状，如眼球震颤、病变侧共济失调、站立和步态不稳等，无肢体瘫痪。出血量大者，发病时或发病后12~24小时内出现颅内压迅速增高、昏迷、双侧瞳孔缩小如针尖样、呼吸节律不规则、枕骨大孔疝形成而死亡。

5）脑叶出血：占脑出血的5%~10%，老年人脑叶出血常见于高血压动脉硬化。脑叶出血的部位以顶叶多见，依次为颞、枕、额叶，40%为跨叶出血。顶叶出血可有偏侧感觉障碍；颞叶出血表现为对侧中枢性面舌瘫和以上肢为主的瘫痪；枕叶出血表现为视物模糊、对侧同向偏盲，可有一过性黑蒙；额叶出血常表现为前额痛、对侧偏瘫、Broca失语、精神障碍等。

6）脑室出血：占脑出血的3%~5%，分为原发性和继发性。出血量较少时，仅表现为头痛、呕吐、

脑出血的定义、病因与临床表现

417

脑膜刺激征阳性,多无意识障碍及偏瘫、失语等局灶性神经体征。出血量大时,很快进入昏迷或昏迷逐渐加深、双侧瞳孔缩小如针尖样、四肢肌张力增高、脑膜刺激征阳性、早期出现去大脑强直发作;常出现丘脑下部受损的症状及体征,如上消化道出血、中枢性高热、大汗、急性肺水肿、血糖增高、尿崩症等,预后差,多迅速死亡。

2.**并发症** 脑出血通常在短期内停止,部分患者可生活自理甚至恢复工作,脑干、丘脑及大量脑室出血患者可因脑水肿、脑疝或并发消化道出血、肺部感染等导致死亡。

考点提示: 脑出血的最常见部位;脑出血的最主要死亡原因。

【辅助检查】

1.**血液检查** 可有白细胞计数增多、血液尿素氮浓度和血糖浓度升高。

2.**影像学检查** 头部 CT 为首选检查方法,发病后即刻出现边界清楚的圆形或卵圆形均匀高密度灶,并可发现血肿部位、大小、形态;MRI 检查可早期发现 CT 不能确定的脑干或小脑的小量出血;DSA检查可清楚地显示异常血管、造影剂外漏的破裂血管和部位。

3.**脑脊液检查** 脑脊液压力常增高,多为血性脑脊液。

考点提示: 脑出血的主要辅助检查:头颅 CT、MRI、DSA 检查。

【诊断要点】

根据以下临床特点可明确诊断:50 岁以上有高血压史的患者,在情绪激动或体力活动时突然发病。迅速出现偏瘫、失语等局灶性神经功能缺损症状和严重头痛、呕吐、意识障碍等颅内压增高症状。CT 检查显示脑内均匀高密度灶。

【治疗要点】

治疗原则是脱水降颅压、调整血压、防止继续出血和再出血、控制脑水肿、维持生命功能和防治并发症。

1.**一般治疗** 卧床休息,保持安静;保持呼吸道通畅,吸氧;预防感染;保证营养和维持水、电解质平衡等。

2.**控制脑水肿** 脑出血后48 小时脑水肿达高峰,维持 3 ~ 5 天后逐渐降低,可持续 2 ~ 3 周或更长。脑水肿可使颅内压增高,并致脑疝形成,是导致患者死亡的直接原因,也是影响功能恢复的主要因素。积极控制脑水肿、降低颅内压是脑出血急性期治疗的重要环节。可选用:①20% 甘露醇125 ~ 250mL,快速静滴,每 6 ~ 8 小时 1 次,疗程7 ~ 10 天;②呋塞米 20 ~ 40mg 静注,每天 2 ~ 4 次;③甘油果糖 500mL 静滴,3 ~ 6 小时滴完,每天 1 或 2 次,脱水降颅压作用较甘露醇缓和,用于轻症患者、重症患者病情好转期和肾功能不全者。

3.**调控血压** 脑出血后血压升高是机体对颅内压升高的自动调节反应,以保持相对稳定的脑血流量,当颅内压下降时血压也随之下降。因此,急性期一般不使用降压药物降血压,以脱水降颅压治疗为基础。对于收缩压 150 ~ 220mmHg 的患者,无急性降压治疗禁忌证的脑出血患者,将收缩压降至140mmHg 是安全的,并且可能改善患者的功能预后。当患者收缩压 > 220mmHg 时,应持续静脉输注降压药物并密切监测血压,避免血压波动。收缩压目标值是 160mmHg。

脑出血患者血压降低的速度和幅度不宜过快、过大,以免造成脑低灌注。血压过低者,应进行升压治疗,以维持足够的脑灌注。急性期血压骤然下降提示病情危重。脑出血恢复期应将血压控制在正常范围。

4.**止血和凝血治疗** 仅用于并发消化道出血或有凝血障碍时,对高血压性脑出血无效。常用氨基己酸、氨甲苯酸等。应激性溃疡导致消化道出血时,可用西咪替丁、奥美拉唑等药物。

5. 手术治疗　壳核出血量≥30mL,丘脑出血≥15mL,小脑出血≥10mL或直径≥3cm,或合并明显脑积水,重症脑室出血,脑出血合并脑血管畸形、动脉瘤等血管病变,可考虑行开颅血肿清除、脑室穿刺引流、经皮钻孔血肿穿刺抽吸等手术治疗。一般认为手术宜在发病后24小时内进行。

6. 亚低温疗法　亚低温疗法是在应用肌松药和控制呼吸的基础上,采用降温毯、降温仪、降温头盔等进行全身和头部局部降温,将温度控制在32~35℃。局部亚低温治疗是脑出血的一种新的辅助治疗方法,可减轻脑水肿,减少自由基生成,促进神经功能缺损恢复,改善患者预后,且无不良反应,安全有效,是脑出血的辅助治疗方法,可能有一定效果,可在临床中试用。

7. 康复治疗　脑出血病情稳定后宜尽早进行康复治疗,有条件的医院应建立卒中单元(stroke unit,SU)。SU是指改善住院卒中患者的医疗管理模式,专为卒中患者提供药物治疗、肢体康复、语言训练、心理康复和健康康复、提高疗效的组织系统。卒中单元的核心工作人员包括临床医生、专业护士、物理治疗师、职业治疗师、语言训练师和社会工作者。将卒中的急救、治疗、护理及康复有机地融为一体,使患者得到及时、规范的诊断和治疗,有效降低病死率和致残率、改善患者的预后,提高生活质量,缩短住院时间和减少药费,有利于出院后的管理和社会治疗。卒中患者均应收入SU治疗。

☞**考点提示**:脑出血治疗要点。

【护理诊断/问题】

1. 意识障碍　与脑出血、脑水肿所致大脑功能受损有关。

2. 潜在并发症:脑疝、上消化道出血。

【护理措施】

1. 一般护理　①急性绝对期卧床休息2~4周,抬高床头15°~30°。卧气垫床,保持床单位清洁、干燥,减少对皮肤的机械性刺激,定时给予翻身、拍背,预防压力性损伤。做好大小便的护理,保持外阴部皮肤清洁,预防尿路感染。注意口腔卫生,对不能经口进食者,应每天口腔护理2或3次,防止口腔感染。对谵妄躁动者加床栏,必要时做适当的约束,防止坠床和自伤、伤人。慎用热水袋,防止烫伤。②给予高维生素、高热量饮食,补充足够的水分。遵医嘱鼻饲流质者应定时喂食,保证足够的营养供给;进食时及进食后30分钟内抬高床头防止食物反流。③平卧头侧位或侧卧位,开放气道,取下活动性义齿,及时清除口、鼻腔内的分泌物和吸痰,防止舌根后坠、窒息、误吸或肺部感染。

2. 病情监测　严密观察病情变化,监测生命体征及意识、瞳孔并详细记录,评估有无剧烈头痛、喷射性呕吐、躁动不安、血压升高、脉搏减慢、呼吸不规则、一侧瞳孔散大、意识障碍加重等脑疝的先兆表现;观察有无呃逆、上腹部饱胀不适、胃痛、呕血、便血、尿量减少等症状、体征,警惕上消化道出血的发生;使用脱水降颅压药物时,应注意监测尿量与水、电解质的变化,防止低钾和肾功能受损。

3. 抢救脑疝　当患者出现脑疝先兆表现时,应立即报告医师,迅速吸氧,建立静脉通路,遵医嘱给予快速脱水、降颅压药物(如使用甘露醇应在15~30分钟滴完);立即清除呕吐物和口鼻分泌物,保持呼吸道通畅,防止舌根后坠和窒息;备好气管切开包、脑室穿刺引流包、监护仪、呼吸机和抢救药物。因甘露醇有致肾衰作用,故使用时应观察尿量和尿液颜色。

4. 防治上消化道出血　①用药护理:遵医嘱应用H_2受体拮抗药如雷尼替丁、质子泵抑制剂(如奥美拉唑),以减少胃酸分泌;冰盐水+去甲肾上腺素胃管注入止血;枸橼酸铋钾口服保护胃黏膜等。注意观察药物的疗效和不良反应,如奥美拉唑能致转氨酶升高,枸橼酸铋钾致大便发黑(注意与上消化道出血所致的黑便鉴别)等。②饮食护理:给予清淡、易消化、无刺激性、营养丰富的流质饮食,注意少量多餐和温度适宜,防止损伤胃黏膜,必要时遵医嘱禁食。③病情监测:观察患者有无呕血、黑便、尿量减少、血压下降等表现,以及时发现出血。④心理护理:安慰患者,创造安静、舒适的环境,保证患者环境。

笔记

5.**康复护理** 详见本章第二节的相关内容。

【健康教育】

1.**健康指导** 同本章"脑血栓形成"健康指导。

2.**避免诱因** 脑出血的发病大多因用力和情绪改变等外加因素使血压骤然升高所致,应指导患者尽量避免使血压升高的各种因素。如保持情绪稳定和心态平衡,避免过分喜悦、愤怒、焦虑、恐惧、悲伤等不良心理和惊吓等刺激;建立健康的生活方式,保证充足睡眠,适当运动,避免体力或脑力的过度劳累和突然用力过猛;养成定时排便的习惯,保持大便通畅,避免用力排便;戒烟、酒。遵医嘱正确服用降压药,防止血压骤升或骤降,因为血压突然降低可导致脑血流减少,引起缺血性脑卒中。

☞**考点提示:**脑出血患者的护理措施。

五、蛛网膜下腔出血

🔍 **案例导学**

患者,男,40岁,因"突然剧烈头痛伴呕吐半小时"入院。患者于半小时前上班途中突发剧烈头痛,并呕吐胃内容物,由朋友发现送往医院,途中患者开始烦躁不安、谵妄。既往无高血压史。

身体评估:体温36.8℃,脉搏88次/分,呼吸22次/分,血压150/90mmHg。神志恍惚,检查不合作。颈项强直,瞳孔等大等圆,对光反射存在。心、肺检查无异常,肝、脾肋下未触及。克氏征阳性,双侧巴氏征阴性。四肢肌力正常。

辅助检查:头颅CT检查发现蛛网膜下腔出现高密度影。

请思考:

1.该患者的初步诊断是什么?

2.该患者存在哪些护理问题?对其应如何护理?

蛛网膜下腔出血(subarachnoid hemorrhage,SAH)是指脑底部动脉瘤或脑表面血管破裂后,血液流入蛛网膜下腔引起相应临床症状的一种脑卒中,又称为自发性SAH。脑实质或脑室出血,血液穿破脑组织流入蛛网膜下腔,称为继发性SAH。SAH约占急性脑卒中的10%,年发病率约为(1~27)/10万。

☞**考点提示:**原发性蛛网膜下腔出血的概念。

【病因】

SAH最常见的病因为先天性动脉瘤破裂,其次是动静脉畸形和高血压性动脉硬化,还可见于血液病、各种感染所致的脑动脉炎、肿瘤破坏血管、抗凝治疗的并发症等。在动脉瘤或血管畸形等脑血管已形成病变的基础上,当重体力劳动、情绪变化、血压突然升高、饮酒特别是酗酒时,病变血管可发生破裂。

☞**考点提示:**蛛网膜下腔出血的最常见病因。

【临床表现】

1.**症状与体征**

(1)可见于各年龄组,但以中青年发病居多。

(2)常有剧烈运动、极度情绪激动、用力咳嗽和排便等明显诱因而无前驱症状。

(3)头痛、呕吐:突起异常剧烈的头部胀痛或"爆裂样"疼痛、呕吐、脑膜刺激征阳性(是最具特征性体征,以颈强直多见)。重者可有短暂的意识障碍或烦躁、谵妄、幻觉等精神症状,少数可出现部分性或全面性癫痫发作。

(4)部分患者眼底玻璃体膜下片状出血、视盘水肿或视网膜出血。眼底玻璃体膜下出血系急性高颅压和眼静脉回流受阻所致,在发病后1小时内即可出现,有助于疾病的诊断。

(5)发病后2~3天可出现低到高热。

(6)老年患者头痛、脑膜刺激征等临床表现不典型,而精神症状较明显。

2.并发症 本病若能紧急处理,则大多预后良好;部分患者可因并发再出血、继发脑血管痉挛、脑积水等危及生命或遗留神经功能缺损;个别重症患者可很快进入深昏迷,出现去大脑强直,因脑疝形成而迅速死亡。

☞**考点提示**:蛛网膜下腔出血的临床特点及并发症,再出血是患者死亡的主要原因。

【辅助检查】

1.CT检查 是诊断SAH的首选方法,若CT显示蛛网膜下腔内高密度阴影,则可以确诊。

2.脑脊液检查 蛛网膜下腔出血最具诊断价值和特征性的检查是腰椎穿刺脑脊液化验,其压力增高 >1.96kPa(200cmH_2O),肉眼观察为均匀一致血性。镜检可见大量红细胞,数天后可见白细胞计数增加(出血致无菌性化学性脑膜炎)。

3.影像学检查 DSA是确定SAH病因诊断最有意义的辅助检查,可清晰显示动脉瘤的位置、大小、有无血管痉挛等,常于发病3天内或3周后进行,以避开脑血管痉挛和再出血的高峰期。

4.TCD检查 可监测SAH后脑血管有无痉挛。

☞**考点提示**:蛛网膜下腔出血的确诊检查方法。

【诊断要点】

(1)在活动中或情绪激动时突然出现头痛、呕吐、脑膜刺激征阳性。

(2)CT检查显示蛛网膜下腔内高密度影。

(3)脑脊液检查为均匀一致血性。

【治疗要点】

1.一般治疗 同"高血压性脑出血"。

2.防治再出血

(1)安静休息:强调绝对卧床休息4~6周,一切可能增加患者的血压和颅内压的因素均应尽量避免。对头痛和躁动不安者,应用足量有效的止痛、镇静药,以保持患者能安静休息。

(2)调控血压:去除疼痛等诱因后,如平均动脉压 >120mmHg或收缩压 >180mmHg,可在密切监测血压下应用短效降压药物,保持血压稳定于正常或起病前水平。可应用钙通道阻滞剂、β受体阻滞剂或ACEI等。避免突然将血压降得过低。

(3)抗纤溶药物:为制止继续出血和预防再出血,一般主张在急性期使用大剂量止血剂。常用药物有氨基己酸(EACA)、氨甲苯酸(PAMBA)、巴曲酶等。

3.防治脑血管痉挛 维持血容量和血压,避免过度脱水。应用钙通道阻滞剂,能降低细胞内 Ca^{2+} 水平的药物均能扩张血管,解除蛛网膜下腔出血引起的血管痉挛,常用药物有尼莫地平等。

4.防治脑积水 对轻度的急、慢性脑积水患者,既可给予乙酰唑胺,也可给予甘露醇、呋塞米等药物。药物治疗无效者可考虑脑室穿刺脑脊液引流术。

5.手术治疗 对颅内血管畸形者,可采用手术切除、血管内介入治疗以及γ-刀治疗;颅内动脉瘤可行手术切除或血管内介入治疗。

笔记

【护理诊断/问题】

1. 疼痛：头痛　与脑水肿、颅内高压、血液刺激脑膜或继发性脑血管痉挛有关。

2. 潜在并发症：再出血。

【护理措施】

1. 一般护理　绝对卧床休息4～6周并抬高床头15°～20°，避免搬动和过早下床活动。为患者提供安静、安全、舒适的休养环境，减少亲朋探视，避免声、光刺激，治疗、护理活动集中进行，避免频繁接触和打扰患者休息。患者卧床期间禁止起坐、洗头、沐浴、如厕及其他下床活动，饮食、排泄、个人卫生都应在床上进行。如经治疗护理1个月左右，患者症状好转，经头部CT检查证实血液基本吸收或经DSA检查没有发现颅内血管病变者，可遵医嘱逐渐抬高床头、床上坐位、下床站立和适当活动。

2. 避免诱因　告诉患者及其家属容易诱发再出血的各种因素，指导患者与医护人员密切配合，避免精神紧张、情绪波动、用力排便、屏气、剧烈咳嗽及血压过高等。如便秘时给予缓泻药，血压过高时遵医嘱降压，患者烦躁时给予镇静剂等。

3. 病情监测　颅内动脉瘤发病后24小时内再出血的风险最大，累计再出血率于病后14天为20%～25%，1个月时为30%。再出血的临床特征：首次出血后病情稳定好转的情况下，突然再次出现剧烈头痛、恶心呕吐、意识障碍加重、原有局灶症状和体征重新出现等。应密切观察病情变化，指导家属掌握再出血的表现，发现异常及时报告医生处理。

4. 心理护理　指导患者了解头痛的原因、缓解时机，疾病过程与预后，DSA的检查目的与安全性等相关知识。指导患者消除紧张、恐惧、焦虑心理，增强战胜疾病的信心，配合治疗和检查。

5. 用药护理　遵医嘱使用甘露醇等脱水药治疗时，应快速静脉滴入，必要时记录24小时尿量；使用尼莫地平等缓解脑血管痉挛的药物时，可致皮肤发红、多汗、心动过缓或过速、胃肠不适、血压下降等反应，应适当控制输液速度，密切观察有无不良反应发生。

6. 止痛　详见本章第二节的相关内容，必要时遵医嘱给予止痛和脱水降颅压药物。

【健康教育】

1. 预防再出血　告知患者情绪稳定对疾病恢复和减少复发的意义，使患者了解遵医嘱绝对卧床休息并积极配合治疗和护理。指导家属关心、体贴患者，在精神和物质上对患者给予支持，减轻患者的焦虑、恐惧等不良心理反应。告知患者及其家属再出血的表现，发现异常，及时就诊。日常生活指导详见本节中"脑出血"的相关内容。女性患者1～2年内避孕。

2. 检查指导　SAH患者一般在首次出血3天内或3周后进行DSA检查，应告知脑血管造影的相关知识，指导患者积极配合检查，以明确病因，尽早手术，解除隐患或危险。

考点提示：蛛网膜下腔出血的治疗要点及防治再出血的方法。

第四节　周围神经疾病

案例导学

课件

患者，男，33岁，10天前出现腹痛、腹泻及发热症状，体温波动于38℃左右，患者一直觉四肢乏力，尚未影响生活、工作，两天前患者症状加重，上楼梯、解衣扣都有困难，并出现右上肢麻木感、胸闷、声音嘶哑、吞咽困难、进食呛咳。

　　身体评估:神清,呼吸平稳,声音嘶哑,双眼闭合差,眼球活动正常,右侧额纹消失,右侧鼻唇沟浅,伸舌居中,四肢肌力 3 级,肌张力降低,腱反射迟钝,四肢呈手套袜套样感觉减退,病理反射(－),眼底(－)。

　　辅助检查:肌电图检查可见 F 波;血常规检查示白细胞计数 $11.5 \times 10^9/L$,中性粒细胞占比 85%;脑脊液(入院后第 5 天)检查示蛋白质 1.9g/L,糖 3.6mmol/L,氯化物 125mmol/L,潘氏试验(＋),细胞总数 $4.2 \times 10^6/L$。

　　请思考:

　　1. 该患者的疾病诊断是什么?

　　2. 该患者目前最主要的护理问题是什么?

　　3. 为减轻该患者四肢无力的情况,可采取哪些护理措施?

一、概述

　　周围神经是指除嗅神经与视神经以外的 10 对脑神经、31 对脊神经和自主神经及其神经节。原发于周围神经系统的功能障碍或结构改变称周围神经病。

　　周围神经疾病的病因复杂,包括营养代谢、药物、中毒、血管炎、肿瘤、遗传、外伤或机械压迫等。周围神经再生能力很强,不管何种原因引起的周围神经损害,只要保持神经元完好,均有可能再生修复,但再生的速度极为缓慢,为 1～5mm/d。

　　周围神经疾病的病理改变有 4 种类型。①沃勒变性(Wallerian degeneration):任何外伤使轴突断裂后,远端神经纤维发生的一系列变化,表现为断端远侧的轴突和髓鞘迅速自近端向远端发生的变性、解体。②轴突变性(axonal degeneration):由代谢、中毒性病因引起,从神经元开始,由近端向远端发展的变性。③节段性脱髓鞘(segmental demyelination):由感染、中毒等原因引起的节段性髓鞘脱失而轴突相对保存。④神经元变性(neuronal degeneration):是轴突参与周围神经的神经细胞的原发性损害。神经细胞体损害坏死后,其轴突的全长在短期内即变性、解体。

　　周围神经疾病症状学特点为感觉障碍、运动障碍、自主神经障碍、腱反射减弱或消失等。

二、三叉神经痛

　　三叉神经痛(trigeminal neuralgia)是指局限于三叉神经分布区的一种反复发作的、短暂性、阵发性剧烈疼痛。根据病因和发病机制可将三叉神经痛分为原发性三叉神经痛和继发性三叉神经痛。

【病因】

　　目前本病的病因仍不清楚。原发性三叉神经痛可能为三叉神经脱髓鞘产生异位冲动或伪突触传递所致;继发性三叉神经痛多为脑桥小脑角占位病变压迫三叉神经以及多发性硬化等所致。

【临床表现】

1. 症状和体征

　　(1)面部剧痛:疼痛常局限于三叉神经 1 或 2 支分布区,以上颌支、下颌支多见。发作时表现为以面颊上下颌剧烈的电击样、针刺样、刀割样或撕裂样疼痛,持续数秒或 1～2 分钟,每次发作的疼痛性质及部位固定,突发突止,间歇期完全正常。

　　(2)疼痛的扳机点:口角、鼻翼和颊部等处最敏感,轻触、轻叩即可诱发,故有"触发点"或"扳机点"之称。严重者洗脸、刷牙、谈话、咀嚼都可诱发,以致不敢做这些动作。

　　(3)周期性发作:发作可为数天、数周或数月不等,随病程迁延,发作次数逐渐增多,发作时间延长,间歇期缩短,甚至为持续性发作,很少自愈。继发性三叉神经痛发作时间通常较长,或为持续性疼痛、发作性加重,多无"扳机点"。

2. 并发症　发作时因患者常常双手紧握拳或握物,或用力按压痛部,或用手擦痛部,以致出现面部皮肤粗糙、色素沉着、眉毛脱落等现象,或因射频电凝治疗等导致面部感觉异常、角膜炎、复视、咀嚼无力等。

☞**考点提示**:三叉神经痛患者的主要临床特点。

【辅助检查】

1.**神经电生理检查**　通过电刺激三叉神经分支并观察眼轮匝肌及咀嚼肌的表面电活动,判断三叉神经的传入及脑干三叉神经中枢路径的功能,主要用于排除继发性三叉神经痛。

2.**影像学检查**　头颅 MRI 检查可排除器质性病变所致继发性三叉神经痛,如颅底肿瘤、多发性硬化、脑血管畸形等。

【诊断要点】

(1)40 岁以上发病,女性稍多。

(2)疼痛局限在三叉神经分布区,尤以第 2、3 支多见;单侧多见。

(3)突然发作的似触电、刀割、火烫样的剧痛,洗脸、刷牙、谈话、咀嚼或轻触均可诱使疼痛发作。

(4)神经系统检查常无阳性体征。

【治疗要点】

迅速有效止痛是治疗本病的关键。

1.**药物治疗**　本病首选药物为卡马西平,其次可选用苯妥英钠、氯硝西泮、氯丙嗪、氟哌啶醇,轻者也可服用解热镇痛药物。

2.**封闭治疗**　药物治疗无效者可行无水酒精或甘油封闭三叉神经分支或半月神经节,破坏感觉神经细胞,可达止痛效果。

3.**经皮半月神经节射频电凝疗法**　可缓解疼痛数月至数年。

4.**手术治疗**　对经上述几种治疗仍无效且剧痛难忍者,可考虑行三叉神经终末支/半月神经节内感觉支切断术/微血管减压术。

☞**考点提示**:首选止痛药物为卡马西平;手术治疗效果确切。

【护理诊断/问题】

疼痛:面颊、上颌及下颌疼痛　与三叉神经受损(发作性放电)有关。

【护理措施】

1.**一般护理**　选择清淡、无刺激的软食,严重者可进流质饮食;保持健康心态和有规律的生活,合理休息、适度娱乐;保持周围环境安静、室内光线柔和,避免因周围环境刺激而产生焦虑情绪,以致诱发或加重疼痛。

2.**止痛**　观察患者疼痛的部位、性质,讨论减轻疼痛的方法与技巧,鼓励患者运用指导式想象、听轻音乐、阅读报纸、杂志等分散注意力,以达到精神放松、减轻疼痛。

3.**用药护理**　遵医嘱正确服用止痛药,并告知药物可能出现的不良反应,如卡马西平可致头晕、嗜睡、口干、恶心、步态不稳、肝功能损害、皮疹和白细胞减少等;氯硝西泮可出现嗜睡、步态不稳等。有些症状可于数天内自行消失,患者不要随意更换药物或自行停药;而有些症状需立即停药处理,护士应观察、记录并及时报告医生。

【健康教育】

1.**疾病知识指导**　本病可为周期性发作,病程长,且发作间歇期随病程延长而缩短,应帮助患者及其家属掌握本病的相关知识与自我护理方法,以减少发作频率,减轻患者痛苦。

2. 日常生活指导　生活规律,保持情绪稳定和心态平衡,培养多种兴趣爱好,多与他人沟通,多想开心高兴的事情,分散注意力;保持正常作息和睡眠;洗脸、刷牙动作宜轻柔,食物宜软,忌生硬、油炸食物。以减少发作频率。

3. 用药与就诊指导　遵医嘱合理用药,服用卡马西平者每 1~2 个月检查 1 次肝功能和血象,出现眩晕、步态不稳或皮疹时及时就医。

☞**考点提示**:疼痛的护理措施;卡马西平的不良反应。

三、面神经炎

面神经炎(facial neuritis)又称为特发性面神经麻痹(idiopathic facial palsy),或称贝尔(Bell)麻痹,是由茎乳孔内面神经非特异性炎症所致的周围性面瘫。

【病因】

病因未明。目前认为本病与嗜神经病毒感染有关。受凉、感染、中耳炎、茎乳孔周围水肿及面神经在面神经管出口处受压、缺血、水肿等均可引起发病,也可发生于吉兰－巴雷综合征。其病理改变为局部面神经水肿,严重者可并发髓鞘脱失、轴突变性。

【临床表现】

1. 症状与体征

(1)患侧表情肌瘫痪:表现为患侧额纹消失或变浅,不能皱额蹙眉;眼裂闭合不能或闭合不完全;患侧闭眼时双眼球向外上方转动,露出白色巩膜,称为 Bell 征;患侧鼻唇沟变浅,口角歪向健侧(露齿时更明显);吹口哨、鼓腮不能及食物残留于病侧齿龈等。

(2)耳后疼痛或乳突压痛病:病初可有患侧耳后或下颌角后疼痛,少数患者可有茎乳孔附近及乳突压痛。

(3)享特(Hunt)综合征:影响膝状神经节者,可出现病侧乳突部疼痛、舌前 2/3 味觉缺失、听觉过敏、耳郭与外耳道感觉减退、外耳道或鼓膜疱疹。

2. 并发症　不完全性面瘫一般预后良好;部分完全性面瘫恢复时间相对延长,甚至可并发面肌痉挛等。

☞**考点提示**:面神经炎的主要表现为患侧表情肌瘫痪,应注意与中枢性面瘫的区别。

【辅助检查】

肌电图检查:可了解面神经传导速度是否降低和有无失神经电位,同时可判断预后。

【诊断要点】

(1)有吹风、受凉或上呼吸道感染病史。

(2)急性发病,常于数小时或 1~3 天内症状达高峰。

(3)有一侧面肌瘫痪,如患侧额纹消失或变浅、不能皱额蹙眉、眼裂闭合不全、患侧鼻唇沟变浅、口角歪向健侧、不能吹口哨及鼓腮等典型表现。

(4)电生理检查有面神经传导速度减慢或有失神经电位。

【治疗要点】

面神经炎的治疗原则是改善局部血液循环、减轻面部神经水肿、缓解神经受压、促使功能恢复。

1. 急性期治疗　①尽早使用糖皮质激素,如地塞米松或泼尼松;②给予神经营养药,如大剂量 B

族维生素;③给予抗病毒治疗,如阿昔洛韦;④给予物理治疗,如红外线照射、超短波透热疗法;⑤给予眼部保护,对眼裂不能闭合者可酌情使用眼膏、眼罩,或缝合眼睑,以保护角膜。

2. 恢复期治疗 既可进行面肌的被动或主动运动训练,也可针灸治疗。

3. 手术治疗 对自愈较差的高危患者可行面神经减压手术,以争取恢复的机会。发病后 1 年以上仍未恢复者,可考虑行整容手术/面 - 舌下神经吻合术/面 - 副神经吻合术。

☞ **考点提示:** 面神经炎治疗应尽早使用糖皮质激素。

【护理诊断/问题】

体象紊乱 与面神经麻痹所致口角歪斜等有关。

【护理措施】

1. 一般护理 急性期注意休息,防风、防寒,外出时可戴口、鼻罩,系围巾,穿风衣,或使用其他改善自身形象的恰当修饰。

2. 饮食护理 进食清淡饮食,避免粗糙、干硬、辛辣的食物,有味觉障碍的患者应注意食物的冷热度,以防烫伤口腔黏膜;指导患者饭后及时漱口,清除口腔患侧滞留食物,保持口腔清洁,预防口腔感染。

3. 预防眼部并发症 对眼睑不能闭合或闭合不全者,给予眼罩、眼镜遮挡及点眼药等保护,防止角膜炎症、溃疡。

4. 功能训练 指导患者尽早开始面肌的主动与被动运动,可面对镜子做皱眉、举额、闭眼、露齿、鼓腮和吹口哨等动作,每天数次,每次 5~15 分钟,并辅以面肌按摩,以促进早日康复。

5. 心理护理 关心体贴患者,鼓励患者表达自身感受和对预后担心的真实想法,并给予正面引导,消除其心理顾虑,树立治疗信心。

【健康教育】

1. 日常生活指导 鼓励患者保持心情愉快,防止受凉、感冒而诱发本病;面瘫未完全恢复时,注意用围巾或高领风衣适当遮挡、修饰。

2. 预防并发症 指导进食清淡软食,保持口腔清洁,预防口腔感染;保护角膜,防止角膜溃疡。

3. 康复锻炼指导 遵医嘱给予理疗或针灸治疗。保护面部,避免过冷刺激。患者掌握面肌功能训练的方法,坚持每天数次面部按摩和运动。

四、吉兰 - 巴雷综合征

吉兰 - 巴雷综合征(Guillain - Barre syndrome,GBS)是一类免疫介导的急性炎性周围神经病,临床特征为急性起病,临床症状多在 2 周左右达到高峰,表现为多发神经根及周围神经损害,常有脑脊液蛋白 - 细胞分离现象。其主要病理改变为周围神经广泛炎症性节段性脱髓鞘和小血管周围淋巴细胞及巨噬细胞的炎性反应。

【病因与发病机制】

本病的病因及发病机制尚不明确。临床及流行病学资料显示,本病的发病可能与空肠弯曲菌感染有关,以腹泻为前驱症状的 GBS 患者的空肠弯曲菌感染率高达 85%。本病可发生于感染性疾病、疫苗接种或外科处理后,可能为一种迟发性自身免疫性疾病。本病的病理及发病机制类似于 T 细胞介导的变态反应性神经病,其免疫致病因子可能为存在于患者血液中的抗周围神经髓鞘抗体或对髓鞘有毒性的细胞因子等。

【临床表现】

1. 症状与体征

（1）前驱症状：多数患者病前 1～3 周有呼吸道或消化道感染症状，少数有疫苗接种史。

（2）迟缓性瘫痪：多为急性起病，大部分患者症状常在 2 周左右达高峰。首发症状常为四肢对称性迟缓性无力，自远端向近端发展或自近端向远端加重，常由下肢开始逐渐累及躯干肌、脑神经，严重病例可发生肋间肌及膈肌，进而导致呼吸麻痹。四肢腱反射减低或消失。

（3）感觉障碍：发病时多有肢体感觉异常，如烧灼感、麻木、刺痛和不适感，可先于或与运动症状同时出现。感觉缺失或减退相对较轻，呈手套袜子样分布。

（4）脑神经损害：以双侧周围性面瘫多见，部分患者以脑神经损害为首发症状就诊。延髓麻痹以儿童多见，偶见有视盘水肿。

（5）自主神经症状：有多汗，皮肤潮红，手、足肿胀及营养障碍，严重病例可有心动过速和直立性低血压。对直肠和膀胱括约肌功能多无影响。

2. 并发症

本病为自限性，多于发病 4 周时症状和体征停止进展，经数周或数月可恢复；部分患者可并发严重感染、压疮或留有神经功能缺损，少数患者可因呼吸麻痹而死亡。

☞**考点提示**：GBS 的主要临床表现特点，注意首发症状、主要死亡原因。

【辅助检查】

1. 脑脊液检查

典型的脑脊液改变为细胞数正常，而蛋白质浓度明显增高（为神经根的广泛炎症反应），称蛋白-细胞分离现象，此为本病的重要特点，通常在病后第 2～4 周最明显。

2. 神经电生理检查

可发现运动及感觉神经传导速度减慢；心电图检查可见窦性心动过速和 T 波改变。

【诊断要点】

（1）急性或亚急性起病，病前有感染史或疫苗接种史。

（2）四肢对称性弛缓性瘫痪、手套袜子型感觉障碍，伴脑神经受累或呼吸麻痹症状。

（3）脑脊液有蛋白-细胞分离现象。

【治疗要点】

1. 免疫治疗

（1）血浆置换：可迅速降低血浆中抗体和其他炎症因子，有条件者应尽早应用。每次置换量为 30～50mL/kg 体重，依据病情轻重在 1～2 周内进行 3～5 次。禁忌证包括严重感染、心律失常、心功能不全和凝血功能障碍等。GBS 发病 7 天内使用血浆置换疗效较好，但在发病 30 天内治疗仍然有效。

（2）免疫球蛋白静脉注射：可与大量抗体竞争性阻止抗原与淋巴细胞表面抗原受体结合，达到治疗作用。在出现呼吸麻痹前尽早应用大剂量的免疫球蛋白静脉滴注治疗，可获得与血浆置换治疗相接近的效果，且更安全。

（3）糖皮质激素：尽管国内外对糖皮质激素治疗 CBS 有争议，但慢性 GBS 对激素仍有良好的反应。

2. 辅助呼吸

呼吸麻痹是 GBS 的主要危险，呼吸麻痹的抢救是增加本病的治愈率、降低病死率的关键。因此，应严密观察病情，对有呼吸困难者及时进行气管插管、气管切开和人工辅助呼吸。

3. 其他治疗 对考虑有胃肠道空肠弯曲菌感染者,可用大环内酯类药物治疗,同时可选用 B 族维生素,如维生素 B_1、维生素 B_6、维生素 B_{12} 等营养神经。病情稳定后,可早期进行正规的神经功能康复锻炼,包括主动或被动运动、理疗、针灸及按摩等,以预防失用性肌萎缩和关节挛缩。

☞**考点提示:**血浆置换及静脉注射免疫球蛋白是主要的治疗措施。

【护理诊断/问题】

1. 低效性呼吸型态 与脑神经损害、呼吸肌麻痹有关。

2. 生活自理缺陷 与四肢肌力进行性下降、卧床或人工呼吸有关。

3. 恐惧/焦虑 与呼吸困难、濒死感、害怕气管切开或担心预后有关。

4. 躯体移动障碍 与肌力下降有关。

【护理措施】

1. 维持正常呼吸功能 取半坐卧位,持续低流量给氧;鼓励患者深呼吸和有效咳嗽,协助翻身、拍背或体位引流,及时清除口腔、鼻腔内的分泌物,必要时,吸痰,遵医嘱给予雾化吸入,以保持呼吸道通畅;床头常规备吸引器、气管切开包及机械通气设备,以利于随时抢救。

2. 饮食护理 协助进食高蛋白、高维生素、高热量且易消化的软食,多食水果、蔬菜,补充足够的水分。对延髓麻痹不能吞咽进食和气管切开、呼吸机辅助呼吸者,应及时插胃管,给予鼻饲流质,以保证机体足够的营养供给,维持水、电解质平衡,预防营养失调。对留置胃管患者,应在进食时到进食后30 分钟抬高床头,防止因食物反流而引起窒息和吸入性肺炎。

3. 病情监测 给予心电监护和脉搏血氧饱和度监测,动态观察生命体征与情绪变化,注意有无胸闷、气促、发绀、出汗、烦躁不安等症状,必要时监测血气分析。发现呼吸费力、口唇发绀、脉搏血氧饱和度和血氧分压降低时,应立即报告医生,遵医嘱及早使用人工呼吸机。

4. 心理护理 本病起病急、进展快,患者常因呼吸费力而紧张,害怕呼吸停止和气管切开,恐惧死亡。护士应主动关心患者,尽可能陪伴在患者身边,耐心倾听患者的感受,告知病情经过、预后及气管切开和机械通气的重要性,使其情绪稳定、安心休息、增强治疗信心。

5. 预防并发症 重症 GBS 因为瘫痪、气管切开和机械通气,往往卧床时间较长,机体抵抗力低下,除容易发生肺部感染、压疮、营养低下外,还可导致深静脉血栓形成、肢体挛缩和肌肉失用性萎缩、便秘、尿潴留等并发症。护士应指导患者卧气垫床或按摩床,协助做好皮肤、口腔和大小便护理。护士应指导和协助患者翻身、拍背、活动肢体、按摩腹部,必要时灌肠、导尿。积极开展早期康复介入,预防各种并发症的发生。

6. 生活护理、安全护理及康复护理 详见本章第二节的相关内容。

【健康教育】

1. 一般护理指导 保持心情愉快和情绪稳定;加强营养,增强体质和机体抵抗力,避免淋雨、受凉、疲劳和创伤,防止复发。

2. 运动指导 加强肢体功能锻炼和日常生活活动训练,减少并发症,促进康复。肢体被动和主动运动均应保持关节的最大活动度;在运动锻炼过程中应有家属陪同,防止跌倒、受伤。GBS 恢复过程长,需要数周或数月,家属应理解和关心患者,督促患者坚持运动锻炼。

3. 就诊指导 告知消化道出血、营养失调、压疮及深静脉血栓形成的表现及预防窒息的方法,当患者出现胃部不适、腹痛、柏油样大便,肢体肿胀疼痛,以及咳嗽、咳痰、发热、外伤等情况时,应立即就诊。

第五节 癫 痫

课件

笔记

案例导学

> 患者,男,50岁,5小时前突然出现阵发性抽搐、眼球上窜、瞳孔散大、口吐白沫、口唇青紫、舌咬伤、尿失禁,持续约3分钟,5~10分钟后又出现发作,发作间期意识不清。既往有癫痫发作史。
>
> 发作间期护理评估:体温38℃,脉搏100次/分,呼吸20次/分,血压120/80mmHg,浅昏迷状态,双瞳孔等大、等圆,直径约3mm,对光反射灵敏。
>
> 初步诊断:癫痫持续状态。
>
> **请思考:**
>
> 1. 该患者存在哪些护理问题?
> 2. 如何对该患者进行治疗与护理?

癫痫(epilepsy)是多种原因导致的脑部神经元高度同步化异常放电的临床综合征,临床特点为发作性、短暂性、重复性和刻板性。异常放电神经元的位置不同及异常放电波及的范围差异,会导致患者发作的形式不一,可表现为感觉、运动、意识、精神、行为、自主神经功能障碍或兼而有之。癫痫是神经系统常见慢性脑部疾病。

考点提示: 癫痫表现具有发作性、短暂性、重复性和刻板性的特点。

【病因】

根据病因可分为以下3类。

1. 原发性癫痫 又称特发性癫痫(idiopathic epilepsy),指病因未明,未能确定脑内有器质性病变者,可能与遗传因素有关,多在儿童或青少年期首次发病,具有特征性临床及脑电图表现。

2. 继发性癫痫 又称症状性癫痫(symptomatic epilepsy),由脑内器质性病变和代谢疾病所致,包括脑部先天性疾病、颅脑外伤、颅内感染、脑血管病、颅内肿瘤、脑缺氧、儿童期的高热惊厥、药物或食物中毒等。

3. 隐源性癫痫 临床表现疑似症状性癫痫,但目前的检查手段没有找到明确的病因。

此外,睡眠不足、月经期、疲劳、饥饿、饮酒、情感冲动是常见的激发癫痫发作的诱因。

【临床表现】

癫痫发作形式多样,但均具有短暂性、刻板性、间歇性、反复发作的特征。

1. 部分性发作

(1)单纯部分性发作:癫痫发作的起始部位常提示癫痫病灶在对侧脑部,发作时间较短,一般不超过1分钟,不伴意识障碍,以发作性一侧肢体、局部肌肉感觉障碍或节律性抽搐为特征,或表现为简单的五官幻觉,如果抽搐自一处开始后,按大脑皮质运动区的分布顺序扩散,如自一侧拇指沿手指、腕部、肘部、肩部扩展,称为Jackson癫痫,亦称为部分运动性发作。

(2)复杂部分性发作:又称神经运动性发作,伴有意识障碍,以精神症状及自动症为特征。病灶多在颞叶,故又称颞叶癫痫。患者可有吸吮、咀嚼、流涎、摸索等无意识动作,或机械地继续其发作前正在进行的活动,如行走、奔跑或进餐等。有时有精神运动性兴奋,如无理吵闹、唱歌、脱衣裸体等,发作一般持续数分钟至数小时不等,事后对其行为不能记忆。

(3)部分性发作继发全面性发作:单纯部分性发作可发展为复杂部分发作,单纯或复杂部分发作均可泛化为全面性强直阵挛发作。

2. 全面性发作

（1）失神发作：又称小发作，主要见于儿童，其特点为突然、短暂的意识障碍，表现为动作中断、手持物体掉落、两眼凝视、呆立不动、呼之不应等，但无抽动、不跌倒。发作后仍继续原来的工作，一天可发作数次不等，一次发作持续 5～10 秒，对发作无记忆。

（2）全面性强直–阵挛发作：又称大发作，此类发作最常见，发作前可先有瞬间疲乏、麻木、恐惧等感觉或出现无意识动作等先兆，其发作经过可分为 3 期。①强直期：表现为全身骨骼肌持续收缩。眼肌收缩致眼睑上牵、眼球上翻或凝视；咀嚼肌收缩致张口，随后猛烈闭合，可咬伤舌尖；喉肌和呼吸肌强直性收缩致患者尖叫一声，呼吸停止；咽喉肌收缩，使唾液不能咽而排出口外，出现口吐白沫；颈部和躯干肌肉的强直性收缩使颈和躯干先屈曲，后反张，上肢由上举后旋转为内收前旋，下肢先屈曲后伸直，常持续 10～20 秒后进入阵挛期。②阵挛期：肌肉出现一张一弛的节律性抽动，频率逐渐减慢，最后一次在强烈痉挛之后，抽搐突然停止，历时 30～60 秒或更长。③发作后期：此期尚有短暂阵挛，以面肌和咬肌为主，造成牙关紧闭，可发生舌咬伤。本期全身肌肉松弛、括约肌松弛，可发生大小便失禁。此时呼吸首先恢复，意识逐渐清醒。醒后有全身酸痛和疲乏感，对整个发作过程全无记忆。发作全过程 5～15 分钟。

（3）强直性发作：多见于弥漫性脑损害的儿童，多在睡眠中发作，表现为与强直–阵挛性发作中强直期相似的全身骨骼肌强直性收缩，常伴有面色苍白或潮红、瞳孔散大等自主神经症状，发作时处于站立位者可突然倒地。发作持续数秒至数十秒。

（4）阵挛性发作：类似全面强直–阵挛性发作中的阵挛期的表现。

（5）肌阵挛发作：可见于任何年龄，常见于预后较好的特发性癫痫患者，表现为快速、短暂、触电样肌肉收缩，可遍及全身或局限于某个肌群、某个肢体，声、光刺激可诱发。

（6）失张力发作：部分或全身肌肉张力突然降低，可导致垂颈、张口、肢体下垂和跌倒，持续数秒至 1 分钟。

3. 癫痫持续状态

又称癫痫状态，传统定义是指癫痫连续发作之间意识尚未完全恢复，又频繁再发，或癫痫发作持续 30 分钟以上未自行停止。目前认为，如果患者出现全面强直–阵挛性发作持续 5 分钟以上，即应考虑为癫痫持续状态。其多由不规范的抗癫痫药物治疗（如自行停用抗癫痫药）或因急性脑病、脑卒中、外伤、感染、肿瘤、药物中毒、孕产、精神紧张、过度疲劳、饮酒等诱发，常伴有高热、脱水、酸中毒。如不及时治疗，继而会发生心、肝、肾多脏器衰竭甚至死亡。

4. 难治性癫痫

是指频繁的癫痫发作至少每月 4 次以上，适当的抗癫痫药物正规治疗其药物浓度在有效范围内，至少观察 2 年仍不能控制，并且影响日常生活，排除进行性中枢神经系统疾病或颅内占位性病变者。

☞ **考点提示**：癫痫临床表现的共同特征；不同类型癫痫的临床表现特点。

【辅助检查】

1. 神经影像学检查 通过 CT、MRI 检查可发现脑部器质性病变、占位性病变、脑萎缩等。

2. 脑电图检查 为诊断癫痫最重要的辅助检查手段，对诊断有重要价值，且有助于分型、术前定位及预后估计。约半数以上的癫痫患者，在发作间歇期亦可出现各种痫样放电，如棘波、尖波、棘慢或尖慢复合波。

【诊断要点】

诊断时，应首先确定是否为癫痫，然后判定癫痫的类型和病因。

（1）病史提供的发作过程和表现符合各种癫痫的表现形式。

(2)继发性癫痫可发现阳性体征。

(3)有关实验室及其他检查,如脑电图、CT、MRI 等,可供参考。

【治疗要点】

癫痫的治疗原则是病因治疗、对症处理、减少发作次数。

1.病因治疗 有明确病因的,如寄生虫、低血糖、低血钙、脑部肿瘤等,应尽可能彻底治疗。

2.发作时的治疗 应立即将患者就地平放,解开衣领、衣扣,将头侧向一侧,保持呼吸道通畅,及时给氧。对抽搐肢体不可用力按压,以免造成骨折、肌肉撕裂及关节脱位。为预防再次发作,可选用地西泮、苯妥英钠、异戊巴比妥钠等药物。

3.抗癫痫药物治疗

(1)药物治疗原则:包括以下几点。①确定是否用药:一般半年内发作 2 次以上者,一经诊断,即应用药;首次发作或间隔半年以上发作 1 次者,应在充分告知后根据患者和家属的意愿酌情选择。②正确选择药物:根据癫痫发作类型和药物不良反应等情况选择药物,70%～80%新诊断癫痫的患者可以通过服用一种抗癫痫药物控制发作。③药物的用法:用药方法取决于药物代谢特点、作用原理及不良反应出现规律等,因而差异很大。④严密观察药物不良反应:大多数抗癫痫药物都有不同程度的不良反应,应用抗癫痫药物前应检查肝、肾功能和血、尿常规,用药后还需监测。⑤尽可能单药治疗:抗癫痫药物治疗的基本原则是从小剂量开始,缓慢增量至能最大程度控制癫痫发作且无不良反应或不良反应很轻的最低有效剂量。⑥合理联合用药:应在尽可能减少不良反应的基础上,能最大程度地控制发作。⑦增减药物、停药及换药原则:控制发作后应遵医嘱坚持服药,必须逐一增减,不宜随意减量或停药。一般全面强直－阵挛性发作、强直性发作、阵挛性发作完全控制 4～5 年后,失神发作停止半年后可考虑停药,且停药前应有缓慢的减量过程,1～1.5 年无发作者方可停药。

(2)常用抗癫痫药物:①传统抗癫痫药物,有卡马西平、苯妥英钠、丙戊酸钠、苯巴比妥、氯硝西泮等。强直性发作、部分性发作和部分性发作继发全面性发作首选卡马西平,全面强直－阵挛性发作、典型失神、肌阵挛发作、阵挛性发作首选丙戊酸钠。②新型抗癫痫药有托吡酯、拉莫三嗪、加巴喷丁、奥卡西平、左乙拉西坦、唑尼沙胺等,可用单一药物治疗癫痫,或与传统抗癫痫药物联合应用等。

4.癫痫持续状态的治疗

(1)对症治疗:保持呼吸道通畅,对牙关紧闭者放置牙套;吸氧、吸痰,必要时行气管插管或气管切开,迅速建立静脉通道;给予心电和脑电监测;关注血气和血液生化指标变化;查找并去除癫痫发作的原因与诱因等。

(2)控制发作:迅速终止发作是治疗癫痫持续状态的关键。①地西泮治疗:首先静脉注射地西泮10～20mg,不超过 2～5mg/min,如有效,再将 60～100mg 地西泮溶于 5% 葡萄糖生理盐水中,于 12 小时内缓慢静脉滴注。密切观察有无呼吸和心血管抑制,做好辅助呼吸和应用呼吸兴奋药的准备。②地西泮加苯妥英钠:首先用地西泮 10～20mg 静脉注射取得疗效后,再用苯妥英钠加入生理盐水缓慢静脉滴注。部分患者也可单独使用苯妥英钠。③10% 水合氯醛 20～30mL 加等量植物油保留灌肠,每 8～12 小时 1 次,适用于肝功能不全或不宜使用苯妥英钠治疗者。④咪达唑仑具有起效快、使用方便、对血压和呼吸抑制作用比传统药物小的特点,有望成为治疗难治性癫痫持续状态的标准疗法。

(3)防治并发症:对脑水肿者,用 20% 甘露醇 125mL 快速静脉滴注;应用抗生素控制感染;对高热患者,给予物理降温;纠正代谢紊乱(如低血糖、低血钠、低血钙、高渗状态等)和酸中毒;加强营养支持治疗。

☞**考点提示:**抗癫痫药物的治疗原则;不同类型癫痫的首选抗癫痫药;癫痫持续状态的抢救要点。

【护理诊断/问题】

1.有受伤的危险 与癫痫发作意识突然丧失或判断力受损有关。

2.有窒息的危险 与癫痫发作时喉痉挛、气道分泌物增多有关。

3.知识缺乏:缺乏疾病预防保健的知识。

【护理措施】

1.一般护理 保持环境安静,避免过度疲劳、便秘、睡眠不足、情感冲动及强光刺激等;适当参加体力和脑力活动,做力所能及的工作,间歇期可下床活动,出现先兆即刻卧床休息;给予清淡饮食,避免过饱,戒烟、酒。

2.避免受伤 ①发现发作先兆时,迅速将患者就地平放,避免摔伤,松解领扣和腰带,摘下眼镜、活动性义齿,将手边的柔软物垫在患者头下,移去身边的危险物。②用牙垫或厚纱布塞在上、下磨牙之间,不要将任何坚硬物品放入患者口中,以防咬伤舌头及颊部;抽搐发作时,不可用力按压肢体,以免造成骨折、肌肉撕裂及关节脱位。③发作后,患者可有短期的意识模糊,禁用口表测量体温,防止因患者咬断体温计而损伤舌头、口腔黏膜等。

3.保持呼吸通畅 癫痫发作时,将患者放到床上或就近的地面上,取头低侧卧位或平卧位,并将头偏向一侧。床边备吸引器,及时吸痰,以保持呼吸道通畅。发作时,不可喂水、喂食物,以免发生呛咳、窒息。观察呼吸情况,有无呼吸困难、心率加快、表情恐怖、两手乱抓等窒息表现,出现窒息时,应立即取头低位,拍打背部,吸取痰液及口腔内的分泌物,吸氧,必要时可行气管插管甚至气管切开。

4.病情观察 发作过程中应严密观察生命体征及神志、瞳孔变化,注意发作过程有无心率加快、血压升高、呼吸减慢、瞳孔散大等;记录发作时间与频率,发作停止后意识恢复的时间,患者有无头痛、疲乏及肌肉酸痛等表现。

5.用药护理 根据癫痫发作的类型遵医嘱用药,注意观察用药疗效和不良反应。①用药注意事项:药物治疗原则为从单一小剂量开始,尽量避免联合用药;坚持长期服药,切忌癫痫发作控制后自行减量或停药,或不规则服药。②药物不良反应的观察和处理;多数抗癫痫药物有胃肠道反应,宜分次餐后口服,如卡马西平有导致中性粒细胞减少、骨髓抑制的不良反应。因此,应告知患者及其家属,出现异常及时就医,对血液、肝、肾功能有损害的药物,服药前应做血、尿常规和肝、肾功能检查,服药期间定期做血象和生化检查,以防出现不良反应。

6.癫痫持续状态的护理 ①专人守护,加床栏,以保护患者免受外伤。②立即遵医嘱缓慢静脉注射地西泮 10～20mg,速度不超过每分钟2mg,必要时可在 15～30 分钟内重复给药,也可用地西泮100～200mg 溶于5%葡萄糖液或生理盐水中缓慢静脉滴注,用药过程中密切观察患者呼吸、心率、血压的变化。③严密观察病情变化,做好生命体征、意识、瞳孔等方面的观察,及时发现并处理高热、周围循环障碍、脑水肿等严重并发症。④注意保持呼吸道通畅和口腔清洁,防止继发感染,给予吸氧,备好气管插管、气管切开器械。保持病房环境安静,避免外界的各种刺激。

7.心理护理 向患者解释所患癫痫的类型、临床特征及可能的诱发因素,帮助患者正确面对现实,对待自己的疾病。鼓励患者说出害怕及担忧的心理感受,给予同情和理解,指导患者进行自我调节,克服自卑心理,树立自信、自尊的良好心理状态。告知疾病相关知识、预后的正确信息和药物治疗知识,帮助患者掌握自我护理的方法,尽量减少发作次数。鼓励家属向患者表达不嫌弃、亲切关怀的情感,解除患者的精神负担。指导患者承担力所能及的社会工作,在自我实现中体会到自身的价值,从而提高自信心和自尊感。

☞考点提示:癫痫患者的护理要点。

【健康教育】

（1）介绍本病的基本知识及发作时的家庭急救护理方法。

（2）保持良好的生活规律，避免过度疲劳、便秘、睡眠不足和情感冲动等诱发因素。保持良好的饮食习惯，食物应清淡且富含营养，避免辛、辣、咸，不宜进食过饱，戒烟、酒。

（3）适当参加力所能及的社会工作，多参加有益的社会活动。禁止从事带有危险的活动，如游泳、驾驶等，以免发作时危及生命。

（4）遵医嘱按时服药，定期复查血象、肝功能、肾功能和生化检查。外出时随身携带病情诊疗卡，注明姓名、地址、病史、联系电话等，以备发作时及时了解及联系。

第六节　帕金森病

课件

案例导学

　　患者，男，73岁，因"肢体震颤3年，行动迟缓1年"入院，患者3年前出现右上肢静止性震颤，逐渐出现右下肢、左下肢震颤，1年前出现行动迟缓，行走时呈小碎步。

　　身体评估：面具脸，慌张步态，静止性震颤，四肢肌张力齿轮样增高。

　　诊断：帕金森病。

　　请思考：

　　1.该患者目前最主要的护理问题是什么？

　　2.针对该患者的自理缺陷应采取哪些护理措施？

　　帕金森病（Parkinson disease，PD）又称震颤麻痹，是一种以静止性震颤、肌强直、运动迟缓和姿势平衡障碍为主要临床特征，中老年人常见的神经系统变性疾病。其主要病理改变是黑质多巴胺能神经元变性和路易小体形成。因其突出特点是静止性震颤，故又称震颤麻痹。

【病因】

　　1.神经系统老化　　本病多见于中老年人，40岁以前发病者甚少，60岁以上人口的发病率高达1%，提示神经系统老化与发病有关。有资料显示，30岁以后，黑质多巴胺能神经元在纹状体的含量进行性减少，但程度不足以导致发病，老年人群中患病也是少数。因此，神经系统老化只是PD的促发因素。

　　2.环境因素　　有机磷农药中毒、一氧化碳中毒、除草剂、鱼藤酮中毒、重金属。

　　3.遗传因素　　约10%的PD患者有家族史，包括常染色体显性遗传和常染色体隐性遗传。

【临床表现】

　　本病多于60岁以后发病，偶有30岁以下发病者。本病常隐匿起病，缓慢进展。症状常始及一侧上肢，逐渐波及同侧下肢，再波及对侧上肢及下肢。

　　1.静止性震颤　　常为首发症状，呈现有规律的拇指对掌和手指屈曲的不自主震颤，类似"搓丸"样动作。具有静止时明显震颤、动作时减轻、入睡后消失等特征，故称静止性震颤；随着病程进展，震颤可逐步涉及下颌、唇、面和四肢。少数患者无震颤，尤其是发病年龄在70岁以上者。

　　2.肌强直　　指被动运动关节时阻力增加。其特点为被动运动关节时阻力大小始终一致，而且阻力大小基本不受被动运动的速度和力量的影响，类似弯曲软铅管的感觉，故称铅管样强直；在有静止性震颤的患者中可感到在均匀的阻力中出现断续停顿，如同转动齿轮感，称为齿轮样强直。四肢、躯干、颈部肌强直可使患者出现特殊的屈曲体姿,表现为头部前倾、躯干俯屈、上肢肘关节屈曲、腕关节伸直、前臂内收、下肢髋及膝关节均略微弯曲。

3. 运动迟缓 指随意动作减少,动作缓慢、笨拙。早期表现为手指精细动作(如解纽扣、系鞋带等)动作缓慢,逐渐发展成全面性随意运动减少、缓慢,晚期因合并肌张力增高致起床、翻身均有困难。体检可见面容呆板、双眼凝视、瞬目减少,呈现"面具脸";口、咽、腭肌运动障碍,语速变慢,语音低调;书写时字越写越小,呈现"写字过小征";做快速重复性动作如拇、食指对指时可表现为运动速度和幅度进行性降低。

4. 姿势步态异常 指平衡功能减退、姿势反射消失引起的姿势步态不稳、易跌跤。这一症状是病情进展的重要标志,对治疗反应不佳,是致残的重要原因。在疾病早期,表现为走路时患侧下肢拖曳,上肢摆臂幅度减小或消失。随着病情的进展,步伐逐渐变小变慢,启动、转弯或跨越障碍时步态障碍尤为明显,自坐位、卧位起立困难。有时行走中全身僵住,不能动弹,称为"冻结(freezing)"现象。有时迈步后以极小的步伐越走越快,不能及时止步,称为前冲步态或慌张步态。

5. 非运动症状 也是十分常见和重要的临床症状,可以早于或伴随运动症状出现。①感觉障碍:疾病早期出现嗅觉减退或睡眠障碍,中晚期有肢体麻木、疼痛,有些可伴不安腿综合征。②自主神经功能障碍:常见便秘、多汗、流涎、脂溢性皮炎(油脂面)等,疾病后期可有性功能减退、排尿障碍或直立性低血压。③精神和认知障碍:约半数患者伴有抑郁、焦虑;15% ~30% 的患者在疾病晚期出现视幻觉、认知障碍乃至痴呆。

☞**考点提示**:帕金森病的临床表现特点。

【**辅助检查**】

血、脑脊液常规检查均无异常,CT、MRI 检查亦无特征性改变,功能性脑影像 PET 或 SPECT 检查有辅助诊断价值。以 18F – 多巴作示踪剂行多巴摄取功能 PET 显像可显示多巴胺递质合成减少;以 125I – β – CIT、mTc – TRODAT – 1 作示踪剂行多巴胺转运体(DAT)功能显像可显示功能显著降低,在疾病早期甚至亚临床期即能显示降低;以 123I – IBZM 作示踪剂行 D_2 多巴胺受体功能显像可见其活性在早期呈失神经超敏,后期低敏。

【**诊断要点**】

依据中老年发病,缓慢进展性病程,必备运动迟缓及至少具备静止性震颤、肌强直或姿势步态障碍中的一项,结合对左旋多巴治疗敏感即可作出临床诊断。

【**治疗要点**】

采取综合治疗,包括药物治疗、手术治疗、康复治疗、心理治疗等,其中药物治疗是首选且主要的治疗手段。目前应用的治疗手段,无论药物或手术,只能改善症状,不能阻止病情的发展,更无法治愈。

1. 药物治疗

(1)抗胆碱能药:可协助维持纹状体的递质平衡,主要适用于震颤明显且年轻的患者,主要有苯海索(安坦),1 ~2mg 口服,每天 3 次。此外,还有丙环定、甲磺酸苯托品、东莨菪碱等。

(2)金刚烷胺:能促进神经末梢释放多巴胺,并阻止其再吸收,对少动、强直、震颤均有改善作用,对异动症有一定的治疗作用,可与左旋多巴等药合用,50 ~100mg 口服,每天 2 次。

(3)复方左旋多巴(或左旋多巴):因多巴胺不能透过血脑屏障进入脑内,故对脑部多巴胺缺乏的替代疗法需应用其前体左旋多巴。复方多巴制剂可增强左旋多巴的疗效和减少其外周不良反应,是治疗 PD 最基本、最有效的药物,对震颤、强直、运动迟缓等均有较好疗效。初始用量每次 62.5 ~

100mg,口服,每天 2 或 3 次,根据病情而渐增剂量至疗效满意和不出现不良反应为止,餐前 1 小时或餐后 1.5 小时服药。

(4)多巴胺受体(DR)激动药:非麦角类 DR 激动药为早发型患者的首选药物,这类长半衰期制剂能避免对纹状体突触后膜 DR 产生"脉冲样"刺激,可以减少或推迟运动并发症的发生,应从小剂量开始,逐渐增加至满意疗效而不出现不良反应为止。常用药物有普拉克索、罗匹尼罗、吡贝地尔。

(5)儿茶酚 - O - 甲基转移酶(COMT)抑制剂:通过抑制左旋多巴在外周的代谢,使血浆左旋多巴浓度保持稳定,并能增加其入脑量。一般与复方左旋多巴制剂合用,可改善其疗效,改善症状波动。常用药物有恩他卡朋、托卡朋。

(6)单胺氧化酶 B(MAO - B)抑制剂:能阻止脑内多巴胺降解,增加多巴胺浓度。与复方左旋多巴制剂合用可增加疗效,同时对多巴胺能神经元有保护作用。常用药物有司来吉兰、雷沙吉兰。

(7)其他:对自主神经障碍、认知障碍及精神障碍患者,可使用通便药、抗精神病药物及胆碱酯酶抑制剂等。

2. 手术及干细胞治疗 对长期药物治疗疗效明显减退,同时出现异动症的患者可以考虑手术治疗,但手术只能改善症状,不能根治,术后仍需药物治疗。手术方法有立体定向神经核毁损术和脑深部电刺激术(DBS)。DBS 因其微创、安全和可控性高而作为主要选择。目前临床上正在探索采用干细胞移植结合基因治疗的新疗法。

3. 中医、康复及心理治疗 中药、针灸和康复治疗作为辅助手段对改善症状可起到一定的作用。对患者进行肢体运动、语言、进食、走路、日常生活等训练和指导,可改善患者生活质量、减少并发症。心理疏导与疾病教育也是帕金森病的重要综合治疗措施。

【护理诊断/问题】

1. 躯体移动障碍 与肌强直、体位不稳有关。

2. 言语沟通障碍 与构音障碍有关。

3. 自我形象紊乱 与运动迟缓、强直和面部无表情有关。

4. 营养失调:低于机体需要量 与咀嚼和吞咽困难有关。

5. 自理缺陷 与肌强直和震颤有关。

6. 社会隔离:与自我形象改变有关。

【护理措施】

1. 饮食护理 ①饮食原则:给予高热量、高维生素、高纤维素、低盐、低脂、适量优质蛋白的易消化饮食,并根据病情变化及时调整和补充各种营养素,戒烟、酒。因高蛋白饮食会降低左旋多巴类药物的疗效,故不宜盲目给予过多的蛋白质;槟榔为拟胆碱能食物,可降低抗胆碱能药物的疗效,也应避免食用。②无机盐、维生素、膳食纤维供给应充足。多吃新鲜蔬菜和水果,能够提供多种维生素,并能促进肠蠕动,防治大便秘结。患者出汗多,应注意补充水分。③食物应细软、易消化、便于咀嚼和吞咽。④饮食宜清淡、少盐;禁烟、酒及刺激性食物,如咖啡、辣椒、芥末、咖喱等。⑤注意饮食安全,病情较重的患者存在吞咽困难,防止因误吸而引起肺部感染。

2. 生活指导和帮助 本病早期,患者运动功能无障碍,能坚持一定的劳动,应指导患者尽量参与各种形式的活动,坚持四肢各关节的功能锻炼。随着病情的发展,患者运动功能发生一定程度的障碍,生活自理能力显著降低,穿、脱衣服,扣纽扣,系腰带、鞋带等均需给予帮助。患者活动时有人看护,注意安全,走路时持拐杖助行,防止患者摔倒和发生意外。注意生活设施的布置,家居布置要方便合理、减少障碍。

3. 加强肢体功能锻炼 本病早期应坚持一定的体力活动,主动进行肢体功能锻炼,四肢各关节做

笔记

最大范围的屈伸、旋转等活动,以预防肢体挛缩、关节僵直的发生。晚期应帮助患者采取舒适体位,被动肢体活动和肌肉、关节的按摩,以促进肢体的血液循环。注意动作轻柔,勿造成患者疼痛和骨折。

4. 用药护理　本病一旦发生,一般不会自动缓解,但病情大多发展缓慢,药物治疗须长期。因长期用药,会产生一定副作用,故早期治疗用药从小剂量开始,药物的调整必须在医生指导下进行。服用美多巴或卡左双多巴时,餐前 1 小时或餐后 1.5 小时服药,避免饭后高蛋白抑制多巴的吸收。注意观察药物的不良反应。多巴胺能药物副作用有消化道症状、体位性低血压、心律失常、幻觉、焦虑、开/关现象和异动症等并发症;开 - 关现象指症状在突然缓解(开期,常伴异动症)与加重(关期)2 种状态之间波动,一般"关期"表现为严重的帕金森病症状,持续数秒或数分钟后突然转为"开期"。多见于病情严重者。异动症又称运动障碍,表现为舞蹈症或手足徐动样不自主运动、肌强直或肌阵挛,可累及头面部、四肢和躯干,有时表现为单调刻板的不自主动作或肌张力障碍。

抗胆碱能药的不良反应有口干、视物模糊、便秘和排尿困难,严重者出现幻觉、妄想,老年患者慎用,闭角型青光眼及前列腺肥大患者禁用;金刚烷胺的不良反应有不宁、神志模糊、下肢网状青斑、踝部水肿等,均较少见。肾功能不全、癫痫、严重胃溃疡、肝病患者慎用,哺乳期妇女禁用。

5. 预防并发症　注意居室的温度、湿度、通风及采光等。根据季节、气候、天气等情况增减衣服,决定室外活动的方式、强度。以上措施均能有效地预防感冒。晚期的卧床患者要按时翻身,做好皮肤护理,防止尿便浸渍和压疮的发生。被动活动肢体,加强肌肉、关节按摩,防止和延缓骨关节的并发症。加强口腔护理,翻身、叩背,以预防吸入性肺炎和坠积性肺炎。

6. 心理护理　疾病早期,患者保持相当的劳动能力,生活能够自理,震颤也不显著,疾病又无任何痛苦,患者可以不甚介意,泰然处之,心理变化不大。随着病情的发展,肢体震颤加重,动作迟缓而笨拙,表情淡漠、刻板而呈"面具脸",语调单一、谈吐断续,使患者有自卑感,不愿到公共场合,回避人际交往,并感到孤独,患者可以产生焦急、忧虑等情绪。有些患者了解到本病的结局后,也可产生恐惧或绝望心理。到疾病后期阶段,患者生活不能自理,可产生悲观失望或厌世轻生的心理。晚期患者常有痴呆存在,可以淡化心理活动。应通过医护人员和患者家属、朋友娓娓动听的语言来开启患者的心扉,并通过具体的关心、体贴、帮助等措施,从心理上建立和保持良好的医 - 护 - 患关系,促进患者产生有利于稳定情绪,树立抗病信心的积极心理活动。根据患者的具体情况,要注意个体化,因人施护,可获得心理护理的更好效果。

【健康教育】

向患者宣传帕金森病的有关知识,避免诱发因素;指导患者合理饮食和活动;注意安全,不要独自外出,防止跌倒、摔伤;指导患者掌握正确的功能训练方法,防止关节强直;在医生的指导下用药,观察和监测药物的不良反应。

第七节　神经系统疾病常用诊疗技术及护理

课件

一、腰椎穿刺术

腰椎穿刺术(lumbar puncture)是自腰椎间隙穿刺进入蛛网膜下腔,以获取脑脊液并协助中枢神经系统疾病的诊断和鉴别诊断,或以注入药物,行内、外引流术等治疗性穿刺为目的的技术。腰椎穿刺术常用于检查脑脊液的性质,对诊断脑炎、脑膜炎、脑血管病变、脑瘤等有重要意义,亦可测定颅内压力,了解蛛网膜下腔是否阻塞,施行脊髓腔或脑室造影,有时可用于鞘内注射药物治疗等。腰椎穿刺术包括诊断性穿刺、治疗性穿刺,前者通过穿刺检查脑脊液的成分,以了解脑脊液常规、生化(糖、氯化物和蛋白质)、细胞学、免疫学变化及病原学

腰椎穿刺术的护理配合

证据;测定脑脊液的压力;了解椎管有无梗阻。后者主要通过穿刺注入药物或引流炎性、血性脑脊液进行治疗。

【适应证】

(1)有脑膜刺激症状,如脑膜炎、脑炎。

(2)疑有颅内出血,如蛛网膜下腔出血、脑出血破入脑室。

(3)中枢神经系统恶性肿瘤。

(4)有剧烈头痛、昏迷、抽搐或瘫痪而疑为中枢神经系统疾病。

(5)因中枢神经系统疾病而需椎管内给药。

【禁忌证】

(1)颅内压增高和明显视盘水肿,特别是怀疑有颅后窝肿瘤。

(2)穿刺部位有化脓性感染或脊椎结核;脊髓压迫症的脊髓功能处于即将丧失的临界状态。

(3)血液系统疾病、应用肝素等药物导致出血倾向及血小板计数 $< 50 \times 10^9 / L$。

(4)因病情危重、躁动不安、高位颈椎外伤、占位性病变而不宜强行腰椎穿刺。

【护理措施】

1. 操作前护理

(1)患者准备:①穿刺前向患者及其家属说明检查目的、操作过程及有关配合注意事项,以消除紧张情绪、害怕心理,取得合作;②腰椎穿刺术检查是有创性操作,术前患者应签署知情同意书;③术前嘱患者排空大小便,在床上静卧 15~30 分钟。

(2)术前评估:①完善受检者的影像学检查资料(如头颅 CT 或 MRI 检查等),出、凝血功能,血小板计数;②完善身体评估(如脑膜刺激征、意识、语言、生命体征等);③对年老体弱,心、肺功能差者做心电图和肺功能检查,以评估患者对穿刺的耐受性。

(3)物品准备:备好穿刺包(内有 12 号和 16 号尾部带胶管的穿刺针各 1 根,无菌试管 2 根,无菌纱布 2 块或创可贴 2 块,5mL、50mL 或 100mL 无菌注射器各 1 个,三通活塞 1 套,止血钳 2 把)、无菌手套、医用口罩、帽子、压力表包、麻醉剂、氧气、心电监护仪,备好急救药物,以防发生意外。

2. 操作中护理

(1)穿刺体位:患者取去枕平卧的左侧卧位,背齐床沿,低头双手抱膝,腰部尽量后凸,以使椎间隙增宽。

(2)穿刺部位:一般取第 3~4 腰椎或第 4~5 腰椎棘突间隙为穿刺点,即两侧髂脊最高点连线与后正中线相交处为第 4 腰椎棘突,其上为第 3~4 腰椎间隙,其下为第 4~5 腰椎间隙(图 9-4)。

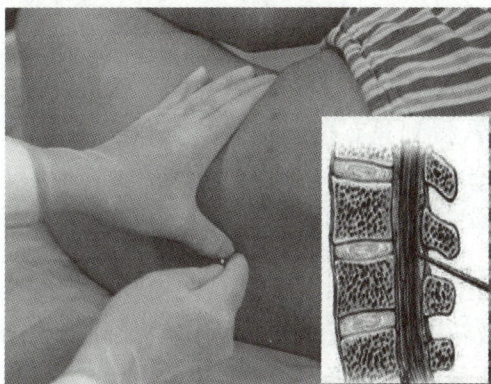

图 9-4 腰椎穿刺体位及穿刺点示意图(左侧卧位)

（3）协助穿刺：具体如下。

1）消毒：常规消毒穿刺部位皮肤，打开无菌包，术者戴无菌手套，铺消毒洞巾。

2）麻醉：用2%利多卡因自皮肤到椎间韧带逐层做局部浸润麻醉。

3）穿刺：①术者用左手固定穿刺点皮肤，右手持穿刺针沿腰椎间隙垂直缓慢进针，成人进针深度为4~6cm，儿童为2~3cm。当针头穿过韧带与硬脑膜时，可感到阻力突然消失，有落空感，提示穿刺针已进入蛛网膜下腔；②将针芯缓慢抽出（以防脑脊液迅速流出，造成脑疝），即可见脑脊液缓慢自动流出。

4）测压：放脑脊液前先接上测压管，让患者放松身体，缓慢伸直头及下肢，测量压力。正常成人侧卧位脑脊液压力为0.78~1.76kPa（80~180cmH$_2$O）或40~50滴/分，儿童为0.4~1.0kPa（40~100cmH$_2$O）。超过200cmH$_2$O为颅内压升高。低于80cmH$_2$O为低颅压。若要了解蛛网膜下腔有无阻塞，则可做Queckenstedt试验，即在测定初压后，由助手压迫一侧颈静脉约10秒，然后再压另一侧，最后同时按压双侧颈静脉，正常时压迫颈静脉后，脑脊液压力立即迅速升高1倍左右，解除压迫后10~20秒，迅速降至原来水平，称为梗阻试验阴性，提示蛛网膜下腔通畅。若压迫颈静脉后，不能使脑脊液压力升高，则为梗阻试验阳性，则提示蛛网膜下腔完全阻塞；若施压后压力缓慢上升，放松后又缓慢下降，则提示有不完全阻塞。颅内压增高者，禁做此试验。

5）留取标本：撤去测压管，若脑脊液压力不高，则可收集脑脊液2~5mL送检；如需做培养时，应用无菌操作法留取标本。如怀疑椎管梗阻，则可协助术者做脑脊液动力学检查。若脑脊液压力明显增高（超过300cmH$_2$O），则不放脑脊液，以免诱发脑疝。

（4）术中观察：在操作中，要密切观察病情变化，如面色、呼吸、脉搏、意识等。询问患者有无头痛、呕吐等不适，如有异常，则应立即报告医生并做处理。

（5）术毕拔针：穿刺完毕，放液及测压后插入针芯，拔出穿刺针，对穿刺点消毒后铺无菌纱布并按压3~5分钟，用胶布固定。

3. 操作后护理

（1）体位指导：术后去枕平卧4~6小时，卧床期间不可起床或抬高头部，但可适当转动身体，以防出现穿刺后反应，如头痛、恶心、呕吐、眩晕等不适。颅内压高者不宜多饮水，应严格卧床，密切观察意识、瞳孔及生命体征变化。

（2）穿刺点护理：保持穿刺部位的敷料干燥，观察有无渗液、渗血，24小时内不宜淋浴。

（3）并发症观察：观察患者有无头痛、腰背痛、脑疝及感染等穿刺后并发症。穿刺后头痛最常见，也可有头晕、恶心或呕吐症状，直立和行走后加重，多发生在穿刺后1~7天，可能为脑脊液量放出较多或持续CSF外漏所致。应指导患者多饮水，延长卧床休息时间至24小时，严重者遵医嘱静滴生理盐水1000~1500mL。

二、DSA

DSA是一项通过计算机辅助成像的X线血管造影技术，在检查过程中，计算机可以消除图像中的骨骼、软组织等成分，得到只有造影剂充盈的血管图像。因DSA能全面、精确、动态地显示脑血管的结构和相关病变，故被认为是诊断脑血管病变的"金标准"。DSA检查可选择桡动脉穿刺血管造影或者股动脉穿刺血管造影。

【适应证】

（1）脑血管病的诊断和疗效随访，如动脉瘤、动静脉畸形、硬脑膜动静脉瘘、烟雾病、颈动脉狭窄、脑血管狭窄或闭塞、椎动脉狭窄、静脉窦狭窄或阻塞等。

（2）了解肿瘤的血供情况，如脑膜瘤、血管母细胞瘤、颈静脉球瘤等。

（3）颈部、面部、眼部、颅骨、头皮及脊髓的血管性病变。

【禁忌证】

（1）对造影剂和麻醉药严重过敏。

（2）有严重出血倾向或出血性疾病。

（3）未能控制的严重高血压患。

（4）全身感染未控制或穿刺部位局部感染。

（5）严重心、肝、肾功能不全或病情危重不能耐受手术。

（6）一般情况极差、生命体征不稳定、休克或濒死状态。

（7）因3周内有严重的脑卒中发作、脑疝晚期、脑干功能衰竭而禁止进行脑血管内介入治疗。

【护理措施】

1. 操作前护理

（1）患者准备：①评估患者的文化水平和对造影检查的知晓程度，指导患者及其家属了解数字减影脑血管造影的目的、注意事项、造影过程中可能发生的危险与并发症，消除紧张、恐惧心理，取得配合；②签署检查知情同意书；③选择腹股沟处穿刺需先备皮；④术前4~6小时禁食、禁水；⑤术前30分钟排空大小便，必要时留置导尿管等；⑥术前30分钟肌内注射苯巴比妥钠0.1g及地塞米松5mg。在不插导管的肢体建立静脉通道。

（2）术前评估：①术前完善各项检查，如头颅CT/MRI、颈动脉和脑血管超声/CTA、肝功能、肾功能、出血时间、凝血时间、血小板计数等；②评估受检者的身体状况，如意识、言语、运动、感觉、脑膜刺激征等；③对年老体弱，心、肺功能差者做心电图和肺功能检查，以评价患者对造影检查的耐受性；④术前遵医嘱行碘过敏试验。

（3）物品准备：备好DSA检查设备、造影剂、生理盐水、肝素钠、鱼精蛋白、尼莫地平注射液、硝酸甘油、维拉帕米、麻醉剂、桡动脉或者股动脉穿刺包、导管、导丝、鞘管、消毒棉球、无菌手套、医用口罩、帽子、注射器、手术单、防水治疗巾、铅衣、心电监护仪、氧气、绷带、胶布、沙袋、抢救药物和设备等。

2. 操作中护理

（1）评估：穿刺前进行桡动脉或股动脉评估，术前均行Allen试验，心电、血氧监测，了解血管走向、弹性、搏动情况。

（2）消毒：术区对患者进行体位摆放及桡动脉或股动脉穿刺处区域消毒、铺手术洞巾。

（3）局部麻醉：2%利多卡因注射液局部麻醉，开始注麻醉剂不宜多，0.3~0.5mL皮下浸润麻醉，在注射麻醉剂时进针不宜过深，以免误伤桡动脉或股动脉。

（4）穿刺：具体如下。

1）桡动脉造影穿刺点选择桡动脉搏动最强点，一般在桡骨茎突近端1cm处，右手自然平伸外展30°~50°，在手腕下垫自制小枕，常规消毒铺巾，术者左手用三指法指示桡动脉走形，作为进针方向，使用21G穿刺针，进针方向与桡动脉走行一致，进针角度一般为30°~45°，但对于血管较粗或较硬者，进针角度应稍大，而对于血管较细者进针角度应略小。穿刺成功后送入0.021软头直行导丝，确认无阻力后至肱动脉撤出穿刺针，沿导丝注入1%利多卡因0.5mL，切开皮肤，插入5F桡动脉鞘管，经鞘管注入硝酸甘油100μg、利多卡因20~40mg，肝素2000IU。造影导管多选5F Terumo TIG共用型、JL3.5、JL4、JR4导管，导丝用0.035、180cm超滑型。

2）股动脉造影选择在耻骨联合、髂前上棘连线的中点、腹股沟韧带下1~2cm股动脉搏动最强点进行穿刺，常规消毒、铺巾，利多卡因局部麻醉，将穿刺针与皮肤呈30°~45°刺入股动脉，将导丝送入血管20cm左右，撤出穿刺针，迅速沿导丝置入导管鞘或导管，撤出导丝，在计算机屏幕监护下将导管送入头臂动脉。进入靶动脉后注入少量造影剂,用以确认动脉,然后造影。以 JUDKINS 法完成,置入 5F、6F 股动脉鞘经鞘管注入肝素 2000IU。造影导管多选 5F、JL4、JR4 导管,用 0.035、150cm J 型导丝,方法同前。

3)为避免血管痉挛,尽量一针见血,针尾部见回血后,再前送穿刺针少许,套管针穿刺者,应先退出针芯,再回撤套管,注意退出针芯时确保固定套管的位置,至针尾部喷血后再送入导丝,不能有阻力。如进针后未见针尾部回血,则可用左手食指判断此时穿刺针与桡动脉或股动脉的位置关系,再回撤穿刺针至皮下,调整针尖方向后再次进针。注意如遇穿刺失败,则应向近心端移动,重新选择穿刺点并注意防止血管内凝血或穿刺针阻塞。

(5)送入导丝:穿刺针尾端喷血良好,固定针柄,以确保穿刺针位置不动,同时右手送入导丝,动作应轻柔,遇到阻力时,应停止前送导丝,可部分回撤导丝,改变穿刺针的角度或旋转穿刺针调整导丝的前进方向后再次试送导丝,切忌强行推送导丝,以免因误伤血管小分支而导致血肿发生。

(6)置入鞘管:置入鞘管前,需在穿刺部位补充麻醉剂。动脉鞘管表面附有亲水涂层材料,可降低鞘管送入时的摩擦力,防止桡动脉痉挛发生。置入鞘管后一同撤出扩张管及导丝。如能经侧管顺利回血,则可判定鞘管位于血管真腔内,桡动脉穿刺成功。动脉鞘连接生理盐水过多地冲洗,会导致动脉痉挛,应避免。注入肝素 2000～3000IU 后若出现痉挛,则可注入硝酸甘油(150～250μg)或维拉帕米(150～250μg)。

(7)脑血管造影:造影可显示主动脉弓双斜位,颈总动脉正、侧位,颅内前组动脉正、侧位,椎动脉正、侧位,颅内后组动脉正、侧位,并结合临床表现和有关检查结果进行多体位造影,以了解主动脉上各大血管及其主要分支的大体情况(包括头臂干、双侧锁骨下动脉、双侧颈总动脉、双侧颈内动脉、双侧椎动脉、基底动脉及它们的分支),缓慢、有序地进行,能显著减少并发症的发生,在条件许可的情况下应尽可能地进行选择性造影,以明确诊断,为后续治疗提供更加翔实的资料,进行选择性造影时,应以血管显影清晰为前提,推荐造影剂常用剂量、注射速率及最高注射压力。

(8)拔管及止血:造影完毕,拔出鞘管。①桡动脉造影穿刺点局部压迫 10～15 分钟后止血,行加压包扎,松紧适度;②股动脉造影穿刺点压迫 30 分钟后止血,用弹力绷带"8"字法加压包扎,松紧适度,沙袋加压。

3. 操作后护理

(1)体位指导:①桡动脉造影穿刺加压包扎,2～4 小时拆除,活动与体位不受限制,对心功能不全、支架术后复查的患者是一种理想的血管造影途径;②股动脉造影穿刺点加压包扎,沙袋(1kg)压迫6～8 小时,穿刺 8 小时后可取术侧卧位,下肢伸直,健侧屈曲,各关节保持功能位置,翻身时采用纵轴式翻身方法,角度不超过 60°,24 小时内卧床休息、限制活动,24 小时后如无异常情况可下床活动。

(2)生活护理:协助生活,指导患者多饮水,以促进造影剂排泄。要密切注意患者的液体入量及饮水情况,准确记录排尿量,以 2 小时内排尿量 1500～2000mL 为宜。

(3)穿刺点术后护理:对比双侧肢体皮温、肤色、远端动脉搏动情况及穿刺局部有无渗血、血肿等,防止动脉栓塞形成。①桡动脉:用食指、中指摸桡动脉有无搏动。②股动脉:术后用食指、中指摸足背动脉搏动情况。③肢体制动期 24 小时内,应注意肢体按摩,指导患者做肌肉收缩运动,保持肢体功能,并防止包扎过紧,避免静脉受压。

(4)心理疏导:给予患者心理安慰和疏导。若出现排尿困难,则可采用诱导排尿或导尿术,以保证造影剂及时排出。指导患者咳嗽或呕吐时按压穿刺部位,避免因腹压增加而导致伤口出血。

(5)并发症观察与处理:①给予心电、血压、心率、血氧等监护,观察意识状态、瞳孔、血压、心率、心律、呼吸、血氧饱和度,必要时每 2 小时监测 1 次,12 小时后若均正常,则可停止监测;②观察造影剂过敏引起的速发和迟发过敏反应,如面红、瘙痒、皮疹、抽搐、意识丧失、心律失常等,一旦发生休克,应立即给予肾上腺素皮下注射,并按过敏性休克抢救方法处理;③术后注意监测肾功能,警惕造影剂肾病;

④密切观察术后有无脑出血、过度灌注综合征、皮下血肿、脑血管痉挛、脑栓塞、动静脉血栓形成等并发症,一旦发生,应及时报告医生采取防治措施。

三、脑血管内介入治疗

脑血管内介入治疗(cerebral intravascular interventional therapy)是指在 DSA 下,经血管途径借助导引器械(血管鞘、导管、导丝等)递送特殊材料进入中枢神经系统的血管病变部位,治疗各种颅内动脉瘤、颅内动静脉畸形、颈动脉狭窄、颈动脉海绵窦瘘及其他脑血管病。治疗技术分为血管成形术(对狭窄的血管行球囊扩张、支架置入)、血管栓塞术、血管内取栓术、血管内药物灌注术等。相比常规的开颅手术,脑血管内介入治疗具有创伤小、恢复快、疗效好的特点。脑血管介入治疗具有创伤性小、恢复快、疗效好的特点。

脑血管内介入治疗

【适应证】

1. 大动脉狭窄

(1)颈动脉狭窄:无创性血管成像证实病变颈动脉狭窄超过 70%,如有症状,6 个月内有过病变责任供血区非致残性缺血性脑卒中或 TIA,血管造影证实病变颈动脉狭窄超过 50%。

(2)颅内动脉狭窄:症状性颅内动脉粥样硬化性重度狭窄(70%~99%),规范性治疗无效。

(3)椎动脉狭窄:双侧椎动脉开口狭窄 >50% 或一侧狭窄 >70%,而另一侧完全闭塞或发育不良等。

2. 急性脑梗死　急性缺血性脑卒中,无创性影像学检查证实为大动脉闭塞,静脉溶栓效果不佳。

3. 出血性脑血管病　如脑动脉瘤、脑血管畸形等适合做介入治疗的情况。

4. 静脉性脑血管病　如静脉窦狭窄等。

【禁忌证】

(1)活动性出血或已知有出血倾向。

(2)凝血功能障碍或对肝素以及抗血小板类药物有禁忌证。

(3)近期内有过大手术,3 周内有严重的脑卒中发作、脑疝晚期、脑干功能衰竭。

(4)药物无法控制的严重高血压。

(5)严重心、肝、肾功能不全或严重糖尿病。

(6)对造影剂过敏。

【护理措施】

1. 操作前护理

(1)患者准备:①向患者及其家属说明脑血管介入治疗的目的、简要手术操作步骤、安全性及优点,并介绍手术成功病例,消除患者的紧张情绪;②签署治疗知情同意书;③创造安静环境,避免情绪激动,维持血压稳定,保持大便通畅,避免颅内高压;④术前指导患者放松技术,术前 30 分钟肌内注射苯巴比妥钠 0.1g 及地塞米松 5mg,必要时给予适量镇静剂,以保证患者有充足的睡眠;⑤术前 4~6 小时禁食、禁水;⑥术前留置导尿管,建立静脉通道。

(2)术前评估:①完善各项检查,如头颅 CT/MRI、颈动脉和脑血管超声/CTA、肝功能、肾功能、出血时间、凝血时间、血小板计数等;②评估受检者的身体状况,如意识、言语、运动、感觉、脑膜刺激征等;③对年老体弱,心、肺功能差者做心电图和肺功能检查,以评价患者对介入治疗的耐受性;④术前行碘过敏试验。

(3)物品准备:备好介入材料、DSA 检查设备、造影剂、麻醉剂、生理盐水、肝素钠、鱼精蛋白、尼莫地平注射液、硝酸甘油、维拉帕米、桡动脉或者股动脉穿刺包、导管、导丝、鞘管、消毒棉球、无菌手套、医用口罩、帽子、注射器、手术单、防水治疗巾、铅衣、心电监护仪、氧气、绷带、胶布、沙袋、抢救药物和设备等。

2.操作中护理

(1)造影:先行脑血管造影(DSA)检查明确病变部位及性质。此步骤操作同前。

(2)观察:在DSA下了解主动脉上各大血管及其主要分支的病变情况(包括头臂干、双侧锁骨下动脉、双侧颈总动脉、双侧颈内动脉、双侧椎动脉、基底动脉以及它们的分支)。

(3)介入治疗:具体如下。

1)血管内栓塞治疗:将微导管选择插入脑血管靶灶内,放置相应的栓塞材料,将动脉瘤或畸形血管团栓塞。

2)血管内支架置入术:在局部麻醉或全身麻醉下,选择合适的指引导管放置在靶动脉,将相应的指引导丝通过狭窄部位,沿指引导丝将适当的支架放置在狭窄部位,透视定位下位置满意后释放支架,再次造影,以评价治疗效果(图9-5、图9-6)。

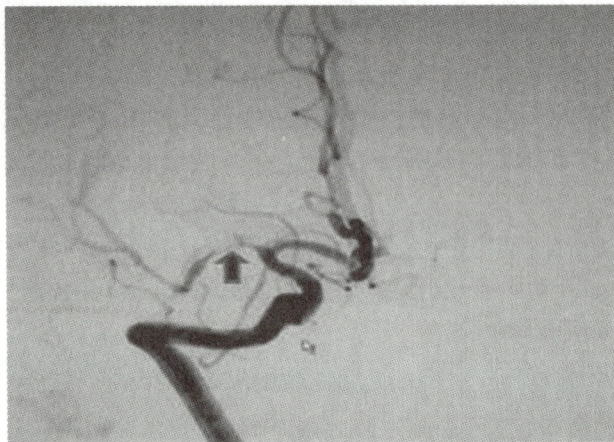

图9-5 大脑中动脉狭窄造影

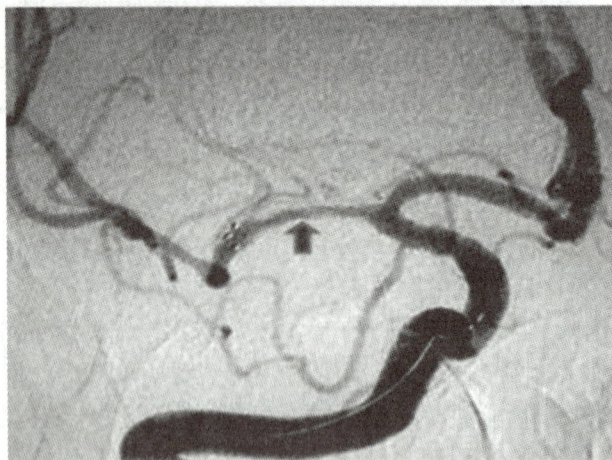

图9-6 大脑中动脉支架置入术后

3)溶栓治疗:适用于脑血栓形成急性期的动脉溶栓,将溶栓药物注入闭塞血管的血栓形成处,溶解血栓,使脑血管再通。

4)术中配合:①遵医嘱给予患者吸氧、心电监测,准确给药并记录给药时间、剂量、速度;②根据术中情况及时更换导管、导丝和其他器械;③术中密切观察患者的反应,尤其注意观察意识、瞳孔、血压、心率、心律、呼吸、血氧饱和度等变化,若出现异常,则应及时告知医生并积极配合处理;④保持所有管道通畅。

3.操作后护理

(1)休息与活动：术后平卧，穿刺部位拔管后按压30分钟，然后以沙袋加压包扎6~8小时，穿刺侧肢体取伸展位制动2~4小时，不能屈曲。穿刺8小时后可取术侧卧位，下肢伸直，健侧屈曲，各关节保持功能位置，翻身时采用纵轴式翻身方法，角度不超过60°。24小时内限制活动，卧床休息。术后2~3天，避免情绪激动、剧烈运动，防止球囊或钢圈移位、脱落。指导患者咳嗽及呕吐时按压穿刺部位，防止因腹压增高而引起穿刺部位伤口出血。

(2)病情观察：术后密切观察患者的意识状态、瞳孔、血压、心率、心律、呼吸、血氧饱和度，每2小时监测1次，12小时后若均正常，则可停止监测。密切注意有无颅内高压、脑血栓形成、颅内出血、急性血管闭塞等并发症。注意观察手术部位有无渗血、周围有无血肿、术侧下肢远端皮肤颜色、温度及足背动脉搏动情况(术后前2小时内每15分钟监测1次)。对使用肝素、华法林者，应密切监测凝血功能，注意观察有无出血征象，有无发热、皮疹、腹泻等药物不良反应。观察有无头痛、恶心、呕吐，重者则可表现为休克、呼吸困难、气管痉挛、四肢抽搐等造影剂过敏反应，对过敏休克者立即给予肾上腺素皮下注射，以进行抢救处理。

(3)饮食指导：大量饮水，以促进造影剂排出，4小时内饮水2000mL。术后即可进食，避免进难以咀嚼和产气的食物。

(4)并发症防治与护理：具体如下。

1)脑出血：为最严重的术后并发症。术后指导患者避免可能引起脑出血的因素，如用力排便、咳嗽、打喷嚏、情绪激动等。一旦发生，应立即停用抗凝药物，并给予中和肝素(肝素：鱼精蛋白为100U：1mg)，适当控制血压，必要时给予以甘露醇脱水治疗。

2)过度灌注综合征：表现为头痛、头胀、恶心、呕吐、癫痫、意识障碍等。有效控制血压是预防的关键。颈动脉支架植入者的血压宜维持在(120~130)/(60~80)mmHg；颅内段血管支架植入者，血压宜维持在(110~120)/(60~80)mmHg，并应连续动态监测、记录术后24~48小时血压、心率、呼吸、血氧饱和度的变化，严密观察患者的临床表现，一旦出现以上症状，应立即报告医生，积极配合抢救，做好脑血肿穿刺抽吸术的准备。

3)皮下血肿：术后拔管时，应采用指压止血，采用非致敏性弹力绷带"8"字法包扎，再加1~1.5kg沙袋按压，可有效防止出血。术后延长患者卧床时间，拔管后6~8小时对穿刺侧肢体完全制动，禁止屈髋、屈膝，减少非手术侧肢体活动，以避免发生出血。对局部血肿及瘀血者，可采用50%硫酸镁热敷或红外线局部照射。

4)脑血管痉挛：表现为头晕、头痛、癫痫发作、意识障碍、肢体麻木和无力等神经症状和体征。可遵医嘱给予苯巴比妥钠肌内注射，或输液泵注入尼莫地平，以逐渐改善症状。

5)脑栓塞：术后密切观察患者是否有意识、语言、运动、感觉等功能的障碍情况。一旦发生，应立即按照脑栓塞进行治疗护理。

6)动静脉血栓形成：表现为下肢剧痛、麻木、肿胀、皮肤温度下降、足背动脉搏动减弱或消失等。应遵医嘱给予适量血管扩张剂、抬高患肢，以利于静脉血液回流，必要时给予溶栓治疗。

四、高压氧舱治疗

高压氧舱治疗(hyperbaric oxygen therapy)是让患者在密闭的加压装置中吸入高压力(2~3个大气压)、高浓度的氧，使其大量溶解于血液和组织中，从而提高血氧张力、增加血氧含量、收缩血管和加速侧支循环形成，以利于降低颅内压，减轻脑水肿，纠正脑广泛缺血后所致的乳酸中毒或脑代谢产物积聚，改善脑缺氧，促进觉醒反应和神经功能恢复。

【适应证】

(1)一氧化碳中毒。

(2)缺血性脑血管病。

(3)脑炎、中毒性脑病。

(4)神经性耳聋。

(5)多发性硬化、脊髓及周围神经外伤、老年期痴呆等。

【禁忌证】

(1)恶性肿瘤,尤其是已发生转移。

(2)出血性疾病,如颅内血肿、椎管或其他部位有活动性出血可能。

(3)颅内病变诊断不明。

(4)严重高血压(>160/95mmHg)、心力衰竭。

(5)原因不明的高热、急性上呼吸道感染、急慢性副鼻窦炎、中耳炎、咽鼓管通气不良。

(6)肺部感染、肺气肿、活动性肺结核。

(7)妇女月经期或怀孕期。

(8)有氧中毒和不能耐受高压氧的情况。

【护理措施】

1.入氧舱前护理

(1)完善评估:具体如下。

1)评估受检者的病情及治疗方案,协助医生做好入舱前的各项检查(如影像学检查、化验检查、心理检测等)和准备工作。

2)评估患者的文化水平、心理状态及对高压氧治疗的了解程度,详细介绍高压氧治疗的目的、过程和治疗环境,以及升压过程的正常反应,消除患者的恐惧心理与紧张情绪,签署治疗知情同意书。

(2)入舱宣教:具体如下。

1)进舱前指导患者及其家属了解预防气压伤的基本知识,掌握调节中耳气压的具体方法、注意事项及要领,如捏鼻鼓气法、咀嚼法、吞咽法等。

2)告知患者及其家属陪舱人员进舱前勿饱食、饥饿和酗酒,不宜进食产气的食物和饮料,一般在餐后1~2小时进舱治疗。

3)高压氧治疗是在密闭的舱室内进行,且舱内氧浓度较高,故应高度重视防火、防爆,确保安全。确定患者及陪舱人员无携带易燃易爆物品(如火柴、打火机、含酒精和挥发油制品、电动玩具等);不将手表、钢笔、保温杯等带入舱内,以防损坏;进舱人员必须按要求更换治疗室准备的全棉服装入舱。

4)首次进舱治疗的患者及陪舱人员进舱前用1%麻黄碱液滴鼻,发热、血压过高、严重疲劳及女性月经期者应暂停该项治疗。

5)进舱前指导患者及陪舱人员排空大小便,特殊情况下将大小便器放入舱内备用。对生活不能自理的患者,进舱前应做好皮肤及外阴部的清洁,以避免或减少不良气味带入舱内。

6)向患者介绍舱内供氧装置及通信系统使用方法,教会患者正确使用吸氧面罩,掌握间歇吸氧方法。

(3)物品准备:治疗前检查有关阀门、仪表、通讯、照明、供气、供氧等设备,确认系统运转正常。指导患者不可随意搬弄或扭动舱内仪表、阀门等设备。严格执行治疗方案,备好抢救物品及药物于舱内。

2. 加压过程护理

1）加压开始前,应通知舱内人员做好相应准备,在高压氧治疗过程中,舱内与舱外人员必须随时联系,互通情况,密切配合。

2）控制加压速度,加压初期宜稍慢。边加压边询问患者有无耳痛或其他不适,如患者耳痛明显,则应减慢加压速度或暂停加压,督促患者做好调压动作,并向鼻内滴1%麻黄碱溶液,经处理疼痛消除后方可继续加压,若经过各种努力,调压仍不能成功,则应减压出舱。

3）加压前关闭各种引流管,对密封式水封瓶等装置须密切观察、调整,防止液体倒流入体腔。

4）调节好舱内温度。根据患者的实感温度开放空调系统,调节舱内温度,夏季为24~28℃,冬季为18~22℃,舱内相对湿度不超过75%。

5）加压过程中应观察血压、脉搏、呼吸变化,危重患者应有医护人员陪护。如出现血压增高、心率呼吸减慢,系正常加压反应,不必做特殊处理,告知患者不要因此而惊慌;若发现患者烦躁不安、颜面或口周肌肉抽搐、出冷汗,或突然干咳、气急,或患者自诉四肢麻木、头晕、眼花、恶心、无力等症状,可能为氧中毒,应立即报告医生,并摘除面罩,停止吸氧,改吸舱内空气;出现抽搐时,应防止外伤和舌咬伤。

3. 稳压过程护理

（1）当舱压升到所需要的治疗压力并保持不变时,称为稳压,也称为高压下停留。在整个稳压期间,应使舱压保持恒定不变,舱内压力波动范围不应超过0.005MPa。

（2）稳压时指导患者戴好面罩吸氧,并观察患者佩戴面罩及吸氧的方法是否正确,指导患者在安静和休息状态下吸氧,吸氧时不做深呼吸。

（3）吸氧时应随时观察患者有无氧中毒症状,如出现,则应立即摘除面罩停止吸氧,改为吸舱内空气,必要时,医护人员应入舱处理或终止治疗减压出舱。

（4）空气加压舱供氧压力一般为稳压压力+0.4MPa,供氧量一般为10~15L/min即可。注意通风换气,使舱内氧浓度控制在25%以下,二氧化碳浓度低于1.5%。

4. 减压过程护理

（1）减压过程中必须严格执行减压方案,不得随意缩短减压时间。

（2）减压前应告知舱内人员做好准备后才能开始减压。

（3）减压时应指导患者自主呼吸,绝对不能屏气。因为屏气时肺内膨胀的气体无法经呼吸道排出,当肺内压力超过外界压力10.67~13.33kPa时,肺组织即可被撕裂造成严重的肺气压伤。

（4）输液应采用开放式。因为减压时莫菲氏滴管内的气体发生膨胀,导致瓶内压力升高,气体可进入静脉,有造成空气栓塞的危险。

（5）减压时各种引流管都要开放,如胃管、导尿管、胸腔引流管、腹腔引流管、脑室引流管等;气管插管的气囊在减压前应打开,以免在减压时因气囊膨胀压迫气管黏膜而造成损伤。

（6）减压过程中因气体膨胀吸热,舱内温度急剧下降,舱内会出现雾气,这是正常物理现象,适当通风,并控制减压速度,可以减少或避免这种现象发生。应提醒患者注意保暖。

（7）减压初期,由于中耳室及鼻窦中的气体发生膨胀,耳部可有胀感,当压力超过一定程度后,气体即可排出,胀感很快缓解或消失。

（8）减压时,有些患者出现便意、腹胀等现象,这是由减压时胃肠道内气体膨胀、胃肠蠕动加快所致。

（9）减压出舱后,应询问患者有无皮肤瘙痒、关节疼痛等不适,以便及早发现减压病症状并及时处理。

5. 治疗术后护理 观察患者有无肺气压伤、氧中毒、减压病等并发症及昏迷患者脑水肿加重、肺水肿,伤口渗血、出血等,发现异常时,应及时报告医生并协助处理。

（陈少蕾 秦抗洪）

目标检测

参考答案

1. 脑梗死易发生在夜间休息状态下的主要原因是( )。

   A. 晚餐过饱或晚餐过少   B. 气温较低、睡眠差   C. 血压低、血液黏稠

   D. 低枕平卧   E. 血糖过低

2. 下列会出现脑膜刺激征阳性的情况为( )。

   A. 短暂性脑缺血发作   B. 脑血栓形成   C. 脑栓塞

   D. 蛛网膜下腔出血   E. 癫痫

3. 鉴别脑出血和脑梗死的主要依据为( )。

   A. 有无头痛史   B 瘫痪程度   C. 颅脑 CT

   D. 有无意识障碍   E. 起病急缓

4. 短暂性脑缺血发作的特点是( )。

   A. 持续时间不超过 8 小时   B. 持续时间不超过 20 小时   C. 持续时间不超过 24 小时

   D. 持续时间不超过 30 天   E. 持续时间不超过 48 天

5. 患儿,男,9 岁,午餐时突发神志丧失,手中持碗失落,碗打碎后即醒。脑电图示 3 周/秒棘慢波规律性和对称性发放。最可能的诊断是( )。

   A. 复杂部分发作   B. 部分性发作   C. Jackson 癫痫

   D. 失神发作   E. 不能分类的癫痫发作

6. 癫痫持续状态或称癫痫状态系指频繁的癫痫发作,发作间期患者的意识未恢复或 1 次发作持续在 30 分钟以上者。癫痫持续状态的药物治疗首选( )。

   A. 双嘧达莫   B. 苯妥英钠   C. 地西泮

   D. 水合氯醛   E. 异戊巴比妥钠

7. 患者,男,64 岁,双手抖动伴动作缓慢 7 年。护理评估:慌张步态,双手静止性震颤,手指扣纽扣、系鞋带困难,面具脸,讲话声音断续,可进食。该患者目前未出现的护理诊断/问题是( )。

   A. 躯体活动障碍   B. 营养失调   C. 言语沟通障碍

   D. 生活自理缺陷   E. 有受伤的危险

8. 患者,男,71 岁,患帕金森病,患者在进行康复训练时,护士要求其关节运动达到最大范围,这样做的主要目的是( )。

   A. 防止关节僵直   B. 防止肌肉萎缩   C. 促进血液循环

   D. 提高平衡能力   E. 减轻不自主震颤

9. 患者,男,65 岁。双手静止性震颤伴动作缓慢 8 年,诊断为帕金森病,需服用多巴丝肼治疗。患者双手静止性震颤,面部表情呆板,呈面具脸,可进食,慌张步态。患者不宜进食高蛋白饮食的原因是( )。

   A. 可能加重震颤   B. 可降低多巴丝肼疗效   C. 不易消化

   D. 可能出现肌强直   E. 可引起药物不良反应

10. 脑出血最常见的原因是( )。

   A. 高血压动脉硬化   B. 先天性动脉瘤   C. 恶性贫血

   D. 情绪激动   E. 白血病

参考文献

［1］尤黎明,吴瑛.内科护理学［M］.7 版.北京:人民卫生出版社,2022.

［2］葛均波,徐永健,王辰.内科学［M］.9 版.北京:人民卫生出版社,2018.

［3］王美芝.内科护理学［M］.北京:山东人民出版社,2021.

［4］马秀芬,王婧.内科护理［M］.北京:人民卫生出版社,2022.

［5］王冉,王洪涛.2024 护士职业资格考试节节练习题集［M］.北京:中国医药科技出版社,2024.

［6］中国老年学和老年医学学会.老年慢性阻塞性肺疾病管理指南［J］.中西医结合研究,2023,15
（3）:154－164.

［7］丁惠国,屠红,曲春枫,等.原发性肝癌的分层筛查与监测指南(2020 版)［J］.临床肝胆病杂志,
2021,37(2):286－295.

［8］王庭槐.生理学［M］.9 版.北京:人民卫生出版社,2018.

［9］万学红,卢雪峰.诊断学［M］.9 版.北京:人民卫生出版社,2018.

［10］胡慧秀,赵雅洁,孙超.老年人失能预防运动干预临床实践指南(2023 版)［J］.中国全科医学,
2023,26(22):2695－2710＋2714.

［11］《中国脑卒中防治报告 2021》编写组.《中国脑卒中防治报告 2021》概要［J］.中国脑血管病杂志,
2023,20(11):783－793.

［12］中华医学会糖尿病学分会.中国 2 型糖尿病防治指南(2020 年版)(上)［J］.中国实用内科杂志,
2021,41(8):668－695.

［13］中华医学会糖尿病学分会.中国 2 型糖尿病防治指南(2020 年版)(下)［J］.中国实用内科杂志,
2021,41(9):757－784.

［14］国家统计局.中国统计年鉴 2023［M］.北京:中国统计出版社,2023.

［15］中国糖尿病足细胞与介入治疗技术联盟,中国医师协会介入医师分会介入医学与生物工程技术
委员会,国家放射与治疗临床医学研究中心.糖尿病足介入综合诊治临床指南(第九版)［J］.介
入放射学杂志,2024,33(4):341－354.